Perspektiven
Schriften zur Pluralität in der Medizin
– Komplementärmedizin –

Herausgegeben von
Prof. Dr. med. Peter F. Matthiessen

Dominique Hertzer

Das Leuchten des Geistes und die Erkenntnis der Seele

Die medizinische Vorstellung vom Seelischen
als Ausdruck philosophischen Denkens –
China und das Abendland

Perspektiven
Schriften zur Pluralität in der Medizin
– Komplementärmedizin –

Herausgegeben von
Prof. Dr. med. Peter F. Matthiessen

Die Medizin ist gegenwärtig durch ein weitgehend unvermitteltes und eher willkürlich erscheinendes Nebeneinander unterschiedlicher Denkstile und Praxisansätze gekennzeichnet. Es fehlt weitgehend an einem Dialog zwischen den Vertretern der verschiedenen medizinischen Richtungen, nicht zuletzt, weil die Voraussetzungen für einen fruchtbaren interparadigmatischen Gesichtspunktaustausch bislang nicht hinreichend erarbeitet sind. Die Reihe „Perspektiven ...“ will dazu beitragen, den derzeit intransparenten medizinischen Pluralismus und die Dichotomie zwischen „Schulmedizin“ und „Komplementärmedizin“ zugunsten einer rational begründbaren Pluralität unterschiedlicher, aber sich gegenseitig ergänzender Gesichtspunkte innerhalb der Medizin als einem sinnvollen Ganzen zu überwinden. Sie versteht sich als Forum für einen kritischen, aber unvoreingenommenen Dialog zwischen den Vertretern unterschiedlicher, auch „out of the mainstream“ angesiedelter Wissenschaftskonzepte und (Be-)Handlungsansätze in der Medizin und im Gesundheitswesen. Die einzelnen Veröffentlichungen sollen Bausteine sein für die Erarbeitung einer „Integrativen Medizin“. Zu Wort kommen sollen dabei insbesondere Darstellungen, die einer Offenlegung der ethischen und praktischen Konsequenzen unterschiedlicher Theorieansätze gewidmet sind.

In der Reihe werden sowohl Tagungsbände – u.a. die Ergebnisse der „Celler Gespräche – Heilen im Dialog“– als auch originelle wissenschaftliche Arbeiten und praxisbezogene Leitfäden veröffentlicht.

Adressaten sind neben praktisch tätigen und wissenschaftlich interessierten Ärzten und Therapeuten alle im Gesundheitswesen tätigen Professionen sowie nicht zuletzt Patienten und der an einer medizinischen Gesichtspunktvervielfältigung interessierte Bürger.

Dominique Hertzer

Das Leuchten des Geistes und die Erkenntnis der Seele

Die medizinische Vorstellung vom Seelischen als Ausdruck philosophischen Denkens – China und das Abendland

„Im Fremden das Eigene zu erkennen,
in ihm heimisch zu werden,
ist die Grundbewegung des Geistes,
dessen Sein nur Rückkehr
zu sich selber aus dem Anderssein ist."
(Gadamer)[1]

„Kein Ding ist von sich aus fremd;
Es braucht mich, um fremd zu werden."
(Shanhaijing)[2]

[1] Gadamer 1999, Bd.2, S.11

[2] *Shanhaijing* 1967, *yuanxu*, S.2.

Bibliografische Information der Deutschen Bibliothek

Die Deutsche Bibliothek verzeichnet diese Publikation in der Deutschen Nationalbibliografie; detaillierte bibliografische Daten sind im Internet über http://dnb.ddb.de abrufbar.

Danksagung

Auf dem Wege zur Fertigstellung dieser Dissertation haben mich Menschen begleitet, denen an dieser Stelle aufrichtig für Ihre Unterstützung gedankt sei. An erster Stelle bedanke ich mich bei Herrn Prof. Dr. Peter Matthiessen, der mir den Weg gebahnt hat, an der Universität Witten-Herdecke zu promovieren und dem diese Arbeit viele wertvolle Inspirationen verdankt. Mein herzlicher Dank geht auch an Frau Prof. Dr. Gudula Linck, die mich fachlich wie menschlich mit viel Kompetenz und Einfühlungsvermögen betreut hat. Auch Herrn Prof. Dr. Dr. H. Schott sei herzlich für seine Bereitschaft gedankt, die Begutachtung dieser Arbeit zu übernehmen.
Mein sehr herzlicher Dank geht ferner an meinen Lebensgefährten Oliver Norkauer für die unendlich vielen beflügelnden Gespräche über *shen* und *psyche*, seine computertechnische Hilfe und nicht zuletzt seine finanzielle Unterstützung, die es mir in den letzten Monaten erlaubt hat, mich ganz meiner Arbeit zu widmen. Gedankt sei auch Frau Dr. Irmgard Enzinger, die mich in den letzten Jahren auf einer fachlichen wie sehr freundschaftlichen Ebene ebenso kompetent wie engagiert unterstützt hat. Auch meinem langjährigen Freund Dr. Roland Winkler danke ich für seine wertvollen Korrekturen wie seine zuverlässige freundschaftliche Unterstützung ebenso wie Christoph Lepschy, dessen dramaturgisches Talent und professioneller Blick von großem Wert für diese Arbeit war.

ISBN 3-88864-412-7

Herstellung: VAS, Wielandstr. 10, 60318 Frankfurt am Main
Vertrieb: Südost Verlags Service GmbH, Am Steinfeld 4, 94065 Waldkirchen

Vorwort

Das vorliegende Buch von Dominique Hertzer ist die Frucht einer 1999 begonnenen und 2004 an der Fakultät für Medizin der Universität Witten/Herdecke mit dem Prädikat „summa cum laude" abgeschlossenen Promotionsarbeit. Im ersten Gespräch, das ich mit Frau Hertzer hatte, weckte die Aussicht, eine in Sinologie bereits promovierte und als Sinologin ausgewiesene Doktorandin zu gewinnen, die zudem ein Studium der Chinesischen Medizin in China absolviert hatte und über vieljährige praktisch-therapeutische Erfahrung auf diesem Feld verfügt, verständlicherweise sofort mein Interesse und die Bereitschaft, bei ihrem Vorhaben als Mentor zu fungieren. Als Frau Hertzer dann im Zuge unserer zweiten Begegnung damit begann, den gewaltigen thematischen Rahmen ihres ambitionierten Vorhabens abzustecken, fing ich aber zunächst an, Bauchschmerzen zu entwickeln. Die gewählte Fragestellung erschien mir für ein Dissertationsvorhaben viel zu umfangreich. Aber meine wiederholten Versuche, sie von den arbeitsersparenden Vorzügen einer thematischen Eingrenzung zu überzeugen, blieben auch in den darauffolgenden Arbeitstreffen wirkungslos – und das war gut so.

Im nachhinein bin ich froh darüber, dass sie damals meinen – wenn auch nicht gerade Einschüchterungsmaßnahmen, so doch durchaus nicht von Kleinmut freien – Überredungsversuchen widerstanden hat. Zumal Frau Hertzer bei unseren anfänglichen Aushandlungsprozessen etwas durchgesetzt hat, was ich selbst als eine Überzeugung teile: dass es nämlich gilt, eine Sache zunächst in ihrer Totalität, in ihrer übergreifenden Gesamtheit in den Blick zu nehmen, um sodann in nachfolgenden Schritten Detailausleuchtungen vorzunehmen, um die gewonnenen Ergebnisse auf ein Ganzes beziehen zu können. Durchaus wider den Trend im gegenwärtigen Wissenschaftsbetrieb, indem zwar die Notwendigkeit vernetzten Denkens gerne eingefordert wird, dies aber gerade deshalb, weil eben der Ausgangspunkt in der Regel das Partikulare ist, hat Dominique Hertzer den Mut gehabt, die Frage, inwieweit die Psyche-Vorstellung in der chinesischen und in der abendländischen Medizin Ausdruck eines je unterschiedlichen philosophischen Denkens ist, im Rahmen eines umfassenden Kulturvergleichs und unter Berücksichtigung einer je über 2000jährigen Ideengeschichte zu verfolgen.
Meine anfänglichen Bedenken im Hinblick auf die Leistbarkeit des Unterfangens verschwanden im übrigen rasch und in dem Maße, wie anhand der Etappenergebnisse deutlich wurde, wie souverän Frau Hertzer der selbstgewählten Herausforderung begegnete, mit welcher gedanklichen Stringenz und sprachlichen Klarheit sie ihre Ergebnisse darlegte und wie sehr es ihr dabei gelang, trotz der Perspektiven-

und Nuancenvielfalt und trotz der Verfolgung entwicklungsgeschichtlicher Verästelungen in beiden Kulturen nie den Roten Faden aus den Augen zu verlieren.
Dennoch hätte ich die Arbeit von Frau Hertzer nicht guten Gewissens als Mentor begleiten können, hätte nicht Frau Prof. Dr. Gudula Link, Leiterin der Sinologischen Abteilung am Seminar für Orientalistik der Universität Kiel, für den sinologischen Teil der Arbeit als höchst kompetente Ansprechpartnerin zur Verfügung gestanden.

Die der Untersuchung von Dominique Hertzer zugrundeliegende Hypothese, dass die medizinischen Vorstellungen von der Psyche im Abendland ebenso wie in China eine konkrete Manifestation des allgemeinen philosophischen Denkens darstellen und diese im Alltag ärztlich-medizinischer Praxis nicht als explizite Reflexionen, sondern eher als unbemerkt vollzogene Vorentscheidungen ihren Niederschlag finden, erweist sich für eine Besinnung auf die Quellen diagnostischer und therapeutischer Praxis hier wie da, in den abendländischen wie in den chinesischen Ausformungen der Medizin, als aufschlussreich und denkanstoßend. Geht doch der naturwissenschaftliche Objektivismus, wie er sich in der westlichen Medizin verfolgt findet, mit einem hohen Maß an Selbstvergessenheit des Erkenntnissubjekts und mit einer weitgehenden Ausblendung der impliziten philosophiegeschichtlichen und wissenschaftshistorischen Wurzeln bezüglich des Zustandekommens und der Bewertung von „facts und figures" einher. Und diese kollektive Selbstverständlichkeit im Hinblick auf medizinische und medizinanthropologische Grundüberzeugungen findet sich auch in der Chinesischen Medizin der Gegenwart, wiewohl diese ungleich stärker von ihren Ahnen und ihrer Vorgeschichte geprägt wird.
Auf die perspektivenbedingte Beschränktheit der eigenen Sicht stoßen wir dort, wo diese um eine andere, zunächst fremde erweitert wird und beide miteinander verglichen, zueinander in Beziehung gebracht werden. Die Methode der Perspektivenkomparation und mehr noch diejenige des Perspektivenaustausches, die Kunst, nicht nur mit den Augen der eigenen, sondern auch mit denjenigen der fremden Kultur zu schauen, fungiert als Werkzeug für das Verstehen des und die Anverwandlung an das Fremde. Sie ist ihrem angestammten Selbstverständnis nach eine hermeneutische. Mit Hans-Georg Gadamer beruft sich Frau Hertzer auf einen ihrer lebendigsten und ein Leben hindurch an der Sichtweise des Anderen interessiert gewesenen Kronzeugen.

Die Frucht eines solchermaßen erarbeiteten Kulturvergleichs, der stets zugleich mit einem Fähigkeitserwerb einhergeht, mit dem Erwerb der Fähigkeit, sich darauf zu verstehen, das Fremde zu verstehen, ist nicht nur eine schrittweise Beheimatung in einer zunächst fremden Kultur, sondern – nämlich als Ergebnis des aus der Fremde auf die heimatlichen Gefilde zurückgeworfenen Blicks – zugleich auch eine geschärfte Sicht der eigenen kulturellen Herkunft. Und die Aneignung einer interkulturellen

Perspektivenbeweglichkeit, wie sie die Bearbeitung der von Frau Hertzer verfolgten Fragestellung erfordert und wie sie die Autorin dem Leser vermittelt, ist im Zeitalter der Globalisierung nicht nur für den wissenschaftlich und kulturell einschlägig Interessierten von Belang, sondern bildet auch die Grundlage für gelingendes transkulturelles „corporate citizenship".
Was der vorliegenden Arbeit zudem ihre Aktualität und ihre durchaus auch praktische Relevanz verleiht ist der Umstand, dass die Nachfrage wie die Angebote in „TCM" (die derzeit im Begriff ist, sich ihres Epithetons „traditionell" wieder zu entledigen) in allen westlichen Gesundheitssystemen bemerkenswert hoch sind. Nicht nur der einschlägig orientierte Arzt und Therapeut und nicht nur der nach „ganzheitlichen" und „energetischen" Behandlungsmethoden Ausschau haltende Patient, sondern die entscheidungstragenden Akteure im Gesundheitswesen insgesamt finden sich insofern damit konfrontiert, nach den der Chinesischen Medizin zugrundeliegenden Vorstellungen, nach ihrem Welt- und Menschenbild zu fragen, wollen sie sich nicht dem Vorwurf aussetzen, von einer – weil von den kulturellen, historischen und ontologischen Wurzeln abgetrennten – verwestlichten Fiktion zu reden.
Folgt man andererseits manchen selbst ernannten westlichen TCM-Experten, so kann man sich nicht des Eindrucks erwehren, dass diese mitunter sehr viel zweifelsenthobener zu wissen meinen, was mit den chinesischen Bezeichnungen „eigentlich" und „in Wirklichkeit" gemeint ist, als dies bei ihren chinesischen Kollegen der Fall zu sein scheint.

Vor diesem Hintergrund erhalten die Untersuchungen von Dominique Hertzer ihre besondere Bedeutung. Und zwar nicht nur deshalb, weil hier erstmals der Versuch unternommen worden ist, über Einzelaspekte hinaus übergreifend den Psyche-Begriff zwischen Abendland und China kontrastierend gegenüberzustellen – und auch nicht nur, weil die Autorin zahlreiche chinesische Quellen, die der abendländischen Rezeption bisher verschlossen waren, erstmals ins Deutsche übersetzt hat, sondern vor allem deshalb, weil sie, in beiden Kulturen beheimatet, den subtilen Prozess der Übertragung fremder in vertraute Begrifflichkeit, die Übersetzung vom einen in das andere Denken auf höchst behutsame und ebenso erhellend wie nachvollziehbare Weise zu leisten vermag.
Trotz mancher Analogien zwischen der abendländischen und der chinesischen Geschichte des Psyche-Begriffs verfolgt Frau Hertzer kritisch und ohne vorschnelle Beantwortungsversuche die Frage, inwieweit Philosophie und Erkenntnistheorie eine eher spezifisch abendländische Angelegenheit darstellt und wie sich hierzu die chinesische „Lehre von der Klugheit" positioniert.
Den Vorstellungen der Seele und ihres Verhältnisses zum Leib im europäischen Denken geht, so könnte der philosophiegeschichtlich und wissenschaftshistorisch beschlagene Leser einwenden, die Autorin nicht in der gleichen Ausführlichkeit

nach, wie denjenigen über das Seelische in der Entwicklung des klassischen chinesischen Denkens. Und dies trifft auch für die Behandlung des Psyche-Begriffs in der westlichen im Vergleich zur Chinesischen Medizin zu. Diese Asymmetrie wird von der Autorin jedoch durchaus mit Bedacht vollzogen. Denn mit der abendländischen Begriffsgeschichte und den kontemporären westlichen Vorstellungen zur Psyche ist der Leser ungleich vertrauter als mit den begriffsgeschichtlichen und epochenspezifischen Bedeutungsausformungen von shen, gui, hun, po, qi, jingshen, shenming und xing im chinesischen Denken und in der Chinesischen Medizin.

Frau Hertzer nimmt den Leser gleichsam bei der Hand und lässt ihn an ihrer Deutungsarbeit teilhaben, ohne ihn an irgendeiner Stelle zu indoktrinieren. Die hohe Transparenz hinsichtlich des methodischen Vorgehens und im Hinblick auf die Begriffsbildungs- und Schlussfolgerungsprozesse ermöglicht es dem Leser, die Herausarbeitung der unterschiedlichen Qualitäten chinesischen und westlichen Denkens und den am Beispiel des Psyche-Begriffs abschließend vorgenommenen Vergleich zweier Kulturen eigenständig nachzuvollziehen und sich sein eigenes Urteil bilden zu können.

Dabei mag bei manchem Leser die Frage auftreten, wie die weitere Ausdifferenzierung der hier vorgenommenen Gegenüberstellung von chinesischer und westlicher Medizin aussehen würde, wenn auf Seiten der abendländischen Medizin das Ideengut etwa des Paracelsus oder kontemporäre Sichtweisen solcher westlicher komplementärmedizinischer Ansätze Berücksichtigung finden würden, die eine Ergänzung der materialistisch geprägten Mainstream-Medizin um spirituelle Gesichtspunkte und Erkenntnismethoden anstreben.
Das aber hätte den Rahmen der vorliegenden Arbeit bei weitem überschritten und war deshalb auch nicht deren Zielsetzung.

Die vorliegende Publikation beinhaltet nicht nur eine Fülle interessanter, origineller und zu einem beachtlichen Teil neu erschlossener Einzelaspekte zur Begriffsgeschichte von Psyche und shen und deren Bedeutung in zwei unterschiedlichen Medizinsystemen. Zugleich schließt sie eine Lücke im Hinblick auf einen so bisher nicht geleisteten synoptischen Kulturvergleich. Darüber hinaus erlebe ich sie als den spannend zu lesenden Bericht eines intellektuellen Abenteuers. Ich bin gespannt, zu welchen weiteren – durch die jetzigen Erfahrungen angeregten – Erkundungsfahrten sich Dominique Hertzer in Zukunft noch aufmachen wird.

Prof. Dr. med. Peter F. Matthiessen

Inhalt

I. Einleitung

I.1. Themenvorstellung

Hat man die Gelegenheit, Zeuge einer Behandlung in der psychosomatischen Abteilung eines chinesischen Krankenhauses zu sein, so wird selbst demjenigen der des Chinesischen nicht mächtig ist, die im Vergleich zur Schulmedizin unterschiedliche Art und Wiese der Therapie nicht lange verborgen bleiben. Statt ausführlichen psychotherapeutischen Gesprächen, in welchen sich der Patient seiner emotionalen und psychischen Befindlichkeit bewusst werden soll, wird in China, vom ersten Anamnesegespräch abgesehen, eher wenig gesprochen. Nachdem der chinesische Patient einen schulmedizinischen Fragebogen ausgefüllt hat (z.B. SCL-90) und gehalten ist, in Kürze sein Problem zu schildern, findet – zumindest bei der ersten Behandlung – in der Regel ein längerer Monolog seitens des Arztes statt. Dabei werden dem Patienten und meist auch den Familienangehörigen, die bei fast jeder Behandlung ebenfalls anwesend sind, eindeutige Anweisungen zur Lebensführung erteilt. Des weiteren erfolgen diagnostische Fragen zur emotionalen und körperlichen Befindlichkeit und nach der Puls- und Zungendiagnose werden dem Patienten meist Akupunktur, chinesische Phytotherapie und gegebenenfalls westliche Psychopharmaka verordnet. Bei den Folgebehandlungen erkundigt sich der Arzt in zwei- bis dreiminütigen Gesprächen nach dem Befinden des Patienten und nimmt eventuell Änderungen in der Rezeptur vor.
Dies mag auf den ersten Blick so gar nicht in das Bild der Traditionellen Chinesischen Medizin passen, die gerade im Abendland als Repräsentant einer „ganzheitlich" orientierten Medizin gilt.

Das in unserer Gesellschaft immer stärker anwachsende Bedürfnis nach „Ganzheit" formuliert sich auch in der Forderung nach einer so genannten „ganzheitlich" orientierten Medizin, was immer darunter im Einzelfall verstanden sein mag. Der Dualismus[3] von Körper bzw. Leib und Seele, wie er aus der Geistesgeschichte des Abendlandes bekannt ist, soll dem chinesischen Denken und speziell der Chinesischen Medizin weitgehend unbekannt sein.[4] Insofern wird niemals nur ein Teil des Menschen, wie die Leber, das Auge oder einzelne Muskeln, sondern immer der gesamte Mensch behandelt. Doch mit der oben geschilderten Erfahrung aus der chinesischen psychosomatischen Abteilung drängt sich unwillkürlich die Frage auf, inwieweit eine derartige Vorstellung von „Ganzheit" nicht vielmehr ein Ausdruck von „Vagheit" ist. Denn genauere Kenntnisse des Leib-Seele Verhältnisses – oder ob ein solches in eben dieser Form dem chinesischen Denken wesentlich ist – stehen, nicht zuletzt infolge der sprachlichen Hindernisse, bislang nicht zur Verfügung.

Zu den bedeutendsten Merkmalen der Entwicklung der abendländischen Medizin – insbesondere innerhalb der letzten 150 Jahre[5] – gehört die fortschreitende Aufspaltung

[3] Unter Dualismus wird im folgenden die voneinander unabhängige Existenz immaterieller und materieller Substanzen verstanden, vgl. HWP, Bd.2, S.298

[4] Platsch 2000, S.4-6.

[5] Die Entwicklung der sogenannten „Schulmedizin" wird im Sinne einer durch die Naturwissenschaften Chemie und

des Menschen, angefangen von den einzelnen Organen, Knochen und Muskeln bis hin zu den feinsten Zellstrukturen mit dem Ziel, Erkrankungen des Gesamtorganismus auf pathologische Veränderungen im Mikrobereich ursächlich zurückführen zu können. Diese Vorgehensweise ist Teil des analytischen Denkens, welches, im Rahmen des Prinzips von Ursache und Wirkung, für jede Art von identifizierbarer Erkrankung immer eine definitive Ursache annimmt.

Ein Auslöser für diese medizinische Entwicklung, welche gegenwärtig die meisten Länder der westlichen Welt prägt, waren die physikalischen Entdeckungen Galileis. Denn mit ihm ist die Idee von der Selbst-Bewegung – welche seit Platon als das bestimmende Charakteristikum der Seele gegolten hatte und daher zugleich im Sinne einer letzten Ursache für jede Art von Leben betrachtet wurde – vollkommen hinter dem Modell der bewegten Bewegung zurückgetreten, wie es von Heisenberg im Modell der Billardkugelbewegung zusammengefasst wurde. Dort wird weder eine letztendliche Ursache noch ein letztendliches Ziel der Bewegung beschrieben. Es geht vielmehr um die Darstellung des Prinzips von Ursache und Wirkung anhand der Bewegung einer Billardkugel, welche wiederum durch eine andere Billardkugel ausgelöst wurde, nachdem die Wirkung der Schwerkraft durch den Billardtisch weitgehend minimiert worden ist.

Die daraus resultierende mechanische Betrachtungsweise des Organismus hat schließlich zu einer immer deutlicheren Trennung des Psychischen vom Körperlichen geführt. Ihr wurde freilich im 20. Jahrhundert durch die Entwicklung der psychosomatischen Medizin und die Herausbildung solcher Fachgebiete wie Psychoneuroimmunologie insofern entgegengesteuert, als dass auf der Grundlage dieser strikten Trennung zumindest eine gegenseitige Beeinflussung von Psyche und Körper angenommen wird. Eine seitens der Naturwissenschaft paradoxe Konsequenz der Trennung von Psyche und Körper ist schließlich die „Beschwörung" einer ganzheitlichen Medizin – zu der auch, aber nicht nur die Chinesische Medizin gehört –, von deren Theorie und Praxis jedoch zumeist nur ungenaue und oftmals stark emotional geprägte Vorstellungen bestehen.

Die theoretischen Grundlagen der Chinesischen Medizin beruhen auf einer mindestens 2000 Jahre alten Tradition. Auch wenn diese im Laufe der letzten beiden Jahrtausende vielen Veränderungen unterworfen war, wodurch das medizinische System immer weiter differenziert wurde und bis heute noch wird, stehen weder das kausal-analytische Denken noch die Aufspaltung des Organismus in seine Einzelteile im Mittelpunkt des Vorgehens. Die grundlegende Fragestellung in der chinesischen Geistesgeschichte ganz allgemein und der Chinesischen Medizin im Besonderen ist nicht primär ontologischer Natur. Der Diskurs beschäftigt sich weniger mit der Frage „was ist" oder „woraus besteht" eine bestimmte Substanz – also mit dem „An-sich-Sein" einer Gegebenheit – als vielmehr mit der Frage „wie funktioniert das" oder „wie stehen die einzelnen Teile und Funktionen in Beziehung miteinander." Im chinesischen Denken geht es meist um die Dynamik einer Funktion oder eines Gebrauchs im Hinblick auf seine Wirkung oder *Bedeutung für Andere*.[6]

Physik sowie der Pathologie geprägten Medizin verstanden, wie sie seit dem 19.Jh. an den Universitäten unterrichtet wurde. Den Beginn markiert die Erkenntnis, dass „die Lebewesen von denselben physikalischen und chemischen Prozessen abhängig [sind], wie die anorganischen Prozesse", vgl. Schipperges 1999.

[6] Vgl. Linck 2001 a), S.227f.

Will man sich dem Verhältnis von Körperlichem und Seelischen, wie es in der Chinesischen Medizin vertreten wird, nun aus abendländischer Perspektive nähern, so geschieht dies zumeist mittels naturwissenschaftlicher Maßstäbe und Methoden. Das Instrumentarium einer Wissenschaft, die ihr Fundament in den Methoden der Naturwissenschaft sieht, vermag jedoch nur begrenzt die Wissenschaftlichkeit anderer Medizinsysteme, wie das der Chinesischen Medizin, zu beschreiben. Vielmehr können – im Sinne eines Theorien-Pluralismus – erst differenzierte Wissenschaftsansätze den jeweils unterschiedlichen Systemen gerecht werden. So gilt es eine, der Chinesischen Medizin angemessene Methode mit einem spezifischen Begriffsapparat zu entwickeln, um ihren Wert und ihre Wirksamkeit einschätzen zu können. Ein großes Hindernis dabei war und ist sicherlich die unzureichende Erforschung der theoretischen Grundlagen der Chinesischen Medizin im Abendland, da sie – in chinesischer Sprache verfasst – nur wenigen westlichen Wissenschaftlern zugänglich sind.[7]

Vor diesem Hintergrund versteht sich die vorliegende Arbeit insofern als Grundlagenforschung, als auf der einen Seite Texte vorgestellt werden, die bislang in keine andere westliche Sprache übertragen wurden. Auf der anderen Seite befasst sie sich speziell mit dem Thema des Seelischen im chinesischen Denken und dessen konkreter Manifestation innerhalb der Chinesischen Medizin. Bemerkenswert ist, dass die Medizin in China niemals als ein vom philosophischen Diskurs isoliertes Fachgebiet begriffen wurde. *Ihre Theorien und Texte sind vielmehr Ausdruck eines kontextgebundenen Denkens, weswegen ein tief greifendes Verständnis nur vor dem entsprechenden geistesgeschichtlichen Hintergrund erzielt werden kann.*

Bevor ich jedoch ausführlicher auf die weiteren Fragestellungen der vorliegenden Arbeit eingehen werde, gilt es mit Blick auf die Vorgehensweise und die Materialauswahl zunächst eine grobe Skizze der Entwicklung der Chinesischen Medizin darzustellen. Im Anschluss daran erfolgt eine kurze Einführung in die chinesische Sprache und Schrift, um die Problematik zu erläutern, die aus der Übertragung der chinesischen Texte in eine westliche Sprache resultieren.

Exkurs: Die Entwicklung der Chinesischen Medizin

Versteht man Medizin primär als empirische Wissenschaft, aus der sekundär Theorien über die Entstehung und Behandlung von Krankheit abgeleitet werden,[8] so impliziert dies immer einen Widerspruch zwischen den Theorien und Forschungen auf der einen sowie den praktischen Erfahrungen auf der anderen Seite. Dieser Widerspruch offenbart sich innerhalb der Traditionellen Chinesischen Medizin jedoch gleich in mehrfacher Hinsicht. Denn im Unterschied zur Schulmedizin, die in ihren theoretischen Grundlagen auf eine Erfahrung von circa 150 Jahren zurückblicken kann, stammen die ältesten grundlegenden Texte der Chinesischen Medizin aus dem 3. Jh. v.Chr. Im

[7] Hinzu kommt, dass es in den letzten 50 Jahren der VR-China – infolge der dogmatischen politischen Verhältnisse – auch chinesischen Wissenschaftlern und Ärzten kaum möglich war, von politischen Einflüssen unabhängige Studien durchzuführen, weswegen sogar klinische Forschungen bisher nur selten in die Forschungsliteratur aufgenommen wurden.

[8] HWP Bd.5, S.997f.

Gegensatz zu der im Westen weit verbreiteten Vorstellung, dass die theoretischen Grundlagen der Chinesischen Medizin ein homogenes Substrat darstellen, haben sich im Laufe der historischen Entwicklung die unterschiedlichsten Ansätze zu Diagnostik und Therapie entwickelt, welche schließlich abhängig von Zeit und Region in unterschiedliche Schulrichtungen mündeten. Letztere sind infolge des deutlich kontextgebundenen Denkens in China wiederum Ausdruck der geistesgeschichtlichen Entwicklung. Die Herausbildung solch differenzierter Schulrichtungen und ihre Bedeutung für die Weiterentwicklung des jeweiligen Fachgebietes ist in den meisten Gebieten der Sinologie, wie beispielsweise der Philosophie oder Religion, ein wichtiger Forschungsschwerpunkt. Dies gilt bisher nicht für die Chinesische Medizin. Nachdem die Sinologie in Europa und den Vereinigten Staaten noch ein relatives junges Fach mit vergleichsweise wenigen Forschungsmitteln darstellt, ist auch die Spezifizierung in einzelne Fachgebiete längst nicht so ausgeprägt wie dies in anderen Gebieten wie Germanistik oder Philosophie der Fall ist. Möglicherweise stand auch das Bemühen im Vordergrund, die Chinesische Medizin im Abendland als ein homogenes Gebilde mit einer stringenten Methode darzustellen, ganz im Sinne eines der Schulmedizin ebenbürtigen Systems.[9]

In China selbst ist die Erforschung und Lehre der Chinesischen Medizin mit ihren differenzierten Ansätzen in Diagnostik und Therapie jedoch unbedingte Voraussetzung, sowohl für die theoretische Ausbildung als auch die klinische Praxis. Bemerkenswert ist, dass innerhalb der letzten hundert Jahre auch die Schulmedizin einen ganz entscheidenden Einfluss auf deren Entwicklung ausgeübt hat und sogar zu einem wichtigen Bestandteil der klinischen Praxis geworden ist. Dadurch dass schulmedizinische Diagnostik und Therapie seit Ende des letzten Jahrhunderts eine sehr rasche Ausbreitung erfahren haben, beträgt das Verhältnis von schulmedizinischen Krankenhäusern zu chinesischen Klinken in der Volksrepublik China circa 10:1. Infolgedessen hat die Chinesische Medizin in ihrem eigenen Land ganz erheblich an Bedeutung und Stellenwert eingebüßt. Trotzdem – oder vielleicht gerade deswegen – wurde und wird an vielen chinesischen Universitäten mittels schulmedizinisch – naturwissenschaftlicher – Methoden versucht, die theoretischen Voraussetzungen der Chinesische Medizin, wie z.B. die Existenz von *qi* (氣) „Lebenskraft“ oder die Existenz von Leitbahnen und Akupunkturpunkten nachzuweisen. Auch wird die Wirksamkeit der therapeutischen Maßnahmen, wie beispielsweise Kräutertherapie und Akupunktur, in China selbst – zumindest prinzipiell – akzeptiert. Eine Integration der Schulmedizin in die Chinesische Medizin hat insofern stattgefunden, als heutzutage jeder Diagnose und Therapie seitens der Chinesischen Medizin eine schulmedizinische Diagnose

[9] Vgl. dazu den Ansatz von Manfred Porkert in *Die theoretischen Grundlagen der Chinesischen Medizin*. Seine Untersuchungen zielen darauf ab, die Chinesische Medizin vor allem *methodisch* als ein in sich geschlossenes System darzustellen, um anhand ihrer Stringenz und Kohärenz sie als der Schulmedizin gleichwertiges System darzustellen. Dies bedeutet jedoch nicht, dass es im Rahmen der historischen Entwicklung der Chinesischen Medizin nicht verschiedene theoretische und klinische Ansätze gegeben hat.

vorangeht. Der Grund dafür ist, dass die chinesische Diagnostik schwerwiegende organische Veränderungen, wie dies beispielsweise bei Krebserkrankungen der Fall ist, nicht zu erkennen vermag. Auch wurden viele schulmedizinische Krankheitsbilder in die chinesische Diagnostik „übersetzt", so dass gegenwärtig Chinesische Medizin und Schulmedizin zwei gleichwertige und zugleich komplementäre Systeme darstellen. Diese Vorgehensweise ist jedoch nicht von der politischen Entwicklung zu trennen, wie sie seit Gründung der Volksrepublik China stattgefunden hat. In den 50er und 60er Jahren wurde der Versuch unternommen, den unterschiedlichen Schulrichtungen eine neue formale Struktur zu verleihen, indem die offensichtlich „traditionellen Elemente" bei Diagnose und Therapie eliminiert werden sollten, nicht zuletzt, um eine gewisse Objektivität zu erreichen. Eben diese Reform ist im Westen ironischerweise als „Traditionelle Chinesische Medizin" bekannt geworden, auch wenn sie eigentlich von dem politischen Willen zeugt, sich eben von diesen Traditionen freizumachen. Die Problematik hierbei ist nicht nur, dass viele der alten, traditionellen Ansätze verloren gegangen sind, sondern gleichzeitig die Richtlinien, welche die Voraussetzung und Zielsetzungen weiterer Forschungen festlegen, größtenteils politisch bestimmt sind. Nachdem in der vorliegenden Arbeit auf unterschiedliche Stadien und Schulrichtungen innerhalb der historischen Entwicklung der Chinesischen Medizin eingegangen wird, spreche ich immer von *Chinesischer Medizin (zhongyi 中醫)*. Denn sie umfasst die Ausprägung der Traditionellen Chinesischen Medizin, ist aber nicht auf diese beschränkt.
Insofern handelt es sich bei der Chinesischen Medizin *(zhongyi)* nur im Hinblick auf ihre grundlegenden Vorstellungen und Begriffe – ähnlich den Vorstellungen der Anatomie in der Schulmedizin – um ein in sich geschlossenes System, im Hinblick auf ihre komplexe Entwicklung und die einzelnen Schulrichtungen hingegen stellt sie ein äußerst flexibles System dar, ganz im Sinne einer lebendigen, sich beständig fortentwickelnden Medizin.

Exkurs zur chinesischen Sprache und Schrift

Nachdem die Sprache das Medium ist, in dem wir uns denkend bewegen, ist die Frage, wie der Geist und das Seelische im chinesischen Denken fundiert sind, nicht von den Eigenheiten der chinesischen Sprache zu trennen. Das Chinesische wird im allgemeinen der Sprachgruppe des Sino-Tibetischen zugeordnet. Bei allen dieser Gruppe zugeordneten Idiomen lässt sich eine Tendenz zum Monosyllabismus beobachten, das bedeutet jedes Wort besteht aus einer Silbe. Doch die Hypothese der Verwandtschaft zwischen dem Chinesischen und Sino-Tibetischen gründet auf einer rekonstruierten Aussprache des Alt- und Mittelchinesischen wie einem definierten Bestand an geschriebenen Worten in Tibetisch-burmesischen Sprachen.[10] Morphologische

[10] Das Altchinesische wurde anhand der Reime des *Shijing* (Buch der Lieder) aus dem 2.Jh.v.Chr. rekonstruiert, das Mittelchinesische hingegen nach dem Reimwörterbuch *Qieyun* aus dem 6.Jh. bzw. dem *Guangyun* aus der Song-Zeit (9-12-Jh.n.Chr.), Boltz 1999, S.100-106.

oder syntaktische Überlegungen spielen bei dieser Hypothese hingegen kaum eine Rolle. So könnte es sich bei den untersuchten Verbindungen durchaus um Lehnworte handeln, die jeweils an der Ländergrenze nach China und vice versa Eingang gefunden haben.[11] Eine andere, relativ neue Hypothese postuliert eine Verwandtschaft zwischen dem Chinesischen und den so genannten austroasiatischen Sprachen. Hier handelt es sich um eine sehr ausgedehnte Sprachfamilie, welche die Region vom Nordwesten Indiens über Assam und Vietnam bis hin zu den Mon-Khmer- Sprachen in Burma wie Teile von Indo-China abdeckt. Einer weiteren linguistischen Hypothese zufolge lassen sich sogar Verbindungen vom Chinesischen zur Familie des Indo-Europäischen erkennen, da die Indo-Europäer wesentlich tiefer in den Nordwesten Chinas eingedrungen sind als dies früher vermutet wurde.[12] Infolgedessen gerät auch die üblicherweise vertretene These ins Wanken, dass es sich beim Chinesischen um eine rein isolierende Sprache handelt, da der unveränderliche Charakter eines Schriftzeichens weder Deklination noch Konjugation zu erlauben scheint.[13] Diese vermeintliche Abwesenheit jeder Morphologie, wie sie die chinesische Schrift suggeriert und somit eine fehlende grammatische Unterscheidung zur Folge hätte, reflektiert jedoch nicht den Charakter der Sprache selbst. Sogar im modernen Chinesisch lässt beispielsweise das Schriftzeichen *zhang* 長, keinen Unterschied zwischen dem Wort *chang* 長 „lang“ und dem Wort *zhang* 長 „wachsen“ erkennen, obgleich es sich in der gesprochenen Sprache um zwei verschiedene Worte mit ähnlicher, aber deutlich unterschiedlicher Aussprache handelt. Ob und inwieweit die chinesische Sprache demnach tatsächlich als rein isolierend zu betrachten ist, kann nicht unabhängig von ihrer Aussprache beurteilt werden. Die moderne Aussprache, ebenso wie die oben erwähnten Rekonstruktionen, lassen vielmehr die Existenz so genannter „Wortfamilien“ erkennen, welchen meist ein Bestandteil – im Sinne eines die Aussprache bestimmenden Teils (Lauter) – gemeinsam ist:

Moderne Aussprache	**Rekonstruierte Aussprache**	**Bedeutung**
安 an	*An*	Stabilität
按 an	*Ans*	unterdrücken, stabil machen
案 an	*Ans*	Stuhl, sitzen
晏 yan	*Rans*	in Ruhe, gefestigt
鞍 an	*An*	Sattel

Der den ersten fünf Zeichen gemeinsame Lauter ist das Schriftzeichen *an* 安. Die Rekonstruktion des Alten Chinesisch zeigt, dass es sich bei den Wortfamilien

[11] Boltz 1999, S.79-81.
[12] Ibid. S.81-87.
[13] Ibid.S.91-95.

eben nicht nur um rein semantische Verbindungen handelt, sondern durchaus um morphologische Ableitungen: So dient das *s* bei dem Wort *ans* „unterdrücken" oder bei *ans* „sitzen" vermutlich als „'konkretisierendes' Suffix, ein Suffix, das Abstraktionen zu konkreten Taten oder Objekten macht."[14] Das bedeutet, sie sind insofern vom Wort *an* „Stabilität" abgeleitet, als sie eine ***konkrete** Umsetzung* von *an* „Stabilität" bezeichnen. Die Beziehung der anderen Mitglieder dieser Wortfamilie entspringt hingegen eher einer semantischen Spezialisierung als einer morphologischen Ableitung, wie bei *an* „Sattel" und *an* „Sitz". Dies lässt vermuten, dass das Chinesische durchaus morphologischen Prozessen und Veränderungen unterworfen war und demzufolge nicht mehr als ausnahmslos isolierende Sprache zu charakterisieren ist.

Ursprünge der chinesischen Schrift

Die Ursprünge der chinesischen Schrift konnten durch die Entdeckung der Orakelknocheninschriften zu Beginn des letzten Jahrhunderts bis ins zweite Jahrtausend v. Chr. zurückverfolgt werden. Die Orakelknocheninschriften sind nicht nur frühestes Zeugnis der chinesischen Schrift im Sinne einer "Zeichenschrift", sondern bilden zugleich wertvolles Material im Hinblick auf das Verständnis zu ihrer Entstehungs- und Entwicklungsgeschichte. Bereits in diesem Stadium lässt sich jedoch deutlich erkennen, dass die Charakterisierung als „Bilderschrift" wohl dem Ursprung der chinesischen Schrift, aber nicht ihrer Weiterentwicklung gerecht wird. Bereits die Schrift auf den Orakelknochen hatte ein anderes Entwicklungsstadium erreicht. Denn ein Bild von einem Gegenstand zu malen ist etwas vollkommen anderes als ein Wort für einen Gegenstand zu schreiben. Um als Schrift gelten zu können, muss der Gegenstand, welcher abgebildet wird, per Konvention und regelmäßig *mit dem Namen des entsprechenden Gegenstandes assoziiert* werden. Das bedeutet, erst wenn das Bild mit einer bestimmtem Aussprache verknüpft wird, ist es nicht nur Abbild, sondern Schrift.[15]

Obgleich annähernd zehn Prozent aller Schriftzeichen auf den Orakelknocheninschriften noch das Stadium eines Piktographen erkennen lassen, – diese Zeichen bezeichnen meist ganz elementare Gegenstände, wie beispielsweise Mensch, Baum, Haus, Frau etc. –, handelt es sich *eben nicht um eine Aneinanderreihung von Bildern, sondern um ein Schriftsystem.*[16] Andernfalls wäre die Schrift nicht von besonderem Nutzen gewesen, da sich so keine komplexen Sachverhalte oder Beziehungen auszudrücken ließen. Das bedeutet, aus linguistischer Sicht steht jedes Zeichen letztendlich für ein Wort und zwar im Sinne eines „Logographen" und nicht, – wie es gerade von Sprachwissenschaftlern im 19.Jh. häufig vertreten wurde – im Sinne eines Ideographen. Der Unterschied besteht darin, dass das Schriftzeichen nicht für eine Idee, unabhängig von dem dazugehörigen Wort steht. Es ist vielmehr die graphische Darstellung eines

---

[14] Ibid. S.93f.

[15] ibid.S.109ff.

[16] ibid.

Wortes, welches *in der gesprochenen Sprache seinen Ursprung* hat. Infolgedessen steht das Schriftzeichen nicht unmittelbar für eine Idee, sondern *die Idee gelangt über das Wort in die Schriftzeichen.*[17]

Das älteste Stadium der chinesischen Schrift wird von der gegenwärtigen linguistischen Forschung als *zodiographisches* charakterisiert, in welchem die Schriftzeichen aus einem einzigen konstituierenden Element bestehen und ihr piktographischer Ursprung noch erkennbar ist. Doch die zodiographischen Zeichen genügten infolge ihrer einfachen, nicht zusammengesetzten Natur nicht, um alle Worte, die in der Sprache verfügbar waren, auszudrücken. Infolgedessen wurde ein Zodiograph nicht nur im Sinne seiner ursprünglichen Bedeutung verwendet, sondern zugleich in der Bedeutung eines mehr oder weniger ähnlich ausgesprochenen, bzw. gleichlautenden (homophonen) Wortes. In diesem Stadium, welches als multivalent bezeichnet wird, ist die definitive Bedeutung eines Schriftzeichens in der Regel nicht mehr direkt aus seiner Schreibweise abzuleiten. So dient, bis in die Gegenwart hinein, das Schriftzeichen *zu* 足 seit dem zodiographischen Stadium als Bezeichnung für den „Fuß", gleichzeitig wird es jedoch im Sinne des gleichlautenden Wortes *zu* im Sinne von „ausreichend, genug" verwendet. Die jeweils intendierte Bedeutung ist demzufolge allein aus dem entsprechenden Kontext zu erschließen. Demzufolge sind gerade die Texte, welche aus der Zeit vor dem 1. Jh.v.Chr. stammen, als das Schriftsystem noch nicht definitiv standardisiert war, oftmals nicht eindeutig zu verstehen (und noch schwieriger zu übersetzen), da die weiteren Bedeutungen, die einem Schriftzeichen zugedacht wurden, nicht zwangsläufig überliefert worden sind.
Diese Mehrdeutigkeit resultierte jedoch nicht allein aus der *phonetischen Entlehnung* eines gleichlautenden Schriftzeichens. Vielmehr wurden die Schriftzeichen – genau umgekehrt – ebenso polyphon verwendet, das bedeutet, ein Zeichen steht semantisch betrachtet für ein in der Bedeutung übereinstimmendes oder verwandtes, aber in der Aussprache unterschiedliches Wort. Das Wort *ming* „aussprechen" wird mit dem Schriftzeichen *kou* 口 geschrieben, welches eigentlich „Mund" bedeutet, jedoch mit der Aussprache *ming* für „das, was man mit dem Mund tut" steht. Nachdem letzteres graphisch schwieriger darzustellen war, wurde das Schriftzeichen *kou* 口 „Mund" für die mit ihm verwandte Bedeutung „aussprechen" entlehnt. Das heißt, im multivalenten Stadium konnte sowohl eine Entlehnung hinsichtlich der Aussprache eines Schriftzeichens wie seiner Bedeutung stattfinden, indem entweder die Aussprache bei unterschiedlicher Bedeutung dieselbe bleibt oder die Bedeutung demselben Wortfeld angehört, während sich die Aussprache ändert. Nachdem selbst der Kontext keine Eindeutigkeit der verschiedenen Bedeutungen herstellen konnte, wurden im *determinativen Stadium* die Schriftzeichen entweder im Hinblick auf ihre Aussprache oder ihre Bedeutung

[17] Vgl. Boltz 1999, S.112. Was freilich nicht bedeutet, dass bestimmte Ideen nicht in den Schriftzeichen enthalten wären.

spezifiziert. Dabei wurde den, in der Regel zunächst aus einem Bestandteil bestehenden, Schriftzeichen (*wen* 文) neue Bestandteile hinzugefügt, um seine Bedeutung zu determinieren. Den so entstandenen komplexen Zeichen (*zi* 字) wurde ein (oder mehrere) Bestandteil(e) hinzugefügt, so dass entweder bei der phonetischen Entlehnung die Bedeutung eines Schriftzeichens spezifiziert wurde oder, im Falle der polyphon verwendeten Zeichen, seine Aussprache festgelegt werden konnte. Der Prozess der semantischen Festlegung eines Schriftzeichens lässt sich auch aus heutiger Perspektive noch deutlich erkennen:

象 xiàng „Elephant“	像 xiàng „Bild“	Hinzufügung von 人 „Mensch“
其 qí „Possesiv-pronomen”	箕 ji „Weidenkorb“	Hinzufügung von 竹 „Bambus“
莫 mò „Niemand“	暮 mù „Dämmerung“	Hinzufügung von rì 日 „Sonne“
云 yún „sagen“	雲 yún „Wolke“	Hinzufügung von 雨 „Regen“

Die Spezifizierung eines Schriftzeichens erfolgte jedoch in den meisten Fällen nicht nur durch Hinzufügung eines, sondern mehrerer Bestandteile, so dass man nicht mehr von *der einen ursprünglichen Bedeutung* wie etwa einer aus der phonetischen Entlehnung resultierenden Spezifizierung reden kann. Wahrscheinlich war der Umweg phonetischer oder semantischer Entlehnung – seit dem Gebrauch von semantischen und phonetischen Determinanten – zur Bildung neuer Schriftzeichen nicht mehr notwendig.

Der Prozess der phonetischen Festlegung ist hingegen sehr viel schwieriger zu dokumentieren, auch wenn er ursprünglich wohl ebenso häufig aufgetreten ist wie die semantische Spezifizierung:

Kou	口	Mund
Ming	名	benennen, rufen; Name
Ming	命	Schicksal
Ming	鳴	Vogelruf

Wie oben bereits dargestellt, wurde das Schriftzeichen *kou* semantisch für *ming* „rufen“ entliehen, alle hier dargestellten Zeichen beinhalten den Bestandteil *kou* 口 und werden *ming* ausgesprochen, so dass vermutet werden darf, *kou* 口 steht hier für die phonetische Determinante *ming.*[18] An dieser komplexen Bildung von Schriftzeichen lässt sich ferner erkennen, dass die drei Phasen des zodiographischen, multivalenten und determinativen Stadiums nicht nacheinander, sondern durchaus gleichzeitig aufgetreten sind.

[18] Boltz 1999, S.120f.

Bereits im 1. Jh.v.Chr. waren die Regeln zur Bildung von Schriftzeichen so gut wie abgeschlossen. Im ältesten chinesischen Wörterbuch *Shuowen* („Erklärung der Schriftzeichen“) sind bereits sechs Regeln bzw. Kategorien definiert, wie die Schriftzeichen gebildet werden.[19] Dieses Lexikon enthält 9353 Zeichen, die unter 514 Klassifikatoren geordnet sind, ein Anordnungssystem, welches auch in den heutigen Lexika im Prinzip noch Gültigkeit besitzt. Der eine Strukturbestandteil, der so genannte Klassifikator (auch als Radikal oder Klassenzeichen bezeichnet), reiht die jeweiligen Zeichen nach seiner Bedeutung ein, während der andere Bestandteil, das phonetische Element (Lauter), die Aussprache des Schriftzeichens angibt. Festzuhalten ist hierbei, dass das Radikal lediglich eine Art Schlüssel zum Zeichen selbst darstellt, jedoch nicht als dessen graphisches Stammzeichen und somit als Bedeutungsträger verstanden werden kann. Denn wenn sich ein Schriftzeichen im Laufe der Entwicklung verändert hat, war davon fast immer das Radikal betroffen, d.h. das Radikal wurde durch ein anderes ersetzt oder einfach weggelassen, der Lauter blieb hingegen meist gleich.

Die vielseitigen Ausdrucksmöglichkeiten, welche die Bildung dieser zusammengesetzten Zeichen mit sich brachte, änderte jedoch nichts daran, dass jedes einzelne Schriftzeichen für eine Silbe stand, welche in der Regel ein Wort repräsentierte.[20] Im Laufe der weiteren Sprachentwicklung wurde – zugunsten einer besseren Verständigung – die Wortbildung selbst verändert, d.h. man begann mit der Bildung von Synonym-Komposita. Zwei ursprünglich eigenständige Silben von gleicher oder ähnlicher Bedeutung wurden zu einem neuen Wort verbunden. Im Laufe der Zeit wurden diese Komposita nicht mehr als Zusammensetzungen empfunden, so dass aus dem ursprünglich monosyllabischen allmählich ein polysyllabisches Chinesisch wurde. Diese Entwicklung bezog sich jedoch vornehmlich *auf die gesprochene Sprache*, im *Schriftlichen* entsprach im allgemeinen *ein Schriftzeichen* nach wie vor *einem Wort.* Dieser Diskrepanz wurde erst zu Beginn des letzten Jahrhunderts im Zuge der

---

[19] Die ersten beiden, der daraus abgeleiteten sechs Kategorien gehören zu den einfachen Zeichen, dies sind die abbildenden Zeichen piktographischen Ursprungs (*xiangxing* 象形) und die Anzeiger (*zhishi* 指示), welche einen abstrakten Begriff oder eine Handlung symbolisieren. Die weiteren vier gehören zu Kategorie der zusammengesetzten Zeichen, wie beispielsweise die vereinigten Begriffe (*huiyi* 會意), welche zwei oder mehrere einfache Zeichen zu einer neuen logischen Verbindung zusammenfassen. Ferner ist auch bei den komplexen Zeichen, wie oben bereits dargestellt, eine phonetische Entlehnung möglich (*xingsheng* 形聲*)*. Schließlich gibt es noch die Möglichkeit der Bedeutungsfelderweiterung eines Zeichens (*zhuanzhu* 轉注), indem die ursprüngliche Bedeutung figurativ oder metaphorisch erweitert wird, und die falsche Entlehnung (*jiajie* 假借) eines Schriftzeichens, wenn ein Schriftzeichen fälschlicher- oder irrtümlicherweise in einem ihm ursprünglich nicht zu eigenen Sinn verwendet wird.
Vgl. Lu Shi 1978, S.9-18 und S.193-210.

[20] Doch der Monosyllabismus und die Tatsache, dass die Zahl der Silben nicht unbegrenzt ist, hatten zur Folge, dass, je mehr Worte die Sprache hervorbrachte, um so mehr Homophone entstanden. Die chinesische Sprache neigte im Laufe ihrer Entwicklung immer mehr zur Vereinfachung, so dass die Anzahl der Homophone immer weiter zunahm. Auch wenn die Lautvereinfachung und die daraus resultierende Lautarmut nicht in allen Gegenden Chinas gleich verlaufen ist, haben sich dadurch zunehmende Verständigungsschwierigkeiten ergeben So verfügt das Kantonesische beispielsweise über sehr viel mehr An- und Auslaute als das Hochchinesische mit seinen circa 400 Silben. Diesen suchte man durch verschiedene Tonlagen, in welchen jedes Schriftzeichen i.e. jede Silbe ausgesprochen werden kann, Abhilfe zu schaffen. Bereits im 8. Jhdt. v.Chr. soll das Chinesische über acht verschiedene Töne – also 4 Töne in je einer Hoch- und Tieflage – verfügt haben, die sich inzwischen auf vier Töne reduziert haben.

Bewegung vom 4. Mai Rechnung getragen, die eine Abschaffung der so genannten Schriftsprache – des Klassischen Chinesisch – zugunsten der Umgangssprache forderte.

Abgesehen davon, dass sich sowohl die Wortbildung als auch die Bedeutung der einzelnen Schriftzeichen im Laufe der letzten 2000 Jahren durchaus verändert haben, gehört China zu jenen Kulturen, welche ein bis heute gültiges Schriftsystem erfunden haben.[21] Der dergestalt Einheit stiftende Charakter der chinesischen Schrift kann gar nicht hoch genug eingeschätzt werden. Denn die Kontinuität der chinesischen Schrift bewirkt nicht nur eine immer wiederkehrende Auseinandersetzung mit den Wurzeln der eigenen Kultur. Vielmehr verleiht sie, gerade vor dem Hintergrund der Begegnung mit der abendländischen Kultur, eine kulturelle wie politische Identität, die sich – zumindest langfristig betrachtet – nicht zuletzt durch eine bemerkenswerte Assimilationskraft gegenüber dem Fremden auszeichnet.

Entwicklung und Bedeutung der Schrift aus chinesischer Sicht

Die chinesische Sprache und Schrift ist als Ausdruck chinesischen Denkens zu verstehen, so der Sinologe Marcel Granet, und „niemals als etwas von anderen Mitteln der Verständigung und Einflussnahme Losgelöstes."

> „Für die Chinesen ist die Sprache nur Teils eines umfänglichen Bestands an Verfahren, deren Zweck es ist, dem Individuum in der von Gesellschaft und Kosmos gebildeten Ordnung seinen Platz zuzuweisen. Die verschiedenen Verfahren, das Verhalten zu beeinflussen, zielen zuerst darauf ab, eine aktive Teilnahme herbeizuführen. Daher trachten die Chinesen in Sprache und Schrift danach, eine bestimmte Handlungsweise mit Hilfe stilisierter (klanglicher oder anderer) Gesten anzudeuten oder zu suggerieren."[22)]

In diesem Sinne werden die Schriftzeichen als unmittelbar mit den durch sie bezeichneten Gegenständen oder durch sie wirkenden Kräften verbunden betrachtet. Bereits in der legendären Überlieferung zur Entstehung der chinesischen Schrift offenbart sich die Überzeugung, dass sowohl die Schriftzeichen wie die Worte als Symbole mit magischer Wirkung verstanden werden:

> „Als in der Urzeit *Bau Hi* (Fu Xi) die Welt beherrschte, da blickte er empor und betrachtete die Bilder am Himmel, blickte nieder und betrachtete die Vorgänge auf Erden. Er betrachtete die Zeichnungen der Vögel und Tiere und die Anpassungen an die Orte. Unmittelbar ging er von sich selbst aus, mittelbar ging er von den Dingen aus. So erfand er die acht Zeichen, um mit

[21] Boltz 1999, S.123.
[22] Vgl. Granet 1985, S.18.

> den Tugenden der lichten Götter in Verbindung zu kommen und aller Wesen Verhältnisse zu ordnen.“[24]

Die Erfindung der acht Zeichen – sie stehen hier für die acht Trigramme des *Yijing*s und dürfen in diesem Zusammenhang als Vorläufer der Schrift interpretiert werden – bewirkt eine harmonische Verteilung und Verbindung aller Wesenheiten im Kosmos. Sobald alles seine rechte Bezeichnung erfahren hat, gleichgültig ob schriftlich oder mündlich, können die Dinge geordnet und beherrscht werden. So gehörte es zu den wichtigsten Aufgaben des Herrschers allen Dingen ihren richtigen Namen zu verleihen. Die Idee des *zheng ming* (正名 „Richtigstellung der Namen“) wird im Rahmen der chinesischen Philosophie vor allem bei Konfuzius ausführlich erläutert, der in der fehlenden Übereinstimmung zwischen Bezeichnung und dem jeweiligen zu bezeichnenden Gegenstand bzw. Verhalten die Ursache für das politische Chaos und den Verfall der gesamten Gesellschaft zur Zeit der Streitenden Reiche (475-221v.Chr.) sieht. In dem chinesischen Klassiker *Lüshi chunqiu* (*Frühlings- und Herbstannalen des Lü Buwei*) heißt es:

> „Solange die Namen richtig sind, herrscht Ordnung, werden sie aber zerstört so kommt es zu Verwirrung.“[25]

Einen Namen zu kennen, das richtige Wort auszusprechen ist somit nichts anderes als die Beherrschung bzw. Erzeugung des entsprechenden Wesens oder Dings. Dies reflektiert auch die Verwendung des bereits erwähnten Schriftzeichens *ming* 名, welches sowohl als „Namen“ wie „benennen“ bedeutet. Betrachtet man ferner die etymologische Entwicklung des Schriftzeichens *ming*, lässt sich sogar eine Gleichsetzung von „Name“ und „Leben“ feststellen. Denn, im Rahmen der oben erwähnten phonetischen Entlehnung wurde das Schriftzeichen *ming* 名 ursprünglich anstelle des gleichlautenden Zeichens *ming* 命 verwendet, welches das „Leben“ bzw. das „Schicksal“ bezeichnet, indem es einen „Mund mit einem davor knienden Menschen“ darstellt.[26]
Die Charakterisierung der chinesischen Schrift im Sinne von *wen* 文, welches ebenso für „das Schriftzeichen“ und die „Literatur“, wie „das Ornament“, die „Zeremonie“ und sogar für den Begriff „Kultur“ steht,[27] zeigt die gegenseitige Inhärenz von Kosmos, Literatur und Mensch:

> „Die Wirkkraft von *wen* (Schrift, Literatur) ist wahrlich großartig, wie könnte sie nicht mit Himmel und Erde gleichzeitig entstanden sein!... Sobald das Herz entstanden ist, werden die Worte errichtet, sind die Worte errichtet, dann glänzt die Literatur, das ist der Lauf *(dao)* der Natur.“[28]

---

[24] Vgl. Wilhelm 1981, S.304.
[25] Vgl. Wilhelm 1979, S.258.
[26] Vgl. Bauer, Wolfgang 1971, S.37.
[27] Vgl. die oben erwähnte Bedeutung von *wen* 文 als „einfaches Schriftzeichen“ im Unterschied zu *zi* 字„komplexes Zeichen“.
[28] Haun 2001, S.36.

Gerade diese chinesischen Selbstdarstellungen mögen viele Linguisten im 19.Jh. zu dem Missverständnis bewegt haben, das Chinesische als ideographische Schrift zu charakterisieren, in der nicht nur das einzelne Zeichen, sondern der Satz in seiner Gesamtheit eine unmittelbare Verbindung zwischen dem Geschriebenen und der entsprechenden Realität herzustellen scheint. Das heißt, das einzelne oder die im Satz verbundenen Schriftzeichen sind letztendlich selbst Manifestationen bestimmter Ideen oder Objekte, ohne beispielsweise den Umweg über das gesprochene Wort zu gehen[29]. Wie oben bereits gezeigt scheinen solche Hypothesen vor dem Hintergrund gegenwärtiger linguistischer Forschung nicht haltbar. So stellt beispielsweise Haun Saussy anhand verschiedener chinesischer Darstellungen und Erklärungen zum Begriff *wen* (文) die Hypothese auf, dass es bei der Verbindung zwischen den Schriftzeichen und der Realität weniger um eine definitive, von Natur aus gegebene Verbindung, als vielmehr um eine artifizielle, künstlich herzustellende Beziehung handelt.[30]

Im *Yijing* (*Buch der Wandlungen*) wird der Prozess des Schreibens hingegen eher als das Lesen und Verstehen von ursächlichen Zusammenhängen oder als Nachahmung natürlicher Gegebenheiten definiert:

> „Cang Jie, der Erfinder der Schrift, beobachtete die Spuren, die von Vögeln und wilden Tieren hinterlassen wurde, er hatte verstanden, dass ihre unterschiedlichen Muster als Grundlage für ihre Unterscheidung in Klassen dienen konnte. So begann er Schriften anzufertigen sowie Bilder und Formen herzustellen nach ihren unterschiedlichen Kategorien, [welche die Dinge repräsentierten].“[31]

Problematik der Übersetzung

Wie oben bereits dargestellt ist das Chinesische im Vergleich zu anderen Sprach- und Schriftsystemen nicht nur phonetisch, sondern aufgrund der Schriftzeichen ebenso morphologisch ein relativ sparsames Ausdrucksmedium. Die phonetische oder semantische Entlehnung hat sehr viel mehr an Bedeutungs- und Assoziationsmöglichkeiten zur Folge, als dies beispielsweise im Deutschen der Fall ist. Auch wenn einige Zeichen immer für dasselbe Wort stehen, wird die intendierte Bedeutung vieler anderer Schriftzeichen erst durch den jeweiligen Kontext ersichtlich. Dieser Kontext bezieht sich ebenso auf das inhaltliche Umfeld – ob es sich beispielsweise um einen medizinischen oder literarischen Text handelt – wie auf das historische, da ein Schriftzeichen, dessen graphische Darstellung sich über die Jahrhunderte hinweg nicht verändert hat, zur Han-Zeit (221v. -205 n.Chr.) vollkommen anders verwendet worden sein kann als beispielsweise in der Ming-Zeit (1368-1644). Schließlich hängt die Bedeutung noch von der Stellung ab, welche das Schriftzeichen innerhalb eines Satzes einnimmt. Denn die Funktion eines schriftlich fixierten Wortes, welches

---

29 Haun 2001, S.44.
30 Ibid. S.67-71.
31 *Xici xia* 1.

aufgrund seines Zeichencharakters nicht flektiert werden kann, lässt sich im wesentlichen aus seiner Stellung im Satz ableiten. Dabei kann das einzelne Schriftzeichen nicht nur *einer* bestimmten Wortklasse zugeordnet werden, sondern fungiert zumeist innerhalb von mehreren Wortklassen. So bedeutet das Schriftzeichen *zhong* 中 – wie es auch in *Zhong-guo* „China" bzw. „Reich der Mitte" vorkommt – in seiner Funktion als Nomen „die Mitte, das Maß", als Verb „in die Mitte zielen", „sich in der Mitte bewegen", „korrekt handeln" und in einem medizinischen Zusammenhang „von einer Krankheit getroffen werden" (eine Erkältung bekommen, Sonnenstich haben etc.) Als Adjektiv wird es ferner in der Bedeutung „in der Mitte befindlich" verwendet.

Schließlich darf auch vermutet werden, dass die Autoren – im Bewusstsein der Polysemie der einzelnen Schriftzeichen – einen Text durchaus beabsichtigt mit unterschiedlichen Bedeutungsebenen versahen. Hinzu kommt, dass – vor dem Hintergrund der Vielzahl von Homophonen – ein Text beim Vorlesen gleichsam von Natur aus mehrdeutig sein konnte. Denn das bewusste Spiel mit Mehrdeutigkeit stellt bis in die Gegenwart hinein eine relativ ungefährliche Methode dar, der eigenen Meinung, die seitens der Regierung oder anderer Autoritäten vielleicht unerwünscht ist, geschützt Ausdruck zu verleihen. Eine Übersetzung muss sich im Hinblick auf die Semantik eines Schriftzeichens und die (assoziativ) mit seiner Aussprache verbundenen, weiteren Bedeutungsmöglichkeiten jedoch meist auf eine Interpretation festlegen, andernfalls wird sie zum Kommentar.[32] Hieraus resultieren nicht zuletzt auch die oftmals unterschiedlichen oder gar konträren Übersetzungen, wie sie gerade von klassischen chinesischen Werken vorliegen.

---

32 Hierauf ist sicherlich auch die umfangreiche Kommentarliteratur Chinas zurückzuführen.

I.1.1 Grundlegende Fragestellungen

Ausgangspunkt dieser Studie ist die Hypothese, dass *die medizinische Vorstellung vom Seelischen, im Abendland wie deren Äquivalenten in China, eine konkrete Manifestation des allgemeinen philosophischen Denkens darstellen.* Denn die abendländische Frage nach dem Verhältnis von Leib-Seele ist, wie K. Schneider oder Blankenburg bereits ausführlich dargestellt haben,[33] sowohl im Hinblick auf das Verhältnis von Arzt und Patient wie für den gesamten therapeutischen Prozess, durchaus kein rein philosophisches oder gar rein „metaphysisches" Problem. Vielmehr basiert die alltägliche klinische Arbeit auf bestimmten „unbemerkt vollzogenen Vorentscheidungen", die in der Regel vom Behandler nicht mehr reflektiert werden.[34] Freilich macht es, sowohl für die Diagnose wie für die Therapie einen wesentlichen Unterschied, ob die Psyche – und dies trifft auf die Medizin im Allgemeinen wie auf die Psychiatrie im Besonderen zu – als rein somatisches Phänomen begriffen wird, oder ob ihr ein eigener Seinsbereich und damit eine gewisse Selbstbestimmtheit zugedacht wird. Somit stellt sich die Frage, welche *unterschiedlichen, philosophischen und erkenntnistheoretischen Vorstellungen von der Psyche in der Schulmedizin und dem Seelischen bzw. dem Geist (shen) in der Chinesischen Medizin zu Grunde gelegt werden,* und zwar sowohl im Hinblick auf die spezifischen theoretischen Grundlagen als auch auf die klinische Praxis.

An dieser Stelle gilt es zunächst einige Begriffe zu klären, derer ich mich bei der Gegenüberstellung von Leiblichem und Seelischem bedienen werden. Im Chinesischen wird der prinzipielle Diskurs nicht zwischen Leib und Seele, sondern zwischen Körper (*xing* 形) und Geist (*shen* 神) geführt. Ist hingegen von einer individuellen Seelenvorstellung die Rede, wird von Körperseele (*po* 魄) und Hauchseele (*hun* 魂) gesprochen. Insofern referiere ich im Hinblick auf die westliche Diskussion auf die Begriffe „Leib" und „Seele",[35] wenn es hingegen um die chinesische Vorstellung geht, wird prinzipiell von „Körper *(xing)* und Geist *(shen)*" die Rede sein.[36] In Anbetracht von Kultur übergreifenden Aussagen, spreche ich in der in der Regel vom „Seelischen" und „Leiblichen".

Im Hinblick auf China wird ferner immer wieder diskutiert, ob und inwieweit man im chinesischen Denken überhaupt von „Philosophie" sprechen kann. Denn der chinesische Begriff für „Philosophie" (哲學 „*zhexue*" wörtlich: „Lehre der Klugheit") wurde erst in der Auseinandersetzung mit dem westlichen Philosophiebegriff geprägt, und stammt ursprünglich aus der Übersetzungstradition des Japanischen.[37] Doch lässt man den Begriff „Philosophie" für China nur dann gelten, wenn das philosophische Denken Chinas den abendländischen Kriterien von Philosophie gerecht wird, so ist ein derartiges Verständnis von Philosophie im Rahmen einer Kultur vergleichenden Untersuchung meines Erachtens zur kurz gegriffen.[38]

[33] Vgl. Blankenburg 1990.
[34] Blankenburg 1990, S.207f.
[35] Zur Vorstellung des Leibbegriffes im Abendland vgl. Kap.II.1.
[36] Zur ursprünglichen Vorstellung des Geist und Körperbegriffes im Chinesischen vgl. Kap.III.1.7-8 und III.1.10.
[37] Vgl. Bauer 2001 S.18 sowie das Kapitel III. 3.3 der vorliegenden Arbeit, welches sich ausführlicher mit diesem Thema beschäftigt.
[38] HWP Bd. 7, S.866.

Obgleich in der abendländischen Philosophie zunächst die Kunst des argumentativen Diskurses, welcher die Wahrheit zu finden bestrebt ist, als essentielles Charakteristikum der Philosophie gilt, ist, so Plato, ihr übergeordnetes Ziel letztlich „das Bemühen um Wissen". Deswegen gilt Philosophie im Sinne der ursprünglichen Bedeutung des Begriffs („Liebe zur Weisheit") auch als Synonym für „Studium" oder „Bildung":[39]

> „Philosophie bedeutete im weitesten und allgemeinen Sinne einfach 'Studium' oder 'Bildung', so wenn Sokrates sich erkundigt, wie es denn jetzt um die Philosophie bei den jungen Leuten bestellt sei, ob einer als besonders klug herausrage."[40]

So sind, bei aller Differenz, den chinesischen Denkern Bildung sowie das Streben nach Wissen und Weisheit freilich ebenfalls ein zentrales Anliegen, auch wenn deren Inhalte – wie es sich im Laufe der vorliegenden Arbeit erweisen wird – als Ausdruck einer fremden Kultur zweifellos anders definiert waren.
Dies führt zur grundlegenden Fragestellung der vorliegenden Untersuchung, ob im chinesischen Denken überhaupt eine dem Abendland vergleichbare Vorstellung von dem Seelischen existiert oder ob sich diese Vorstellung innerhalb eines „ganzheitlich" orientierten Menschenbildes verliert. Bilden Körper und Geist – im Sinne eines undifferenzierten Monismus – eine untrennbare Einheit, so dass der Geist bei jeder Therapie am Körper gewissermaßen „automatisch" mittherapiert wird? Oder ist dem Seelischen – bei aller Ganzheit – ein eigener Seinsbereich zugedacht, der sich spezifisch erkennen und somit medizinisch auch therapieren lässt?

Als Leitfaden dienen drei grundlegende Überlegungen, die in der abendländischen Philosophie und Medizin ebenso wie in anderen Kulturkreisen im Hinblick auf das Verhältnis von Leiblichen und Seelischen von zentraler Bedeutung sind. Dies gilt sowohl im Hinblick auf ihren *Seinszuammenhang* wie auf ihren *Kausalzusammenhang*.[41]

1. Inwieweit vermag das Seelische unabhängig und getrennt vom Leiblichen zu existieren?
2. Welche Rangordnung existiert zwischen Leiblichem und Seelischem und inwieweit vermögen sie sich gegenseitig zu beeinflussen?
3. Welcher Art ist die Verbindung zwischen Leiblichem und Seelischem und wo wird sie verortet?

Diese Fragen gilt es ausgehend von dem philosophischen Denken hin auf das konkrete medizinische Verständnis zu untersuchen. Im Anschluss an die Einleitung (vorliegender Teil I) bilden die für das Abendland im Rahmen des kulturellen Gedächtnisses repräsentativen Vorstellungen zum Verhältnis von Leib und Seele (Teil II) – unter besonderer Berücksichtigung des *Psyche*-Begriffs – den Ausgangspunkt. [42] Dieser Teil ist im Vergleich zu den Kapiteln, welche sich mit der chinesischen Geistesgeschichte und der Chinesischen

[39] HWP Bd. 7, S.576.
[40] HWP Bd.7, S.574.
[41] Blankenburg 1990, S.207.
[42] Zur Definition des kulturellen Gedächtnisses vgl. Assmann 1999, S.15-48.

Medizin beschäftigen, weniger umfangreich. Dies trifft ebenso für die schulmedizinische Vorstellung von der Psyche zu. Diese ungleiche Gewichtung ist bewusst gesetzt, da der westliche Leib-Seele-Diskurs wie die Vorstellung von der Psyche in Psychologie und Medizin wissenschaftlich bereits sehr gut aufgearbeitet sind und die vorliegende Arbeit sich nicht als gelehrte Gegenüberstellung enzyklopädischen Wissens versteht.[43] Im Sinne einer hermeneutischen Vorgehensweise geht es vielmehr darum, die für das abendländische Psyche-Verständnis markanten Aspekte herauszuarbeiten, um sich den Ort der Argumentation – der sowohl meinen eigenen Standpunkt wie das Fachgebiet der vorliegenden Arbeit umfasst – zu formulieren. Davon ausgehend nähert sich die vorliegende Arbeit dem chinesischen Denken.

Ausgangspunkt für den III. Teil der Arbeit sind die Funktion und Stellung des Geistes wie des Seelischen im Rahmen des chinesischen philosophischen Denkens. So existiert dort beispielsweise nicht nur *ein Begriff* für „Seele", sondern unterschiedliche Termini definieren und differenzieren verschiedene seelische Aspekte, Vermögen und Tätigkeiten. Dabei gilt es die unterschiedlichen Konzepte der wichtigsten relevanten Begriffe wie *shen* (Geist), *hun* (Hauchseele) und *po* (Körperseele) sowie *xin* (Herz) zu untersuchen und welche Verbindung diese zu den Vorstellungen vom Körper *(xing)*, der Essenz *(jing)* und schließlich der Lebenskraft *(qi)* aufweisen.

Da der überwiegende Teil der chinesischsprachigen Originalquellen bisher nur zu einem sehr geringen Prozentsatz erforscht wurde, kann es nicht Ziel der vorliegenden Arbeit sein, einen vollständigen historischen Überblick über die philosophische und medizinische Entwicklung zum Verständnis des Seelischen im chinesischen Denken zu geben. Vielmehr geht es darum, anhand einzelner exemplarischer Quellen aus unterschiedlichen Epochen zunächst einen Entwurf von der prinzipiellen Idee des Seelischen zu skizzieren, um sie mit unserer eigenen Vorstellung vergleichbar zu machen. Daher sind die hier vorgestellten Quellen – ebenso im Sinne einer Grundlagenforschung wie im Sinne des kulturellen Gedächtnisses – repräsentativ, doch können sie weder vollständig sein noch die gesamte historische Entwicklung umfassen. Die vorliegende Arbeit möchte vielmehr als Fundament für eine ausführlichere und spezifischere Auseinandersetzung mit der chinesischen Vorstellung vom Geist *(shen)* und dem Seelischen dienen.[44]

Anders als im Abendland, wo die meisten bedeutenden Denker eigene Schriften zum Leib-Seele Diskurs verfasst haben, stellt dieser im chinesischen Kontext kein eigenständigen Thema dar. Denn in *kaum einem der philosophischen Werke Chinas wurden der Geist und sein Verhältnis zum Körper jemals explizit oder systematisch zum Thema gemacht.* Vielmehr finden sich Aussagen hierzu in der Regel nur implizit und sehr verstreut in den einzelnen Werken an.[45]

Im Zentrum des III. Kapitels stehen die wichtigsten philosophischen Strömungen der *Yin-Yang*-Schule, des Daoismus und Konfuzianismus sowie des Neokonfuzianismus. Buddhistische Vorstellungen werden ausgenommen, da sie nicht genuin chinesisch sind und gerade im Hinblick auf ihre spezifisch chinesischen Ausprägungen ein eigenes For-

---

[43] Vgl. hierzu Blankenburg 1979, speziell das ausführliche Literaturverzeichnis.

[44] Zur Auswahl der Quellen siehe unten.

[45] Eine Ausnahme bildet hier biespielsweise das Jingshen („Essenz-Geist") Kapitel im *Huainanzi*, vgl. unten Kap.III.7.

schungsgebiet darstellen. Nachdem die philosophischen Konzeptionen zum Seelischen unbedingte Voraussetzung für ein tief greifendes Verständnis desselben in der Chinesischen Medizin sind und hierzu bislang weder westlichsprachige noch chinesische Sekundärliteratur existiert, ist dieser Teil der vorliegenden Arbeit der umfangreichste.

Im IV. Teil der Arbeit sollen, ausgehend von einer allgemeinen Einführung in die wichtigsten Prinzipien der Chinesischen Medizin, die zentralen Vorstellungen, welche mit den Aspekten des Seelischen in Zusammenhang stehen, ausgeführt werden. Hierzu gehören die Konzepte *xin* (Herz), *shen* (Geist), *hun* (Geist-Seele) und *po* (Körperseele*), yi* (Vorstellung, Denken), *zhi* (Wille) sowie die *qiqing* (sieben Emotionen: Freude, Ärger, Trauer, Sorge, Angst, Grübeln, Schreck).[46]
Nachdem ich auch an dieser Stelle mit einer äußerst umfangreichen, bislang kaum bearbeiteten Materiallage konfrontiert bin, gilt es sich abermals auf die im Rahmen des kulturellen Gedächtnisses als repräsentativ zu betrachtende Darstellungen und Texte zu beschränken. Im Mittelpunkt steht einerseits die *Frage nach der Beziehung der einzelnen psychischen Aktivitäten* untereinander und andererseits inwieweit diese *hierarchisch strukturiert* sind. Vor dem Hintergrund einer engen Verknüpfung von seelischen und körperlichen Prozessen gilt es ferner, die Verbindung und speziell die Wechselwirkung zwischen seelischen und körperlichen Aktivitäten darzustellen.
Im Anschluss an die theoretische Darstellung erfolgt eine Ausführung über Ursachen und Mechanismen solcher Erkrankungen, bei welchen die oben genannten, seelischen Aspekte – entweder als Auslöser oder im Sinne einer direkten Erkrankung – maßgeblich beteiligt sind. Hier wurden Erkrankungen ausgewählt, die im chinesischen Kulturkreis ebenso bekannt sind wie im Abendland (Schizophrenie und Depression). Im Mittelpunkt steht dabei die Frage, wie diese Erkrankungen nach den Gesichtspunkten der Chinesischen Medizin zu diagnostizieren und zu klassifizieren sind und welche Zusammenhänge und Wechselwirkungen dabei zwischen körperlichen und seelischen Prozessen angenommen werden.

Im V. Teil der vorliegenden Arbeit werde ich zunächst einen Einblick in die derzeitige schulmedizinische Methodenvielfalt zur Diagnose und Behandlung psychischer und psychosomatischer Erkrankungen geben. Nachdem diese jedoch wissenschaftlich bereits eingehend erforscht wurde und sie, wie oben bereits erwähnt, primär der Reflexion des eigenen Standpunktes dient, beschränkt sich die Ausführung auf eine kurze Skizzierung ihrer wichtigsten Charakteristika. Die daran anschließenden Falldarstellungen zur Psychose und Depression in Gestalt eines exemplarischen Vergleichs zwischen schulmedizinischer und chinesisch-medizinischer Betrachtungsweise präsentieren schließlich die definitive Konkretisierung der in der, Geistesgeschichte verankerten unterschiedlichen Vorstellungen zur Psyche.

[46] Die Anzahl der Emotionen hat im Laufe der geistesgeschichtlichen Entwicklung – zwischen fünf und dreizehn Emotionen stark variiert, in der Medizin haben sich jedoch schließlich die 7 Emotionen im Sinne von inneren krankmachenden Faktoren durchgesetzt, vgl. dazu Kap.V.3 der vorliegenden Arbeit.

So bleibt es Aufgabe des Resümees (Teil VI) , Antwort(en) auf die anfangs gestellte Frage nach der vermeintlichen Ganzheitlichkeit des chinesischen Körper-Geist Verhältnisses im Unterschied zum abendländischen Leib-Seele Diskurs zu formulieren.

I.2. Methodisches Vorgehen

Die vorliegende Arbeit ist begriffsgeschichtlicher Natur und erfordert eine hermeneutische Vorgehensweise. Das Ziel der Hermeneutik – im Sinne der Kunst des *hermeneuein,* des „Verkündens, Erklärens und Auslegens" – besteht darin, einen Sinnzusammenhang aus einer anderen fremden Welt in die eigene zu übertragen. Dies geschieht in dieser Studie in doppelter Hinsicht, da sie nicht nur die Gedanken und Aussagen einer historisch älteren Epoche behandelt, sondern zugleich die Inhalte einer fremden Sprache und Kultur. Nachdem das Kernstück in der Übertragung von Inhalten aus chinesischsprachigen Originalquellen, die bisher noch nicht – oder nur unvollständig – in eine westliche Sprache übersetzt worden sind, in unser eigenes Denken besteht, ist eine hermeneutische Vorgehensweise unverzichtbar.[47]
Wesentliches Merkmal einer geisteswissenschaftlichen oder begriffsgeschichtlichen Untersuchung im Unterschied zur naturwissenschaftlichen ist, dass eine vollkommene Trennung zwischen dem Subjekt des oder der Forschenden und dem Objekt – des zu erforschenden Gegenstandes – nicht möglich, und vor allem auch nicht wünschenswert ist:

> „Wir sind keine Beobachter, die Geschichte aus der Entfernung betrachten, sondern wir befinden uns, insofern wir geschichtliche Wesen sind, stets im Inneren der Geschichte, die wir zu begreifen trachten.... Die Erfahrung der Begegnung des Menschen mit sich selbst in der Geschichte, diese Form des Zwiegesprächs, diese Art der Verständigung des einen mit dem anderen, all das ist von der Naturkunde und auch von der evolutionstheoretischen Betrachtung der Welt und des homo sapiens grundverschieden."[48]

Gerade wenn es um die Übertragung eines kulturfremden Gedankengutes in die eigene Tradition geht, muss Kontakt und Kommunikation mit dieser anderen Kultur entstehen. Reduziert man die Inhalte des fremden Denkens auf nichts weiter als einen Gegenstand der Beobachtung, so wird weder Kommunikation noch Verständnis zu erzielen sein.[49]
Dies bedeutet jedoch nicht, dass die Forderung nach Objektivität oder Neutralität für die Hermeneutik nicht von Bedeutung wäre. Vielmehr wird Objektivität hier nicht durch den Status eines objektiven Beobachters erreicht, sondern resutliert aus einer Reflektion der eigenen kulturellen, sozialen und persönlichen Prägung sowie der damit verbundenen Vorurteile.[50] Indem die Hermeneutik den Ort der eigenen (in diesem Fall abendländischen)

---

[47] Das Vertrauen in die grundsätzliche Übersetzbarkeit von Sinnzusammenhängen schließt eine postmoderne bzw. dekonstruierende Perspektive aus, auch wenn hier Interpretationen nicht zu umgehen sind.
[48] Gadamer, 1996, S.37.
[49] Die Methode sollte in diesem Sinne auch nicht das Mittel zur Objektivierung und Beherrschung des zu untersuchenden Gegenstandes sein, wie es seit Descartes in den Naturwissenschaften üblich ist. Der in der griechischen Antike verwendete Begriff „*methodos*" bezeichnet das „Mitgehen" im Sinne von „Anteilnehmen am Umgang mit den Dingen, mit denen wir uns befassen". Vgl. ibid.S.39
[50] Dabei ist die Objektivierung jedoch nur Bedingung für die Untersuchung und nicht letzter Sinn der Forschung selbst. In eben diesem Sinne hält die Hermeneutik Gadamers den postmodernen Herausforderungen stand, wie sich

Argumentation vergegenwärtigt, soll sie den Weg hin zur chinesischen, und konkret der chinesisch– medizinischen Vorstellung vom Seelischen bahnen. Es gilt – das Bewusstsein für die eigenen Subjektivität nicht außer acht lassend – die kulturfremden Gedanken vermöge des ihnen eigenen Kontextes zur Sprache bringen.

Im Hinblick auf die Übersetzung von philosophischen und/oder naturwissenschaftlichen Texten stellt sich insofern die Frage, ob eine normative Übersetzung – also bestimmte Begriffe werden ungeachtet ihres sprachlichen Umfeldes immer gleich übersetzt – einer sinngemäßen Übertragung vorzuziehen ist, welche das jeweilige Umfeld – kulturell und historisch – zu integrieren versucht.[51]

Der derzeitige Stand der Textkritik innerhalb der Chinesischen Medizinliteratur erlaubt weder definitive Aussagen über die Entstehungszeit einzelner Werke – zumindest bis zur Song-Zeit (960-1278 n.Chr.) – noch über die Entstehungszeit einzelner Theorien. Zudem liegt die Textüberlieferung der frühen klassischen Werke vom Ende der Han- (25 – 220) bis in die Sui-Zeit (589-618) einigermaßen im Dunkeln, so dass weder hinsichtlich der historischen Priorität noch hinsichtlich einzelner Texteinfügungen oder Weglassung von Textstellen eindeutige Aussagen gemacht werden können. Unter diesen Umständen ist der sinngemäßen vor einer normativen Übersetzung unbedingt Vorzug zu geben. Denn eine normative Übersetzung gelingt entweder innerhalb eines in sich geschlossenen Textkorpus oder eines in sich geschlossenen Systems. Nachdem in der vorliegenden Arbeit allerdings Texte aus unterschiedlichen Epochen und Schulrichtungen berücksichtigt werden, ist genau dies nicht der Fall. Darüber hinaus verfügt, wie oben bereits dargestellt, die chinesische Sprache über bestimmte Charakteristika, die eine ausschließlich normative Übersetzung zumindest erschweren. Einzelne Schriftzeichen, die prinzipiell sehr schwer ins Deutsche zu übertragen sind – wie beispielsweise die Begriffe *yin* und *yang* werden bei ihrem ersten Auftreten erklärt, forthin aber in der chinesischen Pinyin-Umschrift stehengelassen.

Die Problematik und zugleich Herausforderung, mit der sich die vorliegende Arbeit also konfrontiert sieht, ist die jeder vergleichenden Kulturwissenschaft. Sie besteht – im Sinne einer hermeneutischen Vorgehensweise – darin, auf der einen Seite den Gegenstand selbst, i.e. die aus den Übersetzungen gewonnen Inhalte, zu Wort kommen zu lassen. Doch da die Inhalte per se fremd sind, bedürfen sie auf der anderen Seite einer Erklärung und Übertragung in uns vertraute Begrifflichkeiten und Vorstellungen. Denn die Sprache ist das Element, in dem wir uns denkend bewegen, und die Übersetzung von einer in eine andere Sprache erfordert die Übersetzung vom einen in das andere Denken. Aus diesem Grunde wird in der vorliegenden Arbeit versucht, sowohl die eigenen Vorstellungen wie die fremden explizit zum Ausdruck zu bringen, um den Missverständnissen und Ungenauigkeiten der impliziten – vielleicht nicht formulierbaren – Vorstellungen und Konditionen zu begegnen.

Zur Bewusstwerdung der subjektiven Prägung gehört nicht zuletzt auch die Frage nach der eigenen Motivation für die vorliegende Arbeit. Ein wesentlicher Anstoß ist meine praktische Tätigkeit als Therapeutin für Chinesische Medizin. Hier bin ich beinahe täglich gefordert, deutschen Patienten die Vorgehensweise und die Wirkungen einer ihnen

in seinem Streitgespräch mit Derrida gezeigt hat. Vgl. *Dialogue and Deconstruction: the Gadamer-Derrida encounter* 1989.

[51] Porkert tritt beispielsweise für eine normative Übersetzung bei der Übertragung chinesischer Medizintexte in eine andere Sprache ein. Vgl. Porkert 1993, S.23-26.

vollkommen fremden Medizin zu erklären. Vor dem Hintergrund des eingangs erwähnten Bedürfnisses nach einer „ganzheitlichen Medizin" sehe ich mich zunehmend häufiger mit Fragen nach dem Zusammenhang und den Wechselwirkungen zwischen seelischen und körperlichen Prozessen oder nach der Bedeutung der Seele konfrontiert. Eine andere, sicher nicht weniger wichtige Motivation für die vorliegende Arbeit ist, meiner ganz persönlichen Frage nach der Bedeutung und dem Sein des Seelischen, die einst mit meiner humanistischen Schulausbildung und einer daraus erwachsenen Vorliebe für Platon ihren Anfang genommen und mich bis heute nicht losgelassen hat.

Die Frage nach der Begegnung von „chinesischem Geist *(shen)*" und „abendländischer Psyche" resutliert nicht zuletzt aus dem persönlichen Bedürfnis, die unterschiedlichen Betrachtungsweisen nicht nur zu reflektieren, sondern zugleich an ihnen teilhaben zu können, und dies

> „nicht von der kritischen Überlegenheit der Moderne aus, die sich im Besitz einer unglaublich verfeinerten Logik über das Alte hinaus glaubt, sondern von der Überzeugung aus, dass 'Philosophie' ein sich gleich bleibendes Widerfahrnis des Menschen ist, das ihn als Menschen auszeichnet, und es darin keinen Fortschritt gibt, sondern nur Teilhabe. Dass das auch noch für eine Zivilisation gilt, die wie die unsere von der Wissenschaft geprägt ist, klingt unglaubhaft und scheint mir dennoch wahr."[52]

I.3. Forschungsstand und Materialauswahl

Wie eingangs erwähnt, steckt die Erforschung der Chinesischen Medizin aus sinologischer Sicht noch „in den Kinderschuhen" und ist erst in den letzten Jahren auf vermehrtes Interesse gestoßen. Zu den Ausnahmen zählen hier vor allem die Werke von Joseph Needham, Manfred Pokert, Nathan Sivin, Paul U.Unschuld, Ute Engelhardt und Thomas Ots sowie im Hinblick auf die letzten archäologischen Funde zur Chinesischen Medizin insbesondere die Werke von Donald Harper. Auch wenn in den letzten Jahren sehr viel englisch- und deutschsprachige Literatur zur Chinesischen Medizin im allgemeinen und zur Akupunktur im besonderen erschienen ist, geschah dies meist mit dem Ziel der praktischen Anwendung, aber nicht der wissenschaftlichen Erforschung. Aus diesem Grund wurden bisher auch nur wenige klassische Werke der Chinesischen Medizin überhaupt in eine westliche Sprache übersetzt, und wie der Sinologe Nathan Sivin überzeugend dargestellt hat, gibt es bislang keine einzige wissenschaftlich fundierte Übersetzung des bekanntesten und wichtigsten Klassikers *Huangdi Neijing* („der Innere Klassiker des Gelben Kaisers").

Zur Bedeutung des Seelischen in der chinesischen Philosophie und Medizin wurde bisher nur wenig wissenschaftliche westliche Literatur veröffentlicht,[53] zu den Ausnahmen zählen die Veröffentlichungen von Gudula Linck,[54] die den dualistischen Leib-Seele Diskurs insofern unterläuft, als dass sie ausgehend von chinesischen Begriffen, diese kategorial

[52] Gadamer 1999, Bd.7, S.130.

[53] Solche Werke wie die von Leon Hammer „*Psychologie&Chinesische Medizin* stützen sich nicht auf chinesischsprachige Quellen und sind eher eine persönliche Interpretation denn eine wissenschaftliche Darstellung der chinesischen Psychologie. Dasselbe gilt für das Buch Psychosomatische Medizin von Klaus Dieter Platsch.

[54] Vgl. Gudula Linck 2001 a) und b).

ordnet und so einen differenzierten Monismus für das Verhältnis von Leiblichem und Seelischem postuliert. Des weiteren hat Guido Rappe eine sehr umfangreiche Zusammenstellung mit seinem Werk *Archaische Leiberfahrungen* gegeben.[55]

In chinesischer Sprache sind zu dieser Fragestellung ebenfalls so gut wie keine Veröffentlichungen erschienen, jedoch existieren sowohl auf Chinesisch wie in westlichen Sprachen verschiedene Werke zu einzelnen Aspekten des Seelischen, insbesondere zur Behandlung von psychischen Erkrankungen mit Akupunktur und chinesischer Phytotherapie.[56]

Nachdem zu dem Thema der medizinischen Vorstellung vom Seelischen als Ausdruck philosophischen Denkens in China und dem Abendland bisher keine nennenswerten Vorarbeiten existieren, versteht sich die vorliegende Arbeit als Grundlagenforschung. Dabei gilt es einerseits einen Überblick über eben die wichtigsten und charakteristischsten Grundlagen zu geben und andererseits ist es unmöglich, dem Anspruch auf Vollständigkeit gerecht zu werden. Damit meine ich nicht, dass es sich ausschließlich um chinesische Quellen handelt, die wissenschaftlich erstmals bearbeitet werden – wenngleich eine Vielzahl der hier vorgestellten Quelletexte erstmals in eine westliche Sprache übertragen wurden –, sondern vielmehr dass es sich um erste Schritte in einem bislang noch wenig erforschten Gebiet handelt. Bei diesem Drahtseilakt galt es auf der einen Seite sowohl die klassische Literatur, also die Werke, welche in Klassischem Chinesisch verfasst und in einem Zeitraum von 3.Jh.v.Chr bis 1911 erschienen sind, als auch die moderne Literatur (von 1911 bis in die Gegenwart) zu berücksichtigen. Nachdem die Forschungsliteratur zur Chinesischen Medizin sehr umfangreich ist, aber bisher nicht im entferntesten wissenschaftlich bearbeitet wurde, musste – auf der anderen Seite – die Auswahl auf die charakteristischen und weiterhin für das kulturelle Gedächtnis repräsentativen Texte und Autoren beschränkt werden. Die für die vorliegende Fragestellung relevanten Textstellen – und dies ist ein wesentlicher Unterschied zur abendländischen Literatur – sind in den einzelnen chinesischen Werken so gut wie nie systematisiert oder in einzelne Kapitel zusammengefasst dargestellt worden, sondern es gilt in der Regel immer den gesamten Text auf die ergiebigen Textstellen hin durchzusehen. Dies wäre ohne moderne Computertechnologie nicht möglich gewesen, dank derer, sofern in elektronischer Fassung vorliegend, die Texte nach den relevanten Stellen durchsucht werden konnten.[57]

Wenn nicht anders angegeben, wurden alle chinesischsprachigen Zitate von mir selbst übersetzt, da sie bislang noch gar keinen oder nur unzureichenden Eingang in die westlichsprachige Sekundärliteratur gefunden haben. Falls bereits Übersetzungen vorlagen, habe ich mich daran orientiert, aber aufgrund der oben erwähnten Übersetzungsproblematik, trotzdem meist für eine eigene Übersetzung entschieden.

Als wichtigstes Referenzwerk medizinischen Wissens dient das Standardwerk *Gujin tushu jicheng yibu* (Sammlung alter und neuer Bilder und Schriften aus der Medizinabteilung). Es handelt sich hierbei um eine 12-bändige Enzyklopädie, in der einzelne Textstellen oder

---

[55] Vgl Rappe 1994.

[56] Eine allgemeine Einführung zur Bedeutung der Seele in der chinesischen Religion und Geistesgeschichte ist der Band 4 von de Groot (1989)„The religious System of China", in welchem eine allgemeine Untersuchung über die chinesische Seelenvorstellung innerhalb der Religion geführt wird. Ein wichtiger Beitrag zur Vorstellung des *Hun*-Aspekts der Seele – im Hinblick auf den Tod – stammt von Yü Yingshi 1987

[57] Vgl. hierzu die Bibliographie, dort wurden die einzelnen Internetadressen aufgeführt.

Kapitel aus circa 120 elementaren klassischen Medizinwerken aufgelistet und nach einzelnen medizinischen Themen, historisch geordnet zusammengefasst wurden. Diese Enzyklopädie ist die umfassendste ihrer Art und deckt den gesamten Bereich der klassischen Literatur – also den Zeitraum vom 3.Jh.v.Chr bis zum Ende der Qing -Zeit (1644-1911) ab. Dort ist auch der klassische Kanon der Medizinliteratur enthalten, welcher über viele Jahrhunderte den Standard der ärztlichen Ausbildung darstellte. Dieses Werk bildet die wichtigste Quellengrundlage für die vorliegende Arbeit, wobei – entsprechend den einzelnen Themen – immer nur einzelne, exemplarische Textstellen ausgewählt wurden.
Im Hinblick auf den gegenwärtigen Forschungsstand wurde das dreibändige *Huangdi Neijing yanjiudacheng* zugrunde gelegt, welches den gegenwärtigen Forschungsstand zu den wichtigsten Themen in Theorie und Praxis der Chinesischen Medizin ausgehend vom *Huangdi Neijing* darlegt.[58] Darüber hinaus wurde die Literatur, welche im Rahmen der aktuellen Universitätsausbildung in China verwendet wird, herangezogen. Letztere beinhaltet ebenfalls nicht nur die wichtigsten klassischen und modernen Werke, sondern berücksichtigt auch die eingangs erwähnten, unterschiedlichen Ansätze der einzelnen Schulrichtungen. Auch repräsentiert diese Auswahl einen wesentlichen Bestandteil des derzeit gültigen Wissensstandes in China. Schließlich wurden auch einzelne, moderne repräsentative Monographien und Zeitschriftenartikel zum Thema ausgewertet.

Bei der Auswahl der abendländischen Literatur habe ich mich hinsichtlich der übergreifenden Darstellung des Leib-Seele Verhältnisses in der Philosophie vielfach auf Sekundärliteratur gestützt, da die Quellen hierzulande wesentlich intensiver und umfangreicher bearbeitet worden sind. Bei den Kernfragen wurden jedoch meist die Primärquellen hinzugezogen, der Inhalt allerdings oftmals in Zusammenfassungen wiedergegeben, da die Quellen für den westlichen Leser problemlos zugänglich sind. Bei den im Original zitierte Textstellen wurden nach Möglichkeit die Originalquellen eingesehen, bei der Übersetzung habe ich mich jedoch in der Regel auf bereits existierende Übertragungen gestützt.
Hinsichtlich der Entwicklung des Leib-Seele Verhältnisses in Psychologie und Psychiatrie wurden vor allem die derzeit gängigen Standardwerke zugrunde gelegt, wie sie auch in der universitären Ausbildung Verwendung finden.

I.4. Technische Hinweise

Die Umschreibung chinesischer Termini erfolgt in der Pinyin-Umschrift. *Chinesische* und alle andern *fremdsprachigen Begriffe* sowie *Titel* und *Hervorhebungen* im Text werden *kursiv* geschrieben. Chinesische Eigennamen werden nicht kursiv, aber in der Pinyin-Umschrift wiedergegeben. Chinesische Schriftzeichen werden bei ihrem ersten Auftreten im Text dargestellt, danach wird in der Regel auf die Pinyin-Umschrift Bezug genommen. Einzelne chinesische Begriffe, die nicht eindeutig zu übersetzen sind, wie z.B. *yin* und *yang* oder *qi* werden bei ihrem ersten Auftreten erklärt, aber es wird keine Übersetzung dafür angegeben, im Folgenden wird immer auf den chinesischen Begriff in der Pinyin-Umschrift

58 Es ist erstmals 1997 erschienen und wurde hier in der zweiten Auflage von 1999 verwendet.

Bezug genommen. In allen anderen Fällen werden immer die Übersetzungen angegeben, bei eventuellen Verwechslungsmöglichkeiten oder Unklarheiten jedoch die Pinyin-Umschrift des jeweiligen Begriffes in Klammern gesetzt, also z.B. „Essenz" (*jing*). Entsprechend den Regeln der Pinyin-Umschrift, welche sich am Englischen orientiert, werden chinesische Begriffe klein geschrieben, es sei denn der Begriff wird mit einem deutschen Wort kombiniert (z.B. *Dao*-Lehre) oder in einer Überschrift und so im Rahmen eines deutschen Satzes verwendet, weswegen er entsprechend den Regeln der deutschen Rechtschreibung groß geschrieben wird.
Die bibliographischen Hinweise in den Fußnoten erfolgt prinzipiell mit der Nennung von Autor bzw. Titel und Jahreszahl. Klassische chinesische Titel, Sammelwerke, Lexika und Zeitschriften werden mit dem Titel und der Jahreszahl zitiert, alle weiteren bibliographischen Daten sind im Literaturverzeichnis enthalten.
Werke aus den 13 Klassikern werden entsprechend der dreizehn Klassiker-Ausgabe (*Shisanjing zhushu*) von 1987 zitiert. Andere klassische philosophische Werke werden, soweit sie dort enthalten sind und wenn nicht anders angegeben, nach der *Sammlung aller Gelehrten* (*Zhuzi jicheng*) von 1986 zitiert. Die Werke der neokonfuzianischen Philosophen (Zhou Dunyi, Zhang Zai, Cheng Hao, Cheng Yi und Zhu Xi) wurden ausschließlich nach der Textdatenbank aus Heidelberg zitiert. Die oben erwähnte Primärquelle *Gujin tushu jicheng yibu* (Sammlung alter und neuer Bilder und Schriften aus der Medizinabteilung) wurde in der Neuauflage von 1995 verwendet. Zum Nachweis der einzelnen Zitate werden Titel und Kapitel des dort zitierten Werks genannt, Bandnummer und Seitenzahl werden in der Ausgabe von 1995 angegeben. Alle anderen westlichen und chinesischen Quellen werden nach den einzelnen Ausgaben (Angabe von Autor, bzw. Titel und Jahreszahl) zitiert.

Die Textdatenbanken, welcher die elektronisch erfassten, chinesischsprachigen Quellen entnommen worden sind, wurden in der Bibliographie eigens aufgeführt. Alle klassischen chinesischen Texte, die in der vorliegenden Arbeit verwendet wurden, sind über die genannten elektronisch erfassten Textdatenbanken einsehbar.

Zitate und Exkurse sind prinzipiell eingerückt, von mir persönlich übersetzte Zitate wurden grau hinterlegt.

I.5. Abkürzungen

GTJY	*Gujin tushu jicheng yibu*
HDZ	*Hanyu dazidian*
HNYD	*Huangdi Neijing yanjiu dacheng*
HWP	Historisches Wörterbuch der Philosophie
ZWDCD	*Zhongwen dacdian*
ZZXYY	*Zhongzheng xingyinyi conghe dacidian*

II. Die Vorstellung der Seele und ihr Verhältnis zum Leib im abendländischen Denken

Abbildung II-1: Die Seele entweicht aus dem Munde eines Sterbenden. Holzschnitt von Jörg Nadler aus einem Frühdruck der Lutherbibel, 1520[59]

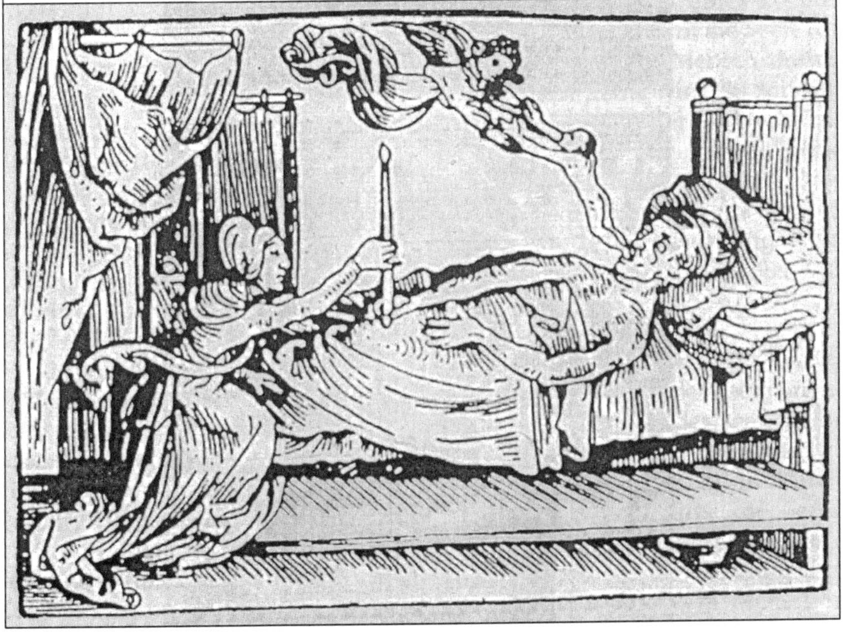

[59] Hinterhuber 2002, S.105.

Die Frage nach dem Wesen der Seele ist eine der ältesten erkenntnistheoretischen Fragen und impliziert immer wieder eine neue Definition ihres Wesens. Anders als der Körper eines Lebewesens, der mittels einzelner Wahrnehmungsorgane direkt erfahrbar ist, teilt sich die Seele dem außenstehenden Beobachter nur mittelbar mit, ja viele der ihr zugedachten Eigenschaften und Funktionen sind allein subjektiv wahrzunehmen. Betrachten wir zunächst die Definition von „Seele" in der deutschen Umgangssprache, wie wir sie beispielsweise im *Wahrig*, dem Deutschen Wörterbuch finden, so lassen sich dort verschiedene Bedeutungsebenen voneinander differenzieren.

Angefangen vom „Innenleben eines Lebewesens, das sich im Denken, Fühlen, Handeln oder Bewegen äußert" über „die Gemütskräfte des Menschen" bis hin zu „der unsterbliche Teil des Menschen". Von diesen primären Begriffsbestimmungen abgeleitet wird „Seele" ferner als „Triebkraft" und „lebengebender Mittelpunkt" sowie als „Einwohner" bzw. „Mensch" bezeichnet. Nicht zu vergessen sind schließlich die interessanten Bedeutungen „Hohlraum des Gewehrlaufs oder Geschützes" und „Stimmstock (bei Streichinstrumenten)".[60] Die Gemeinsamkeit all dieser Bedeutungen besteht – grob vereinfacht – in einem inneren Prinzip, welches das Kernstück oder primäre Agens eines Lebewesens oder Gegenstandes bildet. Wie es bei den meisten anderen Begriffen auch der Fall ist, vermag uns die umgangssprachliche Verwendung des Seelenbegriffes jedoch nur sehr schemenhaft die philosophischen bzw. erkenntnistheoretischen Inhalte vermitteln, welche sich hinter dem ursprünglichen Begriff für „Seele" dem griechischen Wort „*psyche*" bzw. seiner Entsprechung im Lateinischen „*anima*" verbergen.[61]

Dabei gilt es zunächst zwischen dem Begriff und dem Wort, d.h. seinem Bedeutungsfeld zu unterscheiden. Etymologisch lässt sich der griechische Begriff *psyche* von *psychein* ableiten, welches „hauchen" oder „atmen" bedeutet.[62] *Anima* „Atem" bzw. „Hauch" stellt wiederum die lateinische Übersetzung von *psyche* dar, so sind denn auch die *animalia* im Sinne „von Lebewesen" als „die Beseelten" zu verstehen.

Forscht man jedoch nach den Anfängen der *Psyche* -Vorstellung – Anfang weniger im zeitlichen denn im logischen Sinne –, so liegen diese insofern im Dunkeln, als dass der Übergang von der mündlichen zur schriftlichen Tradition natürlicherweise nur sehr bedingt aufgezeichnet worden ist. Die epische Überlieferung in Gestalt der homerischen Epen gilt als älteste schriftliche Überlieferung, doch diese ist bereits eine Etappe auf dem Weg von der mythischen zur rationalen Deutung des Lebens und der Welt.

Die Darstellung der Bedeutung von *psyche* in ihren Anfängen, damit ist die Zeit zwischen dem 7.Jh.v.Chr.bis zum 3.Jh.v.Chr. gemeint, erfolgt, wie im Einleitungskapitel bereits angedeutet, wesentlich ausführlicher, als dies für die folgenden Zeiträume der Fall ist, was sowohl auf das abendländische wie das chinesische Denken zutrifft. Denn gerade im Hinblick auf das unterschiedliche Verständnis der Seelenvorstellung ist es von besonderem Interesse, ob die Unterschiede gewissermaßen „von Anfang an" bestanden haben oder ob dies erst im Laufe der folgenden Entwicklung geschehen ist.

---

[60] Vgl. Wahrig, 1986, S.1162.

[61] Der Begriff *psyche* wurde, sofern er sich auf den griechischen Begriff bezieht, klein und kursiv geschrieben. Wenn er hingegen groß und nicht kursiv geschrieben ist, spreche ich vom umgangssprachlichen Begriff „Psyche".

[62] Vgl. Rohde 1991, S.3f.

II.1. Die Ursprünge der Psyche: Die homerischen Epen

In der Ilias und Odyssee wird von *psyche* vornehmlich im Zusammenhang mit dem Tode gesprochen. *Psyche* bezeichnet dort zunächst den „Lebensatem“, allerdings erst, wenn er den Menschen mit dem Tode verlässt und somit den Toten vom Lebenden unterscheidet. Der Tote hat sein Leben im wahrsten Sinne des Wortes „ausgehaucht“, sobald er nicht mehr atmet. Parallel dazu bezeichnet der Begriff *soma* in den homerischen Epen „Leichnam“, also den toten Körper.[63] *Psyche* und *soma* erfahren bei Homer im Tod zum ersten Mal eine konkrete Definition und zugleich eine unwiderrufliche Trennung voneinander; eine Tatsache, die – wie gleich auszuführen sein wird – ein Novum in der griechischen Tradition ist.

Abbildung II-2: Dante und Vergil im Gespräch mit den Seelen von Odysseus und Diomedes[64]

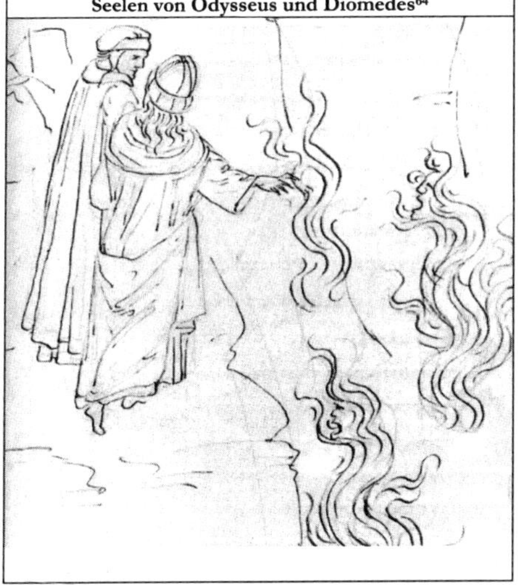

Nicht neu, sondern eine sehr alte Vorstellung ist hingegen die vom Weiterleben der Seele nach dem Tode, welche, wie in den meisten anderen Teilen der Welt auch, auf einer sehr alten Tradition basiert.[65] Denn die vielen, im prähelladischen Griechenland verwendeten Grabbeigaben in Form von Speise, Trank, Kleidung und – je nach sozialer Stellung – weiteren notwendigen Utensilien des täglichen Lebens, lassen die Fortdauer von körperlichen wie seelischen Bedürfnissen über den Tod hinaus erkennen. Entscheidend dabei ist, dass die Belange des Körpers ebenso wichtig und vor allem nicht getrennt von denen der Seele betrachtet wurden, also für den archaischen Griechen Seele und Köper auch nach dem Tode durchaus noch eine Einheit darstellten. Doch hat die Vorstellung der Identität von Körperlichem und Seelischem über den Tod hinaus bis ins 6./5. Jh.v.Chr. zu einer solch luxuriösen Pflege der Toten geführt, dass sich Solon genötigt sah, diese mittels einer gesetzlichen Regelung abzuschaffen.[66]

Die Errungenschaft der homerischen Dichter bestand also in der deutlichen Trennung der Seele vom Körper mit Eintreten des Todes sowie deren Fortleben im Hades.[67] Während

[63] Im vorliegenden Kapitel gebe ich den griechischen Begriff *soma*, welcher nicht zwischen „Leib“ und „Körper“ unterscheidet, immer in der Bedeutung von „Körper“ wieder, erst bei der philosophischen Erörterung des Verhältnisses von Leib und Seele differenziere ich zwischen dem subjektiv erfahrbaren Leib und dem Körper. Vgl. dazu auch HWP, Bd.5, S.174.

[64] *Sandro Botticelli* 2000, S.112.

[65] Ob es sich hierbei um die Fortführung einer schamanistischen Tradition handelt, die aus ursprünglich aus Sibirien stammte, oder um eine genuin griechische Tradition, ist umstritten. Vgl. Bremmer, J.1983, S.13ff.

[66] Dodds 1991, 73f.

[67] Wenn es auch gute Gründe geben mag, die *psyche* der homerischen Helden in der Ilias und der Odyssee zu unterscheiden (vgl.Rappe 1994, S.87ff.), werden Ilias und Odyssee nicht inhaltlich voneinander getrennt, sondern als ein

psyche ausschließlich den Lebensodem bezeichnet, sobald er den Sterbenden durch den Mund, das Zwerchfell oder eine Wunde verlässt, bedient sich Homer für die bewussten seelischen Aktivitäten des lebenden Menschen hingegen eines vielfältigen Vokabulars wie beispielsweise *phrenes* „Zwerchfell“, *thymos* „Mut“ oder *nous* „Verstand“. Bedeutsam für die Abgrenzung von *psyche* von den genannten Begriffen für die seelische Aktivität der Lebenden ist eine Stelle im 11.Gesang der Odyssee, an der die Seele seiner verstorbenen Mutter Antikleia zu ihm spricht, nachdem er in den Hades hinab gestiegen war, um die Seelen der Toten, speziell die des Sehers Teiresias, zu befragen:

> „Nicht täuscht dich, Persephoneia, des Zeus Tochter! Sondern dies ist die Weise der Sterblichen, wenn einer gestorben ist! Denn nicht mehr halten dann die Sehnen das Fleisch zusammen und die Knochen, sondern diese bezwingt die starke Kraft des brennenden Feuers, sobald einmal der Lebensmut die weißen Knochen verlassen hat, die Seele aber fliegt umher, davongeflogen wie ein Traum. Du aber strebe schnellstens hin zum Licht und wisse dieses alles, auf dass du es auch künftig deinem Weibe sagst.“[68]

Der Lebensmut – Ausdruck des bewussten Seelenlebens – verlässt den Körper ebenfalls mit dem Tode, doch es wird nicht gesagt, wohin er geht oder was mit ihm passiert. Zurück bleibt *psyche*, welche nach dem Tode im Hades als *eidolon* – getreues „Abbild“ der lebenden Person – das Dasein eines Schattenbildes führt und wie ein „Traumbild umherzufliegen“ vermag. Sie selbst verfügt nicht mehr über ein bewusstes Seelenleben, dieses ist dem Menschen nur „bei lebendigem Leibe“ möglich.
Einzige und für das Verständnis der Seelenvorstellung bedeutsame Ausnahme ist, wenn der *psyche* das Trinken von Blut ermöglicht wird, wie es zu Beginn des 11.Gesanges in der Odyssee beschrieben ist.[69] Die Seelen, die im Hades verweilen, können nur kraft des Opferblutes, welches Odysseus ihnen bei seinem Abstieg in die Unterwelt zu trinken gegeben hatte, überhaupt mit ihm sprechen.[70] Hier zeigt sich eine Parallele zum chinesischen Denken, wo der Sitz der Lebenskraft *(qi)* ebenfalls im Blut verortet wird.[71] Während die Seele im Hades das Dasein eines Schattenbildes fristet, vermag ihr das Blut kurzfristig wieder die Fähigkeit verleihen, ein bewusstes und aktives Seelenleben zu führen, es schenkt ihr eine Art Lebenskraft. Auch die Tatsache, dass sich die Trennung der *psyche* von der körperlichen Lebenskraft genau dadurch vollzieht, dass die *psyche* den Körper durch eine Wunde – deren Charakteristikum eben das Austreten von Blut ist – verlässt, zeigt eine solche Verknüpfung von Blut und *psyche*. Die Vorstellung vom Blut als Sitz der Seele ist ferner nicht nur Teil des volkstümlichen griechischen Seelenglaubens, sondern wird später bei den vorsokratischen Naturphilosophen, insbesondere bei Empedokles, weiter ausformuliert.[72]

Zeitraum in der Entwicklung des *Psyche*-Begriffes aufgefasst.

[68] Odyssee 11/217-225.

[69] Odyssee 11/34-50.

[70] Zu Beginn des 11.Gesanges wird sehr anschaulich geschildert, wie die verstorbenen Seelen aus allen Winkeln des Hades herbeigelaufen kamen und mit furchterregendem Geschrei danach trachteten, von dem Blut zu trinken.

[71] *Mengzi* II.A2 und Linck 2001 a), S.42f.

[72] In der griechischen Volksreligion war beispielsweise das Totenopfer der Blutsättigung verbreitet, an dem sich, die im Freiheitskampfe gefallenen Seelen laben dürfen. Eine Verbindung zwischen Blut und Seele lässt ebenfalls die Tradition der Blutrache erkennen, bei der die Seele des gewaltsam zu Tode gekommenen Menschen selbst den Tod seines Mörders fordert und sich dazu meist der noch lebenden Verwandten bedient. Zur Verbindung von Blut, Seele

Dies hat zu der Vermutung Anlass gegeben, dass bei Homer möglicherweise zwischen einer „Körperseele“, die den Leib mit Leben und Bewusstsein erfüllt, unterschieden wird und einer „freien“ Seele, die wie bei Pindar, erst bei Bewusstlosigkeit oder nach dem Tode ihre eigentliche Aktivität entfaltet.[73] Auch die folgende Stelle aus der Ilias, in welcher der bereits verstorbene Patroklos seinem Freund Achilleus erscheint und von ihm klagend seine Bestattung fordert, mag als Hinweis auf eine solche Zweiteilung der Seele verstanden werden.

> „Da kam heran die Seele des unglücklichen Patroklos,
> Diesem ganz an Gösse und schönen Augen gleichend,
> Und an Stimme, und mit solchen Kleidern angetan am Leibe.
> Und sie trat ihm zu Häupten und sagte zu ihm die Rede:
> Du schläfst, aber mich hast du vergessen, Achilleus!
> Nicht, da ich lebte, warst du um mich besorgt, doch nun ich tot bin!
> Begrabe mich aufs schnellste, dass ich die Tore des Hades durchschreite!
> Ausgeschlossen halten mich fern die Seelen, die Bilder der Ermatteten,
> Und lassen mich noch nicht jenseits des Flusses zu ihnen kommen,
> Sondern ich irre nur so umher an dem breittorigen Haus des Hades.“[74]

Im Traum antwortet ihm Achilleus und möchte – parallel zu der Stelle in der Odysee – den toten Patroklos umarmen:

> „Als er so gesprochen, griff er nach ihm mit seinen Händen,
> aber fasste ihn nicht, und die Seele ging unter die Erde
> Wie ein Rauch schwirrend. Und staunend sprang auf Achilleus, schlug die Hände zusammen und sprach das Wort mit Jammern:
> Nein doch! So ist denn wirklich noch in Hades Häusern. Irgendwie Seele und Bild, doch das Zwerchfell ist ganz und gar nicht darin!
> Denn die ganze Nacht hat des unglücklichen Patroklos Seele bei mir gestanden, klagend und jammernd,
> Und trug mir jegliches auf, und glich wunderbar ihm selber!“[75]

Die Gestalt des Patroklos, die Achilleus im Traum erscheint, gleicht dem lebenden Patroklos vollständig und wirkt, wie die meisten Traumbilder, zunächst leibhaftig. Doch der Aspekt der Seele, welche den Menschen lebendig werden lässt, *thymos*, welcher seinen Sitz im Zwerchfell hat, fehlt. Es ist nur noch *psyche* vorhanden, die, als Achill nach ihr zu greifen trachtet, rauchend unter die Erde verschwindet. Die dringende Bitte der Seele des Patroklos an Achill, dafür Sorge zu tragen, seinen Körper möglichst schnell zu verbrennen, liegt darin begründet, dass ihm andernfalls der Zugang zum Hades von den anderen Seelen verwehrt werde und seine Seele in der Zwischenzeit heimatlos zwischen den Welten umherschweifen müsse.

Psyche, deren Charakteristikum eben das Hauch- oder Luftartige ist, verfügt selbst über keinen Körper mehr, doch sie stellt ein zwar nur schattenförmiges, aber gleichwohl individuell identisches Abbild des einst lebenden Menschen dar. Die bewussten Tätigkeiten des

und Lebenskraft vgl. Rüsche, 1930, besonders S.17-52.

[73] HWP, Bd. 8, S.1 und Bremmer, 1983, S.14-53.

[74] *Ilias* 23/65-74

Denken, Wollens und Fühlens sind nur solange möglich, wie *psyche* und natürlich auch *thymos* bzw., *phrene* im Körper verweilen, d.h. sie sind an den Körper gebunden. Mit der Loslösung im Tode trennt sich die *psyche* vom Körper und die eben genannten Kräfte sind ihr allein – ohne den Körper und die anderen seelischen Aspekte – nicht mehr zueigen. Ihre Fähigkeit besteht vielmehr darin, den Körper als Schattenbild des einzelnen Individuums im Hades zu überdauern.

Im Hinblick auf die Funktion, welche sie ausübt, während sie sich noch im Körper befindet, wird in den homerischen Epen hingegen keine Aussage gemacht. Sie entfaltet ihre Aktivität vielmehr erst mit dem Verlassen des Körpers, was entweder mit dem Tode oder im Falle einer Ohmacht geschehen kann. In der Ilias ist an verschiedenen Stellen von einer Ohnmacht die Rede, wo die *psyche* eine Person kurzzeitig verlässt und mit dem Atem – im Sinne ihrer ursprünglichen Bedeutung – wieder in den Körper zurückkehrt. Als Andromache beispielsweise vom Tode ihres Mannes Hektor erfährt, der im Kampf um Troja von Achill getötet wurde, fällt sie vor Schreck zunächst in Ohnmacht:

> „Und sie schlug rücklings hin und *hauchte aus den Lebensatem.*“[76].

Ihr Erwachen geht mit der Rückkehr des Atems einher:

> „Doch als sie nun *aufatmete*, und der Mut sich wieder im Herzen sammelte...“[77]

Auch hier wird *psyche* nur in ihrer Aktivität des *Aus- und wieder Eintretens* charakterisiert, verbunden mit dem Lebensatem. Für das Leben ist sie demnach unabdingbare Voraussetzung, weswegen die homerischen Dichter sie auch als Synonym für das „Leben selbst“ verwenden. Allerdings immer und nur im Angesicht des Todes, wie beispielsweise Achill, dem „nur ein Leben“ gegeben ist[78] oder als Achill und seine Leute im Kampf „ums Leben liefen“[79].

Das unterschiedliche Vokabular *psyche*, *thymos* und *phrene* für das Seelenleben in den homerischen Epen, hat, wie oben bereits erwähnt, zu der Hypothese geführt, dass die Vorstellung von der Seele zur Zeit Homers – und möglicherweise auch schon früher – zweigeteilt war. In Anlehnung an die Untersuchungen von Ernst Arbman zum Seelenkonzept der indischen Veda-Lehre wird zwischen einer „freien Seele“, die ihre Aktivität nur im Traum, bei Bewusstlosigkeit, oder im Tode entfaltet und einer „Körperseele“, die für alle bewussten seelischen Aktivitäten verantwortlich ist, unterschieden.[80] Bei Homer entspräche die *psyche* insofern eben dieser „freien Seele“, als dass von ihr – im Sinne einer seelischen Aktivität – ebenfalls nur im Traum, bei einer Ohnmacht und im Tode die Rede ist. Im Unterschied zur „Körperseele“, die in der homerischen Formulierung von *phrene*, *thymos* oder *nous* an den Körper gebunden ist, vermag die *psyche*

[76] *Ilias* 22, 467, eigene Hervorhebung.
[77] *Ilias* 22, 475, eigene Hervorhebung.
[78] *Ilias* 21, 569.
[79] *Ilias* 22, 161.
[80] Zur Darstellung der Theorie Arbmans und der Anwendung seiner Theorie auf die Seelenvorstellung bei Homer und im frühen Griechenland ganz allgemein vgl. Bremmer, 1983.

sich kurz- oder langfristig vom Körper zu lösen. Die Parallelen zwischen den seelischen Aktivitäten während der Ohmacht, im Traum und im Tode sind – gerade für einen Außenstehenden – offensichtlich. So erscheint die *psyche* des Patroklos dem schlafenden Achill im Traum, nicht ohne ihn darauf hinzuweisen, dass er selbst schlafe (und träume). Während ein Teil der Person, das Traum-Ich, im Traum erstaunliche Dinge sieht und erlebt, liegt der andere Teil regungslos – beinahe wie tot – da und schläft, als ob die Person gleichsam zweimal existieren würde, einmal schlafend und einmal träumend. Während einer Ohnmacht und im Tode verhält es sich nun ganz ähnlich: die ohnmächtige oder tote Person auf der einen Seite und ihr schattenhaftes vom Körper gelöstes Abbild – *eidolon* – auf der anderen Seite.[81] Möglicherweise ist dieser Gedanke Vorbote für eine Vorstellung, die im 6.Jh.v.Chr. zuerst bei Pindar und dann bei Xenophon (4.Jh.v.Chr.) ihren konkreten Ausdruck findet und sich ebenfalls an die Vorstellung der „freien Seele" anknüpfen ließe. Hiernach kommt die Seele im Tode und während des Schlafes – im Traum – ihrer göttlichen Natur und damit ihrem eigentlichen Wesen am nächsten, da sie in beiden Zuständen völlig frei ist.[82]

Zusammenfassend lässt sich feststellen, dass die homerischen Dichter sich eines sehr reichhaltigen Vokabulars für das menschliche Seelenleben bedienen und dabei streng zwischen den seelischen Aktivitäten der Lebenden – in Gestalt von *noos*, *thymos* oder *phrene* – und den Aktivitäten der Bewusstlosen und Toten trennen – im Sinne von *psyche*. Ihrem Wesen nach ist *psyche* dabei etwas hauch- oder luftartiges und, selbst wenn sie – ähnlich wie die „freie Seele" – keinen festgelegten Sitz im Körper hat, sie ist über die Atmung und das Blut an den Körper gebunden. Aus diesem Grunde gelingt es den Seelen der Verstorbenen auch durch das Trinken von Blut zumindest kurzfristig wieder an einem bewussten seelischen Leben Anteil zu nehmen. Solange ein Mensch körperlich und/oder seelisch aktiv ist, findet *psyche* in den homerischen Epen weder Erwähnung noch hat sie eine bestimmte Funktion. Sie entfaltet ihre Aktivität erst mit Bewusstlosigkeit oder im Tode, wenn sie sich vom Körper löst, obgleich ihre Anwesenheit im Körper unbedingte Voraussetzung für das Leben selbst ist. Die Fähigkeiten des aktiven menschlichen Geistes birgt sie allerdings noch nicht, vielmehr könnte man von „einem Gegensatz zwischen Geist und *psyche* des Menschen sprechen".[83] *Psyche* fungiert vielmehr im Sinne eines „zweiten Ichs", welches immer nur dann in Erscheinung und Aktion tritt, wenn das „erste Ich" – im Sinne des sichtbaren und aktiven Ich – das Bewusstsein verloren hatte.[84] Die *psyche* führt gewissermaßen das Leben eines Doppelgängers, der nach dem Tode als Eidolon – getreues Abbild – das Individuum nach dem Tode repräsentiert und zugleich Bedingung für ein Weiterleben nach dem Tode ist.[85] Überträgt man die Untersuchungen Arbmans auf die homerischen Epen, so könnte man auch von einem dualistischen oder multiplen Seelenkonzept sprechen.[86] So ist das wesentliche Charakteristikum von *psyche* ihre Fähigkeit nach dem Tode eines Menschen im Hades weiterzuleben, doch der

[81] Rohde, 1991, S6f.
[82] Dodds 1991, S.72f. Der Phänomenologe Herrmann Schmitz deutet die Vorstellung von der „freien Seele" als Ausdruck der leiblichen Dimension der Weitung, vgl. Linck 2001 a), S.66.
[83] Rohde 1991, S.4.
[84] Rohde 1991, S.140ff.
[85] Zu den einzelnen Entwicklungsstadien des *Psyche*-Begriffes vor und bei Homer vgl. Bremmer, S.24.
[86] ibid.S.66-68.

Gedanke einer tatsächlichen Seelenwanderung, bei der die Seele ebenfalls unsterblich ist und immer wieder geboren wird, wie es später von Phytagoräern und sehr ausführlich schließlich von Platon formuliert wird, ist in den homerischen Epen noch nicht enthalten.

Betrachtet man die anschließende Verwendung des Begriffes *psyche* im 6./5. Jh. v.Chr., so lässt sich eine gewisse Mehrdeutigkeit nicht übersehen. Denn gerade die beginnende Unterscheidung und Trennung der Seele vom Körper, welche als eine der bedeutsamsten Errungenschaften der homerischen Dichter gelten darf, kommt im allgemeinen attischen Sprachgebrauch zunächst nur sehr bedingt zum Ausdruck. So bildete *psyche* nicht unbedingt das Gegenstück zu *soma*, vielmehr konnten beide Begriffe, wie bei Homer bereits angelegt, das „Leben" selbst bezeichnen, und in speziellen Zusammenhängen sogar im Sinne der „Person" verwendet werden. Dies ging soweit, dass *psyche* im allgemeinen attischen Sprachgebrauch zu einer Bezeichnung für das „lebendige" und „begehrende Ich" wurde, ganz im Sinne des homerischen *thymos* oder *phrenes*.[87]

.

Sobald jedoch *psyche* mit dem Selbst identifiziert wurde, handelte es sich vielmehr um das emotionale denn das rationale Selbst. Denn der Bedeutungswandel hatte sich dahingehend vollzogen, dass *psyche* zum Sitz von Mut und Leidenschaft, der Angst und aller animalischen Begierden geworden war und somit den *thymos* des Homer ablöste. Eben dieser Bedeutungswandel ist in den homerischen Epen möglicherweise bereits angelegt, da an einer Stelle vom *thymos* gesagt wird, er gehe nach dem Tode zum Hades und somit anstelle des Begriffes *psyche* auftritt.[88] Ob es sich hier um eine Verwechslung, Ungenauigkeit oder bereits um eine Bedeutungsverschiebung handelt, bleibt offen. Fest steht jedoch, dass umgekehrt *psyche* – als Seelenbegriff für die Seele der Bewusstlosen oder Toten – nirgendwo in den homerischen Epen anstelle von *thymos* verwendet wird.

Erst im Laufe der weiteren Entwicklung entfaltet sich – vor dem Hintergrund einer immer deutlicher werdenderen Trennung zwischen Körperlichem und Seelischem – jedoch ein auf der einen Seite ein immer komplexerer und auf der anderen Seite einheitlicherer Seelenbegriff, als deren Auftakt die vorsokratischen Texte zu betrachten sind.

II.2. Die Bedeutung der Psyche bei den Vorsokratikern

Die Fragmente der Vorsokratiker werden aufgrund ihrer Kernfrage – der Frage nach den Ursprüngen (*archai*) und dem Urgrund allen Seins –, welche die unterschiedlichsten Wissensgebiete von der Astronomie über die Physik und Mathematik bis hin zur Lehre von den Sinnen und der Seele miteinschließt, oftmals als Ursprung und Grundlage der abendländischen Philosophie oder Wissenschaft charakterisiert. Ob es sich bei diesen Fragmenten tatsächlich um die Anfänge der Philosophie handelt oder ob sie- aufgrund ihres fragmentarischen Charakters und ihrer Überlieferung aus zweiter Hand – nicht

---

[87] Diese Verwendung zeigt sich beispielsweise in den Werken von Anakreon und Sophokles, vgl. Dodds 1991, S.73-75.

[88] Rohde II, 1991, S.141f.

vielmehr den Beginn des abendländischen Wissens markieren, mag Gegenstand einer anderen Diskussion sein.[89]

Die Problematik bei der Darstellung der *psyche* und ihrer Bedeutung bei den Vorsokratikern liegt in der Quellenlage begründet, auf die ich hier kurz eingehen möchte.[90] Denn die Werke der Vorsokratiker selbst sind allesamt verloren. Bei den uns vorliegenden Texten handelt es sich vielmehr um sehr fragmentarische Zitate, die von späteren Autoren gesammelt und im Rahmen der so genannten Doxographie – als deren Begründer Aristoteles gilt – festgehalten wurden. Diese „Meinungen" der vorsokratischen Denker wurden dann von dem Aristoteles - Schüler Theophrast unter dem Titel *Physikon doxai* „die Meinungen der Physiker" zwischen 322 und 287 v.Chr. zusammengestellt. Dieses Werk umfasste ursprünglich sechzehn, nach anderer Überlieferung achtzehn, Bücher, wovon heute jedoch nur noch ein sehr kleiner Teil erhalten geblieben ist. Ferner haben spätere Kompilatoren die Überreste neu zusammengestellt, was dazu geführt hat, dass ursprünglich nach Themengebieten geordnete Texte schließlich den einzelnen Philosophen zugeordnet wurden. Platon und Aristoteles standen hingegen noch die Originalschriften der ionischen Denker zur Verfügung.

Eine weitere – und von einem philosophischem Standpunkt aus betrachtet – weitaus wertvollere Quellengrundlage ist die Darstellung einzelner vorsokratischer Ansichten bei Platon und Aristoteles. Platon berichtet über die Vorsokratiker vor allem in Phaidon, Theätet, Sophistes und dem Parmenides. Bei Aristoteles ist sowohl in der Physik als auch in der Metaphysik von den Vorsokratikern die Rede, für unseren Zusammenhang sind jedoch insbesondere seine Ausführungen in dem Werk *de anima* (über die Seele) von Bedeutung, welche ihm als Diskussionsgrundlage für seine eigenen Überlegungen zur Frage nach dem Verhältnis von Seele und Körper dienen. Die vorliegenden fragmentarischen Quellen können also nur unter dem Vorbehalt verwendet werden, dass es sich sowohl bei deren Auswahl als auch ihrer Wiedergabe nicht unbedingt um die historisch korrekte Darstellung der einzelnen vorsokratischen Denker handelt, sondern die jeweiligen Zitate auch die Interessen und Gesichtspunkte der Autoren widerspiegeln, die diese zusammengestellt haben oder diese zur Veranschaulichung ihrer eigenen philosophischen Erkenntnisse verwendet haben, wie dies bei Platon und Aristoteles der Fall war. Insofern verwende ich die Texte im Gadamerschen Sinne der Horizontverschmelzung.[91] Aufgrund dieser unsicheren und komplexen Quellenlage besitzt die folgende Darstellung der einzelnen Positionen zur *psyche* nicht unbedingt entwicklungsgeschichtlichen Charakter, vielmehr geht es darum, die unterschiedlichen Ansichten und ihre Wirkung auf die Vorstellung von *psyche* bei den bedeutendsten Denkern der Antike – Platon und Aristoteles – aufzuzeigen.[92]

---

[89] Gadamer hat darauf hingewiesen, dass der einzige philosophische Zugang zur Interpretation der Vorsokratiker nur über Platon und Aristoteles möglich ist. Jeden anderen Zugang bezeichnet er als „Historismus ohne Philosophie". Vgl. Gadamer 1996, S.9.26.

[90] Zur Quellensituation der Vorsokratiker vgl. Capelle, 1968, S.16-23.

[91] Gadamer 1999b), Bd1, S.311.

[92] Sofern nicht anders angegeben, wird hinsichtlich der folgenden Zitate im Deutschen der Begriff „Seele" immer nur dann verwendet, wenn im Original auch *psyche* steht.

Das vorsokratische Denken reflektiert den vollständigen Übergang von der mythischen zur rationalen Deutung der Welt. In der ersten Epoche – die ungefähr in dem Zeitraum von 600 bis etwa 450 v.Chr. anzusetzen ist – wird die Betrachtung des individuellen Schicksals eines Menschen abgelöst von der Frage nach dem einen Urgrund mit seinen vielfältigen Manifestationen, der den gesamten Kosmos und das Sein an sich durchzieht. Die Frage des *Werdens* der Natur und des Makrokosmos im Hinblick auf die astronomischen, physikalischen, meteorologischen, aber auch metaphysischen Gegebenheiten steht im Mittelpunkt der Diskussion. Der Übergang zur zweiten Periode, dem Zeitalter der Sophistik (von circa 450 bis 390 v.Chr.), wird durch Parmenides markiert, der sowohl die Wahrheit unserer Sinneseindrücke an sich, als auch den Prozess des Werdens negiert und nur von einem ewigen, ungewordenen und vollkommen unveränderliches Sein ausgeht. In dieser zweiten Periode richtet sich der Fokus wieder auf das Individuum. Diesmal jedoch nicht – wie in den homerischen Epen – im Hinblick auf seine Abhängigkeit vom Schicksal, als vielmehr auf ihn als selbstständig denkendes, handelndes und wollendes Wesen sowie seine Rolle in Staat und Gesellschaft.

Im Hinblick auf die *psyche* findet ein Bedeutungswandel statt, weg von dem individuellen Schicksal der Seele in Gestalt eines „zweiten Ichs“ – welches im Verborgenen sein Eigenleben führt und erst in Aktion tritt, wenn das aktive Bewusstsein des sichtbaren Ich nicht mehr dazu in der Lage ist – hin zur generellen und prinzipiellen Aufgabe der Seele innerhalb des gesamten Weltgeschehens. *Psyche* wird zu einer Art von allgemeiner Lebenskraft, die sich selbst und anderes bewegt, das ohne sie starr und leblos wäre. Damit verliert sie einerseits ihre Individualität als „getreues Abbildes“ eines Menschen und gewinnt auf der anderen Seite die Bedeutung eines allerorts wirksamen Prinzips, welches menschliches und kosmisches Geschehen miteinander verbindet.

II.2.1 Vom Mythos zum Urgrund: Thales, Anaximenes, Anaximander und Xenophanes

Thales, der ungefähr von 624-546 v.Chr. gelebt hat, gilt als erster Vertreter der ionischen Naturphilosophie Philosophen.[93] Seiner Auffassung zufolge ist das Wasser die *arche*, welches sowohl den „Beginn des Kosmos“, im Sinne einer Kosmogonie, als auch den „Urstoff“ bezeichnet, aus dem alles entstanden ist und der als Prinzip Makro- und Mikrokosmos durchzieht. Warum Thales, der an der Seestadt Milet aufgewachsen war, Wasser als den Urstoff betrachtete, ob aus meteorologischen oder biologischen Gründen, im Sinne des wichtigsten Lebenselementes für Pflanzen, Tiere und Menschen bleibt Spekulation. Fest steht, dass es sich für ihn bei Wasser nicht um unbelebte tote Materie, sondern um einen belebten, bewegenden und wandlungsfähigen Stoff handelt. So werden Thales und die anderen Vorsokratiker der ersten Epoche auch als Hylozoisten bezeichnet, da für sie Stoff und Kraft noch vollkommen ungeschieden waren.[94]

[93] Neben seiner Tätigkeit als Astronom – er soll die Sonnenfinsternis am 22. Mai 585 v.Chr. vorausgesagt haben – und Mathematiker, soll er auch ein hervorragender Politiker gewesen sein. Die Überlieferung seiner Texte ist sehr fragmentarisch, da wohl auch Platon und Aristoteles keine schriftlichen Zeugnisse mehr in den Händen hielten, vgl. Capelle 1968, S.68.

[94] Der griechische Begriff „*hyle*“ im Sinne von reiner Materie wurde erst von Aristoteles eingeführt, wodurch eine gewisse Verzerrung in der Charakterisierung der frühen Vorsokratiker als „Materialisten“ stattgefunden hat.

Nach Aristoteles bestand für Thales das wesentliche Problem weniger in der Begründung des Wassers als Urstoff selbst, als vielmehr in der Erklärung, weshalb das Ganze – gemeint ist das gesamte Universum – auf dem Wasser ruhe, wie ein Stück Holz, welches immer wieder an die Oberfläche kommt, wenn man es unter Wasser drückt.[95] Die Frage ist demzufolge, wie und auf welche Weise die Erde auf dem Wasser zu schwimmen vermag.[96] Denn das Wasser ist – ebenso wie die „Luft" des Anaximenes – ein wandelbares, lebendiges Substrat, das vor allem die Fähigkeit besitzt, sich selbst und anderes zu bewegen. Eben diese Fähigkeit zur Bewegung schreibt Thales auch der *psyche* zu, von der uns bei Aristoteles nur überliefert ist, dass die Seele in das Weltall gemischt sei. Seiner Meinung nach scheint Thales

> „die Seele für etwas Bewegendes gehalten zu haben, wenn anders er behauptet hat, dass der Magnetstein eine Seele habe, weil er das Eisen bewegt."[97]

In der Überlieferung wird Anaximandros, der von 611-546 v.Chr. gelebt hat, in der Regel als Schüler und Nachfolger des Thales bezeichnet, doch infolge des oben erwähnten Missverständnisses – oder besser der Missinterpretation – von *arche* in Gestalt eines materiellen Elementes, ist es problematisch den vermeintlichen Rückschritt von Anaximenes im Vergleich zu Anaximandros zu erklären. Denn während letzterer als Urgrund das *apeiron* („das Unendliche") postulierte, was als höhere Stufe der philosophischen Abstraktion gewertet wurde, fiel sein Nachfolger Anaximenes mit seiner Theorie von der Luft scheinbar in den Bereich des Materiellen zurück. Das *apeiron* des Anaximander hat Anlass zu den vielfältigsten Interpretationen gegeben, ich werde mich hier auf den Kernsatz beschränken, in dem es heißt:

> „Das Unbegrenzte ist am Anfang. Woraus aber die Dinge ihre Entstehung haben, darein finde auch ihr Untergang statt, gemäß der Schuldigkeit. Denn sie leisteten einander Sühne und Buße für ihre Ungerechtigkeit gemäß der Verordnung der Zeit."[98]

Das Unbegrenzte bezieht sich auf den unbegrenzten Wechsel der Gegensätze und ihre gegenseitige Verbundenheit. Nachdem das Universum jedoch auf einen permanenten Ausgleich bedacht ist, wird das Überwiegen einer Tendenz sofort durch das Auftreten der entgegengesetzten Tendenz wieder ausgeglichen. Dieses geschieht jedoch nicht vollkommen plötzlich und unvorhersehbar, sondern in einem bestimmten zeitlichen Rhythmus, so dass es sich um eine periodische Bewegung handelt, die grenzenlos, ohne Anfang und Ende, immer weitergeht.

---

[95] Capelle 1968, ibid., S.69f.

[96] Gadamer hat ausführlich erklärt, dass die Doxographie, speziell die des Aristoteles, sich dadurch auszeichnet, dass seine Darstellung der einzelnen vorsokratischen Strömung nicht unbedingt dem tatsächlichen Denken der Milesier entspricht, sondern vor allem der Stützung oder Abgrenzung seiner eigenen Betrachtung dient. So ist die Beobachtung, das Wasser sei das Urelement, weil es ohne Feuchtigkeit kein Leben gebe, historisch später anzusetzen, als die, dass ein Baumstamm im Wasser nicht untergehen könne. Vgl. Gadamer 1996, S.107f.

[97] Capelle 1968, S.71.

[98] Ibid.S.82. Die Fehlinterpretation von Schopenhauer und Nietzsche stützte sich auf das in der damaligen Ausgabe fehlende Wort „einander", so dass der Satz interpretiert wurde, dass die seienden Dinge Strafe für die Schuld abbüssen, dass sie sich vom Ganzen lösten und Individuen wurden. Vgl. Gadamer 1996, S.117-120.

Im Hinblick auf die Seele ist uns von Anaximander nur überliefert, dass „ihre Natur etwas luftartiges sein“[99], womit er einerseits an die ursprüngliche Bedeutung von *psyche* im Sinne von „hauchen, atmen“ anknüpft und auf der anderen Seite die Vorstellung von Anaximenes (um 585-525 v.Chr.) vorwegnimmt.

Bei Anaximenes findet zum ersten Mal eine Gleichsetzung zwischen dem Urgrund allen Seins und der Seele des Menschen statt, denn für ihn ist die Seele selbst von luftartiger Natur.[100] Wesentliches Charakteristikum der Luft ist, dass sie – genau wie bei Anaximandros das *apeiron* – unbegrenzt ist. Durch ihr Zusammenziehen und Ausdehnen – also durch eine quantitative Veränderung – bestimmt sie alle nur denkbaren qualitativen Unterschiede in der Welt. Das heißt alle Dinge in der Welt gehen aus Verdichtung oder Verdünnung der Luft hervor. Wesentliches Merkmal der Luft ist dabei, dass sie selbst einerseits in ständiger Bewegung begriffen, aber zugleich in ihrem innersten Wesen immer gleich bleibender Urgrund aller Dinge ist.[101] Hier nimmt die Lehre vom alles durchwaltenden *Pneuma*, welches zugleich letzter Urgrund wie herrschendes Prinzip über alles Sein ist, seinen Anfang.
Bedeutsam für den vorliegenden Zusammenhang ist, dass Anaximenes in Gestalt des *Pneuma* zum ersten Mal eine Verbindung zwischen der Seele eines Menschen und der grundlegenden Substanz des Makrokosmos zieht:

> „Wie unsere Seele, die Luft ist, uns regiert, so umfasst auch den ganzen Kosmos Hauch und Luft.“[102]

Hier wird die Luft, das *Pneuma*, welches jeder Mensch einatmet – ganz im Sinne der ursprünglichen Bedeutung von *psyche* – mit der Seele gleichgesetzt, allerdings, und das ist ein Novum, der eines *lebenden* Menschen. Trotzdem ist diese angedeutete Beziehung zwischen menschlicher Seele und Kosmos vielmehr als Einbettung des Menschen in die grundlegenden Prinzipien der Natur zu verstehen, denn als Interesse am individuellen Schicksal der menschlichen Einzelseele zu Lebzeiten und nach ihrem Tode.

Das Neue im Denken dieser drei Vorsokratiker, die uns als Mitglieder der Schule von Milet überliefert sind, liegt eben darin begründet, sich bei der Erklärung einer sich selbst tragenden und regulierenden Ordnung und Struktur, welche hinter den mannigfaltigen Erscheinungen der Welt verborgen ist, vom Mythos zu verabschieden und der beobachteten Realität mittels rationaler Gedanken Ausdruck zu verleihen. Die Gemeinsamkeit der von ihnen benannten Urgründe – in Gestalt der Begriffe des Wassers, des Unbegrenzten und der Luft, deren Abfolge nicht unbedingt im Sinne einer aufeinander aufbauenden Logik zu verstehen ist – besteht darin, dass es sich um Prinzipien handelt, die allesamt die Physis betreffen, bei der Stoff und Kraft noch nicht voneinander geschieden sind. Die *psyche* wird bei jedem dieser drei Denker in direkte Beziehung zum Urstoff gesetzt, entweder im Hinblick auf seine Dynamik – als bewegender Faktor – oder in Gestalt eines unmittelbaren Teils des Urgrundes selbst, wie

[99] Capelle 1968, S.88.
[100] ibid. S.97.
[101] ibid.S.93f.
[102] ibid.S.95.

der Luft. Die menschliche Einzelseele und ihr Verhältnis zum Körper sowie die Frage nach ihrer Unsterblichkeit wird bei den milesischen Denkern allerdings noch nicht thematisiert. Erst mit den Pythagoräern und bei Xenophanes nimmt die Verbindung der im Makrokosmos wirksamen Prinzipien und dem menschlichen Mikrokosmos – in Gestalt einer individuellen Seele – allmählich Form an. Denn dort findet die Beobachtung der Realität und die Suche nach dem Urgrund, welcher im Werden und der Vielfalt der Erscheinungen von Dauer ist, auf einer deutlich abstrakteren Ebene statt.

Xenophanes (um 580-470 v.Chr.), der wohl mit den Lehren des Pythagoras vertraut war, bildet insofern eine Brücke zwischen den milesischen und eleatischen Denkern, als dass er – eigentlich als Rhapsode ausgebildet, die große epische Dichtung zu zitieren – gerade dem homerischen Mythos mit seinen antropomorphen Göttergestalten mit größter Ablehnung gegenübersteht. Er postuliert die *eine Gottheit*, die nichts anderes als der Kosmos selbst und von geistiger (*noos*) Natur ist, wobei sie in keiner Weise dem Menschen gleiche.[103] Das „All sei eins, kugelförmig und begrenzt, nicht entstanden, sondern ewig und durchaus unbewegt."[104] Ob und inwieweit dieser Satz ausreicht, ihn tatsächlich zum Begründer der eleatischen Schule zu machen, ist in diesem Zusammenhang weniger wichtig.[105] Das Entscheidende und Neuartige in seinem Denken ist die radikal veränderte Gottesvorstellung, welche als Beginn einer rational interpretierten Gottesvorstellung, die pantheistischen Züge trägt, verstanden werden darf. Denn die Gottheit ist mit der Gesamtheit aller Dinge verwachsen, was vor allem bei seinen Nachfolgern nicht ohne Auswirkungen auf die Ansicht von *psyche* bleibt. Von seinen eigenen Gedanken zur *psyche* ist uns kaum etwas erhalten. Die Seele hielt er ihrem Wesen nach für luftartig und für vergänglich. Nach Diogenes Laertius, war er derjenige, der zum ersten Mal ausgesprochen hat, dass „alles Gewordene vergänglich ist und dass die Seele ein Hauch ist",[106] eine Vorstellung, die ihn mit seinem Vorgänger Anaximenes verbindet.

II.2.2 Zahl und Wiedergeburt: Pythagoras und die Pythagoräer

Für Pythagoras (um 540-500 v.Chr.)[107] und die Pythagoräer war das schlechthin weltgebende Prinzip, welches den Stoff bewegt, gliedert und ordnet *die Zahl*. Ihre Kosmologie ist eine Weiterführung von Anaximander und Anaximenes, indem ihr die Zahl Eins hinzugefügt wird. Die Eins – von der nicht beschrieben wird, wie sie selbst entstanden sei oder ob sie überhaupt entstanden sei – atmet nun das *apeiron* („das Grenzenlose") ein, wodurch sie das Vermögen gewinnt, etwas von sich abzuspalten, so dass daraus die Zwei

---

[103] Capelle, 1968, S.123.
[104] Capelle, 1968, S.123.
[105] Gadamer sieht ihn vielmehr in der Tradition von Anaximander und Anaximenes, vgl. Gadamer 1996, S.126.
[106] Capelle 1968 S.125.
[107] Pythagoras hat weder selbst Schriften verfasst noch gibt es ausreichend historisch zuverlässige Quellen über seine Person, alle vorhandenen Überlieferungen sind von seinen Schülern, weswegen bei Aristoteles auch nie von den Lehren des Pythagoras selbst, sondern immer nur von den Pythagoräern die Rede ist. Mit Ausnahme eines späten Schülers von ihm, Philolaos (ca 440 v.Chr.), der zu den jüngeren Pythagoräern zählt, sind seine Lehren und die der älteren Pythagoräer nur mündlich überliefert worden, wobei sich einige wenige Fragmente sowohl bei den vorsokratischen Zeitgenossen als auch später bei Platon und Aristoteles finden lassen. Der Übersichtlichkeit wegen werden im Folgenden die Auffassungen der älteren und jüngeren Pythagoräer zusammengefasst dargestellt.

entstehe und so fort.[108] Eine eigentümliche Analogie findet sich im *Daodejing* und in der Interpretation Wang Bis (226-249) *Daodejing*, wo die gesamte Welt ebenfalls aus dem undifferenzierten Einen über die Zweiheit und die Vielheit hervorgeht.[109] Alle seienden Dinge sind, so Pythagoras, demnach nichts anderes als Zahlen bzw. ahmen sie diese nach. Damit wird etwas Nicht-Physisches, Abstraktes zur Substanz des Physischen gemacht, der Urgrund allen Seins ist die abstakte Zahl. Damit gewinnt die Zahl neben ihrer rein quantitativen eine qualitative Bedeutung, sie wird „verdinglicht". Sämtliche Erscheinungen, die sich dem Menschen zu erkennen geben, sind durch unterschiedliche Zahlenverhältnisse bestimmt. Veranschaulicht wird dies am Beispiel der Musik, wo ebenfalls bestimmte Zahlenverhältnisse Töne und Harmonien produzieren. Das Moment der Harmonie ist bei dieser Theorie von ganz entscheidender Bedeutung, da dem gesamten kosmischen Geschehen eine harmonische Ordnung immanent gedacht ist, die es durch die Anordnung der Zahlen sichtbar zu machen gilt.[110]

Die pythagoräische Seelenvorstellung scheint mit dieser wissenschaftlichen Kosmologie auf den ersten Blick nicht viel gemeinsam zu haben, jedoch stellt sie ein Novum in der griechischen Tradition dar. Nach Pythagoras ist die Seele unsterblich und kann sich immer und immer wieder neu in Menschen, Tieren und sogar auch Pflanzen inkarnieren.

> „Erstens, dass er behauptete, die Seele sei unsterblich; zweitens dass sie sich ändere, indem sie in andere Lebewesen eingehe; außerdem dass das Entstehende nach gewissen Perioden erneut entstehe und dass es überhaupt nichts Neues gebe; schließlich, dass man alles Entstehende, das beseelt ist, als verwandt betrachten solle. Pythagoras scheint der Erste gewesen zu sein, der diese Lehren in Griechenland einführte."[111]

Der „wissenschaftliche Beweis" für diese Theorie sollte die Aussage von Pythagoras sein, sich selbst an verschiedene frühere Inkarnationen zu erinnern. Die Seele selbst scheint sich bei den einzelnen Inkarnationen – entsprechend den unterschiedlichen Körpern der jeweiligen Lebewesen – zu verändern. Der Kreislauf der ewigen Wiedergeburt, dass zyklische Erneuern allen Seins bleibt hingegen immer gleich. Die strengen Regeln zur Lebensführung, die beispielsweise eine vegetarische Ernährung fordern,[112] sind nur logische Konsequenz dieser Theorie, denn das Töten und Essen all jener Lebewesen, die eine menschliche Seele beherbergen könnten, sei nichts anderes als Mord und Kannibalismus. Ob und inwieweit die Seelen bei ihren verschiedenen Inkarnationen eine Entwicklung durchmachen oder inwieweit eine korrekte oder schädliche Lebensführung Auswirkungen auf das nächste Leben haben könnte, wird bei den Phytagoräern noch nicht thematisiert. Genau hier setzt jedoch später Platon mit seiner Idee von der unsterblichen Seele an. Lediglich von Philolaos ist uns überliefert, dass die endlosen Wiedergeburten als Strafe zu verstehen sind, demzufolge – ähnlich wie in der orphischen Tradition – die Seele den Körper als Gefängnis empfindet, doch fehlen Hinweise, ob und

[108] *Die Vorsokratiker* I, 1983, S.101-104, S.151, 155.
[109] *Daodejing* 42 und Linck 2001 b), S.68.
[110] Ibid.S.163, Nr.52
[111] *Die Vorsokratiker* I, 1983, S.173, Nr.65.
[112] Es war nur gestattet die Tiere zu essen, welche als Opfertiere für die Götter vorgesehen waren, da in sie keine menschliche Seele inkarniere, vgl. ibid., S.185.

wie die Seele diesem Kreislauf entrinnen könnte.[113] Das wirklich Revolutionäre an dieser Seelenvorstellung ist auf der einen Seite die ursprünglich göttliche Herkunft der Seele, da sie sich – infolge einer Verfehlung aus dem göttlichen Reich hinausgeworfen – in einen menschlichen, pflanzlichen oder tierischen Körper inkarniert. Auf der anderen Seite ist hier zum ersten Mal die Rede von einer unsterblichen und zugleich individuell unterschiedlichen *psyche*, die sich zwar im Laufe ihrer Inkarnationen zu verändern scheint, jedoch als Individuum an ihre früheren Leben zu erinnern vermag.[114] Inwieweit diese Vorstellung nun genuin griechisch oder durch ägyptische oder auch indische Schilderungen beeinflusst ist bzw. sich sogar auf schamanische Vorstellungen zurückzuführen lässt, bleibt zu diskutieren.[115]

Wenn sich nun der Kosmos und alles Seiende in Form von harmonischen Zahlenverhältnissen ausdrücken, wie steht es dann mit der Seele selbst? Spätestens an dieser Stelle lässt sich nun eine Verbindung zwischen der Kosmologie und der *Psyche*-Vorstellung erkennen. Denn Aristoteles berichtet uns „eine bestimmte andere Eigenschaft der Zahl sei Seele und Verstand.“[116] An anderer Stelle wird sie sogar mit der Harmonie selbst gleichgesetzt, eine Aussage die später von Platon – wo es um die Frage nach dem Wesen der Seele geht – zurückgewiesen wird:

> „...sie behaupten nämlich, dass sie eine Art von Harmonie sei. Die Harmonie ist nämlich eine Mischung und Zusammensetzung von Entgegengesetztem, und der Leib sei aus Entgegengesetztem zusammengesetzt.“[117]

Die Charakterisierung von Seele und Leib als Mischung und Zusammensetzung von Entgegengesetztem lässt auf eine enge Verbindung von beiden sowie ihre wesensmäßige Verwandtschaft schließen.

So ist die pythagoräische Vorstellung von *psyche* innerhalb des vorsokratischen Denkens gleich in mehrfacher Hinsicht revolutionär. Es ist erstmals die Rede von einer unsterblichen Seele, die sich nach dem Tode vom Körper eines Menschen trennt und danach wieder in einen anderen Körper eintritt. Dies bedeutet, sie kann auch isoliert vom Körper existieren und ist ihm damit zugleich überlegen. Offen bleibt, wie dies aus vielen anderen Traditionen bekannt ist, ob und inwieweit die Seele ihre eigenen Inkarnationen zu bestimmen vermag und auf welchem Weg diese Inkarnationen stattfinden. Eine derartige Seelenbetrachtung erinnert an die Bedeutung der *psyche* bei Homer, wo sie nach dem Tode als Schattenbild den verstorbenen Körper ebenfalls verlässt und im Hades weiterexistiert, allerdings ohne sich nochmals in einem Körper niederlassen zu können. Neu ist überdies, das Wesen der Seele in Gestalt eines harmonischen Zahlenverhältnisses zu charakterisieren, welches als vernünftiges und wissenschaftliches Prinzip den gesamten Kosmos durchzieht.

---

[113] Capelle 1968, S.482f.

[114] Diogenes Laertius berichtet, dass sich Pythagoras an seine einzelnen Vorleben erinnert und diese ausführlich erzählt habe, vgl. *Vorsokratiker I* 1983, S.173.

[115] Bremmer hat versucht aufzuzeigen, dass schamanische Techniken und Vorstellungen von Seelenwanderung sehr wohl in der archaischen griechischen Tradition selbst verwurzelt und nicht auf Einflüsse aus Sibirien zurückzuführen sind, wie dies Dodds getan hat, vgl. Bremmer 1983, S.25-53 und Dodds 1991, S.75-91.

[116] *Vorsokratiker I* 1983, S.181.

[117] ibid.S.183.

Für die Entwicklung der Bedeutung und Funktion von *psyche* bedeuten die phytagoreischen Anschauungen einen ganz entscheidenden Wendepunkt. Nachdem bis zu diesem Zeitpunkt über das Schicksal der menschlichen Einzelseele und ihren Verbleib nach dem Tode – abgesehen von den teils immer noch gängigen Vorstellungen und Praktiken im Rahmen der Volksreligion – von Thales, Anaximander oder Anaximenes keine Stellung bezogen worden war, werden unter dem Einfluss phytagoreischen Denkens die archaischen, dualistischen bzw. multiplen Vorstellungen der Seele und ihre unterschiedlichen Funktionen beim lebenden und bewusstlosen oder toten Menschen endgültig zu *einem Seelenbegriff* – der *psyche* – vereinigt. Gleichzeitig sind die phytagoreischen Auffassungen von *psyche* als Auftakt zu verstehen, das individuelle Schicksal einer menschlichen Einzelseele auf der Grundlage einer religiösen Tradition in eine rational geprägte Welt- und Gottesvorstellung zu integrieren.

Ebenso bedeutsam für unseren Zusammenhang und insbesondere für die Entwicklung der Seelenvorstellung, wie sie uns bei Platon begegnet, ist die Wendung hin zu der neuen Lehre vom dem in sich selbst ruhenden, unbeweglichen Universum, wie sie Parmenides vertrat. Seine Ideen wurden – in Gestalt eines Lehrgedichtes – über einen langen Zeitraum hinweg als Antwort auf die Flusslehre des Heraklit (544-483v.Chr.) verstanden, was bis heute in den Ausgaben der Vorsokratiker für deren Anordnung bestimmend geblieben ist. Auch wenn die Forschungssituation eine derartige Beziehung zwischen diesen beiden Denkern nicht mehr zu postulieren gestattet, wurde die ursprüngliche Anordnung hier beibehalten.

II.2.3 Wandel und Einheit der Gegensätze: Heraklit

Heraklit, berühmt durch seine kurzen paradoxen Sätze – deren Wortspiele in der Übersetzung leider meist verloren gehen – ist gerade im Hinblick auf die chinesische Philosophiegeschichte von besonderer Bedeutung, da seine Gedanken oftmals mit den Prinzipien des frühen chinesischen Daoismus, insbesondere des Lao Zi (4 Jh.v.Chr.) gleichgesetzt wurden.[118] Im Mittelpunkt seines Denkens steht nicht direkt die Frage nach der *Arche* – dem Beginn – des Kosmos und dem Urgrund allen Seins in Form einer bestimmten belebten oder unbelebten Substanz. Wenn bei ihm die Rede vom „Urfeuer“ ist, geht es nicht um die Herleitung einer Kosmologie als vielmehr um eine Kritik an ihr. Denn der verzehrende Charakter des Feuers, das alles erfasst und verbrennt, konnte von den anderen vorsokratischen Denkern, wenn überhaupt, dann nur mit Mühe in ihre eigene Kosmologie integriert werden. Heraklit dachte das Feuer hingegen als niemals entstanden, immer schon existierend und sich selbst erhaltend, indem es „nach Maßen sich entzündend und nach Maßen erlöschend sei.“[119] Für ihn waren Feuer und Wärme – ebenso wie für Platon – ein und dasselbe, überall dort, wo Wärme vorhanden ist, existiert auch das Feuer. Die ewige Lebendigkeit des Feuers resultiert aus einem Kreislauf, in welchem aus diesem Wasser entsteht, welches wiederum zu einem Teil zur Erde und zum

[118] Die Gedanken Lao Zis werden in Kap.III.4.1 ausführlicher dargestellt.
[119] Capelle, 1968, S.142.

anderen Teil wieder zu Feuer wird.[120] Indem also alles immer wieder aufs Neue entsteht, bleibt es genau darin fortwährend gleich, so dass das Augenmerk Heraklits auf dem Wechsel der Erscheinungen an sich liegt, wie es in dem berühmten Satz „*pantha rhei*" zum Ausdruck kommt. Das, was es für Heraklit zu erkennen galt, formulierte er in seiner Flusslehre, nach der nichts im Weltgeschehen gleich bleibt, sondern alles einem ununterbrochenen Wandel unterworfen ist:

> „Wir steigen in denselben Fluss und doch nicht in denselben; wir sind es, und wir sind es nicht."[121]

Hinter dem ständigen Kampf und Wechsel gegensätzlicher Kräfte und Eigenschaften steht jedoch eine höhere Harmonie des Kosmos, die er als „*logos*" bezeichnet und die bewirkt, dass „alles eins ist".[122] Diese dem Kosmos immanente tiefe Vernunft ist zugleich Weltgesetz und Gottheit selbst, und die wechselnden Erscheinungen in der Welt sind nichts anderes als „der Gottheit lebendiges Kleid."[123] Auch hier zeigen sich Parallelen zur chinesischen Vorstellung vom *dao*.[124] Der *logos* – nur ein anderer Terminus für die Gottheit – waltet in allem, trägt keine menschlichen Züge, sondern ist übergeordnetes Weltprinzip und schließlich nichts anderes als eben das Feuer selbst.[125] Gerade die Lebendigkeit des Feuers, die im *plötzlichen* Verlöschen oder Entzünden ihren Ausdruck findet, ist die Einheit, welche in allen anderen Gegensätzlichkeiten der Welt ruht und deren extremste Form der Wandel vom Leben zum Tod ist. Für Heraklit geht es nicht um die Frage einer ewig seienden, unwandelbaren Existenz, welche hinter den wechselnden Erscheinungen steht, sondern

> „er sucht in allen Gegensätzlichkeiten das Eine, und er findet im Einen das Gegensätzliche, im Feuer die Flamme, im Logos die Seele, im Einen das Weise."[126]

Wenn demzufolge das Feuer eben nicht die, für die anderen Vorsokratiker so typische Rolle von *arche* spielt, wie ist es dann zu verstehen? Ist die Idee des sich immer wieder selbst entzündenden Feuers eine rein symbolische? Für Heraklit steht sowohl das Feuer wie seine Flusslehre in enger Beziehung zum Denken und der *psyche* selbst:

> „Den Leuten, die in denselben Fluss steigen, fließt anderes und immer anderes Wasser zu. Auch die Seelen dünsten stets aus dem Feuchten auf."[127]

Die Seele ist nach Heraklit in ihrem Wesen feuerartig und dampft gleichermaßen aus dem Feuchten auf, wie dies bei dem Feuer, welches sich selbst wieder aus dem Wasser bzw. der Erde hervorbringt, der Fall ist. Die Lebendigkeit der Seele besteht in ihrer Anteilnahme

---

[120] Capelle 1968, S.144, fr.31. Dies ist die klassische Interpretation. Gadamer hingegen interpretiert das Feuer selbst nicht als Phase, sondern als Kraft, die hinter der Verwandlung von Wasser zu Erde und wieder zu Feuer steht, vgl. Gadamer 1999 S.82. Die Nähe zu dem altchinesischen Konzept von den fünf Wandlungsphasen (*wuxing*) ist offenkundig, vgl. unten Kap.III.6.3.
[121] ibid. S.132, fr.49a.
[122] Capelle, 1968, 131.
[123] Ibid.S.127.
[124] Zum *dao* vgl. unten Kap.III.4.1.1.
[125] Ibid.S.139.
[126] Gadamer 1999, S.72.
[127] Capelle 1968, S.145.

am Feurigen, denn „den Seelen ist es Tod Wasser zu werden,“[128] demzufolge ist für ihn die „trockene Seele auch die weiseste und beste,“[129] wohingegen ein Betrunkener eine feuchte Seele aufweist.[130] Die Feuerhaftigkeit der Seele offenbart nochmals die Absurdität, das Feuer im Sinne eines „Elementes“ verstehen zu wollen. Aufgrund seines sich selbst bewegenden Charakters und der Idee der Lebendigkeit – verkörpert durch das plötzliche Aufflammen und Verlöschen des Feuers – steht es vielmehr jenseits der anderen Elemente.[131] Eben dies finden wir auch in dem Gedanken bestätigt, dass die Seele keine Grenzen besitze und zu tiefgründig sei, um sie erfassen zu können.[132]
Die Nähe von Feuer und *psyche* begegnet uns ferner in einem der tiefsinnigsten Fragmente Heraklits, dessen Erklärung viele Kommentatoren und Philosophen nicht wenig Mühe gekostet hat:

> „Der Mensch in der Nacht zündet sich ein Licht an, wenn er gestorben ist und doch lebt. Im Schlaf berührt er den Toten, wenn sein Augenlicht erloschen ist, im Wachen berührt er den Schlafenden.“[133]

Hier werden Dunkelheit, Schlaf und Tod zueinander in Beziehung gesetzt und dem Wachsein, Leben und Licht gegenübergestellt. Die *psyche* kommt hier kraft ihres *Denkvermögens* ins Spiel, wenn sich der Mensch „in der Nacht ein Licht anzündet“, denn dies offenbart seine Fähigkeit zu Bewusstsein und Denken, wenn ihm im wahrsten Sinne des Wortes „ein Licht aufgeht.“ Vor dem Hintergrund der engen semantische Verwandtschaft zwischen dem griechischen Wort für „anzünden“ *(happein)* und „anrühren“ *(haptestai)* wird der gemeinsame Charakter des an- oder be-rührens und des An-zündens deutlich, und dieser besteht wieder in dem *plötzlichen* Umschlagen des einen in das andere Extrem, der plötzliche Wechsel vom Schlafen zum Wachen, von der Nacht zum Licht, vom Leben zum Tod. Dies symbolisiert ebenso das Einssein der Gegensätze wie ihre eigene Vermehrung – hierin stimmen *psyche* und Feuer überein:

> „Der Seele ist der *logos* eigen, der sich selber vermehrt.“[134]

Gerade dieses Moment der Selbst-Bewegung wird später zu einem schlagenden Argument Platons für den Beweis der Unsterblichkeit der Seele. Ebenso wie das Feuer geht auch die Seele nach Heraklit mit dem Tod eines Menschen nicht zugrunde. Doch im Unterschied zu Pythagoras geht er dabei nicht von der Wiedergeburt einer individuellen Seele aus, sondern orientiert sich an der stoischen Tradition:

> „nach ihrer Trennung vom Leibe kehre sie in die Allseele, zu dem ihr Verwandten, zurück.“[135]

---

[128] ibid. S.146, fr.36.
[129] ibid.154, fr.118.
[130] ibid. Fr.117.
[131] Eine interessante Parallele zur übergeordneten Position des Feuers im Verhältnis zu den anderen Elementen, findet sich in der chinesischen Vorstellung von den fünf Elementen bzw. Wandlungsphasen, wo das Feuer die Position des herrschenden Elementes einnimmt, vgl. Kap.III.6.3 der vorliegenden Arbeit.
[132] Ibid. S.148, fr.45.
[133] Capelle 1968, S.146f, fr.26, zur Interpretation Gadamer 1999, S.85-87.
[134] Capelle 1968, S.148, fr.115.
[135] ibid., S.145.

Bei Heraklit finden wir überdies erstmals im vorsokratischen Denken – allerdings in einem relativ späten, für das Mittelalter bezeugten Fragment – eine genauere Aussage über die Art der Verbindung von Körper und Seele. Denn dort wird der Mensch mit einem Spinnennetz verglichen, in deren Mitte eine Spinne sitzt. Falls dieses Netz nun durch eine Fliege zerstört oder verletzt worden ist, so eilt die Spinne – betrübt über diese Verletzung – sofort zu dieser Stelle, um diese zu heilen. Die menschliche Seele eilt nun ebenso zu einem verletzten oder kranken Körperteil, als ob sie selbst durch diese Verletzung eine Kränkung erfahren habe, weil sie mit dem Körper fest und in bestimmter Weise verbunden sei.[136]

Die Tiefgründigkeit dieser Seelenvorstellung liegt in der Gleichsetzung von *psyche* mit dem Urgrund (*arche*) in Gestalt des Feuers und dessen Eigenschaft der Selbst-Erhaltung und Bewegung sowie der daraus resultierenden, zwar nicht individuellen so doch prinzipiellen, Unsterblichkeit. Gleichzeitig erhält der Mensch über seine Seele – genauer kraft ihrer Fähigkeit zu Bewusstsein und Denken – auf der Grundlage einer rational geprägten Weltvorstellung eine direkte Verbindung zum Kosmos. Das grundlegend Neue im Rahmen des heraklitischen Verständnisses von *psyche* ist, dass er ihr wertvollstes Vermögen im Denken sieht. Hier wird *das Denken zum ersten Mal als wesentliche Funktion der Seele begriffen*, eine Tatsache, die ihn mit Parmenides verbindet.

II.2.4 Das ewig Seiende: Parmenides

Parmenides (circa 515-445 v.Chr.) vermittelt eine vollkommen neuartige Sichtweise, wenn er den grundlegenden Denkfehler der Milesier und seiner Vorgänger in der Annahme der „Existenz des Nicht-Seienden" sieht. Wie Parmenides im ersten Teil seines Lehrgedichtes deutlich macht, welches bis zu diesem Zeitpunkt das einzige zusammenhängend überlieferte Werk bzw. Fragment ist und den Titel „über die Natur" trägt, ist es ein grundlegender Irrtum im Sein auch ein Nicht-Seiendes anzunehmen. Denn das Seiende ist niemals entstanden, andernfalls hätte es zu irgendeiner Zeit nicht existiert, und es kann auch niemals vergehen, es ist immer während und stets gleichbleibend. Er vertritt ferner die absolute Einheit des Kosmos, indem er das Seiende mit einer Kugel vergleicht, die sich gleichmäßig in alle Richtungen erstrecke und so den Raum vollständig ausfülle.[137] Spätestens an dieser Stelle wird deutlich, weshalb man über einen langen Zeitraum hinweg seine Lehre, in der er als Vertreter der Stabilität auftritt, als Antwort und Widerspruch zu Heraklit – einem Verfechter des Werdens und des Wandels – gedeutet hat.[138] Dass etwas „ist" bedeutet in diesem Sinne nicht nur dass „es existiert", sondern zugleich, dass es wahr ist. Es kann also niemals nachgewiesen bzw. gedacht werden, dass es nicht ist. Dadurch wird ein weiterer wesentlicher Aspekt des Seienden deutlich, nämlich dass „sein" zugleich „denken" *(noein)* ist:

---

[136] ibid., S.147f, fr.67a.

[137] ibid.S.168, fr.8.

[138] Gleich zu Beginn des Lehrgedichtes, welches noch in Hexametern verfasst ist, wird von der Göttin, welche den Weisen in die Wahrheit einführen möchte, das „Herz der Wahrheit" der „Meinung der Sterblichen" *(doxai broton)* gegenübergestellt. Wie Gadamer überzeugend dargelegt hat, handelt es sich bei letzteren jedoch nicht, wie von sehr vielen Kommentatoren behauptet, um die Aussagen Heraklits als vielmehr um die Meinungen der ganz normalen Menschen, die bei ihrer Suche nach der Wahrheit nicht allzu weit gekommen sind, vgl. Gadamer 1996, S.131ff.

„Denn <nur> ein und dasselbe kann gedacht werden und sein.“[139]

Nur das, was wahrhaft ist, kann auch gedacht werden, alles was gedacht werden kann, ist seiend. Dabei trennt Parmenides zum ersten Mal die Erkenntnis der Sinnesorgane von der des Verstandes, denn erstere gaukeln dem Menschen die Welt der Erscheinungen und des Wandels vor (dies sind dann die Meinungen der Sterblichen), während die durch Denken gewonnene Erkenntnis das Seiende erfasst.[140] So hat die *psyche*, deren grundlegende Fähigkeit im *noein* „Denken“ besteht, Anteil am wahrhaft Seienden bzw. darf, wie oben dargelegt, mit diesem gleichgesetzt werden.[141] Im Hinblick auf ihr Verhältnis zum Kosmos sowie ihre Unsterblichkeit ließe sich schlussfolgern, dass sie als Teil des Seienden ewig existiert und ihre Nicht-Existenz nicht denkbar ist. Die Frage nach der individuellen Unsterblichkeit der Seele sowie ihr Verhältnis zum Körper ist damit freilich noch nicht beantwortet.

Bemerkenswert ist, dass Parmenides im zweiten Teil des Lehrgedichtes, welches leider nur sehr unvollständig erhalten ist, die „Meinungen der Sterblichen“ vorstellt, welche ja im ersten Teil im Gegensatz zum Herzen der Wahrheit als Irrweg betrachtet wurden. Welche Absicht Parmenides mit dieser Darstellung verfolgt und ob er tatsächlich nur abwegige Meinungen oder vielleicht doch seine eigene Ansichten vertritt, ist äußerst umstritten.[142] Möglicherweise konnte sich Parmenides der tatsächlichen Erfahrung von Bewegung und Wandel sowie der Mannigfaltigkeit des Universums nicht vollkommen entziehen oder er war sich bewusst, dass die Wahrheit des logischen Gedankens sich nicht von der Erfahrung und ihrer Wahrscheinlichkeit trennen lässt.[143] Betrachten wir den Text jedoch unabhängig von einer solchen Bewertung, so wird deutlich, dass Parmenides die Welt der Gegensätze, wie wir sie bei Heraklit, aber auch bei Anaximander und Anaximenes finden, auf zwei Gegensätze reduziert: den des Lichtes – in Gestalt des Feuers – und den der Nacht, welche er gleichzeitig als zwei nicht voneinander getrennte Wesenheiten darstellt. Dabei wird das Licht und der Tag mit positiven Eigenschaften gekennzeichnet und hebt sich eben dadurch von den negativen Eigenschaften der Nacht ab.[144] Das Licht, welches er mit dem Feuer gleichsetzt, wird jedoch nicht im Sinne eines verzehrenden, alles vernichtenden Feuers beschrieben, sondern als himmlisches Feuer, von milder und sanfter Qualität, welches wohl das Licht der Erkenntnis beschreibt. Obgleich es sich „nur“ um die Meinungen der Sterblichen handelt, wird ihnen trotzdem ein bestimmter Erkenntniswert zugestanden. Wie es nun möglich ist, zu dieser Erkenntnis zu gelangen, wird im 16., einem der meist diskutierten Fragmente, dargestellt:

---

139 Vgl. Capelle 1968, fr.5.

140 ibid. fr.1. Gadamer hat auf die ursprüngliche Bedeutung des Wortes *noein* bzw. *nous* hingewiesen, wo es primär um die Feststellung geht, dass etwas da ist, bevor man fragt worum es geht, bei dem was gesichtet wurde. Die Etymologie des Wortes geht auf das Gespür eines Tieres zurück, welches durch seine Witterung bemerkt, dass etwas da ist, es „sei das Sein des Seins selbst, so zum Vorschein zu kommen, dass es in seiner Existenz unmittelbar da ist, wie der Tag“, vgl. Gadamer 1996, S.143f.

141 In der Folge – bei Platon und Aristoteles – wird *nous* als wertvollster Teil der Seele verstanden.

142 Capelle 1968, S.161.

143 Die Fähigkeit menschlichen Denkens zeichnet sich ja gerade dadurch aus, mehrere Möglichkeiten der Wahrheit in Betracht zu ziehen bzw. die Wahrheit von den mehreren Möglichkeiten nicht per se unterscheiden zu können, vgl. Gadamer 1006, S.137f.

144 *Die Vorsokratiker I*, 1983, S.323f.

„Denn so wie zu jeder Zeit [einer] hat die Mischung der vielirrenden Körperglieder, so auch wird das Erkennen den Menschen zuteil. Denn dasselbe, was sie denkt, ist sie für die Menschen; die ursprüngliche Beschaffenheit der Glieder, für alle und jeden. Deren Fülle nämlich ist Erkenntnis."[145]

Dieses Fragment spiegelt die damalige medizinische Erkenntnis wieder, nach der das Vermögen der *psyche* im Sinne ihrer Denk- und Erkenntnisfähigkeit entscheidend vom körperlichen Zustand und der Konstitution eines Menschen geprägt ist. Das Denken ist also von der Beschaffenheit des Organismus sowie der Mischung der Elemente in ihm abhängig, was später auch von Empedokles ausgeführt wird. Insofern ist die Qualität des Denkens auch durch die Mischung der beiden Elemente des Warmen und Kalten bestimmt, ähnlich wie es Heraklit bereits formuliert hat:

„Theophrast bemerkt nämlich in dieser Hinsicht: »Parmenides hat gar nichts Näheres hierüber bestimmt, sondern nur, dass, da es zwei Elemente gebe, die Erkenntnis nach dem Überwiegen des einen oder des anderen bestimmt sei; denn je nachdem das Warme oder das Kalte überwiege, werde der Gedanke ein anderer: besser und reiner sei der durch das Warme, doch bedürfe auch er noch eines gewissen Ebenmaßes.«".[146]

Parmenides entwirft hier ein komplexes Bild der *psyche* und ihrer Beziehung zum Körper. Auf der einen Seite besitzt sie – und dies wurde vor Parmenides nie so deutlich formuliert – in Gestalt des *nous* die Fähigkeit zu denken und zu erkennen, weswegen sie auch am unveränderlichen und unsterblichen Sein Anteil hat. Auf der anderen Seite ist sie eben in dieser Erkenntnisfähigkeit abhängig von der Beschaffenheit des Körpers und der Mischung seiner Elemente, so dass bei Parmenides weniger von einer unabhängigen denn von einer mit dem Körper verschmolzenen *psyche* zu sprechen ist.
Schließlich soll Parmenides von einer unsterblichen Seele göttlichen Ursprungs ausgegangen sein, die, möglicherweise auch infolge einer Verfehlung, sich zwischen den Bereichen des Sichtbaren und Unsichtbaren bewegt, wodurch er in die Nähe der Pythagoräer rückt:

„Und sie [die Göttin] sendet die Seelen bald aus dem Sichtbaren zum Unsichtbaren, bald in umgekehrter Richtung."[147]

Inwieweit er hier tatsächlich auf die phytagoreischen Seelenwanderungslehre Bezug nimmt und von einer individuellen Unsterblichkeit der Seele ausgeht, lässt sich nicht abschließend beantworten, doch verknüpft er den Bereich des Werdens und Wandels mit dem des absoluten unveränderlichen Seins im Rahmen seiner *Psyche*-Vorstellung. Denn durch ihre enge Verbindung mit dem Körper ist sie einerseits dem körperlichen Werden und Wandel unterworfen, andererseits ist sie als denkende Substanz identisch mit dem ewigen, unveränderlichen und absolut Seienden. Dieses Konzept einer Seele, deren we-

[145] ibid. S.331, fr.16.
[146] [Hegel: Vorlesungen über die Geschichte der Philosophie, S.414 ff. Digitale Bibliothek Band 3: Geschichte der Philosophie, S.418 (vgl. Hegel-W Bd. 18, S.292 ff.)] Vgl. dazu auch Rohde 1991, Bd.2, S.156-158.
[147] *Die Vorsokratiker I*, 1983, S.327, fr.13.

sentliche Tätigkeit im Denken begründet liegt und die deswegen Anteil am wahrhaft Seienden hat, wird später von Platon weiter ausgebaut

II.2.5 Empedokles und Anaxagoras

Die Unterscheidung zwischen der *psyche* in Gestalt einer unsterblichen Wesenheit, die dem Menschen seine unverwechselbare Individualität verleiht und ihrer wertvollsten Fähigkeit des Denkens wird von Empedokles (um 490-430) noch weiter differenziert. Auch er sieht – wie die Eleaten – hinter den im Wechsel befindlichen Gestalten etwas ewig Seiendes, doch ist dieses nicht allein als unteilbare Einheit gedacht, sondern er bestimmte die vier Elemente – Erde Feuer, Luft und Wasser – als ewig seiend. Alle Erscheinungen dieser Welt werden durch die abwechselnde Mischung und Trennung der Elemente hervorgerufen, die durch zwei weitere Kräfte, die der Anziehung und Abstoßung bzw. Liebe und Hass, bewirkt werden. Hiermit findet zum ersten Mal eine Trennung von Kraft und Stoff statt, denn die Liebe vereint die Einzeldinge zu einem Ganzen, während der Hass sie wieder in Einzelteile auftrennt.[148] Durch die gegenseitige Bekämpfung der beiden Kräfte entstehen und vergehen nicht nur alle Pflanzen, Tiere und Menschen, sondern sogar die Welt selbst ist einer periodischen Entstehung und Vernichtung unterworfen.[149]

Zwei unterschiedliche Kräfte sind auch innerhalb des Seelenlebens wirksam: die sinnliche Wahrnehmung und die Denkkraft.[150] Das Denkvermögen hat nach Empedokles seinen Sitz im Blut, weil in ihm die Elemente am gleichmäßigsten gemischt sind, so dass Stoff und vitale Funktionen vollkommen zusammenfallen:

> „In den Fluten des Blutes, das entgegenspringt, ist <die Denkkraft> ernährt, wo gerade das Denken nach Meinung der Menschen seinen Sitz hat. Denn das Herz umströmende Blut ist dem Menschen die Denkkraft."[151]

Diese Verbindung von Blut und *psyche* ist uns bereits von Homer bekannt, wo die Seele über das Blut entweicht und durch das Opferblut wieder Lebenskraft verliehen bekommt. Im Unterschied dazu ist bei Empedokles primär die Rede vom Denkvermögen, welches abhängig von der Qualität des Blutes und der jeweiligen Mischung der Elemente zu mehr oder weniger Erkenntnis gelangen kann. In diesem Zusammenhang wird auch nicht von einer unabhängigen oder unsterblichen Seele gesprochen, denn, nachdem sie auf einer materiellen Grundlage existiert, muss sie mit dem Tode wieder vergehen.[152] Folgerichtig geht daraus hervor, dass nicht nur die Menschen, sondern alle organischen Lebewesen, Pflanze und Tiere, die Fähigkeit zu sinnlicher Wahrnehmung sowie ein jeweils unterschiedliches Denkvermögen besitzen.

---

148 Empedokles wird somit zum eigentlichen Begründer des „Elementes" im physikalisch-chemischen Sinne, wie wir es seit Aristoteles kennen.

149 Capelle 1968, S.201.

150 Seine Vorstellung von der Sinneswahrnehmung, wie er sie in seiner Porenlehre vertritt, ist im vorliegenden Zusammenhang weniger wichtig. Wesentlich ist nur, dass sie ganz auf materiellen und körperlichen Ursachen beruht. Dabei sind alle sichtbaren Körper von Poren überzogen, durch welche unsichtbare Ausflüsse, die von allen sichtbaren Stoffen auf der Welt ausströmen, wahrgenommen werden können, vgl. Capelle 1968, S.222-224.

151 Ibid. fr.105, S.234.

152 Ibid. S.235.

Ähnlich wie Parmenides vertritt Empedokles neben seiner Lehre von den seelischen Kräften die von einer unabhängig existierenden und unsterblichen Seele im Rahmen der Seelenwanderung, ähnlich wie Pythagoras.[153] Die Seele selbst ist göttlichen Ursprungs und infolge von Verfehlungen oder Straftaten aus einer anderen Welt in dieses Leben gefallen bzw. verworfen worden, weswegen sie selbst das Leben auf der Erde auch verabscheut. Zu ihrer Reinigung und Sühne im jetzigen Leben gilt es daher auch strenge religiöse Regeln einzuhalten, wie z.B. das Verbot der Tötung und des Essens von Tieren.[154]

Diese dualistische Sichtweise spiegelt im Rahmen des vorsokratischen Denkens eine weitere Stufe im Rahmen der Auseinandersetzung zwischen traditioneller religiöser Vorstellung versus wissenschaftlicher Anschauung wieder, indem die Fähigkeiten der sinnlichen Wahrnehmung und des Denkens von der *psyche* isoliert betrachtet und auf eine materielle, d.h. körperliche Ursache zurückgeführt werden. Genau dadurch wird die Funktion der *psyche* als Vermögen zu Bewusstsein und Erkenntnisfähigkeit näher bestimmt. Durch die religiöse Vorstellung der Seele im Sinne einer Wesenheit göttlichen Ursprungs, die unsterblich ist und individuelle Charakterzüge trägt, findet sich der Mensch jedoch noch in den Gesamtzusammenhang des Kosmos eingebettet.

Die durch Parmenides und Empedokles bereits angedeutete Trennung des Stofflichen vom Geistigen wird von Anaxagoras schließlich vollendet. Er lehrt einen absoluten Dualismus zwischen dem Bereich des Materiellen und Seelischen ab, indem er eine strikte Trennung zwischen dem Stoff in Gestalt vieler kleiner Urteilchen und einem die Stoffe bewegenden und gestaltenden Prinzip einführt. Dabei enthalten die Urteilchen wiederum von jedem anderen kleinen Urteilchen einen Teil, so dass alle Stoffe miteinander gemischt und alles in allem enthalten ist.[155] Letzteres bezeichnet er als *nous* – die Denkkraft –, welche oftmals auch im Sinne eines planenden und gestaltenden Geistes dargestellt wurde. Der Absolute Dualismus wird an den Eigenschaften und Tätigkeiten, welche Anaxagoras ihm zuschreibt, offensichtlich. Denn der *nous* bringt die Stoffe, welche bereits ewig vorhanden sind, nicht hervor, aber er beeinflusst sie, ohne selbst von ihnen beeinflusst zu werden, er bewegt sie, ohne selbst bewegt zu sein. Schließlich ist er nur mit sich selbst identisch und weist keinerlei Gemeinsamkeiten mit dem Bereich des Materiellen auf.[156]

Die Denkkraft, welche uns bei Empedokles und Parmenides als eine Funktion der *psyche* vorgestellt wurde, gewinnt bei Anaxagoras eine ungleich viel größere Dimension, da sie nicht mehr nur Teil der Seele ist, sondern diese beherrscht:

> „... und alles, was Seele hat, Größeres und Kleineres, über all dies hat der Geist Gewalt...."[157]

Die Kraft zur Erkenntnis wird als das größte Vermögen des Geistes *(nous)* beschrieben,[158] so sind alle Lebewesen, die eine Seele besitzen, in der Lage, an eben dieser Erkenntnis-

[153] Er selbst war wohl auch ein Anhänger des Pythagoras und nennt ihn als historisches Beispiel für das Konzept der Seelenwanderung, vgl. ibid. fr.129, S.244.
[154] ibid.fr.115, S.241.
[155] ibid. S.262, fr.10. Der Bereich des Materiellen wird ähnlich wie bei Empedokles als unterschiedliche Mischung aus den Elementen verstanden, von denen eine unvergängliche Existenz anzunehmen ist.
[156] Capelle 1968, S.269 und S.270, fr.12.
[157] Capelle 1968, S.270, fr.12.

fähigkeit Anteil zu haben. Wie diese Durchdringung des Geistes in den Stoff stattfindet und warum er zwar immer in gleicher Beschaffenheit, aber in manchen Lebewesen – auch er denkt Pflanzen, Tiere und Menschen als beseelt – mehr oder weniger enthalten ist, wird nicht ausgeführt.[159] Offensichtlich hingegen ist, dass der Geist durch sein unterschiedliches Maß an Anwesenheit gewissermaßen die Seele eines Lebewesens bildet, die demzufolge jedoch nicht von individueller unsterblicher Natur ist, denn die Trennung der Seele vom Leibe sei auch „der Seele Tod."[160] Die Individualität eines Menschen liegt vielmehr in der Mischung der Stoffe und der jeweils unterschiedlich starken Präsenz des Geistes begründet. Doch wenn sich diese Mischung nach dem Tode aufgelöst hat, ist die *psyche* nur im Sinne einer grundsätzlich gedachten Teilhaftigkeit am *nous* als unsterblich zu betrachten. Ein Organismus besteht daher aus zwei Teilen – Körper und Seele –, die sich zu Lebzeiten eines Individuums zusammengefunden haben, aber nach seinem Tode wieder trennen.

Das Novum im Denken des Anaxagoras ist somit die Postulierung eines absoluten Dualismus, in dem er die Welt des *nous* streng von der materiellen Welt trennt. Geist und *psyche* sind in dieser Weltstruktur kraft ihrer Erkenntnisfähigkeit und ihrer Selbst-Identität – durch die sie alles Stoffliche beeinflussen können, aber nicht vice versa – dem Körper und dem gesamten Bereich des Materiellen grundsätzlich überlegen. Obgleich die Allmacht, welche Anaxagoras dem *nous* zugesprochen hat, göttlicher Natur zu sein scheint, ist eine Bindung an religiöse Vorstellungen und Traditionen, wie sie uns im Rahmen der Seelenwanderungslehre begegnet sind, nicht zu erkennen. Deswegen kann auch der individuellen Seele, da sie im Tode mit dem Körper vergeht, keine absolute Realität zugesprochen werden, so dass dem Leben eines Einzelnen auch kein übergeordneter Sinn zugrunde liegt.

II.2.6 Die Atomisten

Diese Entwicklung konsequent zu Ende gedacht haben die Atomisten, die, oftmals als Vorläufer der modernen Naturwissenschaften betrachtet, das gesamte Weltgeschehen eines tieferen Sinns beraubt haben sollen.[161] Jegliches Sein, dessen Grundlage nicht mehr die Einheit, sondern die Vielheit ist, wird auf die Existenz von Atomen zurückgeführt, die sich allein durch ihre Form, Größe und Anordnung voneinander unterscheiden und deren wesentlichstes Merkmal ihre Fähigkeit zur Selbstbewegung ist.[162] Das wahre Sein der Erscheinungen lässt sich auf unendlich viele, unsichtbare und in sich nicht mehr teilbare Einheiten zurückführen, die im leeren Raum aufeinander treffen.[163] Ein religiöser oder

---

[158] ibid.S.273, fr.12.
[159] Rohde, 1991, II, S.194f.
[160] ibid. S.196.
[161] Die Überlieferung der atomistischen Schriften stammt nicht aus ihrer eigentlichen Blütezeit (5-4 JH v.Chr.), sondern findet erst durch die Epikureer statt, vgl. Gadamer 1999, S.105f. Ihre wichtigsten Vertreter sind Leukipp (um 450 v.Chr.) und Demokrit (ca 460-370), deren Gedanken im folgenden zusammengefasst dargestellt werden. Eine gewisse Verzerrung ihres Denken ist möglicherweise durch die Überlieferung bei Platon und Aristoteles zustande gekommen, die sie sich beide schärfstens gegen das atomistische Denken gewendet haben, es wurde sogar vermutet, dass das gesamte platonische Werk als Antwort auf Demokrit zu verstehen ist. Vgl. ibid. S.123f.
[162] Capelle 1968, S.293.
[163] ibid. S.303f.

geistiger Sinn ist hinter dieser, sich nach bestimmten Regeln vollziehenden Zusammenballung und Zerstreuung von Atomen nicht verborgen.

Die Seele, so die Atomisten, bestehe ebenfalls aus Atomen, die, vermöge ihrer runden und feurigen Gestalt so beweglich sind, dass sie den menschlichen Körper in Bewegung setzen können. Nach Demokrit befindet sich dabei immer ein Seelenatom zwischen zwei Körperatomen, so dass die Seelenatome den Körper in ihrer Bewegung mitreißen.[164] Die Seele ist von materieller Natur und bildet eine monistische Einheit mit dem Körper, weswegen sie mit dem Tode eines Menschen, – im Sinne einer Trennung der Atome – zugrunde gehen muss. Aufgrund ihrer materiellen Substanz sowie ihrer Fähigkeit zur Bewegung sei sie in allen Elementen enthalten, die „zur Erzeugung einer Sache bestimmt" sind. Sogar Pflanzen, Tiere und Steine werden als beseelt gedacht.[165] Ferner soll Demokrit die Seele für zweiteilig gehalten haben, „ihr vernünftiger Teil wohne im Brustkorb, dagegen sei der vernunftlose über das ganze Gefüge des Körpers verteilt".[166] Die Fähigkeit zu denken begreift Demokrit ebenfalls als eine Funktion der *psyche*, die jedoch nur kraft der rechten Mischung aus Warmem und Kaltem im Körper stattfinden kann, so dass – ähnlich wie bei Empedokles – das Denken unmittelbar von der körperlichen Verfassung und Konstitution abhängig ist.
Die Atomisten vertreten somit eine dem Denken des Anaxagoras diametral entgegengesetzte Anschauung: Eine monistische Weltsicht, in der die Seele mit all ihren Fähigkeiten rein materieller und körperlicher Natur ist. Zum ersten Mal in der Geschichte des griechischen Denkens wird sowohl die Unsterblichkeit wie ein göttlicher Ursprung der individuellen Seele vollends geleugnet. Nur die Seelenatome, welche sich nach dem Tode aus ihrer Verbindung lösen, sind unvergänglich und in der Lage wieder neue Verbindungen einzugehen.

II.2.7 Zusammenfassung

Mit den ersten vorsokratischen Denkern beginnt die Verabschiedung vom Mythos und wir erkennen die ersten Versuche, der Seele innerhalb des rational formulierten Denkens einen Platz im Welt und Leibgeschehen zuzuweisen. Bei Thales, Anaximander und Anaximenes wird zunächst der schemenhafte Umriss einer *psyche* erkennbar, die auf der Suche nach dem Urgrund des Kosmos entweder in Gestalt seiner Kraft – dem bewegenden Element – oder als Urstoff selbst – wie der Luft – gedacht wird. Hier steht viel stärker die Frage nach der prinzipiellen Eigenschaft von *psyche* im Hinblick auf die Erforschung des Wesens der Natur im Vordergrund. Die Beschäftigung mit der Sterblichkeit der individuellen Seele und ihrem genauen Verhältnis zum Körper tritt hingegen vollkommen zurück.
Mit den Pythagoräern tritt eine grundlegende Unterscheidung zwischen *psyche* als allgemeines, in der Natur wirksamen Prinzip auf der einen Seite und ihrem individuellen Wesen wie ihren Fähigkeiten auf der anderen Seite ein. Mit der grundlegenden

---

[164] ibid. S.422f. Die Verbindung von Feuer und der Fähigkeit, Anderes in Bewegung zu versetzten, ist uns bereits bei Heraklit begegnet.
[165] ibid. S.428.
[166] ibid. S.427.

Charakterisierung der Seele als Harmonie und Eigenschaft der Zahl und der gleichzeitigen Vorstellung einer unsterblichen Seele göttlichen Ursprungs, die dem Menschen seine Individualität verleiht, werden die multiplen Vorstellungen der Seele – wie wir sie bei Homer in Gestalt der unterschiedlichen Funktonen von *phrene*, *thymos*, *psyche* und *nous* kennen gelernt haben – schließlich unter dem Begriff „*psyche*“ vereint.
Heraklit, der die Seele mit dem allerorts wirksamen Urgrund des Feuers gleichgesetzt hat, und deren Lebendigkeit aus der Anteilnahme am Feurigen resultiert, redet zum ersten Mal von der Selbstbewegung der Seele. Eben diese Eigenschaft verleiht ihr auch die Fähigkeit zu Erkenntnis und Denken, das bedeutet hier wird – und dies ist ein absolutes Novum – eine Differenzierung zwischen *der Seele und ihrem Vermögen zu denken* vorgenommen.
Parmenides' Gleichsetzung von Denken und dem ewigen unveränderlichen Sein ist ebenso im Sinne einer allgemeinen Bestimmung der *psyche* bzw. ihrer Funktion des Denkens zu verstehen. Diese enge Verknüpfung zwischen Denken und absoluten Sein, von dem niemals denkbar ist, dass es entstanden wäre oder vergehen könnte, ist nicht ohne Einfluss auf die Seelen-Vorstellung bei Platon geblieben. Wenn Parmenides im zweiten Teil seines Lehrgedichtes von einer unsterblichen Seele göttlichen Ursprungs spricht, deren individuelle Denk- und Erkenntnisfähigkeit abhängig von der körperlichen Konstitution ist, bleibt offen, ob es um das wahre Wesen der Seele oder nur eine Schilderung der Welt der Erscheinungen geht.
Die individuelle Fähigkeit zu Denken, welche als eine von zwei in der *psyche* wirksamen Seelenkräften angenommen wird, ist auch bei Empedokles abhängig von der körperlichen Beschaffenheit eines Menschen, da sie ihren Sitz im Blut hat. Bis zu diesem Zeitpunkt ist die absolute Trennung des Geistigen vom Materiellen vermieden worden, da eine strikte Trennung der Kraft – und damit auch des Bewegenden – vom Stoff noch nicht stattgefunden hatte. Diese vollzog sich erst im Denken des Empedokles, der damit den Dualismus des Anaxagoras gewissermaßen vorbereitet hat.
Denn bei ihm finden wir schließlich die absolute Trennung von *nous* – der Denkkraft – und dem Stoff in Gestalt der Materie. *Nous* ist dabei als alles gestaltendes und bewegendes Prinzip nicht nur dem Stoff überlegen, sondern ist gleichzeitig der menschlichen Einzelseele übergeordnet. Der Mensch besteht gewissermaßen aus zwei Teilen: die Denkkraft hat sich in Gestalt der *psyche* im Körper niedergelassen und mit dem Tode zieht sie sich wieder zurück, so dass nicht mehr von der Unsterblichkeit einer individuellen Seele gesprochen werden kann. Die Atomisten vertreten schließlich nur noch die eine – nämlich die materielle – Seite des Dualismus, für sie ist die Seele – ebenso wie das gesamte Universum – rein stofflicher Natur. Wenn der Mensch eine Mischung von Seelen- und Körperatomen ist, kann nach seinem Tode – außer getrennten Atomen – nichts mehr zurückbleiben, der übergeordnete Sinn jedes individuellen Lebens hat sich in Materie aufgelöst.

Die große Leistung der Vorsokratiker besteht darin, erstmals die menschliche Einzelseele und ihr Verhältnis zum Kosmos als einheitliches *Psyche*-Konzept auf einer weitgehend rationalen Grundlage bestimmt zu haben. Gleichzeitig haben sie im Rahmen der Definition vom Wesen der Seele und ihrem Verhältnis zum Körper das Denken als ihre grundlegende Eigenschaft bestimmt. Genau hier setzten nun Platon und Aristoteles an, indem sie sowohl das Zusammenspiel von Seele und Körper als auch eine nähere Bestimmung der einzelnen Seelenvermögen zum Gegenstand ihrer philosophischen Betrachtung machen.

II.3. Das Seelenkonzept bei Platon

Bei der Frage nach der Unsterblichkeit der Seele, ihrem Verhältnis zum Körper sowie der eingehenden Bestimmung ihres Vermögens wird die Seele von Platon (427v-347v.Chr.) zum ersten Mal als Subjekt des sittlichen Handelns betrachtet. Die Ansichten der vorsokratischen Denker dienen Platon dabei als Ausgangspunkt für sein eigenes *Psyche*-Konzept, welches jedoch ebenfalls nicht als einheitlich, im Sinne einer einzigen, in sich geschlossenen Theorie von der Seele und ihrer Bedeutung zu verstehen ist. Vielmehr finden wir in seinem Werk – insbesondere dem Phaidon, Phaidros, Timaios und den Gesetzen – eine vielschichtige und sich entwickelnde Vorstellung von der Seele, die ihre unterschiedlichen Vermögen und Aufgaben im Kosmos, der Gesellschaft und im Individuum widerspiegelt.
Platon ist – ebenso wie Anaxagoras – Vertreter einer dualistischen Weltsicht, in der die Seele der Welt des Seins, der Körper hingegen der Welt des Werdens angehört. Die Welt des Werdens befindet sich in dauernder Bewegung, ist vergänglich und gekennzeichnet durch ein defizientes mangelhaftes Sein, welches sich wiederum durch die Beimischung von Nicht-Sein ergibt. Die Welt, der absolutes Sein zukommt, ist der Bereich des unsterblichen, unwandelbaren und geistigen Seins, es ist die Welt der Ideen.[167] Auf dieser Grundlage baut auch seine Erkenntnislehre auf, in der die Welt des Werdens mittels der Sinnesorgane erkannt werden kann, doch nachdem die sinnliche Wahrnehmung den Menschen immer wieder trügt, ist sie nicht als wahrhafte Erkenntnis zu bezeichnen. Vielmehr kann die Welt der Ideen nur kraft der *Psyche* – genauer ihres Vermögens zu denken – eingesehen werden. Doch wie stellt sich Platon die Verbindung dieser beiden Welten vor – in Gestalt der Verbindung von Seele und Körper – und wie begründet er die Teilhabe der Seele am Unvergänglichen, ewigen Sein und damit ihre Unsterblichkeit?

II.3.1 Die Unsterblichkeit der Seele

Damit kommen wir gleich zu einem der für seine Vorstellung der Seele bedeutendsten Werke Platons, dem *Phaidon*. Dieser Dialog ist insofern von besonderer Bedeutung, als dass es sich um das letzte Gespräch des Sokrates vor seinem Tode mit seinen beiden Freunden Simmias und Kebes handelt.[168] Ähnlich wie bei Homer wird die Frage nach dem Wesen der Seele und ihrer Sterblichkeit gerade im Angesicht des Todes erneut gestellt. Ausgangspunkt ist die allen Menschen bekannte Angst, dass sich mit dem letzten Atemzug die Seele im wahrsten Sinne des Wortes „in Luft auflösen" könnte. Sokrates

---

167 Rohde, II. S.268f. und *Phaidon* 78d-79c. Inwieweit das richtige Verständnis der platonischen Texte jedoch durch die aristotelische Kritik insofern beeinflusst wurde, als dass er die Lehre von den zwei Welten polemisch zugespitzt und auf dogmatische Art und Weise verfestigt hat, wie es ursprünglich nicht Platos Intention gewesen sein könnte, gilt es sicher noch ausführlicher zu untersuchen, vgl. Gadamer 1999, Bde.l7, S.379f.

168 Die beiden werden hier als Pythagoräer eingeführt. Ich gehe im folgenden nur direkt auf die einzelnen Beweise für die Unsterblichkeit der Seele und nicht auf die argumentative Entwicklung der Beweisführung ein, eine ausführliche Darstellung dieses Dialoges findet sich bei Frede (1999).

stützt sich zu Beginn auf den Mythos vom Verbleib der Seele im Hades, welcher uns bereits bei Homer begegnet ist. Im Unterschied zu diesem behauptet Sokrates jedoch, dass die Seele nach ihrem Tode vom Hades auch wieder zu den Lebenden zurückkehren könne. Das Leben ist damit nichts anderes als ein Kreislauf von zyklischer Wiedererneuerung, denn wenn es keinen Prozess des Werdens – der dem Vergehen entgegengesetzt ist – gäbe, würde alles Leben schließlich im Tode enden. Platon geht ferner davon aus, dass die Seele – im Unterschied zum Körper – von einfacher Struktur ist, weswegen sie sich mit dem Tode nicht auflösen wird. Als zweiten Beweis für die Unsterblichkeit der Seele führt er die Lehre von der Wiedererinnerungan, von der zum ersten Mal im Dialog *Menon* die Rede ist.[169] Nach dieser ist alles Lernen nur die Wiedererinnerung an etwas, was nicht in diesem, sondern in einem früheren Leben erlernt wurde, weswegen die Seele bereits vor ihrer Inkarnation im jetzigen Körper existiert haben muss und somit auch unabhängig vom Körper zu leben vermag.[170] Im Phaidon verbindet Platon diese Lehre erstmals direkt mit seiner Ideenlehre, indem er darlegt, dass jedes Wissen im Wissen von den Ideen bestehe. Dieses Wissen wurde vor der Geburt erworben und wird durch das Lernen mithilfe der Sinneswahrnehmungen im Leben wiedererinnert.[171] Damit postuliert Platon auf der einen Seite „eine gleich große Notwendigkeit für die Existenz der Ideen und die Präexistenz der Seele"[172] und beweist auf der anderen Seite, dass die Seele bereits vor der Geburt existiert hat und dabei bereits im Vollbesitz ihrer geistigen Kräfte war.
Im dritten Beweis, der gleichsam angehängt wird, weil die Angst seiner beiden Gesprächspartner Simmias und Kebes – vor der Auflösung der Seele mit dem Tode – immer noch nicht zerstreut zu sein scheint, plädiert Sokrates für eine Verwandtschaft der Seele mit der Welt des Ewigen und Unveränderlichen. Dabei erfolgt jedoch weniger eine Bestimmung des Wesens der Seele denn eine Auflistung von Kriterien, welche eine nähere Verwandtschaft der Seele mit dem Bereich des Ewigen und Unsichtbaren als mit dem Körperlichen und Sichtbaren begründen soll. Eines dieser Kriterien besagt, dass alles was nicht zusammengesetzt auch nicht zerstörbar ist. Natürlich hat die Seele – allein durch ihre Bindung an den Körper – eine Mittlerstellung zwischen diesen beiden Bereichen inne, doch gemäß ihres Wesens strebt sie zum Bereich der Ideen und des Unveränderlichen. Der Körper ist für sie ein Gefängnis, aus dem sie sich zu lösen trachtet. Denn der Körper ist das größte Hindernis für eine reine Erkenntnis der Seele:

> „Sondern es ist uns wirklich ganz klar, dass, wenn wir je etwas rein erkennen wollen, wir uns losmachen und mit der Seele selbst die Dinge selbst schauen müssen."[173]

Aus diesem Grunde ermahnt Sokrates an dieser Stelle seine Freunde auch nochmals zu einer kathartischen Lebensführung, in der sich die Seele nicht von den Begierden des Körpers verlocken und gefangen nehmen lässt. Denn dem Menschen gelingt es nur dann

---

[169] Vgl. Menon, 81d.

[170] Zu der Überlegung, ob und inwieweit dieser Mythos lediglich als Bild dafür dient, dass es sich beim Nicht –Wissen, nicht einfach um Unwissenheit handelt, sondern dass dieses immer ein Vorwissen mit einschließt, welches letztendlich jegliche Art des Suchens und Fragens leitet und somit Erkenntnis auch immer Wiedererkenntnis ist, vgl. Gadamer 1999, Bd.7, S.157-160.

[171] Die Schau der Ideen durch die Seelen wird im *Phaidros* geschildert, vgl. unten.

[172] Frede 1999, S.60.

[173] *Phaidon* 66e.

Erkenntnis zu gewinnen, wenn seine Seele so wenig wie möglich mit dem Leibe zu tun hat. Die Seele muss sich Reinhalten, indem sie sich zusammenzieht und vom Leibe absondert.[174] Die Reinigung und Loslösung der Seele im Leben ist nur eine Vorbereitung auf den Tod, nach dem sie sich – befreit vom Gefängnis des Körpers – ganz ungehindert der Erkenntnis widmen kann. An dieser Stelle sieht Platon die Ursache für Irrationalität und mangelnde Erkenntnis primär außerhalb der Seele, im Körper und seinen Leidenschaften, angesiedelt. Später – im *Phaidros* und der *Politeia* – werden sie hingegen zu (notwendigen) Teilen der Seele selbst, woraus sich schließlich ein innerer, seelischer Konflikt entwickelt.[175]

Wesentliches Merkmals des *Phaidon* ist, dass – im Unterschied zu den meisten anderen Dialogen – die vorgetragenen Argumente für die Unsterblichkeit der Seele nicht ganz schlüssig_erscheinen. Gleichzeitig sind sich die Kommentatoren nicht einig, wie Platon selbst wohl deren Beweiskraft eingeschätzt hat.[176] Möglicherweise war sich Platon bewusst, das man bei einer solch wichtigen und drängenden Frage – welche letzter Sinn jeder Philosophie ist – gar keine sichere Antwort finden kann. So gebiete es allein die Möglichkeit, dass die Seele mit dem Tode nicht vergehe, ihr die beste, nur denkbare Fürsorge angedeihen zu lassen. In eben diesem Sinne ist auch die Schilderung des Schicksals der Seelen nach ihrem Tode im Hades zu verstehen, wenn sich Sokrates auf einen Mythos beruft, nach welchem die guten Seelen, infolge einer Art von Gerichtsentscheidung, ein bessere Wiedergeburt erfahren als die schlechten. Die letztendliche Überzeugungskraft gewinnt der Dialog jedoch nicht vermöge der vorgetragenen Argumente. Authentisch wird der Dialog vor allem infolge der im Laufe des Gespräches hervorgetretenen religiösen und emotionalen Stimmung, welche ihren „krönenden" Abschluss mit dem Selbstmord des Sokrates findet. Überzeugt von der Unsterblichkeit seiner Seele, leert Sokrates den Giftbecher ohne nur eine Sekunde mit seinem Schicksal zu hadern.
Näheres über das eigentliche Wesen der Seele und über die genaue Verbindung zwischen Körper und Seele ist an dieser Stelle noch nicht zu erfahren, die Dreiteilung der Seele mit ihren unterschiedlichen Seelenfunktionen finden wir erst im *Staat*, im *Phaidros* und im *Timaios*.

II.3.2 Die Dreiteilung der Seele

Analog zur Dreiteilung seines – als Pyramide gedachten – Staatsaufbaus, differenziert Platon im *Staat* drei wesensmäßig voneinander unterschiedliche Seelenteile, deren Zusammenspiel der Seele ihren bestimmenden Charakter verleiht.
Den größten und zugleich niedrigsten Anteil bildet das *epitumetikon* – der begehrende Anteil –, seine Tätigkeit sind die animalischen triebhaften Regungen und sinnlichen

---

[174] Auch die anschließende Diskussion dient nicht allein als Argument für die Unsterblichkeit der Seele._Dort wird, in Abgrenzung zur phytagoreischen Überzeugung, erläutert, dass die Seele selbst *nicht die Harmonie sei*, sondern *Harmonie habe*. Einerseits könne sie, wenn sie Harmonie sei, lediglich eine Funktion des Körpers darstellen und ist damit der Sterblichkeit unterworfen. Andererseits wird deutlich gemacht, dass es nur den Seelen, die tatsächlich nach Erkenntnis streben, überhaupt gelingt, über Harmonie zu verfügen.

[175] Der wiederum auch als Quelle der Energie dienen kann, vgl. Dodds, 1991, S.12.

[176] Gadamer 2001, S.10-12.

Begierden. Ihm entsprechen die Handwerker im Staat, also alle diejenigen, welche für Lohn arbeiten. In der Mitte befindet sich der etwas kleinere, muthafte Anteil der Seele – *tymoeides* -, er ist gehorsam und kämpft gegen die Leidenschaften an. Er erfüllt die Funktion der Wächter in Platons Staatsmodell.[177] Dabei wird *thymos* von Platon auch als „der affektvolle Wille, welchem der Zorn, der Ehrgeiz, die Herrscherbegierde angehören" verstanden.[178] Diese beiden Teile stehen wiederum unter der Herrschaft des edelsten und wichtigsten Teils der Seele, dem *logistikon* – des vernunftbegabten Teils. Seine wichtigste Fähigkeit besteht im denkenden Erkennen und ihm obliegt, ebenso wie den Philosophenkönigen, die Ausübung der Herrschaft. Bemerkenswert an dieser Parallelisierung ist nicht nur die Gleichsetzung des gesellschaftlich-politischen Aufbaus mit der persönlichen Struktur eines Individuums, sondern dass Staat und Gesellschaft dabei ebenso eine Seele zueigen ist, wie jede individuelle, einzelne Seele zugleich den Aufbau von Staat und Gesellschaft reflektiert. Die Seele gewinnt somit eine vollkommen neue Dimension, indem sie zum Träger der moralischen Verantwortung, nicht nur für den Einzelnen, sondern für die Gesellschaft als Ganzes wird.

Im *Phaidros* geht es endlich um die Bestimmung des Wesens dieser drei unterschiedlichen Seelenteile, allerdings, so Platon, ist dies nur indirekt, in Gestalt eines Gleichnisses möglich. Ausgangspunkt ist eine Diskussion um das Wesen der Liebe, wo die Seele nochmals als unsterblich definiert wird, mit der Begründung, dass sie aus sich selbst heraus bewegt, niemals entstanden und somit unvergänglich sei.[179] Das folgende Gleichnis beschreibt die Seele als gefiedertes Wesen, aus einem Wagenlenker und zwei Rossen bestehend:

> „Es [das Wesen der Seele] gleiche daher der zusammengewachsenen Kraft eines befiederten Gespannes und seines Führers. Der Götter Rosse und Führer nun sind alle selbst gut und guter Abkunft, die andern aber vermischt. Zuerst nun zügelt bei uns der Führer das Gespann, demnächst ist von den Rossen das eine gut und edel und solchen Ursprungs, das andere aber entgegengesetzter Abstammung und Beschaffenheit. Schwierig und mühsam ist daher natürlich bei uns die Lenkung. Woher ferner die Benennungen sterblicher und unsterblicher Tiere, müssen wir auch versuchen zu erklären. Alles, was Seele ist, waltet über alles Unbeseelte und durchzieht den ganzen Himmel verschiedentlich in verschiedenen Gestalten sich zeigend. Die vollkommene nun und befiederte schwebt in den höheren Gegenden und waltet durch die ganze Welt; die entfiederte aber schwebt umher, bis sie auf ein Starres trifft, wo sie nun wohnhaft wird, einen erdigen Leib annimmt, der nun durch ihre Kraft sich selbst zu bewegen scheint, und dieses Ganze, Seele und Leib zusammengefügt, wird dann ein Tier genannt, und bekommt den Beinamen sterblich; unsterblich aber nicht aus irgend erwiesenen Gründen, sondern wir bilden uns, ohne Gott weder gesehen zu haben noch hinlänglich zu erkennen, ein unsterbliches Tier, als auch eine Seele

[177] Dodds interpretiert die Wächter in Platons Staatsmodell als eine Art von rational gedeuteter Schamanen, die sich strengen Regeln unterwerfen müssen und in periodischer Zurückgezogenheit leben sollten, um ihre Seele immer wieder auszubilden. Vgl. Dodds, 1991, S.110.

[178] Rüsche 1930, S.154.

[179] *Phaidros* 245c-246a.

> habend und einen Leib habend, aber auf ewige Zeit beide zusammen vereiniget."[180]

Platon unterscheidet hier zwischen den Seelen der Götter bzw. vollkommenen Menschen, die sich nicht wieder inkarnieren müssen und daher vollständig befiedert sind, und denen der sterblichen Menschen, deren Seelen, da nur unvollständig befiedert, allmählich zur Erde schweben und sich in einem Leib niederlassen. Platon geht dabei, wie auch schon im *Phaidon* ausgeführt, von einer persönlichen Unsterblichkeit der Einzelseelen aus, die sterblichen Wesen selbst werden dabei als Gesamtheit aus unsterblicher Seele und sterblichem Leib gedeutet.[181] Nachdem bei dem befiederten Gespann der Menschen nur eines von den beiden Rössern gut, das andere hingegen schlecht ist, obliegt dem Wagenlenker – der den höchsten und wertvollsten Seelenteil im Sinne des *nous* bzw. des *logistikon* symbolisiert – die schwierige Aufgabe, die beiden Rosse so zu zügeln, dass sie die von ihm gewünschte Richtung einschlagen. Bei den meisten Menschen ist das schlechte Pferd – welches den begehrenden Teil der Seele (*epitumetikon*) symbolisiert – so stark, dass ihn der Führer nicht bezwingen kann und der Mensch seinen Begierden folgt. Das gute Ross – der muthafte Teil (*tymoeides*) – hingegen ist willig, seinem Führer zu gehorchen, aber kann von sich aus keinen Widerstand gegen das schlechte Pferd leisten. Das Potential der Befiederung zeigt sich eben darin, das Schwere zu überwinden und die Seele in der Höhe zu halten. Denn einst war es jedem Seelengespann möglich, hinter dem Zug der göttlichen Seelengespanne herzufahren und auf dem Rücken des Himmelsgewölbes zu schauen, was über und außerhalb des Himmels ist. Von diesem Ort des reinen Seins, welcher die Ideen beherbergt, gelingt es den einzelnen Seelengespannen unterschiedlich viel zu sehen, je nachdem wie stark befiedert sie sind, wie fähig der Wagenlenker ist und in welchem Maße das schlechte Pferd das Gespann nach unten zieht. Abhängig davon, wie viel die einzelnen Seelen geschaut haben, gehen sie in unterschiedliche, hierarchisch abgestufte Kategorien von Menschen ein, angefangen bei den Philosophen, gefolgt vom guten König oder Krieger über den Politiker, Wettkämpfer und Arzt, Seher und Priester, Dichter und nachahmenden Künstler, Handwerker und Bauern, Sophisten und Volksschmeichlern bis hin zum Tyrannen.[182] Wesentliche Bestimmung des Menschen ist es, sich an das im Himmel Gesehene – das wahrhaft Seiende – zu erinnern. Die Liebe (*Eros*) übernimmt dabei die Funktion eines Vermittlers, den Menschen ausgehend von der Schönheit in der Welt der Dinge zur Schönheit an sich zu leiten. In der Erinnerung an das wahrhaft Schöne wird die Seele so stark ergriffen, dass ihr – unter starken Schmerzen – wieder Flügel wachsen können, die es ihr, beim nächsten Flug am Himmelsgewölbe ermöglichen, mehr zu sehen, mit dem Ziel immer dort oben verbleiben zu können.[183] Das Wesen und das Vermögen der Seele eines Menschen ist demzufolge nicht bei allen Menschen gleich,

---

[180] *Phaidros* 246a-d.

[181] Inwieweit Platon es sich bei der Unsterblichkeit der Einzelseelen tatsächlich um individuelle Seelen handelt, war immer wieder Gegenstand der Diskussion. Denn die Individualität eines Menschen hängt nicht zuletzt von seiner sinnlichen Wahrnehmung, seinen Emotionen wie seiner körperlichen Verfassung ab. Doch für Platon genügt es, vor dem Entstehens eines Individuums eine Vielheit von existierenden Einzelseelen anzunehmen, die auch nach dem Tode eines Menschen, im Sinne eines selbstbewussten Ichs, weiter existieren. Vgl. Rohde 1991, II, S.286f.

[182] ibid.248d-e.

[183] Jede Seele erhält – unabhängig von ihren Vorleben – alle 10.000 Jahre die Chance in das Himmelsgewölbe zurückzukehren und die Ideen zu schauen. Ausnahme sind die Philosophen, denn wenn sie dreimal hintereinander dasselbe Leben gewählt haben, können sie bereits nach 1000 Jahren dorthin zurückkehren, vgl. ibid. 248e-249b.

sondern es ist gleichsam vor der Geburt festgelegt, welche Art von Seele sich mit welchem Vermögen in einen Leib inkarnieren wird. Der Sturz der Seele aus dem Himmelsgewölbe in die Geburt gleicht einem intellektuellen Sündenfall, weil sich die Seele nicht ausreichend um Einsicht und Erkenntnis bemüht hat, stürzt sie in den Bereich des Werdens und des Körperlichen.[184]

Die Darstellung der Seele als „befiedertes Gespann" weist auf das bedeutendste Charakteristikum der platonischen Seelenvorstellung hin: Die Befiederung versinnbildlicht das der Seele immanente Bestreben, nach oben zu fliegen, in eine Welt, die jenseits der materiellen körperlichen Welt liegt, in der die Götter weilen und welche die Ideen birgt. Auch wenn die Seele selbst nicht mit den Ideen gleichzusetzen ist, vermag sie der Welt der Ideen – durch ihre Fähigkeit zu fliegen – am nächsten zu kommen und sie zu schauen, da sie ihr von allen weltlichen Dingen am „ähnlichsten" ist.[185] Festzuhalten ist an dieser Stelle, dass die Seele die Ideen nur betrachtet, aber – im Unterschied zu Plotin – noch keine Vereinigung mit den Ideen stattfindet. Die Aufwärtsbewegung des Fliegens symbolisiert den Aufstieg der Seele in ihrer Erkenntnis von der Welt der Abbilder und des Körperlichen hin zur Welt der Ideen, wie sie auch im Höhlengleichnis beschrieben wird.[186]

Spätestens an dieser Stelle wird deutlich, dass die Seele innerhalb des individuellen Einzellebens durchaus eng an den Körper gebunden ist und, wie im Phaidon ausgeführt wurde, definitiv unter dem Einfluss seiner Begierden und Leidenschaften steht. Doch auch wenn Platon die Verbindung von Körper und Seele nicht eingehender beschreibt, – abgesehen vom *Timaios*, wo der Sitz des *logistikon* im Kopf, der des *tymoeides* in der Brust und der des *epitumetikon* im Bauch lokalisiert wird,[187] so ist deutlich, dass es sich *weniger um eine organische denn um eine formale Verknüpfung der beiden handelt.* Im Verhältnis von Körper und Seele steht auch nicht das harmonische Zusammenspiel der beiden im Mittelpunkt, sondern es ist das prinzipielle Bestreben der Seele, sich vom Körper zu lösen und ihn zu beherrschen. Allein die Philosophie erlaubt es der Seele, sich bereits während des Lebens vom Körper zu lösen. Der Tod, im Sinne einer endgültigen Trennung und Befreiung der Seele vom Köper, ist daher nicht zu fürchten, sondern er ist vielmehr die Vollendung ihrer eigentlichen Bestimmung.[188]

II.3.3 Die Wesensbestimmung der einzelnen Seelenteile

Die Ausführungen zur bedeutendsten und essentiellsten Aufgabe der Seele, die vor allem aus ihrer Fähigkeit zu Einsicht *(phronesis)* und Denken *(noein)* resultiert, sind in Platons „Staat" formuliert. Wie im *Phaidros* ausgeführt, vermag sich die Seele im Sinne

[184] Rohde 1991, II, S.276.

[185] *Phaidon*, 79c.

[186] *Politeia*, 514-517a.

[187] *Timaios* 44e, 69d-70b. Auch wenn Platon dort von den beiden letzteren als sterblichen Seelenteilen spricht, fasst er die Seele in ihrer Gesamtheit als unsterblich auf.

[188] Auf die Frage nach dem Ursprung und dem Entstehen der Seele geht Platon in diesem Zusammenhang nicht näher ein, denn da sie unvergänglich sind, können sie auch niemals entstanden sein. Erst im *Timaios*, in welchem vom Mythos der Erschaffung des Welt und des Menschen die Rede ist, wird davon gesprochen, dass sowohl die Weltseele wie die menschlichen Einzelseelen einst geschaffen wurden, vgl. *Timaios*, 34b-36d und 41d-42e.

dialektischen Erkennens an die einst auf dem Himmelsgewölbe geschauten Ideen wiederzuerinnern. Das höchste Ziel besteht jedoch nicht nur in der Schau der Ideen im Allgemeinen, sondern in der Erkenntnis der höchsten aller Ideen, der Idee des Guten:

> „Denn dass die Idee des Guten die größte Einsicht ist, hast du schon vielfältig gehört, als durch welche erst das Gerechte und alles, was sonst Gebrauch von ihr macht, nützlich und heilsam wird."[189]

Auch hier bemüht Platon wieder ein Gleichnis – das Sonnengleichnis –, indem er die Idee des Guten mit der Sonne vergleicht.[190] Da die Ursache für die Welt des Sichtbaren die Sonne darstellt, deren Medium das Licht ist, kann sie mithilfe des Auges und seiner Fähigkeit zur Sehkraft wahrgenommen werden. Ebenso wie das Auge nur aufgrund seiner „Sonnenhaftigkeit" in der Lage ist zu sehen, vermag die Seele allein kraft ihrer Verwandtschaft mit dem Bereich der Ideen die Ideenwelt zu erkennen. Ursache für die Welt der Ideen, d.h. die Welt des Erkennbaren, ist die Idee des Guten, deren Medium die Wahrheit ist. Diese Idee des Guten kann nun mittels des Verstandes *(nous)* und seiner Fähigkeit zur Denkkraft erkannt werden.

Aus dieser erkenntnistheoretischen Einsicht resultiert schließlich die in den Gesetzten (*Nomoi*) – welche, vereinfacht gesagt, den idealistischen Vorstellungen aus dem Staat einen realistischen Rahmen verleihen – vorgestellte Funktion, bis zu diesem Zeitpunkt noch nicht ausformulierte Funktion der Seele: ihre ethische und moralische Verantwortung.[191] Denn aufgrund der Fähigkeit das Gute (und damit auch Gerechte) zu erkennen, ist die Seele eines jeden Einzelnen, nicht nur die des Philosophen, Träger der sittlichen Verantwortung, die kraft der Gesetze geregelt wird und der sich ein Mensch niemals entziehen kann. Gerade weil die Seele selbst nicht an sittlicher Verfehlung zugrunde gehen kann[192] und weil sie im Verhältnis zum Körper das Ursprünglichere darstelle, ist es die Aufgabe der guten Seele für die Welt zu sorgen.[193] Nachdem die Seele den wertvollsten Besitz eines Menschen bildet, ist es auch wichtigste Pflicht des Einzelnen wie des Staates sich, in Form von entsprechenden Gesetzen, um eine möglichst gute Ausbildung der Seele zu kümmern.[194]

Bei Platon offenbart sich ein, für das abendländische im Vergleich zum chinesischen Denken äußerst charakteristisches Merkmal, welches bereits bei den Vorsokratikern seinen Anfang genommen hatte: Die Frage nach dem grundlegenden Wesen einer Sache, seiner Beschaffenheit und seiner Substanz, so wie es „an und für sich existiert". Dabei lassen sich bei Platon im Hinblick auf die Seelenvorstellung drei aufeinander aufbauende und sich zugleich ergänzende Ebenen der Wesenbestimmung erkennen:

---

189 *Politeia, 6.Buch,* 505.

190 *Politeia*, 6.Buch, 507b-509b

191 Die Gesetze stellen in mehrfacher Hinsicht eine gemäßigte Form seines Staatsentwurfes dar, indem die Funktion der Philosophenkönige von den Gesetzen abgelöst wird. Dass es sich hierbei weniger um eine senile Verirrung Platons handelt als sie das Ergebnis seiner persönlichen Lebensführung darstellen, wird von Dodds näher ausgeführt, vgl. Dodds 1991, S.115-122.

192 Denn wie im *Phaidros* dargestellt wird sie höchstens im Hades bestraft und es folgt eine Inkarnation in ein niedrigere Stufe von Mensch oder Lebewesen.

193 *Nomoi*, 10. Buch, G 862.

194 Ibid, 5.Buch, G 665.

Die erste Ebene zeigt sich in der Verbindung zu den homerischen Mythen, wenn von der Reise der Seele – nach dem Todes eines Menschen – in den Hades hinunter gesprochen wird sowie ihrer Verurteilung, gemäß dem Leben, welches sie geführt hat. Solche Mythen oder die Stellen, an welchen Sokrates von seinem inneren „*daimon*" spricht, der ihn die Stimme Gottes vernehmen lässt, sind jedoch nicht nur als religiöse Fallstricke innerhalb des ansonsten so rational geprägten Denkens Platons zu verstehen. In den Gesetzen deutet Platon vielmehr an, dass es sich beim Hades weniger um einen Ort, denn um einen seelischen Zustand handelt.[195] Auch geht es ihm nicht um den Beweis der Existenz solcher Götter, wie sie im überlieferten Staatskult verehrt worden sind. Vielmehr führt er, auf einer den Zuhörern bzw. Lesern scheinbar vertrauten Grundlage, ein neues Verständnis von Göttlichkeit ein, indem er den *nous* – den Verstand und die Fähigkeit zu denken – als göttliche Manifestation im Menschen betrachtet.[196]
Die zweite Ebene – die einen entscheidenden Wandel im Vergleich zum vorsokratischen Denken bedeutet – liegt sowohl in der differenzierteren Betrachtung der Aufgaben und Funktionen der Seele als auch in den gesellschaftlichen und moralischen – Implikationen begründet, welche die Bestimmung des Wesens der Seele nach sich ziehen. Auf der Grundlage einer dualistischen Weltsicht, in welcher der Körper Teil einer materiellen, sich ständig verändernden Welt und selbst der Vergänglichkeit unterworfen ist, während die Seele zum Bereich des ewig existierenden Seins gehört, wird sie kraft ihrer Fähigkeit zur Selbstbewegung und ihrer – im Vergleich zum Körper – *einfachen Struktur* als *individuell unsterbliches* Wesen definiert. Die Vorstellung von *nous* – im Sinne der Denk- und Erkenntnisfähigkeit der Seele – ist uns bereits von den Vorsokratikern bekannt. Doch im Rahmen der Dreiteilung der Seele ist sie nicht nur der Seele wichtigste und wertvollste Eigenschaft, sondern aus ihrer Fähigkeit zur Einsicht leitet sich die, in der Ideenlehre vorgetragene Forderung ab, dass es Aufgabe des Menschen sei, die Ideen, speziell die Idee des Guten, zu erkennen. Die daraus erwachsene *moralische Verpflichtung*, auch danach zu handeln und zu leben, ist in dieser Konsequenz zum ersten Mal von Platon formuliert worden. Denn das Bemühen, Einsicht und Erkenntnis zu gewinnen, ist nicht nur für das persönliche Glück des Einzelnen – im Sinne einer bestmöglichen Sorge um die Seele – von Bedeutung, sondern das Individuum wird zum Träger der sittlich moralischen Verantwortung in der Gesellschaft.

Eine dritte Ebene bei der Frage nach der Wesensbestimmung der Seele zeigt sich schließlich in der Integration der grundlegender Emotionen in die Seele, indem *thymos* – welches in Gestalt des Muthaften bereits für Homer die Definition der Seele eines lebenden Menschen war – sowie das Begehrende (*epitumetikon*) nicht als rein körperliche Prozesse gedeutet werden, sondern als wesensmäßige Bestandteile der Seele selbst aufgefasst werden. Im Vergleich zur Erörterung im *Phaidon* bedeutet dies eine ganz entscheidende Weiterentwicklung in Platons eigenem Denken, da er somit den irrationalen Faktor bereits in der Seele selbst angelegt sieht und mit ihm den psychologische Konflikt (*stasis*).[197] Die meisten Menschen befinden sich von Geburt an in einem Spannungsver-

195 *Nomoi*, 904 d, und Dodds 1991, S.120.
196 Dodds 1991, S.116.
197 ibid.S.112,

hältnis dieser drei Seelenteile (so wie Platon es im Gleichnis vom befiederten Wagengespann geschildert hat), das ihnen zugleich als Kraftquelle dient, die „entweder zu sinnlichen oder geistigen Aktivitäten umgeleitet werden kann."[198] Letztendliches Ziel ist eine (Wieder)Herstellung der Harmonie dieser drei Seelenteile, da andernfalls – parallel zum Staatsmodell – ein Kriegzustand herrsche. Die Verbindung von Seele und Körper gleicht einer Ankettung der Seele an den Körper, der Körper mit seinen Leidenschaften und seinem Verlangen nach sinnlichen Genüssen, ist für die Seele ein Gefängnis, aus dem sich zu lösen ihr innerstes Bestreben ist.

Die Auffassung des Menschen als einem dualistischen Wesen, das sich aus einem sterblichen Körper und einer unsterblichen Seele zusammensetzt, sowie die Differenzierung der Seele in einen unsterblichen und zwei sterbliche Teile spiegelt parallel die idealistische Einschätzung des Menschen, wie er sein sollte oder könnte, und der Realität, wie der Mensch sich tatsächlich verhält wider. Dies offenbart zugleich einen der wichtigsten Ansätze zur Kritik am platonischen Denken: eine Philosophie der Ideen, die (angeblich) keinen Bezug zur Realität aufweisen.[199] Aristoteles, der bekannteste von allen Platon-Schülern, knüpft mit seinem Konzept vom Wesen der Seele genau an dieser Stelle an.

II.4. Aristoteles und seine Vorstellung von der Seele

Wie wenig eine so simplifizierende Gegenüberstellung von Aristoteles als „dem Realisten" und Platon als „dem Idealisten" dem komplexen Werk beider Denker gerecht wird, haben die Forschungsergebnisse in den letzten 80 Jahren deutlich gemacht. Die Tatsache, dass Aristoteles sich auf der einen Seite gegen die Lehre Platos wandte und doch niemals aufhörte Platoniker zu sein, lässt sich sogar an seiner Trennung der praktischen von der theoretischen Philosophie erkennen, die offenkundig aus seiner Kritik an der platonischen Idee des Guten hervorgegangen ist.[200] Eben diese Trennung zwischen Theorie und Praxis, welche Aristoteles auf dem analytischen Wege – im Unterschied zu Platos dialektischem Wege – trifft, und die weniger durch einen Mangel an inhaltlicher Zusammengehörigkeit als durch „eine argumentative und methodische Vorsicht, mit der sich Aristoteles jedes Ausgreifen in universale Zusammenhänge verbietet" auszeichnet,[201] spiegelt sich auch in seiner Vorstellung von der Seele wider. Mit eben dieser Vorsicht mögen die teilweise sehr abstrakten Formulierungen zu Wesen und Funktion der *psyche* in Zusammenhang stehen, die auf der einen Seite heute noch als Anregung für die Psychologie und Kognitionswissenschaften dienen. Auf der anderen Seite haben Vertreter der unterschiedlichsten Schulrichtungen vom Dualismus, über den Monismus bis hin zum

---

198 Dodds, 1991, S.112.

199 Ob Platon tatsächlich ein absolutes Für-sich-Sein der Ideen *(Chorismos)* in ihrer eigenen Welt gelehrt hat oder inwieweit ihm die Problematik einer möglichen Teilhabe *(Methexis)* des Menschen bzw. seiner Seele an eben diesen Ideen nicht durchaus bewusst war, ist umstritten. Vgl. Gadamer 1999 Bd.7, S.133 sowie die folgende Fußnote.

200 Vgl. hierzu Gadamer 1999, Bd7, S.128-227. In diesem Artikel „Die Idee des Guten zwischen Platon und Aristoteles" vertritt Gadamer die These, dass es sich bei der vermeintlichen Ideenkritik Aristoteles an Platon weniger um eine Kritik als um eine Dokumentation eines Sachverhaltes handele, die er im Sinne einer gemeinsamen Ausgangsbasis diskutiert. Vgl. ibid. S.131ff.

201 Vgl. ibid. S.224.

Materialismus und der modernen Systemtheorie Aristoteles' Ausführungen für ihre eigene Theorie in Anspruch genommen. Tatsächlich ist man sich jedoch bis heute über die Bewertung seiner Ausführungen nicht einig und seine Psychologie scheint sich in keine der eben erwähnten Richtungen einordnen lassen zu wollen.[202]

II.4.1 Die Verbindung von Körper und Seele

Ganz im Unterschied zu den platonischen Schriften stehen Aristoteles' Untersuchungen zur *psyche* in engerem Zusammenhang mit seinen Schriften zur Physik als mit jenen zur Metaphysik oder den Wissenschaften vom Geiste. Zum Einen hatte er, als Sohn eines Arztes, großes Interesse an medizinischen Theorien und er war, obgleich selbst nicht praktisch tätig, mit den hippokratischen Schriften und anderen biomedizinischen Lehren seiner Zeit wohl vertraut. Zum Anderen stellt das, für die Wesensbestimmung der Seele wichtigste Werk, *De Anima*, sowohl die Grundlage für die so genannten „Kleinen Naturschriften" dar – zu welchen beispielsweise die Abhandlungen über das Gedächtnis (*De Memoria*), über Schlaf und Wachen (*De Somno et Vigilia*) und über die Träume (*De Insomniis*) oder über Ein- und Ausatmen (*De Respiratione*) gehören – als auch für seine biologischen Werke zur Tier- und Pflanzenkunde.[203] Aus diesem Grund ist seine Lehre über die *psyche* nicht auf die menschliche Seele beschränkt, sondern für ihn besitzt alles Lebendige auf der Welt eine Seele, sogar der Gott selbst.[204] Ausgehend von diesem Kontext wird die *psyche* nicht primär als eigenständige und unabhängige Wesenheit aufgefasst und, wie bei Platon, ein Dualismus oder gar eine Feindschaft zwischen Leib und Seele postuliert. Vielmehr ist die aristotelische Seelenvorstellung weitaus körperbezogener und lässt sich insofern als „technisch" charakterisieren, als dass *psyche* durchgängig mit einer Kunst bzw. *techne* im Inneren des lebendigen Körpers verglichen wird. Das Verhältnis von Seele und Körper besteht dabei nicht in einer einfachen Addition zweier, einander fremder Substanzen, indem aus zwei Teilen ein Ganzes gebildet wird. Ebenso wenig wie man bei einem Holzboot nicht davon spricht, dass es sich aus der Materie des Holzes und der Form des Bootes zusammensetze. Aristoteles' Kritik an den vorsokratischen Seelenvorstellungen setzt an der mangelhaften Erklärung an, warum sich welche Seele in welchem Körper niederlasse und wie die konkrete Verbindung der beiden vorzustellen ist:

> „Ungereimt ist bei dieser Lehre von der Seele und den meisten andern folgendes: Ihre Vertreter verknüpfen die Seele mit dem Körper, setzten ihn hinein, ohne beizufügen, welches die Ursache für diese Verbindung sei und in welcher Verfassung der Körper sein müsse. Und das wäre doch,

[202] Vgl. hierzu das kürzlich erschienene Werk von Hubertus Busche (2001): *Die Seele als System. Aristoteles Wissenschaft von der psyche.* Diese Untersuchung, welche als wichtigstes Sekundärwerk für das vorliegende Kapitel diente, betont die Eigenständigkeit der aristotelischen Psychologie sowie ihre fälschliche Vereinnahmung durch die einzelnen Schulrichtungen. Der Autor verwendet als neue Bedeutung für die Seele bei Aristoteles die Form eines „zweckmäßig arbeitenden Systems", im Sinne einer Bündelung der Begriffe „Zweck" *(telos)*, „arbeiten" *(energeia)*, „Gesamtkapazität an Wirk- und Aushaltepotential" *(entelecheia)* und „funktionale Struktur" *(eidos)* aus „Organen *(organa)* und Leistungen *(erga)*, vgl. ibid. S.7.

[203] Theiler 1994, S.75. Dort findet sich auch eine vollständige Liste der zur Kleinen Naturkunde gehörigen Werke.

[204] Aristoteles geht von einem Kontinuum der unbeseelten Wesen hin zu den beseelten Wesen auS.Dabei unterscheidet er zwischen solchen Wesen, die zwar leben, wie die Pflanzen, aber selbst keine Lebewesen sind. Vgl. *De Partibus Animalium* IV 5, 681a 9-14). Denn der Begriff der Lebewesen bezeichnete im Griechischen ausschließlich die Tiere, deren besonderes Charakteristikum die Fähigkeit zur Sinneswahrnehmung ist, vgl. *De Anima,* II2, 413b1f.

> scheint es, nötig. Denn wegen der Gemeinschaft wirkt das eine, leidet das andere. Und wird das eine bewegt, bewegt das andere. Aber eine solche Wechselbeziehung findet sich nicht zwischen beliebigen Dingen, Sie aber versuchen nur dazulegen, wie beschaffen die Seele sei; über den Körper, der sie aufnehmen soll fügen sie nichts bei, als ob es möglich sei, wie die Pythagoräer fabeln, dass eine beliebige Seele in einen beliebigen Körper eindringe. Denn es scheint vielmehr jeder Körper seine eigene Form und Gestalt zu haben. Sie aber drücken sich aus, als ob einer sagte, die Baukunst dringe in Flöten ein. Denn vielmehr muss doch die Kunst die Instrumente nutzen, und so die Seele den Körper.[205]

Vielmehr lassen sich Leib und Seele zwar gedanklich voneinander unterscheiden, aber *tatsächlich* sind sie im menschlichen Organismus weder konkret voneinander zu trennen noch darf man davon ausgehen, dass sich eine beliebige Seele in einem beliebigen Körper niederlässt. Aristoteles bedient sich dabei des Begriffspaars von „*eidos*" („Form" bzw. „Idee") und „*hyle*" („Materie"), welches ihm bereits in anderen Wissenschaftsgebieten als bewährter Ansatzpunkt gedient hat:

> „Deshalb darf man auch nicht fragen, ob Seele und Körper eins sind, wie auch nicht, ob Wachs und Figur, überhaupt nicht, ob Materie und der aus Materie gebildete Gegenstand."[206]

Mit dieser Vorstellung, so viel sei hier vorweggenommen, steht Aristoteles von allen abendländischen Denkern, der chinesischen Auffassung am nächsten, die ebenfalls eine untrennbare Verbindung von Körper *(xing)* und Geist *(shen)* postuliert.[207] Für Aristoteles folgt daraus jedoch nicht, dass die Seele selbst von materieller Natur ist oder, wie heute in der Neurophysiologie üblich, gar als Epiphänomen des Körpers verstanden wird. Ganz im Gegenteil ist die allgemeine Bestimmung der Seele, dass „sie die erste Wirklichkeit des natürlichen mit Organen ausgestatteten Körpers" ist.[208] Unter „Wirklichkeit", welche hier als Übersetzung des Begriffes *Entelechie* (auch: „Erfüllung") erscheint, versteht Aristoteles die „Verwirklichung der in einem Seienden angelegten Vermögen oder Möglichkeiten".[209] Die Seele ist *also der Grund*, nicht das Ergebnis der Körperfunktionen, wobei der Körper – im Sinne der Materie – die Möglichkeit darstellt, die Form hingegen – in Gestalt der Seele – seine Erfüllung.[210] Dies bedeutet, dass die Leistungsfähigkeit der Form auf der einen Seite von der Materie abhängt, die ihrerseits eine spezifische Beschaffenheit aufweist und nicht „rein zufällig" mit der Form zusammentrifft. Andererseits tritt die Form, deren genaue Herkunft unbestimmt bleibt, dem Körper von außen hinzu, und kann nicht aus dem Körper abgeleitet werden. Das bedeutet, sie konstituiert letzteren, indem sie, kausal betrachtet, seine Ursache darstellt. Diese Untrennbarkeit von Form (*eidos, morphe*) und Ma-

---

205 *De Anima* 407b.

206 *De Anima* 412 b.

207 Vgl. hierzu unten die Ausführungen im Kap.III.

208 Ibid.

209 HWP, Bd2, S.506. Entelechie ist bei Aristoteles nicht ganz streng von *energeia* „Energie" getrennt, wobei letzteres meist den Vorgang der Verwirklichung bezeichnet, während *entelecheia* den Zustand, i.e die Vollendung und das Ziel eines Verwirklichungsprozesses meint. Die erste Entelechie entspricht somit der „ersten Wirklichkeit", die zweite Entelechie, die bei Aristoteles nur beiläufig erwähnt wird, wird als tatsächliche Ausübung der ersten Entelechie verstanden.

210 *De Anima* 412a.

terie (*hyle*) wurde auch unter dem Begriff „Hylemorphismus" bekannt, der jedoch nicht nur die wechselseitige Beziehung von materiellen und formalen Aspekten bezeichnet. Vielmehr ist die Seele nicht nur Lebenskraft, sondern zugleich dynamisch organisierende Struktur, für die der physische Körper geformt, konstituiert und angeordnet wird.[211] Obgleich also die Seele in ihrem Wirken auf den Körper angewiesen ist, wird sie für wertvoller als der Körper gehalten, da immer das, was wirkt oder formt, wichtiger und kostbarer ist als das Leidende oder die Materie.[212] Gleichzeitig sind die

> „Bestandteile der Seele, alle oder manche, dem Organismus als Ganzen gegenüber das Ursprünglichere, und ebenso gegenüber jedem einzelnen Organ. Der Leib aber und seine Bestandteile sind später als diese Substanz...".[213]

Diese Art der Überlegenheit der Seele über den Körper begründet Aristoteles ferner damit, dass sie in dreifacher Hinsicht die Ursache für den Körper darstelle:[214] Zuerst als Wirkursache, welche das woher und das woraufhin der Bewegung des Körpers bestimmt, was auch für die Funktion der Seele den Körper zu ernähren gilt.[215] Nach Aristoteles sind Ernährung und Wachstum nicht ein rein mechanischer oder materieller Prozess. Die Tatsache, dass Wachstum und Ernährung weder maßlos noch ungeordnet stattfinden, sondern immer ein bestimmtes Verhältnis aufweisen, deutet vielmehr auf eine Seele, die „die Ursache schlechthin" sein müsse.[216] Des weiteren ist sie die Formursache, indem sie die Ursache „aufgrund einer Form ist", das bedeutet sie ist eine tätige, arbeitende Form, die aufgrund interner Bewegungen Leistungen verrichtet. Aus eben diesem Grund scheint die Seele den Körper auch zusammenzuhalten, so dass „er verflüchtigt und verfault" wenn sie aus ihm herausgeht.[217] Schließlich ist sie noch Zweckursache, indem sie die Ursache für den Endzweck dessen darstellt, woraufhin die Natur ganz allgemein hinarbeitet.[218] Diese letzte Kausalität hat zu vielen Kontroversen geführt, doch scheint Aristoteles damit lediglich sagen zu wollen, dass „von den Sternen über die Steine bis zu den Menschen alles auf einen arttypischen Bewegungsablauf zielgerichtet ist und zur Ausführung dieser Leistungen und Aufgaben zweckmäßig eingerichtet ist".[219] Das bedeutet auch, dass der Körper der Seele als Werkzeug zur Verfügung steht:

> „Denn alle natürlichen Körper sind Werkzeuge für die Seele, und wie für die Tiere gilt dies auch für die Pflanzen; denn sie sind für die Seele da."[220]

---

[211] van der Eijk, 2000, S.63.

[212] *De Anima* 430a.

[213] Vgl. *Metaphysik*, S.221. Digitale Bibliothek Band 2: Philosophie, S.4297 (vgl. Arist.-Metaph., S.113)]

[214] In der Metaphysik stellt Aristoteles vier verschiedene Arten von Ursachen vor, die Stoff-Ursache, Wirk-Ursache, Form-Ursache und Zweck-Ursache. Die Stoff-Ursache bleibt in diesem Zusammenhang unberücksichtigt, weil die Seele selbst eben nichts materielles darstellt. Vgl. Busche 2001, S.28.

[215] Zur Ernährungsseele bei Aristoteles vgl. unten.

[216] *De Anima,* 515 b 28-416 a 18.

[217] *De Anima,* 411b 7-9.

[218] *De Anima,* 415b, 8-15.

[219] Busche 2001, S.30.

[220] *De Anima,* 415 b, 17-19.

In direktem Gegensatz zu Plato, der die Seele als im Körper gefangen betrachtete, wird der Körper von Aristoteles als Knecht der Seele betrachtet, da seine einzige Bestimmung ist, der Seele als Werkzeug zur Verfügung zu stehen.

Die Vollkommenheit eines Menschen, die ja gerade seine Entelechie – die Verwirklichung seiner gesamten Potentiale – ausmacht, besteht nicht nur in der eben geschilderten Verbindung formaler und materieller Aspekte, vielmehr ist die Verbindung eines psychischen Vermögens mit einem bestimmten Körperorgan nicht zufällig, sondern vollkommen zielgerichtet.[221] Die Seele verhält sich zum Körper so wie die Sehkraft zum Auge, indem das Auge die Materie für die Sehkraft darstellt, und die Sehkraft die eigentliche Bestimmung und das Wesen des Auges ausmacht.

> „Wäre das Auge ein Lebewesen, so wäre die Sehkraft seine Seele. Denn jene ist die Wesenheit des Auges im begrifflichen Sinne. Das Auge aber ist die Materie der Sehkraft, und wenn letztere schwindet, ist es nur noch der Bezeichnung nach Auge, wie das steinerne oder das gemalte. Was sich am Teile zeigt, muss man am ganzen Körper begreifen."[222]

Auch wenn Aristoteles keine räumliche Trennung von Seele und Köper, sondern eher eine begriffliche definiert, lässt sich daraus keinesfalls eine grundsätzliche Identität von Seele und Körper ableiten. Vielmehr wird im Rahmen der Differenzierung unterschiedlicher körperlicher und seelischer Funktionen von ihrer gegenseitigen Abhängigkeit ausgegangen. Stirbt ein Organismus, so verliert der Stoff auf der einen Seite seine Bestimmung wie die seelische Form auf der anderen Seite ohne materiellen Körper kein Werkzeug mehr besitzt, weswegen die Seele nach dem Tode auch nicht für sich alleine weiter zu bestehen vermag. Diese funktionelle Einheit von Körper und Seele verwehrt der Seele somit eine unabhängige und individuelle Unsterblichkeit, da ihre eigentliche Erfüllung – ihre Entelechie – letzten Endes darin besteht, den Organismus funktionsfähig zu machen und ihn zu erhalten.
Auch wenn hier die aristotelische Kritik an Platon nur zu offensichtlich ist, da er nicht von einer strikten Trennung von Körper und Seele ausgeht, sondern, ganz im Gegenteil, ihre Verbindung zu erklären sucht, reduziert Aristoteles die einzelnen Funktionen der Seele nicht auf ihre körperliche Substanz. Vielmehr werden – und auch hier zeigt sich eine offensichtliche Parallele zur chinesischen Auffassung –[223] die unterschiedliche Seelenvermögen von den entsprechenden Körperfunktionen differenziert, weswegen man auch nicht davon sprechen kann, „die Seele gerate in Zorn, gleich ist, wie wenn einer sagen wollte, die Seele webe oder baue".[224] Denn der Mensch gerät *mittels der Seele* in Zorn oder empfindet *mittels der Seele* Mitleid, da nicht die Seele selbst Träger dieser Affektionen ist, sondern Empfindungen, Wahrnehmungen und das Denken erst dadurch entstehen, dass die Seele den Körper bewegt. Aristoteles legt dabei sehr großen Wert auf die Tatsache, dass die eben genannten Affektionen der Seele, nachdem sie in einem materiellen Körper stattfinden, in jedem Fall eine formale wie materielle Ebene besitzen.

---

[221] Busche 2001, S.136.
[222] *De Anima,* 412b.
[223] Vgl. unten Kap. IV.2.
[224] *De Anima,* 408b.

Exemplarisch wird dies an der Emotion „Ärger“ vorgeführt, welcher, materiell formuliert, das „Sieden des Blutes, das um das Herz liegt“[225] darstellt, während es psychologisch betrachtet als „Streben nach Vergeltung einer Kränkung“ verstanden wird.

Wie es bereits seit den homerischen Epen bekannt war, betrachtet auch Aristoteles die *psyche* als die Kraft, welche alle lebenden von den unbelebten Dingen unterscheidet, weswegen er allen Pflanzen, Tieren und Menschen eine Seele zuspricht, die sich kraft ihres unterschiedlichen Vermögens charakterisieren lassen. Ausgehend von einer Dreiteilung der Seele im Sinne der Fähigkeit zu Ernährung und Wachstum, zur Wahrnehmung und zum Denken,[226] werden diese unterschiedlichen Seelenvermögen als hierarchisch – in Form einer Pyramide – angeordnet betrachtet, angefangen bei der Pflanze über das Tier bis hin zum Menschen. Während die jeweils höheren Vermögen die unteren voraussetzen und in sich einschließen, so dass sie in der Ausübung ihrer jeweiligen Tätigkeiten auf sie angewiesen sind, vermögen die niedrigeren Seelenvermögen hingegen problemlos ohne die höheren zu existieren. Ebenso wie ein Viereck das Dreieck und die einzelne Linie umfasst, stellen letztere für sich allein betrachtet ebenso eine gültige geometrische Form dar.[227] Trotz dieser Seinsabhängigkeit der oberen von den unteren Ebenen, ist die jeweils höhere Ebene insofern inhaltlich autonom, als dass in ihr ein eigenes, höheres Prinzip auftritt.

II.4.2 Die Ernährungsseele *(Treptikon psyche)*

Als unterstes und zugleich grundlegendstes Vermögen definiert Aristoteles die Fähigkeit zu Ernährung und Wachstum, deren Funktion unter dem Begriff der „Ernährungsseele“ (*treptikon psyche*) zusammengefasst wird. An diesem Teil der Seele haben alle wachsenden Wesen teil und ihr Vermögen gehört zu den grundlegendsten Fähigkeiten, da es Voraussetzung für jede Art von Leben ist. Es ist bereits in den Pflanzen gegenwärtig und ihre Leistungen sind Zeugung – also neues Leben hervorzubringen, Ernährung und Wachstum. Die Unterscheidung, ob etwas als Mittel zur Ernährung oder zum Wachstum dient, liegt darin, dass, insofern der Körper eine Quantität ist, es sich um ein Mittel zum Wachstum handelt. Geht es jedoch um die Erhaltung (der Qualität) einer bestimmten Wesenheit, handelt es sich um Nahrung.[228]
Nachdem Aristoteles ein Kontinuum ausgehend von den unbeseelten hin zu den beseelten Wesen annimmt, existieren zwischen Tier und Pflanze auch bestimmte Zwischenstufen.[229]

II.4.3 Die Wahrnehmungsseele *(Aisthetikon psyche)*

Während die Ernährungsseele prinzipiell die Einheit aller Selbsterhaltungsprozesse darstellt, konstituiert die Wahrnehmungsseele (*aisthetikon psyche*) die Einheit des Wahrnehmenden Bewusstseins. Als zweite nächsthöhere Ebene zeichnet sie alle Tiere

[225] *De Anima,* 403a 31-32.
[226] *De Anima,* 413b.
[227] *De Anima,* 414b 11-25.
[228] *De Anima,* 416b, 12-17.
[229] So stehen die Schwämme den Pflanzen näher als die Seescheiden, vgl. Busche 2001, S.15.

aus.[230] Neben den außenweltbezogenen Wahrnehmungen der fünf Sinne (Sehen, Hören, Riechen, Schmecken, Tastsinn), beinhaltet sie, so Aristoteles, gleichermaßen die Fähigkeit „Schmerz und Lust" zu empfinden wie das Privileg des Schlafens und Wachens. Dabei differenziert Aristoteles das leibliche Spüren im Unterschied zu den fünf Sinnen in der engeren Bedeutung. Aus diesen Fähigkeiten resultiert schließlich das Strebevermögen (*orektikon*), welches sich als Begehren, d.h. Streben nach Lustvollem, oder Abneigung, d.h. einem Ausweichem vor dem Schmerzhaften äußert. Auch Emotionen wie Furcht oder Hass sind, da sie stark körperbezogene Affekte darstellen, als Regungen der Wahrnehmungsseele zu verstehen. Schließlich gehört zu dieser Ebene noch das Vorstellungsvermögen (*phantastikon*) im Sinne einer Fähigkeit, rein innere Vorstellungen zu produzieren, die nicht mit einer tatsächlichen Wahrnehmung korrespondieren.

Der Fähigkeit zur allgemein sinnlichen Wahrnehmung – welche nicht allein oder direkt durch die Seele vorgenommen wird, sondern nur mittels der spezifischen Organe wie Augen, Ohren, Zunge etc. stattfinden kann, die sich ihrerseits an der Peripherie befinden – wird ein zentrales Sinnesorgan gegenübergestellt. Denn die peripheren Sinnesorgane bedürfen einer zentralen Steuerung, welche die jeweiligen Reize von der Peripherie ins Zentrum und wieder zurück leitet. Dieses zentrale Sinnesorgan befindet sich an ebenso zentraler Stelle im Menschen: im Herzen. Anders als bei Plato, der jedem Seelenteil einen bestimmten Ort im Körper zuordnet, gilt bei Aristoteles das Herz als prinzipielles Zentrum für die Seele im Leibe. Dies bedeutet jedoch nicht, dass sich die Seele und mit ihr das zentrale Wahrnehmungsorgan ausschließlich im Herzen befinde und sich nirgendwo sonst im Körper aufhalte. Vielmehr bildet das Herz im Sinne von *arche* („Prinzip", „Herrschaft" bzw. „Anfang") einen „Eingreifpunkt, von dem aus die Seele ihre Herrschaft über den Leib ausübt."[231] Aristoteles bedient sich dabei der Herrschaftsmetaphorik, indem er das Lebewesen mit der Regierung einer Staates vergleicht, da der Herrscher zur Ausübung seiner Regierungsgeschäfte auch nicht jedes Mal vom Zentrum in die Peripherie reisen müsse.[232] Die von Aristoteles postulierte Allgegenwart der Seele im Leibe steht hierzu keinesfalls im Widerspruch, denn die Seele befindet sich ebenso in allen Teilen des Körpers wie es keinen Teil des Körpers geben könne, der nicht an der Seele teilhat. Andernfalls handele es sich um ein totes Organ, ähnlich einem „steinernen oder gemalten Auge"[233], da es ohne die Gegenwart der Seele nicht mehr zu Handlungen in der Lage ist. Vielmehr bilden die Allgegenwart und die Zentriertheit der Seele insofern zwei Seiten einer Münze, als „sie das Verhältnis von Operationszentrum und Operationsradius der Seele formulieren."[234] Das Herz – auch dies trifft sich mit der Vorstellung des Herzens in der Chinesischen Medizin[235] – stellt somit den Ort dar, von welchem aus die

[230] Aristoteles hat erstmals eine sehr komplexe Wahrnehmungstheorie entwickelt, auf die in diesem Zusammenhang nicht näher eingegangen werden kann, doch es sei darauf hingewiesen, dass er nicht nur eine unterschiedliche Wahrnehmung von Tieren und Menschen postuliert, sondern auch innerhalb der Gattung der Tiere unterschiedlich differenzierte Formen der Wahrnehmung zu beobachten sind. Vgl. *De Anima,* 415a 1-9. Der größte Teil des II. Buches *De Anima* beschäftigt sich ausschließlich mit der Wahrnehmung.

[231] Busche 2001, S.20.

[232] Diese Metaphorik weist eine deutliche Parallele zum chinesischen Denken auf.

[233] *De Anima,* 412b 18, 21f.

[234] Busche 2001, S.97.

[235] Vgl. unten Kap.IV.3.

Seele in ihrer Gesamtheit wie in ihrer spezifischen Funktion als zentrales Sinnesorgan operiert. Bei der Wahrnehmung beispielsweise gehen die Bewegungen zu der, im Herzen ihren Anfang nehmenden Seele hin und wieder zurück.[236] Die Fähigkeit, den Körper zu bewegen gehört, wie schon bei Plato, zu den wichtigsten Seelenvermögen.[237] Doch die Vorstellung, die Seele selbst sei dabei unbewegt, da, wenn sie sich selbst bewegend wäre, sie auch der Veränderung unterworfen und im Raum lokalisierbar sein müsse, ist durchaus als Kritik an Platon und einzelnen Vorsokratikern zu verstehen. Auch die Tatsache, dass die sinnliche Wahrnehmung eine Funktion der Seele selbst ist, steht ebenfalls in Gegensatz zu Platos Ansicht, doch ergibt sie sich folgerichtig aus der eben geschilderten funktionellen Einheit von Seele und Körper.

Inwieweit die höheren Seelenvermögen die niedereren zu beeinflussen vermögen wird ebenso wenig explizit formuliert wie die Frage, ob tatsächlich eine klare Grenze zwischen der wahrnehmenden und der denkenden Seele zu ziehen ist. Deutlich wird dies am Beispiel der Vorstellungskraft (*phantasia*), die selbst zwar zum Bereich der wahrnehmenden Seele gehört, jedoch die denkende Seele durchaus zu beeinflussen vermag. Die Vorstellungskraft ist nach Aristoteles eine operative Kraft, die ein Bewusstsein von Dingen herstellt, indem sie diese als Objekte der Wahrnehmung oder – bei den Menschen – auch in Form von Gedanken produziert. Sie ist ferner in der Lage Handlungen auszulösen, indem sie die Objekte als ersehnt oder unerwünscht präsentiert. Schließlich sind die Objekte selbst, im Falle der Erinnerung oder des Träumens, nicht länger real, sondern eben nur in der Vorstellung existent.[238]

Insofern hat eine Unterscheidung dieser drei wesentlichen Seelenteile bzw. Vermögen *nicht eine reale Trennung* – im Sinne voneinander isolierbarer Einheiten – zur Folge, so dass „die empfindende Seele" als Abstraktum in der „denkenden Seele" zu suchen sei. Vielmehr ist sie *in ihr als Möglichkeit* vorhanden, es handelt sich immer um eine Seele, deren Teile nur dem Begriffe und Vermögen nach, aber nicht real voneinander unterschieden sind.[239] Auch wenn sich einzelne Seelenvermögen voneinander abgrenzen lassen, wie das der Ernährung von der Wahrnehmung, so gibt es dennoch nicht in demselben Sinne einzelne Teile ihrer selbst wie es einzelne Körperteile, Organe und Glieder gibt.[240] Sie zeigt sich immer als die eine Seele entsprechend den gegebenen Möglichkeiten.

Dem Menschen dient die Vorstellungskraft – im Sinne des höchsten Wahrnehmungsvermögens – schließlich als Brücke zwischen den Sinnen und dem Intellekt, indem sie die durch Wahrnehmung gewonnen Daten dem Intellekt als Material zur Verfügung stellt, auf deren Grundlage der Intellekt wiederum Konzepte und Ideen formt.

---

[236] Physiologisch betrachtet ist der Bereich innerhalb des Herzens mit „Pneuma" erfüllt, welches den ganzen Leib durchdringt und alle physiologischen Bewegungen – hin und wieder zurück zum Herzen – vermittelt, es verfügt über natürliche Wärme und ist damit ein geeignetes und primäres Werkzeug für die Seele. Vgl. Busche 2001, S.22.

[237] Der innere Zusammenhang zwischen den peripheren Sinnestätigkeiten und dem Vermögen der Bewegung, der Vorstellungskraft und des Begehrens wird von Aristoteles so erklärt, dass ein Tier, welches sich bewegen kann, auch Organe zur Wahrnehmung besitzen muss. Kann ein Tier wahrnehmen, so vermag es auch Nahrung zu begehren oder etwas Unangenehmen auszuweichen. Dazu ist es jedoch nur dann in der Lage, wenn es sich auch selbst zu bewegen vermag.

[238] *De Anima* 431 b 2-10.

[239] Vgl. Busche 2001 S.24.

[240] *De Anima,* 409a.

II.4.4 Die Denkseele *([Dia]noetike psyche)*

Das höchste der drei Seelenvermögen ist schließlich die Denkseele (*[dia]noetike psyche*), welche Aristoteles von ihrem Substrat bzw. ihrer Tätigkeit *nous* („Verstand", „Vernunft" bzw. „Geist")[241] differenziert und sich somit explizit gegen die Gleichsetzung der *psyche* mit dem *nous* wendet, wie sie beispielsweise von Demokrit und Anaxagoras vertreten worden ist.[242] Die Denkseele zeichnet im Unterschied zu den Pflanzen und Tieren den Menschen oder ein im „Rang noch höheres Wesen" aus.[243] Sie beinhaltet sowohl die Fähigkeit zur diskursiven Analyse und Verknüpfung bei der gedanklichen Urteilsbildung, was von Aristoteles als *dianoetike psyche* bezeichnet wird, wie das intuitive Erfassen von Begriffen und Prinzipien – im Sinne einer *noetike psyche* bzw. des *nous* im engeren Sinne. Letzterer vermittelt eine unmittelbare Einsicht in die höchsten Prinzipien der Dinge und Wissenschaften, die sich empirisch nicht mehr beweisen lassen. Aristoteles betont dabei immer wieder die strikte Trennung zwischen den Funktionen der Wahrnehmungs- und der Denkseele, da Wahrnehmung und Einsicht ihrem Wesen nach grundverschieden seien. Vielmehr ist die *[dia]noetike psyche* als höchstes Seelenvermögen ontologisch kausal von den unteren Ebenen abhängig und basiert auf dem ihr zugrunde liegenden Vermögen der Ernährung und Wahrnehmung, insbesondere aber dem der Vorstellung:

> „Deshalb denkt die Seele nie ohne Vorstellungsbilder."[244]

Das, was vom *nous* in Gedanken erfasst wird, wie die intelligible Form oder eine Idee (*eide*), vollzieht sich also immer nur *in und an den Vorstellungsbildern*.[245] Aus diesem Grund ist, im Sinne einer final gedachten Zweckhierarchie, das Vorstellungsvermögen hauptsächlich im Dienste des *nous* und nicht um seiner selbst willen tätig, so wie prinzipiell „der Körper um der Seele willen da ist."[246] Gleichzeitig ist die jeweils höhere Schicht, wie oben bereits dargestellt, durch das Auftreten eines höheren Prinzips in ihr, inhaltlich autonom. Im Falle des *nous* besteht die Autonomie darin, dass er gleichermaßen abgetrennt vom Körper des Menschen zu existieren vermag wie er an der Unsterblichkeit teilhat:

> „Auch dieser Geist ist abgetrennt, leidensunfähig und unvermischt, da er dem Wesen nach Betätigung ist – denn immer ist das Wirkende ehrwürdiger als das Leidende und der Urgrund als die Materie. Aber nicht denkt er bald, bald nicht. Getrennt nur ist er das, was er ist, und dieses allein ist unsterblich und ewig."[247]

Nachdem Geist *(nous)* von Aristoteles als „das, womit die Seele nachdenkt und vermutet,"[248] definiert wurde, scheint seine Aussage von der Abgetrenntheit und Unsterblichkeit auf den ersten Blick in direktem Widerspruch zu der gleichzeitig von ihm vertretenen Einheit von Seele und Körper zu stehen. Doch geht Aristoteles hier von der

---

[241] Vgl. Busche 2001 S.16.
[242] Eine derartige Gleichsetzung hatte beispielsweise bei Anaxagroas und Demokrit stattgefunden, vgl. ibid. 404 a 28 und 404 b1.
[243] *De Anima,* 414b, 19.
[244] *De Anima,* 4321a, 16f.
[245] *De Anima,* 431b2-5.
[246] Busche 2001, S.16.
[247] *De Anima,* 430a 18-23.
[248] *De Anima,* 429a 35f.

Unsterblichkeit des *nous* („Geistes") und nicht der Denkseele als solche aus, die als Teil der Gesamtseele in jedem Fall mit dem Tode des Körpers zugrunde geht.[249] Diese Sonderstellung des sich an der Spitze des hierarchisch strukturierten Stufenkonzepts der Seele befindlichen *nous*, sucht Aristoteles auch vermittels einer politischen Metaphorik zu veranschaulichen, ähnlich dem parallelen Seelen- und Staatsaufbau Platons. Denn der *nous* – in seiner Funktion des Denkens – „herrscht" indem er „erkennt".[250] isoliert vom Körper und den beiden anderen Seelenvermögen gleicht er etwa einem Schiffskapitän oder dem Regenten auf der Akropolis.[251]
Aus diesem Grunde ist der *nous*

> „der Wirklichkeit nach, bevor er denkt, nichts von den Dingen. Deshalb nimmt man mit Grund auch nicht an, dass er mit dem Körper vermischt sei. Denn er bekäme dann eine bestimmte Beschaffenheit, würde kalt oder warm oder hätte ein Werkzeug wie das Wahrnehmungsvermögen. Nun hat er aber keines".[252]

Diese Textstelle hat viele Kommentatoren dazu veranlasst, die Denkseele als etwas vollkommen Immaterielles zu betrachten und so doch einen Dualismus bei Aristoteles zu postulieren. Die Aussage „mit dem Körper unvermischt" bezieht sich jedoch nicht auf eine fehlende materielle Grundlage des *nous*. Vielmehr ist er insofern „abgetrennt" und „unbeeinträchtigt" vom Körper, als dass ihm durch letzteren kein Leid – wie warm oder kalt zu werden – widerfahren kann.[253] Obgleich er existentiell auf die unteren Ebenen und den Körper angewiesen ist, vermag der *nous* – ganz anders als die Wahrnehmungsseele, welche sich in ihrer Erkenntnis immer auf etwas Materielles bezieht – vor allem *rein intelligible und somit immaterielle Gegenstände bzw. Konzepte* zu erkennen. Das bedeutet er kann „ohne Bezug auf von außen gegebene Materie operieren",[254] aber nicht existieren.
Um ferner den Prozess des Denkens – im Sinne eines Denkenden und eines Gedachten – selbst darzulegen, spricht Aristoteles ferner von einem „leidenden" und einem „wirkenden" Aspekt des *nous*, obgleich der *nous* per se natürlich immer wirkend im Verhältnis zu den anderen Seelenteilen steht.[255] Der leidende *nous* (*nous pathetikos*) entspricht dabei dem Vermögen der Vorstellung (an der die Gedanken erarbeitet werden), er ist „der Geist, der alles wird"[256] – und zwar als Träger aller geistigen Veränderungen – während der wirkende Verstand einer unbeschriebenen Schreibtafel gleicht, da

> „irgendwie der Möglichkeit nach der Geist die denkbaren Dinge sei, aber in der Erfüllung (Wirklichkeit) keines, bevor er denkt, der Möglichkeit nach in dem Sinne wie bei einer Schreibtafel, auf der nichts in Wirklichkeit geschrieben ist; was beim Geist der Fall ist. Aber er ist auch selbst denkbar,

[249] Durch diese Aussagen wurden viele Kommentatoren bis in die Gegenwart hinein zu einer extrem einseitigen Interpretation des *nous*-Begriffes wie der Denkseele verleitet. Dazu gehört die Einordnung Aristoteles als Dualist, Materialist oder Funktionalist. Vgl. dazu Busche 2001, S.132-146, der dort diese Missverständnisse zu widerlegen sucht.
[250] *De Anima,* 429a 20.
[251] Busche 2001, S.98.
[252] *De Anima,* 429a 23-28.
[253] Busche 2001, S.86.
[254] Busche 2001 S.70.
[255] Die Interpretation dieser Textstelle ist bis heute umstritten, vgl. Busche 2001, S.76-78 und S.88.
[256] Voigt, 2001, S.4.

> wie die anderen Dinge. Denn bei den Dingen ohne Materie ist Denkendes und Gedachtes dasselbe".[257]

Das tatsächliche Hervorbringen der Gedanken setzt Aristoteles dabei in Analogie zur Fähigkeit des Lichts:

> „So wie das Licht die bloß der Möglichkeit nach vorhandenen Farben in Wirklichkeit hervorbringt so bringt auch der tätige Verstand die durch sein Systempotential ermöglichten Gedanken hervor."[258]

Auch wenn innerhalb des *nous* unterschiedliche Prozesse und Aspekte differenziert werden können, bleibt er seiner Struktur nach ebenso unteilbar wie er seinem Wesen nach unsterblich und von göttlicher Natur ist.[259] Bleibt die Frage, wie dieser göttliche *nous* in den Menschen hineingelangt und woraus er besteht, wenn nicht aus Materie.[260] Neben der oben erwähnten Tatsache, dass der *nous* zwar ohne Materie operieren, aber nicht ohne sie existieren kann, gibt Aristoteles in seiner Metaphysik konkrete Hinweise, wie der Begriff „ohne Stoff (*hyle*)" zu verstehen ist. Denn für ihn gehört zur Materie „*hyle*" alles, was sich verändert, und zwar indem es anderes verändert. Daneben existieren aber auch „Körper", die aus einer nicht veränderlichen, unauflöslichen Art von Materie bestehen, wie *Pneuma* und *Äther*. Aus letzterem sind alle Wesen, die das Göttliche enthalten, wie beispielsweise die Gestirne und der *nous* zusammengesetzt. Der *nous* als das höchste Seelenvermögen stimmt daher wesensmäßig mit dem „höchsten Körper" der Himmelsmaterie bzw. dem Äther überein.

Während der *nous* eo ipso unsterblich, jedoch per Definition nicht mit der *dianoetike psyche* identisch ist, sondern nur *deren Tätigkeit darstellt*, geht die Denkseele in jedem Fall zugrunde, sobald elementare Körperfunktionen oder das Herz selbst zerstört werden. Aus diesem Grunde verfügt der *nous* nach dem Tode auch über keine Erinnerung, da es sich *nicht um eine persönliche Unsterblichkeit* handelt:

> „..getrennt nur ist er [der *nous*] das, was er ist, und dieses allein ist unsterblich und ewig. Wir behalten kein Erinnerung, weil dieses zwar leidensunfähig ist, aber der leidende Geist sterblich ist, und es ohne diesen nichts denkt."[261]

Die Vergemeinschaftung des *nous* mit einer göttlichen Substanz spiegelt sich auch in der Frage seiner Entstehung im Menschen wider. Denn bei der Zeugung eines Menschen wird nur der *nous* nicht durch dem Sperma übertragen, sondern kommt – aufgrund seiner göttlichen Natur – später von außen in den Körper hinein.[262] Aristoteles macht auch in *De Anima* keine detaillierteren Aussagen über den Prozess des Eintrittes der Seele in den

---

[257] *De Anima* 429a, 31-430a 3.

[258] Busche 2001, S.88.

[259] Ob dieser Aspekt der Teilhabe des *nous* am Göttlichen erst dem „älteren Aristoteles" zuzuordnen ist, da das entsprechende Kapitel erst in einer späteren Version eingefügt worden sein soll, oder inwieweit er damit im Denken Platons wurzelt, soll hier nicht Gegenstand der Diskussion sein, vgl. dazu Theiler 1994, S.80.

[260] Zur Entwicklung und Entstehung der Seele im Embryo und ihre Entwicklung beim Menschen äußerst sich Aristoteles in *Gen.an.*

[261] *De Anima,* 430 a, 24-26.

[262] *Gen.An.* 736b, 27f.

Körper, da, infolge des mangelnden Erinnerungsvermögens, hierüber keine genaueren Aussagen getroffen werden können:

> „Der Geist scheint als eine Wesenheit hineinzugelangen und nicht der Zerstörung zu verfallen."[263]

Spätestens an dieser Stelle sehen sich sowohl spätantike Aristoteliker wie seine Kritiker mit dem so genannten „Geist-Seele-Trilemma" konfrontiert. Denn die Behauptung, dass die Seele die erste Verwirklichung eines natürlichen organischen Körpers ist und der Geist *(nous)* ein Teil der menschlichen Seele darstelle, scheint in Widerspruch zu der Vorstellung zu stehen, dass der Geist unsterblich ist und dem Körper von außen hinzutritt.[264] Averroes und Thomas von Aquin haben jeweils einen sehr unterschiedlichen Weg aus dem diesem Trilemma gesucht, indem sie – jeder auf seine Weise – die Geistspaltung als trügerisch zu entlarven trachteten.[265] Voigt legt in seinem Artikel über das Geist-Seele Trilemma überzeugend dar, dass mit der Unsterblichkeit und dem von außen Hinzutreten des „aktiven Geistes" kein theologisches oder transzendentes Konzept gemeint ist. Vielmehr symbolisiert der aktive Geist die ewig fortdauernde, geistige Aktivität des Menschen, die, aller (vermeintlichen) Antworten – welche in Gestalt von Wissen gespeichert werden – zum Trotz niemals aufhört, Fragen zu stellen und die schon in ihrem Ansatz über diese Antworten hinausgehen:

> „Die Aussagen des Aristoteles über den 'aktiven Geist', die lange Zeit für eine Spekulation über eine transzendente Wesenheit gehalten wurden, könnten vor diesem Hintergrund als der Reflex der Persönlichkeit des Sokrates als Archetyp des Philosophen interpretiert werden...."[266]

Mit der Idee, die Verbindung von Leib und Seele als hylemorphistisches System zu verstehen, nimmt Aristoteles im Rahmen des Leib-Seele Diskurses eine neue und schwierig einzuordnende Position ein. Denn er lehnt eine monistische Gleichsetzung von Seele und Körper, wie er sie bei den Vorsokratikern vorgefunden hatte, gleichermaßen ab, wie er die unabhängige Existenz von zwei unterschiedlichen Seinsbereichen im Sinne des platonischen Dualismus verneint.[267] Selbst die Vorstellung vom *nous* („das, womit die Seele nachdenkt und vermutet")[268], dessen Unsterblichkeit und göttliche Natur wohl an Platon anknüpfen, basiert nicht auf einer klaren Trennung zwischen geistiger und materieller Welt. Denn auch der *nous* besteht aus Materie – dem *äther* –, nur ist dieser, im Unterschied zur *hyle*, unveränderbar und ewig. Die Diskussion, ob die Psychologie des Aristoteles dabei richtungweisend für Materialisten, Dualisten oder Funktionalisten gewesen sein könnte und inwieweit seine Überlegungen zu Recht oder Unrecht von den unterschiedlichsten Schulrichtungen in Anspruch genommen werden, kann im Rahmen der vorliegenden Untersuchung nicht beurteilt werden.[269] Doch soll die Ursache für diese

---

[263] *De Anima,* 408b, 19f.

[264] Vgl. hierzu den Aufsatz von Uwe Voigt 2001, „Das Geist-Seele-Trilemma".

[265] Zu Theorie des Thomas von Aquin vgl. unten, Kap.II.7

[266] Voigt 2001, S.13.

[267] Zur Definition des Dualismus, vgl. HWP, Bd.2, S.298.

[268] *De Anima,* 429a, 35f.

[269] Zu dieser Diskussion vgl. Busche 2001 S, 132-146. Nach Busche stellt das aristotelische Denken einen Emergentismus der schöpferischen Form dar, da A. die schöpferische Kraft der Form, i.e. der Seele, behauptet.

weit reichende Wirkung, welche die aristotelische Psychologie zweifelsohne ausgeübt hat, nochmals herausgestellt werden.
Die *psyche* wirkt in Gestalt eines kreativ arbeitenden Systems nicht *als oder ohne* den Körper, sondern *am* bzw. *im Körper*, sie ist also weder mit ihm identisch noch von ihm getrennt.[270] Wenngleich ihre Leistungsfähigkeit durch die Materie, d.h. einem entsprechenden Körper, bedingt ist, so lässt sie sich keinesfalls aus ihm ableiten oder auf ihn reduzieren. Aristoteles postuliert vielmehr eine enge Verwurzelung der *psyche* im Körper und umgekehrt, wobei die Form über der Materie steht und ihr von außen hinzutritt, weswegen sie den Körper in seiner Lebendigkeit zu konstituieren vermag. Genau in dieser ebenso zielgerichteten wie komplex gedachten *wechselseitigen Beziehung von Seele und Körper* liegt die Besonderheit der aristotelischen Seelenvorstellung, welche die dualistische Sichtweise Platos zu überwinden sucht, ohne die ideelle Qualität der Seele vollständig aufgeben zu müssen. Betrachtet man ferner den Kontext, in dem seine Psychologie steht, so gehört letztere ausdrücklich zur Naturwissenschaft, zumindest sofern die Seele nicht „ohne Materie" ist. Der Bereich jenseits der Physik, die Metaphysik, beschäftigt sich hingegen mit den bewegungslosen und geistigen Wesenheiten, zu welchen auch der *nous* gehört.[271] Vielleicht lassen sich die aristotelischen Überlegungen mit einer Art von Polaritätsdenken vergleichen, ganz im Sinne der ursprünglichen Verwendung des Begriffes Polarität innerhalb der Naturphilosophie. Denn dort liegt dem offensichtlichen Antagonismus zweier einander entgegengesetzte Prinzipien oder Wesenheiten eine hintergründige Einheit zugrunde und gleichzeitig wird durch die Spannung zwischen beiden Polen Lebendigkeit erzeugt. Ebenso wie sich die Entelechie eines Menschen aus dem Zusammenwirken der *psyche* – in Gestalt der potentiellen Möglichkeit – mit einem spezifischen Stoff – dem Körper – ergibt und immer wieder neu bildet. Auch hier ist durchaus eine gewisse Nähe zum chinesischen Denken zu entdecken, in welchem die Polarität – beispielsweise in Form von *yin* und *yang* – eine ganz entscheidende Rolle spielt.[272]

Generell ist also auch für Aristoteles die grundlegende Frage die nach dem Wesen der Seele, doch „ganz im allgemeinen gehört es zum Schwierigsten, eine feste Meinung über sie zu gewinnen."[273] Im Unterschied zu Platon sucht er seine Erkenntnisse aus dem Blickwinkel der von der *psyche* ausgeübten Wirkungen und Funktionen zu gewinnen. Letzteres steht, wie eingangs bereits erwähnt, vor allem im Kontext seiner praktischen Philosophie, in welcher er einen deutlicheren Bezug zur realen Welt – wie der Mensch ist – als zu einer idealen – wie er sein sollte – herstellt. Aus diesem Grunde bedient sich Aristoteles – immer dann, wenn die Sprache ihre Grenzen erreicht und dort, wo Platon auf Bilder oder Mythen zurückgegriffen hat – einer sehr abstrakten Ausdrucksweise, deren Mehrdeutigkeit eventuell sogar beabsichtigt ist. Doch

> „heute dürfte es feststehen, dass wir in der gesamten Aristotelesüberlieferung nirgendwo an einem Punkt zurückkommen, an dem Aristoteles ' nicht ein Kritiker der platonischen Ideenlehre gewesen ist, aber auch nicht an den Punkt gelangen, an dem er wirklich aufgehört hätte

---

270 *De Anima* 414a, 20-23.
271 Vgl. die Erläuterungen von Theiler zu *De Anima*, in: Aristoteles 1994, S.74f.
272 Vgl. dazu unten Kap.III.6.2.
273 *De Anima*, 402a11f.

ein Platoniker zu sein. Was ein Platoniker war, wird von da aus in eine neue Fraglichkeit gerückt".[274]

II.5. Plotin und der Aufstieg der Seele

Mit Plotin (204-270 n.Chr.) erreicht der Neuplatonismus seinen Höhepunkt und die exegetischen Schriften der frühen Vertreter, die nicht selten ihre eigenen Spekulationen mit Platos Zitaten belegten, beschäftigen sich vor allem mit dem Kosmos und der Positionierung des Menschen in ihm. Erst mit Plotin, der sich selbst als Nachfolger Platos betrachtete – was ihn nicht daran gehindert hat, wesentliche Erkenntnisse aus der aristotelischen Psychologie in seine eigene Vorstellungen von der Seele zu integrieren – rückte die Lehre von der Seele wieder stärker ins Zentrum des Interesses.[275] Im Unterschied zu den anderen Neuplatonikern, entwarf er, aufbauend auf der Idee des Guten von Platon, eine ebenso ontologisch wie metaphysisch wirksame und hierarchisch gegliederte Hypostasenreihe. Dabei geht er von einer deutlichen Trennung aus zwischen der Welt des Wahrnehmbaren und Materiellen, die einer ständigen Veränderung unterworfen ist, und der Welt des Intelligiblen, welche sich durch die Qualität des immer Seienden und Unvergänglichen auszeichnet. An die Spitze dieser Hypostasenreihe hat Plotin ein erstes Prinzip gesetzt, welches das Sein selbst transzendiert: das Eine. Damit setzte er eben dort an, wo Platon aufgehört hatte.

Dieses Eine steht der Welt des Veränderlichen und sinnlich Wahrnehmbaren jedoch nicht isoliert oder gar unversöhnlich gegenüber. Vielmehr suchte Plotin insofern den strengen platonischen Dualismus zu überwinden, als dass er das Eine aus sich heraustreten lässt. Wie eine Quelle fließt das Eine aus sich selbst heraus über und erschafft in verschiedenen Abstufungen die gesamte Welt. Zuerst entsteht dabei der *nous* (Geist), aus ihm die Weltseele und diese bringt wiederum die vielen Einzelseelen hervor. Vorgestellt als große Kette des Seins entwickelt sich dieses fortlaufende Kontinuum vom höchsten Einen bis hin zur niedersten Materie, von der Einheit zur Vielheit.
Das Eine charakterisiert Plotin auch als das „erste Eine" im Unterschied zum „zweiten Einen", welches auch als „Eines Vieles" bezeichnet wird. Letzteres entspricht dem Geist *(nous)*, der mit dem Prinzip des Denkens identisch ist, wodurch die platonische Ideenlehre mit der *nous*-Vorstellung von Aristoteles verknüpft wird. Denn der Geist *(nous)* trägt die Ideen der Dinge in sich, deswegen ist er sowohl Einheit wie Zweiheit. Die dritte Hypostase – die Seele –, welche zunächst immer als Weltseele aufgefasst wird, ist schließlich „Eines und Vieles". Sie ist das Abbild *(eidolon)* des Geistes und steht, als letztes und unterstes Prinzip, an der Grenze zur sinnlich wahrnehmbaren Welt. Daher kommt ihr, und zwar in Gestalt der Einzelseele, die Funktion der Vermittlung zwischen materieller und geistiger Welt zu, da sie sich ebenso von oben nach unten wie von unten nach oben zu bewegen vermag. Denn

[274] Gadamer 1999 Bd.7, S.131f.
[275] Beierwaltes 2001, S.19.

> „die Einzelseelen sind Formen, in denen sich die Weltseele darstellt, wenn sie in Verbindung mit dem wahrnehmbaren Kosmos tritt".[276]

Das Verhältnis dieser drei Hypostasen, Eines, *nous* und Weltseele wird von Plotin in Gestalt eines Bildes skizziert:

> „Denn so steht es mit den einzelnen Seinsstufen: setzt man das Gute (Erste) als Mittelpunkt, so wird man den Geist als unbewegten Kreis ansetzten und die Seele als bewegten Kreis; und zwar bewegt er sich vermöge des Verlangens."[277]

Wesentlich für das Verständnis der plotinischen Hypostasenleiter ist, dass sie nicht primär die objektive Darstellung einer real gedachten Weltentstehung wiedergibt. Vielmehr sollte das in der *psyche* vollzogene Denken des Einen und des *nous* „das Gestalt gebende Moment einer philosophischen Lebensform" sein, in welcher der Mensch nach Selbsterkenntnis und Selbstvergewisserung des in ihm wirksamen transzendenten Grundes sucht.[278]

II.5.1 Das Eine

Dem Einen, welches ebenso als „das Gute" wie als „Jenes" bzw. „Jener" bezeichnet wird, hat Plotin eine eigene Enneade gewidmet.[279] Wesentliches Merkmal des Einen, als dem Ersten und dem Urgrund aller Dinge, ist seine Einfachheit. Es ist ebenso selbstgenügend und unbedürftig wie es das Größte und Unteilbare dem Vermögen (und nicht der realen Größe oder Masse) nach darstellt.[280] Die Schwierigkeit das Eine zu beschreiben besteht eben darin, dass es eigentlich dem Denkvermögen oder der Wissenschaft, die in Zahl und Vielheit gerät, nicht zugänglich ist. Denn jede Art der Charakterisierung würde auch deren Gegenteil in sich einschließen, daher ist es also weder

> „ein Etwas noch ein WIEBESCHAFFEN noch ein WIEVIEL, weder Geist noch Seele; es ist kein BEWEGTES und wiederum auch kein RUHENDES, nicht im RAUM, nicht in der ZEIT".[281]

Wenn das Eine letztlich nur durch Negationen ausgrenzbar wird, ist sogar die Beschreibung des Einen als „gut" problematisch, da es für das Eine selbst im Grunde kein Gutes gibt. Denn es kann nur für die anderen Dinge gut sein, die in der Lage sind, an ihm teilzuhaben, weswegen es von Plotin auch als das, „Übergute" bezeichnet wird.[282] Während die Idee des Guten bei Platon durchaus noch mit noetischen Mitteln, d.h. dem Denken erfasst werden kann, vermag man dem Einen bei Plotin nur mittels einer „Gegenwärtigkeit, welche von höherer Art ist als Wissenschaft" innezuwerden:

> „Darum lässt sich von ihm ' weder reden noch schreiben' wie es heißt: sondern wir reden und schreiben nur davon, um zu ihm hinzuleiten, aufzuwecken aus den Begriffen zum schauen und gleichsam den Weg zu wei-

[276] Zintzen 1991, S.45.
[277] *En.IV* 4 [328], 16, 23
[278] Beierwaltes 2001, S.11.
[279] *En IX (Das Gute (Eine))*.
[280] Ibid. 39-41.
[281] Ibid. 22.
[282] Ibid. 46.

> sen, dem der etwas schauen will. Denn nur bis zum Wege, bis zum Aufbruch reicht die Belehrung, die Schau muss dann selbst vollbringen, wer etwas zu sehen gewillt ist."[283]

So hat Plotin die Inhalte, welche sich dem direkten Zugang des Denkens entziehen und die Platon anhand des Mythos darzustellen suchte, in Gestalt eines mystischen Erlebnisses – der Schau des Einen – erfahrbar gemacht. Die Schau des Einen – welches mit anderen Worten dem höchsten göttlichen Sein entspricht – gipfelt schließlich in der Vereinigung mit ihm, hier wird Philosophie zur Religion. Doch im Unterschied zur Interpretation vieler christlicher Mystiker, die sich auf Plotin beziehen, geht es ihm nicht um einen unmittelbaren Zugang zum Göttlichen, der den Wert des Denkens einzuschränken oder gar zu verdrängen sucht. Vielmehr stehen Denken und Vereinigung mit dem Einen in einem untrennbaren produktiven Verhältnis zueinander, so macht das Denken resistent gegen das Irrationale und die Einung wird zu einem das Denken übersteigenden Wesen. Es erlaubt dem Menschen, sein Leben gemäß den, aus dem Einen ableitbaren und bewusst gewordenen Normen zu leben.[284]

II.5.2 Der Nous

Der Geist *(nous)*

> „ist die erste Form oder das erste Resultat der freien und zugleich notwendigen Selbstentfaltung des Einen".[285]

Als das Zweite und Eine Viele entspricht er dem Denkenden Sein, hier denkt sich das Eine selbst, das bedeutet *nous* stellt das Prinzip des Denkens selbst dar. Der Geist ist gleichermaßen Einheit wie Vielheit, da das zu denkende Sein identisch mit den Ideen ist und er die Vielzahl der Ideen wie ein Ganzes umschließt. In Anlehnung an Aristoteles begreift Plotin *nous* als Gott im Sinne des „Denken des Denkens".[286] Ferner hat Plotin dem *nous* als Prädikate bestimmte „relationale Seinsweisen" zugedacht: die Wahrheit (*aletheia*), Weisheit (*sophia*), Schönheit (*kallos*) und Liebe (*philia*).[287] Sie kommen erst dem Zweiten als dem sich selbst denkenden Einen zu, da das Erste Eine dadurch seine Absolutheit in Frage stellen würde.

Aus dem *nous* geht schließlich die dritte Hypostase, die Weltseele hervor. Sie steht nun an der Trennlinie zur wahrnehmbaren und materiellen Welt, in ihr wird die Wirksamkeit des Geistes tatsächlich in Bewegung umgesetzt.

II.5.3 Die Welt- und Einzelseele

Der wesentliche Unterschied zwischen Welt- und Einzelseele ist, dass die Einzelseele auf einen einzigen individuellen Körper beschränkt ist, während die Weltseele sich mit dem

---

[283] Ibid. 26.
[284] Beierwaltes 2001, S.10.
[285] Ibid. S.21.
[286] Ibid. S.24.
[287] Eine ausführliche Darstellung des *nous* findet sich bei Beierwaltes 2001, S.16-71. Zur Kategorisierung der vier relationalen Seinsweisen vgl. ibid. S.28ff.

Weltkörper verbindet. Doch stehen sie beide auf der gleichen Stufe der intelligiblen Hierarchie. Das Wesen der Seele gleicht einem Amphibion, da es eine Mittlerstellung zwischen geistiger und materieller, intelligibler und wahrnembarer Welt einnimmt.[288] Denn die Seele vermag ebenso in ihrem Ursprung, dem *nous*, unbewegt zu verharren wie sie sich der Welt des Werdens zuwenden kann. Aus diesem Grund ist sie unteilbar, sobald sie sich dem *nous* zuwendet, und teilbar, sobald sie in der Welt der Erscheinungen wirkt. Wirken und Hervorbringen sind dabei Aufgaben der Seele:

> „Die Seele dagegen schafft nun ohne zu beharren, sie zeugt vielmehr ihr Nachbild, indem sie sich bewegt."[289]

Dabei erscheint die Seele, wie bei Aristoteles als Wahrnehmungskraft, Vernunft oder Wachstumskraft. Immer aber ist es so, dass jede Seele nicht zuletzt eine (moralische) Verpflichtung besitzt, sich um das Unbeseelte zu kümmern sowie den Leib zu formen und zu ordnen. Ebenso wie bei Aristoteles ist die Seele dem Leib überlegen, da sie ihn hervorbringt und ihm Ordnung verleiht, doch ist sie selbst nicht mit der Form (*morphe*) identisch. Die Verbindung von *psyche* und Körper ist ferner nicht so vorzustellen, dass sich die Seele im Körper befinde, vielmehr befinde sich der Körper in der Seele, so wie bei dem Zusammenwirken von Licht und Luft:

> „Solange die Luft unter den Strahlen des Lichts liegt ist sie durchlichtet, ‘so dass man hier mit Recht sagen kann, dass die Luft im Lichte ist, eher als das Licht in der Luft ‘."[290]

Aufgrund ihrer Verwandtschaft mit dem *nous* und dem Einen, aus dem sie – im Rückgriff auf Platons Phaidros – ursprünglich befiedert in die Welt der Leiblichkeit herabgestiegen war, ist sie dem Körper nicht nur überlegen, sondern auch von unsterblicher Natur.[291] Nachdem sie dem Geistigen angehört, kann sie selbst infolge der Wirkung, welche sie auf andere (materielle) Substanzen ausübt, in ihrer Qualität niemals gemindert werden, selbst wenn dies in der Welt des Werdens so anmutet. Vielmehr ist die Wirkung der intelligiblen Substanzen immer gleich, sie kann einzig durch die unterschiedliche Fähigkeit des jeweils Aufnehmenden – der Materie – nachlassen. Jede Individuation oder Teilung beruht auf Materie, während die Seele – als Substanz – auch in der Vielheit immer ihre Einheit behält. Es ist immer die eine Seele, die „als ein und dieselbe in vielen Körper ist."[292] Die Wechselwirkung zwischen Körper und Seele ist, im Unterschied zu Aristoteles, somit relativ einseitig. Denn während die Seele den Körper durchaus zu gestalten und zu beeinflussen vermag, wird sie selbst von der Materie in ihrem Wesen nicht verändert oder beeinträchtigt, allein wie sie in Erscheinung zu treten vermag, ist von der Aufnahmefähigkeit der Materie abhängig.

---

[288] *En IV* 8 [6]4, 31.
[289] *En V 2* [11] 1,16ff.
[290] Zintzen 1991, S.47.
[291] Plotin bezieht sich bei seiner Vorstellung von der Seelenwanderung auf Platos Staat und vertritt die Auffassung, dass sich die menschliche Seele sowohl in Gestalt anderer Menschen, Tiere oder sogar Pflanzen wieder inkarnieren kann. Dabei wählt sie die Form, welche ihr, in ihrem Handeln und Verhalten im letzen Leben, am meisten entsprochen hat. Vgl. Zintzen 1991, S.52.
[292] Zintzen, 1991, S.48.

Auch die von Aristoteles als niedere Seelenvermögen qualifizierten Eigenschaften, wie Wahrnehmung, Empfindung und Erinnerung, gehören bei Plotin nicht zum ursprünglichen Wesen der Seele, sondern entspringen dem Beisammensein von Leib und Seele. Dabei postuliert Plotin eine weitere Abstufung zwischen *psyche* und Körper, die dank einer subtileren Differenzierung sowohl die Wirkung von der geistigen auf die materielle Welt wie den Übergang zwischen ihnen herbeiführen soll. Indem die Seele nochmals ein Abbild (*eidolon*) von sich erschafft, wirkt sie wie „ein Lichtstrahl, den die Seele in den Körper hinaussendet als Schatten bzw. Spur ihrer selbst"[293], so dass sie eine neue Wesenheit hervorbringt, die schließlich Träger der Wahrnehmung und aller anderen Affektionen ist.

Diese Mittlerstellung der Seele, welche erst angesichts ihres freiwilligen Abstiegs in die Körperwelt offenbar wird, deutet bereits ihre eigentliche Bestimmung an: den Aufstieg der Seele zum Einen vermittels des ihr innewohnenden Eros. Denn die Seele stammt von Gott – dem Einen – und sie begehrt zu ihm zurückzukehren. Dabei gilt es, die der Seele immer schon innewohnende Schönheit wieder hervortreten zu lassen, da sie meistens durch Hässlichkeit – welche von Plotin als fremder Zusatz wie Lehm oder Schlamm charakterisiert wird – verdeckt ist.[294] Die Reinigung der Seele besteht dabei in der Abwendung vom Leiblichen und der Ausübung von verschiedenen Tugenden wie Besonnenheit oder Tapferkeit in Verbindung mit der Tätigkeit des Denkens.[295] Erst wenn die Seele aufgrund des Reinigungsprozesses selbst schön geworden ist, vermag sie auch das Schöne zu schauen:

> „... kein Auge könnte je die Sonne sehen, wäre es nicht sonnenhaft; so sieht auch keine Seele das Schöne, welche nicht schön geworden ist. Es werde also einer zuerst ganz gottähnlich und ganz schön, wer Gott und das Schöne schauen will."[296]

In der Hinwendung zum Denken begreift die Seele sich allein, indem sie den Geist *(nous)* in sich als ihr wahres Selbst erkennt. Auf der nächsten Stufe fordert jedoch das Eine das Denken – in seiner Un-Denkbarkeit – heraus, sich als *nous* – sich selbst denkendes – zu übersteigen und schließlich jede durch das Denken herausgeforderte Differenz zu verlassen, um sich mit dem Einen unterschiedslos zu verbinden. Dieser Aufstieg der Seele ist zugleich ein Weg nach innen, indem sich die Seele von der Vielheit in der Welt abstrahiert und sie dem Einen um so ähnlicher wird, je intensiver sie mit sich selbst Eins wird. Die letztendliche Vereinigung des Betrachters mit dem Betrachteten, indem das Auge selbst zur Lichtquelle wird, ist nicht mehr Schau allein, sondern ein Zustand höchster Ekstase und höchsten Seins. Die Abwendung von der Vielheit zur Einheit, wenn ein Mensch durch Selbsterkenntnis zugleich seinen Ursprung erkennt, trägt den Charakter eines mystischen Erlebnisses, in dem sich religiöses nicht mehr von philosophischem Denken trennen lässt.

---

[293] Ibid. S.52.
[294] Anders als bei Plato, bei dem die Seele erst gut und schön werden muss.
[295] *En I6* (1), 5:26-27.
[296] Ibid. 9:43.

Mit Blick auf die weitere Entwicklung der *Psyche* -Vorstellung bei Augustinus und den christlichen Mystikern gilt es unbedingt festzuhalten, dass bei Plotin die angestrebte Vereinigung mit dem Einen letztendlich ***nur vom Philosophen***, der sich über den ***nous*** im denkenden Bewusstsein zum Einen wendet, vollzogen werden kann. Das vernunftgemäße Denken und die Besinnung auf den ***nous*** sind ***unabdingbare Voraussetzung*** für die ekstatische Vereinigung, so dass ***Denken und Wissen*** nicht negiert, sondern – ganz im Gegenteil – ***überhöht*** werden. Ferner gelingt der Aufstieg der Seele zu der ihr eigenen geistigen Substanz vor allem kraft der, von ihr selbst vollbrachten Anstrengung und nicht dank der Gnade eines Göttlichen, welches sich der Einzelseele zuwendet. Aus diesem Grund unterliegt die Seele niemals Einflüssen, die ihren Ursprung außerhalb der intelligiblen Welt haben könnten, weswegen Glaube oder Magie keinesfalls eine Unterstützung oder gar Voraussetzung für den Seelenaufstieg darstellen. Doch hat Plotin mit seiner Vorstellung von der Mittlerstellung der menschlichen Einzelseele und ihrem Streben nach dem Einen gleichsam den Boden für eine Entwicklung bereitet, in der die Frage nach Wesen und Bestimmung der Seele immer offensichtlicher in einen religiösen denn einen philosophischen Kontext rückt.

II.6. Augustinus und die Lehre von der Dreieinigkeit der Seele

Die Entwicklung und Komplexität des augustinischen Denkens spiegelt sich unmittelbar in seinen mannigfachen und teils widersprüchlichen Ausführungen zur Seele wieder. Das Werk von Augustinus (354-430) gleicht einer unentwegten intellektuellen Auseinandersetzung mit all den philosophischen Strömungen, die ihm im Laufe seines bewegten und ungewöhnlichen Lebens begegnet sind. So verteidigte er zunächst in der 388 n.Chr. verfassten Abhandlung *De quantitate animae* die Immaterialität der Seele gegen die materialistische Seelenkonzeption des Manichäismus – zu dessen Anhängern er einst selbst gehörte – und der Tertullians. Wesentliches Merkmal der Seelenvorstellung Augustins ist sein Streben, das neuplatonische Seelenkonzept in die Lehre des Christentums zu integrieren. Doch je vertrauter er mit letzterem wurde und je mehr er sich – in seiner Funktion als Bischof – in die Kirchenorganisation eingebunden fand, um so problematischer gestaltete sich diese Verbindung. Besonders augenfällig wird dies beim Konzept des Einen, wenn er es nicht mehr als erste Wirklichkeit des ***nous***, sondern als eine vom menschlichen Geist absolut getrennte Entität darstellt.[297] Das Verhältnis von Leib und Seele ist auch bei Augustin eindeutig dualistischer Natur. Zwar bilden Seele und Körper eine (locker geknüpfte) Einheit, doch die Seele besitzt und gebraucht den Körper, da es – vermöge ihres vernunftbegabten Wesens – ihre Bestimmung ist, den Körper zu beherrschen.[298] Auch wenn Augustin betont, dass der Körper, anders als bei Plato, nicht nur als Gefängnis der Seele zu betrachten sei – schließlich habe er, ebenso wie die Seele, seinen Ursprung im Göttlichen Einen – hält er den Körper doch für zweitrangig. Der Körper vermag die Seele ebenso wenig zu gestalten wie das Wesen und die Persönlichkeit eines Menschen allein durch die Seele, und nicht durch den Körper, bestimmt werden.[299]

---

297 Flasch 1994, S.329.
298 Flasch 1994, S.77.
299 Flasch 1994, S.77f.

Dabei ist die Seele unteilbar und einfach; sie „ist im ganzen Körper ganz und in jedem seiner Teile ganz".[300]

Der systematisch wie inhaltlich bedeutungsvollste Beitrag zu Vermögen und Wesen der Seele findet sich in dem philosophischen Hauptwerk Augustins *De trinitate* (Von der Dreieinigkeit), an dem er beinahe 20 Jahre arbeitete.[301] Hier begegnet uns eine Seelenvorstellung, die vom Genesis Wort des göttlichen Ebenbildes inspiriert ist. Die Seele gleicht in ihrer Struktur der göttlichen Trinität, da der selbsttransparente menschliche Geist, obgleich er von Gott getrennt ist, ihm – als sein Abbild – doch am nächsten steht, weswegen er als das Wertvollste im Menschen zu begreifen ist.

II.6.1 Die Seinsstufen der Seele

Das Wirkvermögen der Seele hat Augustin in seiner Schrift *De quantitate animae* in sieben, hierarchisch strukturierte Stufen eingeteilt, die – ähnlich wie bei Plotin – zugleich dem Aufstieg der Seele bei ihrer Suche nach wahrer Erkenntnis entsprechen.[302] Auf der ersten und fundamentalen Stufe belebt die Seele den Körper, sie verleiht ihm – in Anlehnung an Aristoteles – die Fähigkeit zu Geburt und Wachstum. Zur zweiten Ebene gehört die Wahrnehmung, welche ausschließlich als Funktion der Seele und nicht des Körpers aufgefasst werden. Dabei versteht Augustinus Wahrnehmung nicht als passiven Akt, vielmehr wägt die Seele zwischen allem, was sie sieht, hört, riecht oder schmeckt, ab, um es bestmöglich auf die Bedürfnisse und Interessen eines Lebewesens abzustimmen. Die dritte Stufe spiegelt nun einen Bereich wieder, der allein den Menschen vorbehalten ist: ein instrumentelles Denken, welches notwendige Voraussetzung für jede Form von Zivilisation und Kultur ist. Die Seele zeigt sich hier als Erfindungsgabe, als Bildnerin von Sprachen, Künsten oder der Landwirtschaft und des Gewerbes. Diese Ebene ist allen Menschen, den Guten und Bösen, den Gelehrten und den Ungelehrten zueigen. Mit der vierten Stufe beginnt schließlich eine (moralische) Unterscheidung der Menschen, denn erst kraft der Erkenntnis des Richtigen und Guten vermag ein Mensch an Gott zu glauben und Autoritäten – im Sinne der christlichen Kirche – anzuerkennen. An eben diesem Punkt tritt nun der Übergang von der philosophischen hin zur religionsphilosophischen Betrachtung der Seele ganz deutlich zutage. Denn Augustin begreift im Rahmen seiner Darstellung der psychischen Strukturen eines Menschen erstmals den *Glauben als absolut notwendige Voraussetzung für jede wahre Erkenntnis.* Zwar hält er bis zu seinem Tode am platonischen Ideal der Überlegenheit des Wissens vor dem Glauben fest,[303] im Sinne einer Abfolge von Meinen, welches fehlgehen kann, über Glauben zum Wissen, das niemals fehlgehen kann.

---

[300] Kersting 2000 S.66.

[301] Ergänzt werden müssen diese Ausführungen jedoch von der Lehre über die Willenstheorie in *De Arbitrio Libero* und die Wahrnehmungsvorstellung in *De Musica* sowie seine Ausführungen über das Gedächtnis und das Zeitbewusstsein in den „Confessiones" Vgl. dazu Kersting 1991, S.59.

[302] Einige der hier erwähnten Ausführungen werden von Augustin in seinen späteren Schriften, vor allem in *De Trinitate* insofern modifiziert, als dass die hier geschilderte Eigenständigkeit und Leistungsfähigkeit der Seele durch das Wirken und die Gnade Gottes eingeschränkt wird. Zu den sieben Seinsstufen vgl. Flasch 1994, S.139-145.

[303] Flasch 1994, S.325.

Doch der Glaube dient als unentbehrliches Mittel für jede wahre Erkenntnis, denn der Glaube ist sich einer Sache sicher, die er noch nicht weiß, aber die dazu bestimmt ist, zu echtem Wissen zu werden. Glaube ist somit nichts anderes als „mit Zustimmung zu denken".[304] Augustin versteht Glauben also durchaus nicht als etwas vernunftfeindliches, wie es in der späteren christlichen Theologie oftmals der Fall war, sondern *Glauben* ist bereits Denken, und zwar ein *Denken mit Willenszuwendung*. Niemand glaubt etwas, von dem er nicht zuvor gedacht hätte, es sei zu glauben. Allerdings gelingt dem Menschen dies nicht aus sich selbst heraus, sondern nur kraft der göttlichen Gnade lässt sich überhaupt etwas über Gott denken.[305] Diese vierte Stufe ist deshalb vor allem durch den Prozess der Reinigung – welche wiederum als eine Funktion des Glaubens, der das Herz zu läutern vermag, angesehen wird – und die Entdeckung der Tugend gekennzeichnet. Denn es ist für die die Seele ein äußerst mühsamer Prozess, sich durch Lust oder Schmerz nicht vom richtigen Weg abbringen zu lassen.[306]
Wenn die Seele auf der fünften Stufe die Tugend erreicht hat, muss sie nicht mehr kämpfen, sondern erfreut sich ihrer eigenen Macht und Standhaftigkeit, indem sie weiter auf ihrem Weg zu Gott schreitet. Die sechste Stufe besteht in der Tätigkeit der Seele, den geistigen Blick auf das wahrhaft Seiende, auf Gott, zu lenken, dies ist das vollkommenste Begehren der Seele. Auf der siebten Stufe ist die Seele schließlich an ihrem Ziel – der Schau der Wahrheit – angekommen, wo sich ihr wahre Freude und Genuss offenbaren. In Anlehnung an die platonische Idee des Guten und das Eine von Plotin, besteht für Augustin die Wahrheit in der Erkenntnis, dass Gott die Liebe ist. Indem die Seele – als Geschöpf Gottes – Gott liebt, liebt sie sich selbst:

> „Für uns Menschen bedeutet Augustins Liebesdefiniton, dass die Liebe zum wahrhaft Guten gleichbedeutend ist mit der Rettung unseres geistigen Ich."[307]

Das Moment der Gnade, welches erst in seinen späteren Werken, insbesondere in *De trinitate* eine ganz wesentliche Rolle spielt, gewinnt vor dem Hintergrund der Selbstgenügsamkeit Gottes wie der Tatsache, dass er der Welt und unserer Liebe gar nicht bedarf, noch an Intensität.[308]

II.6.2 Über die Trinität

Nachdem die augustinische Gnadenlehre aplotinisch den Geist vom Einen getrennt hat, erscheint der menschliche Geist auf der einen Seite rezeptiv und der göttlichen Gnade bedürftig zu sein. Auf der anderen Seite stellt der Geist, den Augustin entweder als *„anima rationalis"* oder *„mens"* und schließlich auch als *„animus"* bezeichnet – welches spezifisch für den rationalen Geist verwendet wird –,[309] zugleich „Haupt und Auge der Seele" dar.

[304] Flasch 1994, S.315.
[305] Dieser Aspekt wird allerdings erst in seinen späteren Werken explizit formuliert.
[306] Vom Kampf und Mühsal auf dieser Ebene handelt die Schrift *Confessiones*, in der Augustin sehr lebhaft und teils sogar äußerst drastisch von den Versuchungen des Lebens, wie Alkohol, Luxus und Sexualität spricht, die den Menschen vornehmlich nachts heimsuchen, und der ungeheuren Anstrengung, die erforderlich ist, diesen zu widerstehen.
[307] Flasch 1994, S.143f.
[308] Flasch S.145.
[309] Matthews 2000, S.137.

Dieser Widerspruch zwischen einer vernunftbegabten Seele, die, im plotinischen Sinne, sich auf sich selbst besinnend ihre eigene Göttlichkeit erkennt, und einer Seele, die ohne die göttliche Gnade niemals zu denken oder zu erkennen imstande wäre, muss im Kontext der Suche nach einer spezifisch christlichen Gottesdefinition betrachtet werden, wie sie im 4./5.Jh.n.Chr stattgefunden hat. Es stellte sich auf der einen Seite die Frage, ob Gott das unbestimmte plotinische Eine oder der sich selbst denkende *nous* oder sogar beides zusammen war. Auf der anderen Seite galt es vor dem Hintergrund der aristotelischen Kategorienlehre – nach der alles Wirkliche entweder eine Substanz oder *etwas in einer Substanz* ist – eine Lösung zu finden, in der Gott, Sohn und heiliger Geist nicht als drei verschiedene Substanzen, das bedeutet als drei Gottheiten auftreten.[310]
In seiner Trinitätslehre sucht Augustin diese Problematik durch eine Analyse des menschlichen Geistes zu lösen, indem er postuliert, dass es Wirkliches gibt, welches weder als Substanz noch als etwas in einem anderen existiert. Von eben dieser Art sind sowohl der menschliche Geist – in der einheitlichen Gestalt von Erinnerung (*memoria*), Einsicht (*intelligentia*) und Wille (*voluntas*), die wechselseitig durch das jeweils andere, genau das sind, was sie sind – wie die erkennbare Einheit der drei göttlichen Personen Vater, Sohn und heiliger Geist. Nach Augustin sind alle Dinge auf der Welt ein Abbild der göttlichen Trinität, doch am deutlichsten zeigt sich diese im menschlichen Geist, und dies gleich in mehrfacher Hinsicht. Während sich die Trinität im zwischenmenschlichen Bereich als Einheit von Liebendem, Geliebtem und der Liebe zeigt, offenbart sie sich im Hinblick auf sich selbst als Geist, seiner Selbsterkenntnis und seiner Selbstliebe.[311]
Das deutlichste Abbild der Dreieinigkeit offenbart sich jedoch im Gedächtnis, der Einsicht und dem Willen. *Memoria* – das Gedächtnis – lässt sich dabei in zwei Arten unterscheiden, ein äußeres (*externa*) wie ein inneres (*interna*). Ersteres bezeichnet das Gedächtnis, wie es auch heute in der Umgangssprache verwendet wird, das Festhalten bestimmter äußerer Ereignisse, indem es den Erlebnissen zugleich eine Einheit verleiht. Doch nachdem es sich dabei nur um äußere Eindrücke handelt, die der Vergänglichkeit unterliegen und zerstörbar sind, spricht Augustin zumeist vom inneren Gedächtnis (*memoria interior*). Anders als das äußere Gedächtnis beschäftigt sich dieses nicht mit Vergangenem, sondern mit der Gegenwart. Es ist ein

> "Denken vor dem Denken; es ist das, von woher der Blick des Denkenden geprägt wird".[312]

In ihm wird sich nicht nur der Geist selbst gegenwärtig, sondern es fungiert auch als verborgener Einheitsgrund bewusster Tätigkeiten. Grundlegende Voraussetzung für das *memoria interior* ist die augustinische Vorstellung, dass jede Form der Erkenntnis, niemals von außen kommen kann, sondern immer schon da ist, da der Geist sich immer nur in sich selbst finden kann und Selbsterkenntnis zugleich die Erkenntnis aller anderen intelligiblen Strukturen und Inhalte ist. Das Gedächtnis steht nun in unmittelbarer Wechselwirkung mit dem Willen und der Einsicht. Ein Mensch kann nichts wollen ohne Einsicht und Erinnerung, wie er nicht einsehen kann ohne Erinnerung und Willen:

---

310 Flasch 1994, S.331-335.
311 *De Trinitate* XV, 6,10 und Flasch 1999, S.94f.
312 *De Trinitate* XV 12, 22 und Flasch 1994, S.345.

> „Ebenso weiß ich, dass ich einsehe, was immer ich einsehe, und weiß, dass ich will, was immer ich will; was ich aber weiß, dessen erinnere ich mich. Also erinnere ich mich meiner ganzen Einsicht und meines ganzen Willens. Ebenso sehe ich, wenn ich diese drei einsehe, sie in ihrer Ganzheit ein."[313]

Die Einheit dieser drei liegt nun in ihrem Wesen begründet, da sie nicht drei Substanzen, sondern eine Substanz sind. Sie sind eins in ihrer beziehungslosen, in sich selbst ruhenden Wirklichkeit, drei werden sie durch ihre gegenseitige Bezüglichkeit:

> „Diese drei sind daher dadurch eins, dass sie ein Leben, ein Geist, ein Wesen sind.... Drei indes sind sie dadurch, dass sie aufeinander bezogen werden."[314]

Das wichtigste und innerhalb der Diskussion um die einheitliche Substanz der Trinität auch wirklich neue von Augustin vorgetragene Argument ist das der Relation. Sie sind von einer Substanz, da sie gar nicht ohne ihre wechselseitige Beziehung existieren könnten. Somit sind diese drei auch nicht mit dem Menschen bzw. mit seiner Seele gleichzusetzen, vielmehr sind sie im Menschen wirksam.[315] Identisch sind sie nur mit dem Geist, der das Haupt oder das Auge der Seele darstellt und der nicht mehr – wie noch bei Plotin – rein intellektualistisch verstanden wird. Denn in ihm wirkt ebenso der Wille, der wiederum aus dem Denkakt hervorgeht, da niemand will, was er nicht kennt oder eingesehen hat. Übertragen auf die ursprüngliche Frage, wie sich denn Vater, Sohn und heiliger Geist zueinander verhalten, so sind sie ebenfalls wesensmäßig aufeinander bezogen, die „göttliche Substanz" existiert in allen drei Personen und in jeder existiert sie ganz.

Augustin vertritt bei der Frage nach dem Wesen der Seele insofern eine ungewöhnliche Position, als er – anders als es in der platonisch-arisotelischen Tradition üblich war – sich ganz auf die Innenperspektive stützt. Er betrachtet die Seele nicht als Objekt, das man ähnlich wie andere Objekte der Außenwelt beliebig oft anschauen und vergleichen kann, um daraus eine Erkenntnis über sie zu gewinnen. Die Erkenntnis resultiert allein aus der Innenperspektive, denn nachdem die Seele – im Unterschied zum Körper eines anderen Menschen – nicht sichtbar ist, kann man die Seele des anderen nur erkennen, wenn man seine eigene Seele kennt. Diese These „wir wissen, was eine Seele ist, weil wir eine Seele haben" wird in dieser Radikalität erstmals von Augustin vertreten.[316] Somit ist die Seele gleichermaßen Objekt des Wissens wie wissendes Subjekt. Die subjektive Hinwendung des Geistes zu sich selbst gestattet Rückschlüsse auf eine objektive Wirklichkeit.[317] Die von Augustin angewandte Vorgehensweise, um sich zu versichern, was es für den Geist bedeutet, Geist zu sein, ist die des *Zweifelns*, wodurch er die, später von Descartes vertretene „Methode des Zweifels" vorwegnahm.[318] Ausgangspunkt dabei ist die Frage, was sich bezweifeln lässt, und was nicht. Allein die Tatsache, dass ich beispielsweise bezweifle

[313] *De Trinitate* X, 11, 18 und Flasch 1999 S.92.
[314] Ibid.
[315] *De Trinitate* XV 7, 11 und Flasch 1999 S.96f.
[316] *De Trinitate*VIII, 6,9.
[317] Matthews 2000, S.137.
[318] Kersting 2000, S.59.

zu leben, zeigt bereits, dass ich existiere.[319] Die Fähigkeit zu zweifeln, dass jemand lebt, sich erinnert, etwas will oder denkt, versichert dem Geist bereits, dass er all diese Dinge tut.[320] Die Selbstanwendung des Zweifels vermag Gewissheit der eigenen Existenz und des eigenen Denkens zu gewähren. Im Wissen, dass dieses sich selbst erfassende Subjekt nicht körperlicher Natur, sondern eine substantielle geistige Wirklichkeit – eine „substantia spiritualis“ ist.[321]

Die Frage nach Wesen und Bestimmung von Seele und Geist ist bei Augustin durch den Versuch charakterisiert – vermöge unterschiedlicher Ansätze und Bezugspunkte – eine Verbindung von Christentum und der Philosophie Plotins herzustellen. Diese gesuchte Verbindung enthüllt gleichermaßen das weite Spektrum seelischer Fähigkeiten und Möglichkeiten, wie sie nur durch religiöse Vorstellungen – beispielsweise den Glauben – inspiriert werden können, ebenso wie sie die Einschränkungen spürbar werden lässt, wenn sich der Geist einer höheren Autorität – Gott – unterzuordnen verpflichtet. Plotin bildet mit seiner Idee vom Aufstieg der Seele zum Einen, welche sich bei diesem Aufstieg selbst als Geist erkennt, den Ausgangspunkt für die augustinische Stufenordnung der Seele und des Seins. Doch am Ende erzeugt nicht die Erkenntnis des Geistes seiner selbst das Erkennbare, sondern es gilt eine vom Geist unabhängig bestehende, von Gott erschaffene Ordnung zu erkennen. Auch vermag der Geist nicht mehr aus eigener Kraft zur Erkenntnis zu gelangen, auch wenn er sich – beispielsweise durch die reinigende Kraft des Glaubens – auf eine derartige Erkenntnis vorbereiten kann. Er bedarf der göttlichen Gnade, die wie das Licht erst die Möglichkeit zum Sehen und zur Einsicht verleiht. Durch die Postulierung des Zweifels als Ausgangspunkt für die Selbstgewissheit des Denkens eröffnet Augustin allen Menschen – und explizit nicht nur den Philosophen – die Möglichkeit Erkenntnis und echtes Wissen zu erlangen. Die Darlegung der göttlichen Dreieinigkeit als Entsprechung des menschlichen Geistes in Gestalt von Gedächtnis, Einsicht und Wille, überwindet den antiken Intellektualismus mit seiner starren Dingvorstellung.
Dieser in seinen Schriften wie seiner Person lebendige Antagonismus zwischen philosophischer Einsicht und religiöser Autorität nimmt – zumindest in ihren Anfängen – die in der Folgezeit durch das Christentum wie die Entwicklung der Naturwissenschaft geprägten Vorstellungen vom Wesen der Seele und ihrem Verhältnis zum Körper vorweg.

II.7. Thomas von Aquin und die Ordnung der Seele

Mit Thomas von Aquin (1224-1274) erreicht die Verbindung von christlicher Theologie und attischer Philosophie ihren Höhepunkt, insbesondere in Gestalt der Vereinbarkeit von Wissen und Glauben, die nicht auf einer rein subjektivistischen Grundhaltung basiert. Mit der Gründung verschiedener Universitäten, insbesondere der in Paris, war im 13.Jh. der Rahmen für eine institutionelle Förderung und Lehre der Wissenschaft gegeben. Zu dieser Zeit begann man sich vermehrt für die Schätze der arabischen und griechischen Wissenschaften zu interessieren und über die Araber kamen viele, bis dahin unbekannte Schriften des Aristoteles in den lateinischen Westen, wie beispielsweise „die Metaphysik“,

---

[319] Matthews 2000, S.139.
[320] *De Trinitate*X, 10,14.
[321] Kersting 2000, S.71f.

„über die Seele“ und die „Physik“.[322] Die Problematik, vor die sich viele Denker gestellt sahen, bestand darin, die aristotelische Wissenschaftstheorie – die gerade zu Beginn auf größten theologischen Widerstand gestoßen war – in das christliche Weltbild zu integrieren, ohne es dabei zu zerstören. Der Gelehrte, welcher als Erster die Philosophie des Aristoteles sowohl durch die Übersetzung der arabischen und griechischen Schriften wie durch eigenen Kommentare seinen Zeitgenossen vertraut gemacht hatte, war der Lehrer des Thomas, Albertus Magnus (1193/1207? – 1280). Mit ihm begann eine Weltherrschaft der aristotelischen Philosophie, die bis ins 16.Jh. hinein andauerte.[323] Seine Leistung bestand in den so genannten „Summen“, i.e. dem Konzept, jegliches gesammelte vorhandene Wissen vor dem Hintergrund eines christlichen Weltbildes zu einer großen Enzyklopädie zusammenzufassen. Thomas von Aquin ordnete schließlich sowohl das Werk seines Lehrers systematisch wie er auch eigene Kommentare und Auslegungen zu verschiedenen Autoren, vor allem Aristoteles, verfasste.

Vor dem Hintergrund der Verbindung von Philosophie und Christentum sah Thomas keinen Widerspruch zwischen Glauben und Wissen. Vielmehr betrachtete er es als eine der wichtigsten Aufgaben der Philosophie, den Glauben an Gott vernünftig zu beweisen und die Argumente gegen den Glauben zu entkräften.[324] Die übernatürlichen Wahrheiten, welche die Philosophie nicht zu beweisen vermochte, wurden zwar als übervernünftig, jedoch nicht als widervernünftig interpretiert.[325]

II.7.1 Die Einheit von Seele und Leib und die subsistierende Form der Seele

So knüpft Thomas zunächst direkt an Aristoteles an, wenn er die Seele „die Form des belebten Leibes“ nennt, welche, in Gestalt eines formenden Lebensprinzips, allen Lebenserscheinungen zugrunde liegt.[326] Sie hat – als erste Wirklichkeit eines Körpers – einen ganz bestimmten Körper angenommen, ohne dass sie jedoch mit diesem gleichzusetzen wäre. Der Mensch ist als Seinseinheit von Leib und Seele zu begreifen, so dass sich die Seele auch nicht jenseits des Leibes befinde oder sich seiner nur bediene, wie es Platon formuliert hatte.[327] Die Seele ist vielmehr eine Wesensform des Leibes, weswegen die Seele in ihrem Innersten danach strebt, mit dem Leib vereint zu sein, auch dann, wenn sie von ihm getrennt ist:

> „Es kommt der Seele an und für sich zu, mit dem Leib vereint zu sein, wie es dem leichten Körper an und für sich zukommt, oben zu sein. Und wie das Leichte leicht bleibt, wenn es von seinem eigenen Ort getrennt ist, mit der Eignung und Hinneigung jedoch zum eigenen Ort, so bleibt auch die menschliche Seele in ihrem Sein, wenn sie vom Leib getrennt ist, und

---

[322] Flasch 1999, S.281-284.
[323] Störig, 1981, S.259.
[324] Zu den Gottesbeweisen des Thomas von Aquin vgl. Flasch 1999, S.316-322.
[325] Störig, 1981, S.265.
[326] *Die Philosophie des Thomas von Aquin* 1977, S.57.
[327] *Summa Theologica* I, 75, 4 und Selg 2003, S.77.

> behält die natürliche Eignung und Hinneigung zur Vereinigung mit dem Leib."[328]

So ist die Seele im Hinblick auf ihre aktuelle Existenz im Menschen nicht vom Leib zu trennen, wenngleich sie prinzipiell die Möglichkeit besitzt, sich von ihm zu lösen. Somit tritt Thomas der aristotelischen Schlussfolgerung, dass die Seele in ihrer Gesamtheit – nicht im Hinblick auf ihre Abtrennbarkeit des tätigen *nous* – nur in Abhängigkeit von diesem zu existieren vermöge, offensichtlich entgegen. Beim Geist bzw. der intellektuellen Tätigkeit des Menschen, die mit der Seele des Menschen gleichgesetzt wird, handele es sich vielmehr um ein „unkörperliches und subsistierendes Prinzip", dabei bezieht er sich explizit auf Augustinus.[329]
Denn an der Tätigkeit des denkenden Geistes hat der Leib höchstens indirekt Anteil, selbst wenn die Seele des Leibes und seiner Sinnesorgane zur Erkenntnis bedarf. Doch dies geschieht nur

> „mit Rücksicht auf das Objekt" : denn das Phantasma [i.e.Vorstellungskraft] verhält sich zu dem Verstande wie die Farbe zu dem Sinne. Wenn aber der Intellekt in dieser Weise des Leibes bedarf, so hebt das seine Subsistenz nicht auf: sonst wäre das Tier kein subsistierendes Wesen, weil es zur Wahrnehmung der äußeren Sinnesobjekte bedarf".[330]

So benötigt die Seele zwar den Körper und seine Sinnesorgane, um die äußeren Sinnesobjekte zu erkennen, doch in ihrer eigentlichen Verstandestätigkeit ist sie unabhängig vom Körper.[331]

Thomas sucht das vermeintliche Geist-Seele Trilemma der aristotelischen Philosophie zu lösen, indem er dessen Trennung der Seelenteile aufhebt und davon ausgeht, Aristoteles habe in *de Anima* immer nur vom *nous* als *einem Vermögen* der menschlichen Seele gesprochen. Das bedeutet, die Abtrennbarkeit des *nous* betrifft nicht seine Abtrennbarkeit vom gesamten Körper, sondern eben nur seine Abtrennbarkeit im Verhältnis zu den anderen Seelenteilen:[332]

> „Ich antworte, man müsse sagen, dass der wirkende Verstand, von dem der Philosoph [Aristoteles] redet, ein Teil der Seele ist."[333]

Doch nachdem das Mensch-Sein *in seiner Gesamtheit* eben durch den Besitz von *nous* bedingt ist, kann der *nous* nicht die Verwirklichung *eines bestimmten, einzelnen Körperteils* sein, sondern nur die *erste Verwirklichung des gesamten Körpers* darstellen. Insofern besitzt er – beispielsweise im Unterschied zum Wahrnehmungsvermögen des Sehens, welches dem Auge zugehört – auch kein eigenes Körperorgan, sondern seine Verwirklichung besteht im ge-

---

328 *Summa Theologica* I, 75, 7 ad3 und Selg 2003, S.77.

329 Ibid. S.67. Besonders deutlich wird dies in seinem Werk *De Unitate Intellectus contra Averroistas*, in dem Thomas eine Gegenposition zu dem, von den Averroisten vertretenen Menschenbild einnimmt, genauer ihrer Seelenvorstellung, bei der sie sich ebenfalls auf Aristoteles berufen.

330 *Questiones de Anima,* art.1, 14. und *Die Philosophie des Thomas von Aquin* 1977, S.69.

331 *Summa Theologica*, I, 752, ad 3.

332 Vgl. Uwe Voigt, 2001, Abschnitt 2, S.8-11.

333 *Questiones de Anima* art.5, und *Die Philosophie des Thomas von Aquin* 1977, S.15.

samten menschlichen Körper bzw. dem Zusammenwirken aller körperlichen Organe. Diese Verwirklichung ist jedoch keinesfalls rein theoretisch zu verstehen, sondern sie offenbart sich erst in der Praxis, im konkreten Vollzug von Denken und Handeln des einzelnen Individuums. *Das Zusammenspiel von Leib und Seele vollzieht sich in der einmaligen geistigen Aktivität des Individuums in Verbindung mit seinem Körper.* Insofern ist die Seele auf der einen Seite die Form des Körpers und verfügt auf der anderen Seite über Fähigkeiten, die – in eben dieser Art und Weise – nicht die Vermögen des Körpers sind. Vielmehr

> „ist der *nous* nicht eine Kraft im Körper, sondern in der Seele, die aber als Form des Körpers auf diesen bezogen bleibt".[334]

II.7.2 Die Erkenntnisfähigkeit der Seele

Für Thomas ist Denken stets eine konkrete Handlung mit einem konkreten Subjekt, das nicht aus der Seele alleine, präziser der Denkseele *(nous)* sondern aus dem Zusammenwirken von Leib und Seele resultiert, indem ein Mensch ausgehend von der Wahrnehmung der Einzeldinge über die Vorstellungen schließlich zu denjenigen Erkenntnisformen gelangt, vermöge derer der Geist denkt.
Der Leib ist somit nicht Gefängnis, sondern Bedingung und Möglichkeit für jede geistige Aktivität der Seele. Trotzdem stellt Erkenntnis für Thomas weniger einen aktiven als einen rezeptiven Prozess dar, in welchem das erkennende Subjekt der objektiven Wirklichkeit immer ähnlicher wird, da „das Erkenntnisvermögen immer dem Erkenntnisobjekt analog ist."[335] Thomas geht davon aus, dass der Intellekt die Vorstellungsbilder – welche ihrerseits Abbilder einer besonderen Sache sind – benötigt, wenn es Einzelwesen erkennen will, die sich in einem körperlichen Stoff manifestieren, wie beispielsweise ein Stein oder ein Pferd. Denn der Stoff bildet den Grund für die Vereinzelung der Dinge.[336] Die Erkenntnis der unkörperlichen Dinge wird durch einen Vergleich mit den körperlichen Dingen gewonnen,[337] so dass man über die Abstraktion[338] aus den Vorstellungsbildern schließlich „zu einer gewissen Erkenntnis der unstofflichen Wesen" gelangt, „wie umgekehrt die Engel durch das Unstoffliche die stofflichen Dinge erkennen".[339] Erkenntnis ist somit Tätigkeit der Seele, welche sie sich anhand der Sinneseindrücke und Vorstellungsbilder erarbeitet. Dabei gilt es jedoch festzuhalten, dass

> „die Vorstellungsbilder einerseits erleuchtet werden vom tätigen Intellekt und dass andererseits aus ihnen durch die Kraft des tätigen Intellekts die geistigen Erkenntnisbilder abstrahiert werden".[340]

Vermöge dieser Erkenntnistätigkeit gelangt die Denkseele schließlich zu einer Erkenntnis ihrer selbst:

---

[334] Uwe Voigt, 2001, Abschnitt 2, S.8-11.
[335] *Summa Theologica*, 1,84.7 Rolfes 1986, S.26f.
[336] *Summa Theologica*, 1, 84.7 und Rolfes 1986, S.27.
[337] *Summa Theologica*, 1, 84.7 und Rolfes 1986, S.28.
[338] *Summa Theologica* 1, 85.1 und Rolfes 1986, S.31.Der Begriff Abstraktion wird im Sinne der aristotelischen Tradition verwendet. Er beschreibt vielmehr die faktische Abfolge von der Sinneswahrnehmung hin zur Wesenseinsicht in Gestalt einer logische Abfolge. Vgl. Flasch 1999 S.285.
[339] *Summa Theologica*, 1, 85.1 und Flasch 1999, S.306.
[340] *Summa Theologica*, 1, 85.1und Flasch 1999, S.310.

> „Nicht also durch seine Wesenheit, sondern durch seinen Akt oder seine Tätigkeit geschieht es, dass unser Verstand sich erkennt."[341]

Gerade diese Erkenntnisfähigkeit eröffnet dem Menschen die Möglichkeit, sein Leben ebenso frei wie eigenverantwortlich zu gestalten und sie ist zugleich Voraussetzung für die Unsterblichkeit der Seele.

II.7.3 Die Unsterblichkeit der Seele

In der *subsistierenden Form der Seele*, die im Rahmen der christlichen Schöpfungslehre entstanden ist, liegt ihr eigentliches Sein und Werden sowie ihre Unsterblichkeit begründet.[342] Auf die Frage, wo die Seele herkomme und wie sie bei der Zeugung bzw. Geburt eines Kindes konkret in den Körper hineingelangt sein soll, antwortet Thomas:

> „Die Seele ist mithin vor der Organisierung oder Gliederung und Ausgestaltung des Körpers nicht aktuell oder wirklich in dem Samen, sondern nur potentiell oder der Möglichkeit nach."[343]

Das Heranwachsen und die Bildung des Körpers im Mutterleib geschieht nicht vermöge der Seele des Kindes, sondern durch eine plastische Kraft des väterlichen Samens bzw. seiner Seele, welche die Entwicklung des Embryos bewirkt. Insofern kann die Seele – als unvergängliches Wesen – dem Körper, der per se vergänglich ist – auch nicht von außen hinzutreten, da sonst etwas Vergängliches in etwas Unvergängliches verwandelt werden würde.[344] Vielmehr ist sie als potentielle Form im Samen vorhanden, doch ihre aktuelle Verwirklichung vollzieht sich erst in einem Körper, der vollständig mit Organen ausgestattet ist.

Auch wenn sich Thomas in der Beweisführung hinsichtlich der Unsterblichkeit der Seele primär auf die Lehrsätze der katholischen Kirche und Augustins stützt, so besteht der größte Teil seiner Argumentation jedoch in einer ausführlichen Darlegung und Interpretation der aristotelischen Metaphysik und Seelenlehre. Ausgangspunkt ist die Vernunft bzw. das Denken, welches vor allen anderen Lebewesen allein den Menschen auszeichnet, mit dessen Hilfe er alle intelligiblen Formen aufzunehmen vermag. Doch während Aristoteles sich um eine differenzierte Trennung des *nous* von den übrigen Vermögen der Seele bemüht hatte und ihre Immaterialität und Unsterblichkeit als Ganzes explizit verneint hatte, wird die Seele bei Thomas wieder auf ihre Substanz – den Verstand und seine Fähigkeit zu Denken – reduziert bzw. mit ihr gleichgesetzt. Erst diese Gleichsetzung des Denkens mit der Seele in ihrer Gesamtheit ermöglicht ihr Subsistieren und Unsterblichkeit. So führt Thomas weiter aus, dass Vergehen immer eine Trennung der Form von der Materie bedeutet, weswegen die denkende Substanz, welche selbst nicht aus Form und Materie zusammengesetzt ist, niemals zugrunde gehen kann.[345] Auch wenn die Fähigkeit zu denken durch die Beschäftigung mit dem eigenen Leibe – beispielsweise

---

[341] *Summa Theologica*, 1, 87.1 und Rolfes 1986, S.73.
[342] *Contra Gentiles* 2, 79.
[343] *Contra Gentiles* 2, 89 und Rolfes 1977, S.72.
[344] Dies ist nach der aristotelischen Metaphysik nicht möglich, da das Vergängliche und das Unvergängliche zwei unterschiedlichen Gattungen angehören. Vgl. Rolfes 1977, S.73f.
[345] *Contra Gentiles*, 2, 79, u.2, 80; und Rolfes 1977, S.77.

durch Krankheit – behindert werden kann, so ist sie in ihrem Wesen weder dem Prozess des Alterns noch der Schwäche unterworfen.[346] Vielmehr wird die Vollkommenheit der Seele – und dies mag ebenso auf Platon wie auf die christliche Lehre zurückgehen – durch eine gewisse Distanzierung der Seele vom Leibe sogar vermehrt, so dass ihr Untergang keinesfalls in einer Trennung vom Leibe bestehen kann. Vielmehr gelingt es der Seele bisweilen im Schlaf, wenn sie durch den Körper nicht gestört wird, Zukünftiges vorauszusehen,

> „und das geschieht noch viel mehr bei den Ohnmächtigen und Ekstatischen, je weiter die Entäußerung von den leiblichen Sinnen fortschreitet".[347]

Die Seele steht an der Grenze zwischen den körperlichen und unkörperlichen Substanzen und somit auch an der Scheide zwischen Ewigkeit und Zeit. So wird sie, obgleich sie in ihrem Innersten nach einer Vereinigung mit dem Leib strebt, in ihrem Denken immer vollendeter, je weiter sie sich vom Leibe trennt.[348] Ist die Seele nach dem Tode vollständig vom Körper getrennt, so stellt sich – anstelle des mit dem Leibe verbundenen Denkens – eine Art von höherem Denken ein, welches sich nicht mehr auf die Erkenntnis äußerer Objekte bezieht.[349]

Mit dem Ziel, die Spaltung zwischen Glauben und Vernunft zu überwinden – indem er den christlichem Glauben mittels des aristotelischen Denken vernunftgemäß begründet – nimmt Thomas auch eine Sonderstellung im Leib-Seele Diskurs ein. Denn auf der einen Seite begreift er, ausgehend von Aristoteles und in Abwendung von Plato, das Menschsein als Einheit von Leib und Seele, in welcher die *Seele als substantielle Form mit dem Körper verbunden* ist. Auf der anderen Seite verleiht das wesentliche Charakteristikum der Seele, ihre *Fähigkeit zu denken und zu erkennen*, ihr gleichermaßen eine *subsistierende Form wie Unsterblichkeit,* welche jedoch unabhängig von der menschlichen Existenz zu denken ist. So manifestiert sich in der Auffassung des Thomas eine Offenheit, oder besser noch Disponibilität, die durchaus an das chinesische Denken erinnert.[350]

Infolge der allmählichen Entwicklung der Naturwissenschaften und unter dem Einfluss der katholischen Kirche wurde diese Offenheit jedoch zunehmend eingeengt und die Beschäftigung mit dem Wesen der Seele – die, in der Auseinandersetzung mit den Werken des Aristoteles, ungefähr bis ins 16. Jh. hinein andauerte – erstarrte immer mehr unter dem christlichen Dogma. Im Hinblick auf die Verbindung und mögliche Wechselwirkung zwischen Seele und Körper manifestierte sich dies in einer zunehmend kategorischen Trennung der Materie vom Geist, die von einer deutlichen Reduzierung des Seelischen begleitet wurde und zunächst im strengen Dualismus Descartes zu ihrem Höhepunkt gelangte.

---

[346] *Contra Gentiles*, 2, 79, Rolfes 1977, S.80.

[347] *Contra Gentiles*, 2, 81, Rolfes 1977, S.89.

[348] Andere Stellen in seinem Werk gehen jedoch genau von der gegenteiligen Überzeugung aus, vgl. HWP Bd.9, S.16.

[349] Die Erinnerung – und hier bezieht sich Thomas auf Aristoteles – ist jedoch ein Akt, der durch ein körperliches Organ vollzogen wird, weswegen sich die Menschen in ihrem jetzigen Leben, wie nach ihrem Tode an nichts mehr erinnern können. Vgl. Rolfes 1977, S.89.

[350] Vgl. hierzu insbesondere die Ausführungen zum Daoismus, unten Kap.III.4.

II.8. Descartes und die Minimalisierung der Seele

Die Bedeutung und der bis in die Gegenwart reichende Einfluss des Rene Descartes (1596-1650) ist sowohl mit dem Fortschreiten der Naturwissenschaften und der Mechanik als auch mit der gesellschaftspolitischen Entwicklung im 16.Jahrhundert untrennbar verbunden. Die Naturwissenschaften entfalteten – sowohl der Kirche wie der Philosophie gegenüber – eine neue Form von Souveränität, indem sie eine *eigene Methode* entwickelten, die es ihnen erlaubte, Form und Inhalt des Denkens neu zu bestimmen.[351] Auch wenn der Dualismus von Geist und Materie seit der Antike nicht vom Diskurs um das Verhältnis von Leib und Seele zu trennen ist, gewinnt die radikale Trennung des Seelischen vom Körper im cartesianischen Denken definitiv eine neue Dimension. Denn die Diskussion über das Verhältnis von Leib und Seele war vor Descartes – angefangen bei den Vorsokratikern über Platon bis zu Thomas von Aquin – niemals losgelöst vom Diskurs um die Beziehung von Geist und Materie im allgemeinen, bzw. nach aristotelischer Vorstellung zwischen Form und Materie geführt worden, da immer der *gesamte Kosmos* als Zusammenspiel von Geist und Materie begriffen wurde. Nach Descartes ist jedoch allein der Mensch im Besitz einer Seele, alle anderen Körper, Pflanzen und Tiere werden als vollkommen seelenlose Wesen betrachtet.

Die primäre Intention des metaphysischen Werkes „Meditationen über die Erste Philosophie" besteht darin, die Existenz Gottes und die Unsterblichkeit der Seele wie ihre Unabhängigkeit vom Körper zu beweisen.[352] Notwendige Voraussetzung für dieses Unternehmen ist es, so Descartes, genau wie bei den Naturwissenschaften eine geeignete Methode zu finden, die es gestattet, sichere Erkenntnis über die Seele und ihr Verhältnis zum Körper zu gewinnen – und zwar im Sinne dessen, „dass alles das wahr ist, was ich ganz klar und deutlich auffasse."[353] Letztere findet Descartes in der, erstmals von Augustin formulierten, *Methode des Zweifels*. Ausgehend von den Irrtümern, wie sie durch Wahrnehmungen oder Träume hervorgerufen werden können, zieht Descartes zunächst alle vermeintlich „objektiv existierenden" Dinge in Zweifel:[354]

> „Dazu gehört anscheinend die Natur des Körpers im allgemeinen und seine Ausdehnung, desgleichen die Gestalt der ausgedehnten Dinge, ferner die Qualität, d.h. ihre Größe und Anzahl; ebenso der Ort, an dem sie sind, die Zeit, während sie dauern und ähnliches. Somit können wir hieraus wohl zurecht schließen, dass die Physik, die Astronomie, die Medizin und alle anderen Wissenschaften, die von der Betrachtung der zusammengesetzten Dinge abhängen, wenigstens zweifelhaft seien, während die Arithmetik, Geometrie und Vergleichbare, die lediglich die einfachsten und allgemeinsten Dinge behandeln, und sich wenig darum

[351] Wie es beispielsweise in den Forschungen eines Johann Kepler (1571-1630) oder eines Galileo Galilei (1564-1642) zum Ausdruck kommt, vgl. Windelband 1912, S.802ff.

[352] Das Werk ist ursprünglich in lateinischer Sprache verfasst, da er sich damit hauptsächlich an die Theologen der Sorbonne gewandt hatte. Er tat dies vor dem Hintergrund des Beschlusses des Lateranischen Konzils, die christlichen Philosophen zu beauftragen, die Unsterblichkeit und Unvergänglichkeit der Seele zu beweisen, Vgl. Descartes 2001, S.35.

[353] Ibid.S.101.

[354] Vgl. ibid. *Erste Meditation*, S.67-69.

> kümmern, ob diese in Wirklichkeit existieren oder nicht, etwas Sicheres und Unzweifelhaftes enthalten."[355]

Nachdem alle körperlichen Eigenschaften und Empfindungen dem cartesischen Zweifel nicht standhalten können, wird die Gewissheit der eigenen Existenz allein im Denken erfahrbar:

> „.....demnach bin ich genommen lediglich ein denkendes Ding, d.h. Geist[mens] bzw. Seele [animus] bzw. Verstand [intellectus] bzw. Vernunft [ratio]."[356]

Der berühmte Satz „cogito ergo sum" charakterisiert die Erfahrung, dass das *die Existenz des Ich vom Denken nicht zu trennen* ist, d.h. der Mensch findet seine eigene Existenz allein dadurch und solange bestätigt, solange er denkt. Die Reduktion der Seele auf ihr ureigenstes Vermögen, das Denken – Descartes verwendet „*anima*" und „*mens*" austauschbar –, hat eine lange Tradition. Doch die Seele in Gestalt des Denkens nicht primär auf die Gegenstände außerhalb ihrer selbst zu beziehen, sondern das *Wesen des Denkens* im Grunde als *Selbstvergewisserung* zu betrachten, so dass keine notwendige Übereinstimmung zwischen den Inhalten des Denkens und den äußeren Dingen herrschen muss, wird in dieser Form erstmals von Descartes geäußert. Die Selbstgewissheit wird nicht nur zum tragenden Fundament allen möglichen und künftigen Wissens, die *Hinwendung zum Subjekt* bedingt vielmehr eine Neubewertung des Individuums innerhalb der Gesellschaft. Denn die Tatsache, dass das Subjekt ebenso zum Ausgangspunkt wie zum permanenten Bezugspunkt des Denkens wurde, hatte spürbare Auswirkungen auf die neuzeitliche Entfaltung von Subjektivität und Selbstbewusstsein im Rahmen der aufklärerischen Gesellschaftstheorien des 18. Jahrhunderts.[357]

Mit Ausnahme des Denkens in Gestalt der Selbstvergewisserung gelten dem cartesianischen Zweifel letztlich nur die Unwiderlegbarkeiten von Figuren oder Zahlen in Gestalt der Arithmetik, der Geometrie sowie der reinen abstrakten Mathematik als wahr und evident.[358] Denn die Gewissheit der Mathematik liegt in der *Einfachheit der mathematischen Gegenstände* begründet, da alle einfachen Gegenstände und Sachverhalte – all das, was sich nicht in weitere Einzelteile zerlegen lässt – vom Verstand unmittelbar, d.h. klar und unzweifelhaft, erkannt werden kann, so dass eben diese Methode die Grundlage für jede Art von Erkenntnis bilde.[359] Trotz der Möglichkeit, bei den eigenen Wahrnehmungen einer Täuschung zu unterliegen, unterstellte Descartes eine tatsächlich existierende Außenwelt. Diese äußere Wirklichkeit wird vornehmlich aus seinem ontologisch geführten Gottesbeweis abgeleitet, nach dem Gott nicht anders als existierend

---

[355] Ibid. S.69.

[356] Vgl. ibid. *Zweite Meditation* S.83. Die lateinischen Begriffe des Originals wurden von mir in eckigen Klammern eingefügt.

[357] So ist beispielsweise die Gesellschaftstheorie von Hobbes maßgeblich im Kontext bzw. als Reaktion auf den strengen cartesianischen Leib-Seele Dualismus wie die Betonung des Subjekts zu verstehen. Vgl. Mensching, 2000, S.226-228.

[358] Descartes 2001, *Fünfte Meditation*, S.165.

[359] Prechtl 2000, S.52. Aus diesem Grunde vertritt Descartes auch die Auffassung, dass, wenn Wissenschaft zuverlässige und evidente Erkenntnis vermitteln soll, es *nur eine gültige Methode für alle Wissenschaftsbereiche* geben dürfe, und nicht jede Einzelwissenschaft eine eigene Methode beanspruchen solle, vgl. ibid.S.36f.

gedacht werden kann und das physische Universum seine Schöpfung darstellt.[360] Doch betrachtete Descartes die Außenwelt ebenso wie den eigenen Körper, welchen jeweils eine räumlich wie zeitlich begrenzte Existenz zukommt, als wesensmäßig verschieden vom Denken bzw. der Seele. Dies hatte zur Folge, dass die Seele ihre ursprüngliche Stellung vollständig einbüßte, und zwar sowohl in Gestalt eines allgemeinen und individuellen Bewegungsprinzips, welches allen äußeren Aktionen und inneren Vorgängen zugrunde liegt, als auch im Sinne der letztendlichen Bestimmung des Körpers.[361]

II.8.1 Der Körper

Denn nach Descartes funktioniert der Körper wie eine Maschine, die keiner geistigen Substanz bedarf, um in Aktion zu treten:

> „So kann ich auch den menschlichen Körper als eine Art Maschine ansehen, die aus Knochen, Nerven, Muskeln, Adern, Blut und Haut zusammengepasst ist, und auch geistlos all die Bewegungen ausführt, wie sie jetzt unwillkürlich, also ohne den Geist ablaufen."[362]

Die Welt der Materie und des Körpers – als *res extensa* definiert – ist sowohl durch ihre dreidimensional gedachte Extension wie durch eine, nach mechanischen Gesetzen funktionierende Bewegung charakterisiert. Dabei bestehen alle Körper, so Descartes, letzten Endes nur aus einem einzigen Stoff, ihre unterschiedliche Gestalt wird allein durch Form und Anordnung der jeweiligen Teile bestimmt.[363] Auch der menschliche Körper mit all seinen Bestandteilen wie dem Blut, den Organen oder Tränen ist im Grunde aus einer gleichartigen Materie beschaffen, lediglich mit einem unterschiedlichen Grad an Extension. Jede Veränderung innerhalb der Welt der Materie und der Körper wird durch mechanische Bewegung hervorgerufen, so dass sich das gesamte Universum als eine große, mechanisch arbeitende Maschine präsentiert.[364] Dabei bildet die Tatsache, dass die Welt der Materie als unendlich teilbar gilt die logische Voraussetzung für eine naturwissenschaftliche Erforschung aller Körper – in Gestalt der oben erwähnten Mathematik, Arithmetik und Geometrie.[365] Diese mechanistische Vorstellung Descartes', welche unbedingt im Zusammenhang mit der fortschreitenden Mechanisierung innerhalb der Physik und der Mathematisierung in den Naturwissenschaften zu betrachten ist, übte einen entscheidenden Einfluss auf die Vorstellungen innerhalb der Medizin und insbesondere der Physiologie im 17.Jh. aus. Denn die mechanistischen Prinzipien, nach welchen ein belebter Körper funktionieren sollte, unterschieden sich in keinem Fall von der Mechanik der unbelebten Körper, d.h. menschliche Anatomie und Physiologie war nichts anderes als die Anwendung der Physik auf den menschlichen Körper.[366] Aus diesem Grund deutet Descartes auch alle psychischen Funktionen, die bei Aristoteles und

[360] Descartes 2001, *Fünfte Meditation* S.167, und Voss 2000, S.177.
[361] Mensching, 2000, S.220.
[362] Descartes, 2001, *Sechste Meditation*, S.202f.
[363] Voss 2000, S.176f.
[364] Ibid. S.178-182.
[365] Voss 2000, S.181.
[366] Hastedt, 1989, S.39f und Voss 2000, S.183.

seinen Nachfolgern der vegetativen und wahrnehmenden Seele zugeteilt waren, ausschließlich als körperliche Aktivitäten einschließlich der Emotionen bzw. Leidenschaften. Anstelle der Seele als generelles Lebens- und Bewegungsprinzip tritt bei Descartes eine physikalische Erscheinung: die Hitze. Diese wird sowohl beim Menschen wie beim Tier vom Herzen produziert.[367] Insofern ist die Ursache für den Tod eines Menschen auch nicht mehr in der Seele, sondern im Versagen einer oder mehrerer Teile der „Körpermaschine" zu suchen.[368] Nach dem Tode des Körpers trennt sich die Seele gänzlich von ihm, da sie selbst von unsterblicher Natur ist. Über ihren Verbleib bzw. ihren „Wiedereintritt" in einen neuen Körper werden in diesem Zusammenhang jedoch keine näheren Details berichtet.[369]

II.8.2 Die geschrumpfte Seele und ihre Verbindung zum Körper

Die Seele – *res cogitans* – ist allein den Menschen vorbehalten. Selbst weder ausgedehnt noch räumlich oder körperlich vorzustellen, stellt sie das auf einen Punkt minimierte Denken in Gestalt der Selbstvergewisserung dar. Unter Denken versteht Descartes ebenso die Wahrnehmung, das Bezweifeln, Planen und Beabsichtigen wie das Wollen und das Erleben von Bedürfnissen und Trieben, auch wenn die Emotionen bzw. Leidenschaften selbst körperlicher Natur sind.[370] Obgleich Denken und Wollen – als Ausdruck der Seele – zum Bereich des Nicht-Ausgedehnten gehören, ist die Seele selbst im Körper des Menschen, in der Zirbeldrüse, lokalisierbar – gewissermaßen als kleinste gemeinsame Schnittmenge zwischen der Welt der Materie und des Geistes. Die radikale Trennung von Seele und Körper hindert Descartes jedoch keineswegs daran, von einer engen gegenseitigen Verbindung der beiden auszugehen:

> „Zwar habe ich vielleicht (bald werde ich sagen können: gewiss) einen Körper, mit dem ich aufs innigste verbunden bin; andererseits habe ich eine deutliche Vorstellung vom Körper, sofern er lediglich ausgedehntes, nicht denkendes Ding ist. Somit ist sicher, dass ich wirklich vom Körper verschieden bin und ohne ihn existieren kann."[371]

Die gesuchte Verbindung besteht nicht zuletzt darin, dass Descartes Sinnesempfindungen feststellt, die weder allein auf das Denken noch auf den Körper zurückzuführen sind, sondern nur aus einer Interaktion der beiden zu erklären sind, wie beispielsweise die Gefühle von Hunger, Durst oder Schmerz:

> „Weiter lehrt mich die Natur durch die Empfindungen des Schmerzes, des Hungers, Durstes usw., ich sei meinem Leibe nicht nur zugeteilt, sondern ich sei aufs innigste mit ihm vereint, durchdringe ihn gleichsam und bilde mit ihm ein einheitliches Ganzes. Wie könnte sonst Ich, ein lediglich denkendes Ding, Schmerz empfinden?..... Denn jene Gefühle von Hunger, Durst, Schmerz usw. sind sicherlich nur verworrene Bewusstseinszustände

---

[367] Descartes 1984, S.15, Art.8.
[368] Descartes 1984, S.9f, Art.6.
[369] Ibid. S.51, Art.30.
[370] Descartes 1984, S.33, Art.17 und Hinterhuber 2001, S.121.
[371] Ibid. *Sechste Meditation*, S.189.

> von besonderer Art, die aus der Vereinigung und gleichsam Verquickung der Seele mit dem Körper hervorgehen."[372]

Heikel ist jedoch die Frage, wie diese Kommunikation zwischen Seele und Körper im Einzelnen vorzustellen ist, wenn sie sich als zwei vollkommen unterschiedliche und voneinander getrennte Entitäten gegenüberstehen. Nachdem der Körper dem Materiellen und Teilbaren, die Seele hingegen dem Geistigen und Unteilbaren angehört, kann die Seele nicht – zumindest nicht unmittelbar – von allen Teilen des Körpers Eindrücke empfangen, sondern nur von einem ganz kleinen Teil im Gehirn, „welcher Sitz des Gemeinsinns" sein soll.[373] Das Organ dieses Gemeinsinns ist zugleich Sitz der Seele selbst: *die Zirbeldrüse.*[374] Sie verarbeitet die, von den jeweiligen Sinnesorganen kommenden, qualitativ unterschiedlichen Sinneseindrücke zu einer Wahrnehmung. Dabei wird die Zirbeldrüse gleichermaßen von innen heraus, durch die Seele selbst, bewegt wie sie von außen durch die unterschiedlichen Wahrnehmungen in Bewegung versetzt werden kann.[375] Die Einwirkung der Seele auf den Körper via Zirbeldrüse geschieht ausschließlich kraft der Gedanken. Die Seele vermag – im Sinne eines geistigen Prinzips – nur solange den Herzschlag oder die Atmung zu verändern oder Muskelkontraktionen hervorzurufen, solange sie denkt. Die Vermittlung bzw. Umsetzung der Gedanken im Körper vollzieht sich vermittels der so genannten „Lebensgeister", die ihrerseits rein körperlicher Natur sind.[376] Sie werden im Herzen hergestellt und ihre Produktion wird wiederum vom Gehirn gesteuert. Je nach Gemütslage können unterschiedliche Bewegungen der Lebensgeister erzeugt werden, die über die Nervenleitbahnen infolge eines Zug- und Druckmechanismus – unter mechanischen bzw. thermodynamischen Gesetzmäßigkeiten – vom Gehirn in die Muskeln gelangen, um dort Bewegungen hervorzurufen.[377] Eine besonders enge, gleichsam gewohnheitsmäßige Beziehung zwischen Seele und Körper lässt sich ferner darin beobachten, dass bestimmte körperliche Aktionen immer von denselben Gedanken begleitet werden, so dass die beiden niemals voneinander losgelöst auftreten. Sobald ein bestimmter Gedanke erscheint, wird er von einer entsprechenden körperlichen Aktion begleitet und umgekehrt.[378]

Das Denken bzw. die Gedanken sind ausschließlich der Seele zuzuordnen und Descartes unterscheidet dabei, wie oben bereits erwähnt, zwischen der Funktion der Aktivität und dem Leiden. Denn während sich die Seele beim Wahrnehmen eher passiv verhält, wird sie im Wollen selbst aktiv.[379] Alle Kenntnisse oder Wahrnehmungen werden als „Leiden" der Seele charakterisiert, da sie nicht von der Seele erzeugt werden, sondern die Seele vielmehr von ihnen beeinflusst wird. Den Prozess der Wahrnehmung vergleicht Descartes mit Wachs, das seine Figur von dem Siegel erhält, das wahrnehmende Subjekt wird dabei

---

372 Ibid. S.195.
373 Ibid. S.207.
374 Nach Descartes muss die Zirbeldrüse deshalb Sitz der Seele sein, da sie als einiges Organ im Gehirn nicht doppelt angeordnet ist wie die Augen, Ohren etc., vgl. Descartes 1984, S.55, Art.32.
375 Descartes 1984, S.57ff Art.34 und *Das Gehirn und sein Geist*, 2000, S.36f.
376 Descartes 1984, S.18, Art.10.
377 Ibid. S.61-63, Art.36.
378 Descartes 1984, S.71, Art. 44.
379 Descartes 2001, *Sechste Meditation*, S.191 und 1984, S.33, Art.17.

gleichsam von den äußeren Sinneswahrnehmungen geprägt bzw. verändert und diese Veränderung wird schließlich innerhalb des Körperkreislaufes weitergegeben.[380]
Die Willensakte, die wiederum in zwei Arten differenziert werden, gehören zwar ausschließlich zu den Tätigkeiten der Seele, die sie – und nur sie – aktiv auszuüben vermag, doch lässt sich auch hier die Seele nicht vollständig vom Körper trennen.[381] Denn richtet sich der Wille auf das Materielle und den Körper, wenn beispielsweise jemand den Willen hat zu gehen, so bewegen sich die Beine und er schreitet voran. Ausgelöst durch bestimmte Emotionen bzw. „Leidenschaften“ im Körper wird die Seele angeregt, genau das zu wollen, wozu der Körper sie veranlasst. So bewirkt das Gefühl von Furcht, dass die Seele fliehen will. Ist indessen das Ziel der Willensakte die Seele selbst, d.h. sobald sich die Gedanken auf etwas immaterielles richten, wie beispielsweise den Willen Gott zu lieben, geschieht dies vollkommen unabhängig vom Körper.[382] Demzufolge ist der Wille im Hinblick auf seine materielle Wirkung von den Wahrnehmungen und Leidenschaften des Körpers abhängig und vermag diese zwar zu beeinflussen, aber wird niemals vollkommen frei über sie verfügen können. Richtet er sich hingegen auf sich selbst, dann ist er grenzenlos frei und wird niemals zu etwas gezwungen werden können.[383]

Eben diese Willensfreiheit im Denken hat jedoch auch zur Folge, dass die Menschen sich in ihrer Erkenntnis immer wieder täuschen. Nachdem die Fähigkeit zur Erkenntnis von Gott gegeben wurde, kann man nicht davon ausgehen, dass die Irrtümer auch von Gott gewollt sind.[384] Vielmehr führt Descartes die Denkfehler auf die Willensfreiheit in Relation zum Verstand zurück, da der Wille – zumindest im Hinblick auf das Immaterielle – unendlich groß erscheint, während die Erkenntnis eingeschränkt ist:[385]

> „Woraus entstehen also meine Irrtümer: Offenbar nur daraus, dass der Wille sich weiter erstreckt als mein Verstand und dass ich ihn nicht auf dessen Reichweite einschränke, sondern auch auf das Nicht-Erkannte ausdehne. Da er sich gegen dieses indifferent verhält, weicht er leicht vom Wahren und Guten ab, und so irre ich, und sündige ich.“[386]

Der Wille als aktiver Seelenteil besitzt sowohl die Freiheit wie das Vermögen, sich gegen die Leidenschaften des Körpers durchzusetzen und kraft der Erkenntnisfähigkeit von Gut und Böse sein Handeln selbstbestimmt zu gestalten.[387] Doch diese Willensfreiheit, die per se von geistiger und immaterieller Natur ist, kann sich letztendlich nur *in der Interaktion von Seele und Körper* manifestieren, die wiederum dem ontologischen Dualismus von Körper und Geist diametral entgegengesetzt zu sein scheint.

---

380 Prechtl 2000 S.62f.
381 Descartes 1984, S.33ff, Art 17 und 18.
382 Ibid. S.67 Art.41.
383 Ibid. S.73-77, Art.45und 46.
384 Descartes 2001, *Vierte Meditation* S.141.
385 Ibid. S.145-147.
386 Ibid. S.151.
387 Descartes 1984, S.83, Art.48.

II.8.3 Zusammenfassung

Mit Descartes und der definitiven Abwendung von der aristotelischen Tradition wie dem Schichtenmodell des Menschen – in Gestalt der Hierarchie von Pflanze, Tier und Mensch sowie dem Konzept der Seele als Entelechie des Körpers – beginnt zweifelsohne eine neue Epoche im Hinblick auf die Konzeption des Leib-Seele-Verhältnisses. Vor dem Hintergrund des dogmatischen und autoritären Einflusses der Kirche gelingt es Descartes durch seine ontologische Trennung der Seele vom Köper auf der einen Seite die Unsterblichkeit der Seele wie die Willensfreiheit des Menschen zu retten. Auf der anderen Seite hat die wissenschaftliche Beschäftigung mit dem Körper auf der Grundlage mechanischer Gesetzmäßigkeiten – nach welchen der menschliche Körper wie eine Maschine funktioniert – eine Aufwertung des Körpers im Vergleich zur platonisch-augustinischen Tradition zur Folge. Durch die strikte Trennung des Körpers von der Seele steht die Seele und die Sorge um ihr Wohlergehen noch ganz unter kirchlichen Autorität, während die Wissenschaft mit ihrer Erforschung des Körpers nicht in den Verdacht gerät, selbst den göttlichen Schöpfer zu spielen, weswegen die Naturwissenschaften im 17.Jahrhundert auch noch mit der Theologie koexistieren können. Die Mechanisierung der Wissenschaft wird, im Hinblick auf die technische Beherrschung der Natur oder die Überwindung von Krankheit, nicht zuletzt zur Erfüllung praktischer Aufgaben eingesetzt. So wird das Fundament für die enge Verbindung zwischen den Naturwissenschaften – vor allem der Physik bzw. Mechanik – und der Medizin gelegt, wie sie für die Neuzeit wegweisend bleiben sollte.

Obgleich die Seele bei Descartes, aufgrund ihrer radikalen Verschiedenheit vom Körper, immer noch unsterblich und selbst bestimmt ist, verliert sie ihre bis dato gültige Stellung eines allgemeinen Bewegungsprinzips. Denn weder ist sie die Ursache für die Bewegung und das Leben eines menschlichen Körpers noch hat sie irgendeine Funktion innerhalb des Universums inne, da dieses – im Sinne einer komplexen Maschine – als vollkommen unbeseelt gedacht wird. Doch die Ausrichtung des Philosophierens am Denken in Gestalt der Selbstvergewisserung – die jeder Mensch für sich selbst nachzuvollziehen hat und die allein dem Menschen vorbehalten ist – nimmt der cartesianischen Philosophie nicht nur jeden dogmatischen Charakter, sondern rückt das denkende Individuum in den Mittelpunkt von Wissenschaft und Gesellschaft. Neu in diesem Kontext ist auch die Bewusstwerdung der eigenen Denkstrukturen, da „jede Art von Erkenntnis immer mit den Formen unseres Verstandes zu tun hat."[388] Ob und inwieweit das Denken jedoch tatsächlich die Wirklichkeit reflektiert, ist für Descartes die falsche Fragestellung. Denn wir können nichts über eine Seinsordnung der Wirklichkeit jenseits unserer gedanklichen Erkenntnis wissen, da ein Mensch zu einer solchen Erkenntnisleistung nicht fähig ist. Insofern sind jegliche Gegenstände und Sachverhalte nur soweit der Erkenntnis zugängig, als sie sich der cartesianischen Methode fügen. Dieser Spagat zwischen wissenschaftlicher Erforschung des Körpers auf der einen Seite und Reflexion und Subjektivität als wesentliche Merkmale der Seele erlaubt es Descartes einander vollkommen widerstrebende Mo-

388 Prechtl 2000 S.48.

tive zu vereinen, indem er dem Körperlichen wie dem Geistigen – jedem auf seinem Gebiet – seine eigene Berechtigung zukommen lässt.

Die ungeheure Breitenwirkung des cartesianischen Leib-Seele Dualismus entspringt infolgedessen dem (vermeintlich) unlösbaren Widerspruch zwischen der ontologischen Trennung von Geist und Materie und ihrer gegenseitigen Wechselwirkung. Die Kritik, mit der sich Descartes bereits zu seinen Lebzeiten auseinanderzusetzen hatte, besteht vor allem in der Frage, wie zwei gänzlich getrennte Bereiche kausal aufeinander einwirken können. Der Kausalität liegt insofern ein mechanistisches Kausalitätsverständnis zugrunde, als dass in einem mechanistischen Universum eine kausale Wirkung nur durch direkte Berührung erzeugt werden kann. Doch Descartes kann offensichtlich nicht widerspruchsfrei aufzeigen, wie es dem körperlosen Geist gelingen sollte, mittels einer direkten Berührung kausal auf den Körper zu wirken. Ob und inwieweit eine mechanistisch gedachte Kausalität im Hinblick auf das Leib-Seele sinnvoll und angemessen ist, oder inwieweit hier ein weniger strenger Kausalitätsbegriff angebracht wäre, bleibt freilich zu diskutieren.[389] Doch gilt es an dieser Stelle festzuhalten, dass sich anlässlich der Auseinandersetzung mit den cartesianischen Ausführungen ein argumentatives Dilemma ergeben hat, nach dem die folgenden drei Aussagen plausibel zu sein scheinen, aber einander logisch widersprechen:

1. Der Leib ist physisch materiell und die Seele ist nicht physisch materiell.
2. Die Seele hat auf den Leib eine kausale Wirksamkeit.
3. Der Bereich des Physisch-Materiellen ist kausal geschlossen.[390]

In den folgenden Jahrhunderten haben sich verschiedene Ansätze entwickelt, die jeweils einzelne Annahmen modifizierten bzw. eine oder mehrere der drei Ausgangsbehauptungen fallen ließen. Die daraus resultierenden Standardlösungen sollen im folgenden Kapitel vornehmlich in ihrer Bedeutung für die Ausbildung der Psychologie kurz skizziert werden.

II.9. Die Auswirkungen des ontologischen Dualismus auf die Gründung der Psychologie als Wissenschaft

Die unmittelbaren Reaktionen auf den cartesianischen Dualismus zur Zeit der Aufklärung waren bereits richtungweisend für die Vorstellungen der Seele, wie sie zu Beginn des 20.Jahrhunderts in die Psychologie Eingang fanden. Die Occasionalisten – hierzu gehört beispielsweise Nicole Malebranche (1638-1715) – hielten weiterhin am Dualismus zwischen Geist und Materie fest, doch die Wechselwirkung zwischen Körper und Seele wurde durch einen *psycho-physischen Parallelismus* ersetzt.[391] Dieser sei auf göttliche Einwirkung zurückzuführen, indem sich gleichzeitig der Wille, beispielsweise ein Bein zu bewegen, wie

[389] Zur kausalen Interaktion von Seele und Körper vgl. Hastedt 1988, S.293-305. Dort wird die Problematik des mechanistischen Kausalitätsbegriffes zugunsten eines „weicheren" und pluralistisch gedachten Kausalitätsverständnisses wie die schichtenübergreifende Kausalität erörtert.

[390] Bieri 1993, S.5.

[391] Hastedt 1988, S.36.

die tatsächliche stattfindende Bewegung verzeichnen lasse, ohne dass es sich dabei um eine tatsächliche, sondern nur um eine *scheinbare kausale Wirkung* handele. Ursache für diesen Parallelismus ist gleichsam ein Wunder, welches durch das Eingreifen Gottes geschieht, indem er aus Anlass (*occasio*) des Einen das Andere hervorrufe.[392] Demnach ist die Zuordnung bestimmter physischer Phänomene zu psychischen und umgekehrt einfach gottgewollt und nicht auf eine Ursache Wirkung Beziehung zurückzuführen.
An den psychophysischen Parallelismus knüpfte auch die „Monadenlehre“ von G.W. Leibniz (1646-1716) an. Denn die Monaden bestehen letztendlich aus einer seelenartigen Substanz, die sich vornehmlich durch das Ausmaß ihrer Beseelung unterscheiden, wobei jede der Monaden individuell unterschiedlich ist. Während die tierischen Monaden über Wahrnehmung und Gedächtnis verfügen, kommt beim Menschen noch die Vernunft hinzu. Der lebendige Organismus besteht aus unendlich vielen Monaden, die sich in großer Harmonie befinden. Die harmonische Anordnung der Monaden wurde von Gott – in Gestalt einer *prästabilierten Harmonie* – bei Erschaffung der Welt von vorneherein festgelegt. Dabei wurde auch jeder einzelnen Seele gleichsam eingeprägt, dass ihre Wahrnehmungen, Empfindungen und Erlebnisse die physischen Vorgänge des Universums widerspiegeln, so dass Gott nicht mehr permanent eingreifen muss, um die physischen mit den psychischen Vorgängen zu korrelieren. Diesen Parallelismus verglich Leibniz auch mit der synchronen Funktion von zwei einzelnen Uhren, die nicht miteinander verbunden sind.[393]

Eine andere Antwort auf Descartes war der Pantheismus des Baruch De Spinoza (1632-1677), der den Dualismus selbst auflöst, indem er nur *eine einzige existierende Substanz* postulierte. Diese Substanz ist jedoch nicht materieller Natur, sondern existiert ewig, unendlich und aus sich selbst heraus, weswegen sie gleichbedeutend mit Gott und allem Seienden ist.[394] Sie verfügt über zwei verschiedene Modi, das Denken und die Ausdehnung, so dass jedes Einzelwesen – je nach dem unter welchem Modus man es betrachtet – einmal als Idee (Modus des Denkens) oder als Körper (Modus der Ausdehnung) erscheint. Damit besteht der Mensch nicht mehr aus zwei getrennten Substanzen, sondern die beiden sind lediglich zwei unterschiedliche Seiten desselben Wesens. Dieses Prinzip gilt nicht nur für die Menschen, sondern auch für alle anderen Wesen, die, wenngleich in verschiedenen Abstufungen, ebenso als beseelt gedacht werden.

Thomas Hobbes (1588-1679) vertrat schließlich eine diametral entgegengesetzte, monistische Position, indem er die Immaterialität der Seele vollständig aufgab und eine Gleichheit von Seele und Körper postulierte. Damit übertrug er die Mechanisierung des Körpers, wie es bei Descartes bereits angelegt war, auf die Seele. Die Seele, einst selbständig existierende, geistige Entität, wird zur Materie degradiert und als funktionelles Einheitsprinzip körperlicher Prozesse verstanden.[395] Im Rahmen seiner Gesellschaftstheorie betrachtete Hobbes die Seele analog zum politischen System, sie dient – am Begriff der Souveränität orientiert – der Selbsterhaltung und wirkt als ordnende wie ausgleichende Instanz für die

[392] Störig 1981, S.348 und Hinterhuber 2001, S.124.
[393] Störig 1984, S.347-351.
[394] Störig 1981, S.334-343.
[395] Mensching 2000, S.219.

unterschiedlich wirksamen mechanischen Kräfte.[396] Vor dem Hintergrund der fortschreitenden Aufklärung mit ihren unterschiedlichen Gesellschaftstheorien wird die Seele in ihrer Natur zunehmend als materiell bestimmt und macht den Menschen angesichts ihres synthetischen Vermögens zum *Subjekt der Gesellschaft.* So tritt an die Stelle einer substanzmetaphysischen Seele allmählich das Individuum bzw. das Ich, in dem „vielfältige Faktoren eine jeweils einmalige Verbindung eingehen."[397]

Auch in der klassischen deutschen Philosophie[398] – insbesondere für und seit Kant (1724-1804) – ist die Seele kein zentrales Anliegen der Philosophie mehr. Denn die Seele gilt Kant lediglich als „transzendentale *Ermöglichungsbedingung* aller Erkenntnis", so dass sie selbst nicht mehr das Objekt der Erfahrung bzw. Erkenntnis sein kann.[399] Kant verneint somit, dass sich aus dem cartesianischen Denken des „Ich bin" eine Seelensubstanz als solche ableiten lässt, da Selbsterkenntnis und Selbstbewusstsein zwei grundverschiedene Phänomene darstellen. Der Begriff der Seele – in Gestalt eines Individualitätskonzeptes – wird in der Nachfolge Kants, beispielsweise bei Fichte, durch das „Ich" ersetzt. Die Seele selbst wurde erst mit Gründung der Psychologie im 19.Jh. erneut zum Gegenstand der Forschung, wenngleich unter völlig veränderten Vorzeichen.

Im Gegenzug zu dieser Rationalisierung und Entsubstanzialisierung der Seele widersetzen sich die Romantiker einer Auffassung, welche die Seele allein auf das Denken und die Vernunft reduziert. Sie stellten der Vernunft vielmehr den Traum und die Empfindungen gegenüber, welche gleichermaßen Ausdruck des Seelenlebens sind wie das Denken. Denn sobald sich das Ich seiner selbst bewusst wird, wird es dies immer als eines, das etwa traurig, fröhlich oder sehnsüchtig ist. Das bedeutet, Selbstbewusstsein ist von den Empfindungen wie der eigenen Gestimmtheit niemals zu trennen, sie treten immer gleichzeitig auf.[400] Goethe definierte die Seele ferner als „wunderlichen Bruch", wenn er sagt, dass

> „die Summe unserer Existenz, durch Vernunft dividiert, niemals rein aufgehe, sondern dass immer ein wunderlicher Bruch übrig bleibe".[401]

Die Romantiker verleugnen somit in keiner Weise die Vernunft, vielmehr sind sie in der Seele auf der *Suche nach dem Anderen der Vernunft.* Dieser Bruch spiegelt die Teilung der Seele wider, in der die Betrachtung des eigenen Ich und der eigenen Seele, ohne den Anderen gar nicht möglich ist, in dem Satz von Novalis gipfelnd „Ich bin Du".[402] Die Beobachtung der einzelnen Empfindungen, sowohl im Hinblick auf das Denken wie das Wollen, führte zu einer sehr genauen Selbstbeobachtung, die in der eigentlichen „Entdeckung" der Romantiker ihren Höhepunkt fand: dem Unbewussten. An der Schwelle zum 19.Jahrhundert kurz vor der Gründung der „wissenschaftlichen Psychologie" er-

---

[396] Ibid. S.225.
[397] Ibid. S.232.
[398] Hier ist die Epoche der von Kant bis Hegel gemeint, vgl. Sturma 2000, S.236- 241
[399] HWP, Bd.9, Sp.41; Zum Verschwinden der Seele bei Kant, vgl. Sturma 2000, S.S.237- 241
[400] Hörisch 2000, S.262f.
[401] Hörisch 2000, S.259.
[402] Hörisch 2000, S.262.

lebt die Erforschung des Unbewussten ihren ersten Höhepunkt, wie beispielsweise mit Carus (1789-1869), dessen Hauptwerk den Titel *psyche* trägt.

Festzuhalten bleibt, dass die Entwicklung einer rein materialistischen Vorstellung von der Seele, wie sie seit Descartes stattgefunden hat, und ihr Verschwinden im Körper – gerade vor dem Hintergrund der fortschreitenden Mechanisierung – aus der Spaltung von Naturwissenschaft und Religion hervorgeht. In dem Maße, in dem nur noch die Religion – in Gestalt der katholischen Kirche – für das Spirituelle zuständig ist, verkommt das geistige Leben zur Geistlichkeit und erstarrt im Dogma. Parallel hierzu hat die Ausbreitung des kausal-analytischen Denkens in der Naturwissenschaft eine „Ana-lyse" der Seele herbeigeführt, so dass sich die Seele, zumindest in ihrer Existenz als metaphysische Substanz, aufzulösen beginnt. Die Gründung der Biologie als Wissenschaft im späten 18.Jh und die Entdeckung, dass alle Organismen über spezifische Fähigkeiten zu Zeugung, Wachstum und Regeneration verfügen, verbindet schließlich das physiochemische mit dem teleologischen Prinzip.[403] Die Seele fungiert dabei als *biologische Organisationsform*, in welcher alle lebenden Wesen ihre eigene Wirkung und Ursache in sich selbst erhalten und somit „organisierte und sich selbst organisierende Wesen" sind.[404] Die entsprechenden seelischen Funktionen haben daher ihren Ursprung in der Materie, explizit im Gehirn bzw. dem Nervensystem.

Insofern wich der cartesianische Dualismus auf der einen Seite zunächst einem materialistisch orientierten Monismus, in dem die Seele keine, vom Körper unabhängige metaphysische Entität mehr darstellte. Die philosophische Fragestellung nach dem Leib und seinem Verhältnis zur Seele wurde von der Frage nach den Erkenntnismöglichkeiten – und bedingungen eines Individuums abgelöst. Dabei trat „das Ich", in Gestalt eines auf materieller Grundlage denkenden, erlebenden und fühlenden Wesens, an die Stelle der Seele und mit ihm die Erforschung des Bewusstseins – bis heute ein zentrales Thema der Gegenwartsphilosophie und Psychologie.
Auf der anderen Seite setzte sich jedoch auch der Substanzdualismus des Descartes selbst fort. Während der psychophysische Parallelismus gleichzeitige Veränderungen im mentalen wie körperlichen Bereich feststellte, ohne dabei jedoch eine direkte bzw. kausale Korrelation zwischen ihnen zu postulieren, hielten die Vertreter eines *interaktionistischen Dualismus* weiterhin an einer, vom Körper unabhängig existierenden, geistigen Substanz fest. So gehen beispielsweise Popper und Eccles von der Existenz eines selbstbewussten Geistes aus, der, selbst nicht den allgemein gültigen Naturgesetzen unterworfen, über einen spezifischen Bereich im Gehirn in Interaktion mit der physikalischen Welt tritt.[405] Im Rahmen der Entwicklung der Psychologie und Psychiatrie zeigt sich demzufolge ein breites Spektrum von Standpunkten, die immer noch im Sinne einer Auseinandersetzung mit Descartes begriffen werden können. Angefangen von einer rein materiellen Vorstellung vom Menschen, dessen seelische Funktionen nichts als chemisch-physikalische Reaktionen sind, über die Vorstellung von psychischen Phänomenen in

[403] Sonntag 2000, S.303.
[404] ibid.
[405] Hinterhuber 2002, S.156.

Gestalt eines vom Gehirn produzierten Epiphänomens bis hin zu einer dualistischen Position, die nach wie vor von der autonomen Existenz einer geistigen Substanz ausgeht, sind die Auswirkungen des cartesianischen Leib-Seele Dualismus bis in die Gegenwart hinein wirksam.[406]

Wie bereits in der Einleitung erwähnt, war es Ziel des vorliegenden Kapitels, anhand der, für die abendländischen Philosophie prägenden und fundamentalen philosophischen „Eckdaten", einen Abriss über die Vorstellungen von der Seele und ihrem Verhältnis zum Leib ganz im Sinne einer Reflektion des eigenen Standortes zu geben. Es galt sich hierbei auf eben die Philosophen zu beschränken, die als Repräsentanten des abendländischen Denkens gelten dürfen und deren Werke sich, zumindest in der Schulphilosophie, bis heute durchgesetzt haben. Viele Ansätze, die von der orthodoxen Philosophie abweichen, wie beispielsweise die der Alchemie und der Mystik – letztere lässt sich nicht zuletzt als Rückseite des Dualismus und der Vorherrschaft des Denkens *(nous)* begreifen – mussten dabei unberücksichtigt bleiben. Doch bereits bei der Betrachtung der wenigen hier vorgestellten Konzepte zur Seele wird deutlich, dass es sich nicht um eine lineare Entwicklung philosophischer Vorstellungen handelt, die sich geradlinig durch die Geistesgeschichte zieht. Vielmehr werden – und dies darf nicht nur als wesentliches Merkmal des ontologischen Leib-Seele Dualismus, sondern gleichermaßen als *grundlegendes Charakteristikum des philosophischen Diskurses* selbst verstanden werden – im Laufe der Geschichte verschiedene „Brüche" erkennbar, die von dem Vermögen „das prinzipiell Andere" zu denken nicht zu trennen ist.
Ein erster Bruch wird mit der Abwendung vom mythischen hin zum rationalen Denken vollzogen, wenn bei Homer die *psyche* – in Gestalt eines Abbildes – erst mit dem Tode in Aktion tritt und Platon die Sorge um das Wohl der Seele, die ihrerseits unsterblich ist und immer nach dem Reich der Ideen strebt, ins Zentrum des Lebens stellt. Während Aristoteles mit dem dualistischen Leib-Seele Verhältnis Platos' bricht, indem er Form und Materie nicht voneinander trennen will und die Seele als Entelechie des Körpers begreift, versteht Plotin – wieder das Andere suchend - die ganze Welt nur als eine Manifestation des göttlichen Einen, nach welchem die Seele strebt. Ein anderer Bruch zeigt sich unter dem Einflusses der christlichen Religion, wie er bei Augustinus und Thomas von Aquin, der sich wieder auf Aristoteles rückbesinnt, Gestalt angenommen hat.

Der ontologische Dualismus von Descartes hat schließlich die Entwicklung einer Vielzahl von unterschiedlichen, teils diametral entgegengesetzten Standpunkten ausgelöst, die bis in die Gegenwart hinein andauert. So ist der Theorien- und Methodenpluralismus, wie er in der gegenwärtigen Psychologie und Psychiatrie herrscht, durchaus als konkrete medizinische Auswirkung dieser Brüche im Sinne einer unumgänglichen Folge philosophischen *Dis-kutierens* zu verstehen. Denn die Philosophie ist in der abendländischen Tradition nicht vom Disput, der Rede und Gegenrede, zu trennen,[407] weswegen jede neu gewonnene Er-

[406] Zum gegenwärtigen Methodenpluralisimus in der Psychitarie vgl. unten Kap. V.1.
[407] HWP, Bd.7 S.574f.

kenntnis zunächst das Resultat einer *Unter-scheidung* darstellt, aus der sich wiederum die Diskussion entwickelt, so dass das eine fortwährend das andere nach sich zieht.[408]

So stellt sich im folgenden Kapitel die spannende Frage, ob sich im Hinblick auf die chinesischen Überlegungen zum Seelischen und seinem Verhältnis zum Leiblichen ebenfalls solche Brüche entdecken lassen oder ob das chinesische Denken hier mehr Konsistenz zeigt oder sich gar gleichzeitig unterschiedliche Vorstellungen entfaltet haben.

408 Jullien 2001, S.201.

III. Das Seelische in der Entwicklung des klassischen chinesischen Denkens

Abbildung III-1: Darstellung der *Hun*- und *Po*-Seelen auf dem „*Hu Po Tu*"[409]

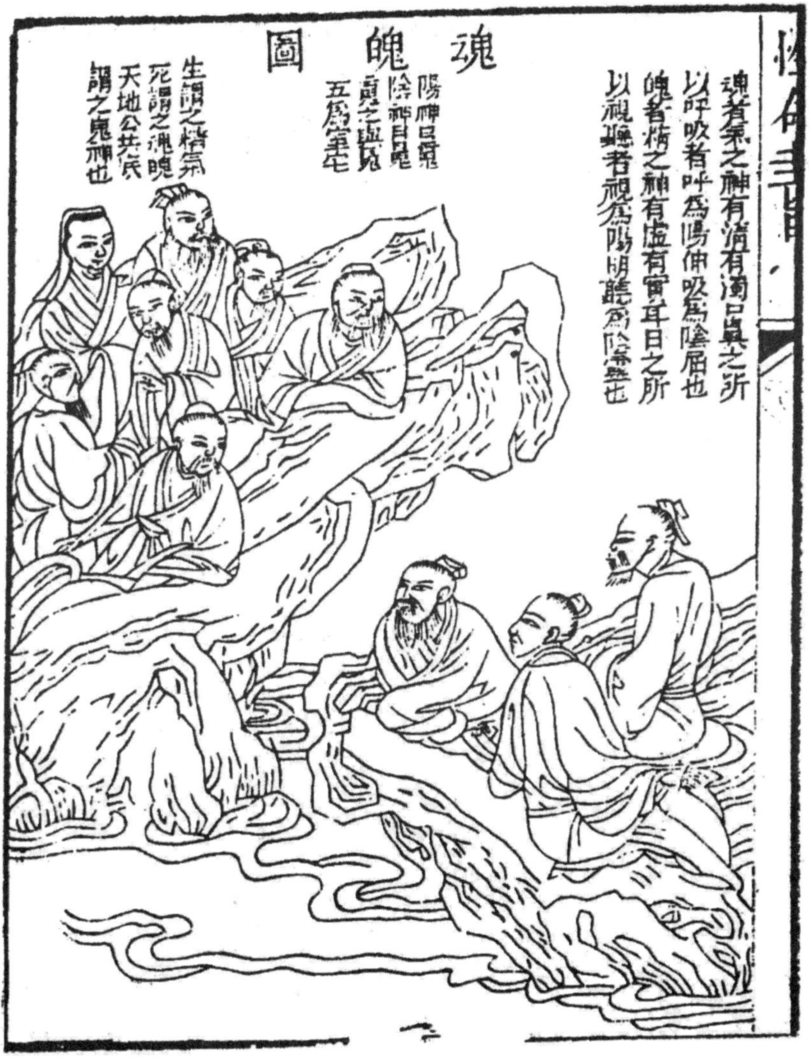

[409] Darga 1999, S.146

III.1. Ursprünge des Geistes – *Shen* 神 – im frühen Chinesischen Denken

Während die Vorstellung von der Seele in der Philosophiegeschichte des Abendlandes über einen langen Zeitraum ganz von der Frage nach dem ihr eigenen Wesen und ihrer Substanz geprägt war, bevor sie allmählich auf eine rein funktionale Ebene – beispielsweise in Gestalt des Vollzuges intentionaler Akte – reduziert worden ist, wird im frühen chinesischen Denken die Frage „was ist" oder „woraus besteht die Seele", nur ganz am Rande diskutiert. Besonders auffallend im Vergleich zum Abendland ist es, dass es kaum philosophische Schriften oder Abhandlungen gibt, die sich eigens mit dem Seelischen, seinem Wesen oder seinem Verhältnis zum Körper beschäftigen. Die meisten Aussagen finden sich verstreut in historischen Werken oder allgemeinen philosophischen Schriften und dies eher implizit als in Gestalt von expliziten Abhandlungen. Das bedeutet, will man sich dem Phänomen des Seelischen im chinesischen Denken nähern, ist man mit einer vollkommen unterschiedlichen Ausgangslage konfrontiert. Denn während in der abendländischen Philosophie für die meisten Philosophen das Wesen der Seele und/oder ihr Verhältnis zum Leib ein ganz zentrales und eigenes Thema darstellt, vollzieht sich die Beschäftigung mit dem Seelischen in China in aller Regel innerhalb eines unterschiedlichen oder umfassenderen Kontextes. Daraus folgt, dass die entsprechenden Textstellen oder Kapitel – gerade wenn es sich mehr um implizite als um explizite Darstellungen handelt – nur schwer zu finden sind. Hier war die Computertechnologie und die Erfassung der Texte in elektronischer Form eine unabdingbare Voraussetzung, um die relevanten Textstellen in der vorliegenden Form präsentieren zu können. Ferner ist das Wissen um den Kontext, in welchem die entsprechenden Textstellen stehen, da sie in der Regel eben keine eigenständige Abhandlung darstellen, unverzichtbar.

Die Frage nach der Seele wird in den ältesten chinesischen Texten primär im Hinblick auf ihre *Funktion und Aufgabe im menschlich-ethischen wie kosmologischen Bereich* gestellt. Diese Aufgaben sind wiederum eng mit der chinesischen Vorstellung vom Ich verbunden, wo es ebenfalls weniger um die Frage geht „was bin ich" als vielmehr „was soll ich",[410] wenngleich als erstes die Frage zu stellen ist, ob man in China überhaupt von einem Ich sprechen kann, welches sich als individuelles Subjekt mit einem Wesenskern begreift, wie das in der abendländischen Tradition der Fall war. Auch in der antiken klassischen und mittelalterlichen Philosophie des Abendlandes ist „das Ich" in der Regel nicht selbst Gegenstand philosophischer Erörterung, sondern tritt mittelbar aus der Diskussion um das Verhältnis von Leib und Seele oder in Gestalt der Erkenntnis, welche die Seele bzw. der Geistes von *sich selbst* erlangt, hervor. Erst mit dem Satz „ego sum ego existo" von Descartes beginnt die philosophische Bestimmung des Ich, welche mit der Unterscheidung vom empirischen und transzendentalen Ich bei Kant sowohl als Subjekt des Denkens wie als Objekt der Wahrnehmung, die eine innere Erfahrung notwendig macht, seine grundlegende Prägung erhält.[411] Die Frage nach dem Ich lässt sich dabei ebenso wenig

[410] Bauer 1990, S.15.

[411] Zur Entwicklung des philosophischen Begriffs vom Ich vgl. HWP, Bd. 4, S.1-18. In der Diskussion um das Ich seit Kant bis zu der als Wissenschaft etablierten Psychologie geht es immer wieder um die Frage, ob das Ich ein psychologisches Faktum sei, und, falls ja, ob sich dieses Ich auf andere psychologische Vorgänge reduzieren läßt. Vgl.

vom Verhältnis zwischen dem Ich und dem Du bzw. dem Wir, dem Ich und seiner Umwelt trennen, wie die Frage nach dem Ich immer schon das Verhältnis von Ich und Seele bzw. Ich und Leib impliziert.

Auch in China ist die Definition des Ichs zunächst nicht explizit Gegenstand des philosophischen Denkens. Doch anders als im Abendland reflektieren die ältesten philosophischen Quellen ein sehr viel stärkeres Interesse an gesellschaftlichen und politischen als beispielsweise an ontologischen Fragen. Gerade die Werke, welche die Grundlage für die klassische chinesische Philosophie per se gelegt haben, beschäftigen sich vor allem mit der Außenwelt des Menschen, indem sie entweder nach den Richtlinien für eine korrekt ausgeübte Regierung oder nach den Prinzipien einer moralisch richtigen Lebensführung fragen. Selbst die Schulrichtung des Daoismus, welche sich – zumindest auf den ersten Blick – gegen jede soziale Verpflichtung des einzelnen richtet, spiegelt die für das chinesische Denken so bezeichnende *Blickrichtung nach außen* wider. Denn der individuelle Wert eines Menschen zeigt sich nicht unbedingt in seinem unverwechselbaren oder unveränderlichen Kern. Vielmehr gewinnt das Ich erst durch eine, sich in konzentrischen Kreisen erweiternde Verknüpfung mit dem Außen – entweder in Gestalt der Gesellschaft oder der Natur – an Bedeutung.[412] So hat es in der klassischen chinesische Sprache auch keine feste Unterscheidung zwischen dem Wort „ich" und „wir" gegeben. Im „Wir" verschwinden nicht nur die Grenzen, sondern auch die charakteristischen Unterschiede zwischen dem „anderen" und dem „eigenen Ich":

> „Bedeutet das, dass eine Kultur, die während ihrer Entstehungszeit die Unterscheidung zwischen 'ich' und 'wir' kaum kannte oder zumindest vernachlässigte, damit zugleich auch die Unterscheidung zwischen dem Ich und der Umwelt weniger stark empfand? Dass sie ihr mehr von gradueller Art erschien, eher bestimmt von der Entfernung des Ichs zu seiner näheren oder weiteren Umgebung als von grundsätzlichen Barrieren? Dass Individualismus, aber auch Egoismus für sie schwerer denkbar waren? Oder bedeutet es nur, wie das ja oft geschieht, dass das Unausgesprochene, das Unaussprechbare sich andere, indirektere Ausdrucksformen suchte, die dadurch unerkannt nur um so tiefer unter die Haut gingen, so dass es vielleicht zwar immer Nachbarn und Nächste gab, aber darum nicht weniger Einsamkeit?"[413]

Inwieweit reflektiert eine solches Ich-Verständnis auch die Vorstellung von der Seele und ihrem Verhältnis zum Leib im chinesischen Denken? Ist auch die Frage nach der Seele stärker mit der Außenwelt als der Innenwelt eines Menschen verknüpft und ist der Blick auf das innerste Wesen der Seele insofern ein Blick ins Nichts und die Leere?

---

ibid. S.6.

[412] Bauer 1990, S.15.

[413] ibid., S.31f.

III.1.1 Der Geist im Spiegel des Shang-zeitlichen Weltbildes

Die frühesten Spuren, die auf das Verhältnis von Leiblichem und Seelischem verweisen, führen zu den vorgeschichtlichen Bestattungspraktiken, welche wiederum (indirekter) Ausdruck der Vorstellungen von einem irgendwie gearteten Weiterleben nach dem Tode sind.[414] Blickt man auf die historisch ältesten Aufzeichnungen, in welchen erstmals Begriffe auftreten, die als Äquivalent für „das Seelische" verstanden werden dürfen, so muss man bis ins 2.Jahrtausend v.Chr. zurückgehen. Die ältesten Schriftstücke stammen aus der Shang-Zeit (1570-1024) und sind in Gestalt der so genannten Orakelknocheninschriften verfasst. Aus dieser Zeit sind uns reichhaltige Grabfunde erhalten, die gleichermaßen über das Leben der Toten wie der Lebenden Auskunft erteilen, denn gerade am Umgang mit dem Tod lassen sich die kulturellen Ursprünge und das Weltbild einer Zivilisation besonders deutlich erkennen. Dabei ist die Frage, ob das Leben mit dem Tode tatsächlich endet oder wie ein eventuelles Leben nach dem Tode vorzustellen ist, untrennbar mit der Frage nach dem Seelischen verbunden. Die äußerst reichhaltigen Grabbeigaben sowie der bereits seit dem Neolithikum (8-2 Jts.v.Chr.) intensiv ausgeübte Ahnenkult offenbaren unmittelbar die zentrale Rolle, welche der Tod zur damaligen Zeit gespielt haben muss.[415] Bei einer sehr hohen Kindersterblichkeit (20 %) und einer durchschnittlichen Lebenserwartung zwischen 25-35 Jahren wurde der Tod nicht als gewaltsamer Eingriff empfunden, der plötzlich und immer zu früh eintrat.[416] Er war vielmehr integraler Bestandteil des Lebens selbst, weder vollkommen unerwartet noch vermeidbar. Sowohl die Grabfunde vor (6-3-Jtsd.v.Chr.) und während der Shang-Zeit als auch die Orakelknocheninschriften weisen darauf hin, dass der Tod im chinesischen Denken keinen Bruch mit dem Leben und somit auch nicht das finale Ende des Lebens bedeutete, sondern vielmehr als Fortführung des Lebens in einer anderen Existenzform begriffen wurde. Das ideale Leben eines Toten war die Fortführung der bestmöglichen Existenz eines Lebenden.[417]
Erste Umrisse des Seelischen werden dabei sowohl anhand der archäologischer Funde wie der ältesten schriftlichen Überlieferungen erkennbar. Während erstere „unmittelbar, aber doch nur bezüglich des materiell Darstellbaren, Zeugnis ablegen" erscheinen in letzteren „die Ideen zwar ausformuliert, aber bereits gebrochen in der Auffassung des jeweiligen Autors".[418] Die Orakelknocheninschriften nehmen insofern eine Art Doppelrolle ein, als sie gleichermaßen archäologischer wie schriftlicher Natur sind.

Exkurs: Bedeutung und Funktion der Orakelknocheninschriften

Die ältesten schriftlichen Zeugnisse der chinesischen Kultur stammen aus Xiaotun, welches westlich der modernen Stadt Anyang liegt, in der Provinz Henan. Die Inschriften auf Knochen und Schildkrötenpanzern, von welchen inzwischen mehr als 200,000 Stück ausgegraben wurden, sind zunächst Zeugnis des Knochenorakels.[419] Letzteres diente primär den Königen der Shang-

---

414 Gernet 1987, S.46.
415 Zu den Ursprüngen der chinesischen Kultur im Spiegel der Grabfunde und Begräbnisrituale vgl. Keightley 1985.
416 Keightley 1985, S.3.
417 Keightley 1984, S.51.
418 Bauer, 1995, *Das Alte China* 1995, S.147.
419 Keightley 1997, S.15.

Dynastie (1570-1024 v.Chr.)[420] zur Befragung des Orakels bei wichtigen staatlichen oder persönlichen Angelegenheiten.[421] Die Themenbereiche der zu stellenden Fragen reichte von der Bedeutung bestimmter Träume, über rituelle Angelegenheiten, wie die korrekte Ausübung des Ahnenopfers bis hin zur Durchführung kriegerischer Unternehmungen. Ferner wurden immer wieder Fragen zur Gesundheit des Herrschers oder anderer wichtiger Persönlichkeiten im Reich gestellt. Befragt wurden entweder die Ahnen – meist der Herrscherfamilie selbst –, welche nach ihrem Tode zu Gottheiten werden konnten, oder die Mächte der Natur, wie der Erde *(tu* 土) oder des He-Flusses *(he* 河), welche ebenfalls göttlicher Natur waren.[422] Diese Welt der Götter, welche nicht als eine transzendentale, jenseitige Welt begriffen wurde, war ebenso hierarchisch strukturiert wie die Shang-Gesellschaft selbst, weswegen den jeweiligen Gottheiten auch unterschiedliche Aufgaben zugedacht waren, und es darf als nicht unwichtiges Ziel der Orakelbefragung gelten, sich ihrer Gunst zu vergewissern. Verschiedene Inschriften lassen jedoch auch vermuten, dass die Aufzeichnungen lediglich das Vorhaben eines Orakelnehmers bekunden sollten, wozu das Orakel dann seine Zustimmung oder Ablehnung erteilten konnte.[423]

Aus heutiger Perspektive enthalten die vorliegenden Inschriften nicht nur wertvolle Informationen zur Entwicklung der chinesischen Schrift, sondern sie berichten ebenso über die gesellschafts-politische Ordnung der Shang wie über ihre religiös-kulturellen Vorstellungen. Auch wenn die vorliegenden Orakelknocheninschriften im Hinblick auf Form und Inhalt deutlich voneinander abweichen, so dass sie wahrscheinlich in fünf historische Epochen einzuteilen sind, lassen sich durchaus Gemeinsamkeiten feststellen, die in den meisten Inschriften immer wieder auftreten.[424]

Im Idealfall enthielt eine Orakelknocheninschrift 1) ein Vor bzw. Nachwort, welches das Datum der Orakelbefragung, den Namen des Orakelpriesters und manchmal auch den Ort beinhaltete, 2) die Fragestellung 3) die Anzahl der bei der Erhitzung des Knochens entstandenen Risse sowie deren Beschreibung, und 4) die Vorhersage des Orakels wie – und dies spiegelt die Rationalität dieses Verfahrens wider – die nachträgliche Verifizierung, ob die Vorhersage des Orakels eingetroffen war oder nicht:[425]

> „[Vorwort] Einkerbung der Risse am *guisi* Tag (Tag 40), Que divinierte: 'In den nächsten 10 Tagen werden keine Kata-

[420] Traditionellerweise wird die Shang-Dynastie von 1766-1122 angesetzt, die neuesten archäologischen Funde gehen jedoch von einem späteren Zeitpunkt aus, vgl. *Cambridge History of Ancient China* 1999, S.232.

[421] Zur genauen Prozedur der Orakelbefragung wie ihre Entwicklung *Cambridge History of Ancient China* 1999, S.232-247. Das Material der Orakelbefragung bestand aus Schulterknochen, von Rindern, Schweinen, Schafen, Hirschen oder Schildkrötenpanzern, welche der Orakelpriester nach einer vorgeschriebenen Technik anbohrte und schließlich über dem Feuer erhitzte, so dass – ausgehend von den gebohrten Löcher – Risse erkennbar wurden, die er schließlich zu interpretieren hatte.

[422] *Cambridge History of Ancient China* 1999, S.255.

[423] *Das alte China* 1995, S.208.

[424] *Cambridge History of Ancient China* 1999, S.237 –245.

[425] Keightley 1997, S.16.

strophen geschehen' [Prognostizierung] 'Es wird Unglücksfälle geben, jemand wird alarmierende Neuigkeiten bringen. [Verifizierung]: Als es zum fünften Tag kam, *dingyou* (Tag 34) brachte tatsächlich jemand alarmierende Neuigkeiten aus dem Westen. Guo von Zhi [ein General] berichtete und sagte: 'Die Tufang [ein feindlicher Staat] haben unsere östlichen Grenzen angegriffen und zwei Siedlungen besetzt.' Die Tongfang [ein anderer feindlicher Staat] haben ebenso die Gebiete unserer westlichen Grenze angegriffen."'[426]

Die Tatsache, dass zu Beginn der Inschrift zwei – einander scheinbar widersprechende Prognostizierungen getroffen werden – zum einen dass in den nächsten 10 Tagen keine Katastrophen geschehen werden, und zum anderen dass es Unglücksfälle geben wird, ist ein sehr häufiges Phänomen, zumindest im Hinblick auf die Inschriften aus der Periode von König Wu Ding (circa 1200 –1181 v.Chr.), aus der uns die zahlreichsten Inschriften überliefert sind. Denn zu dieser Zeit werden die Fragen zumeist in Form von zwei tentativen Aussagen einander gegenübergestellt, wie beispielsweise „wir werden die Herbsternte einholen" und „wir dürfen die Herbsternte nicht einholen", um die Zustimmung oder Ablehnung der Befragten zu erhalten.[427] Die Fragen waren ferner symmetrisch, einander gegenüberstehend, auf dem Orakelknochen eingeritzt. Diese häufig auftretende, komplementäre Gegenüberstellung hat ihre Ursache nicht in einer rein formalen Anordnung. Vielmehr sollen sie die, dem Kosmos immanente Balance widerspiegeln, in der *alle (polaren) Gegensätze einander bedingen und niemals isoliert voneinander auftreten können.* So kann es weder Heil ohne Unheil, noch Wachstum ohne Vergehen geben. Diese polare organische Spannung, welche allem Leben innewohnt und die später in den Vorstellungen von *yin* und *yang* gipfelt, zeigt die Symbiose zweier vermeintlich entgegen gesetzter Kräfte:

> „The balanced cracks and charges dramatized not the battle of good and evil, as they might have done it in other cultures, but the essential symbiosis of good and bad fortune."[428]

Nur wenn beiden Möglichkeiten – im Sinne zweier, einander bedingender Antworten auf eine Frage – Raum gegeben wird, sich zu manifestieren, konnte auch die Befragung als solche fair und in Übereinstimmung mit der Realität sein. Indem man auch die Möglichkeit eines möglichen unerwünschten Ergebnisses zur Kenntnis nahm, konnte man auch diese im vorhinein wissen und handelte damit zugleich „politisch korrekt". Schließlich mag dadurch auch ein *genereller Vorbehalt* der Idee gegenüber zum Ausdruck kommen, dass es *prinzipiell nur eine wahre oder endgültige Antwort auf derartige Fragen* geben kann. Diese, aus heutiger Sicht relativ „rationale" Einstellung bestätigt auch die Hypothese,

[426] Keightley 1999, S.242.
[427] Keightley 1988, S.367.
[428] Ibid. S.374.

dass es sich bei der Befragung des Knochenorakels – im Unterschied zu vielen anderen Kulturen dieser Zeit – wohl nicht um eine schamanische Aktion gehandelt hat, bei welcher der Orakelpriester Reisen in eine transzendente Welt unternahm, um dort endgültige Antworten zu finden.[429]

Schließlich reflektiert auch die Aufzeichnung der Verifizierung, ob die Voraussage des Orakels eingetroffen war oder nicht, nicht nur eine gewisse Skepsis sowohl der eigenen Interpretationsfähigkeit wie der Richtigkeit der Orakelantwort gegenüber, sondern erlaubt zugleich eine fortwährende Verbesserung der Orakeltechnik im Hinblick auf die korrekte Interpretation der entstandenen Risse. Zumal die derzeitige Quellenlage vermuten lässt, dass falsche Voraussagen in der Regel nicht aufgezeichnet wurde.[430]
Eine weitere Form der Orakelknocheninschriften sind einfache, meist negativ formulierte Aussagen, die weder einer entsprechenden, positiven Aussage gegenübergestellt noch als Frage formuliert wurden. Hier handelt es sich wohl um eine Art von Zaubersprüchen, die den Schutz der Ahnen oder Gottheiten magisch heraufbeschwören sollten, wie z.B. „es wird den ganzen Tag kein Unheil geben" oder „es wird den ganzen Tag nicht regnen."[431]

Die wichtigste Funktion bei der Durchführung des Orakels hatten die Orakelpriester inne. Auch wenn diese Position, gerade in der späteren Shang-Dynastie, immer wieder vom König selbst wahrgenommen wurde, stellten sie eine wichtige Berufsgruppe dar, die, getrennt nach Fachgebieten – wie Kriegsführung, Ackerbau oder Ahnenkult – eingesetzt wurden. Das chinesische Schriftzeichen für „Orakelpriester" (*shi* 史) welches in der Regel für den Begriff „Geschichte" verwendet wird, bezeichnet zunächst „eine Person, welche Angelegenheiten aufzeichnet".[432] Für den Orakelpriester, dessen Aufgabe eigentlich in der Vorhersage der Zukunft bestand, resultiert das Wissen um die Zukunft jedoch im wesentlichen aus einer möglichst genauen Kenntnis von Gegenwart und Vergangenheit. So dienen die Orakelknocheninschriften *nicht nur der Offenbarung der Zukunft,* sondern überliefern – in Gestalt einer *historischen Aufzeichnung – auch die Vergangenheit*, wie beispielsweise eine vollständige Genealogie der Shang-Könige oder wertvolle Informationen zum damaligen Kalenderwesen, dem numerischen System und dem Stand der Technik. Schließlich reflektieren die Orakelknocheninschriften sogar das, nicht allein für die chinesische Auffassung von Geschichte, so charakteristische, *zyklische Verständnis von Zeit.* So wird die Zeit nicht primär als lineare Entwicklung von einem Anfang hin auf ein Ende verstanden, sondern sie ist im wesentlichen durch eine immer wiederkehrende, zyklische Wiederholung, – wie es ganz offensichtlich bei den Jahreszeiten der Fall ist – charakterisiert. Denn alle denkbaren Ereignisse stehen – vereinfacht gesagt – im Kontext regelmäßig auftretender Gesetz-

[429] Ibid. Anmerkung 23.
[430] Ibid. S.373.
[431] Keightley 1988, S.372.
[432] ZZXYY, S.201.

mäßigkeiten, so dass eine *Vorausberechnung der Zukunft ohne die Kenntnis der in Gegenwart und Vergangenheit regelmäßig wiederkehrenden Gesetzmäßigkeiten* gar nicht möglich ist.
Gerade die Inschriften, welche eine nachträgliche Verifizierung der Frage an das Orakel enthalten, dienen dabei nicht zuletzt der Legitimation des jeweiligen Herrschers seinem Volk bzw., seinen Nachfahren gegenüber. Bereits diese primitive Form von *legitimierender Geschichtsschreibung* ist typisch für die Geschichtswerke der nachfolgenden Dynastien.

III.1.2 Der Tod und das Seelische im Spiegel des Ahnenkultes

Schließlich spielten die Orakelknochen auch im sehr ausgefeilten System des Ahnenkultes der Shang eine wichtige Rolle, bei welchem wohl nicht alle, aber ganz gewiss die königlichen Ahnen, ihren eigenen Tempel hatten. Während der Orakelbefragung fungierte dabei in der Regel der Ahne, in dessen Tempel die Divination stattfand, als Vermittler zwischen den Ratsuchenden und den höheren Mächten.[433] Im Ahnenkult werden die ersten Spuren der Vorstellungen vom Seelischen sichtbar, denn die Ahnen mussten ja auf irgendeine Art und Weise mit den Lebenden kommunizieren und ihr Einfluss sollte sich kraft irgendeines Mediums auch manifestieren können, andernfalls wäre der Kult per se sinnlos gewesen. Wesentliche Voraussetzung für diese Form des Ahnenkultes war die Vorstellung, dass die Welt der Ahnen und Gottheiten ebenso hierarchisch geordnet war, wie es der diesseitigen chinesischen Gesellschafts- und Staatsordnung entsprach, weswegen es im Hinblick auf die Wichtigkeit des Anliegens von zentraler Bedeutung war, an welchen Ahnen man sich jeweils zu wenden hatte und welche Position er in der entsprechenden Hierarchie einnahm.[434]

Religiöse Verehrung wurde jedoch nicht allein den persönlichen Ahnen zuteil, sondern es galt ebenso die höchste Gottheit (*di* 帝), – die, weil sie über den Regen und Donner herrschte, für China als Agrarland von erheblicher Bedeutung sein musste -, die verschiedenen Mächte der Natur wie die vordynastischen Ahnen mindestens ebenso zu würdigen.[435] Vor dem Hintergrund einer hierarchisch strukturierten Ordnung waren die Aufgaben der Ahnen und der einzelnen Naturmächte in der Regel unterschiedlich. Denn während sich die Naturmächte mehr um die Belange des gesamten Landes sorgten und das Wetter, die Ernte oder die Kriegsführung zu beeinflussen vermochten, kümmerten sich die persönlichen Ahnen mehr um die unmittelbaren Belange des Herrschers, wie seine Gesundheit, die Kinder oder die richtige Ausführung der Rituale. Dessen ungeachtet sind diese Aufgabenbereiche nicht vollkommen getrennt voneinander vorzustellen. Vielmehr ist die Kunst der korrekten Ausführung des Ahnenkultes wie der anderen religiösen Ri-

---

433 *Cambridge History of Ancient China* 1999, S.245-247.

434 Zur genauen hierarchischen Struktur sowie zur Bedeutung von *di* 帝 „der hohen Gottheit" vgl. *Cambridge History of Ancient China* 1999, S.252-257.

435 Diese höchste Gottheit (*di*) büsste im Verlauf der Shang-Dynastie jedoch ihre besondere hohe Stellung ein, indem sie durch die eigenen Ahnen ersetzt wurde, bzw. der Titel *di* für die Tempelnamen der Ahnen aus der direkten Königslinie übernommen wurde. Vgl. ibid. S.261. Später, ab der Han-Zeit, wurde der Titel *di* für den jeweils amtierenden Kaiser selbst verwendet.

tuale erst vor dem Hintergrund einer gegenseitigen Beeinflussung oder gar einer Auseinandersetzung dieser höheren Mächte untereinander zu begreifen.

III.1.3 Die Welt der Lebenden und der Toten

Der *Verstorbene* wurde infolge seines Todes und dem damit verbundenen „Aufstieg" zum Ahnen *ebenso wenig automatisch Teil einer ontologisch unterschiedlichen, oder gar rein metaphysisch gedachten Welt* wie er ausschließlich als Erinnerung an die einst lebende Person vorzustellen ist. Die üppigen Grabbeigaben, die gerade bei gesellschaftlich und politisch wichtigen Persönlichkeiten gefunden wurden, wie die sie begleitenden Menschenopfer, die meist aus engen Familienmitgliedern oder Untergebenen bestanden – und aus archäologischer Sicht interessanterweise nicht einmal Spuren eines gewaltsamen Todes aufweisen[436] – veranschaulichen, dass sowohl der Status einer Person mit den entsprechenden hierarchischen Beziehungen als auch die sich daraus ergebenden Verpflichtungen über den Tod hinaus wirksam bleiben.[437] Insofern war die Welt der Toten in keiner Weise von der Welt der Lebenden getrennt. Vielmehr resultierte aus der rituell streng festgelegten Verehrung der Ahnen ein *psychologisches und spirituelles Bewusstsein für den immerwährenden Beistand der Ahnen.* Überdies war es ein wesentliches Ziel des Ahnenkultes, eben die hierarchischen, juristischen und funktionellen Strukturen zu erhalten, welche die Ahnen dazu befähigen sollten, ihren kontinuierlichen und geordneten Einfluss auf die Welt der Lebenden auszuüben. Demzufolge galt das primäre Interesse der Ahnen *den diesseitigen menschlichen Angelegenheiten,* so dass sie einen wesentlichen Beitrag zur Erhaltung der hierarchischen Strukturen des Clan-Systems der Shang mit ihrem königlichen Operhaupt leisteten.

III.1.4 Diesseits ohne Jenseits?

Von zentraler Bedeutung ist dabei die daraus erwachsende, *fundamentale Bedeutung der Diesseitigkeit.* Denn sie ist nicht nur für die Shang-Dynastie und ihre Religion selbst kennzeichnend, sondern bleibt bis in die Gegenwart hinein *ein, wenn nicht das wesentliche Charakteristikum* in der chinesischen Philosophiegeschichte. Allerdings gilt es das chinesische Diesseits insofern neu zu definieren, als ihm – im Sinne eines Diesseits der Lebenden – kein metaphysisch gedachtes Jenseits der Toten gegenübergestellt wird. Der Anspruch auf Macht und Autorität des Shang-Königs mit seiner hierarchisch strukturierten Regierungsform wie das gesamte gesellschaftliche und ökonomische Leben der Shang war im wesentlichen darauf ausgerichtet, die Verstorbenen bzw. die Ahnen *in die irdische Welt der Lebenden zu integrieren.*[438] Die überaus wertvollen und reichhaltigen Grabbeigaben, die teilweise extra angefertigt und teilweise bereits zu Lebzeiten Verwendung fanden, waren ebenso für den Einsatz im Leben nach dem Tode gedacht wie sie den sozialen Status des Verstorbenen reflektieren.[439] Nachdem dieser Status über den Tod hinaus nicht nur erhalten,

[436] In den Gräbern einiger Shang-Könige wurden bis zu 400 Menschenopfer gefunden. Die Anordnung der Toten spiegelt das tatsächliche Verhältnis zum Verstorbenen wieder, so wurden die nächsten Angehörigen auch an nächster Stelle zum Verstorbenen beerdigt. Vgl. ibid., S.266-268.

[437] Ibid.S.290f.

[438] Allein die beachtlichen Grabbeigaben haben nicht nur einen enormen Reichtum seitens Königshäuser erfordert, sondern haben natürlich auch viele Arbeitsplätze zur Verfügung gestellt. Vgl. ibid. S.268.

[439] Keightley 1985, S.52.

sondern vor allem wirksam bleibt, ist der *Unterschied zwischen einer Welt der Lebenden und einer Welt der Ahnen eher von gradueller als von substantieller Art.*

Ob eine solche Ausdehnung des Diesseits auf die Welt der Toten ihren Ursprung darin hat, dass die Lebenden das endgültige nicht mehr Dasein der Verstorbenen und deren unbegreifliche Abgeschiedenheit nicht wahrhaben konnten oder wollten, lässt sich aus heutiger Perspektive nicht abschließend beurteilen.[440] Doch vermöge dieser ausgeprägten Integration in das Diesseits, stellten die Ahnen nicht nur den Mittelpunkt, sondern zugleich die höchste Autorität im sozialen und politischen Leben des Shang-Reiches dar. Gerade in einer Gesellschaft, in welcher das einzelne Individuum selten älter als 35-40 Jahre wurde, mag der Rat oder die Entscheidung seitens der Ahnen – verifiziert durch die Orakelknocheninschriften – im Sinne einer hierarchisch höheren „Instanz" für die Bewältigung schwieriger Probleme oder Streitfragen unentbehrlich gewesen sein.

Gleichzeitig stellt sich im Ahnenkult jedoch der *Mensch selbst*, und nicht eine transzendente Gottheit aus einer ontologisch radikal unterschiedlichen gedachten Welt, *in den Mittelpunkt des kulturellen und religiösen Lebens*. Denn die Verehrung der Ahnen impliziert auch die Verehrung der eigenen Person als Mensch, indem man selbst das wesentliche Bindeglied zwischen den bereits verstorbenen und den zukünftigen Ahnen – in Gestalt des eigenen bevorstehenden Todes – darstellt.[441] Indem es eine heilige Erinnerung an das eigene Fleisch und Blut aufrecht zu erhalten gilt, wird der Einzelne sozusagen unsterblich. Auch wenn die Ahnen, gerade die der Shang-Könige sowie der höchste aller Ahnen, *Shangdi*, durchaus göttlicher Natur sind, leben sie nicht in einer transzendenten Welt jenseits der Menschen. Selbst die Gottheiten, welche sich in Gestalt der Naturgewalten manifestieren und dem Menschen an Macht weit überlegen sind, bleiben Bestandteil eines wohl diversifizierten, aber doch grundlegend monistisch gedachten und auf den Menschen zentrierten Kosmos. So liegt es vornehmlich in der Hand des Menschen selbst, durch sein moralisches Verhalten oder die rituell durchzuführenden Opfer, Naturkatastrophen, Epidemien oder anderes Unheil zu vermeiden.[442] Diese offenkundig humanistische Dimension der Shang-Kultur zeigt sich nicht zuletzt in den Fragestellungen der oben vorgestellten Orakelknocheninschriften selbst, da sie nur Antworten auf bereits vom Menschen vorgefertigte Fragen erlauben, spontane Äußerungen transzendenter Mächte hingegen gar nicht vorsehen.

III.1.5 Der Tod als Prozess

Obgleich ein derartiger Ahnenkult die Gewissheit suggeriert, dass die Verstorbenen auch nach ihrem Tode noch existieren, darf daraus nicht auf die *Vorstellung einer vom Körper unabhängigen, unsterblichen Seele* geschlossen werden. Vielmehr lassen die Erwähnung von „Fürsorgeopfern" auf den Orakelknocheninschriften, welche den Ahnen zur Stärkung dargebracht wurden und deren Wirkung ganz von der Qualität der dargebrachten Speisen abhing, wie die reichhaltigen Grabbeigaben aus dieser Zeit vermuten, dass vor allem *die*

---

[440] Und zwar in dem Sinne dass es „einen tiefen Zusammenhang zwischen dem Wissen um den Tod, dem Wissen um die eigene Endlichkeit, d.h. der Gewissheit, dass man eines Tages sterben muss – und auf der anderen Seite dem geradezu impetuosen gebieterischen Nicht-wissen-Wollen dieses derart Gewissen" gibt, vgl. Gadamer 1993, S.87.

[441] Hierin liegt auch die Ursache für die, bis in die Gegenwart hinein furchtbar anmutenden Folgen der Kinderlosigkeit, wenn man selbst – nach dem eigenen Tod – keine Verehrung im Rahmen des Ahnenkultes mehr erhält.

[442] Keightley 1984.

körperliche Erhaltung des Leichnams von ganz zentraler Bedeutung war, um über den Tod hinaus mit ihnen kommunizieren zu können.[443] Die Durchführung von kollektiven *sekundären Bestattungen*, wie sie während des Neolithikums – insbesondere der Zeit zwischen dem 6-4 Jtsd.v.Chr. – üblich war,[444] lässt vermuten, dass die Grabbeigaben nur solange von den Verstorbenen benötigt wurden, wie die Leiche noch die Gestalt eines Menschen aufwies, also die Knochen noch von Fleisch bedeckt waren. Denn nachdem der Leichnam, innerhalb eines Zeitraumes von 3-10 Jahren nach seiner Erstbestattung, aus seinem ersten Grab herausgenommen und säuberlich von allen Fleischresten befreit worden war, bestattete man, gemeinsam mit den knöchernen Überresten der anderen Leichname, nur noch seine Knochen in einem zweiten Grab.[445] Die Grabbeigaben wurden hingegen im ersten Grab belassen. Gleiches gilt für die Urnenbestattungen aus dieser Zeit. Auch hier wurden den Verstorbenen, deren Körper sofort nach ihrem Tode verbrannt worden war, in der Regel keine Grabbeigaben mitgegeben.[446] Der Teil des Menschen, der die Grabbeigaben benötigte, wurde offensichtlich mit dem Körper in Gestalt der vom Fleisch überzogenen Knochen assoziiert. Der Tod wurde wohl als Prozess verstanden, bei dem *die Auflösung der individuellen Persönlichkeit eines Menschen – und damit sein eigentlicher Tod – mit der körperlichen Auflösung des Fleisches einhergeht.* Diese deutliche Trennung des Körpers in Fleisch und Knochen wird später, während der Zhou- und Han-Zeit, mit der Unterscheidung von einer körperlichen *(po)* Seele, die gleichsam an die Knochen gebunden ist, und die Hauchseele *(hun)*, die dem Menschen seine Vitalität verleiht, in Verbindung gebracht. So kann man davon ausgehen, dass die *Kommunikation mit dem Ahnen abhängig von der Unversehrtheit des Leichnams war.* Schließlich verweist die, seit dem 3.Jtsd. v.Chr. übliche Beigabe kleiner Jadeobjekte im Mund der Verstorbenen, bereits auf die später (ab dem 3.Jh.v.Chr.) leidenschaftlich vertretene Auffassung, Jade könne „die Unzerstörbarkeit des physischen Leibes *post mortem* herbeiführen".[447] Das bedeutet ein Fortleben und -wirken der Ahnen nach ihrem Tode war in der damaligen Vorstellung nur mit einem intakten Körper möglich.

So stellt sich die Frage, ob und inwieweit sich diese *implizite Verbindung von Seelischen und Körperlichem* – zumindest nach dem Tode – auch explizit, anhand entsprechender Schriftzeichen auf den Orakelknocheninschriften und Grabbeigaben, verifizieren lässt.

---

[443] *Das alte China* 1995, S.14-17. Die Darbringung der Opfergaben erfolgte meist in Form eines feierlichen Aktes, an dem die Lebenden und Verstorbenen *gemeinsam teilnahmen.*

[444] Keightley 1984, S.13-16 und ders.1985, S.20-23.

[445] In der Regel befanden sich die Knochen von etwa circa 20 Verstorbenen in einem Grab, doch es konnten auch die Überreste von 70-80 Personen gewesen sein, vgl. ibid.

[446] Keightley 1984, S.18. Zur Bedeutung der Öffnung am oberen Ende der Urne im Hinblick auf eine zweigeteilte Seelenvorstellung vgl. ibid. S.16-18.

[447] *Das alte China* 1995, S.15. Die Jade wurde bereits seit dem 3.Jahrtausend v.Chr. als kostbarer Stein betrachtet, der die Toten in eine andere Welt begleiten sollte und somit auch die Kommunikation zu dieser Welt herstellen konnte, vgl. *Das alte China* 1995, S.14-17. Im 2. Jh. v.Chr. wurden den Verstorbenen sogar ganze Gewänder aus Jade übergezogen, um den Verfall des Körpers zu verhindern. Eine anderes Ritual bestand darin die 9 Körperöffnungen eines Menschen mit Jade zu verschließen um körperliche Unversehrtheit und Unsterblichkeit zu garantieren, bzw. das Austreten der Körperseele zu verhindern. Vgl. *Das alte China* 1995, S.350-352, sowie ibid. S.131.

III.1.6 Der Geist und das Seelische in den Gräbern

Das Schriftzeichen, welches zumindest seit der östlichen Zhou-Zeit (770-256v.Chr.) ursprünglich mit der Bedeutung des Seelischen in Beziehung gesetzt werden kann, ist das Schriftzeichen *shen* 神. In eben dieser Form existiert das Zeichen auf den Orakelknocheninschriften jedoch noch nicht, sondern es lassen sich lediglich seine beiden einzelnen Bestandteile *shen* 申, welches bei dem Schriftzeichen *shen* 神 als die Aussprache angebenden Teil dient, und *shi* 示 dem so genannten Bedeutungsträger bzw. Radikal, entdecken. Letzteres war in mehrfacher Hinsicht eng mit dem Ahnenkult verknüpft, da es auf der einen Seite die „Ahnentafel" bezeichnete, auf welcher die Namen der einzelnen königlichen Ahnen geschrieben stand und zu welcher der entsprechende Ahne, sobald ihm ein Opfer dargebracht oder er angerufen wurde, zurückkehrte.[449] Auf der anderen Seite wurde es ebenso für die „Säulen des Ahnentempels" verwendet, wie es sogar als Bezeichnung für „die Ahnen" selbst dienen konnte.[450] Darüber hinaus wird es, im ältesten etymologischen Lexikon *(Shuowenjiezi)* aus dem 2. Jh. primär als das „Licht" bzw. die „Strahlen von Sonne, Mond und Sternen" definiert.[451]

Abbildung III-2: Ursprüngliche Schreibweise von *shi*[448]

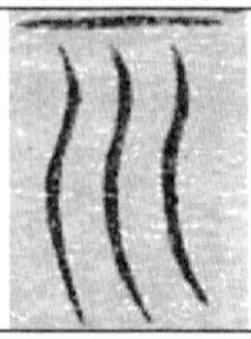

Dabei dienten das Licht von Sonne, Mond und Sternen dem Menschen nicht nur als zeitliche und räumliche Orientierung, sondern das Licht wurde im geistigen wie materiellen Sinne als Leben spendend sowie Mensch und Himmel vereinend begriffen.

Der rechte Bestandteil in Gestalt des Schriftzeichens *shen* 申 wird in jenem etymologischen Wörterbuch Chinas zunächst als ursprüngliche Schreibweise für *shen* 神 angegeben.[452] Nachdem seine graphische Darstellung auf den Orakelknocheninschriften von der heutigen noch sehr verschieden ist, wird die älteste Bedeutung von *shen* 申 – welches im Sinne der Einordnung in die sechs Klassen von Schriftzeichen als „Anzeiger" charakterisiert wird – auf eine abstrakte Abbildung einer Situation oder Tätigkeit zurückgeführt.[453] So bildet es am Himmel „Blitzstrahlen von gebogener Form" ab, bzw. zeigt es, „Blitzstrahlen, die aus den Wolken hervorgehen."[454] Damit stellt es zugleich die ursprüngliche Schreibweise für das Schriftzeichen *lei* 電 „Gewitter (Donner und Blitz)" dar, dessen oberer Bestandteil „die Wolken" (雨) zeigt, während der untere Teil mit dem Schriftzeichen *shen* 申 selbst identisch ist. Auch hier steht, wie schon beim linken Bestandteil *shi* 示 wieder die Bedeutung *des Lichtes im Vordergrund.* Blitz und Donner gehören zu den Naturerscheinungen, die auf der einen Seite zu den bedrohlichsten Naturphänomenen zählten, da sich die Menschen letzteren in ihrer damaligen Umgebung

448 *Shuowenjiezi zhu* 1988, S.2.
449 Kuhn 1995, S.65. Eine ausführliche Darstellung der Trauer und Beerdigungsriten findet sich erstmals im Buch der Riten *(Liji)* sowie dem Buch Etikette und Riten *(Yili)* die, jedoch frühestens auf das 2.Jh.v.Chr. zurückgehen.
450 *Jiaguwenzidian* 1990 S.11-13 und ZZXYY S.1170.
451 *Shuowenjiezi zhu 1988, S.2.* Eine weitere, davon abgleitete Bedeutung ist „mitteilen, verkünden, bekanntmachen", und ZZXYY S.1170.
452 *Shuowenjiezi zhu* 1988, S.746.
453 ZZXYY 6/641.
454 Ibid.

schutzlos ausgeliefert sahen. Auf der anderen Seite war das Gewitter – wegen seiner Regen spendenden und damit fruchtbaren Wirkung – gerade in einem Agrarland sehr erwünscht und geschätzt, weswegen die Menschen in der damaligen Zeit den Blitz ebenso fürchteten wie sie ihn verehrten. Die Macht des Blitzes veranschaulicht auch ein einmaliger Grabfund in Gestalt eines Töpferwerkzeuges mit einem Aufsehen erregenden Ritzdekor. Es handelt sich dabei um ein Werkzeug aus der frühen Shang-Zeit, welches ein Verrutschen der zu bearbeitenden Gefäße verhindern sollte:[455]

Abbildung III-3: Töpferwerkzeug aus der Shang-Zeit mit Ritzdekor[456]

Vorderseite	Rückseite

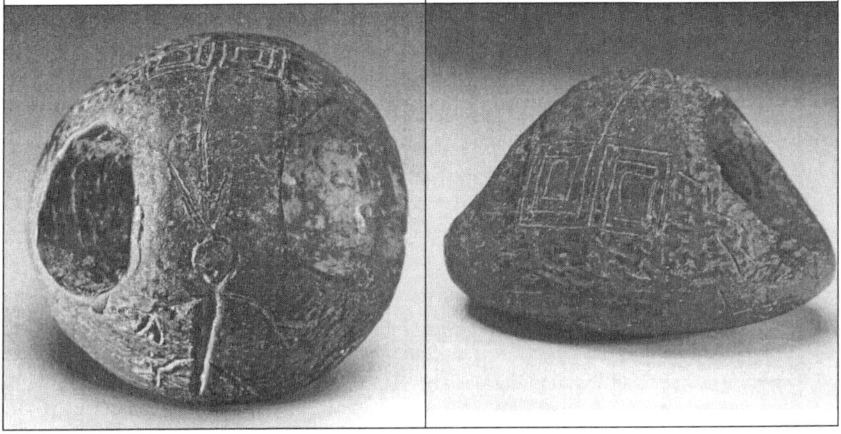

Hier ist ein Mensch mit geöffnetem Mund und großen Augen dargestellt, der seine krallenartig gespreizten Hände und Füße von sich streckt. Auf seinen Kopf zielt ein Pfeil, an dessen Ende wiederum zwei rechtwinklige Spiralmotive *(huiwen)* ansetzen. Vom linken der beiden Spiralmotive – sie stellen, so die archäologischen Forschungen, ein Wolken-Donner Motiv dar – wird nochmals ein, im Zickzack verlaufender Pfeil nach links abgeschossen.

Dieses Ritzdekor im Töpferwerkzeug „deuten die chinesischen Archäologen dahingehend, dass ein im Gewitter vom Blitz-Pfeil getroffener Mensch mit weit geöffneten Mund und Augen dargestellt sei, der seine elektrisierten Beine und Arme weit von sich gestreckt habe.“[457] Während sich der Mensch mit dem Blitz auf der Vorderseite des Töpferwerkzeuges befindet, ist die Abbildung des Wolken-Donnermotives auf der Rückseite zu sehen. Der Blitz musste, da er Lebewesen töten, Häuser und Bäume in Brand setzen konnte, den Menschen zur damaligen Zeit ebenso Furcht einflössend wie verehrungswürdig erschienen sein.

---

[455] *Das alte China* 1995, S.206f.

[456] *Das alte China* 1995, S.207.

[457] *Das alte China* 1995, S.207.

Abbildung III-4: Abreibung des Motivs[458]

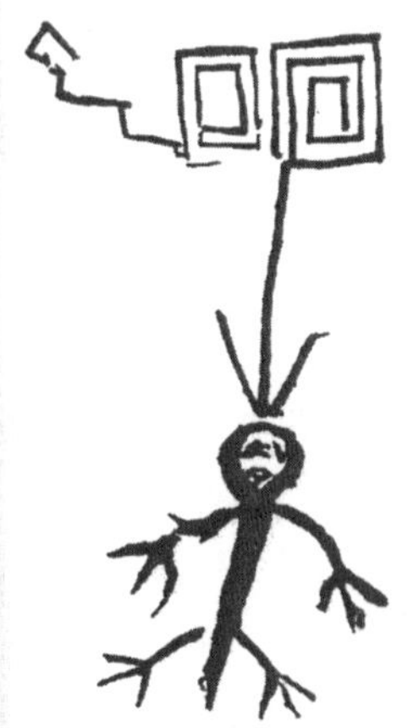

Denn wenn ein Blitz in Form eines hellen Lichtstrahls plötzlich und unvermittelt vom Himmel ausgesendet auf einen Menschen trifft, und ihn durch Elektrisierung gewissermaßen „erleuchtet“,[459] so könnte man annehmen, dass diese Person vom Blitz selbst in irgendeiner Form „auserwählt“ wurde. Bemerkenswert hierbei ist schließlich auch der Ort, an welchem der Blitz eintrifft – mitten auf dem Kopf –, was dem Akupunkturpunkt *baihui* (百會) „Zusammentreffen der Hundert“ entspricht. Damit ist – im medizinischen Kontext – nicht nur das Zusammentreffen aller *Yang*-Leitbahnen des Körpers zu verstehen, sondern es bezeichnet zugleich die höchste Stelle des Menschen, also den Ort, an welchem der Mensch dem Himmel am nächsten ist. Dieser Punkt spielt ferner bei den verschiedensten Meditationstechniken eine entscheidende Rolle, indem er eine Art Zugang für den Geist des Einzelnen zu den kosmisch geistigen Kräften darstellt.

Ob dem Blitz somit etwas Heiliges zugesprochen wurde, und welche Bedeutung oder Wirkung – vielleicht Schutz vor einem Blitz oder Stärke und Macht durch den Blitz – der Besitzer des Töpferwerkzeuges mit diesem Ritzdekor verbunden haben mag, lässt sich heute nicht mehr eindeutig rekonstruieren. Doch gewiss galt der Blitz, wie viele andere Naturphänomene auch, als ein *bedeutendes Zeichen für die Macht des Himmels und seine fruchtbar machende Wirkung*, mit der es sich – in welcher Form auch immer – zu verbinden galt.

Nach den Untersuchungen des chinesischen Archäologen, He Xingliang, waren Blitz und Donner zu Beginn der Shang-Zeit ursprünglich die höchsten zu verehrenden Naturgottheiten, da sie für die Fruchtbarkeit der Erde zuständig waren, und wurden erst später von dem bereits erwähnten *Shangdi* (höchste Gottheit) bzw. dem Himmel *(tian* 天) selbst verdrängt.[460]

In der chinesischen Mythologie wurden Blitz und Donner als Mischwesen mit einem menschlichen Kopf und einem Drachenkörper dargestellt:

> „Im Donner-See gibt es den Donner- und Blitz-Gott *(leishen)*, er hat den Körper eines Drachen und den Kopf eines Menschen. Er trommelt auf seinen Bauch.“[461]

[458] *Das alte China* 1995, S.207.

[459] So ist im heute verwendeten Schriftzeichen *dian* 電, welches für „elektrisch“ bzw. „Elektrizität“ verwendet wird, der Blitz in Gestalt des unteren Bestandteils *shen* 申 erhalten geblieben.

[460] He Xingliang 1992, S.245-248.

[461] *Shanhaijing* 1982, 8, S.329 und Strassberg 2002, S.205. Eine ähnliche Stelle befindet sich im *Shanhaijing* (17) und im *Huainanzi* (4), wo er ebenfalls als Gottheit mit einem Drachenkörper und menschlichen Kopf beschrieben wird, der auch den Namen „Fackeldrache“ (*zhulong* 燭龍) trägt.

Abbildung III-5: Leishen[462]

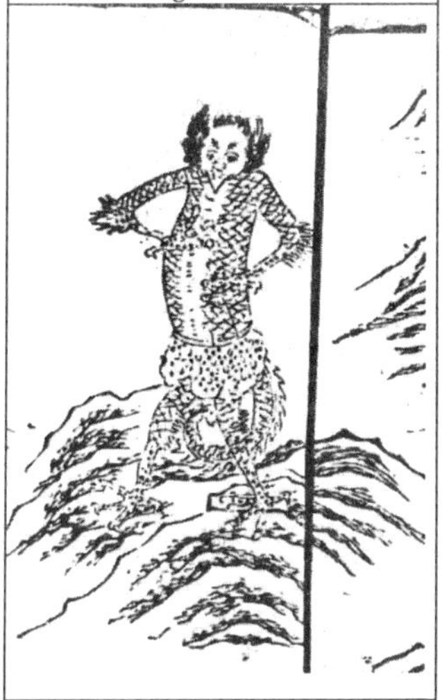

Der Kommentar zu dieser Textstelle aus dem *Klassiker der Berge und Meere* (*Shanhaijing* 3-2Jh.v.Chr.), einem Klassiker der frühen chinesischen Mythologie, erklärt, dass, sobald diese Gottheit aus dem Wasser steigt, es Wind und Regen gebe. Die Augen der Gottheit leuchten dabei wie Sonne und Mond, und der Donner, welcher entsteht, wenn er sich auf den Bauch trommelt, ist über 500 Meilen hinweg zu hören, so dass er die Menschen in Angst und Schrecken versetzt.[464] Auch wenn dieser Mythos nicht unbedingt der historischen Vorstellung der Shang entspricht, so zeigt er zumindest, dass Blitz und Donner durchaus einen göttlichen Rang eingenommen haben.[465]

Die Darstellung eines vom Blitz getroffenen Menschen auf dem Ritzdekor deutet somit vermutlich auf die Bedeutung des Blitzes in Gestalt einer Gottheit hin. Gleichzeitig stellt diese Abbildung auch die *ursprüngliche Bedeutung des Schriftzeichens shen* 申 „Blitz der aus den Wolken kommt" als *konkretes Bild* dar. Betrachtet man schließlich die beiden spiralförmigen Motive, welche in der Archäologie auch als „Wolken-Donner Motive" bezeichnet werden, aus welchen der Pfeil auf den Menschen trifft, so lassen sich unschwer Parallelen zur ursprünglichen Schreibweise des Schriftzeichens *shen* erkennen.[466]

Abbildung III-6: Ursprüngliche Schreibweise von „*shen*"[463]

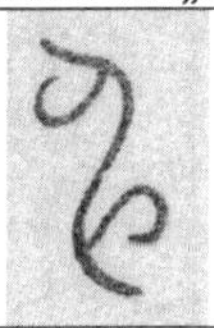

III.1.7 Das Schriftzeichen *Shen* 神 auf den Orakelknocheninschriften

Das Schriftzeichen *shen* 神, welches in dieser Form erst auf den Bronzeinschriften aus der Mitte der Zhou-Zeit (circa 9.-8. Jh.v.Chr.) nachzuweisen ist,[467] existiert demnach auf den Orakelknocheninschriften nur in Gestalt der beiden Einzelzeichen *shen* 申 mit der Bedeutung „Blitz" – im Sinne der Naturgewalt wie einer Gottheit – und dem Zeichen *shi* 示, welches, wie oben gezeigt, sowohl alle Angelegenheiten der Ahnen wie die Lichtstrahlen der Gestirne (Sonne, Mond und Sterne) bezeichnet. Nachdem die verbale Bedeutung des einzelnen Bestandteils *shen* 申 im ältesten etymologischen Wörterbuch *Shuowenjiezi* „sich ausbreiten" oder auch „hervorziehen" ist, führt die Kombination der beiden Elemente *shi*

462 Strassberg 2002, S.206.
463 *Jiaguwen Zidian* 1990, S.1599
464 *Shanhaijing* 1982, 8, S.329-330.
465 Das *Shanhaijing* besteht aus vielen verschiedenen Textschichten, die in ihrer Entstehung zwischen dem 7.Jh-. 2.Jh.v.Chr.liegen. Vgl. *Early Chinese Texts*, 1993, S.360.
466 Eine andere, vielleicht durchaus „naive" Betrachtung dieses Ritzedekors, welche jede archäologische Interpretation außer Acht lässt, sieht in dem auf die Mitte des Kopfes gerichteten Pfeil eine Art „Gewächs", welches aus dem Kopf direkt in den Himmel strebt. Bei diesem Gewächs könnte es sich um die Darstellung eines Organs gehandelt haben, welches heute noch bei den Reptilien, in Gestalt eines wärme- und lichtempfindlichen Organs bekannt ist.
467 Quan Guangzhen 1989, S.266f.

示 und *shen* 申 zunächst zur Bedeutung von „sich ausbreitenden Lichtstrahlen." Damit steckt in dem Begriff *shen* die *elementare Bedeutung des Lichtes für die Entwicklung und das Wachstum* allen Lebens.
Vor eben diesem Hintergrund erklärt sich auch die allgemeine Bedeutung des Schriftzeichens *shen* 神, wie sie ebenfalls im *Shuowenjiezi* angegeben wird:

> „Die himmlische Schöpferkraft *(tianshen)*, sie ist diejenige, welche die 10.000 Dinge hervorzieht."[468]

Wie das „Hervorziehen" zu verstehen ist, erklärt ein Kommentar:

> „Der Himmel kontrolliert das Absteigen der Lebenskraft *(qi)*,[469] um mit den 10.000 Dingen fühlend in Kontakt zu treten, daher sagt man 'er zieht die 10.000 Dinge hervor.'"[470]

Die Darstellung und Interpretation von *shen* im Sinne von „Blitz(gottheit)" sowie die hier erwähnte Bedeutung der himmlischen Kraft, welche alle Wesenheiten hervorzubringen imstande ist, lassen sich mit dem Aspekt des Seelischen zunächst nur indirekt in Verbindung bringen. Denn *shen* ist ursprünglich Ausdruck einer göttlichen Kraft, die dem Menschen an *Ausmaß und Einfluss weit überlegen* ist, und von welcher er sogar *existenziell abhängig* ist.

Neben der Verwendung im Sinne vom „Blitz" wird das Schriftzeichen *shen* 申 auf den Orakelknocheninschriften in der überwiegenden Mehrzahl aller Fälle als Bezeichnung für den 9. der insgesamt 12 Erdstämme verwendet.[471] Letztere wurden mit den 10 Himmelsstämmen zu einem einen 60er Zyklus kombiniert, der seit Beginn der Shang-Zeit bis ins 19.Jh. als System zur Kalenderberechnung diente. Während Himmels- und Erdstämme sowie die damit einhergehende Einführung des Mondkalenders seit der Han-Zeit der Berechnung von Jahren, Monaten, Tagen und Stunden diente, war diese Kombination in der Shang-Zeit zunächst einer kleineren Zeiteinheit, der Bezeichnung einzelner Wochentage, vorbehalten. Jede Woche hatte 10 Tage, so dass ein vollständiger Zyklus aus insgesamt 60 Tagen bestand.[472] Wie die Überlieferung der königlichen Namen gezeigt hat, war es ferner üblich, dass der Name jedes Neugeborenen einen Hinweis auf den entsprechenden Tageszyklus enthielt.[473] Die Kombination von Himmels- und Erdstämmen diente aller-

---

468 *Shuowen jiezi zhu* 1988, S.3.

469 Zur Vorstellung von der Lebenskraft *qi* 氣 vgl. unten Kap.III.4..2.4.

470 HYDZ/4, S.2393.

471 *Jiaguwen zidian* 1990, S.1599f. und *Jiaguwen jianmingzidian* 1996 S.189, wo nochmals betont wird, dass das Schriftzeichen *shen* auf den Orakelknocheninschriften hauptsächlich im Sinne dieses Erdzweiges nachzuweisen ist.

472 Zu welchem Zeitpunkt der Mondkalender in China tatsächlich eingeführt wurde, lässt sich nicht zweifelsfrei feststelle. Man geht davon aus, dass immer wieder experimentiert wurde und seine endgültige Festlegung irgendwann zwischen der Han-Zeit 2.Jh.v.Chr-2Jh.n.Chr) und der Tang Zeit (6-9-Jh.nChr.) stattgefunden hat. Vgl. Kubny 2000, S.25-27. Zwischen 370 v.Chr.-1851 n. Chr. sollen allerdings 102 Kalender berechnet worden sein, die meist, mit Beginn einer neuen Regierungsperiode herausgegeben wurden, die allerdings eine Art von „Ephimeriden" darstellten, also die erwarte Position einzelner Himmelskörper (und ihre Bedeutung für den Menschen) anzeigten. Vgl. Needham 1981, S.79.

473 Die Tage waren mit der Sonne assoziiert, wie es auch im Schriftzeichen selbst zum Ausdruck kommt, denn *ri* 日 bezeichnet sowohl den „Tag" wie die „Sonne". Die Monate wurden mit dem Mond in Beziehung gesetzt, so dass ein Jahr aus zwölf Monaten bestand, die wiederum mit den gewöhnlichen Ordnungszahlen bezeichnet wurden. Nachdem das Mondjahr jedoch nur 354 Tage umfasst, im Gegensatz zu den 365 ¼ Tagen des Sonnenjahres, war es notwendig jedes 3.Jahr einen 13.Monat einzuschieben. Die Orakelknocheninschriften lassen erkennen, dass dieser

dings niemals als rein rechnerisches Mittel zur Kombination der einzelnen Zahlen. Vielmehr waren die *Himmels- und Erdstämme Ausdruck einer, der Welt immanenten Ordnung*, in welcher das gesamte menschliche wie kosmische Leben als Synergismus zwischen einem rund gedachten Himmel und einer quadratischen Erde aufgefasst wurde. Jede Veränderung in der menschlichen Zeit reflektierte demzufolge nichts anderes als die Veränderung im Zusammenspiel von Himmel und Erde.[474]
Die Himmels- und Erdstämme dürfen somit, genau wie die Ordnungszahlen selbst, im Sinne eines „Emblems" aufgefasst werden, da sie sowohl – im *quantitativen Sinne* – zur Zählung wie – *im qualitativen Sinne* – zur Einordnung und Wertung von Positionen dienten.[475] Doch lässt sich das Phänomen der Zeit in China nicht von dem des Raumes trennen, da die Himmels- und Erdstämme parallel der Darstellung einer räumlichen Ordnung dienten, die gleichermaßen auf der Erde wie am Himmel Gültigkeit besaß. Die verschränkte Anordnung der Himmelsstämme auf einem Achsenkreuz (eigentlich Symbol der Erde) und die der Erdstämme auf einem Kreis (eigentliche Symbol des Himmels) ist schließlich Ausdruck der gegenseitigen Abhängigkeit beider Zyklen voneinander.[476]

Der 9. Erdzweig *shen* 申 ist im zeitlichen Geschehen Ausdruck für den *Zeitpunkt der vollständigen Reife*, so dass er ebenso den *7.Monat* bezeichnet, in welchem sich die *Energie des yin allmählich ausstreckt und die Wesen vollendet*[477] wie er für die Tageszeit von 15.00-17.00 steht. Genau hiervon ist auch die verbale Bedeutung „(sich) ausstrecken" bzw. „ziehen", abgeleitet. *Shen* veranschaulicht im zeitlichen Kontext also den *Moment*, in dem die 10.000 Wesenheiten, deren Leben und Wirkrichtung bereits angelegt ist, zur *vollständigen Reife und Entfaltung* gelangen. In der räumlichen Anordnung spiegelt sich dieser Aspekt in der Himmelsrichtung West-Südwest wider.

Zusammenfassend betrachtet lässt sowohl die Bedeutung „Blitz", der sich in Gestalt einer göttlichen Lichtes zu manifestieren vermag, wie die Verwendung des Schriftzeichens *shen* in Gestalt eines Zahlenemblems zur Einordnung in das kosmische Raum-Zeitgeschehen primär eine enge Verbindung und Hinwendung zu den (göttlichen) Kräften des Himmels bzw. der Natur erkennen. Letzteres wird durch die ursprüngliche Verwendung des Bestandteiles *shi* entweder im Sinne von „Ahnen" oder als „die Strahlen von Sonne, Mond und Sternen" noch unterstrichen. Dieser, *das Individuum übersteigende kosmische Einfluss* darf als grundlegendes Charakteristikum für die im folgenden noch vorzustellende Bedeutungsvielfalt von *shen* begriffen werden. Doch die Bedeutung von *shen* im Hinblick auf *das individuell Seelische im Menschen* ist in der Shang-Zeit – im Sinne eines keimhaften Anfangs – *allenfalls mittelbar oder andeutungsweise* enthalten und wird sich erst im Laufe der Zhou-Zeit (1099-256 v.Chr.) vollständig entfalten.

13.Monat am Ende eines Jahres eingeschoben wurde. Vgl. Shaughnessy 1995, S.20.

474 Kubny 2000, S.27.

475 Porkert 1991, S.53.

476 Granet 1985, S.114. Die Verschränkung polarer Gegensätze, um ihre Abhängigkeit wie ihre gegenseitige Ergänzung zueinander darzustellen, ist charakteristisch für das chinesische Denken.

477 *Shuowen jiezizhu* 1988, S.746.

III.1.8 Die Geister der Verstorbenen: Das Schriftzeichen *Gui* 鬼

Beim Schriftzeichen *gui* 鬼, welches erstmals ebenfalls auf den Orakelknocheninschriften auftritt, verhält es sich etwas anders.

Abbildung III-7: Ursprüngliche Schreibweise von „*gui*"[478]

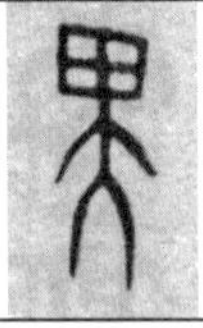

Die piktographische Darstellung des Schriftzeichens *gui* zeigt ein Wesen mit einem menschlichen Körper und einem überproportional großen Kopf. Während der untere Bestandteil die Gestalt eines Menschen zeigt, soll der obere Teil des Zeichens einen Geisterkopf abbilden, wodurch der Eindruck erweckt wird, dass es sich zwar um ein dem Menschen verwandtes, aber zugleich fremdartiges Wesen handelt.[480] Denn während der Körper noch dem eines lebenden Menschen gleicht, soll der Kopf durch seine überproportionale Größe andeuten, dass der Menschen bereits in einen anderen Zustand transformiert worden ist. Dies lässt, vor dem Hintergrund des oben erwähnten Ahnenkultes, vermuten, dass es sich hierbei um einen Verstorbenen, oder, anders formuliert, einen Ahnen handeln könnte. Der Umstand, dass auf den Orakelknochen noch eine andere Schreibweise mit derselben Verwendung auftritt, scheint diese Hypothese zu bestätigen.
Denn hier ist dem Schriftzeichen *gui* 鬼 noch das Radikal *shi* 示 hinzugefügt, welches uns bereits im Zusammenhang mit dem Schriftzeichen *shen* 神 – ebenfalls in seiner Verwendung als Radikal – mit der Bedeutung von „Ahne" bzw. „Säule des Ahnentempels" begegnet ist. Auf einer Orakelknocheninschrift heißt es dazu:

> „Die Verifizierung des Orakels am Tag *geng-zhen* lautet: [Erscheinen] viele Verstorbene *(gui)* im Traum, kommt kein Unheil."[481]

Abbildung III-8: „*gui*" mit Radikal „*shi*"[479]

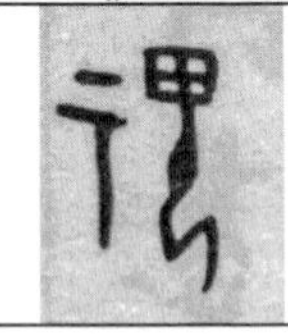

Das bedeutet *gui* bezeichnet die Erscheinungsform eines bereits verstorbenen Menschen, weswegen es bis in die Gegenwart hinein auch in der Bedeutung „Geist" im Sinne von „Gespenst" verwendet wird.
Bedeutsam ist, dass die Verstorbenen auch hier noch eine menschliche Gestalt aufweisen und ihre Verwandlung in einen anderen existentiellen Zustand lediglich durch den überproportionalen Kopf angezeigt wird. Interessanterweise erklärte ein chinesischer Künstler, „Geister seien leicht zu malen", da ihre Darstellung, anders als konkrete Objekte, eben nicht unmittelbar an der Realität kontrolliert werden könne.[482]
Im Unterschied zum Schriftzeichen *shen* 神 wird die Bedeutung *des Seelischen* hier erstmals explizit formuliert, auch wenn dies – was eine interessante Parallele zur ursprünglichen Verwendung des Begriffes *psyche* bei Homer darstellt – *ausschließlich im Zusammenhang mit dem Tod* geschieht. Doch anders als in den homerischen Epen impliziert die Bedeutung des Schriftzeichens *gui* definitiv nicht die Vorstellung einer Seele, die nach dem Tode schat-

478 *Jiaguwen zidian,* 1990, S.1021.
479 *Jiaguwen zidian,* 1990, S.30.
480 *Jiaguwen zidian,* 1990, S.1021.
481 *Jiaguwenzidian* 1990, S.1021.
482 Bauer 2001, S.41.

tenhaft und getrennt vom Körper weiter zu existieren vermag. Vielmehr lässt die Darstellung des Schriftzeichens vermuten, dass das Seelische noch mit dem Körper verbunden ist.

Im bereits erwähnten, ältesten etymologischen Wörterbuch *(Shuowenjiezi)* wird *gui* 鬼 mit dem gleich lautenden Zeichen *gui* 歸 im Sinne von „zurückkehren" in Verbindung gebracht:

> „Wenn die Menschen [nach ihrem Tod] zurückkehren *(gui* 歸), dann sind sie Geister *(gui*鬼)."[483]

Die Verbindung von Tod, Seelischem und der Rückkehr, erläutern spätere Kommentare, indem sie „die Verstorbenen" auch als „Rückkehrende" bezeichnen.[484] Das Seelische – in Gestalt von *gui* – findet seinen konkreten Ausdruck somit erstmals im Kontext des Todes. Die Rückkehr der Verstorbenen an einen, hier nicht näher beschriebenen Ort, deutet bereits den damit einhergehenden allmählichen Rückzug der Lebenskraft selbst an. Dies wird – angesichts des drohenden Untergangs einer Clanfamilie – in einer historischen Aufzeichnung aus dem Jahre 604 im *Zuozhuan* berichtet:

> „Nachdem die Geister der Toten *(gui)* ebenfalls nach Nahrung verlangen, wie sollten die Geister Eures Clans dann nicht den Hungertod sterben!"[485]

Denn wenn alle Clanmitglieder gestorben sind, konnte niemand mehr den Ahnendienst verrichten. *Gui* 鬼 bezeichnet hier ebenfalls „Geister der Toten", deren Existenz ebenso direkt an die Existenz eines toten Körpers wie an die Versorgung mit Opfergaben gebunden war. Mit der allmählichen Auflösung des Körpers ging die des Seelischen Hand in Hand. Im Zuozhuan heißt es daher ferner:

> „Ich habe gesehen, dass der Geist der kürzlich [Verstorbenen] groß ist und der bereits länger [Verstorbenen] klein ist."[486]

Insofern steht die Größe und der damit einhergehende Einfluss eines Geistes (gui) auf die Ahnen in direkter Relation zur materiellen Existenz des (noch) vorhandenen Körpers, ohne dabei selbst von rein materieller Struktur zu sein. Vielmehr zeigt sich in dieser Vorstellung vom Seelischen, dass es ebenso wenig eine radikale Trennung zwischen Seelischem und Körperlichem gibt wie Leben und Tod auch nicht zwei ontologisch unterschiedlichen Bereichen angehören. Der Tod als Prozess zeigt vielmehr den allmählichen Übergang von der Welt der Lebenden zu den Toten im Sinne eines „immer weniger Werdens". Ungewiss ist, zumindest in an dieser Stelle noch, wohin dieser Weg der Auflösung führen mag – ins Nichts oder nur einen anderen existentiellen Zustand.

---

[483] *Shuowen jiezi zhu*, 1988 S.434.

[484] ibid.

[485] *Zuozhuan, Xuangong*, 4.Jahr, Legge 1935, vol. V, S.297. Das *Zuozhuan* ist der Kommentar des Herrn Zuo zu den historischen Aufzeichnungen der Frühlings- und Herbstannalen (*Chunqiu*), welche eine Chronik der Ereignisse zwischen 722-481 v.Chr. darstellen. Zu Inhalt, Autorschaft und Datierung dieses Textes *Early Chinese Texts* 1993, S.67-77.

[486] *Zuozhuan, Wengong*, 2.Jahr; Legge 1935, Vol V, S.234.

Abgesehen von dieser Bedeutung wird das Schriftzeichen *gui* 鬼 auf den Orakelknocheninschriften ebenso als Bezeichnung für einen, mit dem Shang-Reich befreundeten Staat bzw. Vasallen-Staat verwendet, der oftmals von den Shang unterstützt worden und sich im Südwesten des Shang-Reiches, befunden haben soll:[487]

> „Orakeln (wörtlich: Risse produzieren) am Tag *yi-ji*, Bin prognostizierte: 'Der Staat Gui, nur Schönheit im ersten Monat'."[488]
>
> „Orakeln (wörtlich: Risse produzieren) am Tag *ji-si*, Bin [prognostizierte]: 'Der Staat Gui macht Geschenke, es wird kein Unheil im 5.Monat geben'."[489]

Wie bereits im Exkurs zur chinesischen Sprache und Schrift erwähnt, sind gerade im Anfangsstadium der chinesischen Schriftbildung sehr viele Schriftzeichen entweder semantisch oder phonetisch entlehnt worden, das bedeutet ein Schriftzeichen hat oftmals mehr als nur eine Wortbedeutung. Gerade wenn die Schriftzeichen aufgrund ihrer Aussprache, also phonetisch entlehnt wurden, stehen die einzelnen, oftmals sehr unterschiedlichen Bedeutungen nicht in einem unmittelbaren Zusammenhang zueinander.

III.1.9 Der lebendige Leib – Shen 身

Zur Shang Zeit gibt es zunächst nur einen Ausdruck für das Körperliche, der im vorliegenden Kontext relevant ist. Ein Begriff, der fast identisch ausgesprochen wird, wie der oben vorgestellt Begriff *shen* für „den Blitz" bzw., „das Göttliche",[490] ist das Schriftzeichen *shen* 身:

Abbildung III-9: Ursprüngliche Schreibweise von „Körper *(shen)*"

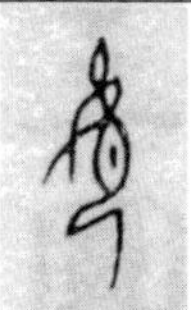

Dieses Schriftzeichen zeigt zunächst das Piktogramm einen Menschen mit einem dicken, nach vorne gewölbten Bauch, in dem sich wiederum ein kleiner Mensch befindet: das Abbild einer schwangeren Frau.[491] Ganz eindeutig ist hier – im Unterschied zur Bezeichnung des Körpers bei Homer – nicht der Leichnam, sondern der lebendige Körper – und zwar in seiner lebendigsten Form, indem er Leben in sich trägt – gemeint. Der Körper als gelebter und gespürter Körper repräsentiert vornehmlich die Innenperspektive eines Menschen, so wie er sich selbst erlebt und nicht wie er von außen, in seiner Form, wahrgenommen wird, weswegen hier die Übersetzung im Sinne von „Leib" mehr als zutreffend ist.[492] Denn der Leib ist etymologisch mit dem Begriff Leben verwandt[493] und bezeichnet so

[487] Wie freundschaftlich die Beziehung der beiden Staaten war, ist nach wie vor strittig, denn es könnte sich auch um einen feindlichen Staat gehandelt haben. Die Aufzeichnungen auf den Orakelknocheninschriften sprechen in der Regel jedoch für eine freundschaftliche Beziehung des Staates Gui zu den Shang, vgl. *Jiaguwen jianming cidian* 1996, S.140f.

[488] *Jiaguwen zidian* 1990, S.1022.

[489] *Jiaguwen zidian*, 1990, S.1022.

[490] *Shen* „Göttliches" wird im zweiten Ton ausgesprochen, während *shen* „Körper" heutzutage im ersten Ton ausgesprochen wird.

[491] *Jiaguwen zidian* 1990, S.931.

[492] Zur differenzierten Vorstellung von Leib und Körper im vormodernen China vgl. Gudula Linck 2001 a).

[493] Kluge 1960, S.431.

genau das, was ein Mensch von sich selbst spürt ohne sich selbst von außen betrachten oder wahrnehmen zu können.[494] Aus Sicht eines so subjektiv empfundenen Leibes ergibt sich auch die, in der Folgezeit häufig auftretende Verwendung des Schriftzeichens *shen* 身 im Sinne der individuellen „Person" bzw. „Persönlichkeit" und des „Selbst" eines Menschen. Dies bezieht sich auch auf die juristische Identität eines Menschen.[495] Ferner kann das Schriftzeichen *shen* 身 (Körper) auch im Sinne des homophonen Wortes *shen* 伸 in der Bedeutung „sich ausstrecken" oder „ausdehnen" verstanden werden, was auf die Motorik des gespürten Leibes hinweist.[496] Ferner suggeriert das mit *shen* 伸 lautlich wie graphisch verwandte Zeichen *shen* 神 „Göttliches", welches über seine Aussprache ebenso mit *shen* 身 „dem Leib" selbst verwandt ist, die geistig – göttliche Natur des menschlichen „Selbst" (*shen* 身).[497]

Schriftzeichen, welche primär den strukturellen und sichtbaren Aspekt des Körpers bezeichnen[498] sind auf den Orakelknocheninschriften noch nicht nachzuweisen. Ebenso wenig existieren zu diesem Zeitpunkt die später häufig verwendeten Schriftzeichen *xing* 形 und *ti* 體 in der Bedeutung „Körper" bzw. „Leib". Ersteres repräsentiert „die Form" oder „Gestalt" eines Körpers wie seine „Erscheinung" und ist in dieser Bedeutung jedoch nicht ausschließlich auf den menschlichen Körper beschränkt.[499] *Xing* 形 umfasst dabei sowohl primär den tast- wie den sichtbaren Körper. In der weiteren Begriffsgeschichte, gerade im medizinischen Kontext wird *xing* jedoch auch für den gespürten Leib und das Innere des Körpers – die Organe und ihre Funktionen, zu welchen beispielsweise auch die Emotionen gehörten – verwendet. Dieser Begriff ist ferner, wie im folgenden noch zu zeigen ist, oftmals als polares Gegenstück zum oben bereits ausgeführten Schriftzeichen *shen* 神 (Göttliches, bzw. dann Geistiges) aufgefasst worden.

Das Schriftzeichens *ti* 體 setzt sich aus den beiden Bestandteilen für *gu* 骨 „Knochen" und *li* 豊 „Ritualgefäß" zusammen. Es bezeichnet zunächst den

> „Körper in seiner Gesamtheit von Kopf, Armen und Beinen über den Rumpf bis hin zu den Füßen".[500]

Hier steht die organisch gewachsene Form des Körpers und die „ritualgemäße" Anordnung seiner Teile im Vordergrund:

> „...*ti* (體), das ist geordnetes Aufeinanderfolgen. Denn Knochen und Fleisch, Körperhaare und Blut, Außenseite und Innenseite, Großes und Kleines folgen geordnet aufeinander."[501]

Das Schriftzeichen *ti* 體, welches über den rechten Bestandteil *li* 豊 „Ritualgefäß" eng mit dem Zeichen *li* 禮 „Ritual" bzw. „Rite" verwandt ist, betont vor allem *die organische*

494 Linck, 2001 a), S.11.

495 Sivin 1995, S.14. Der Ausdruck *shenfen zheng* 身分證ist modernen Chinesisch beispielsweise der „Personalausweis".

496 Linck 2001 a), S.49.

497 *Self as Body in Asian Theory and Practice* 1993, S.165.

498 Wie z.B. *gong* 躳 oder *qu* 軀 *xing* 形 und *ti* 體.

499 Sivin 1995, S.14.

500 ZZXYY S.2139.

501 Zitiert nach Linck, 2001 a), S.48.

Struktur und die Gliederung des Körpers. Die Verbindung von „Körper" (*ti* 體) und „Ritual" (*li* 禮) besteht in der Vorstellung, dass Rituale eine ererbte Tradition von formalisierten menschlichen Handlungen darstellen. Die rituellen Handlungen *verkörpern* (*ti* 體) vor allem die Wertvorstellungen, welche für den Erhalt der kulturellen Tradition notwendig sind.[502] So ist *ti* (體) in seinem verbalen Gebrauch ebenfalls in der Bedeutung von „verkörpern" wie „einverleiben" – im Sinne des sich „zu eigen Machens" – zu verstehen. Demzufolge wird das Schriftzeichen *ti* 體 in seiner weiteren begriffsgeschichtlichen Entwicklung auch im Sinne „des Inneren" als Gegenstück „zum Äußeren" eines Menschen oder einer Sache bzw. Angelegenheit verwendet, so dass es „das Wesen" einer Person oder eines Dings im Unterschied zu seiner „Funktion" (*yong* 用) charakterisiert.[503] Abgesehen davon, dass die drei Schriftzeichen *shen* 身, *xing* 形 und *ti* 體 oftmals zur gegenseitigen Erklärung herangezogen werden und alle sowohl den Körper wie den gespürten Leib bezeichnen können, bezieht sich *shen* 身 stärker auf den „lebendigen" und „gelebten Leib", wie es auch auf den Darstellungen der Orakelknocheninschriften mit dem Abbild der schwangeren Frau deutlich zum Ausdruck kommt. Daher bezeichnet *shen* 身 auch „das Selbst" bzw. „die Person", während bei *xing* 形 eher die äußere „Gestalt" als Form und als sichtbare „Erscheinung" im Vordergrund steht. Das Schriftzeichen *ti* 體 vermittelt schließlich eine Körpervorstellung, die vor allem vom gespürten Leib im Sinne einer organischen Struktur ausgeht, der es gleichermaßen gelingt, ihr inneres „Wesen" nach außen hin zu verkörpern wie sich Äußeres „einzuverleiben".

III.1.10 Zusammenfassung

In der Shang Dynastie war die Politik ebenso untrennbar mit der Religion verbunden wie die Welt der Lebenden nicht von der Welt der Toten zu trennen war. Die Toten bildeten den Mittelpunkt des politischen und sozialen Lebens, sie erhielten ebenso viel materielle wie psychische Aufmerksamkeit von den Lebenden. Im Gegenzug waren die Ahnen für die Erhaltung der gesellschaftlichen Ordnung mit ihrem hierarchischen System verantwortlich. Die Ahnen existierten nicht in einer ontologisch unterschiedlichen, metaphysisch gedachten Welt, sondern sie waren insofern „unsterblich", als sie zwar „tot, aber nicht verschwunden waren" (*si er bu wang* 死而不亡).[504] Die Vorstellung vom Seelischen lässt sich in der Verwendung des Begriffes *shen* 神 im Sinne von „Gottheit (des Blitzes)" *allenfalls mittelbar erkennen*, während das Schriftzeichen *gui* 鬼 in der Bedeutung „Geist der Verstorbenen" vom Seelischen nur im Kontext des Todes spricht. Hier zeigt sich eine *kontinuierliche Verbindung* von diesem, nicht näher definierten *Geist mit seinem dazu gehörigen Körper*, indem er gleichzeitig mit der materiellen Auflösung des Körpers selbst zu entschwinden scheint. Die Frage nach „dem Seelischen an sich" wird ebenso wenig gestellt wie ihre ontologische Substanz nicht zum Gegenstand der Diskussion gemacht wird. Im Zentrum steht vielmehr die Überlegung, *welche Funktion und vor allem welchen Einfluss die Geister der Verstorbenen auf die Welt der Lebenden* ausüben, mit dem Ziel diesen in eine gewünschte Richtung zu dirigieren. Das bedeutet das Seelische ist ebenso wenig jenseits des

[502] *Self and Body in Asian Theory and Practice* 1993, S.168-170.
[503] ZZXYY S.2138.
[504] Vgl. *Daodejing*, 33 sowie den gleichlautenden Artikel von Keightley „Dead, but not gone" 1995.

Körper vorzustellen, wie Leben und Tod per se zwar eine sich kontinuierlich verändernde, aber doch nicht zu trennende Einheit bilden.

Der Bedeutungswandel, welchem der Prozess der Orakelbefragung gegen Ende der Shang-Dynastie unterworfen war, lässt eine deutliche Einengung der Themen auf die routinemäßig durchgeführten Opfer wie den Zyklus der 10 Tage Woche und die Jagdausflüge des Königs erkennen. Die Aufzeichnungen berichten dabei nicht mehr über die Antworten der Gottheiten oder Ahnen, sondern sie drücken viel mehr die Wünsche der Könige und Orakelpriester aus, *wie sich die Zukunft gestalten möge.* Denn im Übergang zur folgenden Zhou-Dynastie rückt der Mensch selbst ins Zentrum des Denkens, indem er sich zunehmend mehr in der Lage sieht, sein Schicksal selbst zu gestalten. Welche Entsprechung wird diese Entwicklung in der Wahrnehmung und Betrachtung des Seelischen aufweisen? Wird aus ihr ein differenziertes oder ein vom Körper isoliertes Seelenverständnis hervorgehen?

III.2. Die Ausgestaltung des Geistes und des Seelischen in der Zhou-Zeit

III.2.1 Die gesellschaftspolitischen Veränderungen in der westlichen Zhou-Dynastie

Mit der berühmten Schlacht von Muye 1045 v.Chr., als die Zhou, ein ehemaliger Vasallenstaat, der sein Zentrum im Nordosten Chinas, welches der heutigen Provinz Shaanxi entspricht, gehabt haben soll, die Shang-Regierung siegreich geschlagen haben, hat sich aus heutiger Perspektive wohl gerade der Staat, welcher den Shang kulturell und religiös am nächsten gestanden ist, durchgesetzt.[505] Die daraus resultierende Gründung der Zhou-Dynastie (westliche Zhou: 1099-771v.Chr.), lässt sich, so die chinesische Geschichtsschreibung, dabei zwar auch, aber nicht primär, auf eine politische oder militärische Überlegenheit der Zhou zurückführen. Vielmehr soll die historisch legendäre und damit zugleich für alle nachfolgenden Dynastien exemplarische, *moralische Vollkommenheit* der Dynastiegründer König Wen (Wen Wang reg.1099/56-1050) wie seiner beiden Söhne König Wu (Wu Wang reg.1049/45-43.v.Chr.) und Herzog von Zhou (Zhou Gong reg.1042-1036 v.Chr.) für die Dynastiegründung verantwortlich sein.[506] Noch weniger als die Shang-Dynastie darf die Herrschaft der Zhou als eine geographisch oder politisch kontinuierliche Regierungsperiode verstanden werden. Vielmehr zeichnet sich der lange Zeitraum zwischen 1099 und 221v.Chr. nicht nur durch eine mehrmalige geographische Machtverschiebungen wie damit einhergehende politische Umwälzungen aus, sondern gerade im Hinblick auf die geistesgeschichtliche und kulturelle Entwicklung Chinas finden zu dieser Zeit grundlegende Neuerungen statt. Während sich in der so genannten westlichen Zhou-Zeit (1099-771v.Chr.) die Hauptstadt im Westen Chinas, nahe der heutigen Stadt Xian befand, lag sie in der östlichen Zhou-Zeit (771-221v.Chr) im Osten Chinas – der Stadt Luoyang. Diese zweite Hälfte der Dynastie wird traditionellerweise noch einmal in die Frühlings- und Herbstperiode (Chunqiu 771-446V.Chr) und die Zeit der Streitenden Reiche (445 –221v.Chr.) unterteilt. In dieser Zeit wird der Königsfamilie, wie der Name „Streitende Reiche“ bereits vermuten lässt, der Machtanspruch auf das gesamte Reich streitig gemacht, was schließlich 221.V.Chr. mit Qin Shi Huangdi, zur erneuten Reichseinigung und erstmaligen Gründung des Kaiserreiches Chinas führt.

In diesen neun Jahrhunderten der Zhou-Dynastie wird jedoch nicht nur die Grundlage für eine Staatsform geschaffen, die erst im 20 Jahrhundert endgültig abgelöst wurde, sondern es ist, ähnlich wie im Abendland, *eine Zeit, in der die fundamentalen philosophischen Ideen, welche China bis in die Gegenwart hinein anhaltend geprägt haben* und dies immer noch tun, erstmals formuliert und vor allem schriftlich fixiert wurden.

---

[505] Die Grabfunde der letzten Jahrzehnte haben gezeigt, dass es durchaus verschiedene Staaten gegeben hat, die damals um die Vorherrschaft gekämpft haben. Doch scheint eine kulturelle Nähe der Zhou zu den Shang in Kombination mit ihrer militärischen Überlegenheit den Ausschlag gegeben zu haben, vgl. *Das alte China* 1995, S.85. Zu den historischen und politischen Hintergründen der Zhou-Dynastie vgl. *Cambridge History of Ancient China* 1999, S.292-352, insbesondere zu den historischen Erwähnungen der Zhou vor ihrem Sieg über die Shang ibid. S.303f.

[506] *Cambridge History of Ancient China* 1999, S.25.

Unmittelbar nach der Machtübernahme durch die Zhou wurden Mitglieder der Königsfamilie an alle strategisch wichtigen Positionen des Landes – vor allem entlang der Transportroute in Richtung Norden – entsendet, um dort Kolonien zu gründen und so die Reichsgrenzen zu sichern.[507] All diese Kolonien sollten später, mit der allmählichen nachlassenden Bindung an das Königshaus, zu Einzelstaaten werden, die schließlich den Sturz der westlichen Zhou-Dynastie herbeiführen sollten. Die bedeutendste und – mit Blick auf die soziale und intellektuelle Entwicklung – jedoch folgenreichste Neuerung, die von den Zhou – im Vergleich zu den Shang – eingeführt worden war, bestand *in der Bürokratisierung des gesamten Regierungssystems*, bei der die *direkte Verwandtschaft zum Königshaus nicht mehr unbedingte Vorraussetzung* war. Denn nun konnten nicht mehr – wie es bei den Shang üblich gewesen war – nur Brüder oder Cousins des Königs führende Stellungen in der Regierung und den Lehensstaaten einnehmen, sondern diese Aufgaben wurden auch an andere, mit dem Königshaus nicht direkt verwandte, hochrangige Adelsfamilien vergeben. So wurden beispielsweise im Zuge einer Landreform einigen Familien Land weggenommen, um es an andere Familien, die sich entsprechende Verdienste erworben hatten, zu verteilen.[508] Die Rechtfertigung für diese Bürokratisierung liegt, wie oben bereits erwähnt, im moralischen Anspruch an das Königshaus und sein Regierungssystem. Denn die Ausübung der Macht sollte nicht mehr allein von dem, durch die Geburt bestimmten sozialen Status abhängen, sondern sollte idealer weise in den praktischen wie moralischen Verdiensten einer Person begründet liegen. Die schriftlichen Quellen sehen die Herrschaftsübernahme durch die Führungsqualitäten der Gründer des Zhou-Staates legitimiert, in Form von militärischer Stärke, moralischer Überlegenheit und Loyalität.[509]

III.2.2 Der Beginn philosophischen Denkens in der westlichen Zhou-Dynastie

Dieser moralische Anspruch an den Herrscher hat seinen Ausdruck in den grundlegenden Ideen zur Regierungsführung gefunden, wie sie bereits von einem weiteren Sohn Wen Wangs, dem Herzog von Zhou (Zhou Gong), ausgeführt und später erstmals in Gestalt des *Shujing (Buch der Urkunden)* der ältesten traditionellen Texte, auch schriftlich festgehalten wurden.[510] Auf den Tod von König Wu, der, wie sein Vater, ebenfalls in einer Schlacht gefallen war, folgte zunächst ein Bürgerkrieg, in dessen Zentrum die Frage seiner Nachfolge wie die richtigen Methoden zur Regierungsführung gestanden sein sollen.[511] Wie das „*Da gao*“ (大摀, „Grosse Proklamation“) -Kapitel im *Buch der Urkunden* berichtet, tritt hier erstmals der Himmel (*tian* 天) selbst an die Stelle der von den Shang verehrten höchsten Gottheit *(Shangdi)*, und zwar im Sinne einer höchsten Macht, die das Mandat des Himmels (*tianming* 天命) nur an einen solchen Herrscher erteilt, der sich

507 Vgl. die Karte in *Cambridge History of Ancient China* 1999, S.313
508 *Cambridge History of Ancient China* 1999, S.326-328.
509 Ebrey 2003, S.32f.
510 Das *Shujing* ist nicht das Werk eines Autors, sondern die einzelnen Kapitel stammen aus unterschiedlichen Epochen. Prinzipiell wird es in die „alten“ und neuen“ Kapitel eingeteilt, wobei ironischerweise gerade die „alten Kapitel“ eine Fälschung aus dem 4. Jh. sein sollen. Die Kapitel über die Gründung der Zhou-Dynastie sollen jedoch, so die jüngsten Forschungsergebnisse, tatsächlich während der westlichen Zhou-Dynastie selbst schriftlich fixiert worden sein. Vgl. *Cambridge History of Ancient China* 1999, S.294f. und *Early Chinese Texts* 1993, S.376-389.
511 *Cambridge History of Ancient China* 1999, S.314f.

dessen, kraft seiner praktischen Regierungsfähigkeiten wie seiner moralischen Tugenden, auch würdig erwiesen hat. Herzog von Zhou hat sogar empfohlen, einen Befehl zu erlassen, die Verdienste der Könige im Ahnentempel aufzuzeichnen, damit die Personen mit den meisten Verdiensten auch als erste das Opfer erhalten.[512]

Der Herrscher nimmt dabei als Himmelssohn (*tianzi* 天子) eine Vermittlerrolle zwischen dem Himmel und dem gewöhnlichen Volk ein, da er nur *im Auftrag des Himmels* die Regierung ausüben darf. Ist der Himmel mit den moralischen oder praktischen Fähigkeiten des Herrschers unzufrieden, so verlieht er seinem Willen durch Naturkatastrophen oder entsprechende Omina Ausdruck und wählt einen neuen Herrscher aus. Diese Idee eines *moralischen geordneten und wirkenden Kosmos*, dessen harmonisches Funktionieren maßgeblich vom König selbst aufrecht zu erhalten ist, platziert den *Menschen selbst in dem Mittepunkt* dieses Kosmos, indem sie menschlich-moralische Werte zu natürlichen Gesetzmäßigkeiten macht. Auch wenn die Frage nach einem tatsächlichen „Bruch" – sowohl in kultureller wie in politischer Hinsicht – zwischen der Shang- und Zhou-Dynastie nach wie vor widersprüchlich diskutiert wird,[513] ist diese „Moralisierung" der Natur, speziell des Himmels, im Vergleich zur Kosmologie und Herrschaftsform der Shang-Dynastie, sicherlich neu. Ihre Auswirkungen sind, im Hinblick auf die Idee eines zentral regierten, einheitlichen chinesischen Staates, bis in die Moderne hinein von Dauer geblieben.

So stellt die Frage nach der moralischen Qualifikation des Herrschers wie der Legitimation einer Regierung während und insbesondere kurz vor dem eigentlichen Niedergang der Zhou-Dynastie, in der Zeit der Streitenden Reiche (445 –221 v.Chr.) eines der wichtigsten Themen philosophischer Überlegungen dar. Diese neue Rolle des Himmels wie die Fragen nach der moralischen Überlegenheit der Zhou-Regierung werden in allen Quellen aus der westlichen Zhou-Zeit. diskutiert. Ein Textmedium, welches neben den Orakelknochen bereits in der Shang-Dynastie Anwendung gefunden hatte, sind die aus *Bronze gegossenen Ritualgefäße*, von welchen uns aus der Zhou-Zeit mehr als 10.000 erhalten geblieben sind.[514] Sie dienten bei der Durchführung des Ahnenopfers, welches häufig in Gestalt eines gemeinsamen rituellen Banketts mit den Ahnen abgehalten wurde, zur Aufbewahrung von Speisen und Getränken. Während die Bronzegefäße zur Shang-Zeit vor allem mit zoomorphischen Darstellungen von Vögeln, Schlangen, Hirschen oder imaginären Tieren wie Drachen und meist nur kurzen Inschriften dekoriert waren, werden die Texte auf den Ritualgefäßen in der westlichen Zhou-Zeit prinzipiell wesentlich ausführlicher.[515] Ferner lassen sowohl die Entwicklung neuer Formen wie unterschiedlicher Dekors Rückschlüsse auf die damit verbundenen religiösen Inhalte zu.

Bei einer großen Anzahl von Bronzeinschriften finden wir historische Aufzeichnungen, welche über die guten Taten der Ahnen, bzw. die gegenwärtiger Könige oder Helden berichten. Gleichzeitig enthalten sie Erinnerungen an wichtige politische Ereignisse und Informationen über die sozialen Beziehung zwischen dem Königshaus und der Zhou-

[512] *Shangshu Zhengyi*, *Luogao*, 15, 17b und Legge1935, Vol 3,T*he Shoo King*, S.439.

[513] M. J. Puett bestreitet einen solchen Bruch ebenso wie er das Verhältnis von Geistern und Menschen, welches von vielen Forschern im Rahmen vergleichender Studien durchweg als monistisch interpretiert wird, neu definiert, vgl. Puett 2002, S.5-29 und S.31-79.

[514] *Cambridge History of Ancient China* 1999 S.359f. Die Form dieser Gefäße variierte sehr stark, es lassen sich prinzipiell 24 verschiedene Typen voneinander unterscheiden, vgl. *Cambridge History of Ancient China* 1999, S.xxiif.

[515] Ebrey 2003, S.36 und *Cambridge History of Ancient China* 1999, S.364-368.

Gesellschaft.[516] Darunter befinden sich auch viele Reden, welche zu Ehren einer Persönlichkeit und ihrer Verdienste gehalten wurden. Neben den Einzelheiten über das rituelle Bankett, bei welchem das Bronzegefäß übergeben oder verwendet wurde, sind vor allem der Status der Person, die einzelnen Opfergaben wie schließlich das Ereignis selbst, welches zu der Belohnung geführt hat, genau beschrieben. Besonders auffallend im Vergleich zu den Bronzeinschriften aus der Shang-Dynastie, ist der dramatische Stil der Texte, der darauf hindeutet, dass es nicht allein um das Festhalten einer historischen Situation ging. Vielmehr scheinen die Texte vor dem teilnehmenden Publikum laut vorgelesen worden zu sein, um eine konkrete historische Situation immer wieder präsent werden zu lassen.[517] Prinzipiell wurden die Gefäße immer vom König an die entsprechenden Empfänger direkt verliehen, weswegen wohl auch die Produktion der Bronzen zentral verwaltet wurde. Die Bronzegefäße selbst waren – ebenso wie in der Shang-Dynastie – wesentlicher Bestandteil der Grabbeigaben und sollten vor allem den Status des Verstorbenen widerspiegeln. Die Verwendung der Gefäße wie die Inschriften selbst dienen auf der einen Seite der Herrschaftslegitimation der Zhou-Regierung vor den Ahnen wie den Nachkommen. Auf anderen Seite sind sie Ausdruck einer hierarchischen Ordnung zwischen oben und unten – dem König und seinen Vasallen – die es mittels festgelegter Rituale durchzuführen und aufrecht zu erhalten gilt.

Ungefähr zwischen 899-858 v.Chr., hat sowohl die Form wie die Gestaltung der Bronzegefäße eine einschneidende Veränderung erfahren, die oftmals als *rituelle Revolution* bezeichnet wurde und wohl vom Königshaus selbst ausgegangen ist.[518] Besonders auffallend ist die Tendenz *zur Vereinheitlichung der Ritualgefäße*, denn die Vielfalt war sowohl hinsichtlich der Typen, ihrer Größe wie dem Dekor deutlich eingeschränkt. Die Gefäße selbst sind offensichtlich größer, und anstelle der Tiermotive finden sich hauptsächlich verschiedene Spiralmotive und Bänder.[519] Es sieht so aus, als ob die Rituale, die vorher eher in einem kleineren Rahmen stattgefunden hatten, plötzlich vor einem größeren Publikum durchgeführt worden sind. Dies hatte zur Folge, dass die Gefäße auch aus einer weiteren Entfernung noch gut zu erkennen sein mussten. Diese einheitliche und eindeutig festgelegte visuelle Darstellung der Gefäße sollte anscheinend eine fest gefügte soziale Ordnung der Zhou – mittels des Rituals – implizieren oder sogar heraufbeschwören. Auch die Inschriften selbst waren insofern normiert, als dass festgelegte Inhalte in einer immer wieder kehrenden Ausdrucksweise mit einer ganz bestimmten Form von Schriftzeichen aufgezeichnet wurden. Der gleichzeitig zunehmende Einsatz von Glocken und Musik lässt vermuten, dass die Zhou-Regierung danach strebte, ihre Publikum möglichst nachhaltig über die Augen und Ohren zu beeindrucken. Mit dem Publikum ist jedoch nicht nur die persönlich anwesende Zuhörerschaft gemeint, sondern es bezieht gleichermaßen die Ahnen und anwesenden Gottheiten mit ein.[520]

Die Bedeutung der Ahnen und ihr Einfluss auf die Welt der Lebenden scheint im Rahmen der Ahnenverehrung noch relativ unverändert zu sein, nur die Kommunikation mit ihnen wurde in eine rituell stärker determinierte Form gebracht.

---

[516] *Cambridge History of Ancient China* 1999, S.364-368.
[517] Ibid.S.368.
[518] *Cambridge History of Ancient China* 1999, S.433-440.
[519] *Cambridge History of Ancient China* 1999, S.437.
[520] ibid.S.438f.

III.2.3 Die Ritualisierung von Geistern und Dämonen auf den Bronzeinschriften

Die Bronzeinschriften dürfen insofern als Nachfolger der Orakelknocheninschriften betrachtet werden, als sie ebenfalls Informationen zu historischen Ereignissen, zur gesellschaftlichen Struktur wie wichtigen politischen Absichtserklärungen der Zhou enthalten. Die Vorstellung des Seelischen ist jedoch auch hier, wie bereits auf den Orakelknocheninschriften, allenfalls mittelbar erkennbar. Das Schriftzeichen *shen* 神 begegnet uns auf den Bronzeinschriften sowohl in seiner einfachen Form *shen* 申 wie erstmals in der komplexen Schreibweise als Zusammensetzung aus dem Radikal shi 示 und dem Lauter *shen*申: *shen* 神.[521] Neben der Bedeutung des „Erdzweiges", welche wir bereits aus den Orakelknocheninschriften kennen, konnten die beiden Zeichen (*shen* 申 und *shen* 神) auch synonym verwendet werden.

> „Der Himmelssohn (= der König) bringt die Weisheit zum Strahlen, er opfert den Gottheit(en) (*shen*申) pietätvoll.."[522]
> „Er bringt den erhabenen Gottheit(en) (*shen*申) und Ahnen pietätvoll Opfer dar."[523]

Dashen – die große(n) Gottheit(en)

Auf den Bronzeinschriften wird die in den Ursprüngen angelegte Bedeutung im Sinne von „Himmelsgottheit" oder auch „Geist" weiter ausgestaltet:

> „Ist (Sind) die große(n) Gottheit(en) (*da shen* 大神) zufrieden [gibt es] viel Reichtum."[524]

Auch wenn in diesen drei Zitaten ist nicht zweifelsfrei zu klären ist, ob jeweils eine oder mehrere Gottheiten gemeint sind, stehen all diese Textstellen im Kontext des Opfers, welches in der Regel vom König an die Gottheit(en) darzubringen ist. Bemerkenswert ist das wiederholte Auftreten des Begriffes *dashen* 大神 „große Gottheit(en)". Doch im Rahmen der vorliegenden Inschriften lässt sich nicht zweifelsfrei feststellen, ob mit der großen Gottheit beispielsweise „der Blitz" oder eventuell die Gestirne am Himmel gemeint sein könnten. Nach dem *Zhouli*, „Riten der Zhou" – ein Werk welches nicht nur die Riten, sondern vor allem die administrative Struktur und Organisation der Zhou-Regierung darlegt – kann der Begriff *da shen* sowohl „die Gottheit der Erde", welche vornehmlich für die Fruchtbarkeit des Bodens zuständig ist, wie auch „die Gottheiten der heiligen Berggipfel" bezeichnen.[525]

Auffallend ist hingegen die wiederholte Aufforderung, den großen Gottheiten *(dashen)* mit Respekt entgegenzutreten:

> „Er opfert den große(n) Gottheit(en) (*dashen* 大神) respektvoll."[526]

---

[521] Quan Guangzhen, 1989, S.266f. und *Jinwen dazidian* 1995, S.3129.
[522] Wl 1211, Quan Guangzhen 1989, S.267,
[523] Wl 2252, und ibid.
[524] WM 2144, und ibid, sowie *Jinwengulinbu*, 1982, 1-0014.
[525] ZZXYY S.1465. Das *Zhouli* ist historisch gesehen später als die Bronzeinschriften anzusetzen, es lässt sich wohl auf die Zeit der Streitenden Reiche ins 4-3 Jh.v.Chr. datieren. Vgl. *Early Chinese Texts* 1993, S.24-29.
526 ibid.

> „Die große(n) Gottheit(en) (*dashen* 大神), ihr Auf- und Absteigen sorgt (schützt) die [ ] würdig."[527]

Schließlich gehören sie – im Hinblick auf die Darbringung von Opfern – wohl einer anderen Kategorie an als die königlichen Ahnen. Hierarchisch betrachtet sind sie eventuell sogar höher einzustufen als die königlichen Ahnen, andernfalls könnten sie nicht durch das Opfer an König Wu erfreut werden.

> „[Wenn man dem] König Wu (Wuwang)[528] ernsthaft opfert, erfreut man [damit] die große(n) Gottheit(en) (*dashen* 大神)."[529]

Guishen 鬼神 – Geister und Gottheiten

Das Schriftzeichen *gui* 鬼, welches auf den Orakelknochen im Sinne von „Geist eines Verstorbenen" verwendet wurde, ist als Einzelzeichen auf den Bronzegefäßen in dieser Bedeutung interessanterweise offensichtlich nicht überliefert.[530] Doch finden wir es in Kombination mit dem Schriftzeichen *shen* 神:

> „Man erweist den Geistern der Verstorbenen und den Gottheiten (*guishen* 鬼神) Respekt."[531]

Hier begegnet uns erstmals eine Kombination der beiden Schriftzeichen, welche in späteren Texten eine übliche Bezeichnung entweder für „geistige Wesen", die dann auch in „gute" (*shen* 神) wie „böse Geister (*gui* 鬼)" unterschieden wurden, oder als genereller Begriff für „das Geistige" im allgemeinen verwendet werden konnte.

Die zunehmende Bürokratisierung der Rituale zur westlichen Zhou-Zeit sowie die klareren hierarchischen Strukturen innerhalb der Gesellschaft zogen nicht zuletzt eine *gewisse Distanz zwischen der Welt des Menschen auf der einen und der Welt der Ahnen und Gottheiten* auf der anderen Seite nach sich. Dabei führt die definitivere Abgrenzung des menschlichen vom göttlichen Bereich auch zu einer zunehmenden Polarisierung dieser beiden Welten. Doch ob diese Abgrenzung – gerade vor dem Hintergrund eines Vergleichs mit dem Abendland – tatsächlich Folge eines (unüberwindlichen) Antagonismus zwischen Menschen und Gottheiten ist, oder ob dieser vielleicht sogar als Grundlage für das harmonische Zusammenwirken dieser unterschiedlichen Kräfte zu betrachten ist, und wie es sich in dem für China, zumindest seit dem 3 Jh.v.Chr. so repräsentativen, korrelativen Denken Chinas äußert, wird im Rahmen westlicher theoretischer Überlegungen nach wie vor diskutiert.[532]

---

527 *Jinwengulinbu*, 1982, 1-0014.

528 Die beiden Schriftzeichen *shao ge* 邵各 werden hier anstelle von *zhao ge* 昭各verwendet, welches wiederum eine andere Bezeichnung für König Wu, einen der Gründer der Zhou-Dynastie, ist. Vgl. Quan Guangzhen 1989, S.128.

529 *Jinwen gulinbu* 1982, 1-0014.

530 In den meisten Wörterbüchern oder Sammlungen zu den Bronzeinschriften ist das Schriftzeichen *gui* 鬼überhaupt nicht enthalten: Im *Jinwen gu linbu* werden Aussprache und Bedeutung zwar erklärt, aber lediglich eine Textstelle für die Bedeutung „der Staat Gui" angegeben, aber nicht die Bedeutung „Geist eines verstorbenen Menschen", vgl. *Jinwengulin bu* 1982, 9-1228.

531 *Jinwengulinbu* 1982, 9-1228, und *Jinwen changyongzidian* 1987, S.873.

532 Die Veröffentlichung „To become a God" von Michael J.Puett (2002) beschäftigt sich sehr ausführlich mit diesem Thema und schildert die unterschiedlichen, westlichen theoretischen Ansätze der diesbezüglichen Sekundärlite-

III.2.4 Die Rolle der Geister und Gottheiten – *Shen* 神 – im Buch der Lieder

Inwieweit sich diese Standpunkte jedoch unbedingt ausschließen müssen, mag ein Blick auf die beiden anderen schriftlichen Quellen zeigen, welche – zumindest in Teilen – auf die westliche Zhou-Zeit zurückgehen. Das *Shijing (Buch der Lieder)* stellt eine Sammlung von 305 Gedichten oder Volksliedern dar, welche ursprünglich wohl als Gesänge über die Riten an die Ahnen und Gottheiten verfasst, später – ähnlich der Entwicklung der Bronzeinschriften – vor einem größeren Publikum bei Hofe vorgetragen wurden.[533] Neben einer moralischen Rechtfertigung des Machtübernahme durch die Zhou[534] beinhalten die Gedichte ebenso Lobgesänge die Taten der Könige und Kriegshelden wie sie im Einzelfall sogar explizit Kritik an der Regierung und den jeweiligen Herrschern üben.[535] Die knappe Hälfte der Lieder ist Ausdruck lyrischer Emotion, hier finden sich Liebeslieder wie Zeugnisse über das Alltagsleben der einfachen Menschen mit all ihren Problemen.[536] Bemerkenswert ist die detaillierte Naturbeschreibung in diesen Liedern, welche die unterschiedlichsten Pflanzen und Tiere schildert. Im *Shijing* finden wir diese genaue Beobachtung der Natur erstmals in Beziehung zur Welt des Menschen und seinem Handeln gesetzt. In Gestalt von Metaphern – beispielsweise der Fisch als Ausdruck für die menschliche sexuelle Fruchtbarkeit – werden Parallelen zwischen der Natur, als Makrokosmos, und dem Menschen, als Mikrokosmos, gezogen. Darüber hinaus *wird eine gegenseitige Wechselwirkung zwischen der Welt des Menschen auf die Natur* und vice versa postuliert, welche oftmals als Beginn des *korrelativen Denkens*, das so charakteristisch für das chinesische Denken überhaupt geworden ist, definiert wurde.[537] Im Rahmen der differenzierten Ausarbeitung des korrelativen Denkens während der Han-Zeit ist eine gegenseitige Beeinflussung von insgesamt *drei Bereichen* angenommen worden: Kosmos, Staat und menschlicher Körper.[538] Im *Shijing* wird zunächst von der *Wechselwirkung zwischen der Natur und der menschlichen Welt* gesprochen, mit welcher entweder die individuelle oder die offiziell-staatliche Welt gemeint ist. So ist es gerade im Hinblick auf eine moralisch korrekte Regierung durchaus üblich gewesen, Naturkatastrophen als Ausdruck des Missfallens über die Verfehlungen des Herrschers seitens der Natur oder des Himmels zu deuten.[539]

Im Kontext dieser Wechselwirkung zwischen Mikro- und Makrokosmos wird auch der Begriff *shen* in der Bedeutung von „Gottheit(en)" oder „Geist(ern)" verwendet, welche in

---

ratur im Detail. Er selbst sieht dabei weder einen radikalen Bruch zwischen der Shang- und Zhou-Dynastie noch erkennt er im Denken der Shang- und westlichen Zhou-Zeit das korrelative Denken, welches eine zugrunde liegende Harmonie zwischen der Welt der Götter und der Menschen postuliert. Er sieht vor allem den Antagonismus zwischen diesen beiden Welten, welchen die Menschen zu überwinden suchen, indem sie die Welt der Götter durch die Regulierung und Ritualisierung des Opfers unter Kontrolle bringen. Vgl. ibid., speziell S.1-29 und 76-79.

533 *Cambridge History of Ancient China* 1999 S.333. Auch beim *Shijing* handelt es sich um eine Zusammenstellung von Gedichten, die auf einen größeren Zeitraum, circa von 1000-600 v.Chr. zu datieren sind. Vgl. *Cambridge History of Ancient China* 1999, S.415-423.

534 Speziell in den *Daya* -Oden, welche 31 Gedichte umfassen, ibid.S.417.

535 Speziell in den *Xiaoya* –Oden ibid.

536 Abteilung *Guofeng*, ibid.

537 *Cambridge History of Ancient China* 1999, S.336.

538 Vgl. Sivin 1995a.

539 *Shijing, Daya, Shaomin,* 3/3-XI, Legge S.564-567. Auch die Einmischung von Frauen oder Eunuchen in die Regierung konnte das Missfallen der Gottheiten erregen, *Shijing, Daya*, 3-3/10, Legge,1935, Vol. IV, S.562.

Erwiderung auf die pietätvoll und ritengerecht dargebrachten Opfer den Menschen Glück und Wohlstand schenken sollen:

> „Die Geister *(shen)* haben Essen und Trinken genossen und werden dafür sorgen, dass der Fürst lange lebt. Die Opfergaben wurden alle den Jahreszeiten entsprechend vollständig von Dir [dem Herrscher] dargebracht. Deine Söhne und Enkel sollen nicht aufhören diese Dienste fortzuführen."[540]
>
> „[Wenn] die Riten und Etikette den Regeln entsprechen, das Lachen und die Worte so sind, wie sie sein sollten, kommen die Geister *(shen)* an und erwidern [dies] mit viel Segen, 10.000 Jahre langes Leben sind die Belohnung."[541]
>
> „Die Geister *(shen)* sind gut und lassen viele Segnungen zuteil werden, die Menschen sind ehrlich, und sie genießen täglich ihr Essen und Trinken."[542]

Mit *shen* im Sinne von „Geister" oder „Gottheiten" können auch die königlichen Ahnen selbst gemeint sein, deren Entgegenkommen es zu herbeizuführen gilt. Im Unterschied zur Shang-Dynastie ist es nicht das Opfer allein, sondern vor allem seine *den Riten entsprechende Darbringung*, welche die *Geister dazu veranlasst, die Gaben mit Langlebigkeit und materiellen Wohlstand zu erwidern.*[543] Diese formalen Gesetzmäßigkeiten besitzen demzufolge nicht nur für die menschliche Welt, sondern gleichermaßen für das Wirken der Natur Gültigkeit, als dessen Teil wiederum die Welt der Geister begriffen wird. Das Wohlwollen der Geister bzw. Gottheiten konnte jedoch offensichtlich auch ganz spontan – ohne Aktion seitens des Menschen erfolgen:

> „Betrachte jenen Vogel, wie er mit seinem Gesang einen Partner sucht. Um wie viel mehr [sollte] der Mensch nach einem Partner suchen. Wenn ihn die Geister *(shen)* (er)hören, wird schließlich Harmonie und Friede herrschen.[544]

Doch ebenso war eine Zuwendung der Geister nicht zu erzwingen, selbst wenn alle Opfer ritengerecht dargebracht wurden, wie die Klage eines Königs zeigt, der sich keiner Schuld bewusst ist, angesichts einer nicht enden wollenden Dürrekatastrophe:

> „Die Dürre ist immens, die glühende Hitze ist quälend. Ich habe nicht aufgehört, reine Opfer darzubringen, von den Altären an den Grenzen bis zum Ahnentempel, [den Gottheiten] oben und unten habe ich die Opfer dargebracht und sie dann vergraben. Es gibt keine Gottheit *(shen)*, der ich nicht geopfert hätte. Hou Ji kann es nicht überwinden, und die höchste Gottheit *(Shangdi)* nähert sich nicht."[545]

---

[540] *Shijing*, 209, *Xiaoya, Chuci*, 2/6-V Legge 1935, Vol. IV, S.373, Karlgren 1950 S.163.

[541] *Shijing, Xiaoya, Chuci*, 2/6-V Legge 1935, Vol IV, S.371, Karlgren 1950 S.162.

[542] *Shijing, Xiaoya, Tianbao*, 2/1-VI, Legge 1935 Vol IV, S.257, Karlgren 1950 S.110

[543] Die Vorstellung, dass das Opfer vor allem den Riten gemäß und mit Respekt dargebracht werden muss, hat der Neokonfuzianer Zhu Xi (1130-1200) aufgenommen, als er zu erklären sucht, ***wie man am besten mit den eigenen Ahnen in Kontakt treten kann.*** Vgl. unten Kap.III.9.3.

[544] *Shijing, Xiaoya, Famu*, 2/1-V Legge 1935 Vol IV, S.254, Karlgren 1950, S.109.

[545] *Shijing, Daya, Yunhan*, 3/3-IV, Legge 1935 Vol IV, S.529, Karlgren 1950, S.224.

Bemerkenswert an dieser Darstellung ist zum einen der spannungsgeladene Antagonismus zwischen der menschlichen und der göttlichen Welt, da letztere in keiner Weise auf die Bemühungen des Herrschers zu reagieren scheint. Hier bleibt die ersehnte Wechselwirkung, das Wohlwollen der Götter aus, was zu der Vermutung Anlass gibt, dass diese nicht „von Natur aus“ existiert. Vielleicht gilt es sie allmählich „heraufzubeschwören“ oder „herbeizureden“, wie es Keightley – im Hinblick auf die Ahnenverehrung in der Shang-Dynastie – auch treffend mit den Worten „the making of ancestors“ formuliert hat. *Die Korrelationen zwischen der göttlichen und der menschlichen Welt müssen demzufolge erst erschaffen und immer wieder bestätigt werden*, um wirksam werden zu können.
Zum anderen wird hier eine hierarchische Einstufung der verschiedenen Gottheiten erkennbar, welche in der westlichen Zhou-Zeit durchaus üblich war. Der obersten Gottheit Shangdi untersteht Hou Ji, der Gründer und zugleich die Ahn-Gottheit des gesamten Zhou-Volkes, dem im *Shijing* ein eigenes Gedicht gewidmet ist.[546] Hou Ji untergeordnet sind schließlich die „Gottheiten“ *(shen)*, welche sowohl persönliche Ahnen wie die Naturgottheiten umfassen. Diese Hierarchie innerhalb der göttlichen Welt, wie wir sie bereits aus der Ahnenverehrung der Shang-Dynastie kennen, bewirkt insofern eine *größere Distanz zwischen der menschlichen und der göttlichen Welt,* als die Kenntnis der komplexen Riten es nur den *Spezialisten erlaubt, Kontakt zur Welt der Götter* – in Gestalt einer korrekten Opferdarbringung – aufrecht zu erhalten.

Eine Ausnahme mögen Herrscher wie der Dynastiegründer Wu Wang sein, der kraft seiner außerordentlichen, moralischen und praktischen Regierungsfähigkeiten das Wohlwollen der wichtigsten Naturgottheiten herbeizuführen vermag:

> „Auf seine Bewegungen reagieren alle in bewegter Furcht, er hat die hundert Gottheiten (*baishen*) angezogen und sie besänftigt, sogar die Gottheiten der hohen (=heiligen) Berge und des Huanghe-Flusses.“[547]

Die Gottheiten der hohen Berge und des gelben Flusses sind den „hundert Gottheiten“ (*baishen* 百神) an Einfluss weitaus überlegen, weswegen gerade ihr Entgegenkommen die besondere Eignung Wuwangs in seiner Funktion als Gründer der Zhou-Dynastie offenbart.

---

[546] Puett 2002, S.68-71 und *Shijing, Daya, Shengmin,* 3/2-1, Legge 1935, Vol. IV, S.465-472. Das Gedicht mit dem Titel *sheng min* „das Volk hervorbringen“ schildert die Geburt Hou Jis durch seine Mutter Jiangyuan, die zunächst unfruchtbar, erst schwanger werden konnte, nachdem sie „auf die große Zehe des Fußabdruckes von Shangdi (der obersten Gottheit) getreten ist.“ Shangdi, der mit den von ihr dargebrachten Opfern – in Erwiderung auf die problemlose Geburt eines Kindes mit göttlichen Kräften – zunächst unzufrieden war, bewirkte, dass sie Hou Ji weggeben musste, der wiederum mehrmals von Tieren und anderen Menschen gerettet wurde. Hou Jis Verdienst lag darin, den Ackerbau im Gestalt des Säens, Wachsens und Erntens den Menschen weitergegeben zu haben und die entsprechenden Opfer von Getreide und Reis ritengerecht an Shangdi initiiert zu haben, der sich darüber schließlich zufrieden zeigte. Neben der mythologischen Bedeutung dieses Gedichtes für die Entstehung der Zhou, ist vor allem die *Initiierung der ritengerechten Opferdarbringung* von Bedeutung. Denn obgleich Shangdi bereits von Jiangyuan, der Mutter Hou Jis, Opfer empfangen hatte, zeigte er sich erst wohlwollend, nachdem die Darbringung den Riten entsprechend erfolgt war. Um so wichtiger ist es natürlich, dass die Zhou diese den Riten entsprechende Opferpraxis weiter fortsetzen.

[547] *Shijing, Song, Shimai,* 4/1-VIII, Legge 1935 Vol IV, S.577, Karlgren 1950, S.242. Auch das moralische Verhalten König Wen Wangs wird im *Shijing* immer wieder als Modell für die tugendhafte Regierung an sich zitiert, weshalb die Geister *(shen)* niemals Anlaß zur Klage oder Verärgerung hatten, vgl. *Shijing, Daya* 3/1-VI, Siqi, Legge 1935 Vol IV, S.447.

Auch in den Liedern aus der *Daya*-Abteilung des *Shijing* wird deutlich, dass das Herbeikommen der Gottheiten weder selbstverständlich noch für die Zukunft berechenbar ist. So muss der Herrscher beispielsweise nicht nur in der Öffentlichkeit, sondern sogar wenn er sich in einem privaten, geschützten Raum glaubt, sehr auf sein Auftreten und Verhalten bedacht sein.[548] Als höchstes Ziel galt es schließlich, die unmittelbare Aufmerksamkeit der, oben bereits erwähnten, 100 Gottheiten zu gewinnen:

> „Oh, Sie glücklicher Landesherr, mögen Sie ihrer Jahre Zahl vollenden und mögen die 100 Gottheiten Sie als ihren Gastherrn betrachten."[549]

Die Aufgabe des Gastherrn – im Schriftzeichen *zhu* 主steckt primär die Bedeutung „verantwortlich sein" und „herrschen" – besteht darin, die 100 Gottheiten, mit den entsprechenden Opfergaben zu bewirten. Seine Machtposition liegt darin begründet, dass er sowohl die Verantwortung wie die Kontrolle über die korrekte Ausführung der Opferriten hat.

Außerordentliches moralisches Verhalten ruft hingegen spontanes Wohlwollen der Götter hervor:

> „Die höchsten Berge (*yue*) haben Gottheit(en) *(shen)* herabgeschickt, welche die beiden Prinzen Fu und Shen hervorgebracht haben."[550]

Das Schriftzeichen *yue* 嶽 ist eine Bezeichnung für die vier bzw. fünf „höchsten Berge" Chinas, welche aufgrund ihrer größtmöglichen Nähe zum Himmel als Naturgottheiten betrachtet und mit entsprechenden Opfergaben bedacht wurden.[551] Die beiden Prinzen, Fu und Shen wurden kraft ihres tapferen und tugendhaften Verhaltens vom Zhou König zur Sicherung der Landesgrenzen im Süden belehnt.[552] Der Umstand, dass sie von den Gottheiten selbst hervorgebracht worden sein sollen, ist sicher weder wörtlich noch ausschließlich als Ausdruck für die Wertschätzung dieser beiden Prinzen seitens des Verfassers zu verstehen. Vielmehr zeigt sich hier erneut die moralische Qualifikation der Zhou-Regierung, welche mit der Geburt zweier rechtschaffener Prinzen belohnt wird, die ihrerseits wiederum die Zhou unterstützen.

Das Schriftzeichen *gui* 鬼 – in der bereits bekannten Bedeutung „Geist eines Verstorbenen" – kommt im *Buch der Lieder* schließlich überhaupt nicht vor. Die Bedeutung „der Staat Gui" ist hingegen im Sinne von „Land in der Ferne" anzutreffen, welches sich an der Peripherie des eigentlichen Kernlandes *Zhonguo* – Reich der Mitte – befindet.[553] Es bezeichnet die unzivilisierten barbarischen Staaten an den Grenzen zu China, und wird bis heute im Sinne von „Land der Dämonen" (nicht ganz ohne Ironie) für „das Ausland" verwendet.

---

548 *Shijing, Daya* 3/31-II, Yi, Legge 1935 Vol. IV,S.515. Auch wird in vielen Gedichten der Wunsch geäußert, dass die Gottheiten die Landesherrn erhören und ihnen Glück und Wohlstand schenken mögen, vgl. *Shijing, Xiaoya, xiaoming,* 2/6-IV, Legge 1935 Vol V, S.366.

549 *Shijing, Daya, Quan* a, 3/2/VIII, Legge 1935 Vol IV, S.492. Karlgren 1950, S.209.

550 *Shijing, Daya,* 3/3-V, *Song gao,*. Legge 1935 Vol IV, S.535, Karlgren 1950, S.226.

551 ZZXYY S.383.

552 Wer hier tatsächlich gemeint ist, ist umstritten, vgl. Legge 1935 Vol IV, S.535f.

553 *Shijing,* 3/3-I, *Daya, yunhan,* Legge 1935 Vol IV, S.509.

III.2.5 Der ideale Herrscher als Schnittpunkt für das Einströmen einer göttlichen Ordnung – Der Geist im *Buch der Urkunden*.

In den ältesten Kapiteln des *Shujing (Buch der Urkunden)*, welches, wie bereits erwähnt, ein Werk unterschiedlicher Autoren aus unterschiedlichen historischen Epochen darstellt,[554]wird das Schriftzeichen *shen* zunächst ebenfalls im Sinne von „Gottheit(en)“ bzw., „Geist(ern) verwendet:

> „... [dagegen] haben Sie [König Tang] in vollkommener Übereinstimmung mit den oberen und unteren Gottheiten [des Himmels und der Erde] Einspruch erhoben.“[555]

Hier ist von König Tang die Rede, welcher dem letzten tyrannischen Herrscher der legendären Xia Dynastie (3 Jtsd.v.Chr.) ein Ende bereitet hatte. Bei dem Binomen *shenzhi* 神祇 im Sinne von „Gottheiten des Himmels und der Erde“, welches im *Shujing* als feststehender Ausdruck mehrfach verwendet wird ist, bezeichnet *shen* 神 „die Gottheit(en) des Himmels“ und *zhi* 祇, – mit der ursprünglichen Bedeutung „verehren“ – die „Gottheit(en) der Erde“. Durch den Zusatz von *shang* und *xia* „oben und unten“ wird nochmals explizit hervorgehoben, dass sich König Tang mit seinem Protest gegen den letzen Herrscher der Xia Dynastie tatsächlich in Übereinstimmung mit allen Gottheiten des Kosmos, d.h. des *Himmels und der Erde* befunden hat.[556]

In einem der ältesten *Shujing* -Kapitel, welches von der vorbildlichen Regierung des legendären Herrschers Shun handelt, dem die Regierung von seinem Vorgänger, Kaiser Yu, aufgrund seiner Verdienste und nicht infolge von Blutsverwandtschaft übertragen wurde, dient *shen* als allgemeine Bezeichnung für sämtliche existierende Gottheiten, denn zu Beginn seines Amtsantrittes

> „hat [Shun] der höchsten Gottheit (*Shangdi*) ein ordnungsgemäßes, [aber] spezielles Opfer dargebracht, die entsprechenden Opfer an die Berge und Flüsse dargebracht und seine Opfergaben auf sämtliche Gottheiten (*qun shen* 群神) ausgedehnt“.[557]

Im selben Kapitel ist ferner die Rede davon, dass der ordnungsgemäße rituelle Einsatz von Musik schließlich die „Harmonie zwischen Göttern und Menschen (*shenren*)“ herzustellen vermag.[558] Der Ausdruck *shenren* 神人, welcher später oftmals als ein Wort im

---

[554] Vgl. *Early Chinese Texts* 1993, S.376-389. Auch wenn sich nur einzelnen Kapitel auf die westliche Zhou-Zeit datieren lassen, wird die Bedeutung der Schriftzeichen *shen* und *gui* im *Shujing* an dieser Stelle vorgenommen. Abgesehen davon, dass das Werk traditionell in die westliche Zhou-Zeit datiert wird und somit auch das Denken dieser Zeit reflektieren soll, lässt sich an den historisch unterschiedlich anzusetzenden Kapiteln erkennen, inwieweit diese Begriffe eine Veränderung oder Weiterentwicklung erfahren haben. Schließlich habe ich mich auch an der Cambridge History of Early China orientiert, welche das *Shu*- und *Shijing* als Quellen ebenfalls im Kapitel der westlichen Zhou-Zeit einordnet. Vgl. ibid. S.313-317 und 332-338.

[555] *Shujing, Shangshu, Tanggao*, Legge 1935, Vol. III, S.186.

[556] Der feststehende Ausdruck (*shangxia*) *shenzhi* (上下) 神祇 „obere und untere Gottheiten des Himmels und der Erde“ findet sich noch in folgenden Kapiteln: *Shujing, Shangshu, Taijia* 2, Legge S.199, sowie *Shujing, Zhoushu, Taizhi* 6, Legge S.286 und *Shujing, Shangshu, Weizi* 6, Legge 1935, Vol. III, S.277.

[557] *Shujing, Yushu, Yaodian* 6, Legge 1935, Vol.III,, S.34.

[558] *Shujing, Yushu, Yaodian* 24, Legge 1935, Vol.III, S.48.

Sinne von „göttlicher" oder „heiliger" Mensch verwendet wird, charakterisiert im Buch der Urkunden noch die *Beziehung zwischen Göttern und Menschen*:

> „Der vorsitzende Beamte des Ahnentempels ist für die Zeremonien des gesamten Landes zuständig, und er reguliert [das Verhältnis] von Gottheit(en) und Menschen (*shenren*) und stellt zwischen Oben und Unten Harmonie her."[559]

Im Kapitel über die Taten des Großen Yu, dem Vorgänger des eben erwähnten Regenten Shun, wird das Wirken des großen Yu mit dem der Götter verglichen:

> „Yi sagte: Oh, die Tugend des Herrschers [Yu] ist weit und unaufhörlich, sie ist ebenso weise wie göttlich *(shen)*, sie ist ebenso kriegerisch wie kultiviert."[560]

Tritt das Schriftzeichen *shen* 神 im Buch der Urkunden als Einzelzeichen auf, so wird es in der Regel entweder adjektivisch im Sinne von „göttlich" oder als allgemeine Bezeichnung für „Gottheit(en)" verwendet, wobei – genau wie im *Shijing*, darunter auch die „Ahnen" verstanden werden können.[561]

> „Unsere Zhou-Könige sie haben die [Volks]Massen wunderbar behandelt, sie waren in der Lage von der Tugend Gebrauch zu machen und sie haben die Riten für die Gottheiten und den Himmel durchgeführt."[562]

Dem Himmel wurde ebenso wie den Gottheiten oder den Ahnen ebenfalls geopfert, so dass *shen* in diesem Fall auch adjektivisch im Sinne von „göttlicher Himmel" (*shentian* 神天) aufgefasst werden könnte.

Ähnlich wie auf den Bronzeinschriften und im Shijing wird von *shen* meist im Zusammenhang mit dem Opfer gesprochen, welches nur, wenn es *den Riten gemäß und entsprechend respektvoll* dargebracht wird, eine positive Unterstützung seitens der Gottheit(en) hervorrufen kann, aber durchaus nicht muss:

> „Vollkommene Ernsthaftigkeit bewegt die Gottheiten."[563]
> „Oh Ihr Gottheiten *(shen)*, [wenn] Ihr mir eure Unterstützung versichert, damit ich die vielen Menschen retten kann, [dann] wird nichts zu eurer Gottheiten *(shen)* Scham geschehen."[564]

Wenn die Durchführung der Riten hingegen als Last empfunden und die Opferdarbringung profanisiert wird, ist es äußerst problematisch, den Gottheiten zu dienen.[565]

Denn nur höchste moralische Tugend erlaubt es, sich zum Gastherrn für die Gottheiten zu machen:

---

559 *Shujing, Zhoushu, Zhougong* 9, Legge 1935, Vol.III, S.529, vgl. ferner *Shujing, Shangshu, Weizi zhi ming* 3, Legge 1935, Vol.III, S.378.

560 *Shujing, Yushu, Dayumo* 4, Legge, S.54.

561 Vgl. dazu auch *Shujing, Shanghsu, Pangeng* ;Legge 1935, Vol.III, S.238, sowie *Shujing, Yushu, Dayumo*, Legge 1935, Vol.III, S.64.

562 *Shujing, Zhoushu, Duofang* 19, Legge 1935, Vol.III„ S.501.

563 *Shujing, Yushu, Dayumo* 21, Legge 1935, Vol.III„ S.66.

564 *Shujing, Zhoushu, Wucheng* 8, Legge 1935, Vol.III, S.314.

565 *Shujing, Shangshu, Shuoming* 11, Legge1935, Vol.III, S.257f.

> „Der [letzte] Herrscher der Xia-Dynastie konnte die Tugend [seiner Vorfahren] nicht fortführen, er vernachlässigte die Gottheiten und unterdrückte das Volk, der erhabene Himmel beschützte ihn nicht [mehr], er [der erhabene Himmel] suchte in den 10.000 Richtungen, um die Führung an jemanden zu übertragen der das Mandat empfangen [könnte], er suchte nach der einzigartigen Tugend, [um diesen Menschen] zum Gastgeber für die Gottheiten (*shenzhu* 神主) zu machen."[566]

Hier ist die Rede von der Ablösung der legendären Xia-Dynastie durch den Gründer der Shang-Dynastie. Mit dem „Gastgeber für die Gottheiten" (*shenzhu* 神主) ist ebenso wie in dem oben erwähnten *Shijing*-Zitat das Oberhaupt, welches unmittelbar für die korrekte Durchführung der Riten und Opfer an die Gottheiten verantwortlich ist, gemeint.[567]

Shenming 神明: Göttliche Klarheit

Im *Shujing* begegnet uns ferner erstmals die Kombination von dem Schriftzeichen *shen* 神 und *ming* 明. Letzteres setzt sich aus den beiden Bestandteilen für *ri* 日 „Sonne" und *yue* 月 Mond zusammen und wird primär in der Bedeutung „hell, strahlend", oder „strahlen" bzw. „Glanz, Helligkeit" verwendet. Davon abgleitet sind die Bedeutungen „klug", „verstehen" oder „erkennen":

> „Eine perfekte Regierung ist wie ein wohlriechender Duft, sie beeinflusst die göttliche Klarheit (*shenming* 神明); das Getreidekorn ist nicht wohlriechend, die strahlende Tugend (*mingde* 明德) ist [hingegen] wohlriechend."[568]

Die göttliche Klarheit – welche selbst strahlend und klarsichtig zugleich ist und daher auch als „Leuchten des Geistes" oder „göttliche Klarsichtigkeit" übersetzt werden könnte – ist ein Konzept, welches später sowohl im konfuzianischem wie daoistischen Kontext, vor allem aber innerhalb der Techniken zur Lebensverlängerung, eine wichtige Rolle gespielt hat.[569] Die primäre Gemeinsamkeit der späteren Vorstellungen von *shenming* ist hier bereits angelegt. Erinnert man sich an die ursprüngliche Bedeutung von *shen* „Gottheit des Blitzes" und bringt dies in Verbindung mit *ming* im Sinne von „Helligkeit" oder „Klarheit", so resultiert daraus die erleuchtende göttliche Kraft im doppelten Wortsinn: Die Helligkeit des Blitzes, welcher aufgrund seiner Leuchtkraft die Umgebung zu erhellen vermag, zeigt sich – gerade im Hinblick auf den Menschen – in Form von göttlicher Einsicht, die nicht zuletzt an den „Gedankenblitz" erinnert. Diese Fähigkeit „göttliche Einsicht" zu erreichen, ist zwar prinzipiell möglich, aber nur wenigen „göttlichen" Menschen vorbehalten, eben jenen, welche über die entsprechende Tugend verfügen. Während der östlichen Zhou wurde der Begriff *shenming* auch ganz allgemein für die „Götter" oder die

---

566 *Shujing, Shangshu, Xianyou yide* 3, Legge 1935, Vol.III, S.214f.
567 *Shijing, Daya, Quan* a, 3/2/VIII, Legge S.492.
568 *Shujing, Zhoushu Junchen*, 5, Legge 1935, Vol. III, S.539.
569 Zur Entwicklung des Konzepts vgl. Knoblock 1988, S.252-255. Zur Bedeutung in den lebensverlängernden Techniken, speziell den Texten von Mawangdui, vgl. Harper 1998, S.119-125. Vgl. auch unten Kap.III.4.2.6.

„höchsten göttlichen Fähigkeiten" verwendet, insbesondere für die göttliche Fähigkeit, gutes oder schlechtes Schicksal eines Menschen verursachen zu können.[570]

Guishen 鬼神: Geister und Gottheiten

Die bereits aus den Bronzeinschriften bekannte Kombination der beiden Schriftzeichen *gui* und *shen* findet sich ebenfalls im Buch der Urkunden, wo es erstmals im Kapitel über die Ratschläge des legendären Herrschers Yu auftritt, im Rahmen der korrekten Durchführung einer Orakelbefragung:

> „Die Geister und Gottheiten haben ihre Zustimmung geäußert, die Schildkröte und die Schafgarbenstängel wurden beide befragt, [wenn] die Divination glücksverheissend ist, soll sie nicht wiederholt werden."[571]

Das Binomen *guishen* bezeichnet, ausgehend von der ursprünglichen Bedeutung auf den Orakelknocheninschriften der Shang-Zeit, die Geister der Verstorbenen *(gui)* einerseits und die Gottheiten *(shen)* des Makrokosmos andererseits. So durfte erst nachdem die Geister der Verstorbenen und die Gottheiten ihre Zustimmung zum Orakel erteilt haben, die Befragung selbst durchgeführt werden.
Im Kontext des bereits erwähnten, korrelativen Denkens befinden sich die verschiedenen kosmischen Kräfte, von welchen Geister und Gottheiten jeweils einen Teil darstellen, in Harmonie sobald sich die Regierung durch außerordentliches moralisches Verhalten auszeichnet:

> „Oh, die frühen Herrscher der Xia-Dynastie kultivierten ihre Tugend ernsthaft, es gab keine himmlischen Naturkatastrophen in den Bergen und Flüssen, von den Geistern und Gottheiten *(guishen)* gab es ebenfalls keinen, der nicht sanftmütig gewesen wäre, die Vögel und wilden Tiere, die Fische und Schildkröten folgten alle ihrer Natur."[572]

Die Fähigkeit Geistern und Göttern zu opfern ist eine besondere und deshalb auch nicht jedem Herrscher gegeben:

> „Ich war meinem Vater ein liebender Sohn, ich verfüge über viele Fähigkeiten und Künste, [so dass] ich in der Lage bin, den Geistern und Gottheiten zu dienen, aber ihr wichtigster Nachkomme verfügt nicht über so viele Fähigkeiten und Künste wie ich, [so dass] er nicht der Lage ist den Geistern und Göttern zu dienen."[573]

Wesentliche Voraussetzung für die Aufrechterhaltung der kosmischen Harmonie in Gestalt der Opferdarbringung ist in jedem Fall (*moralische*) *Ernsthaftigkeit*:

> „Oh, der Himmel hat keine Affinitäten, nur wenn man fähig ist Respekt zu zeigen zeigt [der Himmel] Affinität. Das Volk hat keine Konstanz gegenüber denjenigen, die ihnen nicht gefallen, sie mögen nur diejenigen, welche über Menschlichkeit verfügen. Die Geister und Gottheiten akzeptieren die

---

570 Knoblock 1988, I, S.152-255.
571 *Shujing, Yushu, Dayu mo* 18, Legge 1935, Vol. III, S.63.
572 *Shujing, Shangshu, E xun* 2, Legge 1935, Vol. III, S.194.
573 *Shujing, Zhoushu, Jinteng*, 6, Legge 1935, Vol.III, S.354.

ihnen dargebrachten Opfer nicht immerfort, sie akzeptieren nur die Opfer [regelmäßig], welche ernsthaft dargebracht werden können."[574]

Hier zeigt sich das wesentliche Problem bei der Kommunikation zwischen menschlicher und göttlicher Welt, das *Fehlen einer konstanten und damit zugleich berechenbaren Reaktion* von letzter Seite. Es wird zwar per Prinzip eine wechselseitige Verbindung zwischen „oben und unten" – sei es zwischen Himmel und Herrscher, zwischen dem Volk und dem Herrscher oder zwischen den Gottheiten und den Opfernden – postuliert. Doch nachdem diese nur sporadisch funktioniert, entsteht eine antagonistische Spannung zwischen der menschlichen und göttlichen Welt, die konstant zu überwinden offensichtlich eher die Ausnahme darstellt. Dazu bedarf es entweder moralisch vollkommene Herrscher oder Spezialisten, welche die Opfer gleichermaßen ritengemäß wie ernsthaft darzubringen in der Lage sind. Bemerkenswert ist jedoch, dass *trotz dieser Spannung nicht von zwei getrennten Welten in Gestalt eines Dualismus*, wie wir ihn aus der abendländischen Tradition beispielsweise bei Homer kennen gelernt haben, die Rede ist. Zwar stellt sich die Frage, inwieweit während der westlichen Zhou-Zeit von einer harmonischen Ordnung und Wechselwirkung zwischen göttlicher und menschlicher Welt ausgegangen wird. Denn viele der relevanten Textstellen entsprechen – ähnlich den Orakelknocheninschriften- eher dem dringenden Wunsch, dass die Gottheiten sich wohlwollend verhalten mögen als der Tatsache, dass dies tatsächlich so sei. Doch war die *Entsprechung von Makro und Mikrokosmos zweifellos ein erklärtes Ziel*, welches es über eine ritengerechte Beeinflussung der Ahnen und Gottheiten herzustellen galt.
Die hierarchische Ordnung der göttlichen Welt – ganz oben die wichtigsten Gottheiten wie Shangdi, der allerdings immer mehr vom Himmel (*tian*) verdrängt worden ist und dem die Naturgottheiten sowie die persönlichen Ahnen untergeordnet sind – entspricht ferner nicht nur der menschlichen Gesellschaftsordnung. Vielmehr wird das *moralische Verhalten des Menschen zur Gesetzmäßigkeit erklärt*, welche gleichermaßen im Makrokosmos wie im Mikrokosmos Gültigkeit besitzt, der Himmel wird gewissermaßen „humanisiert".[575]

III.2.6 Zusammenfassung

Im Hinblick auf die Verwendung der Begriffe *gui* und *shen* finden wir auch in den Quellen der westlichen Zhou-Dynastie noch *keine expliziten Aussagen über Funktion und Wesen des Seelischen oder eine ontologische Bestimmung*. Vielmehr lassen sich auch hier nur indirekt – und zwar aus der Darstellung der göttlichen Welt im Verhältnis zur menschlichen Welt – Hypothesen zur Vorstellung des Seelischen ableiten. Denn während das Schriftzeichen *gui* nach wie vor mit der Bedeutung „Geister der Verstorbenen" belegt ist, tritt der Begriff *shen*, welcher einige Jahrhunderte später so zentral für die Benennung seelischer Fähigkeiten und Eigenschaften werden sollten, in der westlichen Zhou-Zeit vornehmlich im Kontext der *göttlichen Welt* auf. *Shen* wird im Sinne von „Gottheit(en)" verwendet, welche meist als Naturgottheiten aufgefasst werden oder dient zur Bezeichnung von

---

[574] *Shujing, Shangshu, Taijia xia* 1, Legge 1935, Vol.III, S.210.

[575] Ob und inwieweit ihre wesentliche Aufgabe tatsächlich darin bestand, aus den Verstorbenen „proper ancestors" zu machen, wie Puett behauptet, welche dann innerhalb des hierarchisch göttlichen Systems das Wohlwollen der Natur- und unpersönlichen Gottheiten bewirken sollten, lässt sich meines Erachtens aus dem vorliegenden Quellen nicht eindeutig schlussfolgern. Vgl. Puett 2002.

„göttlichen" Fähigkeiten, die zwar in der Regel diejenigen eines gewöhnlichen Menschen übersteigen, doch nicht allein auf die Götter beschränkt sind. Denn wenn herausragende Persönlichkeiten, die sich durch äußerst moralisches Verhalten auszeichnen, in der Lage waren, das spontane Wohlwollen der höchsten Gottheiten oder des Himmels hervorzubringen, so scheinen sie selbst *im Besitz dieser göttlichen Eigenschaften* zu sein. Dies impliziert *einen fließenden Übergang zwischen dem Bereich des Göttlichen und dem des Menschen.* Denn die Qualität von *shen* wird zwar immer mit der Welt der Gottheiten assoziiert, aber sie ist nicht ausschließlich auf diese beschränkt. Vielmehr vermag der Mensch – als Ergebnis höchster moralischer Vollkommenheit – ebenso über diese zu verfügen. Der Umstand, dass dies einigen wenigen Menschen vorbehalten ist, die sich durch außerordentliche moralische Ernsthaftigkeit oder besondere Tugenden auszeichnen, deutet an, dass dies mit einer *beachtlichen eigenen Anstrengung einhergeht* – und beispielsweise nicht Ausdruck göttlicher Gnade ist –, zu welcher die meisten Menschen jedoch nicht in der Lage sind oder sein wollen. Insofern stellen die idealen Herrscher oder Menschen mit außerordentlichen Tugenden *den Schnittpunkt dar, an welchem die Welt des Menschen durchlässig wird für das Einströmen einer göttlichen Ordnung.* Das bedeutet die oben erwähnte *Humanisierung des Göttlichen erfährt durch die Divinisierung des Menschen ihre Vervollständigung.* Bereits hier gewinnt man einen Ausblick auf die spätere Entwicklung des Begriffes *shen*, die von der Verbindung eines kosmischen (*tian*) mit dem menschlichen Geist *(shen)* ausgeht, mit dem Ziel, dank der unablässigen Kultivierung der eigenen Person und des individuellen *shen,* in der göttlichen Natur des Makrokosmos aufgehen zu können. Die Verbindung dieser beiden Welten gelingt jedoch nur, wenn es dem Menschen selbst gelingt, für die göttliche Ordnung durchlässig zu werden.

III.3. Die Aspekte des Geistes in der östlichen Zhou-Zeit: Konfuzianer und Mohisten

III.3.1 Der Zerfall des östlichen Zhou-Reiches

III.3.1.1 Die Frühlings-und Herbst-Periode (*Chunqiu*, 771- 481 v.Chr.)

Der Niedergang der westlichen Zhou-Dynastie beginnt mit der Ermordung von König You (reg.781-771v.Chr.) und durch die Allianz eines ehemaligen Vasallenstaates Shen mit dem Staat Quan Rong, der außerhalb der Grenzen des Zhou-Reiches lag.[576] Nach der daraus resultierenden Verlegung der Hauptstadt nach Luoyang, in den Osten Chinas, konnten die Zhou-Herrscher die ehemalige Zentralgewalt über das gesamte Reich nicht mehr zurückerobern. Der Zeitraum bis zur ersten Reichseinigung Chinas unter Qin Shi Huangdi im Jahre 221 v.Chr. ist eine Zeit des politischen Zerfalls, indem die ehemaligen Vasallenstaaten infolge abnehmender Loyalität und schwindender verwandtschaftlicher Beziehungen immer selbständiger wurden und die Macht über das Zhou-Reich zu erlangen suchten. Es ist nicht nur eine gewalttätige Zeit mit großen militärischen Auseinandersetzungen, sondern zugleich eine Zeit wechselnder Bündnisse zwischen den einzelnen Staaten, bei welchen die Kunst der Diplomatie eine zunehmend wichtigere Rolle spielte. Zwar hatten die Zhou-Könige nach wie vor die Kontrolle über die Durchführung der Riten und der Ahnenopfer – was auch dazu führte, dass die herrschende Familien niemals vollständig ausgerottet, sondern zumindest eine Person verschont wurde, die den Ahnendienst weiter fortsetzen konnte –, doch ist ihnen die militärische Kontrolle zunehmend entglitten.

Die Fühlings- und Herbst-Periode (Chunqiu-Zeit 771-481 v.Chr.), deren Name von dem gleichnamigen Werk *Chunqiu* kommt – den historischen Aufzeichnungen des Staates Lu, dem Geburtsort des Konfuzius -, markiert den Übergang vom feudalistischen zu einem zentral regierten Herrschaftssystem. Infolge des zunehmenden militärischen Einflusses der insgesamt 15 größten Lehensstaaten im Zhou-Reich etablierte sich das *Ba*-System – die ursprüngliche Bedeutung von *ba* 霸 ist „der Ältere" während es später hauptsächlich in der Bedeutung „Hegemon" oder sogar „Tyrann" verwendet wird – bei welchem die Zhou offiziell dem Staat Qi den Auftrag gaben, das Zhou-Reich vor dem militärischen Angriff anderer Staaten zu schützen, so dass der *Ba*-Regent zum wirklichen Anführer der Staatengemeinschaft wurde.[577] Während des 7. Jh.v.Chr wechselte die Ba Regentschaft mehrmals zwischen einzelnen Staaten und im 6. Jh.v.Chr. hatte sich das ehemalige Zhou-Reich zu einem multipolaren Staatensystem entwickelt, deren mächtigste Staaten Jin, Qi, Qin und Chu waren. Der Staat Chu, welcher ursprünglich nicht zum Zhou-Reich gehörte und zwischen dem 7. und 6. Jh.v.Chr. vom Süden aus allmählich in den Norden expandiert ist, sollte zu einem der mächtigsten Staaten bis zur Reichseinigung werden.[578] Das *Ba*-System, welches ursprünglich der Wiederherstellung der königlichen Autorität der Zhou sowie der Erhaltung der kulturellen und politischen Ordnung dienen sollte, hat die-

576 *Cambridge History of Ancient China* 1999, S.545ff.
577 Zur *Ba*-Herrschaft vgl. ibid. S.551-565.
578 Ibid. S.560-562.

se schließlich ersetzt. Denn es initiierte wechselnde Bündnisse der einzelnen Staaten – darunter waren einige, die ursprünglich nicht zum Herrschaftsgebiet der Zhou gehört hatten – die schließlich zur Etablierung des multipolaren Staatensystems führten.[579] Auf der einen Seite war somit ein kontinuierlicher Machtverlust auf Seiten der Zhou-Regierung zu verzeichnen und auf der anderen Seite führte die zunehmende Interaktionen der kulturell zum Teil sehr unterschiedlichen Staaten zu einem kulturellen Pluralismus mit entsprechenden ökonomischen, sozialen und intellektuellen Folgen.

Das Lehenssystem der Zhou war auf einem Clan-System aufgebaut, bei welchem der König – in seiner Funktion als Sohn des Himmels – direkte Verwandte oder andere wichtige Familien (die dann über Verheiratung zu indirekten Verwandten wurden) durch Belehnung zu Herrschern über die Vasallenstaaten gemacht hatte. Indem die Herrschaftsautorität an Vasallen delegiert wurde, die zur gegenseitigen Unterstützung und regelmäßigen Abgabe von Tributen an das Königshaus verpflichtet waren, gelang es, ein relativ großes Territorium zu kontrollieren. Eben diese auf familiären Banden beruhenden Beziehungen wurde im Laufe der östlichen Zhou-Zeit durch vertragliche Bindungen, die prinzipiell unabhängig von verwandtschaftlichen Beziehungen waren, ersetzt.

Mit der allmählichen Auflösung der feudalen Zhou-Ordnung expandierten nicht nur die Herrschaftsgebiete der größeren Staaten infolge von militärischen Übergriffen auf die schwächeren und kleineren Staaten, sondern auch die moralischen Wertvorstellungen der Zhou verloren, gerade im Hinblick auf das Ritualwesen, zunehmend an Bedeutung. Wenn die Riten ausgehend von neuen Erkenntnissen oder pragmatischen (meist militärischen) Anforderungen nicht sinnvoll erschienen, ist auf ihre Einhaltung verzichtet worden. So wurde beispielsweise die Hierarchie im Ahnentempel dahingehend verändert, dass nicht mehr unbedingt der ältere, sondern der verdienstvollere Ahn den besseren Platz im Ahnentempel erhielt.[580] Anstelle der Bestrafung eines Schamanen, dem es bei einer Dürre nicht gelang Regen zu bewirken, wurden die Wasserversorgung der Bevölkerung und die Bedingungen für den Ackerbau verbessert.[581]

Diese Veränderungen reflektieren sowohl die sozialen Reformen wie eine Erneuerung im Denken. Denn die Bildungselite setzten sich in der westlichen Zhou-Zeit, abgesehen von der höchsten sozialen Ebene der Minister (*qing* 卿) und hohen Beamten (*dafu* 大夫) vor allem aus den Gelehrten (*shi* 士), welche Ersteren untergeordnet waren und in der Regel als Soldaten dienten, zusammen.[582] Deren Ausbildung war jedoch nicht rein militärisch, sondern war breit gefächert in den Bereichen Riten, Musik, Bogen schießen, Wagenlenken, Schreiben und Mathematik.[583] Das bedeutet, die *shi* waren sowohl für zivile wie militärische Belange befähigt. Unbedingte Voraussetzung für den Beruf eines *shi* war der soziale Status, also der entsprechende aristokratische Familienhintergrund. Infolge der militärischen und diplomatischen Interaktionen der verschiedenen Staaten während der Chunqiu-Zeit wurden von den einzelnen Herrschern dringend kompetente Regierungsberater gesucht, die so genannte *xian* 賢 „wertvollen" Menschen mit außeror-

579 Ibid.S.565ff.
580 *Zuozhuan* 18 (Wen 2) 12b-15b, Legge 1935, Vol. V, S.234.
581 *Zuozhuan* 14 (Xi 21) 26b, Legge 1935, Vol.V, S.180.
582 *Cambridge History of Ancient China* 1999, S.566.
583 *Cambridge History of Ancient China* 1999, S.583.

dentlichen intellektuellen Fähigkeiten und hoher moralischer Integrität. Dadurch wurde die Klasse der *shi* insofern revolutioniert, als *nicht mehr die soziale Herkunft* oder das höhere Alter eines Kandidaten, sondern allein die *Fähigkeiten eines Menschen* entscheidend für die Ausübung einer solchen Tätigkeit waren. Die Herausbildung dieser neuen kulturellen Elite war für die Entwicklung des philosophischen Denkens in China ein absoluter Meilenstein. Denn diese Gelehrten wurden als *Berater der Regierung* nicht nur mit politischen oder militärischen Aufgaben betraut, sondern waren vor angesichts der Notwendigkeit eine neue Regierungsform zu legitimieren, maßgeblich mit den *Prinzipien einer moralisch richtigen Lebensführung* beschäftigt. Genau vor diesem Hintergrund legte Konfuzius (Kong Qiu 551-479 v.Chr.) in seiner Funktion als *shi* den Grundstein für eine der bedeutendsten und wirkungsvollsten philosophischen Strömungen: den Konfuzianismus.

III.3.1.2 Die Zeit der Streitenden Reiche

Die zweite Hälfte der östlichen Zhou-Zeit, die Zeit der Streitenden Reiche (Zhanguo-Zeit 481-221 v.Chr.), hat ebenso den endgültigen Niedergang der Zhou-Regierung besiegelt, wie sie die Grundlage für die wichtigsten politischen Institutionen des kaiserlichen China gelegt hat, von welchen die meisten immerhin mehr als 2000 Jahre überstehen sollten. Diese Zeit ist vorwiegend von kriegerischen Auseinandersetzungen im Wechsel mit alternierenden diplomatischen Bündnissen zwischen den sieben wichtigsten Staaten geprägt.[584] Während die Machtbasis der einzelnen Staaten nicht mehr wie noch bei den Zhou auf die Städte fokussiert, sondern territorial orientiert war, wurde die Macht selbst auf den einzelnen Regenten zentriert, nachdem sich die Übertragung von Autorität an Verwandte im Rahmen des Lehensystems bei den Zhou offensichtlich nicht bewährt hatte.[585] Diese Zentralisierung der Macht auf die Person des Regenten, welche in den einzelnen Staaten auf unterschiedliche Art und Weise durchgeführt wurde, erreichte in der Mitte des 4. Jh.v.Chr ihren Höhepunkt, nachdem die Regenten aller sieben Staaten den Königstitel *wang* 王, welcher bislang noch dem Sohn des Himmels – in Gestalt des Zhou-Königs – vorbehalten war, für sich in Anspruch genommen hatten.[586]

Parallel zu dieser Konzentration der Macht auf eine Person verschwand das erbrechtlich durch die Geburt und den sozialen Status bedingte Monopol auf bestimmte Ämter oder Aufgaben in der Regierung. Denn die meisten der selbsternannten Könige rekrutierten ihre Untertanen aus weiter entlegenen Gebieten und aus einem größeren sozialen Spektrum, so dass sich eine neue politische Bildungselite etablierte. Das neue Modell dieser „Regierungsbeamten" manifestierte sich in Gestalt der oben bereits erwähnten *shi* (士) „Gelehrten". Sie mussten den Herrscher von ihren eigenen Fähigkeiten überzeugen, indem sie entweder selbst Texte, beispielsweise Leitlinien für eine gute Regierung, verfassten oder Schüler um sich scharten, die diese Aufgabe übernahmen.[587] Das bedeutet,

---

[584] Diese sieben Staaten, deren Grenzen sich infolge permanenter Kämpfe kontinuierlich verändert haben, waren, Yan, Qi, Wei, Zhao, Han, Qin und Chu. Vgl. dazu *Cambridge History of Ancient China* 1999, S.593-597 sowie die Karte auf S.594.

[585] *Cambridge History of Ancient China* 1999, S.597-599.

[586] Ibid. S.597-603.

[587] Ibid. 603-605. In vielen Texten versuchen die Autoren ihre eigene Tätigkeit und Fähigkeit als Regierungsberater auch anhand historischer Vorbilder, wie beispielsweise Herzog von Zhou, zu legitimieren.

die meisten der bedeutenden Philosophen hatte eben diesen sozialen Hintergrund eines *shi*. Demzufolge ist ein wesentlicher Teil des damaligen Schriftgutes eindeutig politisch inspiriert und konzentriert sich auf die Frage nach den besten Regierungstechniken, sowohl in militärischer[588] wie ziviler Hinsicht.[589]
Die meisten der Reformen, wie die Standardisierung von Gewichten und Maßen, die Einführung einer pro Kopf Steuer oder die systematische Registrierung der Bevölkerung, die Errichtung direkt verwalteter Distrikte (*xian* 縣) und nicht zuletzt die strenge Anwendung von Strafen, dienten ausnahmslos zur Sicherung der königlichen Macht. Sie werden in der Regel mit dem Namen des bedeutendsten Reformers dieser Epoche, Shang Yang, dem Begründer des Legalismus, aus dem Staat Qin verbunden.[590] Obgleich viele dieser Reformen auch in den anderen Staaten durchgeführt worden waren, wurden sie von Shang Yang so effektiv und systematisch in die Praxis umgesetzt, dass es dem Staat Qin in den Jahren von 230-221 v.Chr schließlich gelang, alle anderen Staaten zu unterwerfen und erstmals ein geographisch festgelegtes, einheitliches Kaiserreich zu begründen.
So ist die Zeit der Streitenden Reiche die durch zwei diametral entgegen gesetzte Prozesse charakterisiert: Auf der einen Seite war die Regierung eines jeden Staates bestrebt, die *Macht auf ein Zentrum hin* zu konzentrieren, während sie auf der anderen Seite das *eigene Territorium militärisch zu expandieren* suchte. Dies zeigt sich nicht zuletzt in der abnehmenden Bedeutung des Ahnenkultes, welcher zwar bis zum Ende des Kaiserreiches durchgeführt wurde, aber allmählich seine zentrale Stellung verlor. In der Zhanguo-Zeit wurde er von Ritualen, die sehr viel mehr mit dem Territorium der jeweiligen Herrscher in Zusammenhang standen, verdrängt. Dazu gehörte ebenso das regelmäßige Opfer an die Erde, welches meist an offenen Altären durchgeführt wurde, wie die Darbringung von Opfern an die Gottheiten der Berge. Der König musste dazu in die verschiedenen Gegenden seines Herrschaftsgebietes reisen, um sich göttlichen Beistand gleichsam für alle Teile seines Landes zu sichern.[591] So endet die Zeit der Streitenden Reiche nach einem kontinuierlichen Wechsel von Allianzen und Kriegen in den Jahren von 351-221 v.Chr. mit einem Sieg des Staates Qin, dessen Herrschaft zwar unvergessliche Folgen für die historische Entwicklung der nächsten 2000 Jahre haben sollte, aber selbst nur von kurzer Dauer war.

588 Das älteste Werk eines politisch tätigen Autors ist *Sunzi bingfa* „Die Kunst des Krieges", welches Sunzi, einem General zugeschrieben wird und sich vornehmlich mit den unterschiedlichen Techniken (und Listen) zur Kriegsführung beschäftigt. Bedeutende Werke von Regierungsberatern, die tatsächlich politisch tätig waren, entspringen einer Schulrichtung die später als „Legalismus" definiert wurde und deren Schriften maßgebend für die Gründung des Kaiserreiches durch den Staat Qin wurden.

589 Eine wesentliches Problem bestand darin, wie eine drohende Ansammlung von Macht in den Händen der lokalen Beamten – die als direkte Verlängerung der königlichen Exekutive dienten – am besten zu kontrollieren sei. Dazu gehörte beispielsweise ihre Entlohnung in Form von Getreide und sporadischen Gold- bzw. Silbergeschenken wie die Tatsache, dass die Lehen nicht mehr vererbt werden konnten und die Lehensherrn weder administrative Rechte noch gerichtliche Funktion ausüben durften. Ibid. S.607.

590 Ibid. S.611-616. Die Reformen zogen selbstverständlich wichtige militärische und technische Neuerungen nach sich, wie beispielsweise die Perfektionierung der Kavallerie, die Münzherstellung sowie die Einführung der Eisentechnologie im Ackerbau und der Waffenherstellung, vgl. Ebrey 2003, S.39-42.

591 Dieses „Heilig-Machen" des Herrschaftsgebietes gipfelt später in den *Feng-* und *Shan-*Opfern, wie sie von Qin Shi Huangdi begründet worden sind, *Cambridge History of Ancient China* 1999, S.650.

III.3.2 Die Entwicklung des Gelehrtentums in der Zhanguo-Zeit

Ein für die geistesgeschichtliche Entwicklung dieser Zeit bedeutendes Element war die Kunst der Bildungselite, vermöge der eigenen Überzeugungskraft, Allianzen der einzelnen Staaten untereinander zu initiieren.[592] Der Zeitraum zwischen 350 und 250 v.Chr. gilt in den historischen Quellen als Zeit der *horizontalen und vertikalen Bündnisse.* Erstere waren von Osten nach Westen und damit pro dem Staat Qin gerichtet, während sich letztere – von Nord nach Süd – gegen den Staat Qin wandten.[593] So war es für die *shi* – die Bildungselite in Gestalt der politischen Berater – unbedingt notwendig, zwischen den einzelnen Staaten hin und her zu reisen, da unter den jeweiligen Regenten ein regelrechter Wettbewerb um die fähigsten Ratgeber herrschte. Ferner mussten viele Minister, wenn sie bei der Bildung von Allianzen erfolgreich waren, oftmals für zwei oder mehrere Staaten zugleich arbeiteten. Diese *Mobilität der Berater und Philosophen* steht nicht nur im Gegensatz zur Sesshaftigkeit der ländlichen Bevölkerung, die man versuchte möglichst an einen Ort zu binden, sondern hatte einen wesentlichen Einfluss auf die Schriften dieser Zeit. So sind viele Gelehrte *(shi)*, die finanziell mehr oder weniger mittellos waren und deren berühmtestes Beispiel Konfuzius selbst ist, von Staat zu Staat gezogen, um ihre Dienste den verschiedenen Herrschern anzubieten. Obgleich die wenigsten Gelehrten – so wie der oben erwähnte Shang Yang im Staat Qin – aktiv als Berater oder Minister tätig oder anderweitig strukturell in die Regierung eingebunden waren, wurde die Entwicklung der Gelehrten und Philosophen zumindest mittelbar durch die neue Staatsform geprägt. Denn ebenso wie die Familienbande zwischen Herrschern und Ministern – wie sie in der westlichen Zhou Zeit noch üblich war – durch vertragliche Vereinbarungen ersetzt wurde,[594] war für die Bildungsschicht nicht mehr ihr sozialer Status, sondern ihre *Persönlichkeit und ihre Fähigkeiten das entscheidende Kriterium.* Eine derartige *soziale Durchlässigkeit und Mobilität* wurde durch die vielen Kämpfe innerhalb und zwischen den einzelnen Staaten – im Sinne eines schnellen Aufstieges einzelner Personen von unten nach oben – noch gefördert. Dies reflektiert schließlich auch der Bedeutungswandel des Begriffes *junzi* 君子. Während er in der westlichen Zhou-Zeit für den „Adligen" im Sinne einer sozialen Elite verwendet wurde, bezeichnete *junzi* jetzt den „Edlen" im Sinne eines *moralisch guten Menschen.*
Die Gründung einer philosophischen Schule (*jia* 家), welche sich durch eine streng festgelegte Beziehung zwischen Lehrern und Schülern sowie der Ausarbeitung und Überlieferung von Texten auszeichnete, wurde durch eine erfolgreiche politische Tätigkeit natürlich begünstigt, wie im Falle von Konfuzius oder den Legalisten.[595] Die meisten anderen intellektuellen Traditionen wurden hingegen vorwiegend mit einem mutmaßlichen Gründer identifiziert, dessen Schriften seinen Namen tragen. Alle philosophischen Schulen standen in der Verpflichtung, einen oder mehrere charakteristische Texte, die ihrer Ansicht nach die Essenz der Weisheit verkörperten und in der Regel Worte von weisen Men-

---

[592] *Cambridge History of Ancient China* 1999, S.632-634.
[593] Die dadurch suggerierte Ausgewogenheit dieser Bündnisse ist jedoch illusorisch, da realiter die horizontalen Bündnisse die Macht der Qin-Regierung stabilisierten, während die vertikalen Allianzen immer zu einem Bruch derselben führten und somit letztendlich wieder den Staat stärkten, vgl. ibid. S.634.
[594] Dies bezieht sich nicht nur auf die direkte Beziehung zwischen Herrscher und Minister, sondern auch auf die lokalen Beamten. Ferner wurden auch die Lehen vertraglich geregelt, da sie nicht mehr erblich waren. Vgl. *Cambridge History of Ancient China* 1999, S.608-611.
[595] *Cambridge History of Ancient China* 1999, S.641-645.

schen aus der Vergangenheit enthielten, möglichst genau zu überliefern. Die Vermittlung dieser Texte stand daher auch im Mittelpunkt des Lehrer-Schüler Verhältnisses.[596]

III.3.3 Die Entfaltung des philosophischen Denkens in der östlichen Zhou-Zeit

Die chinesische Philosophie nimmt, so die meisten chinesischen Philosophiegeschichten, ihren offiziellen Beginn mit Konfuzius und liegt im Zeitraum zwischen dem 6. und 5. Jh.v.Chr. genau in der Periode, die Karl Jaspers als „Achsenzeit" in der Geistesgeschichte aller Hochkulturen postuliert hat. Diese Zeit markiert den Übergang vom religiösen zum philosophischen bzw. vom mythischen zum rationalen Denken.[597] Inwiefern diese Theorie im einzelnen tatsächlich auch auf China zutrifft ist nach wie vor Gegenstand sinologischer Diskussion,[598] zumal die archäologischen Grabfunde in den letzten 50 Jahren gezeigt haben, dass die damaligen Quelletexte nicht vollständig überliefert sind.

Im Unterschied zur abendländischen Tradition, dies haben auch die vorangegangen Kapitel bereits erkennen lassen, steht nicht die Wahrheitssuche – im Sinne eines westlichen Philosophiebegriffes und den daraus resultierenden ontologischen Fragestellungen – im Mittelpunkt, sondern es geht eher um die Suche nach Weisheit und danach, auf welche Art und Weise sie für den Menschen am besten zu erreichen und vor allem zu realisieren ist.[599] Nachdem der chinesische Begriff für „Philosophie" *zhexue* 哲學erst in der Auseinandersetzung mit dem westlichen Philosophiebegriff geprägt wurde – er kommt eigentlich aus der Übersetzungstradition des Japanischen –,[600] stellt sich die Frage, ob und inwieweit man in China tatsächlich von einer Philosophie und somit von Philosophiegeschichte, im Sinne eines sich kontinuierlich entwickelnden, dialektischen Diskurses sprechen kann. Denn während im Abendland die Frage „was ist die Wahrheit (und von welcher Art ist ihre Substanz)" im Zentrum der philosophischen Auseinandersetzung steht, wird in China vielmehr die Frage „wo ist der Weg" gestellt. Die Frage nach der Wahrheit impliziert spätestens seit Platon immer die Möglichkeit der Unwahrheit oder des Irrtums, von dem sie deutlich abzugrenzen ist. In China hingegen, wo ontologische Diskussionen keine bedeutende Rolle gespielt haben – das klassische Chinesisch kennt keinen abstrakten Begriff für „sein" – beschäftigt sich der Diskurs in Gestalt der Frage nach dem Weg *(dao)* vielmehr mit der Einbindung des Einzelnen in einen größeren Kontext.[601] Widersprüche wie „wahr und falsch" oder „Schein und Wirklichkeit" werden nicht als absolute, sondern als komplementäre Gegensätze verstanden, da sie zwei einander ergänzende Seiten desselben Prinzips oder besser Weges darstellten. So kontrastiert Jullien das *chinesische Denken mit der Suche nach Weisheit im Gegensatz zum abendländischen mit seiner Suche nach der Wahrheit*:

> „Während die Philosophie exklusiv ist, wozu die Wahrheit sie verpflichtet, ist die Weisheit umfassend, indem sie die gegensätzlichen Standpunkte von vornherein miteinschließt (ohne sie zu dialektisieren)...... Statt in dieser

[596] Sivin & Lloyd 2002, S.58f.
[597] HWP, Bd.1, S.74.
[598] Vgl. Puett 2002, S.5ff.
[599] Francois Jullien hat diesem Thema ein eigenes Buch gewidmet, vgl. ders. „Der Weise hängt an keiner Idee" 2001.
[600] Vgl. Bauer 2001 S.18 sowie die Einleitung zur vorliegenden Untersuchung.
[601] Zur Vorstellung von „Sein" und „Nicht-Sein", im Sinne von *you* 有und *wu* 無 im chinesischen Denken vgl. unten Kap.III.4.1.2.

> Alternative von wahr oder falsch jene erhellende Unterscheidung zu sehen, die die Philosophie vollzieht, sieht die Weisheit in ihr einen Verlust. Und es ist eben dieser Verlust, der schließlich die – unendliche – Geschichte der Philosophie ausmachen wird: Was sie auf der einen Seite fallen lässt (indem sie es als falsch ausschließt) wird die Philosophie in der Folge unablässig zurückholen wollen (innerhalb ein und derselben Philosophie wie auch von einem Philosophen zum nächsten), doch anders, als es auf der 'falschen' Seite war."[602]

Auch wenn sich die beiden Positionen von Wahrheit und Weisheit meines Erachtens nicht unbedingt ausschließen – so vereint die Person des Sokrates durchaus beide Positionen in sich-, offenbart sich hier ein wesentlicher Unterschied zwischen den beiden Traditionen: Während die Suche nach der Wahrheit, die über den *logos* – die Kunst des argumentativen Diskurses – von der Unwahrheit kristallisiert wird, notwendigerweise die Fixierung auf einen bestimmte Idee oder einen Standpunkt zur Folge hat, ist die Suche nach dem Weg immer abhängig von den Umständen zu betrachten und dementsprechend relativ. Das bedeutet nicht, dass das chinesische Denken einem absoluten Relativismus zum Oper gefallen wäre, sondern nur, dass ein Standpunkt – der sich nebenbei bemerkt ebenso als gültig erwiesen haben muss – nicht durch sein Gegenteil ausgeschlossen wird. Vielmehr ist die Frage nach der Gültigkeit eines Standpunktes niemals losgelöst vom Kontext des entsprechenden Raum-Zeitgefüges zu verstehen, so besteht die Kunst darin, zu wissen, *wann welcher Standpunkt angemessen* ist, um schließlich herauszufinden „wo ist der Weg".[603] Aus genau diesem Grund ist es meines Erachtens unbedingt gerechtfertigt den Begriff der Philosophie – die ebenso nach dem Wissen von der Wahrheit wie der Weisheit streben kann – auch auf das chinesische Denken anzuwenden.

Philosophie wird in China selbst als Meisterschaft (*zi*) begriffen – das Schriftzeichen *zi* 子 steht ursprünglich für den „Sohn" und wird später auch für den (philosophischen) „Lehrer" oder „Meister" verwendet – die eine Nähe zur Kunst impliziert. Vor dem Hintergrund der eben geschilderten politischen Umwälzungen ist es durchaus nachzuvollziehen, dass ihre Ursprünge, ungeachtet der unterschiedlichen philosophischen Strömungen, im wesentlichen politischer Natur sind.[604] Im ältesten chinesischen Geschichtswerk (*Shiji*) werden sechs große Philosophenschulen (*liujia* 六家) unterschieden und ihr gemeinsames Ziel folgendermaßen charakterisiert:[605]

> „Die *Yinyang*-Gelehrten, die Konfuzianer, die Mohisten, die Logiker, die Legalisten und die Daoisten, sie streiten allesamt für eine gute Regierung [der Welt]. Ihr Unterschied besteht lediglich darin, dass sie unterschiedliche

602 Jullien 2001, S.101 f.

603 Dies ist beispielsweise Thema des *Yijing* (*„Buch der Wandlungen"*), welches zunächst als Orakelbuch verfasst, später zu dem am meisten kommentierten philosophischen Klassiker des chinesischen Denkens wurde. Vgl. Wilhelm 1999 und Hertzer 1996.

604 Bauer 2001, S.20.

605 An anderer Stelle wird auch von „100 Schulen", die von später von Liu Xin in 10 Hauptgruppen unterteilt wurden. Dazu gehören die sechs aus dem *Shiji* und die Schule der Diplomaten (*zonghengjia*), die Eklektiker (*zajia*), die Bauern (*nongjia*) und die Geschichtenerzähler (*xioashuojia*). Vgl. Fung yulan, S.20f.

Wege verfolgen und lehren, und dass sie mehr oder weniger tiefschürfend sind.“[606]

Insofern reflektiert das philosophische Denken der östlichen Zhou-Zeit vor allem die Frage nach einem (Aus)weg aus dem Zusammenbruch der moralischen und politischen Ordnung. Insofern wird die chinesische Philosophie, im Vergleich zum Abendland, von chinesischen Philosophiehistorikern auch als äußerst „Menschenleben bezogen“ (*rensheng* 人生) charakterisiert. Das Leben eines Menschen wird als Prozess aufgefasst, der, simplifizierend ausgedrückt, aus dem Blickwinkel zweier entgegen gesetzter Perspektiven betrachtet werden kann: Auf der einen Seite steht der Mensch und seine moralische Bestimmung als soziales Wesen sowie seine Stellung in der Gesellschaft und Geschichte im Blickpunkt einer Betrachtung, die sich grob als *konfuzianisch* klassifizieren lässt. Hier wird das menschliche Leben in Gestalt des Schriftzeichens *ming* 命charakterisiert. Es stellt ursprünglich eine kniende Person vor einem Mund dar, über der sich ein Dach oder eine Glocke befindet, und das auf den Orakelknochen- und Bronzeinschriften ursprünglich in der Bedeutung von „befehlen“ verwendet worden ist.[607] Das „Leben“ wird hier als „Schicksal“ verstanden, welches gleich einem auszuführenden Befehl über einen Menschen verhängt wird, wie es auch in der Bezeichnung für das bereits erwähnte „himmlische Mandat“ (*tianming* 天命) verwendet wird, welches der Himmel dem Herrscher erteilt.

Auf der anderen Seite – aus einer Perspektive die im allgemeinen mit den Daoisten verbunden wird – wird das menschliche Leben mit *sheng* (生) der „Lebenskraft“ assoziiert, welche die Menschen prinzipiell mit allen anderen Menschen und Lebewesen teilen. Das Schriftzeichen *sheng* zeigt ursprünglich den Wachstumsprozess einer Pflanze, die in der Erde wurzelt und gerade aus der Erde zu sprießen beginnt. Davon abgeleitet werden Bedeutungen wie „leben“, „lebendig“ oder „hervorbringen, gebären“.[608] Der Mensch ist hier zwar wesentlicher Bestandteil der Natur, aber im Vergleich zu allen anderen Elementen nimmt er keine exponierte Stellung ein. Seine Aufgabe besteht nicht in der Erfüllung eines spezifischen Lebensauftrages *(ming)*, sondern er sollte sich dem permanenten Wechselspiel der kosmischen Kräfte anpassen, nicht zuletzt um die eigene Lebenskraft zu bewahren.[609] Diese Perspektive ist – gerade im Hinblick auf einen Vergleich mit der abendländischen Tradition – besonders interessant, da das starre Festhalten an einer einmaligen Form oder auch einer Idee als Ursache für den Verlust der Lebenskraft und den Tod selbst betrachtet wird. Zweifelsohne bilden diese beiden entgegen gesetzten philosophischen Positionen nur den äußeren Rahmen, in welchem viele weitere Perspektiven Gestalt angenommen haben.[610]

---

606 Bauer, W. 2001, S.20. Die Übersetzung wurde direkt von Bauer übernommen.

607 ZZXYY S.71 und Bauer 1990, S.62f. Ferner ist das Schriftzeichen auch als Lehnschreibung für das Zeichen *ming* 名„Personenname“ verwendet worden, wodurch die enge Beziehung und vor allem der Einfluss, welchen Namen auf das Leben nehmen können, angedeutet wird.

608 ZZXYY S.1050 und Bauer 1990, S.62f.

609 Gerade der religiöse Daoismus und die Texte zur Makrobiotik beschäftigen sich mit dem „Prinzip der Lebenspflege“ (*yangsheng* 養生), welche eine Lebensverlängerung oder gar die leibliche Unsterblichkeit zum Ziel hatten,. Vgl. Harper 1998, S.110-148.

610 So z.B. der Legalismus oder die endgültige Ausformung des korrelativen Denkens, die viele dieser entgegen gesetzten Thesen in einem größeren System vereint.

Ein weitere Gemeinsamkeit, welche beinahe alle philosophischen Schulen teilen, ist ihre Rückwärtsgewandtheit. Dabei gehen sie davon aus, die idealen politischen oder moralischen Verhältnisse seien in der Vergangenheit zu finden, weswegen eine Rückbesinnung auf die Tradition von Anfang an wesentlicher Bestandteil chinesischen Denkens war. So trat Konfuzius selbst beispielsweise nicht als Verkünder neuer Wahrheiten auf, sondern betrachtete es als seine Aufgabe, altes Wissen zu überliefern und wieder zu beleben.[611]

Übergreifendes Ziel, welches die unterschiedlichen philosophischen Strömungen miteinander verbindet, ist schließlich die „Rolle“, die der Einzelne, entweder innerhalb der Gesellschaft und Politik oder innerhalb der Natur einzunehmen hatte. Insofern steht *die Kommunikation mit der Umwelt* – also im konfuzianischen Sinne mit Staat und Gesellschaft oder in Gestalt des Daoismus mit der Natur und dem Kosmos – im Mittelpunkt philosophischen Denkens. Diese Verflechtung des Einzelnen mit dem gesamten Sein gleicht einem Prozess der Verschmelzung, welchen Wang Shou Ren (1492-1529), ein neokonfuzianischer Gelehrter, treffend formuliert hat:

> „Ein großer Mensch betrachtet Himmel und Erde und die Zehntausend Dinge als einen einzigen Körper. Er betrachtet die Welt als eine einzige Familie und sein Land als eine einzige Person. Jene dagegen, die sich abspalten von den Dingen und zwischen sich selbst und anderen unterscheiden, sind nichts anderes als Kleine Menschen.“[612]

III.3.4 Konfuzius: *Shen* 神 und *Gui* 鬼 im chinesischen Humanismus

Wie bereits ausgeführt wurde, nimmt die chinesischen Philosophie ihren offiziellen Anfang bei Konfuzius. Von ihm selbst sind uns keine Schriften überliefert, doch haben seine Schüler eine Textsammlung mit dem Titel „Gespräche“ (*Lunyu*) herausgegeben, die allerdings eher eine Art Sprüchesammlung denn einen kohärenten Text darstellen. Nachdem Konfuzius keine große politische Karriere vergönnt war – er hatte über 30 Jahre eine leitende Stellung bei der Überwachung von Getreidelieferungen inne und erhielt erst im Alter von 50 Jahren für kurze Zeit eine Beamtenposition in seinem Heimatstaat Lu – begab er sich auf Reisen als Wanderphilosoph, in der Hoffnung einen tugendhaften Herrscher zu finden, der ihn in seine Dienste nähme. Während seiner dreizehnjährigen Wanderschaft durch verschiedene Provinzen gewann er den Ruf eines großartigen und weisen Lehrers, er soll über 3000 Schüler gehabt haben.[613]

Konfuzius war nicht auf der Suche nach neuen Ideen, welche die politischen und gesellschaftlichen Verhältnisse zur Zeit der Streitenden stabilisieren sollten, sondern er verstand sich vielmehr als *Überlieferer traditioneller Wertvorstellungen und Ideen.* Ausgangspunkt für Konfuzius, wie für alle späteren Philosophen auch, war die Frage nach der idealen Regierung und – noch mehr – die Frage nach dem idealen Herrscher, als deren Vorbilder die mythischen Kaiser Yao und Shun oder Wen Wang, Gründer der Zhou-Dynastie, dienten. Der ideale Herrscher regiert im besten Fall kraft seiner Tugend (*de* 德). Dieser Begriff wird bereits im *Shujing* und *Shijing* zur Charakterisierung moralisch besonders hoch stehen-

[611] *Lunyu,* 7.1
[612] Zitiert nach der Übersetzung von Bauer 1990, S.762.
[613] Zu seinem Leben und Wirken vgl. Darga b) 2001, S.9-27.

der Persönlichkeiten verwendet. Ursprünglich bedeutet *de* 德 „aufrecht gehen“ oder „aufsteigen“, davon abgeleitet dient es auch zur Bezeichnung des „aufrechten Herzens.“[614] Einer anderen Interpretation zufolge besteht die ursprüngliche Schreibweise aus einer Kombination aus einem „Auge“ mit einem „geraden Strich“, weswegen es wohl im Sinne von „mit den Augen fixieren“ oder „bannen“ verwendet worden sein soll, woraus sich wiederum die Bedeutung „magische Kraft“ wie „Ausrichtung nach“ ergeben hat. So bezeichnet das Schriftzeichen *de* sowohl die „Tugend“ bzw. die „Moral“ und „Güte“ wie es, eher in der daoistischen Interpretation, gleichermaßen im Sinne von „Wirkkraft“ verwendet werden kann. Das konfuzianische Streben ist somit auf die Tugend gerichtet, in dessen Besitz „der Edle“ *(junzi)* nur durch Selbstkultivierung gelangt. Diese Vervollkommnung des eigenen Selbst – entweder in Gestalt von lebenslangem Lernen und Bildung oder im Sinne einer inneren Kultivierung durch die Entwicklung von Spiritualität – steht im Zentrum jeder philosophischen Schulrichtung dieser Zeit.

Für Konfuzius bestand sie in der Kultivierung bestimmter Tugenden *(de)*, von welchen die bedeutsamste die „(Mit)Menschlichkeit“ *(ren)* ist, welche zugleich die Grundlage aller anderen konfuzianischen Tugenden darstellt. Das Schriftzeichen *ren* 仁 setzt sich aus den Bestandteilen für „Mensch“ *(ren* 人) und der Zahl „zwei“ *(er* 二) zusammen und bedeutet, im Sinne der Beziehung zwischen zwei Menschen, „nahe sein“ oder „verwandt“. Diese Tugend, welche auch im Sinne von „Menschenliebe“ oder „Güte“ wiedergegeben werden kann, gilt als Fundament allen mitmenschlichen Verhaltens und stellt einmal mehr den Menschen selbst in den Mittelpunkt der Betrachtung. So zeichnet sich der Herrscher, welcher kraft des himmlischen Mandats (*tianming* 天命) zur Regierung befähigt ist, vor allem durch seine Tugendhaftigkeit *(de)* aus:

> „Die Regierung auszuführen mittels der Tugend, das gleicht dem Polarstern, der an seinem Platz verweilt, während die große Menge der Sterne ihn umkreisen.“.[615]

Der Vergleich des Herrschers mit dem Polarstern zeigt nicht nur seine unmittelbare Verbindung zum Himmel an, sondern veranschaulicht auch die Bedeutung von *de* „Tugend“ im Sine einer der „Wirkkraft“, die nach außen hin ebenso transformierend wie überzeugend wirkt.[616]

Eine weitere, für die Selbstkultivierung des Menschen unentbehrliche Tugend ist das Ritual. Das Schriftzeichen *li* 禮 in der Bedeutung „die Rite“ bzw. „Ritual“ setzt sich aus den beiden Bestandteilen „Opferschale“ und „den Göttern opfern“ zusammen, so dass es in enger Beziehung zum Opferritual steht, wie es seit der Shang-Dynastie durchgeführt wurde. Das Ritual dient Konfuzius auf der einen Seite zur Regulierung und vor allem Hierarchisierung der gesellschaftlichen bzw. familiären Beziehungen.[617] Die Bedeutung

---

[614] ZZXYY S.449.

[615] *Lunyu* 2.1

[616] Dieses Prinzip wird primär mit den Daoisten assoziiert, wenn sie von einem Herrscher sprechen, der durch *wuwei* 無爲 „Nicht-Handeln“ regiert. „Nicht-Handeln“ ist nicht mit Passivität zu verwechseln, sondern es ist vielmehr im Sinne eines Nicht –Eingreifens, aber vor allem auch einer Handlung, die ohne Anstrengung von statten geht, zu verstehen. Vgl. dazu unten Kap.III.4.1.3. Slingerland hat dargelegt, dass *wuwei* primär eine spirituelle Haltung darstellt, die quasi die Grundlage für diese Art und Weise des Regierens bildet und nicht nur für die Daoisten, sondern für alle philosophischen Strömungen ein zentrales Thema darstellte, vgl. ders. 2003.

[617] Prinzipiell werden fünf Beziehungen unterschieden, von welchen nur eine, die letzte, nicht hierarchisch ist: Herr-

der Rituale wie dem daraus resultierenden korrekten Benehmen, war, so Konfuzius, im politischen Chaos der Zhanguo-Zeit verloren gegangen, weswegen er in diesem eine absolut notwendige Maßnahme zur Wiederherstellung der gesellschafts-politischen Ordnung sah. Das Ritual wurde jedoch nicht als rein formal – im Sinne einer leeren Hülle – begriffen, sondern die Wiederentdeckung ihrer Sinnhaftigkeit sollte einer Wiederherstellung der Tugend dienen.

Konfuzius richtet seinen Blick demzufolge vor allem auf die *Selbstkultivierung des Menschen*, welche letztlich auf das moralisch korrekte Verhalten und die gesellschaftlich-politische Rolle des Menschen zielt. Die Frage nach dem Weg wird nicht vor dem Hintergrund einer transzendenten oder allgemein gültigen Wahrheit gestellt, sondern sie entscheidet sich angesichts der Realisierung konfuzianischer Tugenden innerhalb der realistischen Notwendigkeiten des täglichen Lebens. Die bereits angesprochene „Diesseitigkeit" des Denkens gewinnt bei Konfuzius insofern eine neue Dimension, als er zum Verhältnis zwischen den *gui* und *shen* auf der einen und dem Menschen auf der anderen Seite nicht einmal Stellung zu beziehen gedenkt:

> „Li Lu fragte nach dem Dienst für die Geister *(gui)* und Gottheiten *(shen)*. Der Meister antwortete: 'wenn man noch nicht einmal den Menschen dienen kann, wie soll man dann den Geistern dienen?' [Zi Lu] sagte: ‚Ich wage nach dem Tod zu fragen'. Der Meister antwortete: ‚Wenn man noch nicht einmal das Leben kennt, wie soll man dann den Tod kennen?'"[618]

An anderer Stelle heißt es ferner, der Meister habe sich über wundersame Dinge, Gewalt, Unordnung sowie *shen* „die Gottheiten" nicht geäußert.[619] Auch wenn Konfuzius die Existenz von Göttern und Geistern als solche nicht verleugnet, so verweist er sie in einen Bereich, dessen Erkenntnis dem Menschen nicht möglich ist. Trotzdem ist es ein Zeichen von Weisheit den Geistern und Göttern Opfer darzubringen:

> „Fan Chi fragte nach der Weisheit. Der Meister antwortete: 'Sich die Pflichten der Menschen zur Aufgabe zu machen; die Geister und Gottheiten zu verehren, aber sich von ihnen [den Geistern und Göttern] fern zu halten, das kann man als Weisheit bezeichnen.'"[620]

Die Aufforderung sich von Geistern und Gottheiten fern zu halten, scheint eine relativ pragmatische Haltung gegenüber einer Sphäre zu reflektieren, über die sich Wissen entweder nicht vermitteln oder nicht erlangen lässt. Es bleibt offen, ob es vielleicht gefährlich oder einfach ein Zeichen mangelnden Respekts ist, wenn man den Geistern und Gottheiten zu nahe kommt. Auch lässt sich nicht abschließend beurteilen, ob und inwieweit sich Konfuzius mit einer solchen Haltung von schamanischen Praktiken, die zu

scher-Untertan, Mann –Frau, Vater-Sohn, älterer Bruder-jüngerer Bruder, Freund-Freund.

618 *Lunyu* 11.11.

619 *Lunyu* 7.20.

620 *Lunyu* 6.22. Der Begriff *zhi* 知 bezeichnet sowohl „das Wissen", im Sinne einer Erkenntnis wie die „Weisheit", weswegen es je nach Kontext unterschiedlich zu übersetzen ist. Die Weisheit im Sinne des Konfuzius steht auf der einen Seite in enger Beziehung zum Lernen und auf der anderen Seite im richtigen Umgang mit dem Wissen: „Wisse um das, was du weißt. Gib nicht das als Wissen aus, was du nicht weißt. Das ist Weisheit". Vgl. *Lunyu* 2.17 und Darga 2001 b), S.41.

dieser Zeit üblich gewesen sein mögen, zu distanzieren sucht. Doch angesichts der Bedeutung, welche Konfuzius den Riten und ihrer hierarchisierenden Funktion zumisst, nehmen die Götter und Geister wohl eine höhere Position als der Mensch ein, weswegen es sich nicht gehört ihnen allzu nahe zu kommen – ebenso wie es dem einfachen Bürger nicht zusteht, die Nähe des Königs zu suchen. Dafür spricht auch, dass Konfuzius zwar keine Aussage trifft, inwieweit von einer tatsächlichen Existenz der Geister und Gottheiten auszugehen ist, er jedoch darauf besteht, sich bei der Opferzeremonie so zu verhalten, „als ob die Gottheiten tatsächlich anwesend wären".[621] Außerdem gilt es zu beachten, nur *den Geistern* – in Gestalt der verstorbenen Ahnen – Opfer darzubringen, *die zu den eigenen Ahnen zählen*, alles andere wäre Schmeichelei und entspräche nicht den Riten.[622]

So steht im *Lunyu* das Konzept der Selbstkultivierung im Mittelpunkt, welche, im Sinne des Bildungsadels, prinzipiell für jeden Menschen möglich ist und die in der Ausbildung konfuzianischer Tugenden besteht. Aufgabe des Einzelnen ist der Dienst an der Gemeinschaft – sowohl innerhalb der Gesellschaft und Politik wie der Familie – mit der Absicht, die jeweils angemessene Rolle einzunehmen. Doch auch bei Konfuzius finden sich noch keine expliziten Aussagen über das Seelische, abgesehen von der Bedeutung des Herzens – im Sinne von Gemüt –, wie wir es bereits aus dem Buch der Urkunden kennen:

> „...mit 70 Jahren konnte ich den Wünschen meines Herzens folgen, ohne dabei das rechte Maß zu überschreiten."[623]

So scheint Konfuzius' Standpunkt zu den Geistern und Gottheiten paradox, wenn er über ihre Funktion oder gar ihre Existenz keine Aussagen machen will und gleichzeitig auf einer respektvollen Darbringung des Opfers an diese besteht. Dies erklärt sich jedoch im Rahmen des von Konfuzius propagierten Konzepts der „Richtstellung der Namen" (*zhengming*), welches ebenfalls der Wiederherstellung der gesellschafts-politischen Ordnung diente.[624] Das Ziel der Richtigstellung bestand darin, die verloren gegangene Übereinstimmung zwischen der Bedeutung eines Wortes und der entsprechenden Wirklichkeit wiederherzustellen. Denn *nur wenn ein Gegenstand oder eine Angelegenheit den ihr gemäßen Namen hatte, konnte sie auch die richtige Rolle im mikro- oder makrokosmischen Geschehen einnehmen.* Die Wiegerung sich über *gui* und *shen* zu äußern und ihren Funktionen „Namen zu verleihen" reflektiert somit die *Unmöglichkeit den Geistern und Göttern* eine *eindeutig definierte Rolle im Kosmos* zuzuordnen. Doch wollte man Geister und Götter tatsächlich einordnen und verfügbar machen, so wäre dies zweifellos eine Anmaßung des Menschen. Insofern vermag erst die Ablehnung einer konkreten Definition dem eigentlichen Vermögen der *gui* und *shen* Ausdruck zu verleihen. Denn gerade die zentralen Begriffen wie *shen*, *dao* „der Weg" oder auch *wuwei* „Nicht-Handeln" werden im chinesische Denken gerne im Sinne einer Aporie aufgefasst, der man sich am besten mithilfe von paradoxen Aussagen nähert. Eine solche Gegenüberstellung paradoxer Aussagen wird durch die Ausdrucksmöglichkeiten der Schrift noch unterstützt und ist – ungeachtet der Unterschiedlichkeit der einzelnen

[621] *Lunyu* 3.12.
[622] *Lunyu* 2.24.
[623] *Lunyu* 2.4
[624] Darga 2001 b), S.46f. und *Lunyu* 12.11

philosophischen Strömungen – ein wesentliches Charakteristikum des chinesischen Denkens an sich.

Die Idee der Selbstkultivierung, welche für viele philosophische Strömungen den Ausgangspunkt zur Lösung der gesellschaftlich-politischen Probleme dieser Zeit darstellte, war gerade im konfuzianischen Kontext unmittelbar mit der Frage nach der prinzipiellen Erziehbarkeit des Menschen verknüpft, ebenso wie mit der Überlegung, ob der Mensch von Natur aus gut oder schlecht sei. Erst in dieser Diskussion über die menschliche Natur (*xing* 性) nimmt die Frage nach dem Seelischen und seiner Funktion nun allmählich Gestalt an.

III.3.5 Der Geist in der Diskussion um die moralische Natur des Menschen: Menzius und Xun Zi

Von den beiden bekanntesten Enkelschülern des Konfuzius hatten die Ideen des Menzius (Meng Ke 372-289 v.Chr.) wesentlich stärkeren Einfluss auf die weitere Entwicklung des Konfuzianismus, als dies von seinem Mitstreiter Xun Zi (Xun Kuang 313-238 v.Chr.) behauptet werden kann.

III.3.5.1 Menzius und die Begründung der Moral im Menschlichen Herzen

Menzius vertritt die Auffassung, dass der Mensch von Natur aus gut sei, wobei die Natur – das Schriftzeichen *xing* 性 setzt sich aus den Bestandteilen für *sheng* 生 „Leben" und *xin* 心 „Herz zusammen – die vom Himmel verliehene und somit angeborene Natur eines Wesens bezeichnet.[625] Der Mensch strebt von Natur aus danach gut zu sein, ebenso wie das Wasser immer die Tendenz hat, nach unten zu fließen.[626] Mit dieser Auffassung versucht Menzius vor dem Hintergrund der politischen Wirren moralisches Verhalten in Gestalt der grundlegenden konfuzianischen Tugenden, von welchen er *ren* „die Mitmenschlichkeit" für die wichtigste erachtet, in der Natur des Menschen selbst zu verankern. Das Herz *(xin)* dient ihm dabei als Ausgangspunkt. Es ist für den vorliegenden Zusammenhang insofern von besonderer Bedeutung, als es ebenso im Sinne eines körperlichen wie eines seelischen Organs aufgefasst wird. Dabei umfasst es alle Aspekte des Seelischen, angefangen vom Denken über das Fühlen und das moralisches Empfinden bis hin zum Bewusstsein. Dies ist umso bedeutsamer, als die Begriffe Körper *(xing)* und Geist *(shen)* bzw. Hauch- *(hun)* und Körperseele *(po)* bei Menzius so gut wie gar nicht auftreten.[627]

---

[625] Bauer 2000, S.98f.

[626] *Mengzi* VI, A2.

[627] Zur Bedeutung des Herzens bei Menzius vgl. auch Enzinger 2002, S.95-170.

III.3.5.2 Die ursprüngliche Bedeutung des Herzens: *Xin* 心

Die frühesten Abbildungen des Schriftzeichens *xin* 心 stellen das menschliche Herz piktographisch dar.[628] Das älteste chinesische Wörterbuch (*Shuowenjiezi*) verweist dabei auf das Buch der Urkunden (*Shangshu*):

> „...das menschliche Herz, es ist das *zang* (Speicherorgan) der Erde, es befindet sich in der Mitte des Menschen."[629]

In der Medizin wie in den daoistischen Texten werden die fünf wichtigsten Organe, die so genannten Speicherorgane (Herz, Milz, Lunge, Leber, Niere), den fünf Wandlungsphasen (Feuer, Erde, Metall, Wasser und Holz) zugeordnet.[630] Im *Shangshu* – dem *Buch der Urkunden* – wird jedoch eine andere als die traditionelle medizinische Zuordnung der Wandlungsphasen zu den einzelnen Organen vorgenommen, dort gehört die Milz zum Holz, die Lunge zum Feuer, das Herz zur Erde, die Leber zum Metall und die Niere zum Wasser. Die Zuordnung des Herzens zur Erde resultierte aus der Vorstellung, dass die Erde die Mitte des Wandlungsphasenzyklus einnimmt, ebenso wie sich das Herz in der Mitte des Menschen befindet. Darüber hinaus werden die 10.000 Dinge alle aus der Erde geboren, weswegen das Herz *(xin)* häufig auch als Begriff für „die Mitte" wie für das „essentiell Wichtige" verwendet wird. In den verschiedenen philosophischen Texten ist das Herz schließlich der Ort des Denkens, Bewusstseins und Fühlens, so dass es je nach Kontext unterschiedlich zu übersetzen ist.[631] Ferner wird das Herz nicht nur in der Medizin als Wohnort des Geistes *(shen)* begriffen.
Auch im Abendland ist das Herz spätestens seit Homer ebenso „Sitz von Affekten und Gemütsbewegungen" wie Ort des Denkens, doch wurde dem Herzen als Sitz des Denkens bereits seit den Vorsokratikern seine Position durch das Gehirn streitig gemacht.[632] In China hingegen wird das Gehirn als Organ des Denkens erst seit der Ming-Zeit (1368-1643) ernsthaft diskutiert.[633] Im Hinblick auf die zentrale Stellung des Herzen im chinesischen Denken zeigt sich eine interessante Parallele bei Aristoteles, der ebenfalls immer wieder betont, das Herz befinde sich „in der Mitte" des Menschen und habe eine dementsprechend wichtige Position.[634] Denn obgleich es (bzw. die Herzbewegungen) in hohem Grade autonom sei, ist es, im Unterschied zu allen anderen Organen, kraft seiner Fähigkeit zum Mitleid, sehr leicht zu beeinflussen und damit auch zu kränken:

> „Als einziges von den Eingeweiden und überhaupt Körpergliedern verträgt das Herz keine schlechte Behandlung, was man gut versteht. Denn wenn die Quelle verdorben ist, gibt es nichts mehr, was dem von ihr Abhängigen Hilfe bringen könnte."[635]

---

628 ZZXYY S.483.
629 ZZXYY S.483f.
630 Zu den fünf Wandlungsphasen vgl. unten Kap.III.6.3 Zur medizinischen Bedeutung der Speicherorgane vgl. unten Kap.IV.1.5.
631 Im Englischen bietet sich für *xin* die Übersetzung „mind" an, im Deutschen reicht das Spektrum von „Bewusstsein", „Gemüt" bis hin zum „Denken" oder sogar „Geist".
632 HWP Bd. 3, S.1099-1111
633 Vgl. dazu unten Kap.IV.3 und HNYD Bd.2, S.1083-1087
634 Aristoteles, *Über die Glieder der Geschöpfe* III, 66a und Selg 2003, S.64.
635 Aristoteles *Über die Glieder der Geschöpfe* III, 67b und Selg 2003, S.63f..

Menzius setzt das Herz in unmittelbare Beziehung zur Natur des Menschen *(xing)* und somit zum Himmel selbst, da ihm von Geburt an vier charakteristische „Herzensregungen" eingepflanzt sind, welche die Basis für jegliches moralische Verhalten eines Menschen darstellen.

> „Ein schmerzlich bekümmertes Herz, das haben alle Menschen, ein beschämt verabscheuendes Herz, das haben alle Menschen, ein ehrerbietig respektvolles Herz, das haben alle Menschen, ein zwischen falsch und richtig unterscheidendes Herz, das haben alle Menschen. Ein schmerzlich bekümmertes Herz entspricht der Mitmenschlichkeit, ein beschämt verabscheuendes Herz entspricht der Rechtschaffenheit, ein ehrerbietig respektvolles Herz entspricht dem Anstand, ein zwischen falsch und Richtig unterscheidendes Herz entspricht der Weisheit..... Diese Qualitäten werden uns nicht von außen eingeprägt, wir haben sie auf jeden Fall, nur denken wir nicht an sie. Darum sage ich: Sucht man sie, so findet man sie, vernachlässigt man sie, so verliert man sie."[636]

Das schmerzlich bekümmerte Herz entspricht dem spontanen Mitleid eines Menschen, welches sich in Gestalt der Mitmenschlichkeit *(ren)* manifestiert und für Menzius die wichtigste Tugend zur Begründung der Moral darstellt.[637] Die oben genannten Herzensregungen werden als dem Herzen eingepflanzte Keime (*duan* 端) begriffen,[638] aus welchen schließlich die konfuzianischen Tugenden, Mitmenschlichkeit, Rechtschaffenheit, Anstand und Weisheit entstehen. Doch genau wie die Samen der Pflanzen nur mit der notwendigen Pflege gedeihen, können sich auch die Tugenden nur unter der entsprechenden Ausbildung entwickeln, weswegen moralisches Fehlverhalten oder Gewalt nicht in der menschlichen Natur begründet sind,[639] sondern vielmehr Folge einer mangelnden oder falschen Erziehung darstellen. Menzius geht sogar soweit, dass er einem Menschen, der diese Herzensregungen nicht ausgebildet hat, sein eigentliches „Menschsein" abspricht:

> „Aus dieser Perspektive ist einer ohne ein schmerzlich bekümmertes Herz kein Mensch, einer ohne ein beschämt verabscheuendes Herz kein Mensch, einer ohne ein bescheiden zurücktretendes Herz kein Mensch, einer ohne ein zwischen falsch und richtig unterscheidendes Herz kein Mensch."[640]

Eine falsche Ausbildung der Herzensregungen wird meist durch falsche Diskurse und Lehrmeinungen verursacht, wenn die Herzen der Menschen beispielsweise von den Daoisten oder Mohisten in die Irre geleitet werden, weswegen es ihre „Herzen richtig zu stellen" gilt:

---

[636] *Mengzi* VI, A.6.

[637] Als Beispiel erwähnt Menzius, das Mitleid, welches alle Menschen empfinden werden, wenn sie ein Kind in den Brunnen fallen sehen und ihm, ohne an den eigenen Vorteil zu denken, selbstlos zu Hilfe eilen werden, vgl. *Mengzi* 2A.6

[638] Zur Übersetzung von *duan* als „Keim" und nicht als „Anfang" vgl. Enzinger 2002, S.118.

[639] *Mengzi* VI, A6.

[640] *Mengzi* II, A6.

> „Um das Werk der drei Heiligen fortzusetzen, will auch ich die Herzen der Menschen berichtigen, die üblen Lehren stoppen, unrechtes Handeln ächten und ausschweifende Worte verbannen."[641]

Das Herz und mit ihm die Ausbildung seiner charakteristischen Herzensregungen ist nicht nur das wesentliche Charakteristikum des Menschseins an sich, sondern das Herz nimmt damit in mehrfacher Hinsicht eine Sonderstellung ein. Denn selbst wenn von Menzius, im Unterschied zu anderen Philosophen, die Vorstellung vom Herzen als Herrscher (noch) nicht explizit formuliert wird, lässt er an seiner herausragenden Position keinen Zweifel:

> „Manche arbeiten mit ihrem Herzen, andere arbeiten mit ihrer Kraft. Diejenigen, welche mit dem Herzen arbeiten, beherrschen die Menschen, diejenigen, welche mit ihrer Kraft arbeiten, werden beherrscht."[642]

Ferner ist dem Menschen dank seiner natürlichen Veranlagung *(xing)*, welche sich in den Herzensregungen manifestiert, eine direkte Verbindung zum Himmel gegeben:

> „Derjenige, welcher sein Herz ausschöpft, der kennt seine Natur. Kennt er seine Natur, dann kennt er den Himmel. Bewahrt er sein Herz und nährt seine Natur, dann dient er damit dem Himmel."[643]

Schließlich ist auch die Fähigkeit des Denkens, welches ebenfalls als besonderes Vermögen begriffen wird, eine Funktion des Herzens:

> „Die Ohren und Augenorgane denken nicht, und so werden sie von den Dingen irregeführt. Als Dinge pflegen sie Kontakt mit den Dingen, und so ziehen sie diese an. Erst das Herzorgan denkt. Erst das Denken erfasst die Dinge."[644]

Bemerkenswert ist die Auffassung vom Herzen als Organ (*guan* 管) – das Schriftzeichen bedeutet ursprünglich „Beamter" –, wodurch nicht nur sein körperlicher Aspekt hervorgehoben wird, sondern aufgrund der Parallele zu Augen und Ohren, zunächst die Vorstellung vom Herzen als Sinnesorgan suggeriert wird.[645] Das Denken ist wiederum die Voraussetzung für die oben bereits erwähnte Tugend des Wissens (*zhi* 智), welche aus der Fähigkeit „falsch von richtig zu unterscheiden" resultiert. Sie entwickelt sich jedoch nur dann vollständig, wenn ein Mensch in der Lage ist „sein Herz zu konzentrieren" (*zhuanxin* 專心) und seinen „Willen zu vervollkommnen" (*zhi xin* 至 志).[646]

Das Herz ist für Menzius demzufolge der Ort, in welchem sich der Himmel selbst, in Gestalt der natürlichen Veranlagung *(xing)*, im Menschen manifestiert. Dadurch zeigt sich *die ursprünglich gute Natur des Menschen wie seine natürliche Disposition zu moralischem Verhalten.* Jede

[641] *Mengzi* III, B9.
[642] *Mengzi* III, A4.
[643] *Mengzi* VII.A, 1.
[644] *Mengzi* VI.A, 15.
[645] Der Auffassung von den fünf Sinnesorgane (*wuguan*) liegt im chinesischen Denken jedoch eine wesentlich komplexere Vorstellung zugrunde als dies im Abendland der Fall ist. Die Sinnesorgane stellen Öffnungen dar, die sowohl Eindrücke von außen nach innen transportieren, wie sie auch Lebenskraft *(qi)* von innen nach außen transportieren. Vgl. hierzu Enzinger 2006.
[646] Dies wird am Beispiel die Kunst des Schachspielens zu erlernen illustriert, vg. *Mengzi* VI, A9.

Abweichung davon ist demnach ausschließlich auf eine Fehlentwicklung der Herzensregungen zurückzuführen, wobei letztere als die grundlegenden Gefühlsregungen (情 *qing*) eines Menschen begriffen werden.[647] Diese *Verbindung vom Herzen zum Himmel wie die Fähigkeiten des Herzens zu denken, sich zu konzentrieren und seinen Willen auszurichten,* haben gerade mit Blick auf die Vorstellungen *in der Chinesischen Medizin richtungweisende Funktion.*
Shen wird von Menzius schließlich als Ausdruck geistigen Wirkens begriffen, welches jedes Wissen übersteigt und außerhalb des sichtbaren und rational nachvollziehbaren liegt.

> „Derjenige, der groß ist und transformierend wirkt, wird als heilig bezeichnet. Der Heilige, [dessen Wirken] man nicht wissen kann, wird als geistig *(shen)* bezeichnet."[648]

III.3.5.3 Das Verhältnis von Körper und Geist bei Xun Zi

Xun Zi geht indessen von der genau gegenteiligen Auffassung aus, wenn er postuliert, „die Natur des Menschen ist schlecht, das, was gut ist an ihr, ist künstlich (*wei* 僞)"[649], das bedeutet, vom Menschen selbst gemacht. Die oben erwähnten konfuzianischen Tugenden, stammen daher nicht von der Natur *(xing)*, welche er mit dem Himmel selbst gleichsetzt, sondern sind eine rein menschliche Errungenschaft.[650] Insofern nimmt Xun Zi – und dies steht im diametralen Gegensatz zum frühen Denken der Zhou-Zeit – gewissermaßen eine naturwissenschaftliche Position ein, wenn er die Welt des Menschen von der des Himmels trennt. Der *Himmel verhält sich dem Menschen gegenüber neutral*, indem er ebenso wenig lobend wie strafend tätig ist, sondern vielmehr unabhängig von menschlichen Handlungen wirkt.[651]
Gerade weil der Mensch das Gute von Natur aus nicht in sich trägt, sollte er mit größter Anstrengung danach streben, es zu erlangen.[652] Aus diesem Grund ist für Xun Zi nicht weniger als für Menzius die konfuzianische Erziehung von entscheidender Bedeutung, wobei vor allem Rechtschaffenheit, Rite, aber auch die Musik und schließlich das Lernen eine tragende Rolle spielen. Vor dem Hintergrund der Bedeutung des Lernens setzt sich Xunzi als einer der ganz wenigen Philosophen bereits vor dem Eindringen des Buddhismus mit erkenntnistheoretischen Fragen auseinander.[653] Wie bei Menzius bereits angedeutet, betrachtet auch er Erkenntnis als Ergebnis des Zusammenspiels von den Sinnesorganen und dem Herzen. Während die Sinnesorgane in Kontakt mit den Dingen treten und dabei unterschiedliche Farben, Formen, Töne oder körperliche Empfindungen wie Hitze und Kälte wahrnehmen, ist es die *Aufgabe des Herzens sich diese bewusst zu machen und einzuordnen, damit sich Erkenntnis (zhi)* vollziehen kann.[654]

---

[647] Zur Definition der „Gefühle" *(qing)* vgl. unten Kap.IV.4.1-4.3.
[648] *Mengzi* VII,B25.
[649] *Xunzi* 23.1a John Knoblock hat eine vollständige englische Übersetzung des Xunzi herausgegeben, vgl. ders. 1988-1994.
[650] Bauer 2000, S.106.
[651] *Xunzi* 17.1.
[652] *Xunzi* 23.1e und 23.2a.
[653] Vor allem in *Xunzi* 21.5d und 22.2b-2f.
[654] *Xunzi* 22.2e und Knoblock 1994, vol.3, S.129f. Xun Zi unterscheidet die beiden Bedeutungsebenen von *zhi* 知 im Sinne von „sich bewusst sein" und „wissen, erkennen", vgl. ibid. S.123.

Das Herz nimmt dabei explizit die Position des Herrschers ein:

> „Das Herz ist der Herrscher über den Körper *(xing)* und der Gastgeber für die geistige Klarheit *(shenming)*, es erteilt die Befehle, aber es erhält keine Befehle. Es verbietet und trifft Anordnungen aus sich selbst heraus, es lehnt ab und wählt aus sich selbst heraus, es handelt selbst und hält inne aus sich selbst heraus. Deswegen kann man den Mund zum Schweigen zwingen und den Körper dazu bringen sich zu beugen und zu strecken, das Herz kann man hingegen nicht dazu zwingen, seine Gedanken zu ändern, [denn] das, was es für richtig hält, nimmt es an, das was es für falsch hält lehnt es ab."[655]

Xun Zi lässt an der *Autonomie des Herzens wie seiner hierarchischen Vormachtstellung* gegenüber dem Körper keinen Zweifel. Abgesehen von seiner leitenden Funktion ist es das Organ, welches die Unterscheidungen trifft und zum Denken befähigt ist, weshalb es auch das „Leuchten des Geistes" *(shenming)* in Gestalt der geistigen Klarheit beherbergt. Letztere ist, wie bereits im Buch der Urkunden (*Shangshu*) erwähnt, Ausdruck für die besondere Einsichtsfähigkeit des Menschen.[656]

Trotz dieser Vormachtstellung des Herzens benötigt der Geist *(shen)*, um seine Wirksamkeit zu entfalten, den Körper als Grundlage:

> „Wenn die Aufgaben des Himmels etabliert und seine Wirkungen vollendet sind, dann ist der Körper vollendet und daraufhin entsteht der Geist. Liebe und Hass, Freude und Ärger, Fröhlichkeit und Trauer sind darin geborgen, das bezeichnet man als die von der Natur verliehenen Gefühle. Ohren, Augen, Nase und Mund sowie der Körper haben alle die Fähigkeit [mit den Dingen] in Verbindung zu treten, aber sie können diese Fähigkeit nicht untereinander austauschen, dies bezeichnet man als die vom Himmel verliehenen Sinnesorgane (*tianguan*). Das Herz verweilt in der Mitte und ist leer, um die fünf Sinnesorgane zu regieren. Das bezeichnet man als den von der Natur verliehenen Herrscher."[657]

Die geistigen Fähigkeiten, zu welchen auch die Emotionen gehören, können sich erst auf einer körperlichen Grundlage entwickeln, doch ist der Körper auf diese genauso angewiesen, da er andernfalls führerlos wäre. So muss geistige Wirksamkeit immer Gestalt annehmen, um sich entfalten zu können, dies gilt auch für die Umsetzung von moralischen Werten wie Xun Zi am Beispiel der Mitmenschlichkeit zeigt (*ren*):

> „Wenn das wahrhaftige Herz Menschlichkeit umfasst, dann nimmt es Gestalt an, nimmt es Gestalt an *(xing)*, so wird es geistig wirksam *(shen)*, ist es geistig wirksam, dann kann es transformieren."[658]

Die Vorstellung von *shen* als Transformationsfähigkeit wird vor allem im Buch der Wandlungen (*Yijing*) eingehend diskutiert und schließlich von den Neokonfuzianern wieder aufgegriffen.[659] Abgesehen von dieser individuellen Manifestation von *shen*, begreift Xun

---

655 *Xunzi* 21.6a.
656 Zu *Shenming* vgl. unten Kap II.4.6.
657 *Xunzi* 17.3a.
658 *Xunzi* 3.9a
659 Vgl. unten Kap III.6.7.

Zi den Geist jedoch auch als kosmisch wirksames Prinzip, sowohl in Gestalt der „Geister", deren Existenz er jedoch anzweifelt,[660] als auch im Sinne eines geistigen und damit unsichtbaren Wirkens der Natur:

> „Von den 10.000 Dingen erhalten ein jedes seine Harmonie, um entstehen zu können, ein jedes erhält seine Ernährung, um sich zu vollenden. [Die Tatsache, dass] man diese Tätigkeiten nicht sehen kann, aber deren Ergebnis sehen kann, bezeichnet man als geistige Wirksamkeit *(shen)*."[661]

Diese geistige Wirksamkeit ist jedoch nicht auf die Natur beschränkt, sondern manifestiert sich gleichermaßen im weisen Menschen (*shengren*), der sich in seinem Handeln immer an der Einheit (*yi* 一) orientiert:

> „[Der Weise] er geht in seinem Weg *(dao)* immer von der Einheit aus. Was ist diese Einheit? Sich an die geistige Wirksamkeit *(shen)* zu halten und dabei standhaft zu sein. Was ist die geistige Wirksamkeit? Das Gute zu erschöpfen und in einem vollständigen Kreislauf zu regulieren wird als geistige Wirksamkeit bezeichnet. [Was ist Standhaftigkeit?] Wenn es unter den 10.000 Dingen nichts gibt, was es umstürzen kann, wird es als Standhaftigkeit bezeichnet. Jemanden, der geistig wirksam und dabei standhaft ist, bezeichnet man als einen weisen Menschen."[662]

Als wesentliches Merkmal der geistigen Wirksamkeit *(shen)* gelten hier nicht nur die moralische Qualität des Guten, sondern zugleich deren Ausdehnung in Raum – das Gute in seiner Tiefe zu erschöpfen – und Zeit, im Sinne eines in sich geschlossenen Kreislaufes.

Die Vorstellung vom Seelischen wird von Xun Zi am Begriff des *Herzens* festgemacht, welches sich sowohl durch seine *Vormachtstellung dem Körper und den Sinnesorganen* gegenüber als auch durch seine *Fähigkeit zur Erkenntnis auszeichnet.* Erkenntnis *(zhi)* ist hier, ebenso wie bei Menzius, niemals unabhängig von der Moral zu betrachten, da „'Erkenntnis'-Vermögen und innere Disposition nicht voneinander zu trennen sind."[663] Doch trotz dieser Fähigkeit zur Selbstbestimmung ist das Herz niemals unabhängig vom Körper, es benötigt ihn vielmehr als Grundlage. Das bedeutet, es erkennt nicht der Geist allein – welchen Xun Zi in Gestalt von *shenming* (der „geistigen Klarheit") im Herzen verortet –, sondern er tut dies immer mit dem Körper, so

> „schreibt das chinesische Denken das Denken wieder in den Körper ein und macht uns so darauf aufmerksam, dass wir stets in irgendeiner Weise disponiert sind und *nur durch diese Disposition hindurch* erkennen-begreifen-Zugang haben".[664]

---

[660] Xun Zi wendet sich gegen jede Art von übernatürlichen Kräfte, welche einen Einfluss auf den Menschen haben sollen, deswegen argumentiert er ebenso gegen die Auslegung von Omina (vgl. *Xunzi* 17) wie gegen die Physiognomie, welcher er ein eigenes Kapitel gewidmet hat (Kap.5) So ist es gar nicht notwendig, dass die Geister beispielsweise bei der Opferdarbringung anwesend sind, da es dort vor allem um die ernsthafte Haltung bei der Ausführung des Rituals geht, auf dessen Charakter er großen Wert legt. Vgl. *Xunzi* 17 und Chan Wing-Tsit 1973 S.121.

[661] *Xunzi* 17.2b

[662] *Xunzi* 8.7.

[663] Jullien 2001, S.147.

[664] Jullien 2001, S.151.

Von Körper- und Hauchseele (*hun* und *po*) ist bei Xun Zi (noch) nicht die Rede, doch der Geist (*shen*) – der zu seiner Manifestation immer einer körperlichen Grundlage bedarf – tritt als unsichtbare wirkende Kraft der Natur auf, die nicht zuletzt im moralischen Handeln des Weisen Gestalt annimt.

III.3.6 Geister – *Shen* 神 – als Ausdruck sozialer Gerechtigkeit: Mo Zi

In Anbetracht des Diskurses darüber, ob die menschliche Natur nun von Geburt an gut oder schlecht sei, wird die konfuzianische Vorstellung von der Selbstkultivierung jedoch von dem Gelehrten Mo Di (Mo Di 479-381 v.Chr.) und seinen Nachfolgern, welche später unter dem Namen „Mohisten" bekannt werden, in Frage gestellt. Auch Mo Di hat selbst kein Werk hinterlassen, sondern dieses wurde später unter dem Namen *Mozi* „Meister Mo" von seinen Schülern verfasst und zusammengestellt.[665] Das mohistische Denken besitzt – nicht zuletzt weil es als einzige philosophische Schulrichtung eine eigene Erkenntnistheorie entwickelt hat – eine gewisse Nähe zur abendländischen Philosophie. So wurde es erst, nachdem es in der chinesischen Geistesgeschichte langfristig keine bedeutende Rolle mehr gespielt hatte, Mitte des letzten Jahrhunderts sowohl von den christlichen Missionaren wie später von den Kommunisten wieder entdeckt.[666]
Die wichtigste Kritik an Konfuzius machte Mo Di am zentralen Tugendbegriff *ren* „der Mitmenschlichkeit" fest, welche sich innerhalb des hierarchisch strukturierten Familien- und Gesellschaftssystem gewissermaßen in konzentrischen Kreisen von innen (von Kindern zu Eltern, bzw. dem Untertan zu seinem Herrscher) nach außen (den restlichen Familienmitgliedern bzw. anderen Mitgliedern der Gesellschaft) erstreckte. Dem stellte Mo Di den Begriff der „allumfassenden Liebe" (*qian'ai* 謙愛) gegenüber, mit der Forderung, dass die wahre Liebe sich auf alle Menschen gleichermaßen zu erstrecken habe.[667] Als Begründung hierfür führte er das Prinzip der Nützlichkeit (*li* 利) an, da immer das am besten für Staat und Gesellschaft sei, was ihnen am meisten nützt.[668] Der Nutzen stellt letzten Endes das Ziel jeglichen Handelns dar. So betrachteten die Mohisten die Bedeutung und Durchführung der konfuzianischen Riten als unmittelbare Gefahr für Staat und Gesellschaft, da ihre Durchführung erstens sinnlos und zweitens in der Regel extrem kostspielig war. Denn gemäß den konfuzianischen Trauerriten durften beispielsweise die Kinder drei Jahre nach dem Tode ihrer Eltern nicht arbeiten, was häufig zu einem finanziellen Ruin der entsprechenden Familien führte.[669]

---

665 Die Überlieferung des Textes ist relativ korrupt und die einzelnen Kapitel konnten erst im nach hinein wieder rekonstruiert werden, Vgl. *Early Chinese Texts* 1993 S.336-341. Zur Textgeschichte vgl. Graham 1978 zur Textgeschichte, S.64-73.

666 Warum sich das mohistische Denken innerhalb der chinesischen Geistesgeschichte nicht durchsetzten konnte und bis zur Begegnung mit dem Westen weitestgehend marginalisiert wurde, ist nach wie vor Gegenstand der Diskussion, Jullien 2001, S.83-86.

667 Hier knüpfen die christlichen Missionare an, indem sie in der allumfassenden Liebe als christliche Nächstenliebe interpretierten und in Modi eine Art „Proto-Christen" sahen. Vgl. Bauer 2001, S.64-75.

668 Mo Di selbst soll aus einer niedrigen sozialen Schicht stammen und daher besonders innovationsfreudig gewesen sein, indem er beispielsweise Institutionen an ihrer praktischen Nützlichkeit und nicht ihren Traditionen misst, vgl. Graham 2001, S.33-36.

669 Das Argument des Nutzens wie der Sparsamkeit führt Modi auch „gegen den Angriffskrieg" (*fei gong* 非攻) ins Feld, vgl. Bauer 2001, S.67-70.

Die Art und Weise der Argumentation, wie sie Mo Di und später in ausgefeilter Form die Mohisten anwendeten, zeichnet sich durch eine Logik aus, die der des Abendlandes sehr nahe steht. Im Mozi wird erstmals der Begriff *bian* 辨 „unterscheiden" definiert, welcher zwischen falsch und richtig (*shi* 是 – *fei* 非) differenziert und sich in der Folge zu *dem Terminus* für die „rationale Debatte" entwickelte.[670] Denn die Mohisten mussten ihren Standpunkt – sowohl den Konfuzianern wie Daoisten gegenüber – insofern erstreiten, als sie beispielsweise das Konzept der allumfassenden Liebe *(qian'ai)* mithilfe einer sprachlichen Logik von der Menschenliebe *(ren)* der Konfuzianer abzugrenzen versuchten. Indem sie – anders als die anderen philosophischen Strömungen – alle wichtigen Begriffe präzise definierten und von ähnlichen oder kontrastierenden Begriffen abhoben, ist es ichnen sogar gelungen, eine klare Unterscheidung von Akzidentien und Substantien zu treffen, was vor dem Hintergrund der chinesischen Sprachstruktur mit ihrer wenig differenzierten Grammatik eine bedeutende Leistung darstellt.[671] Die Mohisten haben erstmals „das Objekt" als solches präzise definiert, indem sie das Objekt vor allem durch die Beziehung zu seinem Namen, welches ihn bezeichnet, bestimmt haben. Dabei geht es immer um die Frage, wie angemessen, der Name dem Objekt ist.[672] Nach der mohistischen Logik gilt es zunächst Gattungen zu fixieren, um zwei oder mehrere Aussagen über Realitäten nicht mehr unmittelbar, sondern nur innerhalb ihrer eigenen Klasse zu vergleichen.[673]

Gui 鬼 und *Shen* 神

Vor dem Hintergrund dieser logischen Argumentationsweise, deren eigentliches Ziel immer utilitaristischer Natur ist, scheint die mohistische Haltung *gui* und *shen* gegenüber auf den ersten Blick abwegig zu sein:

> „Gong Mengzi sagte: 'Es gibt keine Geister und Gottheiten'. Außerdem sagte er: 'Man muss die Opferriten lernen'. Mo Zi antwortete: 'Wie sollte es keine Geister und Gottheiten geben, obgleich man doch die Opferriten lernt, das ist so als wenn man keine Gäste hätte und doch die Riten der Gastfreundschaft lernt, als ob es keine Fische gäbe und man doch ein Fischernetz herstellt.'"[674]

Mo Di kritisiert hier offensichtlich die konfuzianische Haltung, indem er explizit die Existenz von Geistern und Gottheiten postuliert. Doch interessiert ihn weder welcher Art diese Existenz ist – ob und inwiefern sie beispielsweise eher materieller oder geistiger Natur sind – noch versteht er sie als Ausdruck von Religiosität oder Spiritualität.[675] Ihre

[670] Graham 2001. S.36-45. Damit sich eine These als richtig erweist, wird sie drei Prüfungen unterworfen: 1. Die Grundlage einer Behauptung zu finden. Hier verwenden die Mohisten das „historische Argument" indem sie sich auf die Praxis der weisen Könige des Altertums beziehe. 2. Den Beweis zu finden. Dieser ergibt sich aus der Untersuchung, was von den Augen und Ohren der meisten Menschen als wirklich anerkannt wird. 3. Die Verwendungsweise aufzeigen. Letztere ergibt sich, wenn man es auf Bestrafung und Administration anwendet und beobachtet, inwieweit es für die Allgemeinheit von Nutzen ist.

[671] Bauer 2001, S.72f.

[672] Graham 1978, S.30-34.

[673] *Mozi* 45, und Jullien 2001, S.79f. Hier liegt auch der Unterschied zur „Richtigstellung der Namen" (*zhengming* 正名) des Konfuzius, dem es anhand einer „neuen" Definition – die meist an traditionelle Vorstellungen geknüpft waren – vor allem um die Wiederherstellung moralischer Inhalte und Werte ging.

[674] *Mozi* 48.

[675] Unklar ist, ob in einem, bei der Textüberlieferung verloren gegangenen Kapitel möglicherweise eine Definition

Gegenwart dient allein dem geordneten sozialen Zusammenleben, da sie die Menschen für ihre guten und schlechten Taten entweder loben oder bestrafen:

> „Was ist der Grund für diese Zustände [für Unfrieden und Verbrechen]? Alle bezweifeln die Existenz von Geistern und sehen nicht ein, dass es in der Macht der Geister steht, die Tüchtigen zu belohnen und die Schlechten zu bestrafen. Wenn man heute alle Menschen im Reiche dazu veranlassen könnte, zu glauben, dass die Geister in der Lage sind, die Tüchtigen zu belehnen und die Schlechten zu bestrafen, wie könnte es dann im Reich Unordnung geben?“[676]

Als Beweis für ihre Existenz greift Mo Di auf historische Begebenheiten aus der Zhou-, Shang- und Xia-Dynastie zurück, wie sie in den entsprechenden Klassikern überliefert werden. Dabei genügt es, dass verschiedenen Menschen die Existenz von Geistern und Gottheiten mit ihren Sinnesorganen wahrgenommen haben wollen oder dass bedeutende Herrscher, beispielsweise infolge einer Bestrafung Unschuldiger, schließlich selbst von den Geistern und Gottheiten bestraft wurden.[677] Auch kann man sich nicht vor den Augen der Geister und Gottheiten verstecken, die dem Menschen an Wissen weitaus überlegen sind:[678]

> „Dem wachen Auge der Geister kann man sich auch in düsteren Tälern oder weiten Sümpfen, in Bergen, Wäldern oder tiefen Schluchten nicht entziehen, denn die Augen der Geister werden einen dennoch sehen. Auch kann man sich der Strafe der Geister nicht durch Reichtum, Vornehmheit zahlenmäßige Überlegenheit, Rüstungen oder Waffen entziehen, denn die Strafe der Geister lässt sich dadurch nicht abwehren.“[679]

Mo Di unterscheidet dabei die aus der Zhou-Zeit bekannten Naturgottheiten, die Ahnen wie den Himmel selbst.[680] Der Wille des Himmels (*tianzhi* 天志) wird dabei ebenso personifiziert, wie die *gui* und *shen*, auch er möchte nur, was dem Staat von Nutzen ist:

> „Der Himmel wünscht nicht, dass große Staaten kleine angreifen, dass große Familien bei kleinen Verwirrung stiften, dass die Starken den Minderheiten übel mitspielen, dass die Schlauen die Dummen überlisten und die Vornehmen die Geringen verachten.“[681]

Solange die Menschen den Willen des Himmels befolgen, wird er sie dafür belohnen, andernfalls wird er sie mit Krankheit, Unheil und Verderben bestrafen.
Während bei Konfuzius die Aufrechterhaltung der sozialen Ordnung und Gerechtigkeit aus der Tugendhaftigkeit des Herrschers resultiert, dienen der *Himmel, Geister und Gottheiten* bei Mo Di als *Abschreckung für schlechtes oder unmoralisches Handeln.* Ihre Existenz hat ausschließlich utilitaristische Gründe, denn das mohistische Weltbild ist noch stärker als bei Konfuzius auf ein sozial gerechtes Zusammenleben der Menschen fixiert. So wird der

---

der Begriffe *gui* und *shen* enthalten war, vgl. Graham, 1978, S.59.
676 *Mozi* 31, Schmidt –Glintzer 1992, S.180.
677 *Mozi* 31, Schmidt-Glintzer 1992, S.181.
678 *Mozi*, 48.
679 Ibid, Schmidt-Glintzer 1992, S.189f.
680 *Mozi* 28.
681 *Mozi* 27, Schmidt-Glintzer 1992, S.163.

Begriff *shen* im *Mozi* auch nur an einer einzigen Stelle in Beziehung zum Geist des Menschen gesetzt:

> „Ein unfähiger Fürst verletzt seinen Körper *(xing)* und verschleudert seinen Geist *(shen)*, er quält sein Herz *(xin)* und ermüdet sein Denken, so gerät sein Land in Gefahr und er selbst in Schande."[682]

Hier werden die beiden Begriffe *xing* „Körper" und *shen* einander gegenübergestellt und in Zusammenhang mit *xin* 心 dem „Herzen" oder „Gemüt" gebracht, mit einem Begriff der ansonsten jedoch im *Mozi* ebenfalls kaum auffällt.[683] Diese Polarisierung von Körper und *shen*, welche später noch häufig anzutreffen sein wird, ist an dieser Stelle zwar nicht als Ausdruck einer theoretischen Überlegung zum Verhältnis der beiden oder ihren Funktionen zu verstehen, doch scheint diese Gegenüberstellung nicht willkürlich, sondern zu dieser Zeit bereits gängig gewesen zu sein.[684]

Eine etwas differenzierte Bestimmung wird hingegen bei dem Begriff *sheng* 生 „Leben" vorgenommen. *Sheng* – welches sich wohl auf das menschliche Leben, nicht jedoch auf das pflanzliche oder animalische Leben bezieht – wird als „Körperform" begriffen, die „gemeinsam mit der Intelligenz" *(zhi* 智*)* lokalisiert ist.[685] Diese etwas bizarr anmutende Ausdrucksweise meint, dass ein Mensch solange lebendig ist, solange sich der Körper (*xing* 形) und das Wissen (*zhi* 智*)* denselben Raum teilen, also beide *an einem Ort lokalisiert sind.* Sie sind hingegen weder identisch noch Teile eines größeren Ganzen und auch nicht von der selben Gattung, genauso wie ein „weißer Stein" dadurch definiert ist, dass sich Härte und das Weiße *in ihm* befinden.[686] Mo Di spricht hier von *zhi* 知 „dem Wissen" im Sinne von „erkennen"[687], welches zunächst im Sinne einer „Fähigkeit" (*cai* 才) definiert und mit dem Sehvermögen verglichen wird. Der Mensch gebraucht *zhi,* um zu denken, doch *zhi* selbst kann nicht denken. Unsicher ist hingegen, ob die Erkenntnisfähigkeit als eine von mehreren Fähigkeiten begriffen wird, oder ob sie andere Fähigkeiten in sich vereint, im Sinne eines abstrahierten Bewusstseins oder einer Seele.[688] Im Hinblick auf den Tod vermag *zhi* jedoch über diesen hinaus aktiv zu sein.

> „Mein Fürst ermordet mich, obwohl ich unschuldig bin. Wenn verstorbene Menschen kein Bewusstsein haben, dann ist es vorbei. Wenn sie aber ein Bewusstsein haben, dann werden keine drei Jahre vergehen und ich werde dies meinen Fürsten wissen lassen."[689]

---

682 *Mozi*, 3.

683 Graham 1978, S.59f.

684 Problematisch ist hierbei jedoch die Datierung des Textes *Mozi,* denn die einzelnen Kapitel wurden zu unterschiedlichen Zeiten verfasst, von welchen die ältesten auf das 5.Jh.V.Chr. und die ältesten auf das Ende des 4.Jh. v.Chr zu datieren sind, vgl. *Early Chinese Texts* 1993, S.337f.

685 *Mozi* 40, und Graham 1978, S.280. Hier handelt es sich um die dialektischen Kapitel, welche korrupt überliefert worden sind und wohl auf as Ende des 4.Jh.v.Chr. zu datieren sind, vgl. *Early Chinese Texts* 1993, S.338. Diese Kapitel beschäftigen sich vor allem mit Logik, Ethik, Geometrie, Optik und Mechanik.

686 Graham 1978, S.281f. Die Definition des weißen Steins spielt darauf an, dass die Farbe weiß und die Härte, wodurch sich ein Stein charakteristischerweise auszeichnet, eben zwei verschiedenen Gattungen angehören, vgl. ibid. S.222f.

687 Graham versteht es im Englischen als „intelligence", vgl. ders.1978, S.60.

688 Graham 1978, S.59-61. Der Begriff *zhi* umfasst – neben der Definition als Fähigkeit, den Prozess des Suchens, welcher als Denken beschreiben wird und das Wissen – im Sinne des Kontakts mit den Dingen -, sowie schließlich das Verstehen – in Gestalt des Wissens, welches Klarheit über die Dinge erlangt hat, vgl. ders. 2001, S.139f.

689 *Mozi* 31.

Im weiteren Verlauf der Geschichte erscheint der verstorbene Zhuangzi Yi ein Jahr nach seinem Tod und erschlägt den Fürsten. Dies ist ihm offensichtlich kraft seines Bewusstseins *(zhi)* gelungen, welches seinen Tod überdauert hat. Doch wie und aus welchen Gründen dies möglich ist, bleibt offen.
Die Behauptung, dass *zhi* über den Tod eines Menschen hinaus wirksam sein kann, wie die Argumentation für eine Existenz von Gottheiten und Geistern ist im *Mozi* ist jedoch nicht zur Bestimmung des Wesens oder der Funktion des Seelischen gedacht, sondern dient ausschließlich einer utilitaristischen Argumentation. Denn die Tatsache, dass Mo Di die tatsächliche Existenz von Geistern und Gottheiten postuliert, führt eben nicht zu einer Reflexion über ihre eigentliche Bedeutung. Vielmehr werden die *gui* und *shen* – sowohl in Gestalt der Naturgottheiten wie der Verstorbenen und sogar des Himmel selbst – zum reinen Instrument der Wiederherstellung einer gesellschafts-politischen Ordnung, indem sie, kraft der Fähigkeit Lob und Strafe zu verhängen, die Menschen zu moralisch korrektem und gerechten Verhalten bewegen sollen.

Trotz der strikten Ablehnung konfuzianischer Tugenden und Wertvorstellungen ist die Fokussierung des Weltbildes auf den Menschen und die durch ihn geschaffene Ordnung sowie seine Aufgaben in Familie, Gesellschaft und Politik eine elementare Gemeinsamkeit zwischen mohistischem und konfuzianischem Denken. Indem sich das Individuum über die Funktion definiert, welche es innerhalb der Gesellschaft einnimmt, ist das Seelische gewissermaßen noch im Kollektiv der Gesellschaft verborgen. Bei den Daoisten tritt das Seelische nun allmählich hervor und lässt schemenhaft erste Umrisse erkennbar werden.

III.4. Geist und Seelisches im Fluss des *Dao* 道*:* Die Daoisten

Das daoistische Denken kann als Antwort auf die gesellschaftspolitische Orientierung der Konfuzianer wie der Mohisten verstanden werden:

> „Sie betrachteten alle Theorien der Konfuzianer und Mohisten über die rechte Kultur und Regierung, und damit das rechte Verhältnis zwischen den Menschen, als ein hoffnungsloses Herumkurieren an den Symptomen einer Krankheit, deren eigentliche Ursachen eben genau in der Herausbildung der Kultur und Regierung und dem gut gemeinten, aber verderblichen Wirken der heiligen Herrscher zu suchen war."[690]

Die Daoisten – wenngleich eine solche Klassifizierung der unterschiedlichen als daoistisch klassifizierten Denker und Werke allzu simplifizierend erscheinen mag – zeichnen sich durch die Abwendung von einer Welt aus, welche der Mensch durch seine kulturellen und politischen Errungenschaften geordnet zu haben glaubt. Jeden Versuch, den in sich vollkommenen und stimmigen Lauf *(dao)* der Welt zu verändern, betrachten sie als Abfall von einem ursprünglichen Idealzustand. So steht im Zentrum ihres Weltbildes der Begriff des *dao*.[691] Nachdem das Konzept des *dao* wie die allgemeinen daoistischen Vorstellungen

[690] Bauer 1971, S.61.
[691] Die Vorstellung vom *dao* ist auch in vielen anderen philosophischen Strömungen präsent, allerdings unter anderen Vorzeichen.

eine herausragende Rolle im Hinblick auf das Verhältnis von Geist und Körper innerhalb des Systems der Chinesischen Medizin spielen, ist das folgende Kapitel in seinen Ausführungen wesentlich detaillierter als dies bei den vorangegangenen Kapiteln der Fall war.

Exkurs zum *dao* 道

Die ursprüngliche Schreibweise des Schriftzeichens *dao* 道 auf den Bronzeinschriften der westlichen Zhou-Zeit setzt sich aus den beiden Bestandteilen für „Fuß" und für „Kopf" zusammen, woraus die Bedeutung „führen" im Sinne von „Führung übernehmen" resultiert. Darüber hinaus wird es als Lehnschreibung für das lautlich und semantisch verwandte *dao* 導 in der Bedeutung „führen" bzw. „anführen" gebraucht. Diese verbale Verwendung, wie sie auch auf den Bronzeinschriften wie dem *Buch der Urkunden* auftritt, führt schließlich zu den abgeleiteten Bedeutungen „durch etwas führen" oder „in Worte fassen, sprechen" bzw. „erklären". In Gestalt eines Substantivs bezeichnet *dao* „den Weg" und davon abgeleitet „die Lehre", „Methode" und die „Künste".[692] Im ältesten chinesischen Wörterbuch (*Shuowenjiezi*) wird es als „der Weg, welchen man beschreitet" verstanden.[693]

Diese unterschiedlichen Aspekte von *dao* – angefangen von den „Fähigkeiten", im Sinne der „Künste" oder „Fertigkeiten", über „die Methode" und das „sprechen" bis hin zum „Weg" und dem Vermögen zu „führen" – stehen im Zentrum allen philosophischen Denkens in der späteren Zhou-Zeit. Während *dao* im Konfuzianismus jedoch mehr den individuellen Weg der moralischen Selbstkultivierung und die verschiedenen Aufgaben des Einzelnen bezeichnet, wird der Begriff im Daoismus weiter gefasst. Dort wird er als ein universell gültiger und wirksamer Weg, den „es zu machen oder herzustellen" gilt verstanden und welcher den gesamten Kosmos gleichermaßen durchströmt wie er ihn hervorbringt. Der englische Neologismus von *dao* im Sinne von „way-making" offenbart nicht nur den dynamische Seite des *dao*, sondern unterstreicht die Bedeutung der Prozesshaftigkeit und des Wandels innerhalb allen kosmischen Geschehens. Der *Aspekt der Prozesshaftigkeit* hat dabei – ganz im Unterschied zum abendländischen Denken – *unbedingte Priorität vor der Form und dem Sein, im Sinne eines Zustandes.*
Lao Zi begreift das *dao* auch als den Moment der *Disposition oder Neigung* aller Prozesse und Dinge im Kosmos, die sich *noch nicht entfaltet* hat. Vor diesem Hintergrund wird offensichtlich, weshalb *dao* schließlich einen engen Zusammenhang zu dem Schriftzeichen *de* 德 aufweist, welches in der Bedeutung von „Tugend" bereits im Zusammenhang mit dem Konfuzianismus aufgetreten ist. Die Daoisten verwenden *de* vorwiegend in seiner ursprünglichen Bedeutung von „Ausstrahlung" oder Wirkkraft", denn das *dao*, welches selbst weder direkt beschreibbar noch wahrnehmbar ist, tritt mittels der Wirkkraft kon-

692 ZZXYY S.996f sowie Ames & Hall 2003, S.57.
693 *Shuowen jiezi zhu* 1988, S.75.

kret *(de)* in Erscheinung, es stellt gleichsam die *individuelle Manifestation oder Verwirklichung des dao* dar. *De* ist das Potential, welches sich im Besonderen offenbart, wobei es sowohl den Prozess der Vereinzelung wie dessen Produkt beschreibt, so dass *dao* und *de* wie das Feld und der Fokus zueinander in Beziehung stehen.[694]

III.4.1 Das *Daodejing* und die Wirksamkeit des Geistes

Lao Zi (4 Jh.v.Chr.), „der alte Meister“, gilt als Urvater des Daoismus und er soll, so die traditionelle Überlieferung, das *Daodejing* – den „Klassiker vom *dao* und seiner Wirkkraft“ – verfasst haben. Obgleich das *Shiji*, das älteste, systematische chinesisches Geschichtswerk, sogar eine eigene Biographie enthält, nach welcher er ungefähr zur gleichen Zeit wie Konfuzius gelebt haben soll, ist seine historische Existenz umstritten.[695] Doch gerade die Legendenbildung um seine Person, welche auch besagt, dass er selbst Unsterblichkeit erlangt haben soll, hat schließlich dazu geführt, dass er im 2. Jh. n.Chr. zu einer der drei höchsten Gottheiten des daoistischen Pantheons erklärt wurde.[696] Bereits hier wird deutlich, dass die Übergänge zwischen dem so genannten „philosophischen“ und „religiösen“ Daoismus sehr fließend sind, wie es auch in dem Werk *Daodejing* selbst zum Ausdruck kommt. Denn neben der politisch-philosophischen Lesart wird es häufig auch als Anleitung zur Meditation verstanden, die zu Langlebigkeit und in letzter Konsequenz sogar zur Unsterblichkeit führen soll.
Der Text selbst ist relativ kurz (5000 Zeichen) und gliedert sich in die heilige Zahl von 81 (neun mal neun) Kapiteln. Während der erste Teil dem *dao* gewidmet ist (*Daojing*, Kap.1-37), handelt der zweite Teil von *de* (*Dejing*, Kap.38-81) und seiner Wirkkraft.[697] In seiner endgültigen Version dürfte das Werk wohl in der zweiten Hälfte des 3.Jh. v.Chr abgefasst worden und im 2 Jh.v.Chr. weit verbreitet gewesen sein.[698]

Auch wenn das daoistische Denken im Verhältnis zu Konfuzianismus und Mohismus prinzipiell als weltabgewandt charakterisiert werden kann, besteht zwischen dem *Daodejing* und dem anschließend vorzustellenden *Zhuangzi* ein gravierender Unterschied. Während letzterer sich — nicht zuletzt als Reaktion auf die damaligen politischen Verhältnisse – tatsächlich vollkommen von der Politik abwendet und das Glück des Einzelnen in der Hinwendung zur Natur begreift, ist das Werk Lao Zis hingegen eher politischer Natur. Denn dort wird das Idealbild einer daoistischen Regierung geschildert, indem sich der wiese Herrscher bei der Ausübung seines Amtes am Lauf des *dao* orientiert.

---

694 Ames &Hall 2003, S.59-61.

695 *Early Chinese Texts*, 1993, S.269-271. Auch im *Liji* und *Zhuangzi* wird vom Zusammentreffen des Konfuzius und Lao Zi berichtet, vgl. ibid.

696 Darga 2003, S.33f.

697 Im Grabfund von Mawangdui wurde auch eine, in der sinologischen Fachwelt inzwischen sehr berühmte, andere Version des *Daodejing* entdeckt, in welchem die beiden Teile miteinander vertauscht sind, vgl. *Early Chinese Texts*, 1993, S.269.

698 *Early Chinese Texts*, 1993, S.270f. Die verwendete Grammatik wie der Sprachstil deuten ferner darauf hin, dass es sich um das Werk eines Autors handelt. Es existieren jedoch unterschiedliche Textüberlieferungen, die von den jeweiligen Kommentatoren zusammengestellt wurden, vgl. ibid.S.271-280. Ferner hat man inzwischen anhand von Grabfunden verschiedene Manuskripte entdeckt wie auch eine Steininschrift vom *Daodejing* existiert, vgl. ibid. S.281-286.

III.4.1.1 Das *dao* 道 und der Geist

Nachdem das *dao* selbst in enger Verbindung zum Geist und dem Seelischen steht, gilt es in aller Kürze die wichtigsten Charakteristika des *dao* zu skiziieren. So wird im *Daodejing* erstmals der durchaus mühevolle Versuch unternommen, die Entstehung und das Wesen des *dao* in Worte zu fassen:

> „Es gibt ein Wesen, aus dem Chaos vollendet, das ist entstanden vor Himmel und Erde. Es ist so still, so einsam. Alleine steht es da, ohne ein Gegenstück zu haben.[699] Es bewegt sich im Kreis und hört nicht auf, es kann als Mutter der Welt betrachtet werden. Ich kenne seinen [richtigen] Namen nicht, sein angenommener Name ist *dao*.[700] Zwingt man mich es mit seinem [richtigen] Namen zu benennen, so sage ich 'groß'. 'Groß' nennt man es 'entfließend', 'entfließend' nennt man es 'weit weg'. 'Weit weg' nennt man es 'zurückkehrend'."[701]

Das *dao*, selbst *vor Himmel und Erde entstanden*, wird hier primär in seiner ernährenden und zugleich sich selbst genügenden Funktion vorgestellt. Die Problematik bei dieser Schilderung ist zugleich das bedeutungsvollste Charakteristikum des *dao*, es ist die *Unmöglichkeit*, sein *Wesen konkret zu beschreiben*, sucht man sich ihm zu nähern. Gleich im ersten Kapitel des *Daodejing* wird auch davon gesprochen, dass

> „das *dao*, welches man aussprechen *(dao)* kann, nicht das dauerhafte *dao*, der Name, den man nennen kann, nicht der dauerhafte Name ist".[702]

So zeichnet sich die philosophische Beschäftigung mit dem *dao* im *Daodejing* (aber nicht nur dort) gerade dadurch aus, dass sich eigentlich *keine konkreten oder definitiven Aussagen* zu ihm machen lassen. Vielmehr kreisen letztendlich alle Kapitel darum, das Unaussprechliche von möglichst unterschiedlichen, oftmals widersprüchlichen Perspektiven anzudeuten. Denn je konkreter die Andeutung wird, um so mehr geht sie am beabsichtigten Sinn vorbei, da die eine definitive Bezeichnung immer die anderen, nicht genannten Aspekte ausschließt. So versucht Lao Zi dem *dao* prinzipiell alle Bestimmungen zu entziehen, um seine Wirkung als unsichtbares, in der Tiefe wirkendes und alles durchströmendes Prinzip zu erhellen:

> „Zögernd ist es [das *dao*], wie wenn jemand im Winter einen Fluss überquert, unschlüssig ist es, wie wenn jemand seine Nachbarn ringsum fürchtet, zurückhaltend ist es, wie wenn es ein Gast wäre, auflösend ist es wie das Eis, welches im See schmilzt, massiv ist es wie ein unbehandelter

---

699 Ich schließe mich bei der Interpretation des Schriftzeichens gai 改 – welches ursprünglich „verändern" bedeutet, aber hier im Sinne von „Gegenstück" oder „Partner" verwendet wird, weswegen das *dao* jenseits aller Polarität steht – dem chinesischen Kommentator Wang Bi und Donald Harper an, vgl. Ames&Hall 2003, S.210f.

700 Hier geht es um ein Wortspiel zwischen dem „offiziellen" Namen – im Sinne von *ming* 名 – und dem inoffiziell meist im Alter von 20 Jahren angenommenen, Beinamen *zi* 字. Letzterer reflektierte, wie man sich selbst oder wie die Anderen einen sahen.

701 *Daodejing* 25.

702 *Daodejing* 1. Hier wird mit den unterschiedlichen Bedeutung von *dao* gespielt, als Substantiv wird es im Sinne des „Weges" und als Verb in der Bedeutung „aussprechen" verwendet (*dao* ke *dao fei chang dao* 道可道非常道).

> Holzklotz, so weit offen ist es wie ein Tal, so undurchsichtig ist es wie trübes Wasser."[703]

Das *dao* wird hier einerseits in Bildern des Flüchtigen und Verschwommenen geschildert und andererseits als durchaus fassbar und präsent. Das Bild des „unbehauenen Holzklotzes" steht dabei nicht nur für die Materie an sich, sondern vor allem für den ursprünglichen natürlichen Zustand aller Dinge, die noch nicht durch menschliche Einwirkung verändert worden sind.

Zur Charakterisierung dieser Ursprünglichkeit, welche das *dao* verkörpert und deren hervorbringende Qualität unerschöpflich ist, verwendet Lao Zi auch den Begriff *shen* im bereits bekannten Sinne von „Geist":

> „Der Geist des Tals (*gu shen*) stirbt nicht, das bezeichnet man als das dunkle Weibliche. Die Tür zum dunklen Weiblichen ist die Wurzel von Himmel und Erde. Zart und ununterbrochen existiert es [das *dao*], gebraucht man es, erschöpft es sich nicht."[704]

Das Tal (*gu* 谷) ist ein häufig verwendetes Bild bei Lao Zi, welches zugleich die aufnehmende wie gebende Qualität des *dao* – im Sinne einer Quelle, aus der alles entspringt, aber zu der letztendlich auch wieder alles zurückkehrt – versinnbildlicht. Nachdem das Tal (freiwillig) eine niedrigere Position als alle anderen Naturerscheinungen einnimmt, sammelt sich in ihm das, durch den Himmel gespendete Regenwasser, welches schließlich alle Wesenheiten zu ernähren vermag.[705] Ferner ist es eine charakteristische Eigenschaft des Tals, dass es prinzipiell leer und sein eigentliches Wesen unsichtbar ist,[706] woraus schließlich die innere Verbindung zwischen Tal (*gu*) und Geist *(shen)* resultiert, wie sie auch im 39.Kapitel des *Daodejing* zu erkennen ist.[707] Die Gleichsetzung zwischen dem Tal und dem „dunklen Weiblichen" bzw. der „dunklen tiefen Höhle" (*xuan pin* 玄牝) – das Schriftzeichen *pin* 牝 ist gerade in Tierwelt ebenso Ausdruck für die weiblichen Tiere wie es die Bedeutung „tiefe Höhle" hat – verweist nicht nur auf das weibliche Geschlechtsorgan und die damit verbundene, niemals endende Fähigkeit Leben hervorzubringen. Denn der Begriff *xuan* 玄 „dunkel" – welcher auch häufig mit „mystisch", im Sinne von nicht logisch erklärbar, wiedergegeben wird – ist im ersten Kapitel des *Daodejing* ein Attribut des *dao* selbst, wo er auch *yuan* 元 den „Ursprung" repräsentiert.[708] „Die Tür zum dunklen Weiblichen" bewirkt dabei die ersten keimhaften Bewegungen, welche in der Folge das Leben und den Austausch von *yin* und *yang* immerfort initiieren. Sie ist nichts anderes als die „Wurzel von Himmel und Erde" selbst.[709]

---

703 *Daodejing* 15. Bei der Übersetzung habe ich mich an Jullien 2000, S.290 f. orientiert.

704 *Daodejing* 6.

705 Verschiedene chinesische Kommentar verstehen das Schriftzeichen *gu* 谷 auch als Lehnschreibung für das Zeichen *gu* 穀, welches ursprünglich „Getreide" bedeutet und davon abgleitet auch im Sinne von „ernähren" verwendet wird. Vgl. *Laozi jiaoshi* 1987, S.25f.

706 Vgl. Wang Bis Kommentar zu dieser Textstelle und *Daojiaocidian* 1995, S.559. Zur Bedeutung der Leere (*xu* 虛*)* im Daoismus vgl. den folgenden Absatz.

707 Vgl. den folgenden Absatz.

708 *Laozi jiaoshi* 1987, S.5.

709 *Daojiaocidian* 1995, S.414. In der daoistisch-alchemistischen Tradition ist die „Tür zum dunklen Weiblichen" auch eine andere Bezeichnung für einen (nicht genau zu loaklisierenden) Hohlraum, der zwischen den beiden Nieren angesiedelt ist. Dort wird eine spezielle Form der Lebenskraft (*qi* 氣) gespeichert, welche dem Menschen mittels entsprechender körperlicher und meditativer Übungen zu Langlebigkeit oder Unsterblichkeit verhilft. Vgl. ibid. S.410

Shen wird hier also erstmals in direkten Bezug zum *dao* selbst gesetzt, und zwar im Sinne eines im Unsichtbaren wirkenden Lebensfadens, aus dem in einem fort neues Leben hervorgeht.

III.4.1.2 Differenziertes und Undifferenziertes: *You* 有 und *Wu* 無

Schließlich ist das *dao Ausdruck einer prozesshaften Realität*, deren verschiedene Stadien – angefangen beim noch nicht Gewordenen und Diffusen bis hin zum Entstandenen und Individualisierten – fließend ineinander übergehen:

> „Die Umkehr ist die Bewegung des *dao*, das Weiche ist die Funktion des *dao*. Die zehntausend Dinge auf der Welt werden alle aus dem Differenzierten *(you)* hervorgebracht, das Differenzierte *(you)* wird vom Undifferenzierten *(wu)* hervorgebracht."[710]

In der bisher üblichen Übersetzungspraxis, welche den Blickwinkel eines abendländischen Ontologieverständnisses reflektiert, werden die beiden Begriffe *you* 有und *wu* 無 im Sinne von „Sein" *(you)* und „Nicht-Sein" *(wu)* interpretiert. Ich schließe mich jedoch der Auffassung Julliens an, dass es hier nicht um zwei ontologisch unterschiedliche Ebenen geht, sondern nur um die „Doppeldimension" ein und desselben Prozesses.[711] Die Hervorbringung der 10.000 Dinge ereignet sich als Prozess der Aktualisierung und Individualisierung *(you)* dessen, was ursprünglich undifferenziert *(wu)* ist. *You*, dessen ursprüngliche Bedeutung „dicht, reichlich" und davon abgeleitet „haben" ist,[712] repräsentiert also das Stadium, in welchem eine Differenzierung *bereits stattgefunden hat*, während bei *wu* – in der generellen Bedeutung „nicht haben"[713] – eben diese Individuierung *noch nicht stattgefunden hat.*[714] Dieses prozeßhafte Ontologieverständnis unterscheidet sich somit deutlich vom abendländischen Denken, auch wenn sich hier Parallelen zur Vorstellung des Flusses bei Heraklit aufdrängen. Denn im Abendland wird – ungeachtet dessen, ob es sich um ein eher monistisch oder dualistisch geprägtes Weltbild handelt – in der Regel immer vom *Sein im Sinne eines Zustandes und nicht eines Prozesses* gesprochen. Mit anderen Worten charakterisiert *wu* immer die *Abwesenheit* von etwas Individualisiertem und repräsentiert „das noch nicht Gewordene", während *you* die *Anwesenheit* von etwas und somit „das Gewordene" anzeigt. Dabei repräsentiert *wu* – das Undifferenzierte – zugleich das Potential sowie das Stadium der Leere bzw. der Entleerung (*xu* 虛), da, innerhalb einer als Prozess vorgestellten Realität sich jede Aktualisierung und Konkretisierung *(you)* nur vor dem Hintergrund der Leere *(xu)* vollkommen entfalten kann:[715]

---

und 414.

[710] *Daodejing* 40.

[711] Jullien 2000, S.279.

[712] ZZXYY S.683.

[713] ZZXYY S.917.

[714] Obgleich die beiden Begriffe *you* und *wu* bereits in der westlichen Zhou-Zeit, insbesondere im *Shangshu* und im *Lunyu*, einander gegenübergestellt auftreten, sind sie erstmals im *Daodejing* als philosophisches Konzept zu begreifen. Dieses philosophische Konzept hat in der Folge nicht nur im *Zhuangzi*, sondern vor allem in der daoistischen Strömung der „Dunkelschule" (*xuanxue* 玄學, vgl. dazu auch unten Kap.III.8.) eine ausführliche Differenzierung erfahren. Vgl. dazu die ausführliche Darstellung von Kang Zhongqian 2003, insbesondere S.135-157.

[715] Vgl. auch die Bilder im *Daodejing*, bei welchen die Entleerung bzw, die Aushöhlung erst die eigentliche Funktion von Dingen ermöglicht, wie die Türen und Fenster in einem Haus dieses erst bewohnbar machen oder die Leere des Hohlraums der Nabe, in welchem die Speichen zusammenlaufen, das Rad zum Laufen bringen (vgl. *Daodejing*,11).

> „Das heißt, dass das, was ich jedes Mal als einen besonderen Gewinn erfahre, immer nur in Beziehung mit einer grundlegenden Undifferenziertheit möglich ist, mit anderen Worten, vor einem Hintergrund der Leere. Im Stadium der Aktualisierung wird das Reale fest, blockiert es sich schließlich; sobald es sich hingegen der Dimension der Leere öffnet, lösen sich die Blockaden, und es kann erneut 'kommunizieren'."[716]

Das *dao* repräsentiert schließlich die fundamentale Einheit von *you* und *wu*,[717] indem es sich in Gestalt des prozesshaften Wechsels aller existierenden Gegensätze manifestiert. Denn sobald das Extrem eines Prozesses erreicht ist, schlägt es in sein Gegenteil um, so dass die „Umkehr" als charakteristische „Bewegung des *dao*" gilt.[718]

Eben diese Einheit stiftende Funktion des *dao,* welche die charakteristischen Funktionen aller kosmischen und menschlichen Gegebenheiten erst hervortreten lässt, manifestiert sich schließlich auch im Geist *(shen)*:

> „Die Menschen in alter Zeit haben das Eine erreicht; der Himmel erlangt die Einheit, um klar zu sein, die Erde erlangt die Einheit, um fest zu sein, der Geist *(shen)* erlangt die Einheit um wirkkräftig zu sein, das Tal erlangt die Einheit, um voll zu sein, die 10.000 Dinge erlangen die Einheit um Leben hervorzubringen, die Könige und Fürsten erlangen die Einheit, um das Reich vollkommen zu machen."[719]

Das *dao* in seiner *ver-einheit-lichenden Qualität* verleiht den einzelnen Wesen und Dingen ihren individuellen Charakter, welcher im Fall des Himmels die Klarheit und bei der Erde die Festigkeit ist. *Shen* – der Geist, welcher hier nicht näher bestimmt wird – verfügt über die Fähigkeit „wirksam zu sein". Das Schriftzeichen *ling* 靈, welches an dieser Stelle in der Bedeutung „Wirkkraft", bzw. „wirksam sein" zu verstehen ist, wird ursprünglich für den „Schamanen" und später auch für das Schriftzeichen *shen* selbst, in der Bedeutung „Geist" oder „Gottheit" bzw. „heilig" oder auch „Wunder", verwendet. Vor dem Hintergrund dieser Gleichsetzung ist auch die Bedeutung „wirksam sein" bzw. „Wirkkraft" zu verstehen, denn es geht um eine Wirkung, welche weniger im Bereich des Phänomenalen als im Bereich des Unsichtbaren und Geistigen stattfindet, weswegen das Zeichen ebenso im Sinne von „transformieren" aufgefasst wird. Diese Form der geistigen Wirksamkeit lässt sich jedoch nicht durch eine direkte oder bewusst gelenkte Beeinflussung herbeiführen, sie gelingt vielmehr über die Praxis von *wuwei*, das „Nicht-Handeln".

---

[716] Jullien 2000, S.280.

[717] Im ersten Kapitel heißt es ferner, dass „die beiden gemeinsam [aus dem Dao] hervortreten, aber unterschiedliche Bezeichnungen haben", *Daodejing* 1.

[718] Aus diesem Grund gilt es auch innerhalb der Welt des Phänomenalen, wenn man eine bestimmte Wirkung zu erzielen gedenkt, immer vom Gegenteil auszugehen.

[719] *Daodejing* 39.

III.4.1.3 Nicht-Handeln und der Geist – *Wuwei* 無爲

Richtet sich der Herrscher bei der Ausübung seiner Regierung nach dem Vorbild des *dao*, so tut er dies, paradoxerweise, am besten indem er „nicht handelt" (*wuwei* 無爲). Diese Vorstellung vom Nicht-Handeln ist nicht nur bei Lao Zi oder den Daoisten ein zentrales Konzept, sondern es spielt bei allen philosophischen Strömungen, sowohl im Hinblick auf eine ideale Regierung als auch auf die individuelle Umsetzung von Spiritualität eine entscheidende Rolle.[720] Mit Nicht-Handeln, welches noch treffender mit „Nicht-Eingreifen" wiedergegeben werden kann, ist jedoch weder vollkommene Passivität gemeint, noch bezieht sich *wuwei* allein auf von außen wahrnehmbare, objektive Handlungen. Vielmehr geht es um einen mentalen Zustand des Handelnden, der seine Handlungen so ausführt, dass sie „ohne Anstrengung" von statten gehen und zugleich keinerlei schädigende Wirkung auf die Umgebung ausüben. Die Handlung geschieht aus einem Zustand der vollkommenen persönlichen Harmonie, die, obgleich sie keiner besonderen Überlegungen bedarf, in perfekter Übereinstimmung mit den äußeren Gegebenheiten – und im daoistischen Sinne mit dem *dao* – stattfindet. *Wuwei* dient im Rahmen der Selbstkultivierung dem Menschen als spirituelles Ideal, welches den Einzelnen an seinen Platz innerhalb eines größeren normativen Zusammenhangs setzt, in welchem der Himmel (*tian*), das *dao*, die Wirkkraft *(de)* und *wuwei* untrennbar miteinander verknüpft sind.[721] Doch gleichzeitig muss sich *wuwei* immer an der Realität orientieren, da sich die Wirksamkeit von *wuwei* – gerade die eines Herrschers – letztendlich nur an dieser messen lassen kann.

Im *Laozi* wird *wuwei* „Nicht-Handeln" meist im Sinne eines Nicht-Eingreifens in den natürlichen Lauf des *dao* verstanden. Auf der Grundlage vollkommener Harmonie zwischen dem Menschen und dem Kosmos ermöglicht *wuwei* die größtmögliche Effizienz persönlichen Handelns, da man *mit und nicht entgegen dem dao* handelt und somit die natürliche Wirkkraft im Sinne von *de* nutzt. Insofern steht *wuwei* auch in enger Beziehung zum Begriff der Leere (*xu* 虛), da sich, wie bereits erwähnt, Individuation und Handeln erst vor dem Hintergrund der Leere zu entfalten vermögen.

Dabei ist das „Nicht-Eingreifen" unmittelbar mit dem Geist *(shen)* verbunden:

> „Will man die Welt erobern und greift [willentlich] ein (*wei*), so habe ich gesehen, dass dies nicht gelingt. Die Welt ist ein geistiges Ding *(shenqi)*, auf dieses kann man nicht [willentlich] einwirken. Greift man [willentlich] ein, so zerstört man sie [die Welt], hält man sie fest, so verliert man sie."[722]

Die Regierung der Welt, welche hier als „geistiges Ding" bezeichnet wird – das Schriftzeichen *qi* (器) bezeichnet ursprünglich ein „Opfergefäß" und wird im weiteren auch für „(Gebrauchs)gegenstand", „Ding", „Werkzeug" oder die „Fähigkeit" verwendet – kann nur über *wuwei* gelingen. Jedes gewaltsame oder willentliche Eingreifen *(wei)* führt nur zum Gegenteil des erwünschten Ziels. Die Begründung hierfür liegt im „geistigen"

---

[720] Vgl. Slingerland 2003, der in seinem Buch das Konzept von *wuwei* als konzeptuelle Metapher verfolgt.
[721] Slingerland 2003, S.7-10.
[722] *Daodejing* 29.

(shen) Charakter der Welt, denn er *entzieht sich jeder direkten, bewusst herbeigeführten Beeinflussung. Shen* wird hier, ähnlich wie an den beiden anderen Stellen, nicht auf den Menschen bezogen, sondern ist eine Qualität, welche primär die Welt als Ganzes unter Einbeziehung des Menschen auszeichnet. Die Charakterisierung der Welt als „geistiges Ding“ ist jedoch nicht als Ausdruck eines ontologischen Dualismus zu verstehen, in welchem die geistige im Gegensatz zu einer materiell gedachten Welt positioniert wird. *Vielmehr liegt die Besonderheit der Welt als „geistiges Dings“ darin begründet, dass sie als Ausdruck der prozesshaften Realität und der Einheit stiftenden Wirkung des dao bereits in sich vollkommen ist.* Jedes Eingreifen – welches immer ein *Eingreifen auf der Ebene von Polaritäten* ist – stört diesen Prozess, weswegen sich der weise Herrscher bei der Regierung immer am Lauf des *dao* orientiert:

> „Ein großes Land zu regieren, ist wie kleine Fische zu braten. Wenn man sich mit dem *dao* dem Reich nähert, dann werden die Geister der Verstorbenen *(gui)* nicht als Geist wirksam sein *(shen)*. Nicht nur, dass die Geister der Verstorbenen *(gui)* nicht als Geist wirksam sind *(shen)*, auch verletzt ihre geistige Wirksamkeit *(shen)* die Menschen nicht. Aber es ist nicht nur so, dass ihre geistige Wirksamkeit *(shen)* die Menschen nicht verletzt, auch die Weisen verletzen die Menschen nicht. Wenn beide [Geister und Menschen] nicht verletzen, dann verbinden sich die Wirkkräfte *(de)* und kehren [zum *dao*] zurück.“[723]

Der Vergleich zwischen der Regierung eines Landes mit dem Braten kleiner Fische – wo es mit äußerstem Fingerspitzengefühl vorzugehen gilt, andernfalls zerfallen oder verbrennen diese – zeigt, dass Regieren nur mit größtmöglicher Achtsamkeit und ohne direktes Eingreifen möglich ist. Regiert der Herrscher mit Hilfe von *wuwei*, bringt er die natürliche verborgene Ordnung der Dinge nicht durcheinander. Teil dieser unsichtbaren Ordnung sind die *gui* „Geister der Verstorbenen“, von welchen bereits in den vorangegangen Kapiteln die Rede war. Sie konnten, nachdem Menschen durch kriegerische Gewalt oder unrechtmäßig zu Tode gekommen waren – beides Zeichen einer Herrschaft, die sich nicht am *dao* orientiert –, den Lebenden Schaden zufügen. Zwar verfügen die Geister *(gui)* über „geistige Wirkkraft“ *(shen)*, doch sie machen von ihr keinen Gebrauch, der die Menschen verletzen könnte, solange sich eine Regierung am *dao* orientiert. Dasselbe gilt für die Weisen, welche sich in einer überlegenen Position befinden, diese aber nicht ausnutzen, so dass die Menschen verletzt werden. Dies ist jedoch nicht Ausdruck einer reflektierten oder bewusst intendierten Haltung, in dem Sinne, dass man sich seiner Macht bewusst wäre, sie aber nicht ausübt. *Vielmehr ist man sich ihrer – da man mittels des dao und ohne direktes Eingreifen (wuwei) herrscht – nicht (mehr) bewusst.* Denn erst wenn man ein derartiges Bewusstsein, welches die Welt in Polaritäten aufspaltet und so beispielsweise zwischen „verletzend“ und „nicht verletzend“ trennt, übersteigt, gelingt es tatsächlich keinerlei Verletzung auszuüben.[724]

---

723 *Daodejing* 60.

724 Auf diese Interpretation des Kapitels hat mich Herr Qiu Xinde, ein daoistischer Mönch aus dem Tempel der weißen Wolke (*Baiyunguan*) in Beijing aufmerksam gemacht. Er stellte ferner eine Verbindung von dieser Textstelle zum Kapitel 19/8 des *Zhuangzi* her. Dort wird ein äußerst guter Schwimmer, der mehrere Minuten in einem Wasserfall taucht, gefragt ob er das *dao* erlangt habe. Er verneint dies mit dem Hinweis, dass er mit diesem Wasserfall aufgewachsen sei und nur der Natur des Wasser folge. Er war sich der Tatsache, das *dao* erlangt zu haben somit „nicht bewusst“, eben dadurch offenbart sich jedoch seine Übereinstimmung mit dem *dao*.

Hier wird schließlich die Verbindung zwischen *shen* und *gui* – welche beide der verborgenen, nicht sichtbaren Ordnung des *dao* angehören und durch eine gewaltsame oder direkt manipulierende Regierung gleichsam in Unordnung gebracht werden – und dem Menschen selbst erkennbar. Gleichzeitig offenbart sich an dieser Stelle ein *wesentliches Charakteristikum des Geistes: die permanente Rückbindung an das Undifferenzierte (wu), welches weder Unterscheidungen kennt noch Gestalt angenommen hat.* Erst ein Bewusstsein – im Chinesischen wird dies mit dem oben bereits vorgestellten Begriff *zhi* (知) „Wissen" oder „erkennen" ausgedrückt –, welches nicht mehr zwischen den Gegensätzen unterscheidet und somit nur zu scheinbarem Wissen gelangt, ermöglicht eine vollkommene Wirksamkeit des Geistes *(shen)*.

Während die Funktionen des *shen* im Hinblick auf den Menschen nur mittelbar zum Ausdruck gebracht werden, wird das individuell Seelische im Menschen – in Gestalt des Schriftzeichens *po* 魄 – in einem Kapitel angesprochen, welches vermutlich als Meditationsanleitung dient. *Po* steht, wie gleich zu zeigen sein wird, für den körperlichen, dem *yin* zugehörigen Seelenteil des Menschen. Bevor dessen Bedeutung im *Daodejing* jedoch weiter verfolgt werden kann, gilt es zunächst kurz auf die etymologischen Ursprünge der beiden individuellen Aspekte des Seelischen, *hun* und *po*, einzugehen.

III.4.1.4 Die Ursprünge der individuellen Seelenaspekte *Hun* 魂 und *Po* 魄

Das Schriftzeichen *po* 魄, erscheint weder auf den Orakelknochen noch auf den Bronzeinschriften. Es wird erstmals im *Buch der Urkunden (Shujing)* erwähnt, wo es in der Bedeutung „dunkler Teil der Mondscheibe" auftritt:

> „Sobald der dunkle Teil der Mondscheibe seinen Anfang nahm...."[725]

Po bezeichnet also den unsichtbaren Teil des Mondes, welcher mit Beginn des abnehmenden Mondes, am ersten Tag nach Vollmond, anfängt und mit dem Neumond endet. Die Verbindung von der Dunkelheit in Gestalt des *Yin*-Charakters und dem Schriftzeichen *po* wird auch im *Zuozhuan*,[726] einem Kommentar zu dem historischen Werk *Frühlings und Herbstannalen* (*Chunqiu*) des Staates Lu, aufgegriffen. Dort wird erstmals die Entstehung der *Po* -Seele wie ihres polaren Gegenstückes der *Hun*-Seele erläutert:

> „Das, was sich bei der Geburt eines Menschen zuerst transformiert, bezeichnet man als *Po*-Seele, sobald die *Po*-Seele entstanden ist, bezeichnet

[725] *Shujing, Zhoushu*, 3,4. Legge S.310.

[726] Obgleich Konfuzius, aus heutiger Perspektive betrachtet, selbst wohl keine Schriften verfasst hat, werden ihm in der chinesischen Tradition die so genannten „konfuzianischen Klassikern" zugeschrieben. Eines davon sind die historischen Aufzeichnungen des Staates Lu, dem Geburtsort des Konfuzius, mit dem Titel „Frühlings- und Herbstannalen" (*Chunqiu*). Es handelt sich um eine Chronik der Jahre 722-481 v.Chr., welche über politische Geschehnisse, Amtsantritt und Tod der Fürsten sowie Naturkatastrophen und andere ungewöhnliche Ereignisse, wie beispielsweise die Sonnenfinsternis, berichten. Selbst wenn Konfuzius dieses Werk nicht persönlich verfasst hat, ist davon auszugehen, dass er es zumindest gekannt und vielleicht sogar redigiert hat. Nachdem die jeweiligen Ereignisse in extrem knapper Sprache dargestellt sind, wurden mehrere Kommentare zum *Chunqiu* verfasst, deren bekanntester das *Zuozhuan* „Kommentar des Herrn Zuo" ist. Vgl. *Early Chinese Texts* 1993, S.67-76.

> man das *yang* als *Hun*-Seele. Gebraucht man essenzreiche Dinge, dann sind *hun* und *po* stark..."[727]

Die *Po* -Seele, wird hier allein durch ihre Gegenüberstellung mit dem *yang* als *Yin*-Aspekt ausgewiesen.[728] Das Schriftzeichen *po* 魄 setzt sich aus dem rechten Bestandteil, in Gestalt des bereits bekannten Schriftzeichens *gui* 鬼 „Geist eines Verstorbenen", und dem Radikal *bai* 白 in der Bedeutung „weiß" bzw. „hell, leuchtend" zusammen. Dies mag im Hinblick auf die Bedeutung „das Dunkle der Mondscheibe" zunächst irritieren, doch scheint hier die Funktion, den *hellen Aspekt der Mondscheibe zu verdrängen* im Vordergrund zu stehen. Aufgrund seiner Assoziation mit dem *yin* wird *po* daher in der Regel meist als „Körperseele" wiedergegeben. Das Radikal *bai* 白„weiß" ist entweder ein Hinweis auf die weiße Farbe des Leichnams oder es wird im übertragenen Sinne verwendet, da das Weiße der Himmelsrichtung Westen zugeordnet wird, welche wiederum dem Abenddunkel und dem *yin* entspricht.[729]
Erst nachdem diese *Po*-Seele bei der Geburt eines Menschen entstanden ist, kann man von ihrem*Yang* -Aspekt in Gestalt der *Hun*-Seele sprechen. Letztere wird, da sie dem *yang* angehört und dementsprechend eher „flüchtiger Natur" ist, traditionell in der Bedeutung von „Geistseele" oder „Wanderseele" aufgefasst. Dies spiegelt sich im Schriftzeichen *hun* 魂 selbst wider, welches auf Orakel- und Bronzeinschriften ebenfalls noch keine Erwähnung findet. Sein rechter Bestandteil ist derselbe wie bei *po* in Gestalt des Schriftzeichens *gui* 鬼, während das linke Element *yun* 云 ursprünglich das „Gehauche" oder der „Dampf" bedeutet. Insofern ist es sowohl als Bezeichnung für die „Wolke" wie, im Sinne des Atemhauches, auch für „reden, sprechen" verwendet worden. Insofern wird es als der seelische Aspekt des Menschen begriffen, der „zu sprechen vermag", weswegen im folgenden auch die Übersetzung „Hauchseele" gewählt wurde.[730]

Die Bemerkung, dass *hun* und *po* durch essenzreiche Dinge – nicht nur, aber natürlich auch in Gestalt der Nahrung – zu stärken sind, ist sicherlich als Hinweis auf ihre enge Verbindung und zugleich ihre Abhängigkeit vom Körper zu verstehen. Im weiteren Verlauf des oben erwähnten Zitates wird erklärt, dass sobald „gewöhnliche Menschen" gewaltsam zu Tode kommen, deren *Hun*- und *Po*-Seelen, wohl aufgrund des eigentlich noch kräftigen Körpers, in der Lage sind, sich an andere Menschen zu hängen und diesen – in Gestalt von *gui* „Dämonen" – Schwierigkeiten zu bereiten. Dies erinnert nicht zufällig an die Vorstellung aus der Shang-Zeit, als man mit den *gui* in Gestalt der „Geister der Verstorbenen" in Gestalt des Ahnenopfers so lange zu kommunizieren vermochte, wie ihre Körper unversehrt waren.

---

727 *Zuozhuan, Zhaogong*, 7,4, und Legge 1935, Vol. V, S.618.
728 Zur Bedeutung von *yin* und *yang* vgl. unten Kap.III.6.2.
729 Steininger 1953, S.19-20.
730 Die Übersetzung von *hun* in der Bedeutung „Wander-Seele" lässt sich ebenso auf das Wandern der Wolken (*yun* 云) am Himmel zurückführen wie auf ihre Fähigkeit den Leib beim Träumen zu verlassen und auf „Wanderschaft" zu gehen. Vgl. dazu Kap.III.4.2.1 unten.

III.4.1.5 Die Körperseele – *Po* 魄 – im *Daodejing*

„Wenn du deine nährende Körperseele *(po)* nimmst und das Eine umfasst, kannst du es ohne zu trennen? Wenn du deinen Atem konzentrierst, um die Weichheit herbeizuführen, kannst du so wie ein kleines Kind sein? Wenn du den dunklen Spiegel reinigst und polierst, kannst du es ohne Makel?"[731]

Hier wird, so sind sich fast alle Kommentatoren einig, eine Meditationstechnik angedeutet, die ausgehend von einer rein körperlichen Übung, letztendlich auf eine Verbindung des Menschen mit dem *dao* selbst abzielt. Wenn hier davon gesprochen wird, dass mittels der ernährenden Körperseele das Eine umfasst wird, so ist dies nicht allein Ausdruck einer Meditationstechnik, welche den Körper mit einbezieht. Bezeichnend ist vielmehr, dass, zumindest explizit, zunächst nur von der Körperseele gesprochen wird, die wiederum eine den Körper ernährende Funktion innehat. Denn das entsprechende Schriftzeichen *ying* 營 bezeichnet eigentlich ein „Lager, welches die Soldaten mit Nachschub versorgt", und wird gleichfalls im Sinne von „erbauen" verwendet.[732]
Das bedeutet für die Körperseele *(po)* ist die nährende Funktion wesentliche Voraussetzung, um „die Einheit zu umfassen". Diese Einheit bzw. „das Eine" (*yi* 一) kann, stützt man sich auf die chinesischen Kommentare zu dieser Textstelle, für die Hauchseele *(hun)* stehen, so dass es „mit der ernährenden Körperseele die Hauchseele zu umfassen" gilt.[733] Anderen Kommentaren zufolge wird „das Eine" hier für die einigende Wirkung des *dao* selbst verwendet. In jedem Fall soll jedoch mittels dieser Einheit stiftenden Wirkung die untrennbare Einheit von Körperlichem und Seelischem bzw. von Körper- und Hauchseele zum Ausdruck gebracht werden.

Der Tod als Trennung von *Hun*- und *Po*-Seele

Laut einem chinesischen Kommentar, welcher das *Daodejing* vornehmlich als Anleitung zur Meditation versteht, kann der Begriff *yingpo* 營魄 auch für *hunpo* 魂魄, also anstelle der Kombination von „Körper- und Hauchseele", stehen.[734] Denn im *Chuci* wird der von Lao Zi verwendete Ausdruck *zai yingpo* („wenn du deine nährende *Po*- Seele nimmst") wörtlich zitiert:[735]

---

[731] *Daodejing* 10. Das erste Schriftzeichen *zai* 載, dessen grundlegende Bedeutung „tragen" ist, ist hier im Sinne von „nehmen" oder „mittels" zu verstehen, Es gibt jedoch auch chinesische Kommentatoren, welche *zai* hier im Sinne einer Anfangspartikel interpretieren, die keine spezielle Bedeutung hat, sondern vielmehr als Ausruf dient. Vgl. *Laozi jiaoshi*, 1987, S.37f. und ZWDCD Bd.6, S.14.

[732] ZZXYY Bd.6, S.8. In der chinesisichen Medizin steht das Schriftzeichen *ying* auch für die „Nährschicht", welche die äußere Abwehrschicht (*wei* 衛) mit Nahrung versorgt. Vgl. unten Kap. IV.2.5.1.

[733] *Laozi jiaoshi* 1987 S.39.

[734] *Daodejing* 10, vgl. den He Shanggong Kommentar in *Xinyi Laozi duben* 1985, S.30.

[735] Das *Chuci* sind die Elegien von Chu, welche eine Gedichtsammlung aus dem Staat Chu darstellen und größtenteils von den Erlebnissen, welche den Schamanen auf ihren Reisen widerfahren berichten. Es soll im 2. Jh. v.Chr zusammengestellt worden sein und beinhaltet die Gedichte verschiedener Autoren, unter anderem die von Qu Yuan (+ 278 v.Chr.), einem hohen Minister aus dem Staat Chu, der sich nach dem Tode des Chu-Königs selbst in einem See ertränkt hatte. Die Gedichte, welche sich in Ausdruck und Länge deutlich von denen des „Buches der Lieder" (*Shijing*) unterscheiden, sind Beispiel für die schamanische Tätigkeit, wie sie im Süden Chinas wohl durchaus üblich gewesen sein muss. Sie beschreiben immer wieder die Einsamkeit und Traurigkeit der Schamanen, nachdem sie – häufig in Form einer ekstatischen Vereinigung – mit den jeweiligen Gottheiten zusammengetroffen sind. Vgl. *Early*

„[Ich] nehme die *hun* und *po* Seele und steige in die glühenden Wolken auf.“[736]

Hier gelingt dem Schamanen die Reise zum Himmel mittels seiner *Hun-* und *Po* -Seele, als welcher der Begriff *yingpo* 營魄 verstanden wird, ohne dass dabei jedoch eine Trennung zwischen Seelischem und Körperlichem stattfindet. Vielmehr wird die Trennung der *Hun-* von der *Po*-Seele – und somit ihre endgültige Trennung vom Körper – mit dem Tod gleichgesetzt. Denn im *Chuci* schildert ein Gedicht das Ritual des „Zurückrufens der *Hun*-Seele“ (*zhaohun* 招魂), nachdem ein Mensch gestorben ist.[737] Erst wenn dieses Ritual fehlgeschlagen ist, also die Hauchseele *(hun)* nicht zurückgeholt werden konnte, ist der Tod tatsächlich eingetreten:

„Oh komm zurück *Hun*-Seele, steige nicht auf in den Himmel, denn Tiger und Leoparden bewachen seine Tore. Mit Rachen immer bereit sich zu stürzen auf die Sterblichen.....“[738]

Die *Hun*-Seele wird an dieser Stelle gewissermaßen davor gewarnt, sich vom Körper zu lösen, um endgültig in den Himmel aufzusteigen. Hier liegt die Vermutung nahe, dass die Ursprünge einer individuellen Seelenvorstellung im Süden Chinas, also nicht im eigentlichen Kernland Chinas, liegen. Dieses Zurückrufen der Seele steht ferner in engem Zusammenhang mit den Totenzeremonien in der späteren Zhou-Zeit, wie sie auch in den „Aufzeichnungen der Riten“ *(Liji)* überliefert sind.[739] In diesem Ritenklassiker, welcher eine Vielzahl unterschiedlicher, vor allem konfuzianischer Riten, beinhaltet, wird ebenfalls das Ritual des Zurückrufens der Seele erwähnt.[740] Die endgültige Trennung von *Hun-* und *Po*-Seele zeigt den Tod an, so dass infolge ihres flüchtigen *Yang* -Charakters „die Hauchseele *(hun)* und das *qi* zum Himmel zurückkehren“, während, infolge ihrer Zuordnung zum *yin*, „Körper und Körperseele zur Erde zurückkehren“, wo sie auch begraben werden.[741]

Ob Lao Zi bereits diese beiden Seelenaspekte wie ihre mögliche Trennung im Sinne hatte, oder ob er zunächst nur von einer Seele – in Gestalt der Körperseele *(po)* – ausgegangen ist, läst sich nicht abschließend beurteilen. Doch wird *hier erstmals von einer individuellen Seele gesprochen*, welche der Mensch bei der Meditation einsetzt, will er Langlebigkeit oder gar Unsterblichkeit erreichen. Dabei gilt es neben einer durchaus körperlich gedachten Ernährung der Seele, vor allem eine *Einheit von Seele und Körper herzustellen*, und nicht – wie dies in der abendländischen Tradition üblich ist – die Seele vom Körper zu trennen.

Chinese Texts 1993, S.48-55.

736 *Chuci* 1988, 5.Das gesamte Zitat lautet: *zai ying po er deng xia xi* 載營魄而登霞兮.

737 Zur Bedeutung dieses schamanisch beeinflussten Brauchs vgl. Yü Yingshi 1987.

738 *Chuci* 1988,9 und Bauer S.1971, S.45.

739 Das *Liji* wird traditionell ebenfalls Konfuzius zugeschrieben und ist ein heterogenes Werk verschiedener Autoren und Zeiten. Neben einer ausführlichen Darstellung der Riten finden sich darin auch konfuzianische Abhandlung, wie das *Zhongyong* (Abhandlung über Maß und Mitte) oder die Aufzeichnungen über die Musik (*Yueji*). Die Datierung des Textes ist nach wie vor umstritten und lässt sich, je nach Kapitel, zwischen dem 3Jh.v. – 2. Jh.n.Chr. ansetzen. Vgl. *Early Chinese Texts* 1993, S.293-296.

740 *Liji, Liyun.*

741 *Liji, Xiaotexing.*

Über diese Einheit stiftende Funktion verfügt wiederum der Geist *(shen)*, auch wenn dieser im *Daodejing* eher in einem kosmischen Zusammenhang aufgefasst wird und sich nur mittelbar auf den menschlichen Geist bezieht. Denn *shen repräsentiert sowohl die unendliche Lebens- und Schaffenskraft des dao selbst wie er die Wirksamkeit im Bereich des Unsichtbaren und Geistigen verkörpert.* Erst mit dem Hinweis, dass die Welt – in Gestalt eines „geistigen Dings" – nur über das Nicht-Eingreifen (*wuwei*), also ohne eine bewusste Herbeiführung, zu regieren und somit zu beeinflussen ist, wird eine *implizite Verbindung zum Menschen erkennbar.* Bedeutsam für die Wirksamkeit des Geistes ist dabei seine Anbindung an das Undifferenzierte *(wu)*, so dass er, sich seiner selbst nicht bewusst, auch keine Unterscheidungen in der Welt des Phänomenalen herbeiführt.

Die impliziten Bedeutungen von Geist *(shen)* und Körperseele *(po)* resultieren bei Lao Zi somit aus dem Kontext des *dao* selbst. Indem er die daoistischen Wirkmechanismen auf die Welt des Menschen anwendet, erhalten Geist *(shen)* und (Körper-)Seele *(po)* ihre implizite, lediglich angedeutete Bestimmung im Rahmen der Vorstellung vom idealen Herrscher, dessen Regierung sich an den Gesetzmäßigkeiten des *dao* orientiert. Nachdem sich eine vorbildliche Regentschaft gleichermaßen durch strategische Überlegenheit und ein hohes Maß an Wirksamkeit auszeichnet wie sie durch *wuwei* (Nicht-Eingreifen) geprägt ist, werden diese Qualitäten auch als Eigenschaft des Geistes *(shen)* selbst aufgefasst.

Welche Bestimmungen des menschlichen Geistes *(shen)* sowie der Hauch- und Körperseele (*hun* und *po*) sich aus einer, von Gesellschaft und Politik vollkommen abgewandten Weltauffassung ergeben, offenbart sich erst im Werk Zhuang Zis, der den Menschen als einen, mehr oder weniger untergeordneten Teil der Natur selbst begreift.

III.4.2 Geist und Seelisches als Teil der Natur: Zhuang Zi

Auch das Werk *Zhuangzi* ist nicht von einem Autor verfasst und stammt in der jetzigen überlieferten Fassung circa aus dem 4-2 Jh.v.Chr.[742] Die ersten sieben, so genannten „Inneren Kapitel" stellen die ältesten Teile des Werkes dar und werden traditionell Zhuang Zi selbst zu geschrieben, der unter dem Namen Zhuang Zhou bekannt war (4.Jh.v.Chr.) und über dessen Leben ebenfalls nur wenig überliefert ist.[743]

Bei Zhuang Zi tritt an die Stelle der Beschäftigung mit dem gesellschaftspolitischen Leben der Zugang zur Natur, welcher jedoch über die Sprache – als Mittel zur Kommunikation – eigentlich nicht möglich ist. Diese Kluft zwischen dieser Unvollkommenheit der Sprache auf der einen Seite – im zweiten Kapitel wird die Sprache als „Ursprung unserer Verirrung denunziert"[744] – und dem Sinn, welchen es auszudrücken gilt, auf der anderen Seite, durchzieht den gesamten Text. Im letzten Kapitel des *Zhuangzi* wird seine Sprache als voll „absurder Formulierungen, extravaganter Worte und ungezügelter Sätze" charak-

[742] Vgl. *Early Chinese Texts* 1993, S.56-66. Die verschiedenen Kapitel stellen wahrscheinlich, so die jüngsten Forschungsergebnisse, verschiedene Schichten innerhalb des frühen chinesischen Daoismus dar, dessen prinzipieller Vertreter der Huang-Lao Daoismus ist. Vgl. ibid. S.57. Die heute gängige Version wurde von dem Kommentator Guo Xiang (+ 312 n.Chr) zusammengestellt.

[743] Daneben existieren noch 15 „äußere Kapitel" sowie 11 „vermischte Kapitel", die wohl von anderen Autoren, möglicherweise Schülern des Zhuang Zi, verfasst worden sind, vgl. ibid.

[744] *Zhuangzi* 2/5 und Jullien 1995 S.306.

terisiert.[745] Doch nachdem die Sprache immer nur einen lokal begrenzten Zugang zur Realität erlaubt und den Menschen in der Einseitigkeit gefangen hält, sucht Zhuang Zi die Begrenzung des eigenen Denkens, wie sie durch einseitige und parteiliche Standpunkte zum Ausdruck kommt, zu überschreiten. Im Unterschied zu Lao Zi, dessen Sprache immer knapp, zum teil sogar äußerst kryptisch ist, strebt Zhuang Zi danach, „die Sprache gleichsam über die Ufer treten zu lassen" und „der Maßlosigkeit zu öffnen":[746]

> „Im nördlichen Meer gibt es einen Fisch, sein Name ist Kun. Er ist so groß, dass ich nicht weiß, wie viele tausend *li* sein Körper misst. Wenn er sich transformiert so wird er zu einem Vogel, sein Name ist Peng. Der Rücken des Vogels Peng [ist so groß], ich weiß nicht wie viele tausend *li* er misst. Wenn er sich in die Lüfte erhebt, so gleichen seine Flügel den vom Himmel herabhängenden Wolken...."[747]

Die ideale Sprache befreit, so Zhuang Zi von festgefahrenen Standpunkten, indem sie beispielsweise den Gegensatz zwischen wahr und falsch paralysiert, ironisch ist oder unverstanden bleiben darf. Die Sprache muss letzten Endes ihre eigenen sprachlichen Bedingungen durchkreuzen, damit die Realität in ihrer Gesamtheit, und nicht nur ihrer Parteilichkeit, sichtbar wird. Das Ziel der oftmals ausschweifenden und üppigen Sprache Zhuang Zis besteht demzufolge in der Auflösung aller willkürlichen oder künstlichen Abgrenzungen seitens des Menschen, um eine Rückkehr zum grenzenlosen und undifferenzierten *dao* zu ermöglichen.[748]

So betrachtet Zhuang Zi, im Unterschied zu Lao Zi, auch jede Form der Politik ausschließlich als Machtpolitik, weswegen sich eine ideale Regierung in erster Linie durch das Fehlen von Herrschern und Untertanen auszeichnet.[749] Ein derart anarchistisches Staatsmodell wandte sich nicht nur gegen Konfuzianer und Mohisten, sondern letztendlich gegen jede Art gesellschafts-politischen Eingreifens in das Leben des Einzelnen. So spielt auch im *Zhuangzi* die Praxis des *wuwei* eine ganz entscheidende Rolle, welche hier jedoch primär als spirituelles Ziel dient. Denn sie gestattet dem Einzelnen, sich von den so genannten kulturellen Errungenschaften abzuwenden, um den eigenen Weg in vollkommener Übereinstimmung mit der Natur zu verfolgen.

III.4.2.1 Die individuellen Seeleaspekte *Hun* 魂 und *Po* 魄

Ein wesentliches Problem sieht Zhuang Zi darin, dass der Mensch aus seiner ursprünglichen Einheit mit der Natur „heraus-gefallen" ist, nachdem er, vermittels der Sprache, zwischen sich selbst und den ihn umgebenden Dingen zu unterscheiden begonnen hatte.[750] Darauf folgte die Unterscheidung (*bian* 辯) der Dinge selbst und schließlich eine Bewertung derselben in „richtig" und „falsch" (*shi fei* 是非). Eben diese

[745] *Zhuangzi* 33/6.
[746] Jullien 1995, S.313.
[747] *Zhuangzi* 1/1.
[748] Jullien 1995, S.317-322.
[749] Vgl. die Geschichte vom Totenschädel, in welcher der Totenschädel Zhuang Zi von der Welt der Toten in Gestalt eines „Paradieses" berichtet, wo es weder Herrscher noch Untertanen gibt, und von welcher man niemals in die Welt der Menschen zurückkehren möchte. Vgl. *Zhuangzi* 18/4 und Bauer 1971, S.73.
[750] *Zhuangzi* 2/5.

Unterscheidung oder Bewertung der Dinge – welche nicht nur die Mohisten auszeichnete, sondern ebenso Grundlage für alle moralischen Wertvorstellungen der Konfuzianer war – betrachtete Zhuang Zi als den größten Abfall vom *dao*. Denn die Unterscheidung in falsch und richtig, welche aus dem Urteilsvermögen des Herzens (*xin* 心) resultiert, führt nicht nur zu den oben genannten parteilichen Standpunkten und Vorurteilen und damit auch zum Ausbruch von Kriegen, sondern sie stürzt den Menschen ganz prinzipiell in eine ungesunde Geschäftigkeit, die in letzter Konsequenz seinen Tod bewirkt:

> „Im Schlaf verkehren die Hauchseelen *(hun)* miteinander, im Wachen sind die Körper geöffnet und durch Verbindungen werden Geschäfte getätigt, täglich werden mit dem Herzen Kämpfe ausgetragen. So sind [die Menschen] verstrickt, arglistig und verschlossen. Kleine Ängste lassen sie beben, große Ängste lähmen sie. Wenn sie sich äußern, sind sie [so schnell] wie der Bolzen vor der Armbrust, das bedeutet sie urteilen über richtig und falsch (*shi-fei*). Wenn sie in [ihrer Meinung] verharren, dann klammern sie sich daran, wie an einen fest beschworenen Vertrag, das bedeutet, sie halten an ihrem Sieg fest. Wie das Töten im Herbst und Winter schwinden sie von Tag zu Tag dahin. Sie ertrinken in all diesen Tätigkeiten und können nicht zur Rückkehr bewegt werden. [Ihre Herzen] sind verschlossen als wären sie versiegelt, damit wird gesagt, sie erstarren im Alter. Ein Herz, das dem Tode nahe ist, kann nicht mehr zum *yang* [zur Aktivität] zurückkehren."[751]

Ein Ausdruck dieses ungesunden menschlichen Treibens ist die charakteristische Tätigkeit der Hauchseele *(hun)*: das Träumen. Der Traum wurde auch in den medizinischen Klassikern prinzipiell als Funktion der Hauchseele *(hun)* aufgefasst, die sich während des Schlafes kurzzeitig vom Körper zu entfernen und mit anderen *Hun*-Seelen Austausch zu pflegen vermochte.[752] Zhuang Zi begreift die Hauchseele hier als die individuell-seelische Ausprägung eines Menschen, welche in ihrer Aktivität zwar an den Körper gebunden ist, ihn aber trotzdem – zumindest kurzfristig – verlassen kann. Sie ist für *die Kommunikation mit der Außenwelt* zuständig, ganz im Sinne der Bedeutung von „Hauch"- oder „Wander-Seele", wenn der Hauch in Gestalt des Sprechens oder während des Träumens auf Wanderschaft ist und so eine Verbindung zur Außenwelt herstellt. Die ungesunde Tendenz, sich dabei in allzu viel und vor allem in allzu Ziel gerichteter Aktivität zu verlieren, führt dazu, dass sich die Menschen vom *dao* immer weiter entfernen. Doch der daoistische Weise, dessen Leben sich durch eine vollkommene Anpassung an die natürlichen Gesetzmäßigkeiten auszeichnet, versteht es seine Hauchseele vor den Fängen der Außenwelt zu bewahren:

> „Wenn er schläft, träumt er nicht, wenn er wach ist macht er sich keine Sorgen. Sein Geist ist rein und seine *Hun*-Seele erschöpft sich nicht."[753]

Auch an anderer Stelle, als ein General namens „Wolkengeneral", der nach den Ursachen für den Niedergang des Reiches sucht, seinem Gegenüber, „Urnebel", – Symbol für jemand, der das *dao* verkörpert – begegnet, wendet sich Zhuang Zi gegen die Tendenz der

---

751 *Zhuangzi* 2/2.
752 Vgl. unten Kap.IV.2.5.3.
753 *Zhuangzi* 15/1.

Hauchseele *(hun)* sich durch allzu viel Kommunikation zu erschöpfen. Auf die Frage, wie Wolkengeneral dem Niedergang des Reichs am besten begegnen kann, will Urnebel erst nach langem Drängen antworten:

> „Oh je, nähre dein Herz! Wenn du dich im Nicht-Handeln (*wuwei*) niederlässt, wandeln sich die Dinge ganz von selbst. Tue ab deine körperliche Form, speie deine Klugheit aus, entschwinde und vergiss die Außenwelt. Tritt ein in die große Gemeinsamkeit mit dem Unergründlichen, löse dein Herz und lasse deinen Geist *(shen)* frei, sei zurückgezogen, also ob deine Hauchseele *(hun)* nicht [in Aktion tritt]."[754]

Auch hier gilt es für den Herrscher am besten im *wuwei* zu verharren und sich von den Verstrickungen der Außenwelt zu lösen, indem er seinen Geist *(shen)* freilässt und keinen Gebrauch von der Kommunikationsfreudigkeit seiner Hauchseele *(hun)* macht.
Von der Körperseele *(po)* ist im *Zhuangzi* ausschließlich im Zusammenhang mit der Hauchseele *(hun)* die Rede, und sie ist meist Hinweis auf den Körper selbst. So zeichnet sich der daoistische Heilige dadurch aus, dass sein(e) Körper(seele) *(po)* nicht krank wird und seine Hauchseele *(hun)* nicht ermüdet.[755] Ferner werden *hun* und *po* im Kontext des Todes erwähnt, wenn auf die Vorstellung des Todes im Sinne einer Trennung der beiden Seelen (*hun* und *po*) vom Körper zurückgegriffen wird, wie es bereits aus dem *Zuozhuan* bekannt ist:

> „Wenn die Hauch- und Körperseele (*hunpo*) im Begriff sind zu gehen, so folgt ihnen der Körper, dies ist die große Rückkehr!"[756]

Das Entstehen und Vergehen des Lebens begreift Zhuang Zi als unendliche Transformation vom Gestaltlosen *(wu)* zum Gestalthaften *(you)* und wieder zurück. Aus diesem Grunde – und dies wird in mehreren Kapiteln wiederholt – empfinden auch nur die Menschen, welche sich vom *dao* bereits entfernt haben, Trauer über den Tod von Anderen; unwissend, dass der Tod nur eine Rückkehr zum *dao* selbst darstellt.[757]

III.4.2.2 Die Vorstellung vom Herzen als Gefäß

In vielen der relevanten Textstellen wird erstmals die hierarchische und definitive Beziehung zwischen der Hauchseele – in Gestalt einer individuellen, auf Kommunikation hin ausgerichteten Seele -, dem Geist und dem Herzen offensichtlich. Das Herz (*xin* 心) wird grundsätzlich im Sinne eines Gefäßes aufgefasst, welches es von allen schädlichen Emotionen, Gedanken und Vorstellungen zu leeren gilt. Wenn Zhuang Zi auf die Vorstellung vom Herzen als Hohlraum zurückgreift – ähnlich der anatomischen Abbildung des Herzens –, durch welchen der Wind zu pfeifen vermag, so bewirkt erst die Leere (*xu*), ganz wie bei Lao Zi, eine Aktualisierung des Klangs, indem der Hohlraum die Töne zum

[754] *Zhuangzi* 11/5.
[755] *Zhuangzi* 13/2. Anstelle von *po* steht im Text das Schriftzeichen *gui* 鬼, welches, so die Kommentare, hier jedoch als Fehlschreibung für *po* 魄 zu betrachten ist. Vgl. *Zhuangzi jinzhu jinyi* 1985, S.375.
[756] *Zhuangzi* 22/5.
[757] Vgl. *Zhuangzhi* 18/ 2 und 22/1 und unten Kap. III.4.2.4.

Klingen bringt.[758] Dementsprechend sollte auch der Weise sein Herz von allen störenden Einflüssen befreien:

> „Yan Hui sagte: Darf ich fragen was das Fasten des Herzens bedeutet? Konfuzius sagte:[759] Dein Wille sei auf Eines konzentriert. Höre es nicht mit den Ohren, sondern höre es mit dem Herzen. [Oder besser noch] höre es nicht mit dem Herzen, sondern höre es mit der Lebenskraft *(qi)*. Die Ohren bleiben beim Hören stehen, das Herz bleibt bei der [begrifflichen] Unterscheidung der Dinge stehen. Die Lebenskraft *(qi)* [hingegen] ist leer (*xu*) und wartet auf die Dinge. Nur der Weg *(dao)* sammelt sich in der Leere an, das Entleeren (*xu*), das ist das Fasten des Herzens."[760]

Nicht nur die sinnliche Wahrnehmung, in Gestalt des Hörens, unterliegt der Täuschung – denn jede Wahrnehmung ist letztendlich immer relativ –, sondern auch das Herz, das anhand von Unterscheidungsmerkmalen die Welt zu verstehen sucht, geht mit seiner denkenden Einordnung und Bewertung in die Irre. Denn sowohl die *Wahrnehmung wie das Denken bewirken eine Abgrenzung der Dinge voneinander* und stehen sosmit einer *ganzheitlichen Annäherung und Erkenntnis im Wege*. Deshalb ist es am besten mit dem *qi* (氣) – der Lebenskraft selbst, deren wesentliches Charakteristikum wiederum ihre Leerheit ist – zu hören. *Die Leere* (*xu* 虛) ist auch hier nicht im Sinne einer absoluten Leere, wie dies beispielsweise in vielen buddhistischen Texten der Fall ist, zu verstehen, sondern sie *zeichnet sich vielmehr durch Strukturlosigkeit und Offenheit* aus. Denn nur die Leerheit ist dem Wesen der Dinge gegenüber offen und vermag der Parteilichkeit wie dem daraus resultierenden Urteil im Sinne von falsch und richtig (*shi-fei*) entgegenzuwirken.

Das „Fasten des Herzens" bedeutet eine Entleerung des Herzens von den Sinneseindrücken wie den durch das Denken hervorgerufenen Standpunkten, mit dem Ziel, den Blickpunkt des *dao* selbst zu gewinnen. Erst die Entleerung von den durch Wahrnehmung oder Denken hervorgerufenen Urteilen, verhindert eine Erschöpfung oder Verletzung des Herzens.

Dies wird auch durch die Verwendung des Herzens in Gestalt des „Spiegels" zum Ausdruck gebracht:

> „Der vollkommene Mensch gebraucht das Herz wie einen Spiegel: Es begleitet nichts und heißt darum auch nichts willkommen, es reagiert und bewahrt nichts auf. Darum kann es die Dinge überwinden und wird nicht verletzt."[761]

Nur ein ruhiges Herz vermag – genau wie das stille Wasser – die Dinge ganz genau zu reflektieren, die Stille des Geistes *(shen)* vermag sogar eine Spiegelung von Himmel und Erde wie der 10.000 Dinge herzustellen.[762] Voraussetzung für die Stille ist wiederum die Leere (*xu*), welche, zumindest implizit, auch in der Metapher vom „reisenden Herzen" enthalten ist:

---

[758] Vgl. *Zhuangzi* 2/1.

[759] Konfuzius wird im *Zhuangzi* nicht als konfuzianische Autorität zitiert, er veranschaulicht vielmehr die Unsinnigkeit der konfuzianischen Lehre.

[760] *Zhuangzi* 4/1.

[761] *Zhuangzi* 7/3.

[762] *Zhuangzi* 13/1.

> „Sich auf die Dinge wie auf einen Wagen setzen, um das Herz reisen zu lassen, und sich dem Unausweichlichen anvertrauen, um die Mitte zu nähren, das ist das Beste.“[763]

III.4.2.3 Die Verbindung von Geist und Körper: *Shen* 神 und *Xing* 形

Indem die Leere des Herzens die Möglichkeit birgt, den kontinuierlich verändernden Situationen bestmöglich zu entsprechen, ist sie Ausdruck einer meditativen Haltung, jedoch ohne die Bedingtheit und Eingebundenheit des Herzens in den eigenen Körper zu leugnen. Vielmehr stellt der richtige Umgang mit dem Herzen ebenso die Voraussetzung für *wuwei* (Nicht-Handeln) dar wie er dem Weisen ein körperlich gesundes und langes Leben ermöglicht. Auf die Frage, wie es die eigene Person zu kultivieren gilt, um möglichst lange leben zu können, antwortet Meister Umfassend Vollendet:

> „Wenn man ohne zu sehen und ohne zu hören den Geist *(shen)* mit Stille umarmt, wird der Körper von selbst aufrecht sein. Du musst still sein und du musst klar sein, du darfst deinen Körper nicht ermüden und deine Essenz nicht vergeuden, dann kannst du lange leben. Wenn die Augen nichts haben, was sie sehen, und wenn die Ohren nichts haben was sie hören, wenn das Herz nichts hat, was es erkennt, dann wird dein Geist *(shen)* den Körper *(xing)* bewahren und dann wird der Körper *(xing)* lange leben.“[764]

Hier steht abermals der schädigende Einfluss sinnlicher Wahrnehmung wie des Denkens im Mittelpunkt, diesmal mit dem Hinweis, dass der Geist *(shen)* unbedingt der Stille (*jing* 靜) bedarf, um den Körper zu erhalten. Stille und Reinheit sind somit gleichermaßen für das Herz wie den Geist selbst unbedingte Voraussetzung, um der eigentlichen Natur des Menschen – die langes Leben oder Unsterblichkeit miteinschließt – zu entsprechen.[765] An anderer Stelle, als die beiden Begriffe *shen* und *xing* als Ausdruck für die Einheit eines Menschen verwendet werden, spricht Zhuang Zi auch davon, dass der Geist die Harmonie liebt und den Streit verabscheut, da Streit immer Krankheit bedeutet, welche letzten Endes zur Erschöpfung von Körper und Geist führt.[766]

Wenn Zhuang Zi eine *unauflösliche Verbindung von Geist und Körper postuliert, so tut er dies mit einer definitiven Überlegenheit seitens des Geistes.* Vor dem Hintergrund, dass es ohne „die Anderen“ kein „Ich“ geben könne, stellt Zhuang Zi auch die Frage nach dem wahren Herrscher (*zhen jun* 真君) des Körpers.[767] Denn wenn sich die einzelnen Körperteile, wie die Gliedmassen oder die Organe, in ihrer Herrschaft nicht etwa abwechseln bzw. gegenseitig kontrollieren, so müsse es einen wahren Herrscher geben, welcher unsichtbar und unabhängig davon existiert, ob man sein Wesen zu ergründen vermag oder nicht. Obgleich der Herrscher über das Selbst bzw. den Körper (*shen* 身) hier nicht explizit genannt

---

763 *Zhuangzi* 4/2.

764 *Zhuangzi* 11/3.

765 An anderer Stelle wird sogar davon gesprochen, dass Ruhe, Leere (*xu*) und *wuwei* nicht nur für den Geist unabdingbare Voraussetzung darstellen, sondern im kosmischen Entstehungsprozess auch die Wurzel der 10.000 Dinge bilden, vgl. *Zhuangzi* 13/1.

766 *Zhuangzi* 24/2.

767 *Zhuangzi* 2/2.

wird, lässt sich vermuten, dass es sich um *shen*, den Geist, handelt.[768] Denn er ist kraft seiner Wirksamkeit, welche er vom *dao* selbst bezieht,[769] in der Lage, den Körper vor dem Verfall zu bewahren. Gleichzeitig ist es jedoch die Aufgabe des Körpers, den „Geist schützend zu umfassen“, so dass beide ihre eigene Wirkungsweise entfalten können.[770] Diese *wechselseitige Beziehung zwischen Körper und Geist ist jedoch unmittelbar in einen größeren Kreislauf eingebunden.* Denn die Unversehrtheit (*quan* 全) des Körpers, welche auf die Unversehrtheit der Wirkkraft *(de)* eines Menschen, der am *dao* festhält, folgt, bewirkt wiederum die Unversehrtheit des Geistes, welche letzten Endes wieder zum *dao* selbst hinführt.[771]

Diese Unversehrtheit des Geistes (*shen quan* 神全) kann dank der Hinwendung des menschlichen Geistes zum Himmel erreicht werden:

> „Wenn es so ist, dass die himmlische (Natur) vollständig bewahrt wird und der Geist nicht zerrissen ist, wie könnten die Dinge dann in ihn [den Weisen] eindringen? Wenn beispielsweise ein Betrunkener aus dem Wagen fällt, so stirbt er nicht, selbst wenn er sich verletzt hat. Seine Sehnen und Knochen stimmen mit denen von anderen Menschen überein, doch wird er nicht so verletzt wie jene, da sein Geist unversehrt ist (*shen quan* 神全). Er weiß nicht, dass er auf den Wagens steigt und er weiß nicht, dass er heruntergefallen ist, Leben und Tod, Furcht und Schrecken dringen nicht in seine Brust ein, deswegen kommt er in Kontakt mit den Dingen ohne sich zu fürchten. Wenn jene, die durch den Alkohol Unversehrtheit erreichen, dies alles können, um wie viel mehr kann man Unversehrtheit durch den Himmel erreichen? Der Weise versteckt sich im Himmel, deswegen kann ihn nichts verletzen.“[772]

Der Alkohol vermag hier – zumindest kurzfristig – eine gewisse Unversehrtheit des Geistes zu bewirken, welche langfristig jedoch nur durch die Geborgenheit in der Natur selbst erreicht werden kann. Wesentliche Voraussetzung für den vollkommenen oder unversehrten Geist (*shen quan*) ist abermals eine unbewusste, beinahe selbstvergessene Haltung,[773] welche nicht (mehr) in falsch oder richtig unterscheidet. Denn der Ausdruck *shen wu jue* (神無卻 „der Geist ist nicht zerrissen“) bedeutet wörtlich „der Geist hat keine Ablehnung“, so dass er keine parteiische Stellungnahme bezieht. Die *Unverletzlichkeit des Körpers resultiert demnach aus der Unversehrtheit des Geistes,* welche sich nicht zuletzt in einer Furchtlosigkeit Leben und Tod gegenüber manifestiert. Voraussetzung für diese Unversehrtheit des Geistes sind wieder Leere, Stille, Schweigen und *wuwei*, so dass weder Leid und Sorge noch krankmachende Kräfte in einen Menschen eindringen können.[774]

---

[768] Vgl. auch Slingerland 2003, S.199.

[769] So heißt es an anderer Stelle, dass das *dao* den Geistern und Gottheiten ihre geistige Wirksamkeit verliehen hat. *Zhuangzi* 6/3.

[770] *Zhuangzi* 12/8.

[771] „Hält man am *dao* fest, so ist die Wirkkraft *(de)* vollständig, ist die Wirkkraft vollständig, so ist der Körper *(xing)* vollständig (unversehrt), wenn der Körper vollständig ist, so ist der Geist *(shen)* vollständig. Wenn der Geist vollständig (heil) ist, dann ist dies der Weg *(dao)* des Weisen.“ Vgl. *Zhuangzi* 12/11.

[772] *Zhuangzi* 18/2.

[773] *bu zhi* 不知.

[774] *Zhuangzi* 15/1.

Doch hat sich der Geist einmal zu höchster Vollkommenheit entwickelt – ein Zustand der wohl durch entsprechende meditative Übungen erreicht werden kann –, scheint er weder emotionalen noch körperlichen Bedingungen unterworfen, sondern ganz ohne einen individuellen Körper wirksam sein zu können:

> „Der höchste Mensch ist geistig *(shen)*. Wenn das große Meer in Flammen aufginge, dann könnte ihm nicht heiß werden, wenn alle Ströme und Flüsse gefrören, dann könnte ihm nicht kalt werden. Wenn heftiger Donner die Berge zerbräche und der Sturmwind über das Meer peitschte, dann könnte er nicht erschrecken. Wenn jemand so ist, dann fährt er auf dem *qi* der Wolken und reitet auf Sonne und Mond und wandelt jenseits der vier Meere. Leben und Tod können sein Selbst nicht verändern, um wie viel weniger die Unterscheidung von Nutzen und Schaden."[775]

So werden dem vollkommenen Menschen (*zhiren* 至人), welcher „Geist" ist, weder körperliche Verletzungen noch Naturgewalten etwas anhaben, im Gegenteil. Der Geist wird hier als Fähigkeit aufgefasst, durch den gesamten Kosmos zu zirkulieren.

Nachdem Zhuang Zi die Paradoxe liebt, mag der offensichtliche Widerspruch zu der Äußerung, dass es ohne Körper keinen Geist gebe und umgekehrt, nicht allzu sehr überraschen. Hier zeigt sich, wie es in den Werken der frühen Zhou-Zeit bereits angedeutet wurde, abermals der fließende Übergang zwischen der Welt der Gottheiten – im Sinne von *shen* – und der Welt des Menschen, mit seinem eigenen Geist. Nachdem „nichts geistiger ist als der Himmel"[776], stellt der Himmel nicht nur die Heimat des Geistes dar, sondern er verleiht dem Menschen offensichtlich das Potential, selbst zur Gottheit zu werden, dessen körperliche Gestalt allerdings nicht sichtbar ist. Doch auch diese prinzipielle Möglichkeit oder Tendenz des Geistes sich zum Himmel zu erheben zieht keine ontologische Trennung zwischen einem jenseitigen, transzendenten oder göttlichen Bereich auf der einen Seite und dem menschlichen Bereich auf der anderen Seite nach sich. Vielmehr gelingt die angedeutete, vollständige „Vergeistigung" eines Menschen mithilfe der Lebenskraft *(qi)*.

III.4.2.4 Die Wirksamkeit des Geistes in Gestalt der Lebenskraft: *Qi* 氣

Denn Geist und Körper sind nicht Ausdruck einer Dualität, sondern vielmehr einer Polarität. Die Verbindung zwischen diesen beiden Polen, welche einerseits die Dualität von zwei Seinsbereichen verhindert und mit deren Hilfe andererseits der Geist seine Wirkung ausübt, wird nicht eigens erklärt, sondern ist implizit – in Gestalt der Vorstellung vom *qi* – enthalten.

---

775 *Zhuangzi* 2/9. Eine andere Stelle berichtet ähnliches: „Der höchste Geist (*zhi shen* 至神) reitet auf dem Licht, und seine körperliche Form ist vergangen, das bezeichnet man als strahlende Erleuchtung. Sie vervollkommnen ihr Schicksal und erschöpfen ihre Fähigkeiten, Himmel und Erde freuen sich, und die zehntausend Geschäfte vergehen. Wenn die zehntausend Dinge zu ihrem wahren Wesen zurückkehren, bezeichnet man das als Verschmelzung mit dem [Urzustand des] ungeschiedenen Chaos." (*Zhuangzi* 12/12).

776 *Zhuangzi* 13/2.

Exkurs zur Bedeutung von *Qi* (氣)

Das Schriftzeichen *qi* 氣, bei dem es sich ebenfalls um einen schwierig zu übertragenden Begriff handelt, setzt sich aus den Bestandteilen „Reis" (*mi* 米) und „Dampf" (*qi* 气) zusammen. In seiner ältesten Darstellung wird das Schriftzeichen jedoch ohne den Bestandteil „Reis" geschrieben und wird, in der Schreibweise von drei übereinander angeordneten Strichen entweder mit der Bildung von Wolken in Verbindung gebracht, woraus sich auch die Bedeutung „Dampf" ergibt, es kann aber auch im Sinne von „Strahlen der Sonne" verstanden werden.[778]

Abbildung III-10: Ursprüngliche Schreibweisen von „*qi*"[777]

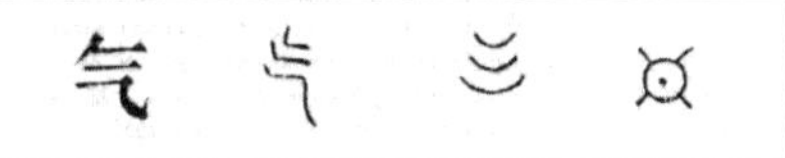

So wird die Kombination der beiden Bestandteile „Reis" (*mi* 米) und „Dampf" (*qi* 气) auch häufig in der Bedeutung „Dampf von gekochtem Reis" oder als „Dampf über den Reisfeldern" interpretiert. Die älteste lexikalische Bedeutung von *qi* (氣) in der Schreibweise mit dem Bestandteil „Reis" (*mi* 米) ist: „Einem Gast geschnittenen Reis als Nahrung anbieten".[779] Ferner wird es auch mit dem Schriftzeichen *xi* 餼 in der Bedeutung „Nahrung aufnehmen" oder „frisch geschlachtetes rituelles Opfertier" gleichgesetzt. Schließlich besteht noch eine Verbindung zu dem Schriftzeichen *ji* 既 in der Bedeutung „Opfertier" bzw. „opfern". Somit wird das Schriftzeichen *qi* 氣 zunächst im weitesten Sinne mit der Nahrung – entweder der Nahrungsaufnahme oder der Nahrungszuteilung – in Verbindung gebracht, welche für alle Wesenheiten des Kosmos unabdingbare Voraussetzung für die Erhaltung und Fortpflanzung des Lebens ist. Im Hinblick auf die Nahrungszuteilung ist es auch in der Verwendung „Versorgungsleistung in Form von Naturalabgaben an Untergebene" oder „Tribut von Untergebenen an eine höhere Stelle" anzutreffen.[780] In diesem Zusammenhang ist auch die Bedeutung „Opfertier" zu sehen, da letzteres ebenfalls den Tribut an eine höhere Macht darstellt.

Ausgehend von dieser grundlegenden Bedeutungsebene ist *qi* ein Ausdruck für die prinzipielle Lebensenergie des Kosmos wie die des Menschen und umfasst dabei, zumindest im ersten Jtsd.v.Chr., sowohl den Aspekt sichtbarer Materie als auch unsichtbarer Energie. Zhang Dainian, einer der bekanntesten zeitgenössischen chinesischen Geisteswissenschaftler, sieht die Vorstellung von *qi* am besten in der Formel Einsteins $e=mc^2$ repräsentiert, da sie die Gleichsetzung und gegenseitige Kovertabilität von Energie und Materie darstellt.[781] *Qi* bezeichnet zugleich das energetische Potential, aus welchem die Dinge entstehen, wie die Materie selbst. Im Sinne dieser grundlegenden Lebens-

---

777 Kubny 2002, S.68.

778 ZZXYY, S.804. Vgl. auch die Dissertation von Manfred Kubny 2002, die sich ausschließlich der Entwicklung des *Qi*-Konzeptes widmet, hier insbesondere S.67-93.

779 ZZXYY, S.804.

780 Kubny 2002, S.72.

781 Vgl. Zhang Dainian 2002, S.45f.

energie bezeichnet es – nicht nur im medizinischen Kontext – schließlich auch den menschlichen „Atem".
Obgleich sich bis zum Ende der Han-Zeit (221 n.Chr.) bereits viele verschiedene Bedeutungsebenen und unterschiedlichen Vorstellungen von *qi* entwickelt haben, werden im *Huainanzi*, einem Kompendium aus der frühen Han-Zeit, bestimmte Grundpfeiler dargelegt, auf welchen das *Qi*-Konzept ruht:[782] *Qi* ist eine sicht- oder spürbare Größe, die sich in der Regel innerhalb eines vorgegebenen Raumes ausbreitet, sogar Himmel und Erde bestehen aus verschiedenen Manifestationsformen von *qi*. Es kann seiner Natur nach schwer oder leicht sein mit, woraus sich eine jeweils unterschiedliche Dynamik ergibt. Ferner besteht eine grundsätzliche Beziehung und sogar gegenseitige Wechselwirkung zwischen dem *qi* des Mikrokosmos Mensch und dem des Makrokosmos der Natur. Darin impliziert ist die Beobachtung, dass sowohl das *qi* des Mikrokosmos wie das des Makrokosmos Veränderungen unterworfen ist, die sich wiederum nach bestimmten Gesetzmäßigkeiten oder sich wiederholenden Zyklen vollzieht.

Bei Zhuang Zi verbindet das *qi*, welches im folgenden in der Bedeutung „Lebenskraft" wiedergegeben wird, den Menschen mit dem gesamten Kosmos, da es Makrokosmos und Mikrokosmos gleichermaßen durchströmt. Dabei wird das Leben als eine Ansammlung und Verdichtung von *qi* begriffen und das Sterben als dessen Zerstreuung und Auflösung, zwei Prozesse, die einander unaufhörlich ablösen.[783] Locus classicus ist eine Textstelle, in der Zhuang Zi nach dem Tode seiner Frau in keiner Weise trauert, sondern auf einem Kochtopf trommelt und dazu singt. Auf die Frage, ob er denn weder Zuneigung noch Mitgefühl für seine Frau besitze, antwortet er:

> „Als sie gerade gestorben war, wie hätte ich da kein Mitgefühl haben können! Aber forscht man nach ihrem Anfang, dann war da im Grunde kein Leben; aber nicht nur, dass da im Grunde kein Leben war, sondern es gab im Grunde auch keine Körpergestalt, aber nicht nur dass da keine Körpergestalt war, im Grunde war noch kein *qi* wirksam. Nachdem eine Mischung im Unergründlichen und Unfassbaren [entstanden ist], ist eine Veränderung eingetreten, und so ist das *qi* zur Wirkung gekommen. Nachdem sich das *qi* verändert hat, ist die Körpergestalt entstanden, und nachdem sich die Körpergestalt verändert hat, ist das Leben entstanden. Heute ist wieder eine Veränderung eingetreten und so kam es zum Tod. Dies entspricht dem Kreislauf der vier Jahreszeiten, Frühling, Sommer, Herbst und Winter."[784]

Der Prozess von Leben und Tod, im Sinne einer Verdichtung und Zerstreuung von *qi*, ist ein Kreislauf, der völlig dem der Jahreszeiten entspricht, welche sich regelmäßig wiederholen, ohne dass sie dabei jemals dieselben wären. Doch Zhunag Zi leugnet ebenso wenig die Realität des individuellen Todes wie er sie als absolutes Ende betrachtet. Vielmehr ist

---

[782] Vgl. Zhang Dainian 2002, S.50.
[783] *Zhuangzi* 22/1.
[784] *Zhuangzi* 18/2.

jede Form individuellen Lebens und Sterbens Teil desselben kontinuierlichen Lebensprozesses, der niemals endet. Denn schließlich wird der gesamte Kosmos überall und zu jeder Zeit von der einen Lebenskraft *(qi)* durchströmt, die sich in individuell unterschiedlichster Weise zu manifestieren vermag.[785] Leben und Sterben eines Individuums sind also immer schon Teil dieses allumfassenden Lebensprozesses, so dass der *Tod nur eine bestimmte Modifizierung der Lebenskraft (qi)* darstellt, er „präsentiert sich als vom Leben *ausgehend*".[786]

> „Das Leben ist der Schüler des Todes, der Tod ist der Beginn des Lebens. Wer kennt diese [natürliche] Gesetzmäßigkeit? Das Leben des Menschen ist eine Ansammlung von *qi*. Sammelt sich [das *qi*] so entsteht Leben, zerstreut es sich, so bewirkt das den Tod. Wenn Leben und Tod [unablässig] aufeinander folgen, warum sollte ich mir darüber Sorgen machen? Denn die zehntausend Dinge bilden eine Einheit."[787]

Der Tod wird hier ebenso als Ende wie als Anfang definiert. Sobald sich die Lebenskraft *(qi)* zerstreut hat, geht daraus eine neue Modifizierung und Konkretisierung ihrer selbst in Gestalt neuen Lebens hervor. Diese Kontinuität des Lebensprozesses, welche sich als rhythmischer Wechsel von Leben und Tod präsentiert, vermag dem Einzelnen sogar seine Angst vor dem Tode zu nehmen, denn

> „der Tod ist natürlich, so sagt ganz ruhig der taoistische Denker, weil er keinen Bruch, erst recht keinen Einbruch darstellt".[788]

Insofern beruht auch die Verbindung zwischen dem Mikro- und Makrokosmos sowie die Wirkfähigkeit des Geistes *(shen)* selbst auf der prinzipiellen Strukturlosigkeit der Lebenskraft *(qi)*, die es ihr gestattet, sich in den unterschiedlichsten Formen zu präsentieren:

> „In weiter Ferne auf den Gushe Bergen, da wohnen geistige *(shen)* Menschen, ihre Haut gleicht gefrorenem Schnee, an Leichtigkeit und Zartheit gleichen sie Jungfrauen. Sie ernähren sich nicht von den fünf Getreidearten, sondern sie saugen den Wind ein und trinken den Tau, sie steigen auf das *qi* der Wolken, reiten fliegende Drachen und tummeln sich außerhalb der vier Meere. Wenn ihr Geist sich konzentriert, so bewirkt dies, dass die Wesen keinen Schaden erleiden und die Ernte reif wird."[789]

Der Umstand, dass sich diese „geistigen Menschen" nicht mehr von schwerem Getreide, sondern nur noch von äußerst leichten Nahrungsmitteln wie Wind und Tau ernähren, mag ein Hinweis auf den daoistischen Unsterblichkeitskult sein.[790] Jedenfalls erlaubt Ihnen gerade diese Leichtigkeit sich ausschließlich mithilfe ihres eigenen wie des kosmischen *qi* fortzubewegen, denn die beiden sind hier nicht mehr explizit voneinander zu trennen. Sobald sich ihr Geist sammelt und seine Wirkung auf die Wesenheiten des Kosmos konzentriert, gleicht er in seinem Wesen ganz dem Wasser.[791] Denn die Konzentration

---

785 *Zhuangzi* 22/1.
786 Jullien 2004, S.220.
787 *Zhuangzi* 22/1.
788 Jullien 2004, S.220.
789 *Zhuangzi* 1/2.
790 Letzteren lehnt Zhuang Zi jedoch an anderer Stelle entschieden ab, vgl. 15/1.
791 In Kap.15/1 vergleicht Zhuang Zi das Vermögen des Geistes auch mit dem des klaren und unbewegten Wassers.

des Geistes wird mit dem Schriftzeichen *ning* 凝 dargestellt, dessen ursprüngliche Bedeutung „fest werden" oder auch „kristallisieren" ist. Dem Schriftzeichen selbst liegt das Bild von sich verdichtendem bzw. allmählich gefrierendem Wasser zugrunde. Diese Vorstellung von *shen* in Gestalt einer flüssigen Substanz ist nicht nur Ausdruck einer gewissen materiellen oder physischen Vorstellung von *qi*, sondern sie impliziert eine *enge Verbindung von Geist und Lebenskraft*, wie sie gerade in den medizinischen Texten wieder zu finden ist.[792]

So ist die Konzentration des Geistes nicht nur selbst Ausdruck einer Transformation, sondern sie vermag, ebenso wie das Wasser, eine Transformation im Dasein der Zehntausend Wesen herbeizuführen. Aus diesem Grund resultieren alle außerordentlichen Fähigkeiten eines Menschen, seien sie geistiger oder körperlicher bzw., manueller Natur, immer aus dem Vermögen mittels des eigenen Geistes *(shen)* in Kontakt mit dem Himmel zu treten.

Fürst Wen Hui erblickt in der Meisterschaft des Kochs Ding einen Ochsen zu zerteilen sogar eine Verbindung zum *dao* selbst:

> „Das, was ich liebe, ist das *dao*. Dies übertrifft die [reine] Technik. Am Anfang als ich Ochsen zu zerlegen begann, sah ich zunächst nichts, außer einem Ochsen. Nach drei Jahren sah ich keinen unzerteilten Ochsen mehr. Heute begegne ich [dem Ochsen] mit meinem Geist *(shen)*, ich sehe ihn nicht [mehr] mit den Augen. Die Erkenntnis meiner Sinne hört auf, und mein Geist *(shen)* zirkuliert, wie es ihm gefällt. Ich folge den natürlichen Strukturen (*tianli*) [des Ochsen], schneide dort, wo schon große Spalten sind, führe die Klinge durch die großen Höhlungen, so dass ich der festgelegten Natur des Ochsen folge."[793]

Aufgrund der Fähigkeit sein Messer im leeren Raum zwischen Sehnen, Gelenken und Muskeln entlang zu führen, wird die Klinge des Messers von Koch Ding auch niemals stumpf. Vor allem bei den Gelenkverbindungen des Ochsen bedarf es höchster Konzentration und entsprechend vorsichtiger Bewegungen des Messers, damit das Messer beim Schneiden keinen Schaden nimmt. Hier lenkt der Geist *(shen)*, – welcher, um wirksam sein zu können, ebenso der Leere (*xu*) bedarf, wie das Messer die Hohlräume benötigt – die Bewegungen des Messers.

Die Fähigkeit des Kochs hat sich ausgehend von der sinnlichen Wahrnehmung („ich sah nichts außer einem Ochsen") über die Erkenntnis des Bewusstseins, welches zwischen den Einzelteilen des Ochsen zu unterscheiden vermag („sah ich keinen unzerteilten Ochsen mehr") hin zur einer Fähigkeit des Geistes entwickelt. Erst sie ermöglichst es dem Koch, den himmlischen Strukturen (*tianli* 天理) des Ochsen *unmittelbar mit dem eigenen Geist zu begegnen*. Dies lässt nicht zufällig an die, im Zusammenhang mit dem Fasten des Herzens erwähnte Wahrnehmung vermittels des *qi* denken. Denn das *qi* ist vermöge seiner prinzipiellen Sturkturlosigkeit wesentlich besser als die Sinnesorgane geeignet, die Welt unparteeiisch wahrzunehmen. Die „un-begrenzte" Begegnung des eigenen Geistes mit

[792] Vgl. unten Kap.IV.2. Im *Guanzi*, einem anderen heterogenen, daoistischen Werk, wird eine explizite Verbindung zwischen dem Wasser und dem Menschen auf der einen Seite hergestellt, wenn es heißt, dass der Mensch nichts anderes als Wasser ist. Andererseits wird davon gesprochen dass das Wasser „geistig" bzw. „göttlich" ist *(shen)*. Vgl. unten Kap.III.5.

[793] *Zhuangzi* 3/1.

dem Ochsen befähigt Koch Ding mit seinem Messer geradewegs den Hohlräumen des Ochsens zu folgen, ohne auch nur auf den geringsten Widerstand zu stoßen. Denn die Dynamik des Geistes, welche sich in seinem Vermögen nach Belieben zu zirkulieren offenbart, hat eine unmittelbare Verbindung zum Himmel bzw. dem *dao* selbst hergestellt. Spätestens an dieser Stelle wird offensichtlich, dass es sich *bei der Erkenntnis des dao weniger um ein intellektuelles Verstehen als um eine Teilhabe am dao selbst handelt.* Die Meisterschaft des Koches veranschaulicht dabei das allmähliche Erlernen eines Prozesses, in welchem es darum geht, das *dao zu realisieren.* Nachdem dieser Prozess jedoch weit über Wahrnehmung oder bewusste Erkenntnis bzw. Wissen hinausgeht, vermag er letzten Endes nur vermittels des Geistes *(shen)* bzw. der Lebenskraft (*qi* 氣) vollzogen zu werden. Gelingt es, die Gesetzmäßigkeiten des *dao* in die Realität umzusetzen, so mag jede erdenkliche Fähigkeit – im Sinne einer Kunst – bis zur Perfektion gesteigert werden.[794]

.

Die *Verbindung des eigenen Geistes zum Himmel offenbart* sich ferner in einer Art *Selbstvergessenheit*, im Sinne eines unbewussten Handelns, welches letzten Endes Ausdruck der *Hingabe an das dao* selbst ist. An anderer Stelle berichtet Zhuang Zi von einem Schwimmer, dem es gelingt, aus großer Höhe in einen Wasserfall zu springen und unverletzt wieder aufzutauchen. Auf die Frage ob er dies könne, weil er über eine besondere Methode bzw. über das *dao* verfüge – *dao* kann hier sowohl für die Methode wie den daoistischen Weg stehen – verneint der Schwimmer dies. Da er nur dem Weg des Wassers folge, ohne dabei ein eigenes, d.h. parteiliches, auf ihn selbst ausgerichtetes Ziel anzustreben, besitze er auch kein Wissen darüber, weshalb dies so sei. Denn die, für den Betrachter so außerordentlich anmutende Fähigkeit besteht lediglich darin, die eigene Lebenskraft *(qi)* dem Lauf des Wassers anzupassen. Infolge der daraus resultierenden Selbstvergessenheit kommt es dem Schwimmer auch gar nicht in den Sinn, Furcht vor den Gefahren des Wasserfalls zu empfinden.[795] Die Furchtlosigkeit, welche oben auch als Charakteristikum für die Unversehrtheit des Geistes genannt wurde, resultiert schließlich

[794] An anderer Stelle wird von einem Holzschnitzer berichtet, dessen Glockenständer aussähen, als seien sie von Geisterhand gemacht. Auf die Frage, wie er bei der Fertigstellung derselben vorgehe, antwortet der Holzschnitzer, zunächst faste er, um zur Ruhe zu kommen. Wenn er nach sieben Tagen vergessen habe, dass er einen Körper besitze, gehe er in den Wald, um dort die himmlische Natur des Baumes für den vollendeten Glockenständer „zu schauen" (*guan* 觀; dieses Schriftzeichen, welches in der Regel im Sinne von „betrachten" wiedergegeben wird, bezeichnet jedoch gerade in daoistischen Texten oder dem *Buch der Wandlungen* einen Zustand des meditativen Schauens, durch welchen man zur Übersicht gelangt; vgl. *Yijing*, Hexagramm 20). Erst wenn dieser vor ihm erscheine – „indem er das Himmlische [in seinem Inneren] nimmt, um es mit dem Himmlischen [im Äußeren] zu verbinden" – , gehe er an die Arbeit. Der vollendete Glockenständer gelingt auch hier nur dank der Verbindung des eigenen Geistes mit dem Himmel, welche der Holzschnitzer offensichtlich mittels meditativer Techniken herzustellen in der Lage ist. Denn das Fasten, von welchem bereits beim Fasten des Herzens die Rede war, entleert das Herz von den Sinneseindrücken und schafft die notwendigen Voraussetzungen, wie Ruhe und Konzentration, um die himmlische Natur des geeigneten Baums zu schauen *Zhuangzi* 19/10.

[795] Die Verbindung des eigenen Geistes zum Himmel sowie der eigenen zur kosmischen Lebenskraft *(qi)*, erlaubt es den vollendeten Menschen (*zhiren* 至人) ferner zwischen den höchsten Höhen des Himmels und den Tiefen der gelben Quellen inmitten der Erde zu wandeln, ohne dass sich ihre Lebenskraft *(qi)* und ihr Geist *(shen)* angesichts derart großer Gefahren irgendwie verändern, vgl. *Zhuangzi* 21/8. An anderer Stelle wird davon gesprochen, dass der Geist des wahren Menschen (*zhenren* 真人), für den es keinen Unterschied zwischen Leben und Tod gibt, Gebirge zu überqueren vermag, ohne durch Grenzen aufgehalten zu werden, oder in die tiefsten Quellen hinabsteigen kann, ohne dabei nass zu werden. Dabei erfüllt der wahre Mensch den gesamten Raum zwischen Himmel und Erde. *Zhuangzi* 21/9.

aus der Erkenntnis, dass Leben und Tod Ausdruck ein und desselben Prozesses sind, denn

> „der Kosmos wird vom einen *qi* durchdrungen, weswegen der Weise die Einheit verehrt."[796]

Nachdem Körper und Geist derselben ontologischen Realität angehören, wird die Frage nach dem Weiterleben des Geistes oder des Seelischen nach dem körperlichen Tode eines Menschen im *Zhuangzi* erst gar nicht gestellt. Im Mittelpunkt des Diskurses steht vielmehr die Frage, wie eine dauerhafte Verbindung des eigenen Geistes zum Himmel gelingt oder auf welchem Wege das *dao* in seiner Prozesshaftigkeit im eigenen Leben am besten zu realisieren ist.

III.4.2.5 Der Essenz-Geist : *Jingshen* 精神

Im Hinblick auf diese Verbindung differenziert Zhuang Zi an einigen Stellen zwischen einem individuell menschlichen und einem allgemein wirksamen Geist. So bezeichnet der Begriff *jingshen* (wörtlich „Essenz-Geist") an einigen Stellen den „kosmischen Geist", wenngleich sich eben dieser Begriff später sowohl in der Philosophie wie in der Medizin (bis zum heutigen Tage) als Bezeichnung für den „menschlichen Geist" bzw. die „die Aktivität des menschlichen Geistes" durchgesetzt hat.

Exkurs: *Jing* 精: Die Essenz

Das Schriftzeichen *jing* 精 setzt sich aus den beiden Bestandteilen für *mi* 米 „Reis" und *qing* 青 „blau-grün" zusammen, und bezeichnete ursprünglich den besonders feinen und ausgesuchten Reis, welcher nach dem Aussieben übrig geblieben war.[797] Einer anderen Auffassung zufolge bezeichnet *jing*, wohl auch im Sinne eines Samenkorns, ursprünglich etwas in seiner Erscheinungsform „äußerst kleines". So sagt Zhuang Zi selbst

> „*jing*, das ist die Erscheinungsform von etwas Kleinem".[798]

Unter „Essenz" wird gerade in den philosophischen und makrobiotischen Texten, in der Regel eine durchaus materiell gedachte „Lebensessenz" des Menschen verstanden, welche die Bedeutung „Samen" wohl umfasst haben mag, aber weit über diese hinausging. Die Vorstellung, dass die Essenz eine Art materielle Grundlage für den Geist schafft, wird bereits im *Huangdi Neijing*, dem ältesten medizinischen Klassiker, zum Ausdruck gebracht:

> „Das Entstehen des Lebens bezeichnet man als Essenz. Wenn sich die beiden Essenzen [von Mann und Frau] gegenseitig umfassen, dann bezeichnet man das als Geist *(shen)*."[799]

---

[796] *Zhuangzi* 22/1.
[797] ZZXYY S.1281ff. und *Zhongguo zhexue dacidian*, S.719.
[798] *Zhuangzi* 17/1.
[799] *Huangdi neijing, Lingshu*, 8.

In den frühen Kapiteln des *Zhuangzi* werden die beiden Begriffe inhaltlich aufeinander bezogen, aber noch getrennt voneinander erwähnt, als Zhuang Zi Kritik an seinem Freund Hui Zi übt, der sich mit seinen Abneigungen und Vorlieben nur selbst schadet:

> „Jetzt veräußerst du deinen Geist *(shen)* und erschöpfst deine Essenz *(jing)*.“[800]

Hier geht die geistige Zerstreuung in den äußeren, nicht wesentlichen Dingen mit einer Erschöpfung der Lebensessenz *(jing)* Hand in Hand. So dient die Kombination der beiden Zeichen bei ihrem erstmaligen Auftreten im *Zhuangzi* zunächst zur *Bezeichnung der Aktivität des menschlichen Geistes*:

> „[Die wesentlichen Belange einer Regierung] erfordern eine Fortbewegung des Essenz-Geistes und die Ausübung der Künste des Herzens, erst dann kann man sie in die Praxis umsetzen.“[801]

An anderer Stelle dient *jingshen* hingegen zur Bezeichnung eines im gesamten Kosmos wirksamen Essenz-Geistes. Denn während der Mensch seinen eigenen Geist durch Reinheit, Nicht-Handeln und eine Anpassung an den Himmel nährt,

> „strömt der kosmische Essenz-Geist *(jingshen)* in alle vier Richtungen gemeinsam mit allen anderen und es gibt nichts, das er nicht erreicht. Oben begrenzt er den Himmel und unten umfängt er die Erde, er transformiert und ernährt die 10.00 Dinge. Er lässt sich nicht symbolisieren, aber sein Name ist ‘Einssein mit der höchsten Gottheit’“.[802]

Dieser kosmische Essenz-Geist (*jingshen* 精神) wird vom *dao* selbst hervorgebracht, während die körperliche Form (*xing* 形) aller Wesenheiten ihren Ursprung wiederum in der Essenz (*jing* 精) hat, so dass sich die 10.000 Wesen kraft ihrer körperlichen Form gegenseitig hervorbringen können.[803]
Der Begriff *jingshen* ist demzufolge nicht nur *Ausdruck der existentiellen Verbindung von Körper und Geist*, indem die Lebensessenz gewissermaßen die Grundlage für die Tätigkeit des Geistes darstellt, sondern hier offenbart sich die gleichsam *materielle oder physikalische Natur des Geistes*.[804]

Die Ambivalenz des Begriffes *jingshen* – auf der einen Seite Aktivität des menschlichen Geistes und auf der anderen Seite kosmischer Geist – reflektiert die während der östlichen Zhou-Zeit immer deutlicher in Erscheinung tretende Differenzierung zwischen menschlicher und kosmischer Welt. Doch nachdem gerade die Trennung des Menschen vom Himmel in den Augen Zhuang Zis zu einem Abfall vom *dao* führt, gehört es zu den

---

800 *Zhuangzi* 5/6.
801 *Zhuangzi* 13/3.
802 *Zhuangzi* 15/1.
803 *Zhuangzi* 22/5.
804 Genau dieser Aspekt wird später im *Huainanzi*, einer Sammlung einzelner Abhandlungen unterschiedlicher Herkunft, in einem Kapitel mit dem Titel *Jingshen* eigens erörtert, vgl. unten Kap.III.7.3. Dieses Werk stammt aus dem 2. Jh.v.Chr. und wurde von Liu An zusammengestellt. Es diente, bei all seiner Heterogenität, wohl als politisches Handbuch für einen erleuchteten Herrscher und seinen Hof. Eine grundlegende These hierbei ist, dass das politische Gesetz von denselben Mustern geprägt ist, wie die Gesetzte der Natur und des Kosmos. Vgl. *Early Chinese Texts* 1993, S.189-195.

wichtigsten Aufgaben des Menschen, diese verlorene Einheit, welche sich nicht zuletzt im „Leuchten des Geistes“ *(shenming)* manifestiert, wieder herzustellen.

III.4.2.6 Leuchten des Geistes: *Shenming* 神明

Shenming 神明 – „Leuchten des Geistes“ , bzw. die „geistige Klarsicht“ oder auch „geistige Erleuchtung“ – findet in den letzten Kapiteln des Zhuang Zi häufiger Erwähnung und ist *Ausdruck einer Erkenntnis, welche die Wahrnehmung bei weitem überschreitet und einen umfassenden Blick auf die Realität* erlaubt, der alle Standpunkte enthält. Das Schriftzeichen *ming* 明 umfasst, wie oben bereits erwähnt,[805] die verschiedenen Bedeutungen „hell, klar“ bzw. „leuchten, scheinen“ sowie davon abgeleitet „verstehen, erkennen.“[806]
Der Begriff stammt ursprünglich aus einem religiösen Kontext, wo er sich auf die Ausstrahlung externer Geister oder die magische Wirksamkeit, über welche die Geister verfügen, bezieht.[807] Wie es im *Buch der Urkunden* bereits zum Ausdruck gebracht wurde, bezeichnet geistige Klarsicht *(shenming)* jedoch gleichfalls eine im Menschen wirksame, göttliche Einsicht in Gestalt des Leuchten des Geistes.[808] Diese begriffliche Ambivalenz ist weniger Ausdruck einer natürlichen Sympathie zwischen Menschen und Geistern, als sie den fließenden Übergange zwischen diesen beiden Welten zeigt. So wird im Rahmen der zur Meditationsanleitung dienenden Texte davon gesprochen, dass die Kultivierung der eigenen Essenz *(jing)* und des Atems zum Kontakt mit Geistern und Dämonen führen kann.[809] In den makrobiotischen Texten von Mawangdui, welche sich hauptsächlich mit verschiedenen Übungen und Rezepturen zur Gesundherhaltung des Körpers beschäftigen, wird beispielsweise eine direkte Verbindung zu bestehenden Sexualpraktiken angesprochen, wenn beim weiblichen Orgasmus

> „die Essenz *(jing)* und der Geist *(shen)* eindringen, dort deponiert werden und so geistige Klarsicht *(shenming)* hervorrufen“.[810]

Während die philosophischen Texte aus der Zeit der Streitenden Reiche den Begriff *shenming* eher im Hinblick auf die geistigen Fähigkeiten begreifen, dient er in der makrobiotischen Hygiene, deren Auffassungen vermutlich historisch älter sind, gleichsam als *Mana*, welches infolge selbstkultivierender Übungen im Körper, wie in einem heiligen Gefäß, gespeichert werden kann.[811]
Auch wenn der Text des *Zhuangzi* keine unmittelbaren Verbindungen zur Makrobiotik erkennen lässt, greift er auf viele gemeinsame Vorstellungen zurück, die zur damaligen Zeit allgemeines Gedankengut gewesen sein dürften.[812] Im letzen Kapitel des *Zhuangzi* wird ein Überblick über die philosophischen Denker der Zeit der Streitenden Reiche gegeben. Ausgangspunkt sind dabei die Schulen des Altertums, welche noch über die rechte Nähe zum *dao* verfügten:

---

805 Kap.III.2.5.
806 ZZXYY S.655.
807 Vgl. *Guoyu* 18.3a, Harper 1998, S.120.
808 Vgl. Oben Kap.III.2.5.
809 Vgl. *Guanzi* 49/1.
810 Harper 1998, S.121
811 vgl. Harper ibid.
812 Harper 1998, S.142-147.

> „Wie gut vorbereitet waren doch die Menschen aus alter Zeit! Sie verbanden sich mit der geistigen Klarsicht *(shenming)* und nahmen sich Himmel und Erde zum Vorbild.“[813]

Im Laufe der geistesgeschichtlichen Entwicklung haben sich die meisten Schulen jedoch zu weit vom *dao* entfernt, so dass sie weder von umfassender noch von integrierender Natur waren. Sie verfielen mit ihren Standpunkten indessen meist der Parteilichkeit:

> „Es gab nur noch sehr Wenige, die in der Lage waren, sich mit der Schönheit von Himmel und Erde zu versehen und den Inhalt der geistigen Klarsicht *(shenming)* zu benennen.“[814]

Beinahe überflüssig zu erwähnen, dass die Daoisten, vornehmlich Zhuang Zi und Lao Zi, eben zu den Philosophen gehören, welche das *dao* realisiert haben, indem sie beispielsweise in der Lage waren, „in aller Stille mit der geistigen Klarsicht zu verweilen.“[815] Das Leuchten des Geistes *(shenming)* zeichnet sich in Gestalt der geistigen Klarsicht durch eine Einsicht fernab aller Stellungnahme und Parteilichkeit aus, indem sie zugleich Ausdruck der alles umfassenden und vereinheitlichenden Gesamtheit von Himmel und Erde ist wie sie eine Verbindung zu dieser herzustellen vermag.

III.4.2.7 Zusammenfassung

Der Geist *(shen)* lässt sich weder bei Zhuang Zi noch bei Lao Zi jenseits des *dao* finden, er stellt vielmehr die geistige Wirksamkeit des *dao* selbst dar. *Shen* ist zudem unmittelbar mit den Konzepten der Leere *(xu)*, der Selbstvergessenheit – in Gestalt der Hingabe an das *dao* – und der Praxis des Nicht-Handelns (*wuwei*) verbunden. Auch die Vorstellungen, dass der *menschliche Geist (shen) im Herzen beheimatet ist und seine Wirksamkeit erst zu entfalten vermag, wenn das Herz von allen Gefühlen und Begierden geleert ist,* sowie er selbst immer nur indirekt, in Gestalt des Nicht-Handelns (*wuwei*), zu beeinflussen ist, werden erstmals von den daoistischen Denkern so konkret formuliert und sind eine ebenso *implizite wie grundlegende Voraussetzungen für das medizinische Verständnis des Geistes.*

Wenn Zhuang Zi in der Regel erst das Große – den Makrokosmos- und dann das Kleine – den Mikrokosmos diskutiert, dann entspricht dies ganz dem Verhältnis von Geist *(shen)* und Körper *(xing)* auf der einen und den individuellen Seelenaspekten *hun* und *po* auf der anderen Seite. Nachdem es jedoch ein zentrales Anliegen Zhuang Zis ist, den Menschen in die Natur zu integrieren, spricht er weniger von den individuellen Seelenaspekten in Gestalt von Hauch- und Körperseele (*hun* und *po*) als von Geist *(shen)* und Körper *(xing)*. Geist und Körper sind ebenso wie Hauch- und Körperseele einander entgegengesetzt, doch entspringen sie derselben ontologischen Realität. Denn sie sind gleichermaßen von der einen Lebenskraft *(qi)* durchdrungen – welche sich in allen denkbaren Zuständen von Dichte und Dynamik zu manifestieren vermag – so dass sie wohl *existentiell nicht voneinander zu trennende Polaritäten, aber definitiv keine Dualitäten darstellen.* Trotzdem ist *ihre Position nicht*

---

[813] *Zhuangzi* 33/1.

[814] *Zhuangzi* 33/1.

[815] *Zhuangzi* 33/5. Das gesamte Zitat lautet: „Die Wurzel für die Essenz zu halten, und die Dinge als Äußerlichkeiten zu betrachten, die Anhäufung als unzulänglich ansehen und allein, in aller Stille mit der geistigen Klarsicht zu verweilen, genau darin liegen einige der Künste des Altertums.“

gleichwertig. Nachdem sich alles an der Position von Himmel und Erde orientiert, befindet sich das, was dem Himmel zugeordnet wird – also das *yang*, der Geist *(shen)* oder die Hauchseele *(hun)* etc. – an einer hierarchisch höheren und damit auch leitenden Position im Vergleich zu den jeweiligen Entsprechungen der Erde, i.e. dem *yin*, dem Körper *(xing)* oder der Körperseele *(po)*.

Obgleich der Geist *(shen)* gewissermaßen als „wahrer Herrscher" (*zhenjun*) über den Körper begriffen wird und er im Falle seiner Unversehrtheit sogar eine Unverletzlichkeit des Körpers zu bewirken vermag, kann er diesen letzten Endes jedoch nicht vor dem Verfall bewahren.[816] Körperliche Techniken zur Lebensverlängerung werden von Zhuang Zi ebenso belächelt wie das Streben nach Unsterblichkeit im allgemeinen,[817] da die Trennung zwischen Leben und Tod nur eine künstliche Unterscheidung des Menschen darstellt. Auch die Frage nach der Unsterblichkeit des Seelischen – in Gestalt der individuellen Seelenaspekte von Hauch- und Körperseele (*hun* und *po*) im Besonderen wird – ganz im Unterschied zum Plato, von Zhuang Zi nicht eigens diskutiert. Es wird nicht einmal nach der ontologischen Existenz von Körper und Seele gefragt – im Sinne eines „was sind sie" oder „welchem Seinsbereich gehören sie an" –, sondern im *Zhuangzi* geht es vielmehr um die Art ihrer wechselseitigen Verbindung und insbesondere in welcher Beziehung sie zum Makrokosmos bzw. dem *dao* selbst stehen.

Genau an dieser Stelle offenbart sich die zentrale Position des Geistes *(shen)*, da der Mensch letztendlich nur vermittels seines Geistes in der Lage ist, die verlorene Einheit mit der Natur zurück zu gewinnen. Ist diese Verbindung vollständig gelungen, so vermag der Mensch – ohne sichtbaren Körper, wie die Geist-Menschen (*shenren*) – auf den Wolken zu reiten oder in den vier Himmelsrichtungen umherzuschweifen. Was mit dem sichtbaren Körper geschieht, wird in den jeweiligen Textstellen jedoch nicht explizit formuliert. Dies scheint auf den ersten Blick im Widerspruch zur Vorstellung von Körper und Geist zu, die über das *qi* existentiell miteinander verbunden sind, zu stehen. Doch wenn der Geist *(shen)* tatsächlich ohne (einen sichtbaren) Körper *(xing)* wirksam zu sein vermag, so kann es sich *nicht um eine rein metaphysische oder gänzlich immaterielle Existenzform handeln.* Er ist vielmehr Ausdruck einer bestimmten Manifestation der Lebenskraft *(qi)*, wie es sich nicht zuletzt in der Vorstellung vom „Essenz-Geist" *(jingshen)* offenbart. Demzufolge bildet der Geist auch nur dann das polare Gegenstück zum Körper, wenn von ihm im Hinblick auf ein menschliches Individuum die Rede ist. Was in den Texten der Shang- und frühen Zhou-Zeit – gerade in der Beziehung zwischen Geistern und Göttern auf der einen wie den Menschen auf der anderen Seite – bereits angedeutet war, ist bei Zhuang Zi nun offensichtlich geworden: *Shen ist ebenso individuell wirksamer Geist wie er immer (schon) über das Individuelle hinausgeht.*

Wird *shen in* Polarität zu *xing*, dem Körper gesetzt, so handelt es sich tatsächlich um den individuellen Geist eines Menschen, welcher ihm eine direkte Verbindung zum Himmel ermöglicht. *Konkrete und damit auch limitierte Manifestation dieser individuellen Aspekte sind*

---

816 *Zhuangzi* 12/12.
817 *Zhuangzi* 15/1.

wiederum Hauch- und Körperseele (hun und po). Von diesen ist jedoch nur im Rahmen der körperlichen und geistigen Aktivität während des „normalen menschlichen Lebens“ die Rede, ihre Wirksamkeit ist mit dem Tode eines Menschen beendet. Insofern kann weder bei Lao Zi noch bei Zhuang Zi von einer individuell unsterblichen Seele gesprochen werden. Wenn hingegen eine vollkommene Verbindung von Geist und Himmel gelungen ist – indem der Geist seine Wirksamkeit über die Leere und das Nicht-Handeln entfaltet, dann wird er selbstvergessen eins mit dem *dao* und gleichsam zum Welt-Geist, ohne jede konkrete und damit begrenzte körperliche Form. Auch hier begegnet uns wieder die, für das chinesische Denken so charakteristisch Blickrichtung nach außen, wenn der Geist *(shen)* aus seiner individuellen Begrenztheit in die Grenzenlosigkeit des Kosmos drängt. Mit dem spielerischen und fließenden Übergang vom individuell wirkenden Geist zur geistigen Wirksamkeit des *dao* im allgemeinen begreift Zhuang Zi den Geist, genauso wie Leben und Tod, letzten Endes vielmehr als kontinuierlichen Prozess, denn als manifesten Zustand. Doch wie wirkt sich diese Vorstellung vom Geist als Prozess auf die, im Rahmen der gesellschafts-politischen Entwicklung allgemein zunehmende Bedeutung des Individuums aus? Erfordert sie eine weitergehende Differenzierung und damit auch Individualisierung seiner selbst?

III.5. Der Geist als Mittel zur Selbstkultivierung: *Guanzi*

Wenn bereits die daoistischen Texte viele Verbindungen zum medizinischen Denken aufweisen, so gilt dies gleichermaßen für den Text *Guanzi*, der in seinen ältesten Kapiteln auf das 4 Jh.v.Chr. zurückgeht. Es handelt sich um ein heterogenes Werk, welches innerhalb von vier Jahrhunderten zusammengestellt wurde und einen großen Themenbereich von Politik bis hin zur Selbstkultivierung, in Gestalt makrobiotischer und meditativer Übungen, umfasst.[818] Gerade letztere sind für den vorliegenden Kontext relevant, insbesondere ein Kapitel mit dem Titel „Innere Übungen" (*neiye* 内業), welches das älteste von insgesamt vier mit Meditationstechniken befassten Kapiteln darstellt.[819] Dieses Kapitel ist rhythmisch verfasst, so als ob es gesungen oder auswendig gelernt werden sollte. Es gehört zu einer Gruppe von Texten, die sich während der Zeit der Streitenden Reiche herausbildeten und die sich vorwiegend mit medizinischen Theorien, makrobiotischer Hygiene und verschiedenen okkulten Praktiken beschäftigten. Es ist prinzipiell davon auszugehen, dass medizinische Theorien und Techniken – gerade das Wissen zur Pflege und Gesunderhaltung des Körpers wie der Wechselwirkung zwischen Mensch und Natur – Allgemeinwissen darstellten, auf welches auch die philosophischen Schulen zurückgriffen, oder besser, welches diese stillschweigend voraussetzten, um ihre eigenen Gedanken über Stellung und Funktion des Menschen in Gesellschaft und Kosmos zu formulieren.[820]
Die Meditationstechniken, welche im *Guanzi* erwähnt sind, (insbesondere die Kapitel *neiye* und *xinshu*) unterscheiden sich jedoch deutlich von denen im *Zhuangzi*. Denn während letztere das Ziel verfolgen die eigene Individualität gleichsam im Kosmos aufgehen zu lassen, sind in den entsprechenden Kapiteln des *Guanzi* ebenso schamanische Einflüsse zu erkennen wie sie die Selbstkultivierung von Geist und Körper mit dem Ziel der Lebensverlängerung zum zentralen Thema machen. Obgleich auch hier das *dao* selbst – in Gestalt eines Prozesses, welcher den gesamten Kosmos durchdringt und den es für jeden Einzelnen zu realisieren gilt – den Ausgangspunkt bildet, steht primär seine *Wirksamkeit im Hinblick auf den Menschen* im Mittelpunkt der relevanten Texte. So wird beispielsweise davon ausgegangen, dass Körper und Herz mit dem *dao* angefüllt sind, auch wenn es dem Menschen nicht gelingt, dessen Kommen und Gehen zu fixieren, da es mit Ohren oder Augen nicht wahrzunehmen ist.[821]

Des Weiteren werden im *Guanzi* erstmals die drei Aspekte Essenz *(jing)*, Lebenskraft *(qi)* und Geist *(shen)* zu einem Konzept verbunden, das später in der Medizin – in Gestalt der „drei Schätze" *(san bao)*, welche als die grundlegenden Prozesse menschlichen Lebens begriffen wurden – fundamentale Bedeutung erlangen sollte. Der Körper stellt dabei eine Art Gefäß dar, in welchem die Lebensenergie *(qi)* gespeichert wird. In dem Kapitel *Shuidi* „Wasser und Erde", welches vom Wasser als Grundlage aller Wesen und als Quelle allen Lebens handelt, wird das Wasser als Blut (*xue*) und Lebenskraft *(qi)* der Erde charak-

---

[818] Das Werk wurde in der gegenwärtig überlieferten Form von Liu Xiang (79-8 v.Chr.) zusammengestellt, und viele Kapitel beschäftigen sich mit der legalistischen Vorstellungen einer idealen Regierung. Näheres vgl. *Early Chinese Texts* 1993, S.244-251.

[819] *Guanzi* Kapitel 36, 37, 38 und 49 (*neiye*) und Graham 2001, S.100.

[820] Vgl. Harper 1998, S.142-147. Dazu gehören gerade die medizinischen Texte aus dem Grabfund von Mawangdui, die sich vor allem mit makrobiotischer Hygiene beschäftigen. Vgl. ibid.

[821] *Guanzi* 49/3.

terisiert, welches mit der Zirkulation von Blut und *qi* in den Gefäßen eines Menschen zu vergleichen ist. Nachdem das Wasser über die Qualitäten der Weichheit, Anpassungsfähigkeit, Reinigung und Demut – indem es abwärts fließt – verfügt und den gesamten Kosmos ebenso wie den einzelnen Menschen erfüllt,[822] kann man von ihm sagen: „das Wasser ist Geist *(shen)*."[823] Diese Gleichsetzung dient jedoch *weniger einer ontologischen Bestimmung des Geistes bzw. des Wassers, als es dessen Funktion und Wirksamkeit* verdeutlichen soll.

Das Ineinandergreifen der Vorstellung von Lebenskraft *(qi)* auf der einen und Geist *(shen)* auf der anderen Seite, welches bereits bei Zhuang Zi deutlich zu erkennen war, durchzieht das gesamte *Neiye* -Kapitel:

> „Konzentrierst du [deine] Lebenskraft *(qi)* so wie der Geist *(shen)*, dann sind die 10.000 Dinge [darin] vollständig enthalten."[824]

III.5.1 Die Essenz als Ausdruck der Verbindung zum Kosmos

Eine weitere Verbindung zwischen dem Menschen und dem gesamten Kosmos besteht darin, dass sie ihre Essenz *(jing)* miteinander teilen.

> „Es ist immer so, dass es die Essenz *(jing)* der Dinge ist, die ihnen das Leben verleiht. Unten bringt sie die 5 Getreidearten hervor und oben die Sterne. Fließt [die Essenz] zwischen Himmel und Erde, so bezeichnet man sie als Dämonen und Geister *(guishen)*. Wenn sie [die Essenz] in der Brust gespeichert wird, bezeichnet man dies als einen weisen Menschen."[825]

Die Essenz *(jing)* ist ebenso direkt mit der Lebenskraft *(qi)* selbst verbunden – denn „die Essenz, das ist die Essenz der Lebenskraft"[826] – wie sie die eigentliche Quelle allen Lebens darstellt. Der Mensch wird dabei als Ergebnis einer harmonischen Verbindung aus der Essenz des Himmels und der Erde – in Gestalt des Körpers – begriffen.[827] Sogar die Existenz von Dämonen und Geistern, welche an anderer Stelle auch als Ausdruck für die „Vollkommenheit von Essenz und Lebenskraft" genannt wird,[828] ist letzten Endes durch die Essenz bewirkt.

Die Essenz bezeichnet jedoch zugleich, ähnlich der Vorstellung von *jingshen* („Essenz-Geist") im *Zhuangzi*, den Zustand des sich sammelnden Geistes. Speichert man sie im menschlichen Herzen, so führt sie zu Weisheit und langem Leben.

> „Ist die Essenz vorhanden, so bringt sie ganz von selbst Leben hervor. Im Äußeren bewirkt sie friedlichen Glanz, speichert man sie im Inneren,

---

822 In diesem Kapitel wird auch die embryonale Entstehung des Menschen aus dem Wasser dargelegt, vgl. *Guanzi* 16/49.

823 Ibid.

824 *Guanzi* 49/11.

825 *Guanzi* 49/1.

826 *Guanzi* 49/S.400.

827 *Guanzi* 49/S.406.

828 *Guanzi* 49/S.405.

> so wird sie zum Ursprung der Quelle. Wie eine Flut, harmonisch und weich wird sie zur Quelle der Lebenskraft. Solange diese Quelle nicht austrocknet, werden die vier Teile des Körpers ([Arme, Beine Kopf und Rumpf] stark bleiben."[829]

Im weiteren Verlauf wird nochmals betont, dass das Speichern der Essenz, unter der Voraussetzung eines ruhigen Gemütszustandes, den Körper zur vollen Blüte führt, indem die Muskeln fest, das Fleisch üppig und die Knochen stark werden.[830] So steht im *Guanzi* primär die Stärkung des Körpers – der, wie in der daoistischen Tradition durchaus üblich, mit einem Staat und dessen Organe mit Beamten verglichen werden – und das letztendliche Ziel *individueller Lebensverlängerung* im Mittelpunkt. Doch resultiert jene Stärkung des Körpers nur aus der wechselseitigen Verbindung von Körper und Geist, mit einer Überlegenheit seitens des Geistes. Denn erst vermöge der Aktivität des Geistes kann die Essenz im Inneren des Körpers gespeichert und „das Austrocknen der Quelle" verhindert werden.

III.5.2 Das Herz als Wohnort des Geistes

Die Aktivität des Geistes *(shen)* entfaltet sich im Herzen, welches seinerseits in der Mitte des Körpers positioniert ist und den Ort des Denkens wie der Gefühle repräsentiert. Es ist der Ort, aus welchem Zu- und Abneigung – die grundlegendsten aller Gefühle – ihren Ursprung erfahren. Genau wie im *Zhuangzi* bedingt diese Zuneigung und Ablehnung jedoch die Entstehung von Vorurteilen, durch welche der Mensch gefangen ist und aus denen es sich zu befreien gilt. Ziel ist es auch hier, das Herz von Trauer, Freude, Ärger, Begierden oder dem Streben nach Nutzen zu leeren, damit es zu seinem ausgeglichenen Zustand zurückzukehren vermag.[831] Nachdem die Gestalt (*xing* 形) des Herzens – aufgrund seiner prinzipiellen Teilhabe am *dao* – aus sich selbst heraus entsteht und sich ganz von selbst vervollkommnet, wird es durch die eben genannten Emotionen ebenso beeinträchtigt[832] wie eine Überfrachtung mit Wissen zum Verlust seiner Vitalität führt.[833] In dem Kapitel Techniken des Herzens (*xinshushang* 心術上) wird das Herz auch als „Palast des Geistes" bezeichnet, den es unbedingt sauber zu halten gilt, damit sich der Geist dort niederlassen kann:

> „Bringt man seine Begierden zur Ruhe, so wird der Geist in seine Wohnstatt eintreten. Ist die Wohnstätte nicht ordentlich saubergemacht, so verweilt er dort nicht. Sobald du deinen Palast gesäubert hast, deine Türen geöffnet hast, wenn du Selbstsüchtiges entfernt hast und nicht redest, dann wird die geistige Klarsicht verweilen."[834]

Hat man sein Herz zur Ruhe gebracht und alles Störende daraus entfernt, so kommen auch die *Sinnesorgane, welche als Tür zum Herzen* verstanden werden, zur Ruhe. Ferner ist das

---

[829] *Guanzi* 49/8/4.
[830] *Guanzi* 49/9/1.
[831] *Guanzi* 49/2.
[832] *Guanzi* 49/2.
[833] *Guanzi* 49/7.
[834] *Guanzi* 36/13.

Herz nicht nur Sitz des Wissens, sondern von ihm gehen – genauso wie bei der Herrschaft eines Regenten über sein Reich – letztlich alle Prozesse des Denkens und Handelns aus. Denn

> „das Herz trägt ein [weiteres] Herz in sich, so dass es im Herzen noch ein Herz gibt. In jenem Herzen im Herzen [entwickelt sich] die Aufmerksamkeit vor den Worten, auf die Aufmerksamkeit folgt die Form [der Gedanken], auf die Form [der Gedanken] folgen die Worte, auf die Worte folgt die Umsetzung, auf die Umsetzung folgt die regulierende Ordnung. Ohne regulierende Ordnung muss es Unordnung geben, auf die Unordnung folgt der Tod".[835]

Jenes „Herz im Herzen" ist vermutlich eine andere Bezeichnung für den Geist *(shen)*, welcher hier für alle bewussten geistigen Prozesse verantwortlich ist, die wiederum mit der Aufmerksamkeit (*yi* 意) beginnen, wobei das Schriftzeichen *yi* ebenso die Bedeutung „Erinnerung", „Gedanken" oder „Vorstellung" impliziert und einen der grundlegenden seelischen Aspekte in der Chinesischen Medizin darstellt.[836] Wenn die Gedanken in Worte gefasst und in die Praxis umgesetzt wurden, so resultiert daraus *eine regulative Ordnung*, welche, auch wenn dies hier nicht explizit formuliert ist, nicht nur für das Leben des einzelnen Individuums, sondern gleichermaßen für die Existenz eines gesamten Staates unbedingte Voraussetzung darstellt.

Doch auch Guan Zi versteht *shen* nicht allein im Sinne dieser bewussten geistigen Tätigkeit, sondern er begreift ihn zugleich als geistiges Vermögen, welches weit über ein individuelles Bewusstsein hinausgeht. Der Geist ist

> „das, was eine Einheit mit den Dingen herstellt und sie zu transformieren vermag, ohne dabei seine eigene Lebenskraft *(qi)* zu verändern".[837]

Aufgrund seiner Einheit sitftenden Funktion entzieht sich der Geist *(shen)*, genau wie im *Daodejing* und im *Zhuangzi*, auch einem direkten Zugriff, sein Kommen lässt sich *nur indirekt, über eine Regulierung des Herzens*, erreichen:

> „Der Geist *(shen)* existiert ganz von selbst im Körper, sein Kommen und Gehen kann niemand mit Gedanken erfassen. Verliert man ihn, gibt es notwendigerweise Unordnung, erreicht man ihn, existiert notwendigerweise Ordnung. Hält man die Behausung des Geistes [das Herz] respektvoll sauber, dann wird die Essenz von selbst kommen."[838]

Nur wenn das Herz von Emotionen, Begierden und schädlichen Gedanken gereinigt wurde, kann sich der Geist dort niederlassen, um seiner Aufgabe, alle seelischen und körperlichen Funktionen zu regulieren, nachzukommen.[839] Die Tatsache, dass die Reinigung des Herzens sowohl das Eintreffen des Geistes als auch der Essenz bewirkt, offenbart nicht

835 *Guanzi* 49/8.
836 Vgl. unten Kap.IV.2.4.
837 *Guanzi* 49/7.
838 *Guanzi* 49/7.
839 Vgl. auch *Guanzi* 36/1 und 36/5.

nur ihre unmittelbare Verbindung. Vielmehr ist *jing „die Essenz"*, wie oben bereits dargestellt, *zugleich Ausdruck für den Prozess des sich sammelnden Geistes.*

Im Unterschied zum *Daodejing* und zum *Zhuangzi* spricht Guan Zi vornehmlich im Rahmen der Selbstkultivierung von Geist und Körper, die sich insbesondere auf die Reinigung des Herzens wie die Sammlung des Geistes konzentriert. In deren Zentrum steht wiederum der Mensch mit seinem Streben nach Langlebigkeit, und zwar primär einer körperlichen Langlebigkeit. Die Präsenz des Geistes wird – und dies ist in dieser Form ebenfalls neu – ebenso *als Ergebnis der Regulation des eigenen Körpers und Herzens betrachtet wie der Geist selbst in der Lage ist, eben diese Ordnung und Ruhe herzustellen.* Auffallend ist, wie häufig Guan Zi in den relevanten Kapiteln von Ruhe (*an* 安 oder *jing* 靜) sowie einer regulierenden Ordnung *(zhi)* spricht. Das Schriftzeichen *zhi* 治 wird im Sinne von „regieren" oder „kontrollieren" verwendet und kann zugleich „regulieren", „ordnen", und im medizinischen Kontext schließlich auch „behandeln" bedeuten. Im *Neiye*- Kapitel heißt es, dass der Himmel für die Regelmäßigkeit oder besser Richtigstellung (*zheng* 正), die Erde für die Ausgewogenheit (*ping* 平) und der Mensch für die Ruhe (*anjing* 安靜) verantwortlich ist.[840] So sind regulierende Ordnung (*zhi* 治) und Ruhe unbedingte Voraussetzung für den Geist, um sich im Herzen des Menschen niederzulassen und seiner eigenen regulierenden wie lebensverlängernden Tätigkeit nachkommen zu können. Ausdruck der Unordnung (*luan* 亂) ist nicht nur ein Übermaß an Emotionen, sondern vor allem die eigene Parteilichkeit (*si* 私), von der bereits im *Zhuangzi* die Rede war.[841] Nachdem im gesamten Werk *Guanzi* nicht von individuellen Seelenaspekten *hun* und *po* gesprochen wird, wird deren Trennung auch nicht als Ursache für den Tod eines Menschen benannt. Der Tod ist vielmehr zwangsläufiges Ergebnis der Unordnung und damit mangelnden Präsenz des Geistes.[842]

III.5.3 Das Zusammenspiel von Essenz, Lebenskraft und Geist: *Jing* 精, *Qi* 氣 und *Shen* 神

Die Polarität von Körper und Geist wie ihre Verbindung durch die Lebenskraft, die bei Zhuang Zi im natürlichen Fluss des *dao* selbst – mit dem prozesshaften Kommen und Gehen vom Undifferenzierten *(wu)* ins Differenzierte *(you)* und wieder zurück – angelegt war, weicht im *Guanzi* dem Zusammenspiel von Essenz *(jing)*, Lebenskraft *(qi)* und Geist *(shen)*. Dadurch rückt nicht nur der Mensch, vor allem in seiner Leiblichkeit, immer mehr in den Mittelpunkt der Betrachtung, sondern die unauflösliche Verbundenheit von Körper – im Sinne der Essenz *(jing)* –, Lebenskraft *(qi)* und Geist *(shen)* tritt infolgedessen nur noch deutlicher hervor. Das bedeutet jede Form der Lebensverlängerung oder gar Unsterblichkeit ist nur durch das Zusammenwirken aller drei genannten Aspekte zu erreichen, mit dem Ziel einer allmählichen Transformation der gesamten Person:

> „Das, womit sich die Menschen beschäftigen [sollen], ist die Essenz. Wird man die Begierden los, dann gewinnt man Raum, hat man Raum, dann wird man ruhig, ist man ruhig dann [kommt] die Essenz. Ist die Essenz

840 *Guanzi* 49/6.

841 *Guanzi* 37/6. Das Kapitel „Künste des Herzens, 2.Teil" ist später als das *Neiye*-Kapitel verfasst und stellt eine Erklärung einzelner Sätze aus diesem dar, vgl. Rickett 1998, S.57.

842 *Guanzi* 49/11.

> [da], dann ist man unabhängig, ist man unabhängig, dann ist man erleuchtet, ist man erleuchtet, so ist der Geist [gegenwärtig]. Der Geist ist das Wertvollste. Wenn das Gasthaus nicht vollständig saubergemacht ist, dann wird eine edle Person nicht darin wohnen bleiben. Deshalb sagt man: 'Ist nicht saubergemacht, so wird der Geist nicht bleiben'.[843]

Hier wird eine Stufenabfolge der Meditation dargelegt, ausgehend von der Ruhe über die Essenz hin zur Unabhängigkeit und Erleuchtung bis hin zur letzten Stufe, dem Geist *(shen)* selbst. Welcher Art dabei die Verwandlung des Körpers ist und inwieweit ein Unsterblicher überhaupt noch über einen Körper verfügt, wird an dieser Stelle nicht explizit erörtert.[844] Doch ist hier bereits eine – später in der daoistischen Alchemie durchaus übliche –, stufenweise voranschreitende „Vergeistigung des Körpers" angedeutet. Wie diese voranschreitende Verfeinerung der eigenen Lebenskraft *(qi)* bzw. Essenz *(jing)* allerdings vorzustellen ist[845] und auf welchen physiologischen und vor allem kosmologischen Voraussetzungen sie beruht, zeigt sich erst im Rahmen des, für die Han-Zeit so charakteristischen korrelativen Denkens.

[843] *Guanzi* 36/5.

[844] Dies wird später (bis zur Tang-Zeit) zum zentralen Thema der daoistischen Alchemie.

[845] Derartige Meditationstechniken wurden innerhalb der alchemistischen Tradition des *neidan* (Inneren Elixiers) zu einem detaillierten System ausgearbeitet, in welchem der Adept durch Atemübungen möglichst feine Energie zu sich nehmen und alle groben Energien ausscheiden sollte, vgl. Darga 1999, S.19-24.

III.6. Geist und Körper vor dem Hintergrund der gegenseitigen Durchdringung von Mikro- und Makrokosmos während der Han-Zeit

III.6.1 Das kosmologische Denken vor dem Hintergrund der Gründung des Kaiserreichs China

Die vorangegangenen Kapitel haben gezeigt, dass das philosophische Denken, vor dem Hintergrund ständig wechselnder Machtkämpfe rivalisierender Staaten während der Östlichen Zhou-Zeit, als Antwort auf den Zusammenbruch der moralischen und politischen Ordnung zu verstehen und somit nicht von der Frage nach der bestmöglichen Regierung zu trennen ist. Mit dem blitzartigen Siegeszug des Staates Qin im Jahre 221 v. Chr. war China seit dem Beginn der Zhou-Dynastie im Jahr 1122 v.Chr. zum ersten Mal wieder geeint. Der erste Kaiser von China, der sich den Titel „Erster Qin-Kaiser" (Qin Shihuangdi) selbst gewählt hat, wird in der chinesischen Geschichtsschreibung meist als äußerst grausamer und unmoralischer Herrscher beschrieben, dessen Herrschaft ausschließlich auf legalistischen Grundsätzen mit einem äußerst strengen Strafsystem beruhte.[846] Merkmal seiner relativ kurzen Regierungszeit (221-202 v.Chr.) war nicht nur die Reichseinigung selbst, indem das Reich in 36 Kommandanturen unterteilt wurde, welchen wiederum unter der Herrschaft vom Hofe direkt entsandter Regierungsbeamten standen,[847] sondern vor allem die Durchführung einer Standardisierung aller erdenklichen Bereiche. Dazu gehörte ebenso die Vereinheitlichung von Währung, Maßen und Gewichten und der Radbreite für die Fahrzeuge wie eine Standardisierung der Schrift.[848] Scharfe Kritik übten die chinesischen Historiker an der von ihm durchgeführten Bücherverbrennung (213 v.Chr), welche jede Form eines anderen und damit für die legalistische Herrschaftsstruktur potentiell gefährlichen Denkens ausschalten sollte.[849] Trotzdem, oder vielleicht gerade deswegen, war der erste Kaiser Chinas sehr am Unsterblichkeitskult interessiert, was sich nicht zuletzt in der luxuriösen Grabausstattung mit tausenden von Terrakottafiguren in Gestalt von Kriegern und Pferden, die ihn auch nach seinem körperlichen Tode noch beschützen sollten, manifestiert hat.

Nach seinem Tode 210 v.Chr. brach das autoritäre Herrschaftssystem sehr schnell in sich zusammen, und im Staate Chu erhoben sich abermals Aufstände gegen die Gewaltherrschaft der Qin, so dass das Reich schließlich 202 v.Chr. durch den ehemaligen General von Chu, Liu Bang (257-195 v.Chr.), erneut geeint wurde.[850] Unter der Han-Regierung wurde ein zentral gesteuertes, bürokratisches Regierungssystem errichtet, welches in seinen Grundzügen mehr als 2000 Jahre überdauern sollte. Eine der wesentlichen Voraussetzungen für die relative Kontinuität des chinesischen Kaiserreichs war die Einführung konfuzianischer Wertvorstellungen anstelle des legalistischen Gedankenguts,

---

[846] Vgl. *Early Chinese Texts* 1987 S.40-45. Bei den folgenden historischen Ausführungen wurde primär auf die *Cambridge History of China, vol. I, The Ch'in and Han Empires* 1987 Bezug genommen.
[847] Ibid. S.54-56.
[848] Ibid. S.56-60.
[849] Ibid. S.69-72.
[850] *Cambridge History of China, vol. I,* 1987 S.81-85 und 110-119 sowie Ebrey 2003, S.64.

die ein moralisches Beziehungssystem begründeten, in welchem die Untergebenen dem Herrscher durch Loyalität und Verantwortung verpflichtet waren.[851] Um diese konfuzianischen Wertvorstellung entsprechend zu kultivieren, wurde zunächst ein Ausbildungssystem etabliert, welches später zur Errichtung des berühmten Prüfungssystems für die Beamten führte, deren wichtigster Inhalt die konfuzianischen Klassiker waren.[852] Der Siegeszug des Konfuzianismus gipfelte schließlich in seiner Erhebung zum Staatskult im Jahre 136 v.Chr. Im Unterschied zu den ursprünglichen Lehren ist der Konfuzianismus der Han-Zeit jedoch insofern als eklektisch zu bezeichnen, als er wesentliche Elemente aus anderen philosophischen Schulrichtungen in das eigene System zu integrieren suchte. Obgleich bis zum 3. Jh.v.Chr. die wesentlichen Grundlagen des chinesischen Denkens in Gestalt der unterschiedlichen Schulrichtungen wie Daoismus, Konfuzianismus oder Legalismus bereits fest etabliert waren, ist ihre strikte Trennung allzu künstlich.[853] Denn trotz ihrer essentiellen Unterschiede ist gerade der Austausch und der Dialog zwischen ihnen eines der wesentlichen Charakteristika in der Entwicklungsgeschichte des chinesischen Denkens. So nimmt das korrelative Denken, dessen ersten Spuren sich in Werken wie dem Buch der Urkunden *(Shujing)* in der frühen Zhou-Zeit finden lassen, in detaillierter Form erst mit dem Gelehrten Zou Yan (305-240 v.Chr.?) Gestalt an und wird zum essentiellen Bestandteil des Konfuzianismus während der Han-Zeit. Zou Yan verband die Lehre von *yin* und *yang* wie den fünf Wandlungsphasen *(wuxing)* zu einem System, welches nicht nur die Zyklen und Prozesse der Natur beschreibbar und damit auch vorhersehbar machen sollte, sondern, vor dem Hintergrund der politischen Wirren dieser Zeit, gerade auch auf die historische Entwicklung anzuwenden gedacht war.

Die gesamte Welt – und mit ihr die Wechselwirkungen zwischen dem Mikrokosmos Mensch und dem Makrokosmos selbst – wird dabei als sich selbst generierender und erhaltender Organismus verstanden, der kraft der zyklischen Veränderungen von *yin* und *yang* wie den fünf Wandlungsphasen reguliert wurde. Bevor im folgenden das korrelative Denken und seine Bedeutung für die Rolle des Seelischen vorgestellt werden können, gilt es zunächst kurz auf die Begriffe *yin* und *yang* wie die fünf Wandlungsphasen *(wuxing)* selbst einzugehen, nicht zuletzt im Hinblick auf ihre tragende Rolle in der Chinesischen Medizin.

---

[851] Freilich war diese Kontinuität ebenso Zeiten des Verfalls ausgesetzt, gerade in Anbetracht der mehrmaligen Fremdherrschaft, welcher das Kaiserreich China mehrmals ausgesetzt war. Vgl. Ebrey 2003, S.164-189 und S.220-261.

[852] *Cambridge History of China, vol. I,*1987, S.754-757.

[853] Die Einteilung in die „sechs Schulen" *(liu jia)* stammt aus dem *Shiji*, den „historischen Aufzeichnungen" aus dem 1 Jh. v.Chr. Dieses Werk vereint erstmals eine chronologische Darstellung der politischen Ereignisse mit den Biographien wichtiger Persönlichkeiten und einer Darstellung wichtiger Institutionen und wurde somit zum Muster für die Historiographen in den folgenden Dynastien. Vgl. Ebrey 2003, S.67 und *Early Chinese Texts* 1993; S.405-414.

III.6.2 Kosmologisch wirksame Kräfte: *Yin* 陰 und *Yang* 陽

Als ursprüngliche Bedeutung ist uns für *yang* 陽 die Bedeutung „extrem hell“ (wörtlich: den höchsten Platz des Hellen erreichen") und für *yin* 陰 „wolkig, dunkel“ (wörtlich: „Wolken verdecken die Sonne“) überliefert.[854] Der linke Bestandteil, das Radikal (*fu* 阜) zeigt einen „hohen flachen Berg ohne Steine“ an, der rechte Bestandteil des Schriftzeichens *yin* (昜) bedeutet „Wolken verdecken die Sonne“.[855] Beim Schriftzeichen *yang* ist das Radikal – der linke Bestandteil – derselbe (*fu* 阜), während der rechte Bestandteil „offen, geöffnet“ bedeutet, was auch im Sinne von „extrem hell“ interpretiert wurde.[856] Die meist als ursprünglich angegebenen Bedeutungen „schattige“ und „Sonnen beschienene Seite eines Hügels“ resultieren aus der Belichtungssituation, wie sie sich aus dem Sonnenstand ergibt. Denn die Sonne erreicht ihren Höhepunkt im Süden, so dass das *yang* „die Südseite eines Hügels“ und „die Nordseite eines Flusses“ darstellt. Das *yin* steht hingegen für den Ort, der am wenigsten von der Sonne beschienen wird, in Gestalt der „Nordseite eines Hügels“ und der „Südseite eines Flusses“.

Neben Wind, Regen, Dunkelheit und Licht gehören die beiden Begriffe *yin* und *yang* zur Kategorie der „sechs himmlischen *qi*[x]“, welche als atmosphärische Einflüsse definiert wurden, so dass es sich in jedem Fall um zwei polare Kräfte handelt, die im Mikro- und Makrokosmos gleichermaßen wirksam sind.[857] Doch *yin* und *yang* dienen nicht, wie man aus dieser Darstellung vielleicht vermuten könnte, zur Darstellung antagonistischer – gegensätzlicher – Gegebenheiten, sie fungieren vielmehr *als Rubriken für zwei gegensätzliche Symbolklassen, die sich ihrerseits jedoch nicht in Substanzen unterscheiden* lassen. *Vielmehr symbolisieren sie sowohl im Wechsel vollzogene Tätigkeiten wie sich im Wechsel befindliche Gestalten.* Deswegen ist die allgemeine Charakterisierung des Schriftzeichens *yang* als „das Männliche, Starke, Helle, Aktive etc.“ und entsprechend dazu *yin* als das „Weibliche, Schwache, Dunkle, Passive“ insofern problematisch, als damit eher ein Zustand denn ein Prozess verknüpft und die den Begriffen innewohnende Dynamik vollkommen außer Acht gelassen wird. Denn es handelt sich eben nicht nur um rein statische einander komplementär entgegengesetzte Zustände oder Gegebenheiten: Zwar symbolisiert das *yang* die reine, vollkommene Aktivität, doch bliebe diese Energie ohne Materie bzw. ein Objekt, welches sie formt und als solche erkennbar werden lässt, völlig ungenutzt. Das *yin* reprä-

---

854 ZZXYY S.474.

855 ZZXYY S.474

856 ZZXYY S.476. Nachdem *yin* und *yang* in der westlichen Sekundärliteratur vielerorts bereits ausführlich dargestellt wurden (vgl. z.B. die sinologisch fundierte Darstellung von Linck 2001b), erfolgt an dieser Stelle nur ein kurzer Abriss ihrer grundsätzlichen Dynamik.

857 Die historisch älteste binäre Katalogisierung natürlicher und menschlicher Gegebenheiten wurde mit dem sensationellen Grabfund von Mawangdui im Jahre 1973 entdeckt, und zwar im Kapitel Cheng, einem zusätzlichen Kapitel innerhalb der B-Version des *Laozi* Manuskriptes von Mawangdui. Das *Yijing* (*Buch der Wandlungen*) beschäftigt sich in Gestalt der 64 Hexagramme, welche ihrerseits aus *Yin*- und *Yang* Linien zusammengesetzt sind, beinahe ausschließlich mit den Gesetzmäßigkeiten, nach welchen sich die wechselnde Dynamik von *yin* und *yang* vollzieht. (Vgl. dazu auch Kap. III.6.7). Dort – im Kommentar *Xicizhuan* („Angehängte Urteile) – finden wir bereits die Charakterisierung der weiblichen Natur als *yin* und der männlichen Natur als *yang*:
-„Einmal *yin* und einmal *yang*, das nennt man das *dao*“. (*Xici shang* 4).
-„*qian* und *kun* sind die Türen zur Wandlung (zum *Yijing*). *Qian* ist *yang*, *kun* ist *yin*. Vereinen sich *yin* und *yang* in ihrer Wirkkraft, so gewinnen das Harte und das Weiche an Gestalt.“(*Xici xia* 5)
-“Vereinen Himmel und Erde ihre Lebenskräfte, so gewinnen die Dinge an Form, vereinigen Mann und Frau ihre Essenzen, so gehen die 10.000 Dinge hervor.“ (*Xici xia* 4).

sentiert in dieser Polarität den struktiven Aspekt, der durch das *yang* wohl geformt wird, kraft seiner Struktivität den Formungsprozess jedoch ganz wesentlich mitbestimmt. Insofern repräsentiert *yin* beispielsweise all die Aspekte, die als ruhend, konkretisierend, erstarrend, verdichtend oder vollendend charakterisiert werden können. *Yang* verkörpert hingegen die auslösende, beginnende, bewegende, verwandelnde, sich entfaltende, aber auch auflösende und zerstreuende Wirkkraft.[858] Darüber hinaus resultiert jedes Geschehen in der Natur oder im Menschen aus einem Wechselspiel dieser beiden Pole, die fließend ineinanderübergehen können.

Eine solche Kategorisierung der Welt wie die Einteilung aller Wesenheiten und Gegebenheiten des Kosmos in polare Gegensätze geben dem Menschen schließlich die Möglichkeit, alles Neue und Unbekannte unmittelbar einzuordnen und somit seiner potentiellen Gefahr zu berauben. Denn durch die Einteilung in eine bestimmte Kategorie werden allen Dingen bestimmte Funktionen zugeordnet und – was noch wichtiger ist – auch ein bestimmter Wert, so dass jede Veränderung, zumindest innerhalb dieses Wertesystems, gleichermaßen erklärbar und möglicherweise auch vorhersehbar wird.
Der älteste medizinische Klassiker, das *Huangdi Neijing*, erörtert erstmals das komplexe Wechselspiel von *yin* und *yang* im Rahmen einer (patho)physiologischen Betrachtung des Menschen.[859] Dort gilt es als wichtigste Aufgabe eines guten Arztes, die zukünftigen Veränderungen von *yin* und *yang* bereits *vor ihrem sichtbaren Auftreten* zu erkennen, da nur eine prophylaktische Medizin auch eine effektive Medizin zu sein vermag:

> „Eine Krankheit zu behandeln, nachdem sie aufgetreten ist und eine Unordnung zu ordnen, nachdem sie entstanden ist, das ist so, als ob man einen Brunnen gräbt, nachdem man Durst bekommen hat und Waffen schmiedet, wenn der Krieg bereits ausgebrochen ist."[860]

So ist nicht nur im medizinischen Kontext die Kategorisierung in *yin* und *yang* letzten Endes nur Ausdruck der sich differenzierenden Lebenskraft *(qi)*, welche in Gestalt der fünf Wandlungsphasen *(wuxing)* eine noch spezifischere Dimension erlangt.

III.6.3 Die fünf Wandlungsphasen: *Wuxing* 五行

Wu (五), die Zahl „fünf", existiert bereits auf den Orakelknocheninschriften und stellt nicht nur innerhalb der ersten neun Zahlen den Mittelpunkt dar, sondern symbolisiert im chinesischen Denken ganz prinzipiell „die Mitte" und „das rechte Maß".[861] So wird ihr im bereits erwähnten *Buch der Urkunden*, im Kapitel *Hongfan* („der große Plan") eine besondere Stellung eingeräumt, denn dort ist die Rede von den fünf Wandlungsphasen, den fünf Fähigkeiten, den fünf Stufen der zeitlichen Abfolge und den fünf Glückszuständen. Das *Liji* beinhaltet 62 verschiedene Kategorien der Zahl fünf, durch welche die Welt der Natur – in Form von Analogien – mit der des Menschen verbunden wird. Denn alle *Zahlen dienen primär als Mittel zur Klassifizierung, mit deren Hilfe man jedes Phänomen und jedes*

---

858 Porkert 1991, S.12-22.
859 Insbesondere *Suwen* Kap. 5,6 und 7.
860 *Suwen* 2.
861 Vgl. ZZXYY S.5.

Objekt in Beziehung zur konkreten Realität setzen kann, und erst sekundär zur Bestimmung von Quantitäten.

Während die ursprüngliche Schreibweise des Schriftzeichens *xing* 行 eine „Kreuzung, die nach vier Seiten hin offen ist" darstellt, lässt sich in der späteren Entwicklung des Zeichens ein „gehender Mensch (der zuerst mit dem linken und dann mit dem rechten Fuß auftritt)" erkennen.[862] Im ältesten chinesischen Wörterbuch wird seine Bedeutung mit „Schritte eines Menschen, der schnell geht" angegeben.[863] Seine weiteren lexikalischen Bedeutungen reichen von „Umlauf der Gestirne", über „Weg", „Reise", „Handlung" bis hin zu „Verhalten, Betragen" und in der verbalen Bedeutung „[von einem Ort zum anderen] gehen", „fortbewegen" und „handeln".[864]

Eine wesentliche Gemeinsamkeit dieser Bedeutungen, die auch in der ursprünglichen Verwendung von *xing* begründet liegt, ist „die Bewegung", egal ob im Gehen, Reisen, Laufen, Handeln etc.. Auch die Verwendung des Begriffs *wuxing* in den ältesten Texten, wo es den Umlauf der „5 Planeten", i.e. Venus, Jupiter, Mars, Saturn und Merkur, bezeichnet, stellt ebenfalls das Moment der Bewegung in den Vordergrund. Aus diesem Grunde ist die Übersetzung von *wuxing* im Sinne der „fünf Elemente" nicht zutreffend. Denn ein Element – ganz in dem Sinne, wie der Begriff von den Vorsokratikern verwendet wurde, die die Welt auf einen einzigen Urstoff wie das Wasser oder die Luft zurückzuführen suchten – beinhaltet etwas Statisches und nur in Grenzen Veränderbares. Ferner definierte Aristoteles das Element als „ersten Bestandteil, aus dem etwas zusammengesetzt ist und der seiner Art nach nicht in andersgeartete Teile zerlegbar ist".[865]

Die *wuxing* – Wasser, Holz, Feuer, Erde und Metall – sind demzufolge nicht das Material bzw. „die Elemente" an sich, denn letztere werden als „fünf Materialien" (*wu cai* 五材) bezeichnet und stellen die wichtigsten Rohstoffe für den Unterhalt eines Menschen dar.[866] Die *wuxing* hingegen bezeichnen bereits im Hongfan-Kapitel („Großer Plan") des Buches der Urkunden (*Shujing*) verschiedenen Prozesse einer sich permanent verändernden Lebenskraft, wie sie in der Natur zu beobachten sind:

> „Eins: Wasser; Zwei: Feuer; Drei: Holz; Vier: Metall; Fünf: Erde. Das Wasser: Es befeuchtet und bewegt sich nach unten; das Feuer: es lodert und bewegt sich nach oben; das Holz: Es krümmt sich und ist gerade; das Metall: Es folgt und es verändert; die Erde: Sie sät und erntet. Das, was befeuchtet und sich nach unten bewegt, produziert das Salzige; das, was lodert und sich nach oben bewegt, produziert das Bittere; das, was sich krümmt und gerade ist, produziert das Saure; das, was folgt und verändert, produziert das Scharfe; das, was sät und erntet, produziert das Süße."[867]

---

[862] ZZXYY S.436.
[863] ZZXYY S.436
[864] ZZXYY S.436.
[865] *Metaphysik* 989 a 5f, in: HWP Bd.2, S.439.
[866] Der Terminus *wuxing* lässt sich ungefähr auf die Zeit zwischen 513-484 v.Chr (wenn man den historischen Angaben im *Zuozhuan* Glauben schenken darf) datieren, die Termini *wucai* und *liufu* dagegen bereits auf 531 v..Chr. Vgl. Graham 2001, S.326.
[867] *Shujing, Zhoushu, Hongfan* 5, Legge 1935, Vol.III, S.325f.

Abbildung III-11: Die fünf Wandlungsphasen: Hervorbringungsreihenfolge[868]

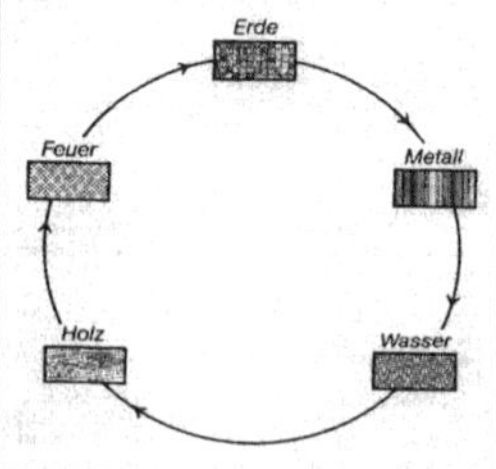

Abgesehen von den hier formulierten Zuordnungen, beispielsweise des Holzes zum sauren Geschmack, werden die *wuxing* im weiteren Verlauf dieses Kapitels in Analogie zu weiteren „Fünfer-Gruppierungen" gesetzt, wie beispielsweise den fünf Einteilungen des Jahres, den fünf Himmelsrichtungen oder den fünf Angelegenheiten (*wushi* 五事), welche auch im Sinne von den fünf „Fähigkeiten" zu verstehen sind und als fünf Arten menschlichen Handelns (Auftreten, Rede, Sehen Hören, Denken) definiert werden. Insofern sind die *wuxing*, gerade im konfuzianischen Kontext, ursprünglich wohl auch im Sinne von ethischen Kategorien verwendet worden.

Die Übersetzung von *wuxing* im Sinne der „fünf Wandlungsphasen" spiegelt am ehesten die differenzierten Prozesse – beispielsweise in Gestalt das nach oben lodernden Feuers oder des nach unten fließenden Wassers – wider. Sie werden ferner in einer, einander hervorbringenden Reihenfolge angeordnet (Hervorbringungsreihenfolge), die später durch weitere mögliche Sequenzen ergänzt wird (z.B. die Bändigungsreihenfolge, auch Kontrollzyklus genannt).[870]

Abbildung III-12: Die fünf Wandlungsphasen: Bändigungsreihenfolge[869]

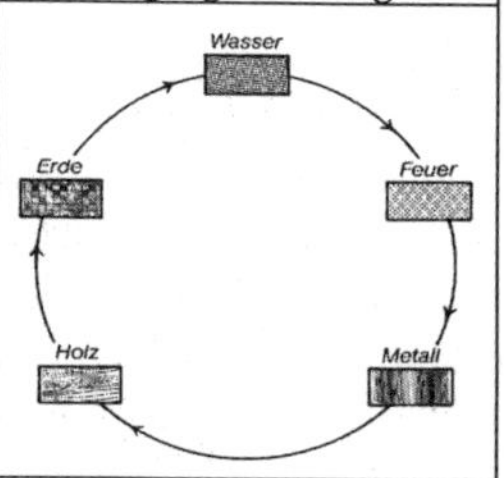

In der korrelativen Kosmologie beschreiben die fünf Wandlungsphasen *die zyklische Veränderung des kosmischen Lebenskraft (qi)*, welche sich auf verschiedenen Ebenen zu manifestieren vermag. Dem Holz entspricht im Rahmen der Jahreszeiten beispielsweise der Frühling, in der Farbe das Blaugrüne und im Hinblick auf die menschlichen Organe die Leber. In der Han-Zeit hat sich ein umfangreiches Set an korrespondierenden Zuordnungen entwickelt, welches die verschiedensten Bereiche, angefangen von den klimatischen Erscheinungen der Natur bis hin zur Durchführung bestimmter Rituale umfasst. Denn die Korrespondenzen sind, und dies ist nicht zuletzt für die Chinesische Medizin von besonderer Bedeutung, immer Ausdruck eines bestimmten zyklischen Prozesses der Lebenskraft *(qi)* selbst:

868 Porkert und Hempen 1985, S.6.
869 Porkert und Hempen 1985, S.7.
870 Zu dem medizinischen Kontext der fünf Wandlungsphasen in Gestalt der fünf Speicherorgane vgl. unten Kap.IV.1.5.

Abbildung III-13: Die fünf Wandlungsphasen und ihre Korrelationen[871]

Table 12. *The symbolic correlations*

Elements *hsing* 行	Seasons *shih* 時	Cardinal points *fang* 方	Tastes *wei* 味	Smells *chhou* 臭	Stems (denary cyclical signs) *kan* 干	Branches (duodenary cyclical signs) and the animals pertaining to them *chih* 支	Numbers *shu* 數
WOOD	spring	east	sour	goatish	*chia i* 甲 乙	*yin* 寅 (tiger) and *mao* 卯 (hare)	8
FIRE	summer	south	bitter	burning	*ping ting* 丙 丁	*wu* 午 (horse) and *ssu* 巳 (serpent)	7
EARTH	—[a]	centre	sweet	fragrant	*wu chi* 戊 己	*hsü* 戌 (dog), *chhou* 丑 (ox), *wei* 未 (sheep) and *chhen* 辰 (dragon)	5
METAL	autumn	west	acrid	rank	*kêng hsin* 庚 辛	*yu* 酉 (cock) and *shen* 申 (monkey)	9
WATER	winter	north	salt	rotten	*jen kuei* 壬 癸	*hai* 亥 (boar) and *tzu* 子 (rat)	6

Elements *hsing* 行	Musical notes *yin* 音	Hsiu *hsiu* 宿	Star-palaces *kung* 宮	Heavenly bodies *chhen* 辰	Planets *hsing* 星	Weather *chhi* 氣	States *kuo* 國
WOOD	*chio* 角	1–7	Azure Dragon	stars	Jupiter	wind	Chhi
FIRE	*chih* 徵	22–28	Vermilion Bird	sun	Mars	heat	Chhu
EARTH	*kung* 宮	—	Yellow Dragon	earth	Saturn	thunder	Chou
METAL	*shang* 商	15–21	White Tiger	*hsiu* constellations	Venus	cold	Chhin
WATER	*yü* 羽	8–14	Sombre Warrior	moon	Mercury	rain	Yen

Table 12 (*continued*)

Elements *hsing* 行	Rulers[b] *ti* 帝	Yin-Yang 陰陽	Human psycho-physical functions *shih* 事	Styles of government *chêng* 政	Ministries *pu* 部	Colours *sse* 色	Instruments *chhi* 器
WOOD	Yü the Great [Hsia]	Yin in Yang or lesser Yang	demeanour	relaxed	Agriculture	green	compasses
FIRE	Wên Wang [Chou]	Yang or greater Yang	vision	enlightened	War	red	weights & measures
EARTH	Huang Ti [pre-dyn.]	Equal balance	thought	careful	the Capital	yellow	plumblines
METAL	Thang the Victorious [Shang]	Yang in Yin or lesser Yin	speech	energetic	Justice	white	T-squares
WATER	Chhin Shih Huang Ti [Chhin]	Yin or greater Yin	hearing	quiet	Works	black	balances

Elements *hsing* 行	Classes of living animals *chhung* 蟲	Domestic animals *shêng* 牲	'Grains' *ku* 穀	Sacrifices[c] *ssu* 祀	Viscera *tsang* 臟	Parts of the body *thi* 體	Sense-organs *kuan* 官	Affective states *chih* 志
WOOD	scaly (fishes)	sheep	wheat	inner door	spleen	muscles	eye	anger
FIRE	feathered (birds)	fowl	beans	hearth	lungs	pulse (blood)	tongue	joy
EARTH	naked (man)	ox	panicled millet	inner court	heart	flesh	mouth	desire
METAL	hairy (mammals)	dog	hemp	outer door	kidney	skin and hair	nose	sorrow
WATER	shell-covered (invertebrates)	pig	millet	well	liver	bones (marrow)	ear	fear

III.6.4 Die Rolle des Geistes im Rahmen der korrelativen Kosmologie

Zou Yan (305-240 v.Chr.?), auf den sich die wichtigsten Grundlagen des korrelativen Denkens zurückführen lassen, macht das zyklische Wechselspiel von *yin* und *yang*, zu seinem Ausgangspunkt. Dieses abwechselnde Wachsen und Schwinden von *yin* und *yang* begreift er im Sinne eines prozesshaften Wechsels zwischen „Schlichtheit" *(zhi)* und „Verfeinerung" *(wen)*. Eine weitere Differenzierung dieses zyklischen Wandels offenbart sich in

871 Needham 1956, Bd.2, S.262-263.

den periodisch wiederkehrenden Prozessen der fünf Wandlungsphasen, die einander nach beobachtbaren Gesetzmäßigkeiten ablösen, wodurch sich die Möglichkeit zukünftiger Prognose ergibt.[872]

Zou Yan spricht dabei meist nicht vom Begriff der *wuxing*, also den „fünf Wandlungsphasen" selbst, sondern er bezeichnet sie als *wude* (五德), die „fünf Wirkkräfte", welchen letztendlich alle nur vorstellbaren Prozesse auf der Welt unterworfen sind. Die Bedeutsamkeit seiner Lehre besteht nicht zuletzt darin, dass er diese Theorie auf den Ablauf der Geschichte und ihre jeweiligen historischen Epochen übertragen hat. Jede Dynastie wurde mit einer Wandlungsphase bzw. ihrer Wirkkraft *(de)* verbunden, woraus sich zwangsläufig ein zyklisches und zugleich „natürliches" Ende einer jede Dynastie ergibt. So war der Untergang einer Dynastie nicht mehr ausschließlich auf das Versagen eines Herrschers zurückzuführen, sondern konnte ebenso Ausdruck der natürlichen Ablösung einer Wandlungsphase durch die andere sein.[873]

Ferner war seine Lehre für die damaligen Herrscher vor allem aufgrund ihres vorhersagenden Charakters von Bedeutung, da die Gesetzmäßigkeiten dieses zyklischen Wandels durchaus nachvollziehbar waren. Nachdem beispielsweise die Zhou-Regierung im Zeichen der Wandlungsphase Feuer stand, musste sie durch die Wandlungsphase Wasser – in Gestalt der Qin-Dynastie – überwunden werden. Aufgabe jeder neuen Dynastie war es daher, allen Korrelationen, die zu ihrer jeweiligen Wandlungsphase in Beziehung standen, Ausdruck zu verleihen, weswegen der erste Qin-Kaiser beispielsweise die Farbe schwarz – in Korrelation zum Wasser – zur Ritualfarbe seines Hofes machte. Dabei spielte auch die Frage nach der Regierungsführung eine entscheidende Rolle, also ob eher ethische, administrative oder autoritäre Werte zu den Kräften der kommenden Wandlungsphase passten.[874]

Vor diesem Hintergrund etablierte sich allmählich auch die Deutung von Omina im Denken der Han-Zeit, da sie den Neubeginn oder das Ende einer Phase andeuten konnten. Die Einreihung in Zyklen nahm dem Neuen und der Zukunft ihre Gefahr. Die Verknüpfung der natürlichen mit den historischen Zyklen bewirkte nicht nur ein verändertes Zeitempfinden, sondern lies die Geschichtsschreibung gleichsam zu einem Nebenzweig der Zukunftsforschung werden.[875] Denn nachdem die Phasen zyklisch wiederkehrten, vermochte ein Studium der Vergangenheit zugleich die Zukunft zu offenbaren.

Mit dieser Verwendung der Begriffe *wuxing, yin* und *yang* sowie *qi* hat die korrelative Kosmologie eine gemeinsame Sprache geschaffen, welche die Analogien zwischen den kosmischen Prozessen auf der einen Seite und denen von Staat und Gesellschaft wie des einzelnen Individuums auf der anderen Seite herausstellt und sie miteinander zu verbinden sucht.

---

872 Zur Philosophie Zou Yans vgl. Chan Wing-Tsit 1973, S.246-250.

873 Bauer 1971, S.113.

874 Schwartz 1985, S.362-369.

875 Das Schriftzeichen *shi* 史 bezeichnete zugleich die „Geschichtsschreiber" wie die „Astrologen", so dass ihre Aufgabe nicht allein in der Aufzeichnung vergangener Ereignisse bestand, sondern zugleich in der Deutung von Omina und einer Vorhersage der Zukunft. Vgl. Bauer 1971 S.113.

III.6.5 Die Bedeutung des Geistes in der Astronomie

Im Entsprechungsverhalten zwischen Himmel und Mensch wurde die staatliche Ordnung als Spiegelbild einer räumlich wie zeitlich gedachten, himmlischen Ordnung aufgefasst. Greift man auf eine der ursprünglichen Bedeutung von *shen* als „siebter Erdzweig" zurück, so zeigt sich ein weiterer Aspekt der ursprünglichen Verwendung von *shen* im Sinne einer kosmisch wirksamen Kraft bzw. Gottheit. Denn die räumlich angeordnete, kreisförmige Darstellung der Erdstämme diente unter anderem als Richtungsbeschreibung für die wichtigsten Sternbilder und Himmelskörper.

Dort steht der Erdzweig *shen* für die Richtung WSW, und das älteste chinesische Reimwörterbuch berichtet in diesem Zusammenhang über die Planetenbewegung des Jupiter:

> „Befindet sich der Jupiter an der Position des Erdzweiges *shen*, dann ist das ein Anzeichen für Wasserwirbel und Stromschnellen."[876]

Eine andere astronomische Anordnung zeigt den Erdzweig *shen* im Zusammenhang mit dem Sternbild großer Wagen (*beidou* 北斗) – der Begriff bedeutet wörtlich übersetzt „nördlicher Scheffel" –, welches aus insgesamt sieben Sternen besteht.

Abbildung III-14: Darstellung des Sternbilds *beidou*[877]

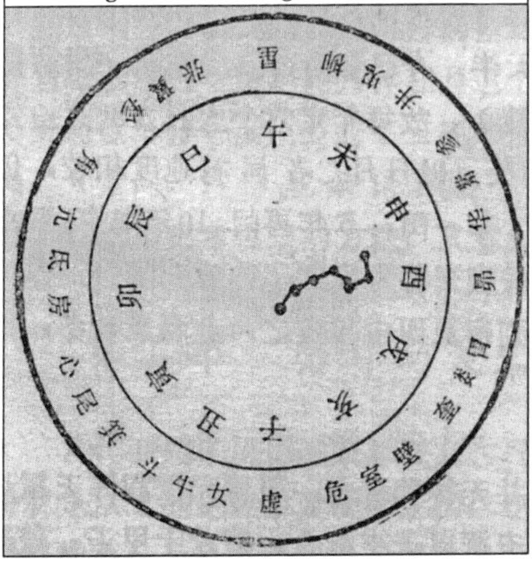

Hier deutet der Scheffel bzw. der Wagen selbst direkt auf die Position des siebten Erdzweiges *shen*, die Deichsel zeigt dabei auf den Erdzweig *yan*. Letzterer wurde traditionell zur Bezeichnung des ersten Monats im Jahr verwendet, so dass die Darstellung den Kreislauf eines Jahres am Wechsel der Gestirne abbildet. *Shen* spielt hier nicht nur auf die Autorität und besondere Stellung des Sternbildes großer Wagen an, sondern *wird sogar als Bezeichnung für das Sternbild großer Wagen selbst verwendet.*[878] Nach der chinesischen Auffassung ist die gesamte Staatsordnung auf Erden ein unmittelbares Abbild der himmlischen Ordnung mit ihren Gestirnen. Im ersten chinesischen Geschichtswerk *(Shiji)* wird der große Wagen – parallel zum Herrscher auf Erden – als das Sternbild dargestellt, welches das gesamte Machtgefüge am Himmel regelt:

> „Der große Wagen (*beidou*) ist der Wagen der Gottheit, welcher sich in der Mitte bewegt. Durch seine Ankunft schafft er das System der vier Rich-

876 Erya 6/8.In *Shisanjing zhushu* 1987, Bd.2, S.2608 oben.
877 Zou Xuexi 1988, S.68
878 Zou Xuexi 1988, S.275.

tungen und die Unterteilung in *yin* und *yang*, er begründet die vier Jahreszeiten und die harmonische Abfolge der fünf Wandlungsphasen."[879]

In einem astrologischen Kapitel aus dem *Wei Jinshu*, dem Geschichtswerk aus der Weijin-Zeit (220-420 n.Chr.), wird das Sternbild großer Wagen auch als Dirigent begriffen, um den sich das gesamte das gesamte himmlische Geschehen dreht:

> „Die sieben Sterne des großen Wagens liegen nördlich von Tai Wei, und sie formen die Achse der sieben Regulatoren[880] und die Quelle der beiden *Yin*- und *Yang*-Energien. Daher bewegen sie sich im Zentrum des Himmels und sehen nach unten, um die vier Quadranten zu kontrollieren, um die vier Jahreszeiten zu errichten und die fünf Wandlungsphasen gleichmäßig zu verteilen. Es wird ferner gesagt, dass der große Wagen den Herrscher der Menschen symbolisiert, also die Person; welche Befehle erteilt".[881]

Das bedeutet, auch im himmlischen Geschehen hat *shen* eine leitende und regulierende Position inne, indem er die Grundlagen allen kosmischen und klimatischen Geschehens sowie die Gestirne, die Jahreszeiten und die fünf Wandlungsphasen kontrolliert. Bereits Konfuzius hat das Wirken eines Herrschers mit dem Sternbild großer Wagen (*beidou*) verglichen:

> „Übt man die Regierung mit Tugend aus, so ist man wie der große Wagen (*beidou*), er verweilt an seinem Platz und alle [anderen] Sterne erweisen ihm Respekt."[882]

Bemerkenswert in diesem Zusammenhang ist nicht zuletzt die *Bedeutung der Zahl sieben*, welche hier sowohl im Hinblick auf den *siebten Erdzweig (shen)* als auch bei den *sieben Sternen* des großen Wagens eine Rolle spielt.[883] An beiden Stellen verweist *die Sieben auf die herrschende Funktion des Geistes,* der seine Regierung jedoch immer nur indirekt ausübt.[884] Denn es gilt als wesentliches Merkmal des großen Wagens, dass er in der Mitte allen Geschehens an seinem Platz verweilt, während sich die anderen Gestirne um ihn drehen. Ebenso wie bei der Praxis des Nicht-Handelns *(wuwei)* übt *shen* hier *keinen direkten Einfluss*, sondern vermöge seiner Wirkkraft allenfalls eine indirekte Wirkung auf die anderen Gestirne am Himmel aus.[885] Diese Idee zeigt sich schließlich auch bei den sieben Öffnungen (*qi qiao* 七竅) des Herzens, welche ebenfalls auf die indirekte Herrschaft der geistigen Kraft selbst verweisen.[886]

---

879 *Shiji* 27, 1291.

880 Unter den sieben Regulatoren werden die fünf Planeten sowie Sonne und Mond verstanden, vgl. *Shiji* 27, 1292, Anm.3.

881 Yoke 1966, S.73.

882 *Lunyu* 2.1/2/25.

883 Neben der quantitativen Funktion spielt im chinesischen Denken vor allem die symbolische und emblematische Funktion der Zahl eine wichtige Rolle, vgl. hierzu Granet 1985a, S.110-226.

884 Vgl. hierzu auch Enzinger 2006, Kap.1.3.4.3.

885 Im religiösen Daoismus spielt die Verehrung und Anbetung des großen Wagens (*beidou*) eine ganz zentrale Rolle. *Beidou* wird dort meist als weibliche Gottheit dargestellt, die vornehmlich für die Gesundheit und Lebenslänge des einzelnen Menschen verantwortlich ist (vgl. *Daojiaocidian* 1995, S.369.) und deren Sterne auch als die „sieben Anfänge" (*qi yuan* 七元) bezeichnet werden, vgl. ibid, S.31. Die sieben Sterne des *beidou* werden auch als die sieben Fürsten (*qi jun* 七君) bezeichnet, welche, ebenso wie im *Weijinshu*, für die Einteilung von *yin* und *yang*, die Errichtung der vier Jahreszeiten und die gleichmäßige Verteilung der fünf Wandlungsphasen verantwortlich sind, vgl. ibid. S.369.

886 Vgl. dazu unten Kap. IV.3.1.

In Anlehnung an die ursprüngliche Bedeutung im Sinne der „Seelen der Verstorbenen" bzw. der „zurückkehrende Lebenskraft" dient auch der Begriff *gui* 鬼 als Bezeichnung für ein Sternbild, welches mit den Toten und den Trauerriten in Verbindung steht:

> „Die fünf Sterne des Sternbildes *gui* sind die Augen des Himmels und entdecken Intrigen und Komplotte..... Der Stern in der Mitte wird auch als ‚Leichen Sammeln' bezeichnet. Er regiert die Toten, die Trauer(riten) wie die Opfergaben am Ahnentempel. Ein [anderer] Stern ist unter dem Namen ‚Axt' bekannt und regiert die staatlichen Exekutionen:"[887]

Dieser Einblick mag genügen, um die Verbindung zwischen dem himmlischen und menschlichen Geschehen aufzuzeigen, wie sie sich in der Vorstellung von *shen* manifestiert. Diese Verbindung ist nicht zuletzt Ausdruck der überall wirksamen und alles verbindenden Lebenskraft *(qi)*, welche im Rahmen der korrelativen Kosmologie verantwortlich für die unmittelbaren Wechselwirkungen zwischen Himmel und Mensch ist.

III.6.6 Dong Zhongshu und der Mensch als Abbild des Kosmos

In der weiteren Ausgestaltung des korrelativen Denkens, welches nicht von der Person des Dong Zhongshu (179-104 v.Chr.) und seinem Kommentar zum *Chunqiu* (*Frühlings- und Herbstannalen)*, dem *Chunqiu fanlu* (*Üppiger Tau der Frühlings und Herbstannalen*) zu trennen ist, nimmt der Mensch eine noch zentralere Position ein.[888] Denn er vollendet das Wirken von Himmel und Erde, indem er die konfuzianischen Wert- und Moralvorstellungen, vor allem aber die Riten, welche ursprünglich vom Himmel selbst stammen, entsprechend der kosmischen Muster ausführt.[889] Der Mensch, und an oberster Stelle natürlich der Herrscher, wird somit zum *tragenden Verbindungsglied zwischen Himmel und Erde.*
Dies manifestiert sich unter anderem darin, dass der Mensch eine harmonische Verbindung von Himmel und Erde bildet, indem sein Kopf die Rundheit des Himmels und seine Füße die Eckigkeit der Erde symbolisieren, während seine 360 Gelenke den 360 Tagen eines Jahres entsprechen, so dass er letzten Endes eine Miniatur des Makrokosmos selbst darstellt.[890] Die Übereinstimmungen zwischen Mensch und Himmel sind dabei von zweierlei Art:

> „In dem, was gezählt werden kann, besteht eine Übereinstimmung in den Zahlen, in dem, was sich nicht zählen lässt, besteht eine Übereinstimmung in der Art. Es besteht in beiden Fällen eine Gleichheit und eine vollkommene Übereinstimmung von Mensch und Himmel."[891]

---

[887] *The Astronomical Chapters of the Chin Shu* 1966, S.103.

[888] Vgl. *Chunqiu fanlu,* 13. Dong Zhongshu, der als akademischer Lehrer am kaiserlichen Hofe angestellt war, empfand sich selbst als Konfuzianer und hatte erheblichen Einfluss auf den Kaiserhof. Denn er betrachtete die Frühlings- und Herbstannalen (*Chunqiu*), die angeblich von Konfuzius selbst verfasst worden sein sollen, nicht nur als historische Aufzeichnungen des Staates Lu. Er fand im *Chunqiu* vielmehr sowohl das Naturgesetz selbst wie die Gesetzmäßigkeiten enthalten, welche für die zukünftigen Dynastien wirksam sein sollten, so dass seine Ausführungen vor allem wegen ihres vorhersagenden Charakters für die Regenten von Bedeutung waren. Vgl. Chan Wing-Tsit 1973, S.271-273 und *Early Chinese Texts* 1993, S.77-80. Zur Darstellung der Abfolge der Geschichtszyklen vgl. Bauer 1971 S.115-122.

[889] *Chunqiu fanlu* 19 und Fung Yulan, 1952, Bd.II, S.32

[890] *Chunqiu fanlu,* 56 und Chan Wing-Tsit 1973, S.280f.

[891] *Chunqiu fanlu* 56 und Chan Wing-Tsit 1973, S.282.

Die Dinge, die zur selben Art gehören, korrespondieren jedoch nicht nur miteinander, sondern aktivieren sich darüber hinaus auch gegenseitig, so dass das *yang* das *yang* aktiviert während das *yin* wiederum durch das *yin* verstärkt wird. Auf diese Weise wird auch die Wirksamkeit von Omina erklärt, indem beispielsweise eine gute Regierung gute Omina nach sich zieht, während sich Verfehlungen durch schlechte Anzeichen bemerkbar machen.[892] Diese Vorstellung, dass Dinge derselben Klasse sich gegenseitig anregen, ist schließlich auch zu einem grundlegenden Prinzip in der Chinesischen Medizin geworden. Vor dem Hintergrund der untrennbaren Einheit von Körper *(xing)* und Geist *(shen)* betont Dong Zhongshu ebenso wie Guan Zi die enge Verbindung von Lebenskraft und Geist, denn

> „will man das Leben nähren, so muss man das *qi* lieben. [Denn das *qi]* folgt bei seiner Vervollkommnung dem Geist *(shen)*".[893]

Insofern führt eine Erschöpfung des Geistes zwangsläufig zur Minderung der Lebenskraft.

Bevor jedoch eine weitere Konkretisierung dieser Einheit von Körper und Geist ins Auge gefasst werden kann, gilt es das *Yijing* (*Das Buch der Wandlungen*) vorzustellen, welches im Hinblick auf das korrelative Denken und die Ausführungen zum Geist, mindestens ebenso einflussreich war.

III.6.7 Die wandelnde Kraft des Geistes im *Buch der Wandlungen*

Das *Yijing* (*Das Buch der Wandlungen*) gehört als Verknüpfung aus einem Handbuch zur Wahrsagung und einem philosophischen Werk zu den am häufigsten kommentierten klassischen Werken der chinesischen Geistesgeschichte. Gerade im Hinblick auf seine philosophische Bedeutung hat es eine enge Beziehung sowohl zum Daoismus wie Konfuzianismus und spielt schließlich auch in der Chinesischen Medizin eine ganz entscheidende Rolle.[894] Die historischen Ursprünge des *Yijing* lassen sich bis ins 8.Jh. v.Chr zurückverfolgen, wo es in Gestalt des Schafgarbenorakels Antworten auf Fragen erteilte, die im weitesten Sinne mit der Regierung und ihrer Politik in Zusammenhang standen.[895] Das *Yijing* selbst besteht aus insgesamt 64 Hexagrammen, welche (potentiell) 64 verschiedene Zustände, besser Prozesse, des Weltgeschehens repräsentieren. Jedes Hexagramm umfasst dabei sechs Linien, die jeweils entweder *Yin*- oder *Yang* -Charakter zeigen. Dabei wird die *Yin*-Linie in Gestalt einer geteilten Linie und die *Yang* -Linie mittels einer durchgezogenen Linie dargestellt.

---

[892] *Chunqiu fanlu* 57 und Chan Wing-Tsit 1973, S.282-284.

[893] *Chunqiu fanlu* 16. Das *Chunqiu fanlu* enthält hinsichtlich des Verhältnisses von Körper und Geist wie seitens einer Spezifizierung von Seele und Geist jedoch keine neuen Aspekte.

[894] Zur allgemeinen Einführung in das *Yijing* vgl. Hertzer 1996 (1).

[895] Als Wahrsagebuch bedient es sich einer systematisierten kombinatorischen Methode, da es auf einer Kombination von Zufall, systematischer Grundlage und Interpretation bzw. Übertragung auf die individuelle Situation besteht.

Abbildung III-15: Ein Hexagramm im Yijing besteht aus sechs durchgezogenen bzw. geteilten Linien

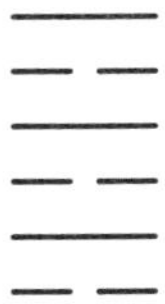

Jeder Prozess ist Ausdruck eines spezifischen Verhältnisses und damit auch eines unterschiedlichem Zusammenwirkens von *yin* und *yang*. Dabei besitzt jedes einzelne dieser 64 Hexagramme – Ziel der Orakelbefragung war genau eines dieser 64 Hexagramme zu erhalten – die potentielle Möglichkeit sich in jedes der anderen 63 Hexagramme zu verwandeln. Diese Wandlung ist jedoch weder schicksalhaft vorherbestimmt, noch vollzieht sie sich „rein zufällig", sie folgt vielmehr nachvollziehbaren Gesetzmäßigkeiten.[896]

Die Schriftzeichen *shen* und *gui* sind im so genannten „klassischen Text" des *Yijing* noch nicht vorhanden, sondern treten erst in den dazugehörigen Kommentartexten auf, welche zeitlich deutlich später zu datieren sind.[897] Bei letzteren, welche auch als die „10 Flügel" (*shi yi* 十翼) bezeichnet werden, handelt es sich um 10 Textabschnitte, die dem klassischen Text wahrscheinlich zwischen der Zeit der Streitenden Reiche (484-221v.Chr) und Frühen Han-Zeit (202 v.-23n.Chr) hinzugefügt wurden.[898]
Nachdem im *Yijing* die Auffassung vertreten wird, dass sich jede Wandlung (*yi* 易) weder unvermittelt noch irrational vollzieht, sondern immer einen bestimmten Verlauf nimmt, innerhalb dessen sich die Tendenzen eines Geschehens abzeichnen und somit auch vorhersehbar sind, wird der Geist (*shen*) zunächst als entscheidendes Charakteristikum dieses Wandlungsprozesses selbst begriffen:

> „Der Meister sprach: Wer das *dao* der Wandlungen kennt, der kennt das Wirken des Geistes."[899]

Shen ist Ausdruck einer geistig wirksamen Kraft, welche nicht nur Wandlung und Transformation zu bewirken vermag, sondern dabei den Gesetzmäßigkeiten des *dao* entspricht. Innerhalb dieses Transformationsprozesses lässt sich *shen* jedoch – und diese Aussage findet sich wortwörtlich auch im *Huangdi Neijing*, dem ersten medizinischen Klassiker -, ebenso wie das *dao* selbst, nicht in die Kategorien von *yin* und *yang* einteilen:

---

896 Der Zufall wird im *Yijing* als sinnhaftes Zusammentreffen von zwei oder mehreren Ereignissen verstanden, indem das zusammen-fällt, was ursprünglich auch zusammengehört, vgl. Hertzer 1996, (1), S.24-26.

897 Bei letzterem handelt es sich um die *Hexagrammtexte* und die *Linientexte*, wobei erstere das Hexagramm im Allgemeinen, d.h. die Prozesse als solche, charakterisieren, während sich Letztere auf die unterschiedlichen Aspekte einer Situation – in Form der einzelnen Linien – beziehen. Der klassische Text bildet somit die Grundlage für die Interpretation des *Yijing* in seiner Funktion als Handbuch zur Wahrsagung. Vgl. Gao Heng 1989, S.10-13. Zur genaueren Datierung der einzelnen Textschichten vgl. Shchutskii 1985, S.181-195.

898 Die ersten beiden Abschnitte, bekannt unter dem Namen *Tuan*-Kommentare – Kommentare zur Entscheidung –, stellen eine Erläuterung zu den Hexagrammnamen und dem Hexagrammtext selbst dar. Der dritte und vierte Abschnitt, der *Xiang*-Kommentar – Bild-Kommentar – interpretiert die Symbolik der beiden Trigramme eines jeden Hexagrammes. Beim *Wenyan*-Kommentar handelt es sich im wesentlichen um ethisch-moralische Erläuterungen, die sich ausschließlich auf die ersten beiden Hexagramme *Qian* und *Kun* beziehen. Beim sechsten und siebten Abschnitt, dem *Xici*-Kommentar – den angehängten Erklärungen – der, laut traditioneller Ansicht, von Konfuzius selbst stammen soll, geht es um eine philosophisch-ethische Auslegung der 64 Hexagramme. Hier wird im Rahmen der konfuzianischen Moralvorstellungen und Philosophie der richtige Gebrauch des *Yijing* und das ihm zugrunde liegende Weltbild dargelegt.

899 *Xici shang* 9.

> „Das unablässige Hervorbringen wird als Wandlung bezeichnet *(yi)*. Das, was die Symbole erschafft, bezeichnet man als das Schöpferische (*qian*), das, was die Gesetzmäßigkeiten nachahmt, bezeichnet man als das Empfangende (*kun*). Die Zahlen zu erforschen und die Zukunft zu kennen wird als Wahrsagung bezeichnet. Die Veränderung zu durchdringen wird als Werk bezeichnet, das, was *yin* und *yang* nicht ermessen können, wird als Geist *(shen)* bezeichnet."[900]

Das Schöpferische (*qian* 乾) ist das erste der 64 Hexagramme und steht für die reine Kraft des *yang*, während das Empfangende (*kun* 坤) ein Symbol für die reine Kraft des *yin* ist.[901] Alle Prozesse und Wesenheiten des Kosmos sind immer Ergebnis des Zusammenwirkens von *yin* und *yang*, doch der Geist ist nur jenseits dieser polaren Kategorien zu begreifen, denn er unterliegt weder Zeit noch Raum:

> „Die Wandlungen *(yi)*, sie haben keine Gedanken und sie greifen nicht ein (*wuwei*), sie sind ruhig und bewegen sich nicht. Werden sie berührt, so verkehren sie in der Folge mit den Beweggründen des Kosmos. Wenn sie [die Wandlungen] nicht vollendete geistige Kraft *(shen)* wären, wie könnten sie so etwas? Durch die Wandlungen ergründen die Weisen das Tiefe und erforschen den ursprünglichen Anfang [aller Dinge]. Nur das Tiefe kann den Willen des Kosmos durchdringen, nur der ursprüngliche Anfang kann die Aufgaben im Kosmos vollenden. Nur der Geist *(shen)* kann ohne Hast schnell sein und ohne zu gehen ankommen."[902]

Der Geist wird an dieser Stelle mit den Wandlungen (*yi* 易) selbst gleichgesetzt, deren Charakteristika – wie beispielsweise das „Nicht-Eingreifen" *(wuwei)* oder die Ruhe – den grundlegenden Eigenschaften des *dao* entsprechen, wie sie bereits von Zhuang Zi und Lao Zi dargestellt worden sind. Dabei bringen die Wandlungen alle Veränderungen und Prozesse, welche im Kosmos geschehen, weniger in einem aktiven Sinne hervor, als sie auf die Beweggründe, welche alle Dinge und Wesenheiten bereits in sich tragen, entsprechend reagieren. Eben diese Fähigkeit ist Ausdruck der geistig wirksamen Kraft *(shen)*, die überall und gleichermaßen wirksam ist, da sie „ohne zu gehen ankommen kann." Nachdem sie ferner der natürlichen Dynamik aller Dinge entspricht, vermag sie auch „ohne Hast schnell" zu sein.

Das *Yijing* betont immer wieder die Wichtigkeit des oben genannten „ursprünglichen" oder „kleinen Anfangs", der auch als „keimhaft" bezeichnet wird. Denn kennt man den Anfang von Veränderungen oder Prozessen, so weiß man auch um ihre weitere Entwicklung, ebenso wie der Same eines Baumes bereits die künftige Entwicklung des ausgewachsenen Baumes in sich trägt. Die Problematik liegt jedoch in der „Kleinheit" des Anfangs, da dieser, ebenso wie der Geist *(shen)*, in der Regel nicht sichtbar ist:

> „[Der Weise] nimmt die Transformation von Himmel und Erde als Vorbild und geht nicht über sie hinaus, er folgt allen Biegungen und Wendungen der 10.000 Dinge und lässt dabei nichts aus, er durchdringt

---

900 *Xici shang* 5.

901 Das Hexagramm *qian* 乾 besteht aus sechs *Yang* -Linien und das Hexagramm *kun* 坤 aus sechs *Yin*-Linien. Sie bilden die ersten beiden Hexagramme und werden somit als Tor zur Wandlung begriffen, vgl. Wilhelm 1985, S.26-35.

902 *Xici shang* 10.

> das *dao* von Tag und Nacht und so [entsteht] Wissen, deswegen hat der Geist *(shen)* keine Richtung und 'die Wandlungen' haben keine Gestalt."[903]

Der Weise, welcher hier auch für den weisen Herrscher steht, orientiert sich in seinem Denken und Handeln ausschließlich an den Wandlungen des Kosmos und der 10.000 Dinge, ohne jedoch selbst einzugreifen. Das Wissen um die Gesetzmäßigkeiten der Wandlungen ist vor allem dadurch charakterisiert, dass es, genau wie der Geist *(shen)*, dem Bereich des Gestaltlosen und Unsichtbaren angehört. Gerade weil der Geist selbst unsichtbar ist und nicht auf konkrete Dinge fixiert werden kann, ist er nicht auf eine einzelne Richtung festgelegt, sondern vermag überall wirksam zu sein.

Vor dem Hintergrund der Frage nach den Gesetzmäßigkeiten von Leben und Tod wird *shen*, in Anlehnung an die Bedeutung im *Zuozhuan*, in Gegensatz zu *gui* (鬼) – im Sinne der „zurückkehrenden Lebenskraft" (*gui* 歸) – gesetzt:

> „Die Wandlungen beinhalten das Maß von Himmel und Erde, deswegen durchdringen sie das *dao* von Himmel und Erde und nehmen es als Leitfaden. Nimmt man [die Wandlungen], um die Muster des Himmels zu betrachten und die Ordnungsprinzipien der Erde zu untersuchen, so kennt man die Gründe für Helligkeit und Dunkelheit. Führt [man die Dinge] zu ihrem Anfang zurück und verfolgt sie bis zu ihrem Ende, so kennt man die Erklärung von Leben und Tod. Die Essenz *(jing)* und die Lebenskraft *(qi)* bewirken die Dinge, die umherschweifende Hauchseele *(hun)* bewirkt [ihre] Veränderung, aus diesem Grund kennt man die Umstände der zurückkehrenden *(gui)* und der kommenden Lebenskraft *(shen)*."[904]

Auch Leben und Tod sind Ausdruck eines sich zyklisch verändernden Prozesses, indem eine Ansammlung von Essenz *(jing)* und *qi* das Leben der Wesenheiten bewirkt, während die „umherschweifende Hauchseele" – als Ausdruck dafür, dass sie den Menschen bereits verlassen hat und zum Himmel aufgestiegen ist – diesen Prozess umkehrt und den Tod nach sich zieht. Demzufolge werden Leben und Tod nicht als Zustände, sondern, wie bereits im *Zhuangzi*, als sich zyklisch verändernde Prozesse begriffen, die letzten Endes durch eine Umkehr der Dynamik seitens der Lebenskraft hervorgerufen werden. Dabei ist *eine Ansammlung von Lebenskraft und Essenz Ausdruck für die „kommende" bzw. „sich entfaltende" Lebenskraft (shen 神), während ihre Zerstreuung den Prozess der rückkehrenden Lebenskraft (gui 鬼) repräsentiert.*

Im *Buch der Wandlungen* steht eindeutig *die kosmische und nicht die individuelle Wirksamkeit des Geistes (shen) im Mittelpunkt.* Denn *shen* wird im Sinne einer unsichtbaren und überall wirksamen geistigen Kraft begriffen, welche letztlich als wesentliches Charakteristikum der Wandlungen selbst gilt. Diese Auffassung zeigt sich schließlich ebenso im medizinischen Verständnis von *shen* wie sie später von den Neokonfuzianern wieder aufgegriffen wird.[905]

---

903 *Xici shang* 4.
904 *Xici shang* 4.
905 Vgl. Kap.III.9.

Vor dem Hintergrund, dass sich der Geist nicht in die Kategorien von *yin* und *yang* einfügen lässt, ist seine Fähigkeit zu transformieren weniger eine aktiv ausgeübte Fähigkeit, im Sinne einer von außen hervorgerufenen Transformation der 10.000 Dinge und Wesenheiten. Sie wird vielmehr als *indirektes Wirken begriffen, die eine angemessenen Reaktion auf die, bereits im keimhaften Anfangsstadium (ji) aller Prozesse angelegten Beweggründe darstellt und die allen Dingen von Natur aus zueigen ist.* Während die kosmische Wirksamkeit des Geistes im *Buch der Wandlungen* gerade daraus resultiert, dass sie sich nicht im Einzelnen konkretisiert oder Gestalt annimmt, steht bei Huainan Zi wieder die individuelle Verbindung von Geist und Körper sowie die, oben bereits angedeutete, „Vergeistigung" des Körpers im Mittelpunkt seines korrelativen Denkens.

III.7. Der Essenz-Geist – *Jingshen* 精神 – im *Huainanzi*

Der Text des *Huainanzi* ist eine Sammlung von Aufsätzen unterschiedlicher Schulrichtungen, die aus einer Debatte im 2 Jh.v.Chr. unter der Schirmherrschaft eines gewissen Liu An (179-122 v.Chr.) stattgefunden haben.[906] Mit der Eingabe des Textes *Huainanzi* an den Thron, versucht Liu An, welcher ein Neffe des Kaisers war, eine der konfuzianischen Ideologie entgegen gesetzten Position Gehör zu verschaffen, womit er jedoch scheiterte. Dieser aktuelle politische Bezug des *Huainanzi*, der in seinen Themenbereichen von der Kosmologie über Astronomie und Regierungs- wie Kriegsführung bis hin zur Psychologie reicht, steht in unmittelbarem Kontrast zur so genannten „Dunkelschule" (*xuanxue* 玄學). Denn letztere distanzieren sich, ähnlich wie es bei Zhuang Zi der Fall gewesen war, in ihrem Denken vollkommen von jedem politischen Geschehen. Obgleich die Texte des *Huainanzi* wohl aus unterschiedlichen Zeiten und von unterschiedlichen Autoren stammen, weisen sie eine stilistische und konzeptionelle Konsistenz auf. Das übergreifende Thema dieses Werkes ist eine Art politischer Utopie, die versucht, die wichtigsten Bedingungen für eine perfekte gesellschaftspolitische Ordnung herzustellen. Es dient als Handbuch für den perfekten Herrscher (*zhenren* 真人, eigentlich „wahrer Mensch"), der erkannt hat, dass sich die politischen Gesetzmäßigkeiten nach denselben Mustern ausbilden wie die der Natur.

Die ersten Kapitel des *Huainanzi* beschreiben die Entstehung des Kosmos und sie weisen einen unmittelbaren Bezug zu dem hier relevanten, siebten Kapitel *Jingshen* („Essenz-Geist"), auf. So wird im 3.Kapitel ausgeführt, dass der Kosmos, im Sinne eines Raum-Zeit-Gefüges, ursprünglich aus einer nebulösen Leere – Ausdruck des grenzenlosen und formlosen *dao* selbst – entstanden ist und in der Folge das „ursprüngliche *qi*" hervorgebracht hat. Letzteres, zunächst noch undifferenziert, hat sich sodann in das leichte *qi*, welches zum Himmel wurde, und das schwere *qi*, welches die Erde formte, aufgeteilt. Himmel und Erde dienen somit als grundlegende polare Embleme für *yin* und *yang*.[907] Für den Fortgang der Weltentstehung bedeutet dies, dass letzten Endes alle Dinge und We-

[906] *Early Chinese Texts* 1993, S.189-195. Der Text beinhaltet wohl auch Teile einer Schulrichtung, welche, nach verschiedenen Grabfunden in den letzten Jahren, auch unter dem Begriff *Huanglao*-Daoismus („Daoismus des Huangdi und Lao Zi") bekannt ist, vgl. ibid. S.189.
[907] *Huainanzi* 3, in *Huainanzi jiaoshi* 1997, S.245.

senheiten aus dem einen *qi* bestehen, welches zwar schwerpunktmäßig entweder *yin* oder *yang* zugeteilt werden kann, aber gleichzeitig immer beide polare Aspekte in sich vereint. Im Kapitel *Jingshen* – es wurde bereits erwähnt, dass dieser Begriff auch dem modernen Ausdruck für die geistige Aktivität oder die Psyche entspricht – wird die physiologische und zugleich kosmologische Basis der Selbstkultivierung diskutiert. Der Anfang des Kapitels schildert, vollkommen parallel zur eben dargestellten Kosmogonie, die Rolle des Geistes *(shen)* innerhalb der Weltentstehungstheorie:

> „Früher, zu der Zeit als es Himmel und Erde noch nicht gab, gab es nur Gedanken und Symbole, aber noch keine Form, es herrschte absolute Dunkelheit und Abgeschiedenheit, alles war unsichtbar, keiner kannte den Eingang. Es gab die beiden Geister *(shen)* [von Himmel und Erde], die ineinander vermischt entstanden sind, sie formten den Himmel und ernährten die Erde. Sie waren sehr tief, keiner kannte ihren Anfang oder ihr Ende, sie waren unermesslich, keiner wusste wo sie aufhören. Daraufhin unterschieden sie sich in *yin* und *yang* und trennten sich in die acht Richtungen, Hartes und Weiches brachten einander hervor, und die zehntausend Wesen nahmen ihre Gestalt an. Das grobe *qi* formte die Insekten, das feine *qi* formte den Menschen."[908]

Der Mensch entsteht aus dem Zusammenspiel von Himmel und Erde. Während das Leben *(sheng)* dem Prozess des Gestalthaften und Differenzierten angehört, verschmilzt der Mensch mit seinem Tode wieder mit dem Undifferenzierten und Gestaltlosen.[909] Essenz *(jing)* und Geist *(shen)* hat der Mensch dabei vom Himmel erhalten, während sein Körper und die Knochen von der Erde stammen, wohin sie nach dem Tode eines Menschen auch wieder zurückkehren.[910] Der Mensch ist ferner, wie im korrelativen Denken üblich, ein perfektes Abbild von Himmel und Erde, indem die vier Gliedmaßen den 4 Jahreszeiten entsprechen oder die klimatischen Erscheinungen wie Regen und Wind in Gestalt von Blut *(xue)* und Lebenskraft *(qi)* repräsentiert werden.[911]

III.7.1 Verhältnis von Körper, Geist und Lebenskraft: *Xing* 形, *Shen* 神 und *Qi* 氣

Auch der Text *Huainanzi* entwirft ein Konzept, in welchem Geist *(shen)*, Körper *(xing)* und Lebenskraft *(qi)* zwar untrennbar miteinander verbunden sind, aber in einer hierarchischen Beziehung zueinander stehen:

> „Der Körper ist die Wohnstätte für das Leben, die Lebenskraft füllt das Leben an, und der Geist ist derjenige, welcher das Leben lenkt. Wenn eines dieser drei seine Position verliert, dann erleiden alle drei Schaden."[912]

---

908 *Huainanzi* 7, in *Huainanzi jiaoshi* 1997, S.719.
909 *Huainanzi* 7, in *Huainanzi jiaoshi* 1997, S.738.
910 *Huainanzi* 7, in *Huainanzi jiaoshi* 1997, S.719. Hier besteht eine Parallele zu der bereits erwähnten und vor allem im Volksglauben populären Idee, dass der Tod eines Menschen letztendlich durch die Trennung von Körper- und Hauchseele ausgelöst wird. Vgl. hierzu Loewe 1994, S.26f.
911 *Huainanzi* 7, in *Huainanzi jiaoshi* 1997, S.731.
912 *Huainanzi* 1, in *Huainanzi jiaoshi* 1997, S.124.

Der Körper wird an dieser Stelle als Wohnort in Gestalt eines Gefäßes aufgefasst – im Unterschied zu der zweiten, beinahe noch verbreiteteren Vorstellung des Körpers als eine Art Fluidum –,[913] in welchem Lebenskraft und Geist residieren. Während die Lebenskraft den Körper anfüllt und damit für seine Lebendigkeit verantwortlich ist, besteht die Aufgabe des Geistes darin, den Körper zu regieren, ebenso wie der Kaiser sein Reich lenkt. Aus dem Zusammenwirken von Geist *(shen)* und *qi* resultiert ferner die Vorstellung, die sich heutzutage, am besten mit dem Begriff „Bewusstsein", im Sinne von bewusster Wahrnehmung und Erkenntnis, wiedergeben lässt:

> „Warum können die Menschen klar sehen und genau hören? Wie kommt es dass das Körpergewicht gehalten werden kann und die 100 Gelenke gebeugt und gestreckt werden können? Wie kommt es, dass jemand weiß von schwarz unterscheiden kann, Hässlichkeit von Schönheit unterscheiden kann? Wie kommt es, dass man Ähnlichkeiten und Unterschiede erkennen und falsch von richtig unterscheiden kann? [Dies ist so] weil das *qi* [diese Aktivitäten] anfüllt und der Geist sie lenkt".[914]

Im Unterschied zu Zhuang Zi sieht Huainan Zi im Alkohol eine Gefahr für den Geist, besonders im Hinblick auf seine Fähigkeit zur bewussten Wahrnehmung. Denn die Tatsache, dass ein Betrunkener einen schlafenden Stein für einen Tiger oder eine Wegmarkierung für ein Gespenst hält, zeigt, dass er seinen Essenz-Geist nicht mehr im Inneren zu bewahren vermag.[915]

Damit Körper *(xing)*, Lebenskraft *(qi)* und Geist *(shen)* keinen Schaden erleiden, müssen sie genau die Aufgaben wahrnehmen, welche ihnen in Entsprechung zu den Gesetzmäßigkeiten von Himmel und Erde zugedacht und angemessen sind. *Denn nur wenn der Geist den Körper leitet, kann Ordnung herrschen*, denn „der Geist ist wertvoller als der Körper".[916] Wird der Geist hingegen zum Dienstboten gemacht, so erleiden Körper und Lebenskraft zwangsläufig Schaden. Die meisten Menschen vergeuden jedoch nicht nur Geist und Lebenskraft im Äußeren, wenn sie ihren körperlichen Begierden folgen, sondern der Geist entfernt sich damit immer weiter vom Körper, was dazu führt, dass der Körper in seiner Gestalt immer fester wird, bis er sich schließlich vollkommen verschließt, so dass der Geist keinen Eingang mehr findet.[917] Es ist die implizite Aufgabe des Geistes, der allein durch Ruhe und vermöge der Rückbindung an die Leere *(xu)* wie das Undifferenzierte *(wu)* den Körper zu lenken vermag, letzteren weich und flexibel zu erhalten, will ein Mensch Langlebigkeit oder Unsterblichkeit erreichen.[918]

Trotz dieser engen Verwobenheit von Lebenskraft, Körper und Geist ist eine *gleichzeitige Transformation (hua* 化*) von Körper und Geist nicht zwangsläufig gegeben.*[919] Denn der Geist wird

---

913 Der Körper als Fluidum charakterisiert nicht nur die chinesische Medizin, sondern diese Vorstellung ist auch bei *Huainanzi* selbst anzutreffen, vgl. unten sowie Kohn und Sakade 1989, S.45.
914 *Huainanzi* 1, in *Huainanzi jiaoshi* 1997, S.124.
915 *Huainanzi* 13, in *Huainanzi jiaoshi* 1997, S.1452.
916 *Huainanzi* 14, in *Huainanzi jiaoshi* 1997, S.1533.
917 *Huannazi* 1, in *Huainanzi jiaoshi* 1997, S.125.
918 Bereits Lao Zi hat davon gesprochen, dass langfristig immer „das Weiche das Harte besiegt", vgl. *Daodejing* 78.
919 Zur Vorstellung der Transformation, um Unsterblichkeit zu erreichen vgl. unten Kap.III.8.2.

primär durch Emotionen verletzt, während der Körper vor allem an äußeren pathogenen Faktoren, wie Hitze, Kälte, Feuchtigkeit etc. erkrankt, so dass, zumindest kurzfristig, ein Ungleichgewicht entstehen kann. Erkrankt beispielsweise der Körper an äußeren pathogenen Faktoren während der Geist noch kraftvoll ist, können die Geister *(gui)* der, infolge von körperlicher Krankheit Verstorbenen Unruhe stiften. Erreicht ein Mensch hingegen ein hohes Alter aufgrund seiner guten körperlichen Konstitution, so verstummt sein Geist.[920] Dem Weisen hingegen gelingt *die gleichzeitige Transformation von Geist und Körper,* welche prinzipiell als natürliche Veranlagung (*xing* 性) begriffen wird, denn

> „er gebraucht sein Herz, [indem] er sich auf seine Natur *(xing)* stützt und an seinen Geist *(shen)* anlehnt, durch die gegenseitige Unterstützung [von Körper und Geist] erlangt [er] Anfang und Ende. Aus diesem Grund träumt er beim Schlafen nicht und beim Erwachen hat er keine Sorgen".[921]

III.7.2 Die individuellen Seelenaspekte *Hun* 魂 und *Po* 魄

Auch im *Huainanzi* sind *hun* und *po* Ausdruck der individuellen Seelenaspekte, denn

> „das *qi* des Himmels bewirkt die Hauchseele, das *qi* der Erde bewirkt die Körperseele".[922]

Dabei wird eine Verbindung zur inhärenten Dynamik von *yin*, welches schwer ist und nach unten „drückt", und *yang*, welches leicht ist und gerne nach oben steigt, hergestellt, wenn *Huainanzi* davon spricht, dass die Körperseele eines Weisen nicht unterdrücken und seine Hauchseele sich nicht aufbäumen wird.[923] Ferner spielen Hauch- und Körperseele eine entscheidende Rolle auf dem Weg zur Unsterblichkeit, denn

> „wenn Körper- und Hauchseele an ihrem Ort verweilen, und der Essenz-Geist seine Wurzel bewahrt, dann werden Leben und Tod das Selbst nicht verändern, dann spricht man vom vollendeten Geist *(shen)*".[924]

Schließlich wird der Mensch auch in seiner individuellen Verbindung von *hun* und *po* als Prozess vom Undifferenzierten, Gestaltlosen *(wu)* hin zum Differenzierten, Gestalthaften *(you)* begriffen, wie ein fiktives, durchaus humorvolles Gespräch zwischen einer personalisierten Körper- und Hauchseele zeigt:

> „Po fragte Hun: 'Wie bewirkt das *dao* die Körper?' [Hun] antwortete: 'Mit Hilfe des Differenzierten *(you)* bewirkt es die Körper.' Po fragte: 'Gibt es im Undifferenzierten *(wu)* [bereits] das, was eine Form hat?' Hun antwortete: 'Ja, das Undifferenzierte verfügt darüber.' Po fragte: 'Kann ich [mehr über das Differenzierte im Undifferenzierten] erfahren?' Hun antwortete: 'Es trifft sich, dass ich gerade etwas darüber weiß. Will man es betrachten, so hat es keine Form, will man es hören, so hat es keine Stimme, man bezeichnet es als das Tiefe und Dunkle. Das Tiefe und Dunkle

---

920 *Huainanzi* 2, in *Huainanzi jiaoshi* 1997, S.1 46.
921 ibid.
922 *Huainanzi* 9, in *Huainanzi jiaoshi* 1997, S.894.
923 *Huainanzi* 7, in *Huainanzi jiaoshi* 1997, S.748.
924 *Huainanzi* 7, in *Huainanzi jiaoshi* 1997, S.745.

> aber ähnelt [nur] dem *dao*, es ist nicht das *dao* selbst.' Po antwortete: 'Ich weiß schon! Es bedeutet nach innen zu blicken und zu sich selbst zurückkehren.' Hun antwortete: 'Immer dann, wenn man das *dao* erreicht hat, nimmt es keine Gestalt an, um sichtbar zu sein. Auch kann man keinen Namen finden, um es zu benennen. Wenn du jetzt schon eine Gestalt und einen Namen dafür hast, wie kann es dann [wirklich] das *dao* sein?' Po sprach: 'Wenn du noch gar keine Form hast, wie kannst du dann Worte haben?' [Hun antwortete:] 'Ich bin im Begriff zu meinen Ahnen [dem Formlosen] zurückzukehren.' Po blickt sich nach Hun um, doch der war plötzlich nicht mehr zu sehen. Und als er sich seiner eigenen Existenz zuwenden wollte, war auch diese mit dem Formlosen verschmolzen."[925]

Die Einbindung der individuellen Körper- und Hauchseele in den kosmischen Prozess vom Undifferenzierten zum Differenzierten und wieder zurück – dies wird hier auch als „das *dao* erreichen" bezeichnet – ist nicht zuletzt Ausdruck der existentiellen Verbindung von Hun und Po. Doch ebenso wie beim Verhältnis von Körper *(xing)* und Geist *(shen)* ist auch hier die Körperseele prinzipiell der leitenden Funktion der Hauchseele untergeordnet, denn Po muss Hun auf der Rückkehr ins Formlose folgen.

III.7.3 Die Manifestation des Essenz-Geistes – *Jingshen* 精神 – im Körper

Der Begriff „Essenz-Geist" *(jingshen)*, welcher im *Huainanzi* ein eigenes (das siebte) Kapitel darstellt, hebt – ganz im Sinne der Kombination von Essenz *(jing)* und Geist *(shen)* – die Verbindung eines kosmisch gedachten mit dem individuell menschlichen Geist hervor. Denn der Essenz-Geist, – welchen der Mensch vom Himmel erhalten hat, im Unterschied zur körperlichen Form und den Knochen, die von der Erde stammen – repräsentiert gewissermaßen den sichtbar gewordenen Geist *(shen)*. Der Geist wird dabei zunächst in Parallele zum *dao* selbst gesetzt:

> „Die Ruhe und das Schweigen sind das Wohnhaus für die geistige Klarheit *(shenming)*, die Leere und das Undifferenzierte *(wu)* sind der Ort, an dem das *dao* weilt."[926]

Über die Essenz *(jing)* wird es dem *shen* ermöglicht, sich im Körper eines Menschen zu manifestieren. Dabei sind die fünf Speicherorgane (Herz, Leber, Niere, Milz und Lunge) nichts anders als Ausdruck der Essenz *(jing)*, wie sie – und dies gilt um so mehr für die Theorie der Chinesischen Medizin – die geistigen und seelischen Kräfte eines Menschen beherbergen.[927] Während

> „die Körperöffnungen als Fenster und Türen für den Essenz-Geist dienen, sind die emotionalen Anlagen und das *qi* die Gesandten der Speicherorgane".[928]

---

[925] *Huainanzi* 16, in: *Huainanzi jiaoshi*, 1997, S.1627-1629. Nachdem diese Textstelle relativ korrupt zu sein scheint, habe ich mich bei der Übersetzung an den grundlegenden chinesischen Kommentaren zu diesem Kapitel orientiert, welche einzelnen Zeichen ergänzt bzw. durch andere Zeichen ersetzt haben, vgl. ibid.

[926] *Huainanzi* 7/1, in: *Huainanzi jiaoshi* 1997, S.719.

[927] Zum chinesischen Organbegriff vgl. unten Kap.IV.1.5.

[928] *Huainanzi* 7, in *Huainanzi jiaoshi* 1997, S.731.

Das bedeutet, der Geist *(shen)* besitzt durchaus die Freiheit den Körper *(xing)* über die Körperöffnungen zu verlassen und er bedient sich der Emotionen wie der Lebenskraft *(qi)* als Vermittler, nachdem die Speicherorgane, wie oben bereits erwähnt, letzten Endes eine Manifestation der Essenz *(jing)* selbst darstellen. Diese *Vermittlerrolle, gerade der Emotionen, ist jedoch durchaus zweigleisig gedacht, da die Emotionen gleichermaßen als Ausdruck für den Zustand des Geistes dienen wie sie ihn in seinem „Ein- und Austreten" beeinflussen* können. Solange sie eine spontane Reaktion auf eine bestimmte Situation darstellen, werden sie als Teil der menschlichen Natur betrachtet und schaden dem Geist in keiner Weise. Denn sie bilden die menschliche Entsprechung zu den fünf Wandlungsphasen der Erde (Holz, Feuer, Erde, Metall, Wasser) und den himmlischen Erscheinungen, wie Sonne und Mond, Sterne, Blitz und Donner, Wind und Regen.[929] Erst wenn sie übersteigert und folglich unnatürlich sind, können sie den Geist verletzen.

Die Gefahr für Gesundheit und Langlebigkeit besteht also darin, dass Augen und Ohren in Tönen und Farben versinken, die Emotionen und mit ihnen schließlich auch die Speicherorgane in Aufruhr geraten, so dass der Essenzgeist *(jingshen)* „nach außen galoppiert" und infolgedessen vergeudet wird.[930] Diese unmittelbar schädigende Wirkung von übersteigerten Emotionen wie den daraus resultierenden Handlungen auf die Lebensenergie und die Speicherorgane selbst gilt bis in die Gegenwart hinein als einer der zentralen pathologischen Mechanismen in der Chinesischen Medizin.[931]

Eine rechte Lebensführung, welche sich von sinnlicher Wahrnehmung nicht verführen lässt und die eigenen Emotionen kontrolliert, bewirkt eine unmittelbare Präsenz des Geistes, welche über die Regulierung und Bewahrung des *qi* nicht nur für Gesundheit und Langlebigkeit verantwortlich ist, sondern zu einem umfassenden, gleichsam „hellsichtigen" Wissen führt:

> „Wenn die in Aufruhr geratenen Emotionen unter Kontrolle sind und die Handlungen sich nicht auf Abwegen befinden, dann blühen Essenz und Geist, das *qi* wird nicht verstreut. Wenn Essenz und Geist blühen und das *qi* nicht verstreut wird, dann gibt es eine Ordnung. Wenn es eine Ordnung gibt, dann herrscht Ausgeglichenheit. Herrscht Ausgeglichenheit, dann gibt es Durchgängigkeit. Herrscht Durchgängigkeit, dann ist der *shen* gegenwärtig. Ist der *shen* gegenwärtig, dann gibt es beim Sehen nichts, das nicht gesehen wird, beim Hören nichts, das nicht gehört wird, beim Handeln nichts, das nicht vollendet wird. Aus diesem Grund können Kummer und Sorge nicht eindringen, das schrägläufige *qi* kann nicht angreifen."[932]

Jede potentielle Verletzung des Geistes resultiert daraus, dass er seiner Funktion, das *qi* und den Körper zu regulieren, nicht mehr genügen kann. Gelingt ihm dies hingegen vollständig, so verfügt ein Mensch über außerordentliche Fähigkeiten:

> „... wenn die 5 Speicherorgane fest und sicher sind, wenn sie in voller Blüte stehen und sich nicht zerstreuen, wenn der Essenz-Geist im Inneren

929 *Huainanzi* 8, in *Huainanzi jiaoshi* 1997, S.859.
930 ibid.
931 Vgl. dazu unten Kap.IV.4.2.
932 *Huainanzi* 7, in *Huainanzi jiaoshi* 1997, S.731.

> den Körper bewahrt und nicht nach außen tritt, dann kann man vor die vergangenen Generationen blicken und hinter die kommenden Ereignisse. Wie sollte das nicht ausreichen zur Regierung?“[933]

Wesentliche Aufgabe des Essenz-Geistes *(jingshen)* ist es also, sich von den Eindrücken der sinnlichen Wahrnehmung wie den daraus resultierenden Emotionen nicht verführen zu lassen, so dass die Essenz der fünf Speicherorgane im Inneren bewahrt werden kann. Diese Fähigkeit, welche zweifelsohne die eines gewöhnlichen Menschen übersteigt, bezieht sich implizit auf die potentielle Verbindung zwischen kosmischem und menschlichem Geist und findet ihre Vollendung in der Person des daoistischen Herrschers, welcher hier gleichermaßen die Vergangenheit wie die Zukunft kennt, ohne sich des Mittels der Wahrsagung bedienen zu müssen.

III.7.4 Der daoistische Weise und die Kultivierung des Geistes

Mithilfe von meditativen Techniken, in welchem der Weise eine Verbindung zwischen seinem eigenen Geist und dem *dao* herzustellen vermag, transzendiert er seine eigene Person:

> „Daher werden die, welche den Weg zum *dao* geschafft haben, zu ihrer eigenen Klarheit und Ruhe zurückkehren. Diejenigen, die alle Dinge vollkommen durchschaut haben, werden im Nicht-Handeln enden. Die Stille zu benutzen, um seine Natur zu nähren und mit Ernsthaftigkeit seinen Geist *(shen)* zu stabilisieren, bedeutet die Pforte des Himmels zu betreten. Das, was Himmel genannt wird, ist rein, einfach, ganz und strahlend.“[934]

Die hier angedeuteten Meditationstechniken dienen primär der Kultivierung des eigenen Geistes und haben später in den daoistischen Techniken zur Lebensverlängerung – vor allem den alchemistischen – schließlich ihre Vollendung gefunden. Ein wesentlicher Angelpunkt ist auch hier die Einstellung gegenüber dem Tod:

> „Im Wachsein scheint er zu schlafen, das Leben gleicht für ihn dem Tod, ganz am Ende [des Lebens] kehrt er zur Wurzel, zum Zeitpunkt des noch-nicht-Lebens, zurück und bildet mit der Transformation ein Wesen. Leben und Tod bilden für ihn ein Wesen.“[935]

Obgleich im *Huainanzi* vor dem Hintergrund der korrelativen Kosmologie zunächst die Vorstellung vom Geist *(shen)* und seiner Bedeutung für den einzelnen Menschen weiter präzisiert worden ist, geht es hier nicht primär um das Individuum an sich. Denn die vollkommene Kultivierung des Essenz-Geistes *(jingshen)* manifestiert sich erst im daoistischen Weisen (*shengren*), dessen

> „Essenzgeist im Grenzenlosen verweilt, ohne dass er von den Dingen zerstreut wird, so dass sich die Welt ihm freiwillig unterwirft“.[936]

---

933 *Huainanzi* 7, in *Huainanzi jiaoshi* 1997, S.731.
934 *Huainanzi* 1, in *Huainanzi jiaoshi* 1997, S.59.
935 *Huainanzi* 7, in *Huainanzi jiaoshi* 1997, S.783.
936 Huananzi 7, in *Huainanzi jiaoshi* 1997, S.745.

Die eingehende Untersuchung des siebten Kapitels im *Huainanzi* hat gezeigt, dass das eigentliche Ziel der Selbstkultivierung nicht Gesundheit oder Langlebigkeit, sondern die ethische Legitimation zur Herrschaft ist. Die Qualität eines solchen Weisen bzw. Herrschers zeichnet sich letztendlich durch dieselben Charakteristika aus, die auch dem *dao* bzw. dem Geist *(shen)* selbst zueigen sind. Denn solche Menschen können sich zwar körperlich verändern, doch sie verletzen dabei ihr Herz nicht, oder sie sterben, ohne dass dadurch ihr Essenzgeist geschmälert wird.[937] Die Begründung hierfür liegt im Verhältnis von Körper *(xing)* – als das, was transformiert wird – und dem Geist *(shen)* – als derjenige, welcher transformiert:

> „Die körperliche Form *(xing)* ist vergänglich, der Geist *(shen)* [hingegen] wird niemals transformiert, [er] reagiert mit Nicht-Transformieren auf die Transformation, [er hat] bei den 10.00 Veränderungen und 10.000 Umdrehungen in dem, was noch keinen Anfang hat, ein Äußerstes. Das, was transformiert wird, kehrt ins Formlose zurück. Das was nicht transformiert wird, ist zugleich mit Himmel und Erde entstanden. Wenn z.B. das Holz vergeht, dann verlässt das Grüne das Holz. Das was das Holz hervorbringt, wie könnte dies das Holz [selbst] sein? Ebenso wie das, was die Gestalt anfüllt [das *qi*] nicht die Gestalt selbst ist. Deswegen stirbt das, was das Leben [selbst] hervorbringt niemals, [nur] das, was von ihm hervorgebracht wird, stirbt. Das was die Dinge transformiert, ist selbst nicht der Transformation unterworfen, [nur] das, was von ihm transformiert wird, ist der Transformation unterworfen."[938]

Lässt man an dieser Stelle den Kontext außer acht, könnte allzu leicht der Eindruck entstehen, dass sich in diese Kosmologie, gewissermaßen durch die Hintertür, nun doch ein Dualismus eingeschlichen hat, wenn davon gesprochen wird, dass das, was selbst nicht transformiert wird, aber anderes transformiert – also das *dao* bzw. der Geist selbst – nicht vergeht, während die anderen Dinge, welche transformiert werden – wie der Körper *(xing)* –, vergänglicher Natur sind. Nachdem jedoch eine untrennbare Verbindung zwischen dem *dao* und der Welt der 10.000 Dinge besteht, ebenso wie zwischen Körper und Geist, darf man aus der Tatsache, dass die *Welt der individuellen Dinge und Körper vergänglich ist, nicht die Schlussfolgerung ziehen, dass der individuelle Tod mit Nicht-Existenz gleichzusetzen ist.* Vielmehr bedeutet es – wie es bereits Zhuang Zi formuliert hatte – dass sie in ihrer individuelle Existenz *in das Formlose bzw. Undifferenzierte zurückgekehrt sind. Das dao bzw. der Geist selbst repräsentieren hingegen den überindividuell wirksamen Aspekt in Gestalt des immerwährenden Prozesses vom Undifferenzierten zum Differenzierten und wieder zurück.* Der Prozess selbst hört niemals auf, er wirkt ins Unedliche fort. Aus genau diesem Grund vermag der weise Herrscher auch die weltlichen Geschäfte gleichsam „auf die leichte Schulter zu nehmen", da für ihn Leben und Tod eine Einheit darstellen. Er begreift sie als Ausdruck desselben Prozesses.[939]

937 *Huainanzi* 7, in *Huainanzi jiaoshi* 1997, S.748. Diese Stelle bezieht sich offensichtlich auf eine sehr ähnlich formulierte Stelle im 6. Kapitel des *Zhuangzi*, vgl. ibid., S.761.

938 *Huainanzi* 7, in *Huainanzi jiaoshi* 1997, S.748.

939 *Huainanzi* 7/S.38 oben *Huainanzi jiaoshi,* Bd.1, S.748.

Zusammenfassend betrachtet wird im *Huainanzi* das Konzept vom Essenz-Geist *(jingshen)* nicht allein vor dem Hintergrund der korrelativen Kosmologie spezifiziert, sondern es wird zugleich im Rahmen einer vollkommen neuen Weltentstehungstheorie positioniert. So wie die Welt einst aus der Dunkelheit vermöge der beiden göttlichen Kräfte *(shen)* von Himmel und Erde entstanden ist, repräsentiert der Mensch eben diese Verbindung aus dem Himmel, der ihm den Essenz-Geist *(jing)* verliehen hat, und der Erde, welche ihm die körperliche Form gegeben hat. *Der Geist (shen) erlangt seine individuelle Manifestation über die Essenz (jing)*, welche sich im Menschen beispielsweise in Gestalt der fünf Speicherorgane manifestiert.
Das Verhältnis von Körper *(xing)*, Lebenskraft *(qi)* und Geist *(shen)* ist ebenso untrennbar wie hierarchisch miteinander verknüpft, denn wird der Geist, beispielsweise durch übersteigerte Emotionen, daran gehindert seiner regulierenden Funktion nachzukommen, nehmen Körper und *qi* ebenso nachhaltig Schaden. Eine rechte Lebensführung, und damit ist durchaus auch eine meditative Haltung gemeint, bewirkt hingegen eine *umfassende, alles durchdringende Präsenz des Essenz-Geistes, welche schließlich in der Vorstellung vom daoistischen Weisen gipfelt*, dem sich, als Ausdruck eines vollkommenen Herrschers, das Reich freiwillig unterwirft. Diese unmittelbare Präsenz und Wirksamkeit von *jingshen* zeigt sich letzten Endes in der Verbindung zum kosmischen Geist bzw. dem *dao* selbst. Denn *er kann der Transformation, welcher die individuellen Körper wie alle anderen Dinge unterliegen, entgehen, wenn er sein eigenes Potential soweit zu entfalten vermag, dass er selbst Teil des Prozesses vom Undifferenzierten zum Differenzierten und wieder zurück wird.*

Während sich Huainan Zi mehr mit der Haltung dem Tod gegenüber beschäftigt, rückt in der weiteren Entwicklung des Daoismus, speziell der Alchemie, wieder die Frage nach der Unsterblichkeit, und zwar einer durchaus körperlich gedachten Unsterblichkeit, in den Vordergrund. Bevor ich auf diese Entwicklungen, wie sie in der Wei-Jin-Zeit (220-420) statt gefunden haben, zu sprechen komme, gilt es jedoch eine, beinahe naturwissenschaftliche Position aufzuzeigen, die sowohl der korrelativen Kosmologie als auch dem Thema Unsterblichkeit mehr als skeptisch gegenübersteht.

III.7.5 Wang Chongs Kritik an der Unsterblichkeit

Wang Chong (27-100? n.Chr.)[940] gilt in der chinesischen Geistesgeschichte bis in die Gegenwart hinein als unabhängiger Denker, da er zu den meisten der Han-Zeitlichen, ideologischen und politischen Überzeugungen äußerst kritisch Stellung bezieht. Wang Chong ungefähr ein Jahrhundert später, nachdem der Konfuzianismus zur Staatsdoktrin erklärt und im Rahmen des korrelativen Denkens mit dem Gedankengut der anderen philosophischen Strömungen angereichert worden war. Der Titel seines Werks *Lunheng* „ausgewogene Diskussionen“ deutet bereits auf seine Argumentationsweise, die oft in Dialogform gehalten ist und einer logischen Argumentation folgt, indem auf jede These ein Beweis folgt. In seinem Werk kritisiert Wang Chong nicht nur jede Art von Aberglauben, sondern eine seiner wichtigsten Thesen ist, dass alle Dinge „von selbst“ (*ziran* 自然) entstehen und daher nicht Ausdruck eines himmlischen Willens sein können.

[940] Chan Wing-Tsit 1973, S.292.

Der Begriff *ziran* welcher bei den Daoisten bereits die „Natur" bezeichnet hatte, ist nicht mehr Ausdruck des Himmels selbst. Hier beginnt vielmehr eine Pluralisierung des Naturbegriffs – indem alle Dinge und jedes für sich „von selbst so sind" –, welche im 4. Jh. mit dem allmählichen Eindringen des Buddhismus ihren Höhepunkt findet.[941] Eine solche Depersonalisierung des Himmels durchtrennte nicht nur die, im korrelativen Denken hergestellte Verbindung zwischen Mensch und Himmel, sondern wandte sich zugleich gegen die Idee eines vorgegebenen und unveränderlichen Schicksals. Vielmehr geschehen alle Dinge spontan und zufällig, so dass auch Naturkatastrophen nicht Ausdruck himmlischen Unmuts sein können. Eine derart skeptische Haltung, welche gerade die gegenseitige Wechselwirkung zwischen Makrokosmos und Mikrokosmos negiert, stellt den Höhepunkt kritischen Bewusstseins während der Han-Zeit dar.

Für den vorliegenden Zusammenhang ist von besonderem Interesse, dass Wang Chong den Glauben an Geister *(guishen)* ablehnt, insbesondere die Idee, dass der Geist eines Menschen auch nach seinem körperlichen Tod noch Unheil anrichten könne. Bemerkenswert ist jedoch, dass auch er die Auffassung vertritt, Geist und Körper bilden zu Lebzeiten eines Menschen eine untrennbare Einheit:

> „Das, wodurch Menschen leben, sind die Essenz *(jing)* und die Lebenskraft *(qi)*. Wenn sie sterben, vergehen Essenz und Lebenskraft. Das was die Essenz und Lebenskraft wirksam macht, sind die Blutgefäße. Wenn ein Mensch stirbt, so sind seine Blutgefäße erschöpft, sind sie erschöpft, so vergehen Essenz und Lebenskraft, sie sind vergangen so verdorrt der Körper, ist er verdorrt, so wird er zu Staub und Erde, wie könnte er dann zu einem Geist werden?"[942]

Wang Chongs Kritik scheint, gerade aus abendländischer Perspektive, durchaus berechtigt. Denn wenn – angesichts der unlösbaren Verbindung von Körper und Geist – der Körper, in Gestalt einer materiellen Grundlage, vergeht, lässt sich die, wie auch immer vorzustellende Fortexistenz des Geistes nur schwer rechtfertigen. Wang Chong nimmt hier eine für das chinesische Denken insofern ungewöhnliche und dem westlichen Denken umso vertrautere Perspektive ein, als er den Menschen aus seinem Kontext, dem Makrokosmos wie dem alles verbindenden *qi*, herauszulösen versucht. Der Vergleich eines Menschen mit einem Reissack zeigt dies überdeutlich:

> „Wenn ein Sack mit Reis oder eine Tasche mit Hirse angefüllt ist, dann wird der Reis in dem Sack oder die Hirse in der Tasche bleiben. Wenn die Menschen es betrachten, werden sie wissen, dass es ein Sack voller Reis oder eine Tasche voller Hirse ist. Wie kommt das? Weil man aus der Form des Sackes oder der Tasche seinen Inhalt erkennen kann. Wenn der Sack nun ein Loch hat und der Reis heraus rinnt, oder die Tasche umgedreht

---

941 Ihr wichtigster Vertreter ist Guo Xiang, (+ 312 n.Chr.), welcher der so genannten Dunkelschule (*xuanxue*) angehört. Ausgehend vom Text *Zhuangzi* strebt er eine vollkommene Neuinterpretation des Daoismus an, indem er das „*dao* vollständig aus dem Daoismus hinauskatapultierte" und durch das „Von-selber so sein" der Einzeldinge ersetzte. Vgl. Bauer 2001, S.151. Nachdem dieser Denker wie die anderen Vertreter der Dunkelschule keine Stellung bezogen haben, die im Hinblick auf den vorliegenden Zusammenhang von Bedeutung wäre, bleiben sie hier unberücksichtigt.

942 *Lunheng*, 62, in: *Zhuzi jicheng* 1986, Bd.7, S.202.

wird und die Hirse verloren ist, dann werden der Sack und die Tasche entweder weggeworfen oder zusammengefaltet. Wenn die Leute [den Sack oder die Tasche] sehen wollen, kann man sie nicht mehr länger sehen. Der Essenzgeist ist nun ebenso im Körper aufbewahrt wie die Hirse in der Tasche oder der Reis im Sack. Nach dem Tod verfällt der Körper, Essenz und Lebenskraft *(qi)* zerstreuen sich, ebenso wie der Sack oder die Tasche verschwinden, wenn Reis oder Hirse heraus gefallen sind. Wenn Reis und Hirse weg sind, so können Sack oder Tasche nicht wieder eine Form haben, wenn Essenz und Lebenskraft sich zerstreut haben, wie kann man dann wieder einen Körper haben, der von anderen Menschen gesehen werden kann?“[943]

Offensichtlich ist es Wang Chong ein Anliegen, die Menschen vom Aberglauben an die Geister der Verstorbenen, welche ja meist in der bekannten körperlichen Gestalt auftreten, zu befreien. So setzt er die Zerstreuung von Essenz und Geist, analog zu Reis und Hirse, mit ihrem „absoluten Verschwinden“ gleich, indem sie zu Erde und Staub werden.

Dies gelingt ihm jedoch nur kraft einer deutlichen Einengung der Vorstellung von *qi* auf das Lebendige und Sichtbare. Während die Lebenskraft bei den meisten anderen Denkern die unterschiedlichsten Aggregatszustände zwischen sichtbar und unsichtbar annehmen und somit alle Wesenheiten und Zustände im Kosmos zu verbinden vermochte, versteht *Wang Chong den Geist (shen) weniger als Prozess – vom Undifferenzierten zum Differenzierten und wieder zurück – denn als Zustand.* Er vergleicht das Sterben eines Menschen mit dem Verlöschen des Feuers und somit des Lichtes. Analog hierzu verfügt auch ein Mensch nach dem Tode nicht mehr über die Fähigkeit zur Erkenntnis oder über Bewusstsein.[944] Der Essenzgeist ist ferner nichts spezifisch Menschliches, sondern der Mensch teilt diesen mit allen anderen Wesen:

„Der Essenzgeist *(jingshen)* des Menschen gleicht dem Essenzgeist [aller] Wesenheiten *(wu)*. Nachdem die Dinge entstanden sind, bewirkt der Essenzgeist die Krankheiten, mit ihrem Tod vergeht auch der Essenzgeist. Der Mensch stimmt hierin mit den Dingen überein, wenn er stirbt, so vergeht auch sein Geist, wie könnte dieser dann noch Schaden zufügen?“[945]

Nachdem auch die anderen Wesenheiten nach ihrem Tod nicht zu Geistern werden können, bildet der Mensch hier keine Ausnahme. Dieser Standpunkt ist insofern ungewöhnlich, als dass bei den bisher vorgestellten Denkern Essenz und Geist zwar im gesamten Kosmos wirksam sein konnten, aber die individuelle Ausprägung des Essenzgeistes *(jingshen)* in der Regel als Charakteristikum des Menschen aufgefasst wurde.
Spätestens an dieser Stelle wird deutlich, weshalb Wang Chong in den meisten Werken zur chinesischen Philosophiegeschichte als „Materialist“ charakterisiert wurde.[946] Denn die vollkommene Auflösung des Geistes nach dem Tod reflektiert eine durchaus rationale

---

943 *Lunheng*, 62, in: *Zhuzi jicheng* 1986, Bd.7, S.203.
944 *Lunheng* 62, in: *Zhuzi jicheng* 1986, Bd.7, S.204.
945 *Lunheng* 62, in: *Zhuzi jicheng* 1986, Bd.7, S.205.
946 Fung Yulan 1952, Bd.II, S.160f.

und naturwissenschaftliche Haltung, wie wir sie in Ansätzen bereits bei Xun Zi vorgefunden hatten. Eine solche Haltung ist jedoch gerade als Reaktion auf das korrelative Denken durchaus folgerichtig und nachvollziehbar, auch wenn sie sich langfristig in der chinesischen Geistesgeschichte nicht durchsetzen konnte. Ein wesentlicher Grund hierfür mag sein, dass diese Auffassung ein, wenn nicht das wesentliche Charakteristikum bei der Vorstellung von Geist *(shen)* und Lebenskraft *(qi)* vermissen lässt: ihre Entfaltung im gesamten Kosmos wie ihre Prozesshaftigkeit.

Mit der Han-Zeit lässt sich eine deutliche Verschiebung im Interesse und der Motivation des philosophischen Denkens erkennen. Während es in der Zhou-Zeit noch um die Frage nach den Bedingungen für die bestmögliche Regierung ging, wurde dieses Problem, angesichts der Gründung des Kaiserreichs, zunächst als gelöst betrachtet. So begann man sich vor allem für die Strukturen des Kosmos – im Rahmen einer Kosmologie und Kosmogonie – wie für die Verbindung zwischen Mensch und Kosmos zu interessieren. Eben dies spiegelt sich auch in der Betrachtung des Verhältnisses von Körper und Geist wie der allmählichen Herausbildung der individuellen Seelenaspekte (*hun* und *po*) wider. Der Mensch als Verbindung aus Himmel und Erde stellt ebenso eine untrennbare Verbindung von Körper *(xing)* und Geist *(shen)* dar, und diese Verbindung wird in beiden Fällen über das *qi*, die Lebenskraft, hergestellt. Daher ist der Mensch in der Lage, sofern er sich in seinem Verhalten an den Rhythmen und Mustern der Natur orientiert, eine vollkommene Präsenz des Geistes im Körper zu bewirken, die ihm gleichermaßen einen direkten Zugang zu den kosmischen Prozessen ermöglicht wie sie ihm zu individueller Langlebigkeit oder gar Unsterblichkeit verhilft.

Mit dem Untergang der Han-Dynastie im Jahre 220 n.Chr. tritt China bis zur Gründung der Tang-Dynastie (618-906 n.Chr.) abermals in eine lange Übergangsphase ein, welche sich durch wechselnde Regierungen, Machtkämpfe und instabile politische Verhältnisse auszeichnete. In eben diese Phase fällt auch das, anfangs beinahe unbemerkt gebliebene Eindringen des Buddhismus, welches die gesamte chinesische Geistesgeschichte so nachhaltig veränderte, dass man nicht umhin kommt, die chinesische Geistesgeschichte in die Zeit vor und die Zeit nach dem Eindringen des Buddhismus aufzuteilen. Auch wenn für den vorliegenden Kontext die verschiedenen buddhistischen Schulen und ihre Auffassungen von Körper, Seele und Geist unberücksichtigt bleiben müssen – zum einen, weil dies eine eigenen Forschungsarbeit darstellen würde, zum anderen weil der Buddhismus eben nicht genuin chinesisch ist – gilt es die prinzipiellen Auswirkungen des Buddhismus auf die chinesische Geistesgeschichte in aller Kürze zusammenzufassen. Denn die chinesische Reaktion auf den Buddhismus hat ganz zwangsläufig Auswirkungen auf die spätere Entwicklung der Vorstellung vom Geist *(shen)* und seiner individuellen Ausprägung in Gestalt der Hauch- und Körperseele (*hun* und *po*).

III.8. Die Vorstellung von Geist, Hauch- und Körperseele nach dem Eindringen des Buddhismus

III.8.1 Die politische Instabilität zur Wei-Jin Zeit

Offiziell wird die Einführung des Buddhismus, welcher ursprünglich mit den Handelskarawanen über Zentralasien nach China gekommen ist, auf das erste Jahrhundert nach Christus angesetzt, auch wenn erste Spuren, gerade was die religiösen Praktiken betrifft, vermutlich bereits auf das erste Jahrtausend v.Chr. zurückgehen.[947] Dem buddhistischen Denken gelang es fast über ein Jahrtausend hinweg die genuin chinesischen Denkströmungen, also den Konfuzianismus und Daoismus, an den Rand des Geisteslebens zu drängen. Während im 4.Jh.n.Chr. der Norden Chinas ein einziges Schlachtfeld darstellte und die Bevölkerung existentiell bedrohte, verbündeten sich die aristokratischen Familien im Süden Chinas immer enger und bildeten das Zentrum, in welchem sich das geistige Leben abspielte. Der gesamte Zeitraum der drei Reiche und der Jin-Dynastie (220-589 n.Chr.) zeichnete sich durch außerordentliche politische Instabilität aus, die sich in permanenten Reichsteilungen, schwachen Regierungen und kurzen Regierungszeiten der einzelnen Herrscher manifestierte. Daraus entwickelte sich nicht nur ein steigendes soziales Ungleichgewicht, sondern mit ihm schwand auch zusehends das Vertrauen in die konfuzianische Weltsicht sowie das kosmologisch-korrelative Denken der Han-Zeit. Gleichzeitig wanderte, vor allem im Süden Chinas, die chinesische Aristokratie an die Spitze der Gesellschaft, die jedoch wenig politische Ambitionen besaß. Diese Zeit der politischen Unsicherheit weist viele Parallelen zur Gründungsphase der chinesischen Philosophie auf, was nicht nur die Verbreitung des Buddhismus außerordentlich begünstigte, oder vielleicht sogar erst ermöglichte, sondern auch dem chinesischen Denken neue Wege öffnete.

Mit der Entwicklung des so genannten Neodaoismus – ein Name der insofern irreführend ist, als sich viele seiner Vertreter eher als Konfuzianer denn als Daoisten begriffen – fand im Rahmen der Dunkelschule (*xuanxue* 玄學) eine Neubewertung der daoistischen Texte von Lao Zi und Zhuang Zi statt, die sich vor allem mit dem Verhältnis von *wu* 無 „dem Undifferenzierten" und *you* 有 „dem Differenzierten" beschäftigte.[948] Deren Vertreter, vornehmlich aristokratische Gelehrte, distanzierten sich auf ihrem Weg zur Befreiung von alten Denkmustern allmählich auch räumlich von Staat und Gesellschaft, so dass das Eremitenleben zu einer ebenso idealisierten wie akzeptierten Lebensform wurde. Letzteres mündete schließlich in eine Art „Genienkult", der mit den „sieben Weisen vom Bambushain" – einer Gruppe von Lyrikern und Philosophen, die später zu Unsterblichen erklärt wurden – seinen Höhepunkt fand.[949] Es war ferner die Zeit der „reinen Gespräche" (*qingtan* 清談), welche sich in ihrer Reinheit dadurch auszeichneten, dass sie sich vor

[947] Bauer 2001, S.157f.

[948] Diese beiden Begriffe wurden häufig – gerade vor dem Hintergrund des allmählich eindringenden Buddhismus – auch im Sinne von „Sein" und „Nicht-Sein" diskutiert, vgl. Chan Wing-Tsit 1973, S.321-324. Vgl. hierzu auch die sehr ausführliche Darstellung über diese beiden Begriffe zur Wei-Jin Zeit (*you wu zhi bian* 有 無之辯 „die Unterscheidung von *you* und *wu*") von Kang Zhongqian 2003.

[949] Vgl. Bauer 2001, S.142.

allem mit Dichtung, Literatur und Philosophie, aber nicht mit Politik beschäftigten.[950] Inwieweit diese Gedanken tatsächlich bereits durch den Buddhismus inspiriert waren, ist immer wieder diskutiert worden, lässt sich jedoch sicher nicht abschließend beurteilen.

III.8.2 Ge Hong und die Vergeistigung des Körpers

Dies gilt auch für die Entwicklung der daoistischen Alchemie, zu deren wichtigsten Vertretern Ge Hong (ca. 280- 340) gehört.[951] Er hat nicht nur eine Sammlung von Biographien Unsterblicher herausgegeben, sondern außerdem ein Handbuch mit dem Titel „der Meister, der die Schlichtheit umarmt" *(Baopuzi)* verfasst, in welchem die verschiedenen Techniken zur Erlangung der Unsterblichkeit dargelegt werden. Anders als bei den frühen Daoisten, welche jede Tätigkeit in der Gesellschaft und im Staat vollkommen ablehnten, macht sich bei ihm deutlich ein konfuzianischer Einfluss bemerkbar. Denn

> „er empfiehlt nur Vorsicht und Mäßigung, und stellt umgekehrt sogar den Einsiedler in den Bergen als einen auf indirekte, dafür aber um so wirksamere Weise für das Heil der Gesellschaft wirkenden Menschen dar, als eine Art inoffiziellen, für die Wildnis zuständigen Beamten".[952]

Die innere Alchemie bestand aus Fastentechniken, Atemübungen und Sexualpraktiken, die den Körper „leicht" machen sollten, um sich bereits zu Lebzeiten von den vergänglichen Teilen seines Körpers zu befreien und in den Himmel als *xian* „Unsterblicher" aufzusteigen (*xian* 仙 bedeutet auch „fliegen" oder „aufsteigen"). Eine der unterschiedlichen Techniken besteht laut Ge Hong beispielsweise darin, sich von seinem Ego bzw. Selbst zu befreien:

> „.. an ihrem Kopf wachsen merkwürdige Knochen und an ihrem Körper sprießen wundersame Haare. Sie alle lieben das Tiefsinnige und das Schlichte und lassen sich nicht ein auf das Gewöhnliche und Modische. Dieserlei Menschen ist denn auch ein ewiges Leben ohne Tod beschieden, aber sie haben [vorher] auch alle menschlichen Gefühle von sich abgetan und halten sich fern von Glanz und Freude. Sie gleichen einem Spatzen, der sich in eine Muschel, oder einem Fasan, der sich in eine Seeschlange verwandelt hat: Sie haben ihre ursprüngliche Natur verloren und sind von einer fremden Lebenskraft durchpulst."[953]

Diese Art und Weise Unsterblichkeit zu erlangen, ist jedoch nur eine Möglichkeit. Eine andere ist, die Freuden und Annehmlichkeiten des Lebens durchaus zu genießen, jedoch nicht ohne in allen Dingen Mäßigkeit zu bewahren, da unmäßige Emotionen und Begierden oder ein zu starker Wille das Leben verkürzen. Solange man seine Kleidung den vier Jahreszeiten anpasst, sich ferner mäßig ernährt und bewegt, ist langes Leben auch ohne alchemistische Techniken oder Arzneien zu erreichen:

---

[950] Chan Wing-Tsit 1973, S.315f.

[951] Die Suche nach Unsterblichkeit war jedoch nicht allein der daoistischen Alchemie vorbehalten. Ge Hong, der zwar häufig als einer der Gründer der Alchemie genannt wird, ist zunächst ein Suchender nach Unsterblichkeit, da er auch viele nicht alchemistische Voraussetzungen diskutiert. Vgl. hierzu Robinet 1995, S.120. Zur ausführlichen Darstellung des Wirkens von Ge Hong, vgl. ibid. S.120-166.

[952] Vgl. Bauer, 1971, S.156.

[953] Vgl. ibid. S.157.

„Nun erreicht aber der Mensch, selbst wenn er keinerlei magische Mittel kennt, bei richtiger Pflege regelmäßig ein Alter von 120 Jahren, wenn nicht, dann hat er sie irgendwie [mutwillig] verletzt. Besitzt er auch nur die geringste Ahnung vom 'Weg', so kann er 240 Jahre alt werden, und, wenn er etwas mehr weiß, 480 Jahre. Und wenn er gar seine Geisteskräfte voll ausschöpft, braucht er überhaupt nicht zu sterben – nur ist er deswegen immer noch nicht ein [echter] Unsterblicher."[954]

„Echte Unsterblichkeit" ist hingegen nur *vermöge der Einheit von Körper und Geist zu erlangen.* Denn ohne einen unsterblichen Körper kann auch der Geist nicht unsterblich werden, selbst wenn die Unsterblichen, ebenso wie die Geister, nicht unbedingt sichtbar sind. Unsichtbar zu werden bedeutet im Sinne einer Metamorphose vielmehr seine Erscheinungsform zu ändern:[955]

„Die Tatsache, dass man noch keine Geister *(guishen)* gesehen hat, dass man noch keine Unsterblichen gesehen hat, bedeutet nicht, dass es auch keine Unsterblichen gibt. Wenn es unter den Menschen keine Weisen und Dummen gäbe, dann wüssten sie alle, dass sie selbst eine Hauch- und eine Körperseele besitzen. Wenn sich die beiden trennen, wird der Mensch krank, wenn sie einander endgültig verlassen, dann stirbt der Mensch. Deshalb haben die Magier, wenn sie sich trennen, die Methode des Trommelns, wenn sie einander verlassen, haben die Ritenmeister die Methode die Seele zurückzurufen."[956]

Die Ursache für den Tod wie für die Unsterblichkeit liegt dabei im *qi* selbst begründet, welches gleichermaßen im gesamten Kosmos wie im einzelnen Menschen wirksam ist. Die Kunst besteht darin, die eigene Lebenskraft im Fluss zu halten und mit der kosmischen Lebenskraft sein Inneres zu nähren, damit die von außen eindringenden Krankheiten abgewehrt werden können.[957] Sobald jedoch die eigene Lebenskraft erschöpft ist, führt dies unweigerlich zum Tod:

„Nun das Differenzierte *(you)* folgt dem Undifferenzierten *(wu)* und wird in ihm geboren, der Körper benötigt den Geist und gründet in ihm. Das Differenzierte ist der Palast für das Undifferenzierte. Der Körper ist die Behausung für den Geist. Vergleicht man es mit einem Deich, so kann das Wasser nicht darin bleiben, wenn der Deich zerstört ist. Vergleicht man es mit einer Kerze, so verweilt das Feuer nicht länger, wenn die Kerze vergeht. Ist der Körper erschöpft, so zerstreut sich der Geist, ist das *qi* erschöpft, so ist das Leben zu Ende. Ist die Wurzel erschöpft und die Zweige zahlreich, so verlässt das Grüne den Baum. Ist das *qi* ermattet und die Wünsche siegreich, so verlassen die Essenz und das Wunderbare den Körper."[958]

---

954 Bauer 1971, S.157.

955 Deswegen kann man, so Ge Hong, Wesen, welche prinzipiell unsichtbar sind, wie beispielsweise die Geister, mithilfe von bestimmten Techniken (dem Aufhängen von Spiegeln) sichtbar machen. Robinet 1995, S.149.

956 *Baopuzi neipian*, 2, in: *Baopuzi neipian jiaoshi* 1985, S.21.

957 *Baopuzi neipian* 1, in: *Baopuzi neipian jiaoshi* 1985, S.1.

958 Vgl. *Baopuzi neipian* 5, in: *Baopuzi neipian jiaoshi 1*985, S.110.

Voraussetzung für „wahre" Unsterblichkeit ist demzufolge eine vollkommenen Transformation des *qi*, die Körper und Geist gleichermaßen umfasst. Nachdem solche Kunst verständlicherweise schwer zu erlernen ist, gibt es drei verschiedene Stufen von Unsterblichen, die hier als „Gelehrte" bezeichnet werden:

> „Die oberen Gelehrten erheben ihren Körper und erheben sich in die Leere, das bezeichnet man als die himmlischen Unsterblichen. Die mittleren Gelehrten streifen in den berühmten Bergen umher, man nennt sie die Unsterblichen der Erde, die unteren Gelehrten sterben zuerst und danach häuten sie sich, dies bezeichnet man als die Unsterblichen der Loslösung vom Leichnam."[959]

Während den himmlischen Unsterblichen die Transformation mühelos gelingt und sie sich direkt in den Himmel erheben können, verweilen die der zweiten Stufe noch auf der Erde in den Bergen des Westens, ihrem traditionellen Rückzugsgebiet. Die unteren Gelehrten scheinen zunächst ganz „normal" zu sterben, denn ihre Transformation, welche auch als „Befreiung von der sterblichen Hülle" (*shijie* 尸解) zu verstehen ist, geschieht erst nach dem Tod.[960] Während die ersten beiden Stufen den Zeitpunkt ihrer Verwandlung gleichsam selbst bestimmen können, tritt bei der letzten Stufe zunächst der Tod ein. Nach einigen Tagen oder Wochen ist die Leiche jedoch, nachdem sie transformiert worden ist, aus dem Sarg verschwunden und an ihrer Statt wird ein Talisman hinterlegt. *Unsterblichkeit ist somit nichts anderes als eine Metamorphose von qi, welche Körper und Geist gleichermaßen umfasst.* Denn der Unsterbliche hat *vermöge der transformierten Lebenskraft lediglich seine Erscheinungsform geändert, weswegen von ihm auch noch als „Mensch"* (*xianren* 仙人 bedeutet wörtlich „unsterblicher Mensch") *die Rede ist,* ganz im Gegensatz zum *Buddhismus*, welcher, wie gleich zu zeigen sein wird, immer nur *von einer unsterblichen Seele spricht.*

III.8.3 Die Begegnung von buddhistischem und chinesischem Denken

Der Buddhismus war gleichermaßen Ergänzung wie Herausforderung für das genuin chinesische Denken, denn er zeichnet sich, ähnlich wie das westliche Denken, durch ein stark erkenntnistheoretisches Interesse aus, gerade im Hinblick auf ontologisch-metaphysische Fragen.[961] So sah sich das chinesische Denken im 3.Jh.n.Chr. weniger mit neuen Antworten auf alte Fragen denn mit vollkommen neuen Fragen wie, „was kann ich wissen" oder „was darf ich hoffen" konfrontiert, weswegen der Buddhismus auch verschiedene philosophische Lücken im chinesischen Denken auszufüllen vermochte.

Als äußerst problematisch erwies sich zunächst die Fremdsprachlichkeit der buddhistischen Texte und ihre Übertragung ins Chinesische. Anfangs bediente man sich daoistischer Termini bei der Übersetzung, wodurch den Sanskrit und Pali-Begriffen zunächst ihre Fremdheit genommen werden sollte. Dabei wurde jeweils ein daoistischer Begriff oder besser ein Konzept einem buddhistischen gegenüber gestellt,[962] so dass der Buddhis-

---

959 Vgl. *Baopuzi neipian* 2, in: *Baopuzi neipian jiaoshi lunxian* 1985, S.20.

960 Robinet 1995, S.151.

961 Diese Ähnlichkeit des Denkens im erkenntnistheoretischen Bereich mag auch einer der Gründe für die rasche Ausbreitung des Buddhismus im Westen sein.

962 Dieses Prinzip wurde unter dem Begriff *ge yi* 格意(Anpassen der Gedanken(konzepte)) geläufig, vgl. Bauer 2001 S.164 und Chan Wing-Tsit 1973, S.336.

mus zunächst eher eine Variante des Daoismus denn eine eigene Geistestradition darzustellen schien. Hinzu kam, dass viele Daoisten (auch später noch) der Überzeugung waren, dass es sich bei Buddha eigentlich um Lao Zi handele, der auf dem Weg nach Westen seine Lehre auch in Indien verbreitet habe.[963] Langfristig konnte dieses Vorgehen den buddhistischen Texten jedoch nicht gerecht werden, da sie ein relativ hohes Abstraktionsniveau aufwiesen, für welches die chinesische Sprache aufgrund des unveränderlichen Charakters der Schriftzeichen und der damit einhergehenden, fehlenden grammatikalischen Differenzierung eigentlich denkbar ungeeignet war:

> „An der Begriffschrift, die es nicht zuließ, auch nur ein einziges Fremdwort in den Wortschatz zu schmuggeln, ohne dass es als Fremdkörper für immer erkennbar bleib, brachen sich alle Ideologien, die von außen her nach China eindrangen. Sie mussten entweder 'übersetzt', und das bedeutete eben von vorneherein assimiliert (in der Regel vereinfacht) werden, oder sie mussten für immer das Stigma des Exotischen mit sich herumschleppen, das ihnen bei jeder wie immer gearteten nationalen Bewegung zum Verhängnis werden konnte."[964]

Diese Begegnung des Buddhismus mit dem genuin chinesischen Denken war für China ähnlich erschütternd wie die Begegnung Chinas mit dem Abendland im 19.Jahhundert und sie darf, vor allem in erkenntnistheoretischer Hinsicht, durchaus als exemplarisch für den Integrationsprozess des westlichen in das chinesische Denken aufgefasst werden, welcher derzeit immer noch andauert. Erst nachdem eine gewisse „kritische Masse" an buddhistischen Texten ins Chinesische übertragen worden war und dabei viele Texte von buddhistischen Mönchen mehrfach übersetzt worden sind,[965] gelangte der Buddhismus, welcher die chinesische Gedankenwelt vom 1.bis 3. Jh. n.Chr. eher diskret unterwandert hatte, vom 4.bis zum 7.Jh.n.Chr. zu seiner vollen Blüte.

Während dieser Blütezeit spielte der Buddhismus nicht nur im intellektuellen und religiösen Leben eine herausragende Rolle, sondern vor allem auch in politischer und wirtschaftlicher Hinsicht. So wurde den buddhistischen Klöstern von der Regierung steuerfrei Land zur Verfügung gestellt und die buddhistischen Mönche vom Staatsdienst frei gestellt. Darüber hinaus wurden die Klöster auch häufig von Laien – mit dem Ziel persönlicher Erlösung – großzügig unterstützt, so dass die buddhistische Kirche bereits im Jahre 477 über 6478 Tempel und 77258 Mönche verfügte.[966] Die großen Ländereien, welche zu den Klöstern gehörten, ermöglichten ferner die Einrichtung von Schulen und Ausbildungsstätten. Nachdem viele Kaiser selbst zu Buddhisten geworden waren, verfügte die buddhistische Kirche auch über bedeutenden politischen Einfluss. Eine Tatsache, die neben der hohen finanziellen Belastung des Staatshaushaltes später von vielen Gegnern des Buddhismus aufgegriffen wurde und am Ende der Tang-Dynastie zu ihrem Untergang beitragen sollte.

---

[963] Lao Zi, der als Unsterblicher den Weg in den Westen gewählt hat – der Westen gilt traditionell als Reich der Unsterblichen – soll sein Werk vor dem Verlassen Chinas dem Wächter eines Passes in den Bergen diktiert haben, vgl. Darga 2003, S.28-31.

[964] Bauer 1971, S.217.

[965] Unter der Leitung des zentralasiatischen Mönchs Kumarajiva (350-413) übersetzten einige Tausend buddhistische Mönche 83 zentrale Texte, vgl. Ebrey 2003, S.96.

[966] Ebrey 2003, S.99.

Der Buddhismus erreichte China nicht in Form eines in sich geschlossenen Gedankengebäudes, sondern viele unterschiedliche Theorien und religiöse Praktiken wurden mehr oder weniger gleichzeitig nach China eingeführt. Insofern ist eine definitive Unterscheidung zwischen buddhistischer Philosophie sowie den jeweiligen Meditationstechniken und religiösen Praktiken auch eher künstlicher Natur.[967] Abgesehen von dem bereits erwähnten, relativ hohen Abstraktionsniveau der buddhistischen Texte, war die buddhistische Zeitvorstellung, welche Tausende von Weltzeitaltern (*kalpas*) postulierte und „vor deren Hintergrund die gewissenhafte chinesische Geschichtlichkeit etwas geradezu rührend Hausbackenes bekam",[968] für das chinesische Denken ebenso neu wie der pessimistische Gedanke, dass Leben immer auch Leiden bedeutet und daher einer Erlösung bedarf.[969] Die schwierigen politischen und wirtschaftlichen Verhältnisse der damaligen Zeit haben die Akzeptanz einer solchen Erlösungsreligion jedoch sicherlich begünstigt, welche das Ziel der Erlösung – in Gestalt des (von den einzelnen buddhistischen Schulrichtungen durchaus unterschiedlich gedachten) Nirvana – jedem einzelnen Individuum in Aussicht stellte. Voraussetzung für die Befreiung von den Leiden des gegenwärtigen Lebens, welche in der Regel mit oder nach dem Tod stattfindet, ist – genau wie es im Abendland der Fall ist – die Postulierung eines Jenseits, wie immer dieses im Einzelnen auch vorzustellen ist. Damit wurde das chinesische Denken erstmals mit einem absoluten Dualismus zwischen Diesseits und Jenseits konfrontiert, den es aus sich selbst heraus bis zu diesem Zeitpunkt nicht hervorgebracht hatte. Denn es war immer darauf bedacht gewesen, in „dieser Welt" zu leben oder mit ihr auszukommen, so dass keine Notwendigkeit bestand eine „andere Welt" zu erschaffen.[970]

Genau vor diesem Hintergrund stellt sich erneut die Frage nach der Unsterblichkeit der Seele, bzw. einem Weiterleben derselben nach dem Tode. Diese Frage wird auch im Buddhismus zunächst nicht eindeutig beantwortet, da gerade in verschiedenen Schulrichtungen des Mahayana-Buddhismus von einer Fortexistenz der Seele und ihrer Widerverkörperung in verschiedenen Leben ausgegangen wird,[971] obgleich gerade die ältesten buddhistischen Texte, in Gestalt des Pali-Kanons, von der Nicht-Existenz einer Seele bzw. dem Nicht-Ich sprechen.[972] Denn die Lehre Buddhas wendet sich ursprünglich gegen die im indischen Hinduismus geläufige Vorstellung. Letztere legt einen Leib-Seele Dualismus zugrunde, in welchem sich die unsterbliche Seele über unendlich viele Leben hinweg in verschiedenen Körpern immer wieder reinkarniert. Doch nach der Auf-

[967] So verbreitete sich die Hinayana-Lehre („kleines Fahrzeug"), welche eine direkte Erlösung im Nirvana anstrebte gleichzeitig mit der Mahayana-Lehre („Großes Fahrzeug"), welche die Erlösung der eigenen Existenz im Nirvana als zu selbstsüchtig empfand und so die Bodhisattvas einführte. Letztere waren bereits erleuchtet und verweigerten freiwillig den Eingang ins Nirvana, um der Menschheit auf ihrem Weg zur Erleuchtung zu helfen. Auf die unterschiedlichen Ausprägungen der buddhistischen Schulen wie die religiösen Praktiken und Meditationstechniken kann jedoch im Rahmen der vorliegenden Arbeit nicht näher eingegangen werden. Zur Entwicklung der verschiedenen buddhistischen Schulrichtungen vgl. Chan Wing-Tsit 1973, S.336-459.

[968] Bauer 1990, S.197.

[969] Dies ist wesentlicher Bestandteil der „vier edlen Wahrheiten", welche die Kerngedanken buddhistischen Denkens beinhalten, vgl. dazu Bauer 2001, S.169-173.

[970] Bauer 2001, S.167.

[971] Entgegen der Überzeugung, dass sich die Mahayana-Lehre erst später in China entwickelt habe, wurden die ersten mahayanischen Texte bereits im 2 Jh.n.Chr. ins Chinesische übersetzt, vgl. Schumann 2000, S.164.

[972] Schumann 1995. Ob Buddha jedoch tatsächlich behauptet hat, dass das Ich tatsächlich nicht existiere, und zwar nicht in einem weltliche, sondern in einem transzendenten Sinne, ist nach wie vor Gegenstand der Diskussion, da die Interpretation des Pali hier nicht eindeutig zu sein scheint, vgl. Schmidt 1953, S.75-83.

fassung des Pali-Kanons gibt es ebenso wenig einen unveränderlichen Träger einer Persönlichkeit – ungeachtet dessen, ob er als „Seele“ oder „Ich“ bezeichnet wird -, welcher den Tod überdauert, wie es nichts absolut Existierendes in der Welt gibt.[973] Bei dem, was fälschlicherweise unter „Seele“, Ich“ oder „Selbst“ (*atman*) verstanden wird, handelt es sich vielmehr um „nicht substanzhafte und ephemere Daseinsfaktoren“ (*dhammas*), die „durch ihre Kombination die Dinge und durch ihre Fluktuation den Strom des Lebens“ darstellen.[974] Sie werden als sich unendlich fortsetzende Lebensimpulse begriffen, die beim Tod eines Menschen zerfallen und die sich bei jeder Geburt wieder neu, aber durchaus nach einer bestimmten Gesetzmäßigkeit, zusammensetzen.“[975] Das Gesetz von Ursache und Wirkung (*karma*) ist verantwortlich dafür, dass diese Lebensimpulse über viele Leben hinweg weitergegeben werden und sich gute wie schlechte Taten ins Unendliche hinein fortsetzten können.

Im Rahmen der Übertragung buddhistischer Texte ins Chinesische haben, abgesehen von der eben geschilderten, ursprünglichen buddhistischen Auffassung, jedoch auch die hinduistische Vorstellung von der Seelenwanderungslehre wie die verschiedenen Mahayana-Traditionen, die ebenfalls von der Fortexistenz einer Seele sprechen, in das chinesische Denken Eingang gefunden. Dabei wurde die komplexe Vorstellung von der Seele als sich ständig verändernder Fluss von Lebensimpulsen auf das Schriftzeichen „*shen*“ 神 („Geist“) reduziert, so dass *shen* – gewissermaßen als Ausdruck eines Missverständnisses – zunächst als unsterbliche, sich reinkarnierende Seele interpretiert wurde. Anders formuliert ist es dem chinesischen Denken erst durch die (buddhistische) Nichtung des Ichs gelungen, das Ich und seine Seele zu entdecken und infolgedessen explizit die Frage nach ihrer Vergänglichkeit zu stellen.

III.8.4 Die Debatte über das Verlöschen des Geistes (*Shenmielun* 神滅論)

Die Debatte „über das Verlöschen des Geistes“ (*shenmielun* 神滅論), welche im Rahmen einer Auseinandersetzung zwischen buddhistischen Mönchen auf der einen Seite und Daoisten wie Konfuzianern auf der anderen Seite geführt wurde, trägt durchaus Züge abendländischen Denkens.[976] In Reaktion auf die buddhistische Lehre von der Unsterblichkeit der Seele, welche von dem buddhistischen Mönch Huiyuan (334-416) vertreten wurde, entbrannte eine Diskussion um die Vergänglichkeit von *shen*, als dessen Bedeutung hier sowohl der chinesische „Geist“ wie die buddhistische „Seele“ angenommen werden kann. Huiyuan versuchte die buddhistische Theorie der Unsterblichkeit der Seele – welche, wie bereits, gesagt eigentlich als Fortsetzung von Lebensimpulsen gedacht war – anhand einiger genuin chinesischer Gedanken aus dem Buch der Wandlungen *(Yijing)* und dem Zhuang Zi nachzuweisen. Dabei wandte er sich gegen die chinesische Vorstellung,

---

[973] Schumann 2000, S.150.

[974] Schumann ibid. Der Begriff *dhamma* hat dieselbe Bedeutung wie *dharma*, es handelt sich lediglich um eine unterschiedliche Schreibweise.

[975] Bauer 1971, S.217.

[976] Die wichtigsten Schriften zur Auseinandersetzung zwischen buddhistischem und chinesischem Denken wurden in den beiden Werken *Hongmingji* („Gesammelte Aufsätze zum Buddhismus“) und seiner Fortsetzung (*Guang Hongmingji* („Weitere Sammlung der Aufsätze zum Buddhismus“) von Dao Xuan (596-667) gesammelt. Vgl. Fung Yulan 1952, Bd.2, S.292.

dass Leben und Tod nur die Ansammlung bzw. Zerstreuung von *qi* darstellen, anhand des Beispieles von Feuer und Brennholz. So wie Feuer und Brennholz sind auch der körperliche und geistige Teil – im Sinne der Lebensimpulse *(dhammas)* – eines Menschen eng miteinander verbunden,[977] auch wenn sie, ganz in einem dualistischen Sinne, ontologisch zwei unterschiedliche Entitäten angehören. Dabei findet die Seele – zu Lebzeiten eines Menschen – ihren Platz im Körper, genau wie das Holz das Feuer gebraucht. Doch wenn das Holz zuneige geht, so hat auch das Feuer nichts mehr, womit es brennen kann, d.h. wenn der Körper tot ist, hat auch die Seele keinen Platz mehr in welchem sie leben kann. Die Übertragung der Seele von einem Körper auf den nächsten ist mit der Übertragung des Feuers durch das Brennholz vergleichbar, wobei der alte Körper nicht mehr derselbe ist wie der neue Körper, die Seele aber mit dem neuen Körper weiterhin existiert. Demzufolge ist die Idee, dass die Seele mit dem Körper vergehe, ebenso abwegig wie der Gedanke, dass mit dem Niederbrennen eines einzigen Brennholzes jedes Feuer auf der Welt ausgelöscht sei.[978]

Damit sehen sich erstmals die Konfuzianer, als deren Vertreter Fan Zhen in der *Shenmielun*-Debatte auftritt, gezwungen zur Frage der Vergänglichkeit des Geistes *(shen)* – und in diesem speziellen Fall auch „der Seele" – Stellung zu beziehen. Nachdem Konfuzius sich zum Thema von *gui* und *shen* nicht äußern wollte und auch Xun Zi nur die Untrennbarkeit von Geist und Körper zu Lebzeiten eines Menschen betont hatte, jedoch nichts über den Verbleib des Geistes nach dem Tode auszusagen vermochte, lässt sich Fan Zhen aus der Reserve locken:

> „Wenn mich jemand fragen würde: 'Die Seele vergeht, wie kann man wissen dass sie vergeht'? so antworte ich: 'Die Seele ist nichts anderes als der Körper, der Körper ist nichts anderes als die Seele, denn solange der Körper existiert, existiert auch die Seele, wenn der Körper vergeht, vergeht auch die Seele. '"[979]

Ganz ähnlich wie Wang Chong argumentiert Fan Zhen hier in einem durchaus materialistischen, beinahe naturwissenschaftlichen Sinne, gerade wenn, wie im folgenden darlegt wird, sogar Hände und Füße als Teile der Seele verstanden werden müssen, da sie sich solcher Zustände wie Jucken und Schmerzen bewusst ist.[980] Auf die Frage – welche die differenzierte buddhistische Theorie des Bewusstseins widerspiegelt – wie Seele und Körper eine Einheit bilden können, wenn der Körper eine Bezeichnung für die mangelnde Fähigkeit an Bewusstsein (*wu zhi* 無知 „keine Erkenntnis haben") sei, während die Seele eine Bezeichnung für die Fähigkeit des Bewusstseins (*you zhi* 有知 „Erkenntnis haben") darstelle, entgegnet Fan Zhen:

> „Der Körper ist die Substanz (*zhi* 質) der Seele und die Seele ist die Funktion (*yong*) 用 des Körpers, deswegen wird der Körper als ihre Substanz bezeichnet und die Seele nennt man seine Funktion. Das Verhältnis von

977 Der Buddha unterteilt eine Person ursprünglich in fünf Aspekte: den Körper, die Empfindungen, die Wahrnehmungen, die Geistesregungen und das Bewußtseins, vgl. Schumann 2000 S.120 und ders.1995, S.66-68.
978 Feng Yulan 1952, S.286-289.
979 Yan Guocai 1983, S.220.
980 Fung Yulan 1952, Bd2, S.291.

> Körper und Seele ist so, dass sie nicht voneinander unterschieden werden können."[981]

Doch auch wenn Seele und Körper eine Einheit bilden, ist es notwendig, dass sie unterschiedliche Bezeichnungen tragen, denn

> „das Verhältnis der Seele zu ihrer Substanz gleicht dem Verhältnis von der Schärfe zum Messer. Das Verhältnis vom Körper zu seiner Funktion gleicht dem des Messers zu seiner Schärfe. Die Bezeichnung Schärfe ist nicht die des Messers, die Bezeichnung Messer ist nicht die [Bezeichnung] der Schärfe. Trotzdem gibt es ohne Schärfe kein Messer und ohne Messer keine Schärfe. Ich habe noch nie gehört, dass, wenn es kein Messer mehr gibt, die Schärfe noch existiert. Wie sollte [dann], wenn der Körper vergangen ist, die Seele noch existieren"?[982]

Für Fan Zhen ist die Seele so unmittelbar an die Existenz des Körpers gebunden, dass sie mit seinem Zerfall notwendigerweise ebenfalls verschwinden muss. In Anbetracht des Verhältnisses von Körper und Seele zu Lebzeiten eines Menschen bilden sie eine vollkommene Einheit. Der Körper ist dabei ganz von der Seele erfüllt, da sie in jedem einzelnen Körperteil erfahrbar ist.

Fan Zhen widerspricht schließlich auch der buddhistische Theorie von der Leidhaftigkeit des Lebens in Gestalt eines unendlichen Zyklusses von Leben und Tod. Denn Werden, Leben und Sterben sind – im Sinne einer prozesshaften Veränderung von *qi* –, nichts anderes als ein Geschenk der Natur selbst, in der alle Wesen „von selbst so sind" (*ziran*).[983]

III.8.5 Der Untergang des Buddhismus

Bereits während der Tang Zeit hat der Buddhismus etwas von seiner ursprünglichen Faszination verloren und musste bis zum Ende dieser Dynastie viel von seinen wirtschaftlichen, politischen und geistesgeschichtlichen Einflussmöglichkeiten einbüssen. Abgesehen davon, dass es immer gegensätzliche Diskussionen zwischen Daoisten und Buddhisten gegeben hat – in welchen sich die beiden nicht nur bekämpft, sondern stets auch befruchtet haben –, ging die stärkste Gegenbewegung von den Konfuzianern aus, die dabei den Daoismus gleich mit zu beseitigen trachteten. Neben den hohen wirtschaftlichen Kosten, welche nicht nur infolge der Abgabe von Land, sondern auch durch die aktive finanzielle Unterstützung der Klöster und Tempel ausgelöst wurden, kritisierten die Konfuzianer vor allem die Einführung des Zölibats für die Mönche wie die Einäscherung der Leichen. Denn beide verstießen gegen die wichtigsten konfuzianischen Grundsätze. Zum einen keine eigenen Nachkommen zu zeugen und somit die Ahnenlinie abbrechen zu lassen und zum anderen die Ahnen zu verbrennen, wodurch sie ihrer geistigen Wirksamkeit beraubt wurden.[984] Nachdem gegen Ende der Tang-Dynastie Chinas internationale Position deutlich geschwächt war, wurden die Stimmen gegen den Buddhismus als „fremde Religion" immer lauter, so dass im Jahr 845 circa 4600 buddhistische

---

981 Yan Guocai 1983, S.222.
982 Yan Guocai 1983, S.222f.
983 Fung Yulan, 1952, Bd.2, S.291f.
984 Ebrey 2003, S.99.

Klöster geschlossen wurden und über ein viertel Million Mönche wieder zu Laien degradiert wurden. Dabei hat auch der Kontakt zu den buddhistischen Zentren in Zentralasien und Indien stark abgenommen, so dass zwar die religiösen Praktiken der wichtigsten Schulrichtungen – wie beispielsweise des Chan-Buddhismus – weiterhin durchgeführt, aber die theoretische und intellektuelle Weiterentwicklung des Buddhismus weitgehend zum Stillstand kann.[985]

Mit Beginn der Song-Dynastie (960-1280) musste auch die weltoffene kosmopolitische Geisteshaltung, welche durch den Austausch mit den Nachbarstaaten Zentralasiens wie Indien zustande gekommen und so charakteristisch für die Tang-Dynastie gewesen war, einem deutlich nationalistischeren und somit auch begrenzterem Denken weichen. Gerade die Konfuzianer machten nicht zuletzt das Eindringen des Buddhismus und den damit einhergehenden Pluralismus für das wiederholte Eindringen der Fremdvölker in China verantwortlich.[986]
Mit dieser Abwendung vom Buddhismus und dem Bemühen die militärische und zivile Kontrolle über die einzelnen Provinzen wie die Grenzen Chinas zurückzugewinnen, suchten vor allem die Konfuzianer nach einem Ideal der Einheit, welches alles ursprünglich „Chinesische" bewahren sollte und später in dem Schlagwort „die drei Lehren [Buddhismus, Konfuzianismus und Daoismus] bilden eine Einheit" (*sanzong he yi*) mündete.
Doch der Rückgriff auf die eigene Tradition bedeutete selbstverständlich nicht, einfach an das Denken der Han-Zeit anzuknüpfen und den Buddhismus unbesehen hinter sich zu lassen. Vielmehr haben das buddhistische, aber auch das daoistische Denken so tiefe Spuren hinterlassen, dass es den Neokonfuzianismus der Song- und Ming-Zeit (1368-1643) ebenso tiefgreifend unterwandert hat, wie es definiertes Ziel des Neokonfuzianismus war, Buddhismus und Daoismus unter sich zu begraben.

Mit dem Buddhismus hat das chinesische Denken ein großes Maß an Abstraktionskraft und Differenzierungsvermögen gewonnen, wie es vor allem in der Neuakzentuierung des „Wechselverhältnisses zwischen einer ideellen Ebene der Prinzipien und einer konkreten Ebene der Realitäten" zum Ausdruck kommt.[987] Diese Vorstellung wie die aus der Meditationserfahrung resultierende Auffassung, dass eine unbedingte Identität zwischen dem Urgrund des Ichs und dem Urgrund des Kosmos besteht, gehören zu den charakteristischen Überzeugungen des neokonfuzianischen Denkens.

[985] Ebrey 2003, S.123f.
[986] Vgl. Bauer 1971, S.284-287.
[987] Vgl. Bauer 2001, S.231.

III.9. Die Wiederentdeckung der kosmologischen Funktion des Geistes und die individuelle Seelenausprägung im Neokonfuzianismus

Der Begriff Neokonfuzianismus ist insofern irreführend, als er per se im Chinesischen keine Entsprechung hat und sich weniger durch seine inhaltlichen Ausführungen – die, wie bereits gesagt, durchaus ebenso daoistischer wie buddhistischer Natur sind – als durch seine Begründung definiert, da die meisten Schriften in ihrer Argumentation auf konfuzianische Klassiker, bzw. solche Werke, welche der Konfuzianismus immer für sich beansprucht hatte, zurückgegriffen haben.[988] So nimmt das neokonfuzianische Denken, ähnlich wie das Denken der frühen Han-Zeit, seinen Anfang in der Kosmologie, indem es an die Gesetzmäßigkeiten des kosmischen Schaffens und Wandels anknüpft, wie sie im *Buch der Wandlungen* dargestellt sind.[989] Bereits dort wird einer der beiden grundlegenden Begriffe des Neokonfuzianismus – *li* 理 „das Prinzip" oder „die Struktur", welches ursprünglich die Linien bzw. Strukturen in einem Stück Jade bezeichnete[990] – im Sinne der ordnenden Kraft der Natur auf der einen Seite wie des eigenen Schicksals auf der anderen Seite erwähnt.[991] Die Übersetzung „Prinzip" ist nicht unumstritten, nicht zuletzt weil dieser Begriff seit dem 7.Jh.v.Chr. auch buddhistisch besetzt ist und dessen Konnotationen sicherlich Spuren im neokonfuzianischen Denken hinterlassen haben. Außerdem wird damit gerade im Abendland gerne die Vorstellung eines „summum principum" assoziiert, die hier jedoch sicherlich nicht gemeint ist.[992] *Li* ist schließlich auch von den einzelnen neokonfuzianischen Denkern unterschiedlich interpretiert worden, weswegen eine einheitliche Übersetzung schwierig ist. Dabei stellt *li* ebenso eine *ordnende Kraft oder ein Muster der Natur* dar wie dieser Begriff im Sinne eines *allgemeingültigen ontologischen wie moralischen Konzepts* verwendet worden ist, welches allmählich den etwas unschärferen und damit dynamischeren Begriff des *dao* verdrängt hat.[993] Verliert man diese begriffliche Vielschichtigkeit nicht aus den Augen, so lässt sich die Übersetzung „Strukturprinzip" jedoch in dem meisten Fällen beibehalten.

Li wird schließlich in Opposition zum Begriff *qi* 氣 (Lebenskraft) gesetzt und genau dieses Verhältnis von Struktur und Lebenskraft – im Sinne der Frage, welches von beiden grundlegend ist und in welcher Wechselwirkung sie zueinander stehen – sowie ihre kosmologische, ontologische und moralische Wirksamkeit schafft die theoretische Grundlage für den neokonfuzianischen Diskurs. Wesentlicher Ausgangspunkt für das neokonfuzianische Denken ist zunächst das *Yijing*, welches als Grundlage für die kosmologischen Spekulationen dient.

---

988 Bauer 2001, S.244.

989 Chu His and Lü Tsu-ch´ien 1967, S.xvii f.

990 ZZXYY S.1027

991 *Yijing, Shuogua* 1 und 2.

992 Hans van Ess 2003, S.78-82. Hier ist aus sinologischer Perspektive sicher noch viel Arbeit zu leisten, um die buddhistischen Einflüsse wie die Vielschichtigkeit dieses Begriffes genauer herauszuarbeiten.

993 Zur Entwicklungsgeschichte dieses Begriffes vgl. Zhang Dainian 2002, S.26-42.

III.9.1 Der Geist als transzendierende Kraft von Ruhe und Bewegung: Zhou Dunyi

Auch die Interpretation von *shen* knüpft direkt an das *Buch der Wandlungen* an, in welchem es als Ausdruck für die kosmische „transformierende Kraft" verwendet worden war.[994] Bei Zhou Dunyi (1017-1073), dem so genannten Gründer des Neokonfuzianismus, transzendiert *shen* die Unterscheidung von Ruhe (*jing* 靜) und Bewegung (*dong* 動), welche im neokonfuzianischen Denken als wesentliche Merkmale von *yin* und *yang* gelten:

> „Das, was sich bewegt und dabei nicht ruhig ist, [und] das, was ruhig ist und sich dabei nicht bewegt, das sind die Dinge (*wu* 物). Da sie an der Gestalt teilhaben, neigen sie sich zu einer Seite. Das, was sich bewegt und dabei nicht bewegt, [und] das, was ruhig ist und dabei nicht ruhig ist, das ist der Geist *(shen)*. Insofern verlässt der Geist die Gestalt nicht, aber er wird von ihr auch nicht beschränkt. Sich zu bewegen ohne sich zu bewegen, ruhig zu sein ohne ruhig zu sein, bedeutet [jedoch] nicht, sich nicht zu bewegen, bedeutet nicht, nicht ruhig zu sein.[Vielmehr] befindet sich inmitten der Bewegung die Ruhe und inmitten der Ruhe die Bewegung. Die Dinge durchdringen dies [e Gesetzmäßigkeit] nicht, der Geist vollbringt die Wunder an den 10.000 Dingen."[995]

An dieser differenzierten und durchaus paradox anmutende Ausdrucksweise lassen sich buddhistische wie daoistische Einflüsse erkennen, wenn es um den prinzipiellen Wirkmechanismus des Wechselspiels von Ruhe und Bewegung geht. Denn ebenso wie der Bewegung immer die Ruhe bzw. der Ruhe immer die Bewegung – und zwar immer im Sinne eines Potentials – zugrunde liegt, trägt das *yang* sein Gegenstück, das *yin*, immer schon in sich und umgekehrt.[997] Dies offenbart sich am deutlichsten in der, heute noch gebräuchlichen, graphischen Darstellung von *yin* und *yang*.

Abbildung III-16: Yin und Yang[996]

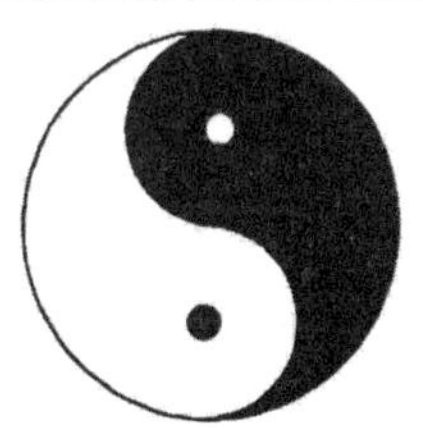

Zhou Dunyi hat die im *Yijing* angelegte Vorstellung von *shen* – im Sinne einer geistigen transformierenden Kraft, welche „*yin* und *yang* nicht ermessen können"[998] – konsequent weiter gedacht. Denn er begreift sie als Ausdruck der einzigartigen Fähigkeit des Geistes, die übliche Unterscheidung von *yin* und *yang*, bzw. Ruhe und Bewegung, zu transzendieren und sie gleichzeitig zu initiieren:

---

994 Vgl. Oben Kapitel III.6.7.

995 *Zhou Dunyi ji*, 16, *Dongjing*.

996 Yoke 2000, S.11.

997 Zhu Xi, der die verschiedenen Denker des Neokonfuzianismus in ein System integriert hat, hat diese Textstelle folgendermaßen kommentiert: „Das Strukturprinzip (*li*) ist wundersam von geistiger Art, die sich nicht ermessen lässt. Wenn es sich bewegt ist es eben nicht still, daher sagt man ´es bewegt sich nicht'. Wenn es still ist, dann ist es nicht so, dass es sich nicht bewegt, daher sagt man ´es ist nicht still'. Denn in der Mitte der Ruhe ist die Bewegung, inmitten der Bewegung ist die Ruhe. In der Ruhe befindet sich das Potential für die Bewegung, in der in der Bewegung befindet sich das Potential für die Ruhe. Inmitten von *yang* befindet sich *yin*, inmitten von *yin* befindet sich *yang*. Die beiden sind unablässig miteinander verbunden." Vgl. *Zhou Dunyi ji*, 16, *Dongjing*.

998 Vgl. oben Kap.III.6.7

> „Die große Übereinstimmung und die große Transformation, man kann ihre Spuren nicht erkennen, niemand weiß, warum dies so ist, das bezeichnet man als geistige Kraft *(shen)*."[999]

Die geistige transformierende Kraft *(shen)* vermag nicht nur die Polarität von Ruhe und Bewegung zu überwinden, sondern ist zugleich der Initiator des permanenten Wandels der Gegensätze, im Sinne eines Prozesses, welcher sich der menschlichen Erkenntnisfähigkeit entzieht.

III.9.2 Zhang Zai: *Shen* 神 und sein Verhältnis zur Lebenskraft *Qi* 氣

Zhang Zai (1020-1077), der sich in seinen Ausführungen ebenfalls primär auf das Buch der Wandlungen stützt,[1000] greift diese Vorstellung von *shen* in einem eigenem Kapitel mit dem Titel „geistige Transformation" (*shenhua* 神化) auf:

> „Die geistige Transformation ist eine natürliche Fähigkeit des Himmels, sie ist keine menschliche Fähigkeit."[1001]

Diese Fähigkeit der Transformation ist unmittelbar an die Lebenskraft *(qi)* selbst geknüpft, welche nicht nur eine Verbindung zwischen dem Menschen und der Natur herstellt, sondern prinzipiell in zwei verschiedenen Aggregatszuständen vorkommt[1002] Die Transformation des *qi* vollzieht sich dabei vom Zustand der „höchsten Leere" (*taixu* 太虛) hin zur Gestalthaftigkeit der sichtbaren Erscheinungen jedoch nicht chaotisch, sondern nach den Gesetzmäßigkeiten des Prinzips (*li*).[1003]*Shen*, welches hier im Sinne von „geistiger Kraft" verwendet wird, ist dabei ein Ausdruck für den Zustand des *qi* im Sinne der großen Leere *(taixu)*:

> „Die große Leere ist klar, und weil sie klar ist, gibt es kein Hindernis in ihr, deshalb entspricht alles ohne Hindernis der geistigen Kraft. Das Gegenteil des Klaren ist das Trübe, welches so die Hindernisse herbeiführt, aus den Hindernissen entsteht die Gestalt. Immer dann, wenn das *qi* klar ist, durchdringt es; ist [das *qi*] trübe, so behindert es. Wenn die Klarheit [ihr] Extrem erreicht, so ist das die geistige Kraft."[1004]

Das Hindernis beschreibt an dieser Stelle die Verdichtung von *qi,* woraus das trübe *qi* hervorgeht, aus welchem alle Dinge und die Materie bestehen. *Shen* hingegen ist Ausdruck für die Klarheit (清*qing*) in ihrer reinsten Form, weswegen die geistige Kraft auch eine unmittelbare Einheit mit dem *qi* bildet, vor allem im Hinblick auf seine allumfassendes Potential:

---

[999] *Zhou Dunyi ji*, 11, *Shun hua.*

[1000] Zu Zhang Zai und seinem Wirken vgl. Chan Wing-Tsit 1963, S.495-417. Dort finden sich auszugsweise englische Übersetzungen der wichtigsten Gedanken aus seinem Werk.

[1001] *Zhang Zaiji, Zheng Meng*, 4, *Shenhua.*

[1002] Zhang Zai hat das Konzept von *qi* zum kosmologischen und ontologischen Grundprinzip erhoben, welches Menschen und Kosmos gleichermaßen durchdringt. Als solches wird es sowohl als „Ätherstoff", „material force" oder „psychophysical stuff" übersetzt. Ich bleibe an dieser Stelle, der Übersichtlichkeit wegen, bei der Übersetzung „Lebenskraft". Seine Ausführungen hatten einen enormen Einfluss auf die folgende chinesische Geistesgeschichte, vgl. Chan Wing-Tsit 1963, S.495f und Ommerborn 1996.

[1003] *Zhang Zaiji, Zheng Meng*, 1, *Taihe.*

[1004] *Zhang Zaiji, Zheng Meng*,1, *Taihe.*

„Die geistige Kraft *(shen)* ist die Wirkkraft *(de)* des Himmels, die Transformation ist der Weg *(dao)* des Himmels. Die Wirkkraft ist die Substanz [des Geistes], während der Weg die Anwendung [der Transformation] ist. Sie bilden [letzen Endes] eine Einheit mit dem *qi*. [Die Worte des *Yijing*] 'der *shen* hat keine Richtung' und 'die Wandlung hat keine Substanz' sind nichts anderes als [Ausdruck dieser] Größe und Einheit."[1005]

Während bei Guanzi und *Huainanzi* eher die hierarchische Beziehung von Geist und Lebenskraft im Vordergrund stand – dort sollte der Geist soll das *qi* lenken – ist der Begriff *shen* bei Zhang Zai – im Sinne einer geistigen, rational kaum zu begreifenden Fähigkeit zur Transformation – Ausdruck für die Einheit des *qi*, so dass *shen* schließlich ein wesentliches Merkmal der Lebenskraft selbst darstellt:

„Das *qi* ist seiner Natur nach ursprünglich leer *(xu)* und geistig *(shen)*, diese beiden – die Leere und die [Fähigkeit zur] geistigen Transformation – sind das, was das *qi* definitiv besitzt."[1006]

Darüber hinaus sind die Reaktionen, welche auf das transformierende Wirken des Geistes *(shen)* hin entstehen, ebenso mannigfaltig wie die Manifestation der 10.000 Dinge selbst, welche aus der Verbindung von *yin* und *yang* hervorgegangen sind. Doch liegt ihnen die Einheit des *qi* zugrunde, welche ebenso im Sinne von „Einheit stiftend" wie als „Manifestation der Einheit" zu verstehen ist. Denn „die Lebenskraft ist ein Wesen mit zwei Substanzen" – in Gestalt von *yin* und *yang* –, doch dies übersteigt jede menschliche Erkenntnisfähigkeit, da sie Ausdruck der Fähigkeit zur geistigen Transformation *(shenhua)* selbst ist.[1007] Diese Abkehr vom buddhistischen und damit pluralistischen Denken wie die damit einhergehende Suche nach der einen Kraft, welche den Kosmos wie den Menschen durchdringt und eben deswegen auch die moralische Leitlinie für das Handeln darstellen soll, bildet eine wesentliche Motivation für das neokonfuzianische Denken.

Zhang Zai knüpft abermals an das *Yijing* an, wenn er *shen* in einen Gegensatz zu *gui* (鬼 „Dämon, Seele der Verstorbenen) setzt:

„*Gui* und *shen* sind die natürlichen Fähigkeiten der beiden *qi* [von *yin* und *yang*]."[1008]

Während *shen* oben im Sinne der Fähigkeit zur geistigen Transformation als ein *yin* und *yang* transzendierendes Prinzip verstanden wurde, wird *shen* an dieser Stelle in die Polarität von *yin* und *yang* eingeteilt. Denn sobald *gui* und *shen* als Ausdruck der unterschiedlichen Bewegungsrichtung von *qi* verstanden werden, sind sie den Gesetzmäßigkeiten von *yin* und *yang* unterworfen. Insofern haben sie

„die Bedeutung von Kommen und Gehen sowie die Bedeutung der Ausdehnung und des Zusammenziehens".[1009]

1005 *Zhang Zaiji, Zheng Meng*, 4, *Shenhua*.
1006 *Zhang Zaiji,Zheng Qian cheng*, 17.
1007 Ibid.
1008 *Zhang Za ji, Zheng Meng*,1, *Taihe*.

Dies hängt wiederum mit dem Prozess der allmählichen Verdichtung bzw. Zerstreuung der Lebenskraft zusammen, welcher das Entstehen und Vergehen der Dinge bewirkt:

> „Wenn die Dinge beginnen zu entstehen, dann kommt das *qi* allmählich an und befruchtet sie. Wenn sie zur Reife gelangt sind, so ist [das *qi*] in Fülle, wenn das *qi* allmählich zurückkehrt, so zerstreut es sich. Das Ankommen [der Lebenskraft] wird als *shen* bezeichnet, da sie sich ausdehnt. Ihre Umkehr ist *gui*, weil sie zurückkehrt."[1010]

Shen und gui beschreiben die dynamische Bewegungsrichtung des qi, welche, wenn sie ankommt und so das Leben bewirkt, sich ausstreckt, während sie mit ihrem Rückzug, indem sie sich zusammenzieht, den Tod herbeiführt. Im Hinblick auf den Menschen – auch dies wurde im *Yijing* bereits angedeutet, aber nicht explizit ausformuliert – sind diese beiden Grundkräfte in Gestalt der Hauch- und Körperseele (*hun* und *po*) wirksam:

> „Im Hinblick auf die Existenz des *qi* im Menschen, wird das, was ihn zu Lebzeiten nicht verlässt, sich bei seinem Tode aber zerstreut, als Hauchseele *(hun)* bezeichnet. Die Verdichtung erzeugt den Körper und die Materie, dabei wird das, was sich trotz des Todes nicht zerstreut, als Körperseele *(po)* bezeichnet."[1011]

Zhang Zai bezieht sich hier implizit auf einen Satz aus dem *Yijing* – „die umherschweifende Geistseele bewirkt die Veränderung"[1012], wenn er den Tod eines Menschen als die Zerstreuung der Hauchseele auffasst, während sich die Körperseele, die ihrer Natur nach viel stärker am Körper haftet und die Tendenz hat nach unten zu sinken, sich zunächst nicht bzw. nur sehr langsam auflöst. Während *gui* und *shen* die auf einer kosmologischen Ebene wirksame Dynamik von Ausbreitung und Rückzug der Lebenskraft *(qi)* darstellen, repräsentieren Hauch- und Körperseele eben diese Dynamik auf der individuellen Ebenen des Menschen. Bemerkenswert ist an dieser Stelle, dass Zhang Zai, wie es ursprünglich auch in der östlichen Zhou-Zeit üblich gewesen war, von *hun* und *po* vornehmlich im Zusammenhang mit dem Tod spricht. Dies ändert sich allerdings in der weiteren Entwicklung des neokonfuzianischen Denkens, wenn von den Funktionen, welche Hauch- und Körperseele zu Lebzeiten eines Menschen wahrnehmen, die Rede ist.

1009 *Zhang Zaiji, Zheng Meng*, 4, *Shenhua.*
1010 *Zhang Zaiji, Zheng Meng*, 5, *Dongwu.*
1011 *Zhang Zaiji, Zheng Meng*, 5, *Dongwu.*
1012 *Yijing, Xici shang*, 4.

III.9.3 Die große Synthese des Zhu Xi

Während bei Zhou Dunyi und Zhang Zai die kosmologischen Spekulationen im Vordergrund standen, fokussiert sich das Interesse spätestens mit Zhu Xi (1130-1200), dem die große Synthese aus den verschiedenen Denkrichtungen des Neo-Konfuzianismus gelungen ist, wieder mehr auf den Menschen und damit auf die Fragen der Politik wie der Moral. Zhu Xi gehört insofern zu den einflussreichsten Gelehrten der chinesischen Geistesgeschichte, als er erstmals eine orthodoxe Traditionslinie der Konfuzianer, angefangen bei Konfuzius über Menzius wie die verschiedenen Neokonfuzianer bis zu seiner eigenen Person errichtet hat.

Ferner hat er die so genannten „vier kanonischen Bücher" (*sishu* 四書) zusammengestellt – neben dem *Lunyu* des Konfuzius und dem Werk des Menzius hat er zwei kleine Kapitel aus dem *Liji*, „die große Lehre (*daxue* 大學) und die „die rechte Mitte" (*zhongyong* 中庸) ausgewählt –, welche zum Herzstück der konfuzianischen Lehre in den kommenden Jahrhunderten werden sollten. Nachdem er diese vier Bücher ausführlich kommentiert und in verschiedenster Hinsicht auch neu interpretiert hatte, wurden sie von 1313 bis 1905 wesentlicher Bestandteil der Beamtenprüfung, so dass sie mehr Einfluss auszuüben vermochten als alle anderen chinesischen Klassiker.[1013] Auch wenn er selbst nur wenig eigenen Schriften verfasst hat – sein Wirken war mehr indirekter Natur, indem er zu den meisten Klassikern eigene Kommentare oder Interpretationen aufgezeichnet hat –, ist es ihm gelungen, die verschiedenen Gedanken des Neokonfuzianismus, angefangen beim Verhältnis von Strukturprinzip *(li)* und Lebenskraft *(qi)* über die Frage nach dem Charakter der menschlichen Natur (ob gut oder schlecht) wie der Erforschung der Dinge (*gewu* 格物)[1014] bis hin zum Thema der Menschlichkeit *(ren)* erstmals in ein großes System zu integrieren.

Für den vorliegenden Kontext sind in erster Linie seine Ausführungen zum Verhältnis von Strukturprinzip und Lebenskraft von Bedeutung, da der Geist *(shen)* eine unmittelbare Manifestation des *qi* darstellt.

Um eine dualistische Trennung des Prinzips von der Lebenskraft zu verhindern, wie sie von einem seiner Vorgänger, Cheng Yi, zumindest angedeutet worden war,[1015] setzte er sie das bereits bewährte gegenseitige Abhängigkeitsverhältnis. Das Prinzip, welches eines, ewig und unveränderlich ist („es verdichtet und zerstreut sich nicht, es wird nicht mehr oder weniger"), ist ebenso gestaltlos wie seiner Natur *(xing)* nach absolut gut, aber vermag die Dinge nicht aus sich selbst heraus hervorzubringen.[1016] Dazu benötigt es die Lebenskraft, welche für alles Gestalthafte, die Individualität und die Transformation der Dinge verantwortlich ist und dazu wiederum des Strukturprinzips *(li)* im Sinne eines Ordnungsmusters bedarf.[1017] Das Strukturprinzip *(li)* besitzt jedoch, nicht nur weil es die Lebenskraft *(qi)* lenkt, eine gewisse Priorität, sondern es existiert, zumindest theoretisch

1013 Zu seinem Leben und Werk vgl. Chan Wing-Tsit 1973, S.588-653.

1014 Dieser Terminus stammt ursprünglich aus dem oben erwähnten Kapitel des *Liji*, dem *Daxue* („großes Lernen") und wird in der Song-Zeit dahingehend diskutiert, auf welche Art und Weise sich man den Dingen nähern sollte, um sie zu erforschen, vgl. Zhang Dainian 2002, S.451-460. Zhu Xi vertritt die Auffassung, dass das Denken die Dinge erforschen kann, weil das Prinzip *(li)* allen Dingen inhärent ist, vgl. Chan Wing-Tsit 1973, S.610-612.

1015 Chan Wing-Tsit, 1973, S.544.

1016 Chan Wing-Tsit, 1973, S.634-638.

1017 *Zhuzi yulei, guishen* 3. 4a12.

betrachtet, auch vor ihr – ebenso wie vor Himmel und Erde –, auch wenn beide in der Realität immer nur gleichzeitig vorkommen können.[1018] Denn

> „zwischen Himmel und Erde existiert nichts außer der Lebenskraft".[1019]

Nachdem alle Dingen und Wesenheiten im Kosmos eine Manifestation des Strukturprinzips darstellen, verfügen sie alle auch über ihre eigenes Strukturprinzip (*li*). Im Hinblick darauf, dass die chinesische Sprache, ähnlich wie bei dem Begriff *dao*, nicht notwendigerweise zwischen Singular und Plural unterscheidet, ist ein Ordnungsprinzip in allen Dingen und Wesenheiten des Kosmos erkennbar, wenngleich nicht immer gleichermaßen deutlich. Denn jegliche materiellen oder erkennbaren Unterschiede in den Dingen resultieren aus unterschiedlichen Zusammensetzung des *qi*, in Gestalt der, von Zhang Zai bereits angesprochenen, Reinheit bzw. Trübheit der Lebenskraft.[1020]

> „Das Reine der Lebenskraft ist das *qi* [selbst], das Trübe bildet die Materie."[1021]

Nachdem das Strukturprinzip *(li)* durch Trübheit und Verdichtung des *qi* verdunkelt wird, lässt es sich um so leichter erkennen je klarer die Lebenskraft *(qi)* ist, aus welcher sich die Dinge zusammensetzen. Bücher bestehen, so Zhu Xi, beispielsweise aus klarem *qi*, so dass das Strukturprinzip *(li)* in ihnen besonders deutlich zum Ausdruck kommt.[1022]
Schließlich differieren auch die Menschen in ihren physischen, moralischen oder erkenntnistheoretischen Fähigkeiten nur vermöge einer unterschiedlichen Zusammensetzung bzw. Verdichtung ihrer Lebenskraft *(qi)* voneinander, welche sich nicht zuletzt auf die unterschiedlichen klimatischen Bedingungen ergeben, unter welchen die Menschen geboren werden und ihr Leben verbringen leben.

III.9.3.1 Sich ausbreitende und zurückziehende Lebenskraft: *Guishen* 鬼神

Von den Schülern Zhu Xis wurde, trotz oder vielleicht sogar wegen der vorsichtigen Äußerung des Konfuzius über die Existenz von Dämonen und Geistern, ein eigenes Kapitel mit dem Titel *guishen* verfasst. Dort finden sich verschiedene Äußerungen Zhu Xis, in welchen eine Verbindung zwischen *shen* und *gui* im Sinne der „kommenden, sich ausbreitenden" und der „sich zurückziehenden Lebenskraft" mit den ursprünglichen Bedeutungen „Geister" bzw. „Ahnen" hergestellt wird. Bereits die außerordentliche Länge dieses Kapitels, welches wiederum in 83 Unterabschnitte gegliedert ist, verweist auf die ungeheure Bedeutung, die dieses Thema infolge der ablehnenden Haltung dem Buddhismus gegenüber, nicht nur für Zhu Xi, sondern ganz allgemein für die Philosophie bis hin zur Volksreligion gehabt haben muss.[1023]

1018 *Zhuzi yulei, guishen* 3. 4a12.
1019 *Zhuzi yulei, guishen* 3.2 a 4.
1020 Vgl. Chan Wing-Tsit 1973, S.620-624.
1021 *Zhuzi yulei, guishen*, 3. 4a12.
1022 Chan Wing-Tsit, 1973, S.S.624-626.
1023 Von diesem Kapitel gibt es eine auszugsweise Übersetzung auf englisch von Chan Wing-Tsit, vgl. derselbe 1973, S.643-646. Eine ausführlichere, aber ebenfalls nicht vollständige Übersetzung dieses Kapitels findet sich bei Gardner 1996, S.108-119.

Auch Zhu Xi begreift *shen* und *gui* zunächst als zwei dynamische Aspekte der einen Lebenskraft *qi*, die, wenn sie kommt und sich ausbreitet, als *shen* und, sobald sie sich zurückzieht, als *gui* bezeichnet wird. In der Natur gelten *shen* und *gui* Ausdruck für den kreativen Schaffensprozess des Universums selbst, indem sie das Wachsen und Schwinden von *yin* und *yang* darstellen.[1024] Dies manifestiert sich beispielsweise im Ablauf der vier Jahreszeiten – Frühling und Sommer sind Ausdruck von *shen*, Herbst und Winter repräsentieren hingegen *gui* – oder in Gestalt der klimatischen Prozesse. Während das Entstehen von Wind, Regen, Donner und Blitz Manifestationen der sich ausbreitenden Lebenskraft *(shen)* darstellen, entspricht die Beendigung dieser klimatischen Erscheinungen dem Rückzug der Lebenskraft *(gui)*.[1025] *Gui* und *shen* sind Manifestationen des einen Prinzips *(li)* in Gestalt der Lebenskraft *(qi)*, welche den Menschen mit Himmel und Erde unablässig verbindet:

> „*Gui* und *shen* sind nichts anderes als Lebenskraft *(qi)*. Zusammenziehen und Ausdehnen, Kommen und Gehen, dies ist Lebenskraft. Zwischen Himmel und Erde gibt es nichts, was nicht Lebenskraft wäre. Die Lebenskraft des Menschen ist beständig und überall mit der Lebenskraft des Himmels verbunden, die Menschen erkennen dies [jedoch] nicht."[1026]

III.9.3.2 Zur Existenz von Geistern und Dämonen

Auch Geister und Dämonen stellen Manifestationen des einen immerwährenden Prinzips *(li)* dar und lassen sich ebenfalls auf das Zusammenspiel von sich entfaltender und sich zurückziehender Lebenskraft zurückführen. Sowohl die Existenz von Geistern und Dämonen als auch die Möglichkeit mit den Ahnen über die Opferriten zu kommunizieren ist nur eine konsequente Folge des Prozesses von Leben und Sterben.

Mit dem Beginn eines individuellen Lebens ist sein Vergehen immer schon angelegt, denn es wird immer der Zeitpunkt kommen, an welchem die Lebenskraft erschöpft ist und sich zerstreuen wird:

> „Wenn ein Mensch im Begriff ist zu sterben, so steigt die warme Lebenskraft nach oben, dazu sagt man: 'auch die Hauchseele steigt nach oben'. Der Körper wird [hingegen] unten allmählich kalt, das bezeichnet man als Absteigen der Körperseele."[1027]

Doch auch die Auflösung der Lebenskraft ist vielmehr ein Prozess denn ein Zustand, weswegen auf den Tod auch nicht unmittelbar eine vollständige Auflösung des *qi* folgt:

> „Obgleich, wenn ein Mensch stirbt, er letztendlich zur vollkommenen Auflösung zurückkehren wird, löst er sich vorerst nicht vollständig auf, deswegen gibt es bei den Opferriten das Prinzip von Einfluss und Resonanz."[1028]

[1024] *Zhuziyulei, zhongyong* 63.2.16.
[1025] *Zhuzi yulei, guishen* 3.1b 11.
[1026] *Zhuzi yulei, guishen,* 3.2 a 4.
[1027] *Zhuzi yulei, guishen,* 3.2 a1.
[1028] *Zhuzi yulei, guishen* 3.2 a1.

Zhu Xis Ausdrucksweise ist hier sicher bewusst unscharf gewählt, da, wie er an späterer Stelle sagt, sich über dieses Thema genauso wie über die Existenz von Geistern nur schwer sprechen lässt, ganz wie es Konfuzius bereits formuliert hatte.[1029] Doch selbst wenn man nicht wissen kann, inwieweit das *qi* eines Ahnen noch existiert oder nicht, ist es so, dass die Nachfahren eines Ahnen mit ihm über dieselbe Lebenskraft *(qi)* verbunden sind, welche sie als Mitglieder desselben Clans miteinander teilen. Die Wirksamkeit der Opferriten – im Sinne einer erfolgreichen Kommunikation mit den Ahnen – geschieht demzufolge mittels des Prinzips von Einflussnahme und Reaktion (*gan'ge* 感格). Denn wenn es den Nachkommen gelingt, auf das *qi* der Ahnen – auch wenn es, bis zu welchem Grade auch immer, bereits zerstreut ist – Einfluss zu nehmen, so wird seitens der Ahnen auch eine entsprechende Reaktion erfolgen. Zhu Xi hat hier nicht nur erstmals die Art und Weise der Wirkung des Ahnenopfers erklärt, sondern geht an anderer Stelle des Kapitels sogar noch weiter, wenn er die Möglichkeit der Einflussnahme auf moralische Aspekte fokussiert, indem er sie etwa von einer respektvollen und ernsthaften Haltung des Opfernden abhängig macht.

Denn obgleich sich das *qi* der Ahnen wohl bereits aufgelöst hat, ist das Strukturprinzip *(li)* des Hervorbringens von *yin* und *yang* von Himmel und Erde unerschöpflich, so dass die Nachkommen, wenn die Opfer mit Respekt (*jing* 警) und Ernsthaftigkeit (*cheng* 誠) ausgeführt werden, in Kontakt mit der Hauch- und Körperseele der Ahnen treten können. Hier bezieht sich Zhu Xi offensichtlich auf die, bereits zu Beginn der Zhou-Zeit formulierte Bedeutung, die der Einhaltung der Riten bei der Ausführung des Ahnenopfers zukommt, wie sie uns bereits im *Buch der Lieder* begegnet ist.[1030] An anderer Stelle wird sogar gesagt, dass es genüge den eigenen „Essenz-Geist zu sammeln, um [die Ahnen] zu beeinflussen."[1031] Denn die Geister der Ahnen benötigen gewissermaßen einen Anziehungspunkt, der sie in Erscheinung treten lässt, da es sich bei ihnen *nicht um*

> „Dinge handelt, die sich inmitten der Leere angesammelt haben und die darauf warten, dass die Nachkommen sie suchen".[1032]

Vielmehr wird durch die Konzentration des eigenen Geistes *(shen)* im Rahmen der wahrhaftig und respektvoll ausgeführten Ahnenopfer eine Ansammlung des *qi* der Ahnen bewirkt,[1033] so dass man über das Strukturprinzip *(li)* des Opferns sagen kann:

> „Mit Wahrhaftigkeit existieren die Ahnen, ohne Wahrhaftigkeit existieren sie nicht, [denn] das Strukturprinzip von Geistern und Dämonen ist nichts anderes als das Strukturprinzip unseres Herzens."[1034]

Selbiges Strukturprinzip *(li)* – und hier scheint Zhu Xi an buddhistische Erkenntnistheorien anzuknüpfen, die durchaus an gegenwärtige psychologische Forschungen erinnern – gilt für den Mechanismus der Wahrsagung. Denn auch hier kommt die Antwort auf die

---

1029 Vgl. oben Kap.III.3.4.
1030 Vgl. oben Kap.III.2.4.
1031 *Zhuzi yulei, guishen,* 3.17a10
1032 *Zhuzi yulei, guishen,* 3.17a5
1033 ibid.
1034 *Zhuzi yulei, guishen,* 3.17 b3.

Frage an das Orakel nicht von außen oder von einer höheren Macht, sondern liegt im Herzen des Fragestellers selbst begründet:

> „Wenn man beispielsweise das Orakel befragt, so hat das Herz diese Sache bereits ganz von selbst, man muss nur die Dinge, welche man auf dem Herzen hat, aussprechen, sobald [das Herz derart] aktiviert worden ist, gibt es eine Reaktion.“[1035]

Trotz dieser rationalen Erklärung ist sich Zhu Xi der Problematik dieses Themas durchaus bewusst, wenn er, in Anlehnung an die Äußerungen des Konfuzius, immer wieder betont, wie ungern er sich eigentlich dazu äußert und mit Blick auf die Frage, wie der Kontakt mit den Ahnen zustande kommt, abschließend auf die immerwährende Existenz des Prinzips (*li*) zurückgreift:

> „Nachdem sich [das *qi*] zerstreut hat, scheint es überhaupt nicht mehr zu existieren. Doch wenn man [bei der Darbringung des Ahnenopfers] Wahrhaftigkeit und Respekt auszuschöpfen vermag, dann gibt es das Strukturprinzip von Einflussnahme und Reaktion, und dies lässt sich wiederum darauf zurückführen, dass das Strukturprinzip immer hier ist.“[1036]

Wenn die Verwandtschaft zwischen der Lebenskraft von Ahnen und Nachfahren sowie das wahrhaft und respektvoll ausgeführte Ahnenopfer eine Reaktion der Ahnen hervorzurufen vermögen, in welcher sich ihre Lebenskraft – zumindest kurzfristig, für die Zeit der Opferdarbringung selbst – ansammelt, so ist dies alles auf die immerwährende und überall wirksame Präsenz des einen Strukturprinzips *(li)* zurückzuführen.[1037]

Dies trifft gleichermaßen auf das Erscheinen von Dämonen zu, welche, wie es bereits seit der frühen Zhou-Zeit berichtet wurde, den Lebenden Schaden zufügen können. Denn *gui* ist ein Verstorbener, dessen *qi* sich nach seinem Tod nicht aufgelöst hat:

> „Es handelt sich um eine Person, die sich dem Tod nicht ergibt. Wenn sie sich zum Beispiel selbst bestraft oder verletzt hat, dann versucht sie ihren Essenz-Geist *(jingshen)* erst recht zu konzentrieren. Wenn man in Frieden stirbt, dann gibt es kein Selbst mehr, wer hätte je gehört, dass Yao oder Shun als Geist erschienen wären?“[1038]

Dies trifft gleichermaßen auf Menschen zu, die gewaltsam oder zur früh – beispielsweise im Krieg oder bei einem Unfall – verstorben sind, da ihre Lebenskraft bei Eintritt des Todes eigentlich noch nicht erschöpft war.[1039] Als weiteres Beispiel nennt Zhu Xi die Dao-

---

1035 *Zhuzi yulei, guishen,* 3.2 a4

1036 *Zhuzi yulei,* 3.13b2

1037 Insofern ist es weder angemessen noch wirkungsvoll anderen Geistern oder Ahnen, die nicht zur eigenen Familie gehören, Opfer darzubringen. Dazu gehören gerade auch die Opfer an Himmel und Erde, welche nur vom Kaiser selbst dargebracht werden können, da nur er, als Himmelssohn, gewissermaßen das „Verwandtschaftsverhältnis“ mit den höchsten Gottheiten besitzt und sie damit zu beeinflussen vermag. Hier wird vor allem an Daoisten und Buddhisten Kritik geübt, wenn sie an die jeweiligen Gottheiten ihre Opfer „verschwenden“, da sie in keinerlei Verhältnis zu ihnen stehen, und somit auch keine Reaktion von Ihnen zu erwarten sei, vgl. *Neo-Confucian Terms Explained,* 1986, S.150f-159.

1038 *Zhuzi yulei, guishen,* 3.11a6.

1039 *Zhuzi yulei, guishen,* 3.4 a12. Doch daraus lässt sich selbstverständlich nicht die Schlussfolgerung ziehen, dass sich

isten, deren *qi* sich, da sie zu selbstsüchtig an ihrem Körper hängen und somit Ärger über die Unausweichlichkeit des Lebensendes empfinden, nach ihrem Tod nicht zerstreuen kann.[1040]

Die Tatsache, dass solche Geister tatsächlich auch in der „normalen Welt" in Erscheinung treten ist zwar nicht üblich, aber durchaus möglich, da es dem Strukturprinzip *(li)* nicht widerspricht. Denn Geister und Dämonen sind Ausdruck des Schaffens- und Transformationsprozesses selbst, sie sind „aus vermischtem und mehrfach zerissenem *qi*" entstanden.[1041] Eine derart ungewöhnliche Formation von *qi* lässt sich mit Kälteeinbrüchen inmitten des Sommers bzw. Wärmeperioden mitten im Winter vergleichen, beides seien keine üblichen, aber durchaus mögliche Erscheinungsformen des einen immerwährenden Prinzips *(li)*.[1042]

III.9.3.3 Die physiologische Funktion der Hauch- und Körperseele: *Hun* 魂 und *Po* 魄

Aus der Perspektive des Makrokosmos ist schließlich auch der Mensch, in Gestalt von Essenz und Lebenskraft, nichts anderes als eine Manifestation des Prinzips *(li)* in der überall wirksamen Lebenskraft *(qi)*:

> „Wenn sich Essenz und Lebenskraft verdichten, dann entsteht ein Mensch, wenn sie sich zerstreuen, so ist das *gui*..... Der Mensch hat nur eine bestimmte Menge an Lebenskraft, sie muss sich zu einer bestimmten Zeit erschöpfen."[1043]

Die individuelle Manifestation des klaren *qi*, welches dem *yang* angehört, zeigt sich in der menschlichen Fähigkeit zur Wahrnehmung, Erkenntnis und Bewegung, während das trübe *qi*, welches dem *yin* zuzuordnen ist, den Körper formt, in Gestalt der vier Gliedmaßen, der neun Körperöffnungen sowie von Essenz und Blut.[1044] Unterschiedliches Aussehen und Vermögen eines Menschen ist also immer auf die jeweils unterschiedliche Zusammensetzung von *qi* zurückzuführen. Dabei betrachtet es auch Zhu Xi als wesentliche Aufgabe des Geistes *(shen)*, das *qi* und den Körper zu regieren.[1045]

Aus der menschlichen Perspektive betrachtet, individualisiert sich *gui* in Gestalt der Körperseele *(po)*, während die Hauchseele *(hun)* das Wirken von *shen* repräsentiert:

> „Im Menschen bildet die Essenz *(jing)* die Körperseele, die Körperseele stellt *gui* in seiner Fülle dar. Die Lebenskraft *(qi)*, das ist die Hauchseele, die Hauchseele stellt den Geist *(shen)* in seiner Fülle dar. Wenn sich Essenz und Lebenskraft sammeln, dann bewirken sie die Dinge, wie könnten die Dinge dann nicht im Besitz von *shen* und *gui* sein? [Durch den Ausdruck aus dem *Yijing*], 'die umherschweifende *Hun*-Seele bewirkt die Verän-

die Lebenskraft *(qi)*, welche sich einmal zerstreut hat, wieder sammeln kann, so dass aus dem Verstorbenen *(gui)* ein neuer Mensch werden kann, wie es die Überzeugung der Buddhisten ist, vgl. ibid.

1040 *Zhuzi yulei, gusihen,* 3.11b11.

1041 *Zhuzi yulei, guishen,* 3.4.a12.

1042 *Zhuzi yulei, guishen,* 3.4a12.

1043 ibid.

1044 *Zhuzi yulei, Li si, xiaodaili,* 87.

1045 *Zhuzi yulei, guishen,* 3. 4a.12

derung' kann man wissen, dass, sobald die Hauchseele umherschweift, die Körperseele nach unten sinken wird."[1046]

Die Zuordnung von der Essenz zur Körperseele und damit zur sich zurückziehenden Lebenskraft *(gui)* resultiert aus den unterschiedlichen Bewegungsrichtungen des *qi* im Sinne von *yin* und *yang*. Denn während die trübe und eher materielle Lebenskraft in Gestalt der Essenz *Yin*-Charakter besitzt und somit nach unten tendiert, steigt das klare *qi*, in Gestalt der sich ausbreitende Lebenskraft *(shen)* kraft ihres *Yang* -Charakters nach oben. Mit anderen Worten vollzieht sich die Auflösung der menschlichen Lebenskraft als eine Trennung der Hauchseele *(hun)*, indem sie nach oben steigt, von der Körperseele *(po)*, die nach unten sinkt."[1047] Hauch und Körperseele sind jedoch nicht direkt mit „dem Körper" bzw. „der Lebenskraft" gleichzusetzen, sie stellen vielmehr *deren geistige Wirksamkeit* dar:

„Die Hauchseele ist der Geist *(shen)* der Lebenskraft, die Körperseele ist der Geist *(shen)* des Körpers."[1048]

Bei der Geburt eines Menschen entsteht aus der Lebenskraft zuerst der Körper und mit ihm die Körperseele. Denn die Fähigkeiten des Geistes *(jingshen)* und des Bewusstseins, welche hier als Ausdruck für die Hauchseele verstanden werden, können sich nur auf der Grundlage des Körpers entwickeln, weswegen die Körperseele die Basis für den menschlichen Organismus bildet.[1049]

„Die Hauchseele ist der Feuerschein der Körperseele, die Körperseele ist die Wurzel der Hauchseele."[1050]

Für die weitere Entwicklung eines Menschen, und diese beginnt bereits beim Fötus, ist das Zusammenwirken von Ruhe *(jing)* und Bewegung *(dong)* von entscheidender Bedeutung, wobei die Körperseele, die ihrer Natur nach dem Wasser zugeordnet wird, für den Moment der Ruhe verantwortlich ist, während die Hauchseele dem Feuer zugeordnet wird, so dass sie jede Art von Bewegung und Handlung initiiert.[1051] Das unablässige Zusammenspiel der dynamischen Wirkkräfte *hun* und *po* bestimmt nicht nur die gesamte Entwicklung eines Menschen, sondern zeigt sich in all seinen Eigenschaften und Befähigungen.

Betrachtet man beispielsweise die Erkenntnis- und Wahrnehmungsfähigkeit eines Menschen, so ist sie ursprünglich Ausdruck des Ordnungsprinzips *(li)*. Letzteres vermag jedoch für sich alleine betrachtet nicht zur Erkenntnis führen. Denn Erkenntnis vollzieht sich erst durch die Konkretisierung des Ordnungsprinzips *(li)* in der Lebenskraft *(qi)*.[1052]Vor dem Hintergrund des Zusammenwirkens von *li* und *qi* werden die ver-

[1046] *Zhuzi yulei, guishen*, 3.2 a1
[1047] Zhu Xi erklärt den Ausdruck *youhun* „umherschweifende Hauchseele" aus dem *Yijing* an anderer Stelle im Sinne von „sich allmählich zerstreuender Hauchseele", vgl. *Zhuzi yulei* 3.12 a 8.
[1048] *Zhuzi yulei*, 68, *Yi si, qian a.*
[1049] *Zhuzi yulei, gusihen,* zwischen 3.7a8.
[1050] *Zhuzi yulei*, 68, *Yi si, qian a.*
[1051] *Zhuzi yulei* 3.9b12.
[1052] Bauer 2001, S.274.

schiedenen Fähigkeiten der einzelnen Sinnesorgane dem unterschiedlichen Wirkvermögen von Körper- und Hauchseele zugeordnet:

> „Die Körperseele ist die Essenz *(jing)* von Augen und Ohren, die Hauchseele ist das *qi* der Atmung von Nase und Mund. Wenn die Sehkraft der Augen nachlässt, bezeichnet man das als 'Körper und Körperseele nehmen ab.'"[1053]

Bemerkenswert ist, dass diese Auffassung, wie später noch zu zeigen ist, zunächst in Kontrast zur medizinischen Theorie steht, welche eine genau entgegengesetzte Zuordnung trifft. Doch wird diese Aussage in der Folge weiter differenziert:

> „Jemand fragt: 'Das Ein- und Austreten des Atems *(qi)* ist [das Vermögen der] Hauchseele, die Klarheit und Schärfe von Ohren und Augen das der Körperseele. Aber gibt es inmitten der Körperseele nicht wiederum eine Hauchseele und inmitten der Hauchseele die Körperseele?' [Zhu Xi] antwortet: Die Essenz und das *qi* fließen im Kreis und sie sammeln sich in der Mitte einer Person an, das Atmen wie die Seh- und Hörfähigkeit sind bei ihrem Entstehen leicht zu erkennen. Aber wenn [Essenz und *qi*] inmitten einer Person fließen und sich in seiner Mitte ansammeln, ist dann das Riechvermögen der Nase und die Geschmacksfähigkeit des Mundes nicht [auch das Wirkvermögen der] Körperseele? In Augen und Ohren gibt es ebenfalls eine warme Lebenskraft, ist dies nicht [auch das Wirkvermögen der] Hauchseele? Wenn man dies auf das gesamte Wesen ausdehnt, gibt es nichts, das nicht so ist.'"[1054]

Die komplexen Funktionen und Fähigkeiten eines menschlichen Organismus, und dies trifft gleichermaßen auf alle anderen Wesenheiten im Kosmos zu, lassen sich demzufolge nicht auf einzelne, zu isolierende Ursachen oder Faktoren zurückführen. *Vielmehr vermögen sie – im Sinne von polaren dynamischen Kräften, die sich in Form von hun und po, Essenz und Lebenskraft, yin und yang oder Ruhe und Bewegung usw. manifestieren können, – nur kraft der ihnen zu eigenen entgegengesetzten Dynamik wirksam zu sein.*

Vor genau diesem Hintergrund ist auch die Zuordnung der kognitiven Fähigkeiten zu betrachten:

> „Die Tatsache, dass ein Mensch denken, überlegen und planen kann, ist das Wirkvermögen der Hauchseele. Die Fähigkeit, sich zu erinnern, und Unterscheidungen zu treffen, ist das Wirkvermögen der Körperseele."[1055]

Die Tatasche, dass die Körperseele hier nicht auf rein körperliche Funktionen oder die Sinnesorgane beschränkt ist, wird im Lichte der medizinischen Texte nochmals zu diskutieren sein.

Fasst man die verstreuten Bemerkungen Zhu Xis zur Hauch- und Körperseele systematisch zusammen, so ist jeder Mensch zunächst eine Manifestation des einen Prinzips *(li)*, welches in der individuell unterschiedlich zusammengesetzten Lebenskraft *(qi)* Gestalt annimmt. Der komplexe Organismus Mensch mit all seinen Fähigkeiten wird als Ergebnis

[1053] *Zhuzi yulei, guishen,* 3.10 a1.
[1054] *Zhuzi yulei, guishen,* 3.11a8.
[1055] *Zhuzi yulei, guishen,* 3.8 a12.

des Zusammenwirkens von Körper- und Hauchseele begriffen, die wiederum individueller Ausdruck der polaren dynamischen Wirkkräfte *gui* und *shen* sind. Was bei den Denkern der Zhou- und Han-Zeit bereits angedeutet worden war, wird von Zhu Xi, in Gestalt der einzelnen körperlichen und seelischen Fähigkeiten von *hun* und *po*, deutlich präzisiert: *Körper- und Hauchseele sind keine mehr oder weniger festgelegten Entitäten, sondern sie sind dynamische Wirkkräfte, die sich sowohl gegenseitig ergänzen und austauschen als auch in direkter Wechselwirkung mit dem Makrokosmos stehen, und deren effektive Wirksamkeit sich erst aus ihrer gegenseitigen Immanenz ergibt.* Der Mensch ist die, in der Lebenskraft *(qi)* Gestalt gewordene Dynamik polarer Wirkkräfte, doch bleibt er selbst in seiner Einzigartigkeit und Vielschichtigkeit immer Ausdruck des einen Prinzips *(li)*. Vermöge dieser, je nach Zusammensetzung des *qi* mehr oder weniger deutlich zu erkennenden, Identität mit dem Strukturprinzip *li*, wie der Verbindung zwischen allen Wesen und Dingen innerhalb des Kosmos ist der Mensch von seiner Geburt bis weit über seinen Tod hinaus vollkommen in der „diesseitigen Welt" aufgehoben, eine „jenseitige Welt" scheint überflüssig geworden zu sein.

III.9.4 Ausblick

Gerade die Frage nach der Art und Weise, wie ein Mensch zur Erkenntnis gelangen könne, bewegte die Kritiker Zhu Xis, die dem Buddhismus deutlich näher stehen. Diese Form der Gegenbewegung zur rational geprägten Schulrichtung des Neokonfuzianismus – daher der Name „Prinzip-Schule" *(lixue)* –, formiert sich bereits zu den Lebzeiten Zhu Xis und erreicht ihren Höhepunkt in der Ming-Zeit (1368-1644) mit Wang Shouren (1472-1529). Wesentliches Charakteristikum dieses deutlich idealistisch geprägten Neokonfuzianismus, welcher den Namen „Herz-Schule" *(xinxue* 心學) trägt, ist, dass das menschliche Herz *(xin)* mit dem Strukturprinzip *(li)* identifiziert wird. Wang Shouren bezieht sich in seinen Ausführungen zum Herzen und zur Natur des Menschen, welche er als absolut gut begreift, vornehmlich auf Menzius. Nachdem Herz und Strukturprinzip identisch sind, ist auch Erkenntnis nicht durch ein Studium der äußeren Dinge und des ihnen immanenten Ordnungsprinzips zu erlangen, sie ist vielmehr bereits im eigenen Herzen angelegt. Die Identität zwischen dem Urgrund des Kosmos in Gestalt des Ordnungsprinzips *li* und dem eignen Herzen führt zu einer Form von Erkenntnis, die mehr einem Erleuchtungserlebnis in der Meditation denn rationaler Erkenntnis gleicht. Wang Shouren geht dabei so weit, dass die Dinge in der Außenwelt nur deswegen Gestalt annehmen, weil der Mensch ein „angeborenes Wissen" *(liangzhi* 良知*)* von ihnen besitzt.[1056] Vor diesem Hintergrund, der die absolute Einheit zwischen Mensch und Kosmos postuliert, findet eine Rückkehr zum Herzen als Organ der Wahrnehmung, des Fühlens und Denkens statt, wie es ursprünglich von Menzius formuliert worden war.

Selbstverständlich endet mit den Neokonfuzianern weder die chinesische Geistesgeschichte noch die Fragestellung nach dem Verhältnis von Hauch- und Körperseele oder Körper und Geist wie ihrer eventuellen Fortexistenz nach dem Tode. Abgesehen von den Auswirkungen der mandschurischen und mongolischen Fremdherrschaft auf das chine-

---

[1056] Chan Wing-Tsit 1973 S.685. Der Begriff *liangzhi* 良知, welcher ursprünglich „gutes Wissen" meint und später auch im Sinne von „Gewissen" verwendet wird, stammt ursprünglich von Menzius.

sische Selbstverständnis, hat gerade die Begegnung mit dem Abendland eine Veränderung und Beeinflussung des chinesischen Denkens herbeigeführt. Da dieser Prozess zum gegenwärtigen Zeitpunkt weder abgeschlossen noch wirklich verstanden ist, ging es in diesem Teil der vorliegenden Arbeit primär darum, Grundzüge des chinesischen Denkens zu den Vorstellungen vom Geist und Seele herauszuarbeiten.

III.9.5 Das Seelische in der Entwicklung des klassischen chinesischen Denkens: Zusammenfassung

An dieser Stelle zeichnen sich – angefangen von den Erwähnungen auf den Orakelknocheninschriften über die Gründungsphase der Philosophie zur Zhou-Zeit und die kosmologischen Spekulationen der Han-Zeit bis hin zu den neokonfuzianischen Denkern – die wichtigsten Entwicklungsmerkmale ab, welche gerade für das medizinische Denken von Bedeutung sind.

Ausgangpunkt war die konkrete religiöse Auffassung von *shen* als Blitzgottheit, die sich dann über die Vorstellung von einer allgemein wirksamen, göttlichen Macht bzw. einzelner Naturgottheiten und den Ahnen, allmählich hin zu einer, in der gesamten Natur wirksamen Kraft entwickelt hat, die sich gleichermaßen im Kosmos wie im Menschen manifestiert. Gerade die Daoisten begreifen den Geist *(shen)* in Form von einer überindividuell wirksamen Kraft, die sich im Sinne eines Potentials jenseits von *yin* und *yang* befindet, aber gleichzeitig ihre individuelle Wirksamkeit im Menschen, konkret im menschlichen Herzen, entfaltet. Mit anderen Worten repräsentiert der Geist *(shen)* den Prozess vom Undifferenzierten *(wu)* ins Differenzierte *(you)* und wieder zurück, der dem Menschen einen direkten Zugang zum Himmel eröffnet und ihn bestenfalls zur Unsterblichkeit führt. Insofern dient *shen* auch als Charakterisierung für den Weisen, dessen Vermögen darin besteht, sich jeder parteilichen Stellungnahme zu enthalten und zu erkennen, dass alle Wesen und Prozesse durch ihre Gegensätze hindurch miteinander verbunden sind und einen gemeinsamen Grund besitzen.

Je nach Ausrichtung der einzelnen Denker steht entweder – in Anlehnung an die ursprüngliche Bedeutung „göttliche Macht" bzw. Gottheit" – *der kosmologische und damit überindividuelle Aspekt von shen im Vordergrund* oder es wird, sobald sich der Blick auf den einzelnen Menschen konzentriert, die *Wirksamkeit des Geistes im Individuum wie sein Verhältnis zum Körper* verhandelt. Hier stellt sich unter anderem die Frage nach den Möglichkeiten, die Präsenz des Geistes *(shen)*, beispielsweise mittels meditativer Übungen, im Herzen zu beeinflussen.

Die bedeutungsvollste und zugleich einflussreichste Gemeinsamkeit der vorgestellten unterschiedlichen Denkströmungen ist jedoch – und dies steht im diametralen Gegensatz zum abendländischen Denken – *die Untrennbarkeit von Körper und Geist*, welche sogar im Rahmen der daoistischen Unsterblichkeitsbestrebungen aufrecht erhalten wird. Denn dort kann *Unsterblichkeit immer nur mit dem Körper* bzw. vermöge einer Transformation von Körper und Geist erreicht werden. Dieser *fehlende ontologische Leib-Seele Dualismus* hängt wiederum unmittelbar mit der *alles verbindenden und überall wirksamen Lebenskraft qi* zusammen. So wie der Körper selbst eine bestimmte, stark verdichtete Manifestation von *qi* darstellt, ist auch der Geist *(shen)*, von seiner individuellen bis hin zur universellen Wirksamkeit, letztlich Ausdruck einer wohl als extrem verdünnt zu denkenden Form der Lebenskraft *(qi)*. Im Zeitraum vom 2.Jh.v.Chr. bis zum 3.Jh.n.Chr. werden das physische und psychische Vermögen des Geistes – dessen primäre Aufgabe im Menschen die eines Herrschers ist – sowie die Differenzierung des Konzeptes von Essenz, Geist und Lebenskraft *(jing, qi* und *shen)* zunehmend konkretisiert. Dies trifft gleichermaßen auf die *Körper- und Hauchseele* zu, welche im Sinne eines individuellen Ausdrucks von *shen* als *polare dynamische Prozesse mit körperlichen und seelischen Funktionen* begriffen werden.

Mit dem Eindringen des Buddhismus wird die Frage nach dem Zusammenwirken von Geist und Körper wie nach den konkreten körperlichen und psychischen Fähigkeiten von Körper- und Hauchseele, gerade unter dem Einfluss der kontrovers diskutierten Frage nach der Wiedergeburt einer unsterblichen Seele, erneut gestellt. Als Folge, und dies wirkt vor dem Hintergrund des ursprünglichen Anliegen des Buddhismus fast ironisch, gewinnt das Individuum immer mehr an Bedeutung. Obgleich mit der Blickrichtung nach innen im neokonfuzianischen Denken eine gewisse Enge einhergeht, bleibt die Verbindung des Einzelnen zum Kosmos, in Gestalt des überindividuell wirksamen Ordnungsprinzips *(li)*, immer präsent. Selbst dann noch, wenn sich die Verhältnisse bis zu Wang Shouren, der das Individuum nicht mehr nur als Teil der Natur begreift, sondern den gesamten Kosmos in das menschliche Herz hineinholt, beinahe umzukehren scheinen.

Festzuhalten bleibt, dass im chinesischen Denken, ganz im Unterschied zum Abendland, *weder von der Seele als eigenständiger ontologischer Entität noch von einer Leib-Seele Dichotomie* gesprochen, sondern das *Verhältnis von Körper und Geist im Sinne eines sich dynamisch verändernden Prozesses* diskutiert wird. Auch im Hinblick auf die individuelle Ausprägung im Menschen ist nicht von Leib und Seele, sondern von zwei seelischen Aspekten (*hun* und *po*) die Rede, welchen als *Ausdruck einer kosmologisch wirksamen Dynamik gleichermaßen körperliche wie seelische Funktionen zugesprochen werden.*

Im Gegensatz zur Entwicklung des Leib-Seele-Diskurses im Abendland, welcher mehrfache Brüche erkennen ließ, wurden *in China bereits seit Beginn des philosophischen Denkens gleichzeitig unterschiedliche Standpunkte* vertreten. Bei näherer Betrachtung stehen die einzelnen Auffassungen jedoch weniger in direktem Widerspruch zueinander, als sie *verschiedene Aspekte bzw. Variationen ein und desselben Geschehens hervorheben und somit Ausdruck eienr kontinuierlichen Tradition sind.* Dabei betont *shen* im Sinne des Prozesses vom Undifferenzierten *(wu)* zum Differenzierten *(you)* und wieder zurück oder in Gestalt der Fähigkeit zur Transformation eher den kosmischen, überindividuell wirksamen Aspekt, während er mit Blick auf seine untrennbare Verbindung zum Körper wie seiner regierenden und sogar lebensverlängernden Funktionen Ausdruck eines individuell wirksamen Geschehens ist.

Insofern bilden die oben dargestellten geistesgeschichtlichen Ausführungen zum Verhältnis von Körper *(xing)* und Geist *(shen)* sowie den polaren Kräften der Hauch- und Körperseele *(hun* und *po)* die dynamische Struktur, auf welche die medizinische Auffassung vielerorts nicht nur zurückgreift, sondern, wie darzulegen sein wird, deren Erkenntnisse sie sogar stillschweigend voraussetzt. Es wird sich zeigen, dass, ähnlich dem Verhältnis vom *dao* zu seiner Wirkkraft *(de)* oder dem Verhältnis des Geistes *(shen)* zur Hauch- und Körperseele, medizinisches Wissen nicht nur untrennbar mit dem philosophischen Denken verbunden ist. Vielmehr werden die medizinischen Ausführungen als spezifische und individuelle Manifestation der geistesgeschichtlichen Vorstellungen zu begreifen sein, deren essentielle Bedeutung sich ohne die Kenntnis der ihr zugrunde liegenden, dynamischen Struktur von Geist, Hauch- und Körperseele gleichwohl einem tief greifenden Verständnis entzieht.

IV. Die Manifestationen des Geistes in der Chinesischen Medizin

Abbildung IV-1: Körperdarstellung aus dem *Dancheng jiuzhuan tu*[1057]

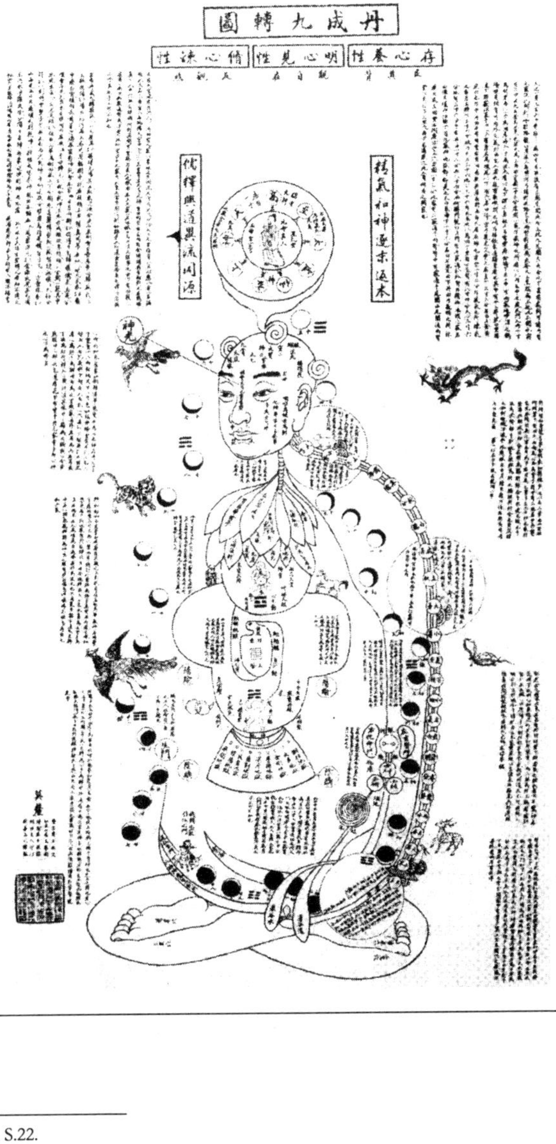

[1057] Despeux 1994, S.22.

IV.1. Grundlegende theoretische Vorstellungen der Chinesischen Medizin

Im folgenden gilt es einen kurzen Überblick über die theoretischen Grundlagen der Chinesischen Medizin wie ihrer Therapieverfahren zu geben, wie sie sich im kulturellen Gedächtnis der Chinesen darstellt.[1058] Es erfolgt zunächst eine kurze Skizierung des prinzipiellen Verständnisses von Krankheit und Gesundheit, den Grundlagen der Diagnostik sowie den daraus abzuleitenden Therapieprinzipien. Die Einführung in die Speicher- und Hohlorgane wie die Theorie von den Leitbahnen beschränkt sich jedoch auf die Aspekte, welche für den vorliegenden Kontext relevant sind.

IV.1.1 Analytisches versus synthetisches Denken

Will man die vorangegangene Gegenüberstellung des abendländischen und chinesischen Denkens generalisierend auf einen Nenner bringen, so kann vom analytischen und synthetischen Denken gesprochen werden kann.[1059] Während mit dem analytischen Denken oft mehr oder weniger (unbewusst) die Errungenschaften und der technische Fortschritt der „zivilisierten Welt" assoziiert werden, ist das synthetische Denken gerne mit einem mystischen, rational nicht direkt nachvollziehbaren Denken in Verbindung gebracht worden, welches auch in China selbst seit mehr als 100 Jahren für die wirtschaftlich-technische Unterlegenheit dem Westen gegenüber verantwortlich gemacht wird.
Wirft man einen Blick auf die etymologische und historische Entwicklung der beiden Begriffe „Analyse" und „Synthese", treten die komplementären Aspekte ganz deutlich hervor: „Die Auflösung" beschreibt die „Untersuchung eines Sachverhaltes unter Berücksichtigung seiner Teilaspekte". Ausgehend von der philosophischen Tradition – bei Aristoteles – wird die Analyse als eine wissenschaftlich beweisende Methode betrachtet, durch die

> „ein Gegebenes auf die Bestandteile, aus denen es zusammengesetzt ist, oder die Bedingungen, durch die es zustande gekommen ist, zurückgeführt wird".[1060]

Ferner lässt sich bereits bei Platon und Aristoteles eine Verknüpfung und gegenseitige Beeinflussung zwischen der mathematischen und philosophischen Analyse erkennen, wobei gerade der mathematischen Analyse als älteste wissenschaftliche Methode immer die Synthese als gegengleiches Verfahren zur Seite gestellt wurde.[1061] Galilei und Newton haben in der weiteren Entwicklung das Verhältnis von Analyse und Synthese insofern neu bestimmt, als dass der Analyse gegenüber der Synthese Vorrang gegeben wurde.[1062] Daraus hat sich schließlich eine empirische Vorgehensweise entwickelt, bei der sinnlich wahrnehmbare Sachverhalte experimentell sowohl bezüglich der beliebigen Wiederholbarkeit wie des Verhältnisses von Ursache und Wirkung erforscht wurden. In der medizi-

[1058] Die theoretischen Grundlagen wie die einzelnen Therapieverfahren wurden bereits hinlänglich wissenschaftlich dargestellt, vgl. die Werke von Porkert, insbesondere Porkert 1984 und 1993 sowie Sivin 1997.
[1059] Vgl. auch Porkert 1993, S.26-30.
[1060] HWP Bd.1, S.233.
[1061] HWP Bd.1, S.235.
[1062] HWP Bd.1, S.239.

nischen Tradition wird die Analyse zum ersten Mal von Galen als Methode definiert, wonach

> „der Arzt in der Analyse des Körpers dessen Teile, deren Tätigkeiten und Funktionen kennen muss, was empirische Beobachtung 'angefangen mit den Unterschieden in den Dingen, nicht in den Namen' erfordert".[1063]

Der andere Aspekt wissenschaftlicher Erkenntnis, die Synthese, kann nie gleichzeitig mit der Analyse vollzogen werden und hat im europäischen Denken ihre gleichberechtigte Stellung der Analyse gegenüber eingebüßt, im Unterschied zu China. Dort dient das „Zusammen-setzen" von Einzelteilen zu einem Ganzen im Rahmen des auf Erkenntnis gerichteten Denkens zwar ebenfalls der Klärung eines Sachverhaltes, doch wird das jeweilige Objekt nicht isoliert, sondern im Hinblick auf die möglichen Beziehungen, in welchen es steht bzw. stehen könnte, untersucht und definiert.[1064] Entscheidend ist hierbei gleichermaßen die Beziehung des Einzelnen zum Ganzen wie die Position, die das Objekt bzw. Individuum innerhalb eines Zyklusses einzunehmen vermag. Das Objekt der Erkenntnis wird folglich in seiner „Relativität", seiner Bedingtheit durch das Umfeld wahrgenommen und ist dabei immer Teil eines dynamischen Geschehens.

Gemäß der Synthese ist eine Erkenntnis demzufolge immer dann gewonnen, wenn alle zur Erklärung einer bestimmten Erscheinung notwendigen Beziehungen definiert sind und Theorie wie (objektive) Erfahrung zur Deckung gebracht werden konnten. Dieses Vorgehen beschreibt induktive Zusammenhänge. Dies bedeutet, wenn A aufgrund einer bestimmten, inneren Beschaffenheit (nämlich der Fähigkeit zur gleichen Funktion) zu B in Beziehung steht, dann wirkt A auf B ein und umgekehrt. Im chinesischen Denken spielt das Prinzip der Kausalität zur Erklärung von Sachverhalten zwar durchaus eine Rolle, jedoch keine tragende. Der Begriff der Induktion wird hier nicht im philosophisch-logischen Kontext verwendet – also einer Schlussform, die vom Besonderen zum Allgemeinen fortschreitet[1065] – sondern im biologischen Sinne, also der

> „Wirkung, die von einem System auf ein anderes ausgeübt wird, wodurch in letzterem eine Änderung des Funktionszustandes herbeigeführt wird. Eine Induktion findet demnach zwischen zwei Systemen statt, die als Aktions- und Reaktionssystem bezeichnet werden, wobei die auslösende Komponente der Induktor ist".[1066]

Das induktiv-synthetische Denken definiert also niemals ein Ding an sich – das kausal-analytische Denken löst es hingegen in seine einzelnen Bestandteile auf – sondern beurteilt vielmehr seine (funktionelle) Beziehung zum Ganzen sowie welchen Platz es in einem zyklischen, immer wiederkehrenden Geschehen und nicht in einer linearen Reihe einnimmt. Denn auch der Faktor „Zeit" wird, wie im vorangegangenen Teil bereits offensichtlich wurde, primär als Zyklus und nicht als linear fortschreitende Reihe verstanden, weswegen auch das Zeitempfinden nicht durch die Einzigartigkeit des Augenblicks, sondern durch die zyklische Wiederholung des Zeitgeschehens geprägt ist.

1063 HWP Bd.1, S.238.
1064 Porkert 1993, S.27f.
1065 HWP Bd.4, S.323.
1066 HWP Bd.4, S.334.

Diese charakteristischen Merkmale des induktiv-synthetischen Denkens, wie sie bereits in der chinesische Geistesgeschichte zu erkennen waren, gelten gleichermaßen für die Chinesische Medizin.

Mit Blick auf die Terminologie der Chinesischen Medizin gilt es an dieser Stelle nochmals anzumerken, dass sehr viele Begriffe der Alltagssprache und der Welt der sinnlich wahrnehmbaren Phänomene entstammen. Doch angesichts des bereits geschilderten prozesshaften Denkens gilt es, sie als Ausdruck einer spezifischen Dynamik und Energetik und damit im Sinne einer abstrahierten Bedeutung zu begreifen, auch wenn die ursprüngliche Bedeutung in den einzelnen medizinischen Fachtermini durchaus (noch) enthalten sein mag.

IV.1.2 Der prinzipielle Mechanismus von Krankheit und Gesundheit

Das Leben wird, wie es im Rahmen der Ausführungen zu der Vorstellung von *qi* (Lebenskraft) bereits deutlich geworden ist, als Energiefluss verstanden, der, in ständiger Anpassung an die Anforderungen der Umwelt, einem permanenten Wandel unterworfen ist.

Dabei ist das „geradläufige *qi*" (*zhengqi* 正氣) für die Aufrechterhaltung der Gesundheit verantwortlich, während das „schrägläufige *qi*" (*xieqi* 邪氣) mit dem Prozess des Krankwerdens in Verbindung gebracht wird. Die ursprüngliche Bedeutung des Schriftzeichens *zheng* 正 im philosophischen Sinne ist „richtig" bzw. „wenn man das Gute erreicht hat, dort zu verweilen" – weswegen es auch eine Bezeichnung für den „richtigen Weg", „das Prinzip der Korrektheit" sowie „gerade, aufrecht, richtig" ist. Verbal wird es dementsprechend in der Bedeutung „korrigieren", „aufrichten", „kontrollieren, lenken, leiten" verwendet. Es ist auch das „Primäre" im Gegensatz zum „Sekundären".[1067] Mit dem Schriftzeichen *xie* 邪 wird das genaue Gegenteil von *zheng* zum Ausdruck gebracht, es hat die Bedeutung von „nicht gerade, verbogen, schräg", „(moralisch) schlecht" oder „falsch".[1068] Während das geradläufige *qi* das störungsfreie Funktionieren des menschlichen Organismus sowie die Fähigkeit eines Individuums zur ausgeglichenen und harmonischen Aufrechterhaltung seiner Existenz gewährleistet, bewirkt das schrägläufige *qi* eine Entgleisung des Geradläufigen und stellt die Ursache für Krankheit dar.[1069] Die geradläufige Energie *(zhengqi)* eines Menschen ist im Idealfall immer ausreichend, das Eindringen oder Entstehen schrägläufiger Energie *(xieqi)* zu verhindern. Der fließende Übergang von Krankheit zu Gesundheit und vice versa, die Art der Erkrankung sowie der Krankheitsverlauf werden durch die Stärke bzw. Schwäche und die darauf folgende Auseinandersetzung zwischen den beiden Formen von Energie bestimmt.[1070] Die schräg-

[1067] ZZXYY S.780.

[1068] ZZXYY S.453.

[1069] Porkert 1993, S.16.

[1070] Das Schriftzeichen *ji* 疾 mit der Bedeutung „Krankheit" beschreibt eher einen Zustand. Es setzt sich ursprünglich aus den beiden Bestandteilen „bettlägerig" und „Pfeil" zusammen, d.h. es zeigt einen „Menschen, der von einem Pfeil getroffen" wird. Dem Pfeil sind natürlich auch die Eigenschaften „schnell" und „plötzlich" zueigen, weswegen das Schriftzeichen in den meisten Fällen im Sinne von einer „Verletzung, die plötzlich durch Einwirkung von außen auftritt" verwendet wird. Vgl. ZZXYY S.1070. Das Zeichen *yi* 醫 für „Medizin" bzw. „Arzt" setzt sich aus den Bestandteilen ein „Köcher mit Pfeilen", „einer „Hand, die nach einer Waffe greift" und schließlich dem Schriftzeichen für „Wein" zusammen, so dass es im Sinne von „Wein als Angriff auf (d.h. als Heilmittel für) die Krankheit" zu verstehen ist. Interessanterweise ist der Bestandteil *jiu* 酒 „Wein" auf den Orakelknochen- oder Bronzeinschriften

läufige Energie kann dabei ebenso von außen in den Menschen – in Gestalt der äußeren klimatischen Faktoren, auch *liu yin* (六淫), die „sechs Exzesse genannt" – eindringen, wie sie im Inneren eines Menschen in Gestalt der sieben Emotionen eine Ablenkungen oder Veränderungen im Lebenspotential, also der geradläufigen Energie selbst, bewirken kann.

IV.1.3 Leitkriterien zur Diagnosestellung

Ausgangspunkt der Diagnose ist somit immer *die aktuelle Funktion* bzw. *Dysfunktion* eines menschlichen Organismus und die Frage, inwieweit das Gleichgewicht, welches nicht als statisch sondern als dynamische Anpassung an die wechselnden Anforderungen der Umwelt begriffen wird, der geradläufigen Energie (*zhengqi*) beeinträchtigt ist.[1071] Die „Funktion ist allein in der Gegenwart direkt positiv wahrnehmbar und beeinflussbar"[1072] im Unterschied zur rein materiellen Ebene des Körpers und seiner Organe. Denn letztere stellen das Resultat einer bereits vergangenen Wirkung dar. Medizinisch betrachtet ist

> „der Körper, ist alles Somatische das Ergebnis vergangener Wirkung, ist selbst in die Vergangenheit zurückgesunkene Funktion".[1073]

Gegenstand der schulmedizinischen Diagnostik sind die Ursachen für die Symptome respektive die jeweilige Krankheit, welche von Bakterien und Viren über (Umwelt-) Gifte, mechanische Einwirkung (Unfälle), Gendefekte bis hin zu falschen Ernährungsgewohnheiten oder beruflich bedingten Belastungssituationen reichen. Grundlegende Hypothese dieser Form der Diagnose ist, dass *alle Menschen prinzipiell körperlich gleich oder zumindest sehr ähnlich* sind. Denn nur wenn das Gewebe und die Organe aller Menschen prinzipiell gleichartig sind, kann man davon ausgehen, dass bestimmte Ursachen bei unterschiedlichen Menschen die gleichen oder zumindest ähnliche Wirkungen nach sich ziehen, welche schließlich in Gestalt des Krankheitsbildes in Erscheinung treten.

Insofern suchen die von der Schulmedizin zur Diagnostik angewendeten Untersuchungsmethoden in der Regel nach einer *messbaren Veränderung im körperlichen Bereich.* Viele Erkrankungen können meist erst dann als solche diagnostiziert und erkannt werden, wenn sie zu materiell nachweisbaren Veränderungen im Blut, Gewebe, im Knochen oder an Organen etc. geführt haben. Je genauer die Ursache erforscht ist, je klarer das affizierte Gewebe oder Organ eingegrenzt ist, je deutlicher das Symptom ist, um so genauer kann eine Diagnose erstellt werden.

---

oftmals durch den Bestandteil *wu* 巫 in der Bedeutung von „Priester, Hexenmeister" ersetzt, wodurch die ursprünglich enge Verbindung zwischen Religion und Medizin erkennbar wird. Denn während der Shang-Zeit oblag dem Priester nicht nur die Aufgaben der Ahnenverehrung, der Orakelbefragung und wichtiger Funktionen innerhalb der Regierung, sondern er verfügte ebenso über die Fähigkeit Krankheiten zu heilen. Vgl. ZZXYY S.1870.

[1071] Porkert 1993, S.18.

[1072] Porkert 1993, S.32.

[1073] Porkert 1993, S.32.

Abbildung IV-2: Diagnostik in der Schulmedizin[1074]

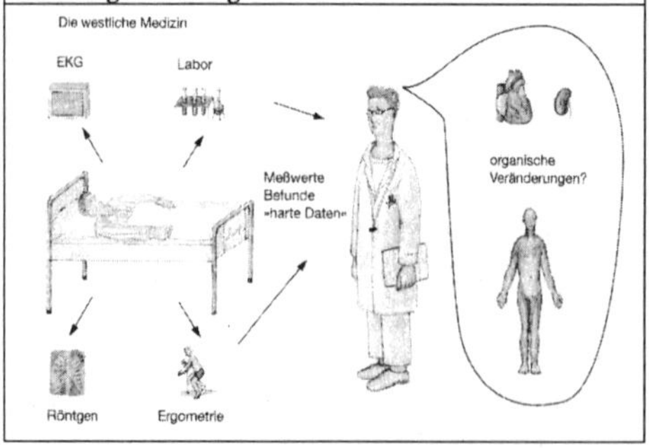

Wenn sich die Symptome nicht eindeutig kausal auf eine Ursache zurückführen lassen – weil etwa die Ursache bereits länger zurückliegt, die Ursachen mehrere und ganz verschiedenartiger Natur sind oder die Ursache „konstitutionell“ bedingt ist, dann gestaltet sich die Diagnose und die Therapie um so schwieriger.

Die chinesische Diagnostik zielt hingegen auf eine qualitative Bestimmung der körperlichen und seelischen Funktonen eines Individuums. Im Sinne des oben geschilderten induktiv-synthetischen Denkens wird der Mensch als energetischer Prozess (in Gestalt der Lebenskraft *qi*) begriffen, der Teil eines größeren kosmischen Wirkgefüges darstellt, in welchem er gleichzeitig von vielen anderen Faktoren, wie seiner klimatischen und sozialen Umwelt, seiner emotionalen Befindlichkeit wie der Ernährung und schließlich seiner Konstitution beeinflusst wird. Aus diesem Grund gelten *die Menschen prinzipiell als individuell unterschiedlich,* denn jeder Mensch ist Ausdruck eines unterschiedlichen energetischen Wirkgefüges.[1076]

Abbildung IV-3: Diagnostik in der Chinesischen Medizin[1075]

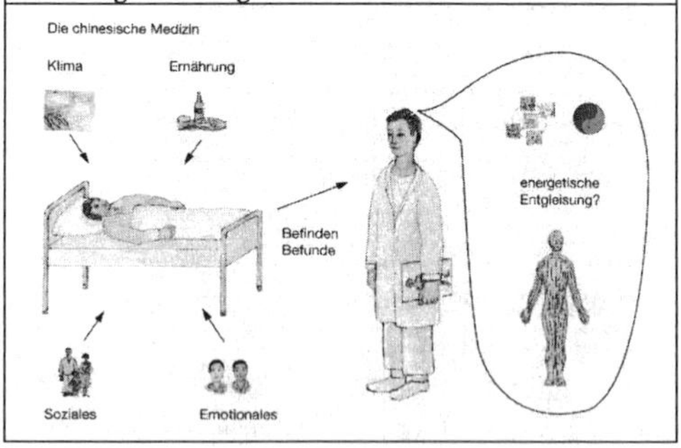

IV.1.3.1 Die Verfahren der Diagnosestellung

Die wichtigsten Verfahren der Diagnose sind die Inspektion, die Palpation, die Befragung und schließlich die Diagnose durch Gehör und Geruch. Bei der Inspektion gilt es vor allem auf Form und Farbe zu achten. Hierzu gehören ebenso Form und Farbe des Gesichts wie des gesamten Körpers, wobei es vornehmlich die Hautfarbe, das Aussehen von Fleisch, Muskeln und Sehnen wie die Bewegungen eines Patienten zu beurteilen gilt. Im Idealfall werden auch die Körperausscheidungen wie Speichel und Auswurf, Erbrochenes, Stuhl und Urin sowie das Menstruationsblut inspiziert. Wichtigstes Element der Inspektion ist jedoch die Zungendiagnose. Hier werden Form und Farbe des Zungenkörpers sowie Beschaffenheit und Farbe des Zungenbelags eingehend betrachtet. Die Zunge wird als Sinnesorgan dem Funktionskreises Herz zugeordnet, welcher die führende und richtungweisende Stellung unter den Funktionskreisen einnimmt.[1077] Darüber hinaus

1074 Hempen 1995, S.14.
1075 Hempen 1995, S.14.
1076 Hempen 1995, S.15.
1077 Zu den Funktionskreisen vgl. unten Kap. IV.1.4.

besitzt die Zunge als Sitz des Geschmackssinns und Sinnesorgan des Mundes eine besondere Affinität zu den beiden Funktionskreisen Magen und Milz, welche die zentrale Instanz für die Assimilation und die gesamte Energieverteilung und den Energieaustausch im Körper darstellen. Schließlich berühren alle wichtigen Leitbahnen in ihrem Verlauf die Zunge, weswegen die Zunge die wichtigsten Steuerungs- und Regulationsmechanismen eines Menschen reflektiert und Auskunft über den energetischen Zustand der einzelnen Funktionskreise erteilen kann.
Bei der Diagnose mittels Gehör und Geruch werden auf der einen Seite die Ausdünstungen des Patienten – in Form der Schweißabsonderungen, des Mundgeruchs wie der Ausscheidungen – und auf der anderen Seite seine Stimme und Sprache beurteilt. Eine gesunde Stimme sollte klar, deutlich und in sich ausgewogen klingen, also weder zu laut noch zu leise sein. Dies sowie der Redefluss des Patienten sagt sowohl etwas über die betroffenen Organe wie die Stärke und Ausgewogenheit der geradläufigen Energie eines Menschen aus.

Bei der Palpation werden neben körperlichen Veränderungen, wie Geschwüren und ihrer Beschaffenheit sowie der Temperatur des gesamten Körpers oder einzelner Gliedmaßen, vor allem die Pulse ertastet. Bei der Pulsdiagnose, deren Anfänge sich auf das 2 Jh. v.Chr. zurückführen lassen, werden insgesamt 28 verschiedene Arten von Pulsen unterschieden, wobei es primär um die Qualität des Pulses und nur sekundär um die Schnelligkeit geht. Die unterschiedlichen zu palpierenden Pulsqualitäten zeigen – differenziert wie keine andere chinesische Form der Diagnose – den *aktuellen Zustand* des gesamten menschlichen Organismus an, denn die insgesamt zwölf Funktionskreise manifestieren sich direkt bzw. indirekt an den sechs Pulsstellen, wobei es an jeder Hand drei unterschiedliche Stellen zu palpieren gilt. Wenn notwendig erfolgt auch eine Palpation der Fußpulse.[1079]

Abbildung IV-4: Drei Pulsqualitäten[1078]

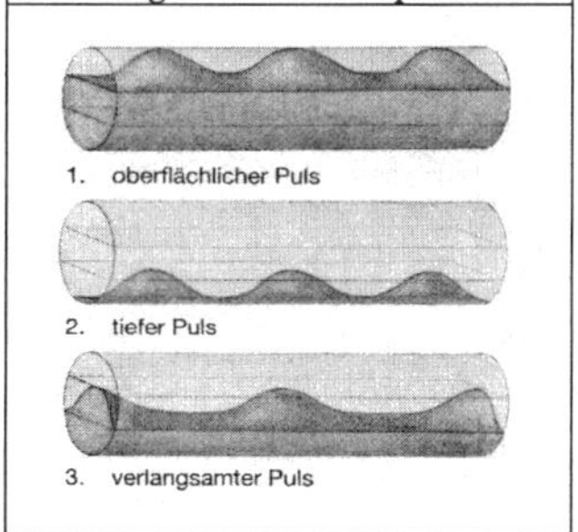

Die diagnostische Befragung soll schließlich, und dies ist eine wichtige Gemeinsamkeit mit der Schulmedizin, die auf anderem Wege nicht erfassbaren Daten in Erfahrung bringen. Im Mittelpunkt stehen Fragen nach dem Temperaturempfinden, den Schweißen, der Art und Lokalisation von Schmerzen, Appetit und Durst, Ausscheidungen, Atemproblemen, Seh- und Hörfähigkeit, Müdigkeit und Schlafgewohnheiten sowie nach durchgemachten Erkrankungen und der weiblichen Periode.

1078 Hempen 1995, S.62.
1079 Porkert 1993, S.225-253.

IV.1.3.2 Die acht Leitkriterien: *Bagang* 八綱

Die Krankheitssymptome wie die mittels der Diagnose erhobenen Befunde werden anhand der acht Leitkritierien (*bagang* 八綱) in ein Entsprechungssystem eingeordnet, in welchem die betroffenen Bereiche (der Funktionskreise oder Leitbahnen) ebenso wie die wirksamen pathogenen Faktoren identifiziert werden.[1080] Die acht Leitkriterien umfassen vier Paare polarer Qualitäten, welche die Richtung der Funktionsabweichung im Verhältnis zur geradläufigen Energie eines Individuums bestimmen sollen.[1081]
Das erste Paar qualifiziert das energetische Geschehen in Gestalt von *yin* und *yang*.[1082] Während ersteres im Sinne des struktiven Aspektes die Verminderung von Aktivität wie eine Somatisierung oder Materialisierung von pathologischen und physiologischen Prozessen darstellt, zeigt *yang* im Sinne des aktiven Aspektes die Steigerung jeder Dynamik sowohl im Hinblick auf Aktion wie Reaktion, wie es für eine Zerstreuung und Minderung des struktiven *yin* verantwortlich ist. Ist die geradläufige Energie eines Menschen im Gleichgewicht, so gilt die Ausgewogenheit von *yin* und *yang* als ihr wesentlichstes Charakteristikum.
Die weiteren sechs Leitkriterien sind als Spezifizierung von *yin* und *yang* zu verstehen. So zeigen die beiden Aspekte *biao* 表 „das Äußere" und *li* 里 „das Innere" an, ob sich die Erkrankung noch an der Körperoberfläche befindet und somit von außen sichtbar erscheint oder ob sie sich bereits tief im Inneren des menschlichen Organismus abspielt. Während das Äußere sich in der Haut, den Haut, den Haaren und den Leitbahnen manifestiert, gehören dem Inneren die Funktionskreise, Muskeln und Sehnen, die Knochen und das Mark an. Insofern sind Erkrankungen, die sich im Äußeren befinden meist akute, leichtere oder schwindende Erkrankungen, während die im Inneren von tief sitzender, chronischer Natur und entsprechend langwierig zu behandeln sind. In der Praxis gibt es jedoch viele Erkrankungen, die, weil sie sich auf dem Wege von außen nach innen befinden, sowohl auf der Oberfläche als auch im Inneren des Organismus anzutreffen sind. Auch diese beiden Kriterien sind nur in Kombination mit den anderen sechs Kriterien sinnvoll anzuwenden.
Die beiden Leitkriterien „Kälte" (*han* 寒) und „Hitze" (*re* 熱) verweisen auf die Dynamik der Lebenskraft bzw. der schrägläufigen Energie. Denn Kälte führt zu einer Verlangsamung und damit allmählichen Stagnation aller Funktionen sowie zu einem lokalen oder allgemeinen Kältegefühl, während Wärme im Gegensatz dazu eine Beschleunigung der Dynamik darstellt und somit nicht nur ein lokales oder allgemeines Hitzegefühl hervorruft, sondern auch die struktiven Energien in Gestalt des Gewebes, des Blutes und der Körperflüssigkeiten zu verdampfen und zu zerstreuen vermag.
Die beiden letzten Kriterien „Leere" (*xu* 虛) und „Fülle" (*shi* 實) beziehen sich auf die physiologische Funktion der geradläufigen Lebensenergie. Denn diese sollte weder zu voll noch zu leer sein, so dass „Leere" immer eine Schwächung des *zhengqi* bedeutet, während

---

1080 Der Begriff *bagang* wurde 1897 erstmals erwähnt und die systematische Einordnung im Sinne eines Leitkriteriums erfolge erst nach 1949, selbst wenn die einzelnen Aspekte (wie Fülle und Leere oder Hitze und Kälte) bereits im *Huangdi Neijing* als ein die Diagnose konstituierender Teil begriffen werden. Vgl. *Zhongguo dabaike quanshu* 1992, S.9-11.

1081 Porkert 1993, S.47. Zur ausführlichen Darstellung der *bagang* vgl. ibid. S.47-66.

1082 Zur allgemeinen Einführung in *yin* und *yang* vgl. oben Kap.III.6.2.

„Fülle" immer das Vorhandensein schrägläufiger Energie bzw. krankmachender Faktoren anzeigt.
Allerdings ist Leere der geradläufigen Energie, beispielsweise nach einer Geburt, nach schwerer Krankheit oder im Alter nicht unmittelbar mit Krankheit gleichzusetzen, sondern kann durchaus im Rahmen des Physiologischen liegen. Die Fülle ist hingegen immer Ausdruck eines pathologischen Geschehens, in welchem die geradläufige Energie des Organismus mit krankmachenden Faktoren überfrachtet oder an diese gebunden wird. Diese beiden Kriterien können jedoch auch gleichzeitig auftreten, wenn beispielsweise das *zhengqi* prinzipiell zu schwach ist und der Organismus gleichzeitig von pathogenen Faktoren affiziert wird.[1083] Schließlich stehen die beiden Kriterien *xu* und *shi* in unmittelbare Beziehung zu den beiden wesentlichen Therapiemaßnahmen des Tonisierens (*bu* 補) und Ableitens (*xie* 瀉), wie sie in allen Formen der Therapie (Akupunktur, Phytotherapie, Tuina-Massage etc.) vorkommen. Während bei ersterer die physiologische Lebenskraft wiederhergestellt wird dient die Methode des Ableitens immer der Ausleitung von schrägläufiger Energie bzw. krankmachenden Faktoren.[1084]

IV.1.3.3 Krankmachende Faktoren

Bei den krankmachenden Faktoren lassen sich innere, äußere sowie neutrale Faktoren differenzieren. Bei den *von außen eindringenden*, krankmachenden sechs Exzessen"(*liuyin* 六淫), werden Wind, Kälte, Trockenheit, Feuchtigkeit, Hitze und Glut unterschieden. Sie besitzen jedoch nicht prinzipiell eine pathogene Wirkung, sondern erst wenn das Gleichgewicht gestört, die Konstitution zu schwach ist oder ein einzelner bzw. mehrere Faktoren überhand nehmen, kommt es zu einer Erkrankung. Diese äußeren pathogenen Faktoren dürfen nicht auf die klimatischen Erscheinungen selbst reduziert werden, es geht vielmehr um *die ihnen inhärente Energetik*, weswegen sie *nach ihrem Eindringen in das Individuum dort eine identische qualitative Wirkung ausüben,* was sich am Beispiel des pathogenen Faktors Wind eindrücklich veranschaulichen lässt. Ausgehend von der klimatischen Erscheinung des Windes bezeichnet das entsprechende Schriftzeichen *feng* 風 im medizinischen Sinne sowohl „die Zugluft" wie die Qualität, überall einzudringen, sobald die Oberfläche nicht vollkommen abgeschlossen ist. Das Schriftzeichen selbst ist ursprünglich Ausdruck der „plötzlichen Verwandlung einer Raupe zum Insekt". Ähnlich vermag der Wind eine grundlegende Veränderung herbeizuführen.[1085] Der charakteristischen Symptomatik des Windes entsprechen alle anfallsweise auftretenden („stürmischen") Beschwerden, die sich sehr schnell verändern können, wie beispielsweise wandernde Schmerzen oder Schwindel oder auch plötzliche Ohnmachten, der Schlaganfall sowie die daraus resultierenden Paresen, Spasmen oder ein Sensibilitätsverlust. Aufgrund all dieser Eigenschaften tritt der Wind häufig mit den anderen klimatischen Exzessen gleichzeitig auf, er dient gewissermaßen als Vehikel, mit dem die anderen Störfaktoren in den menschlichen Organismus eindringen können.
Die qualitativen Aspekte der anderen klimatischen Faktoren können der nachfolgenden Tabelle entnommen werden.

[1083] *Zhongguo dabaike quanshu* 1992, S.10.
[1084] Ibid.
[1085] ZZXYY S.2072.

Klimatischer Faktor	**Krankheit**	**Symptomatik**	**Energetik**
Wind	Erkältung, Ohnmacht Schlaganfall	Schnell wandernde Schmerzen, Schwindel	Eindringen, Vehikel für die anderen pathogenen Faktoren
Kälte	Erkältung	Kältegefühl im Körper oder Angst vor Kälte, stechender Schmerz, fixierter Schmerz, schmerzhafte Bewegungseinschränkung alle Beschwerden, die durch Kälteeinwirkungen schlimmer werden; Durchblutungsstörungen etc.	Verlangsamung des Energieflusses, Zusammenziehen von *qi*
Hitze	Malaria, Cholera,	Hitzeempfindungen, (starkes) Schwitzen, Fieber, schnelles Fortschreiten der Krankheit, starker Durst, Erbrechen, Durchfall, Krämpfe	Beschleunigung des Energieflusses, Ausbreiten von *qi*
Feuchtigkeit	Rheumatische Erkrankungen	Trübe Absonderungen, Schwellungen, verstopfte Nase, trüber Ausfluss, Schweiß ohne Relation zur Umgebungstemperatur (weil sie soviel Feuchtigkeit in sich haben), Müdigkeit, Gliederschwere und-schmerzen, Gelenkschmerzen, Druckgefühl auf der Brust, Appetitlosigkeit.	Verdichtung von *qi*, energetische Schwere hervorrufend
Trockenheit	Husten, Halsschmerzen, blutiger Auswurf, Erbrechen	Hustenreiz, Brustschmerzen, Fieber	Körpersäfte austrocknend
Feuer	Hoch infektiöse Erkrankungen, lebensgefährliche Entwicklung einer Krankheit	Hohes Fieber, starke Unruhe,	Kann aus allen anderen klimatischen Exzessen resultieren, rasch aufzehrende Dynamik

Prinzipiell gehören zu den sechs Exzessen auch epidemische pathogene Faktoren, beispielsweise infektiöse Erkrankungen, die dann entsprechend ihrer Symptomatik den einzelnen klimatischen Exzessen zugeordnet werden.

Disharmonien können jedoch auch *im Inneren eines Menschen* selbst entstehen in Gestalt der *inneren pathogenen Faktoren*, i.e. den sieben Emotionen (*qiqing* 七情) Freude, Ärger, Trauer, Sorge, Angst, Grübeln und Schreck. Wesentlich hierbei ist, dass nicht die Emotion an

sich, sondern nur ein Übermaß an Emotion ein energetisches Ungleichgewicht hervorzurufen vermag.[1086]
Schließlich gibt es noch die „neutralen Agenzien", die weder direkt von innen noch außen einwirken. Zu ihnen gehört die Ernährung, die Konstitution des Patienten, geistige oder körperliche Überanstrengung, Verletzungen, Vergiftungen oder Fehlbehandlungen.
Besteht eine energetische Entgleisung jedoch langfristig, so ist davon auszugehen, dass sie nie nur einen Teil des Menschen oder einen Funktionskreis betrifft, sondern immer mehrere Aspekte in Mitleidenschaft gezogen sind. *Ziel der Diagnose ist somit eine qualitative Bestimmung der wirksamen pathogenen Faktoren wie eine Beurteilung des Ausmaßes der Dysfunktion.* Ob und inwieweit ein Organismus anfällig für die oben genannten disharmonisierenden Kräfte ist, hängt ganz entscheidend von der Konstitution des Menschen, seinen Lebensumständen (Arbeit, Familie, Freunde, etc), dem Klima, seiner Ernährung und schließlich seiner emotionalen Haltung ab.

IV.1.4 Leitbahnen und Funktionskreise

Die Feststellung der wirksamen pathogenen Faktoren und ihre Bewertung anhand der acht Leitkriterien führt zu einer Diagnose von Disharmoniemustern innerhalb der 12 Hauptleitbahnen (*jingmai*) und der 12 Funktionskreise (*zangfu*). Jede Leitbahn ist einem der 12 Funktionskreise zugeordnet und stellt eine Verbindung der an der Körperoberfläche gelegenen Akupunkturpunkte mit den entsprechenden Funktionskreisen her.

IV.1.4.1 Die Leitbahnen

Die 12 Hauptleitbahnen, welche symmetrisch auf beiden Körperseiten verlaufen, versorgen nicht nur den gesamten Körper mit der Energie und den Körpersäften aus den einzelnen Funktionskreisen, sondern sie dienen auch als Verbindung der Funktionskreise untereinander. Der chinesische Begriff *jingmai* 經脈 besteht zunächst aus dem Schriftzeichen *jing* 經, welches, abgeleitet von seiner ursprünglichen Bedeutung „Kettfaden" (beim Weben), den „vertikal verlaufenden Faden" wie den „Weg und den Transport von Süd nach Nord" bezeichnet. Im medizinischen Kontext wird es deshalb im Sinne von „transportieren" verwendet. Das Schriftzeichen *mai* 脈 bedeutet „pulsieren", so dass es in der Medizin sowohl die „Pulse" wie die „Arterien" benennt.

Die 12 Hauptleitbahnen bilden die grundlegende Struktur für das gesamte Leitbahnsystem und werden durch die 12 Leitbahnzweige, die acht unpaarigen Leitbahnen, die fünfzehn Netzleitbahnen wie die 12 Muskelleitbahnen, die Netzbahnzweige und schließlich die Netzbahnen der dritten Generation wie die 12 Hautregionen ergänzt. Ebenso wie die Funktionskreise sind auch die 12 Hauptleibahnen in *yin* und *yang* eingeteilt, wobei sich alle *Yin*-Leitbahnen auf der Körperinnenseite – also Bauch, Brust und Innenseite der Gliedmaßen – befinden, die *Yang*-Leitbahnen hingegen auf dem Rücken wie der Außenseite der Gliedmaßen verlaufen. Die Bewegungsrichtung der *Yang*-Leitbahnen ist

1086 Die energetischen Auswirkungen der einzelnen Emotionen werden in Kapitel IV.4 der vorliegenden Arbeit ausführlich dargestellt.

entsprechend der Dynamik des *yang* nach oben gerichtet – am Kopf treffen sich alle *Yang*-Leitbahnen –, während die *Yin*-Leitbahnen nach unten gerichtet sind, d.h. sie enden oder beginnen alle im Bereich von Brust und Bauch.[1087] Die 12 Hauptleitbahnen verlaufen direkt unter der Körperoberfläche, durch die anschließenden 15 Netzleitbahnen (*luomai* 羅脈) – das Schriftzeichen *luo* 羅bedeutet „vernetzen" – besteht jedoch eine energetische Verbindung in die Tiefe. Sie bilden eine netzartige Verknüpfung des gesamten Leitbahnsystems und damit eine Verdichtung der Hauptleitbahnen aus, so dass sie für die energetische Versorgung der entlegeneren Gewebe, Muskeln und Knochen zuständig sind.

Abbildung IV-5: Darstellung der Leber-Leitbahn[1088]

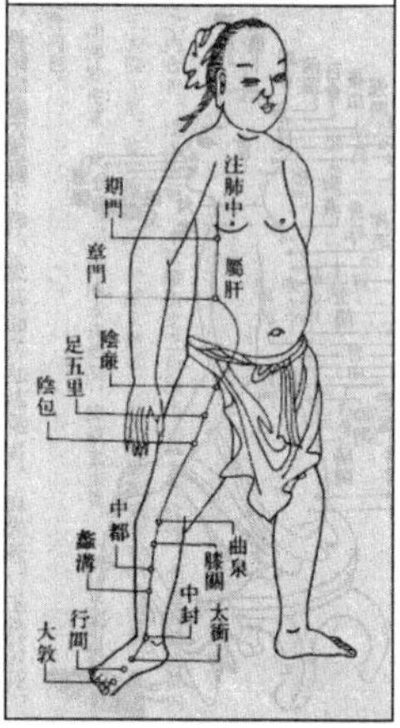

Die zwölf Leitbahnzweige (*jingbie* 經別) stehen ebenfalls mit den Funktionskreisen in Beziehung und sind Abzweigungen der Hauptleitbahnen, welche an den Extremitäten hervortreten und von dort in die Tiefe des Rumpfes und schließlich zur Außenseite des Kopfes ziehen. Die acht unpaarigen Leitbahnen (*jijing bamai* 奇經八脈) gehorchen weder der Symmetrie der Hauptleitbahnen noch knüpfen sie an einen bestimmten Funktionskreis an, sie stellen vielmehr das Ausgleichsreservoir an Energie dar. Während die Hauptleitbahnen wie Flüsse, die zum Energietransport dienen, betrachtet werden, regulieren die acht unpaarigen Leitbahnen, welche als Seen und Kanäle vorzustellen sind, den Wasserstand der Flüsse. Die 12 Muskelleitbahnen (*jingjin* 經筋) verlaufen schließlich entweder im Muskelfleisch oder zum Kopf, jedoch ohne den entsprechenden Funktionskreis im Inneren zu berühren. Sie sind vor allem bei der *Tuina*-Massage von Bedeutung.

Die Akupunkturpunkte, welche bei der Akupunkturbehandlung entweder mit Nadeln oder mittels Moxibustion (das Abbrennen von Herba Artemisia) stimuliert werden, liegen auf den Leitbahnen. Der chinesische Begriff für Akupunkturpunkt *xue* 穴 bedeutet „Öffnung", „Loch", oder „Höhle", was sowohl den Aspekt „der Öffnung" wie den der "Vertiefung" mit einschließt. Denn die Reizpunkte liegen oftmals in spürbaren Vertiefungen der Körperoberfläche und stellen gleichzeitig Durchtrittsöffnungen zu der im Körper fließenden Lebenskraft *(qi)* dar, durch welche es letztere zu beeinflussen gilt. Jedem der 361 klassischen Akupunkturpunkte, deren Name meist die anatomisch-topographische Lage wie eine charakteristische Wirkung angibt, werden die Leitbahnzugehörigkeit, eine spezielle Wirkrichtung im Hinblick auf die pathogenen Faktoren sowie bestimmte Indikationen zugeordnet.[1089]

[1087] Hempen 1995, S.27.

[1088] GJTS, Bd.4, S.285.

[1089] Abgesehen von den klassischen 361 Akupunkturpunkten gibt es noch so genannte Extrapunkte, welche außerhalb der Leitbahnen liegen und derer in der gesamten Literatur inzwischen über 1500 genannt werden. Für eine ausführliche Darstellung der jeweiligen Zuordnungen zu den verschiedenen Funktionen und Wirkrichtungen der einzelnen Akupunkturpunkte vgl. Porkert und Hempen 1985, S.50-64.

IV.1.4.2 Die 12 Funktionskreise: *Zangfu* 臟腑

Die 12 Funktionskreise sind ein übergeordneter Begriff für die sechs Speicher- und die sechs Hohlorgane. Denn die Funktionskreise werden gemäß ihrer Polarität nach *Yin*-Funktionskreisen, deren Charakteristikum das Speichern ist, und *Yang*-Funktionskreisen, die für den Transport zuständig sind, unterschieden, wobei jeweils ein *Yin*- und ein *Yang*-Funktionskreis ein energetisches Gespann bilden.[1090]

„Leber, Herz, Milz, Lunge und Niere sowie die fünf Speicherorgane sind alle *yin*; Gallenblase, Magen, Dickdarm, Dünndarm, Blase und Dreifacher Erwärmer sind alle *yang*."[1091]

Der *Yang*-Funktionskreis repräsentiert dabei die Außenseite, der *Yin* -Funktionskreis die Innenseite, wie es sich auch im Verlauf der Leitbahnen widerspiegelt.

***Yin*-Funktionskreise**	***Yang*-Funktionskreise**
Speicher	***Durchgang***
Innen	Außen
Funktionskreis Leber	Funktionskreis Galle
Funktionskreis Herz	Funktionskreis Dünndarm
Funktionskreis Milz	Funktionskreis Magen
Funktionskreis Lunge	Funktionskreis Dickdarm
Funktionskreis Niere	Funktionskreis Blase
Funktionskreis Herzbeutel	Funktionskreis Dreifacher Erwärmer

Der Begriff „Funktionskreis" vermittelt die eigentliche Bedeutung des chinesischen Begriffes *zangfu* (臟腑) jedoch nur indirekt. Bereits im *Huangdi Neijing* erfolgt eine Definition ihrer charakteristischen Aktivität:

„Das, was man als die fünf Speicherorgane bezeichnet, speichert Essenz und *qi*, aber verstreut sie nicht, deswegen sind sie voll, aber man kann sie nicht anfüllen. Die sechs Hohlorgane transportieren und verwandeln die Dinge, aber speichern sie nicht, deswegen sind sie angefüllt, aber sie können nicht voll sein."[1092]

Der Ausdruck „Speicher" (藏 *zang*) bedeutet, dass in den *Yin*-Funktionskreisen die wichtigsten Lebensgrundlagen des Menschen – Essenz *(jing)* und Lebenskraft *(qi)* – gespeichert werden.[1093] Nachdem die individuelle Konstitution, Lebensqualität, Krankheitsanfälligkeit und nicht zuletzt die Lebensdauer entscheidend von der Stärke der Lebenskraft und Essenz abhängen, darf sie keinesfalls verstreut werden, sondern es gilt sie zu bewahren. Deswegen sind die Speicherorgane zwar „voll", aber können niemals „zu voll" in einem pathologischen Sinne sein, ihre Pathologie besteht vielmehr in der Leere *(xu)*.[1094]

[1090] *Suwen* 4.
[1091] *Suwen* 4.
[1092] *Suwen* 11.
[1093] Wenn es um die Organe geht, wird das Schriftzeichen *zang* 藏 oft mit dem Radikal für Fleisch 肉 geschrieben (*zang* 臟), in der medizinischen Literatur kommen jedoch beide Schreibweisen, mit oder ohne Radikal, gleichermaßen vor.
[1094] *Zhongyi zangxiangxue* 1997, S.4.

Bei den Hohlorganen verhält es sich genau umgekehrt. Das Schriftzeichen *fu* 府 bezeichnet ursprünglich eine „öffentliche Halle", in der ein ständiges Kommen und Gehen ist. Nachdem die wesentliche Aufgabe der *Fu*-Funktionskreise, wie beispielsweise des Magens oder Dickdarms, in der Beförderung, Assimilation und Verdauung besteht, werden sie im Sinne von „Durchgangs"- oder „Hohlorganen" begriffen. Da sie ihren Inhalt nie langfristig speichern, sondern immer zügig weitergeben sollen, sind sie kurzfristig angefüllt, aber können nicht (dauerhaft) voll sein. Sie sind vielmehr für einen geregelte Verdauung und den Umlauf der Körpersäfte zuständig:

> „Mit den sechs Hohlorganen werden Flüssigkeiten und Getreide umgewandelt und die Körpersäfte in Umlauf gebracht."[1095]

Insofern leiden die Hohlorgane bevorzugt unter einer „Überfüllung", welche den Transport und die Umwandlung blockiert.[1096] Jeder Funktionskreis, bzw. jedes Funktionskreispaar erscheint als ein Komplex aufeinander bezogener und zusammengehöriger Funktionsabläufe. Für diese Funktionsabläufe ist natürlich ein körperlicher Träger anzunehmen, woraus auch die Bezeichnung der Funktionskreise als „Organe" resultiert.

Exkurs zum Organbegriff

Dieser Exkurs soll dazu dienen, den chinesischen vom schulmedizinischen Organbegriff abzugrenzen. Die gegenwärtige schulmedizinische Verwendung des Organbegriffes bezieht sich zumeist ausschließlich auf das materielle Substrat und Gewebe der einzelnen Organe, nicht jedoch auf die ihnen zu eigene Funktion.
Als biologischer Fachausdruck wird der Begriff „*organon*" im Sinne von „Werkzeug, Instrument, Sinneswerkzeug" oder „Organ" erstmals von Aristoteles verwendet, wenn er das Organ vor allem mit Blick auf seine Funktion definiert:

> „Die Natur schuf die Organe zur Verrichtung und nicht die Verrichtung für die Organe."[1097]

Dabei wird das Organ häufig synonym mit dem Begriff für „Teil" (*meros*) oder „Körperteil" (*morion*), verwendet, doch dürfen nur die Körperteile, welche sich in nicht gleichartige Teile aufteilen lassen – wie beispielsweise die Hand, welche sich in Muskelfleisch und Knochen auftrennen lässt – als Organe bezeichnet werden.[1098] Muskelfleisch hingegen, welches sich nur in gleichartige Teile, also Fleisch, aufspalten lässt, stellt kein eigenes Organ dar, sondern ist nur um der Organe willen vorhanden. Ferner zeichnen sich die Organe dadurch aus, dass sie *Teil eines Ganzen sind* und ihnen innerhalb dieses Ganzen eine spezielle Funktion zukommt. Sie stehen, ganz im Sinne eines Werkzeuges, immer nur im Dienst des Ganzen. Sobald das Ganze jedoch aufhört zu existieren, verliert

---

1095 *Lingshu*, 47.
1096 *Zhongyi zangxiangxue* 1997, S.4
1097 *De Partibus Animalium*, IV, 12, 694b. in: HWP Bd6, S.1325.
1098 *Historia animalium* I,1,486a.

auch das Organ seine Funktion und kann nur noch dem Namen nach als solches bezeichnet werden:

> „Das Auge aber ist die Materie der Sehkraft. Wenn diese sich entfernte, wäre es kein Auge mehr, es sei denn nur im namensgleichen Sinne, wie das steinerne oder das gezeichnete Auge."[1099]

Wie bereits dargestellt, begreift Aristoteles sogar den gesamten Körper als Werkzeug (*organon*) der Seele, und es gilt als wesentliches Charakteristikum des Körpers, mit Organen ausgestattet zu sein:

> „Deshalb ist die Seele die erste Wirklichkeit der Seele eines natürlichen Körpers, welcher der Möglichkeit nach Leben besitzt. Ein solcher ist der mit Organen ausgestattete."[1100]

Schließlich definiert Aristoteles die Organe im Rahmen seines dreigeteilten Bewegungsschemas – „eines als das Bewegende, zweitens das, womit es bewegt, und drittens das Bewegte"[1101] – als *Mittler der Bewegung*, die, wie beispielsweise die Gelenke, selbst bewegt werden, um ein Drittes in Bewegung zu versetzen.[1102]
Spätestens seit dem 19.Jh. wurde diese funktionelle Organdefinition jedoch weitestgehend durch die morphologische und anatomische Vorstellung verdrängt. Dort werden die Organe primär als Teile des Körpers, die eine in sich abgeschlossene Ansammlung von Zellen und Gewebe sind, verstanden und üben erst sekundär bestimmte Funktionen aus.[1103]

IV.1.5 Funktionsbestimmung der *Zangfu*-Organe

Die *Zangfu*-Organe werden auch in der Chinesischen Medizin als Teil eines größeren Ganzen begriffen und zeichnen sich vornehmlich durch bestimmte Funktionen aus, die allerdings wesentlich differenzierter dargestellt werden, als dies bei Aristoteles der Fall ist.

Nachdem jeder Funktionskreis sowohl kosmische als auch körperliche, seelische wie emotionale Qualitäten aufweist, bezieht sich dieses „Ganze" nicht nur auf das Individuum selbst, sondern gleichermaßen auf den ihn umgebenden Kosmos. In kosmischer Hinsicht ist jeder Funktionskreis Ausdruck einer Wandlungsphase, einer bestimmten Jahres- und Tageszeit sowie einer Mondphase. Im bereits vorgestellten Kapitel über den Essenz-Geist (*jingshen*) von Huainan Zi werden die fünf *Zang*-Organe als essentielle Verbindungsstelle zwischen Mensch und Kosmos begriffen:

1099 *De Anima* II,1,412b.
1100 *De Anima* II, 1, 412b.
1101 *De Anima* III, 10. 433 b.
1102 HWP Bd.6, S.1318. Die Zweideutigkeit des Organon -Begriffes, wie sie in der Bedeutung „Werkzeug" auf der einen und „Organ" auf der anderen Seite zum Ausdruck kommt, reflektiert ebenfalls den philosophischen Stellenwert des Organbegriffs im Sinne „der durchgängigen Analogie von *physis* (Natur) und *techne* (Kunst, Technik)" bei Aristoteles, vgl. ibid.
1103 *Pschyrembel* 1990, S.1213.

> „So ist die Gallenblase die Wolke, die Lunge das *qi*, die Leber der Wind, die Nieren sind der Regen und die Milz der Donner, so formen Himmel und Erde eine Dreiheit mit dem Menschen, und das Herz ist ihr Herrscher.“[1104]

Im Individuum manifestiert sich jeder Funktionskreis sowohl im Inneren wie im Äußeren des Körpers und wird anhand von Zuordnungen zu spezifischen Qualifikationen und Funktionen beschrieben, von welchen im folgenden die wichtigsten genannt seien:[1105]

- Spezifische Wandlungsphase (der Lunge entspricht z.B. die Wandlungsphase Metall)
- Spezifische Tages-Jahreszeit (der Leber entspricht z.B. der Frühling und die Zeit des Sonnenaufgangs)
- Äußerliche körperliche Darstellung (der Leber entsprechen die Nägel, dem Herzen das Gesicht etc..)
- Spezifisches Sinnesorgan (z.B. werden die Ohren der Niere oder die Augen der Leber zugeordnet)
- Spezifische Körperöffnung (der Milz entspricht z.B. der Mund)
- Spezifische Körperschicht (der Milz entspricht z.B. die Muskelschicht)
- Spezifische Leitbahn (dem Magen entspricht z.B. die Magen-Leitbahn)
- Spezifische emotionale Reaktion (der Ärger entspricht z.B. der Leber)
- Spezifische Verhaltensweise (die Traurigkeit entspricht dem Herzen)
- Spezifische Traummotive (Ist das *qi* der Lunge erschöpft so träumt man beispielsweise von weißen Gegenständen oder davon, dass Menschen auf blutrünstige Weise zu Tode kommen)
- Spezifische Farbe (die Farbe schwarz entspricht der Niere)
- Spezifischer Ton (der chinesische Ton *gong* entspricht der Milz)
- Spezifischer Geruch (dem Herzen entspricht z.B. der Geruch nach Verbranntem)
- Spezifischer Geschmack (das Süße entspricht z.B. der Milz)
- Spezifischer stimmlicher Ausdruck (das Lachen wird dem Herzen zugeordnet)
- Die typische Funktion eines Funktionskreises (die Leber ist der „Heerführer“, aus ihr gehen Pläne, Überlegungen, Phantasie und Entschlusskraft hervor)
- Die dominante Funktion (die Leber ist das Ausgleichreservoir des Blutes (*xue*))
- Die gründende Funktion (die Milz ist die Grundlage der erworbenen Konstitution)
- die Speicherfunktion (die Leber speichert das Blut und die Hauchseele)

1104 *Huainanzi* 7. Die Gallenblase wird, gerade bei daoistischen Darstellungen, oftmals als Repräsentant für die sechs Hohlorgane (*liufu*) hinzugenommen.

1105 Ich beziehe mich hier auf Porkert 1991, S.94-96 sowie S.96-138. Porkert verwendet in seiner wissenschaftlichen Beschreibung eine eigene lateinischsprachige Nomenklatur, vgl. hierzu Porkert 1993, S.23f.

- Polyvalente Funktion (weitere, nicht anders einzuordnende Wirkungen; die Milz gilt beispielsweise als Haus der Ideen)
- Spezifische äußere pathogene Faktoren (die Niere ist z.B. besonders anfällig für Kälte, das Herz hingegen für Hitze)
- Spezifische innere pathogene Faktoren (die Niere ist z.B. besonders anfällig für Angst oder die Leber für Ärger)

Die Zuordnung zu den äußeren und inneren pathogenen Faktoren ist jedoch nicht im Sinne einer exklusiven Zuordnung zu verstehen, sondern sie zeigen an, von welchen spezifischen Faktoren die einzelnen Speicher- und Hohlorganen besonders leicht befallen werden können.
Die Hohlorgane weisen ferner in vielen Fällen dieselben Entsprechungen wie das ihnen zugehörige Speicherorgan auf, manche Entsprechungen gelten jedoch ausschließlich für die *Zang*-Organe.

Schließlich aber wurden die Organe durchaus auch als Träger eines stofflichen Substrates verstanden, wie eine anatomische Beschreibung der Organe aus dem *Klassiker der schwierigen Fragen* (*Nanjing*) zeigt:

> „Die Leber ist vier *jin* und vier *liang* schwer, sie hat links drei Blätter und rechts vier Blätter, also insgesamt sieben Blätter, die Milz ist zwei *jin* und vier *liang* schwer, sie ist drei *cun* breit und vier *cun* lang....“[1106]

Es ist auffällig, dass in der Literatur auf der einen Seite meist von den fünf Speicherorganen *(wuzang)* und den sechs Hohlorganen *(liufu)*, auf der anderen Seite aber von den 12 Leitbahnen gesprochen wird. Das sechste Speicherorgan, das Perikard (*xinbao* 心抱) mit seinem zugehörigen Hohlorgan des dreifachen Erwärmers (*sanjiao* 三焦) wird im *Huangdi Neijng* nur angedeutet und ist wohl aus Gründen der Symmetrie später hinzugefügt worden. Die wichtigste Aufgabe des Perikards besteht darin, die Befehle des Herzens weiterzuleiten und das Herz vor eindringender schrägläufiger Energie zu schützen.[1107] Die beiden werden in Parallele zu Herz und Dünndarm definiert und sind vor allem im Hinblick auf die Lehre von den Leitbahnen und die Akupunktur relevant.[1108]

IV.1.5.1 Die fünf Wandlungsphasen: *Wuxing* 五行

Die einzelnen Funktionskreise dürfen ferner nicht isoliert voneinander betrachtet werden, d.h. eine Störung in einem Funktionskreis wird auch Auswirkungen auf die Funktionen der anderen *Zangfu*-Organe haben. Dabei orientiert sich sowohl die Physiologie wie die Pathologie der *zangfu* primär an der Theorie von den fünf Wandlungsphasen. Im Vorder-

---

1106 *Nanjing*, 44.
1107 *Lingshu* 71.
1108 HDYD, Bd. 2. S.952-954. Im *Nanjing* („Klassiker der schwierigen Fragen“) wird ferner erklärt, dass es sich bei dem Speicherorgan Niere eigentlich um zwei Nieren handele, so dass man insgesamt auch von sechs *Zang*-Organen sprechen könne. Die Anzahl der *Zang*-Organe hat jedoch gerade in der Gründungsphase der chinesischen Medizin durchaus variiert, so wird im *Huangdi Neijing* stellenweise auch von neun *Zang*-Organen gesprochen, und zwar von vier Körper-Speicherorganen (*si xingzang*) und fünf Geist-Speicherorganen, vgl. *Suwen* 20 und HDYD, Bd.2, S.948f. Zur Bedeutung der fünf Geist-Speicherorgane (*wu shenzang*) vgl. unten, Kap. IV.2.

grund steht auch hier sowohl die Zuordnung zu den Jahreszeiten und Himmelsrichtungen als auch die der einzelnen Wandlungsphase inhärente Bewegung und Dynamik. So versinnbildlicht das Holz – unter Berücksichtigung seiner Zuordnung zum Frühling – eine expansive, nach außen gerichtete Bewegung, während das Metall im Sinne des Herbstes die kontrahierende Bewegung darstellt. Das Feuer und der Sommer repräsentieren die Aufwärtsbewegung im Gegensatz zum Wasser mit seiner Abwärtsbewegung, während die Erde als Mitte für die Stabilität steht. Die fünf Wandlungsphasen stellen die aktuelle und potentielle Phase von *yin* und *yang* dar. Dabei ist das Holz die Phase der potentiellen Aktivität, in der das *yang* seine Aktivität noch nicht vollständig entwickelt hat, während sich in der Feuerphase, die als aktuelle Aktivität qualifiziert ist, das *yang* vollkommen entfaltet. Die Wandlungsphase Metall steht für die potentielle Struktivität des *yin* und das Wasser wird schließlich als aktuelle Struktivität und vollkommene Verborgenheit des *yang* charakterisiert.[1109] Die Erde, welche sich in der Mitte der fünf Wandlungsphasen *(wuxing)* befindet, kann im Sinne eines Ausgleichs der Polarität zwischen allen anderen Wandlungsphasen eingefügt werden, auch wenn sie in der Hervorbringungsreihenfolge einen festen Platz zwischen Feuer und Metall einnimmt.[1110] Für die Pathologie in der Chinesischen Medizin sind verschiedene Wechselbeziehungen der einzelnen Wandlungsphasen untereinander (insgesamt 36 mögliche) entscheidend, von welchen die drei häufigsten folgendermaßen vorzustellen sind:

Abbildung IV-6: Die fünf Wandlungsphasen: Hervorbringungszyklus[1111]

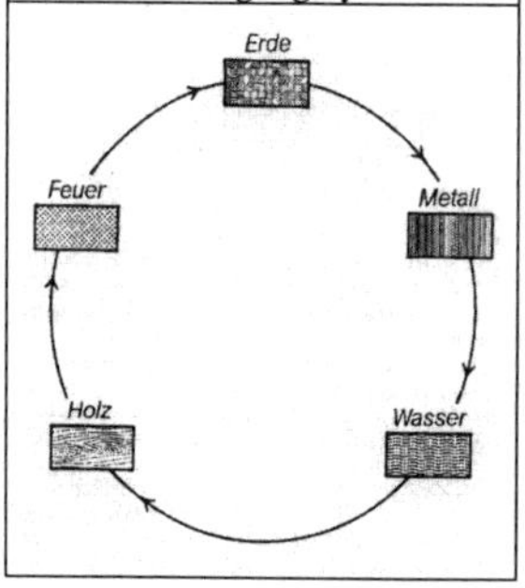

Im Hervorbringungszyklus wird jede Wandlungsphase immer als „Mutter" der nachfolgenden Wandlungsphase, betrachtet. So zieht beispielsweise ein Mangel des Wassers ebenso eine Schwächung des Holzes nach sich wie eine Schwäche des Holzes wiederum zu einem Mangel des Wassers führen kann, wenn sich das „Kind" seine Energie von der „Mutter" holt. Im Kontrollzyklus kontrolliert im physiologischen Sinne die eine Wandlungsphase immer die übernächste Wandlungsphase. Pathologisch kann sich dies beispielsweise so auswirken, dass das Holz, wenn es zu stark ist, die Erde überwältigt. Wenn umgekehrt die Erde über zuviel Energie verfügt, wehrt sie die Kontrolle des Holzes ab und greift statt dessen auf dieses über, wie es im Überwältigungszyklus der Fall ist. Im Hinblick auf die seelischen Aspekte sei an dieser Stelle besonders die Beziehung zwischen Feuer und Wasser, im Sinne der Funktionskreise Herz und Niere, hervorgehoben. Nach dem Kontrollzyklus ist es die Aufgabe der Niere, das Herz zu kontrollieren, indem das Wasser der Niere das Herz kühlen sollte. Ist dies infolge

Abbildung IV-7: Die fünf Wandlungsphasen: Durch Überspringen einer Position ergibt sich der Kontrollzyklus[1112]

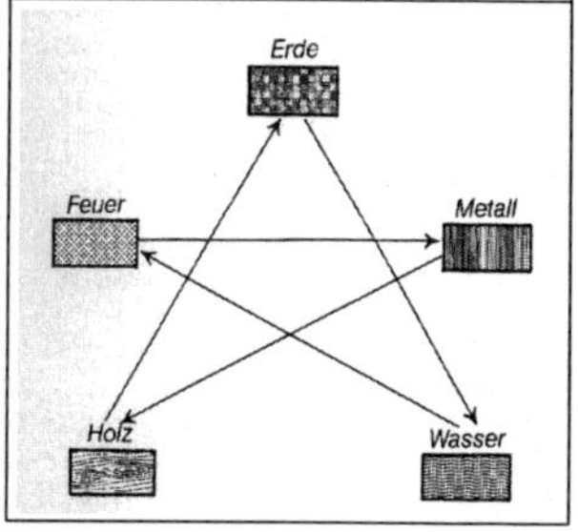

[1109] Porkert und Hempen 1985, S.5.
[1110] Porkert und Hempen 1985, S.7.
[1111] Porkert und Hempen 1985, S.6.
[1112] Porkert und Hempen 1985, S.7.

Abbildung IV-8: Die fünf Wandlungsphasen: Kontrollzyklus (oder „Bändigungsreihenfolge“)[1113]

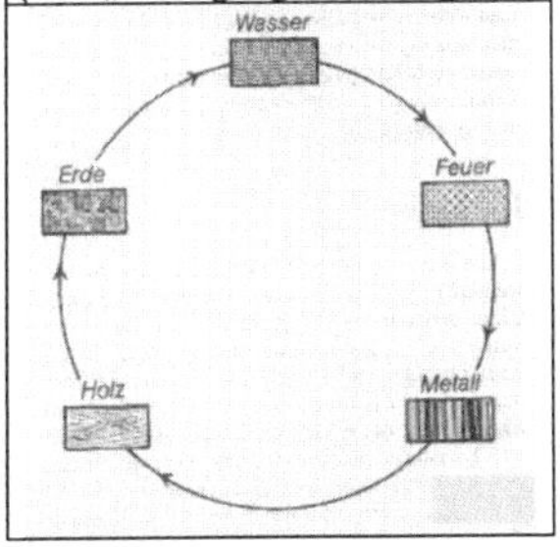

einer Schwäche des Speicherorgans Niere jedoch nicht mehr der Fall, so entsteht im Herzen allzu leicht Hitze, welche schnell zu psychischen oder psychiatrischen Erkrankungen führen kann.

IV.1.6 Therapiemethoden und Therapieprinzipien

Die Therapieprinzipien knüpfen unmittelbar an die mittels der Diagnose festgestellten Disharmoniemuster wie die qualitative Wirkrichtung der pathogenen Faktoren an. Die wichtigsten Therapien in der Chinesischen Medizin sind die Phytotherapie, die Akupunktur, die *Tuina*-Massage, das *Qigong* und die Diätetik. Während Akupunktur und *Tuina*-Massage – *tuina* 推拿 bedeutet wörtlich „schieben und ziehen“ – schwerpunktmäßig bei Erkrankungen des Äußeren im Bereich der Leitbahnen, Muskeln, Sehnen und Gelenken eingesetzt werden, finden Phytotherapie und Diätetik mehr bei Erkrankungen, die das Innere betreffen Anwendung. Diagnose und Therapieprinzip bewegen sich in einem kohärenten System, in welchem beispielsweise die einzusetzenden Arzneimittel direkt aus der, mittels der acht Leitkriterien und den pathogen wirksamen Faktoren, erstellten Diagnose abgeleitet werden können.

Denn jedes Phytotherapeutikum ist, ebenso wie die Nahrungsmittel, aufgrund einer bestimmten Geschmacksrichtung, eines Funktionskreisbezuges, eines bestimmten Temperaturverhaltens wie einer bestimmten Wirkrichtung wirksam. (z.B. *qi* tonisierend, Ausleitung bestimmter pathogener Faktoren, an der Oberfläche oder innen wirkend, die Oberfläche öffnend etc...).[1114] Darüber hinaus werden ihm bestimmte Indikationen (Husten, Schleim mit blutigem Auswurf, Hautjucken etc.) und manchmal auch bestimmte Erkrankungen, wie beispielsweise Malaria oder Ruhr, zugeordnet. So ist Herba Artemisia (*qinghao* 青蒿) von kaltem Temperaturverhalten, schmeckt bitter und wirkt in Leber und Gallenblase, wo es Hitze (vor allem des Blutes) kühlt. Es ist ferner bei leerer Hitze anzuwenden, und als Indikationen gelten Fieber, das am Abend zu und morgens abnimmt, oder Wechselfieber sowie Malaria.[1115]

Ähnliches gilt für die *Tuina*-Massage und die Akupunktur. Letztere besteht, wie der chinesische Begriff (*zhenjiu* 針灸, *zhen* 針 „nadeln“ und *jiu* 灸 „Moxibustion“) bereits anzeigt, eigentlich aus Akupunktur und Moxibustion. Denn ebenso wie jede Leitbahn einer Wandlungsphase entspricht und definierte Störungen aufweisen kann, ist jeder einzelne Akupunkturpunkt, nicht nur, aber auch aufgrund seiner topographischen Lage, für die Behandlung von bestimmten Indikationen prädestiniert. Ihm werden, im Rahmen der Lehre von den pathogenen Faktoren und Leitkriterien, ferner definitive Wirkrichtungen zugeordnet. So liegt beispielsweise der Akupunkturpunkt Magen 36 – seine chinesische Bezeichnung (*zusanli* 足三里 „dritter Weiler am Fuß“) zeigt unter anderem seine topographische Lage, circa einen Daumenbreit neben der Tibia in Höhe der Tuberositas tibiae, an – auf der Magenleitbahn und gehört zur der Wandlungsphase Erde. Er reguliert die

[1113] Porkert und Hempen 1985, S.7.
[1114] Porkert 1978, S.52-60.
[1115] Porkert 1978, S.213f.

Lebenskraft von Milz und Magen, tonisiert die Milz-Energie, welche sich bei einer entsprechenden Schwäche in Gestalt von Völlegefühl, schlechter Verdauung, Durchfall oder Verstopfung etc. bemerkbar machen kann. Darüber hinaus vermag er prinzipiell die geradläufige Energie eines Menschen zu stärken und wird lokal für die Behandlung von Kniebeschwerden eingesetzt.[1116] Das *qigong* (氣功) und *taijiquan* (太極拳) sind hingegen Methoden der Bewegungstherapie, die vom Patienten selbst ausgeübt werden, um die eigene Lebenskraft *(zhengqi)* zu stärken und in Fluss zu halten.

Zusammenfassend betrachtet werden Gesundheit und Krankheit in der Chinesischen Medizin als Ausdruck eines dynamischen Prozesses begriffen, in welchem das Individuum das Gleichgewicht der eigenen geradläufigen Lebenskraft *(zhengqi)* zu erhalten sucht.[1117] Die Speicher- und Hohlorgane sowie die Leitbahnen sind dabei im wesentlichen durch ihre Funktionen und nicht durch ihr Substrat definiert. Hier stellt sich nun die Frage, welche Rolle der Geist und seine seelischen Aspekte in diesem funktionalen Geschehen spielen und auf welchem Wege diese zu beeinflussen sind.

IV.2. Die geistig-seelischen Manifestationen der einzelnen Speicherorgane

Sucht man in den medizinischen Texten – insbesondere im *Huangdi Neijing*, welches den Ausgangspunkt für das vorliegende Kapitel bildet – nach Aussagen zum Verhältnis von Körper und Geist sowie zu den seelisch-emotionalen Aspekten, so findet man auch hier keinerlei systematische Darstellungen. Es ist vielmehr offensichtlich, dass dieser Bereich auch in der Chinesischen Medizin kein eigenes Thema darstellt, sondern vielmehr in allen anderen Fragestellungen implizit enthalten ist. Im *Huangdi Neijing* lassen sich in den meisten relevanten Kapiteln immer wieder vereinzelte Bemerkungen zur Funktion des Geistes entdecken, sie werden allerdings nur in Ausnahmefällen inhaltlich zusammengefasst.[1118] Die Abwesenheit einer systematischen Darstellung zum Verhältnis von Geist und Körper weist jedoch nicht – ebenso wenig wie dies bei den philosophischen Texten der Fall war – auf eine mangelnde Auseinandersetzung mit diesem Thema hin. Vielmehr deutet sich eben hierdurch das spezifische Charakteristikum der medizinischen Vorstellung von Geist und Seele an: *ihre allen Prozessen immanente Wirksamkeit.*

IV.2.1 Die Verbindung von kosmischer und individueller Funktion des Geistes

Die untrennbare Verbindung von Körper und Geist, welche sich im vorangegangenen Kapitel als zentrales Charakteristikum des philosophischen Denkens erwiesen hat, wird im Rahmen des medizinischen Denkens eindeutig bestätigt, denn auf die Frage des gelben Kaisers, wie es gelingt alt zu werden und dabei gesund zu bleiben, antwortet Qi Bo:

[1116] Hempen 1995, S.105.

[1117] Hier zeigen sich interessante Parallelen zum Salutogenese-Konzept von Antonovsky, vgl. derselbe 1997.

[1118] Eine Ausnahme bildet beispielsweise das achte Kapitel des *Lingshu* mit dem Titel *benshen* („den Geist verwurzeln") welches hauptsächlich von den Funktionen des Geistes wie den seelischen Aspekten der Funktionskreise spricht, vgl dazu unten Kap.IV.2. und Kap.IV.3.

> „Die Menschen aus alter Zeit wussten um den Weg *(dao)*, sie nahmen sich *yin* und *yang* als Muster und lebten in Übereinstimmung mit der Kunst der Zahlen, beim Essen und Trinken waren sie maßvoll und ihr Wach- und Schlafrhythmus war regelmäßig. Sie verausgabten sich nicht unsinnig, deswegen konnten sie Körper *(xing)* und Geist *(shen)* gleichermaßen bewahren und ihrer Jahre Zahl vollenden, sie sind erst mit über hundert Jahren gestorben.“[1119]

Diese prinzipielle Verbundenheit von Körper und Geist erfährt in der medizinischen Vorstellung von den Speicherorganen schließlich eine ausführliche Differenzierung. Denn deren Speicherfunktion bezieht sich nicht allein auf die Essenz und das *qi*, sie ist vielmehr unmittelbar mit der Speicherung der seelischen Aspekte verbunden, weswegen die fünf Speicherorgane auch als die „fünf Geist-Speicher“ (*wu shenzang* 五神藏) bezeichnet werden:

> „Die Leber speichert das Blut, das Blut behaust die Hauchseele. Die Milz speichert die Nährschicht, die Nährschicht behaust das Denken. Das Herz speichert die Blutgefäße, die Blutgefäße behausen den Geist. Die Lunge speichert die Lebenskraft, die Lebenskraft behaust die Körperseele. Die Niere speichert die Essenz, die Essenz behaust den Willen.“[1120]

Neben den bereits bekannten Aspekten von Geist, Hauch- und Körperseele, sind hier noch der Wille (*zhi* 志) und das Denken (*yi* 意) genannt, welche im folgenden noch ausführlich dargelegt werden sollen.

Zunächst gilt es jedoch, die individuelle Verknüpfung von Körper und Geist, wie sie sich im Menschen darstellt, vor dem Hintergrund seiner Einbindung in den gesamten Kosmos zu betrachten. Denn gerade das *Huangdi Neijing* begreift das gesamte energetische Geschehen und die Funktionsabläufe eines individuellen Organismus – in Anlehnung an das korrelativ-kosmologische Denken der Han-Zeit – als Spiegelbild der energetischen Prozesse in der Natur selbst. Insofern sind solche Zuordnungen zu den Speicherorganen wie die Jahreszeiten, Geschmacksrichtungen, Töne und insbesondere die Wandlungsphasen, *nicht bloße Zu-Ordnung*, sie sind vielmehr *unmittelbarer Ausdruck* einer, in der gesamten Natur *wirksamen Dynamik und Gesetzmäßigkeit*, welche sich im Menschen individualisiert. Auch das Entstehen von Krankheit lässt sich nur vor dem Hintergrund dieser natürlichen Prozesse verstehen und behandeln, da Krankheit in den meisten Fällen aus einer Missachtung dieser natürlichen Gesetzmäßigkeiten resultiert:

> „[Das abwechselnde Wachsen und Schwinden] von *yin* und *yang* in den vier Jahreszeiten ist die Grundlage aller 10.000 Dinge. Deswegen nährt der Weise im Frühling und Sommer das *yang*, im Herbst und Winter hingegen das *yin*....Deshalb sind *yin* und *yang* sowie die vier Jahreszeiten die Grundlage von Leben und Tod, widersetzt man sich ihnen, dann verletzt man das Leben, folgt man ihnen, so kann keine Krankheit entstehen, das nennt man das *dao* erlangt zu haben. Auf dem *dao* wandelt der Weise, der

1119 *Suwen* 1.
1120 *Lingshu* 8.

> Dumme kehrt ihm den Rücken zu. Folgt man *yin* und *yang*, dann lebt man, widersetzt man sich ihnen, so stirbt man."[1121]

Doch die Eingebundenheit des Menschen in den Kosmos manifestiert sich nicht allein in Gestalt der Lebenskraft *(qi)* und ihren polaren Manifestationen von *yin* und *yang*, sondern sie kommt gleichermaßen in der universalen Wirksamkeit von Essenz *(jing)* und Geist *(shen)* zum Ausdruck:

> „Das Entstehen der Dinge bezeichnet man als Transformation, wenn die Dinge ihr Extrem erreicht haben, bezeichnet man das als Veränderung, das, was *yin* und *yang* nicht ermessen können, bezeichnet man als Geist *(shen)*. Wenn der Geist in seiner Manifestation keine Richtung kennt, bezeichnet man das als vortrefflich. Wenn sich Veränderung und Transformation [als grundlegende Prozesse von Entstehen und Vergehen] manifestieren, so zeigen sie sich am Himmel als das Geheimnisvolle, im Menschen als Weg und auf der Erde als Transformation. Die Transformation bringt die fünf Geschmacksrichtungen hervor, der Weg bringt das Wissen hervor, und das Geheimnisvolle bringt den Geist *(shen)* hervor. Der *shen* zeigt sich am Himmel als Wind, auf der Erde als Holz, am Himmel als Hitze, auf der Erde als Feuer, am Himmel als Feuchtigkeit auf der Erde als Erde (i.e.Humus), am Himmel als Trockenheit und auf der Erde als Metall, am Himmel als Kälte und auf der Erde als Wasser. Deshalb manifestiert sich der Geist am Himmel als Lebenskraft *(qi)* und auf der Erde nimmt er Gestalt *(xing)* an, die Gestalt und das *qi* beeinflussen einander und daraus entstehen die 10.000 Dinge in Transformation."[1122]

Die Entstehung des Lebens wird als Ergebnis eines Prozesses von Transformation und Veränderung begriffen, der in unmittelbarem Zusammenhang mit dem Geist steht. Die Zuordnung des „Geheimnisvollen" oder auch „Dunklen" (*xuan* 玄) zum Himmel, welches den Geist hervorbringt, erinnert an die Aussage im *Daodejing*, wo der Geist in unmittelbare Beziehung zum „dunklen Weiblichen" gesetzt worden ist, das den unerschöpflichen Hervorbringungsprozess symbolisiert.[1123] Das Geheimnis des Dunklen besteht vornehmlich darin, dass es in seinen Ursprüngen für den Menschen nicht beobachtbar ist, daher wird der Begriff *xuan* von den meisten Kommentatoren im Sinne von *yuan* 元 „Ursprung" interpretiert.

Der Geist selbst ist Ausdruck der Transformationskraft, welche dem Himmel entspringt, und seine Wirkkraft ist weder Zeit noch Raum unterworfen, weswegen er sich auch nicht in die Kategorien von *yin* und *yang* einordnen lässt („das was *yin* und *yang* nicht ermessen können"). Dieselbe Aussage ist uns bereits im *Buch der Wandlungen* begegnet,[1124] wo *shen* ebenfalls als Fähigkeit zur Hervorbringung und Transformation begriffen wurde, welche überall und zu allen Zeiten gleichermaßen wirksam ist.

1121 *Suwen*, 2.
1122 *Suwen*, 66.
1123 Vgl.oben Kap III.3.7 und *Daodejing* 6.
1124 Vgl. oben Kap.III.3.6.7 und *Xici shang* 5

Wenn *shen* an dieser Stelle als kosmische Wirkkraft im Sinne eines „Weltgeistes" aufgefasst wird,[1125] so manifestiert er sich zunächst in Gestalt der fünf Wandlungsphasen, welche zwar über die spezielle Qualität der einzelnen Wandlungsphase miteinander verbunden sind, jedoch am Himmel und auf der Erde eine unterschiedliche Erscheinungsform aufweisen. Das bedeutet, die Entstehung der 10.000 Dinge und Wesen lässt sich auf die geistige Transformationskraft des *shen* zurückführen, doch jener benötigt immer eine Form von Korrelat, sei es das unsichtbare, aber durchaus wahrnehmbare *qi* des Himmels oder die Gestalt der Erde, um sich selbst zu manifestieren. Die Zuordnung des *qi* zum Himmel und der Gestalt zur Erde stimmt vollkommen mit der Kosmologie, wie sie im *Huainanzi* dargelegt worden war, überein. Denn dort ist der Kosmos aus der Trennung des ursprünglich undifferenzierten *qi* entstanden, indem sich das leichte *qi* nach oben bewegt und den Himmel bildet, während das schwere *qi* nach unten sinkt und die Erde formt.

Wesentlich ist, dass die 10.000 Dinge nicht direkt aus dem Geist, sondern nur *vermittels seiner Fähigkeit zur Transformation* hervorgehen. Dabei manifestiert sich der Geist am Himmel als *qi* und auf der Erde nimmt er Gestalt an, die Dinge selbst gehen jedoch erst aus dem Zusammenwirken des himmlischen *qi* mit der Gestaltungskraft der Erde hervor. Ebenso wie alle anderen Dinge entsteht schließlich auch der Mensch vermöge einer Verbindung aus den transformierenden Kräften von Himmel und Erde:

> „Die Tatsache, dass sich der Himmel in mir befindet, zeigt sich in der Wirkkraft, die Tatsache, dass sich die Erde in mir befindet, zeigt sich in der Lebenskraft. Wenn die Wirkkraft fließt und die Lebenskraft allumfassend ist, entsteht das Leben. Den Anbeginn des Lebens bezeichnet man als Essenz, wenn sich die beiden Essenzen [von Himmel und Erde] miteinander vereinen, bezeichnet man es als Geist *(shen)*."[1126]

Die beiden Essenzen, welche den Geist hervorbringen, stammen ursprünglich von Himmel und Erde, in ihrer individuellen Form manifestieren sie sich jedoch gleichzeitig als die Essenzen von Vater und Mutter.[1127]

IV.2.2 Die Verbindung von kosmischer und individueller Essenz

So ist der Geist *(shen)* – genau wie es in den verschiedenen philosophischen Texten bereits zum Ausdruck gebracht wurde – auch in der Chinesischen Medizin existentiell mit der Essenz *(jing)* verbunden. Wenn das *Huangdi Neijing* davon spricht, dass der ursprüngliche Anfang des Lebens auf die Essenz zurückgeht und die Vereinigung der Essenzen von Himmel und Erde als „Geist" bezeichnet wird, so zeigt sich darin die grundlegende Funktion von *jing*:

> „Die Essenz ist die Grundlage des Körpers."[1128]

[1125] Der Begriff „Weltgeist" wird hier explizit nicht im Sinne des hegelschen „Weltgeistes" aufgefasst, der eben kein „kosmischer" Geist ist, vgl. dazu HWP Bd. 12, S.477.

[1126] *Lingshu* 8.

[1127] Vgl. hierzu auch *Suwen* 25.

[1128] *Suwen* 4.

Die Essenz ist jedoch ebenso wie der Geist von kosmischer Natur und existiert daher auch außerhalb bzw. vor jeder individuell-menschlichen Existenz:

> „Wenn die beiden *shen* [von Mutter und Vater, bzw. Himmel und Erde] miteinander in Verbindung treten und sich vereinen, so entsteht ein Körper. Das, was die Person *(shen)* hervorbringt, aber immer schon vor ihr existiert, bezeichnet man als Essenz."[1129]

Sie bildet den „vorgeburtlichen" (*xiantian* 先天) Teil der Essenz im Menschen und ist in ihrem Wirken weder Zeit noch Raum unterworfen.

> „Wenn ein Mensch zu entstehen beginnt, so entsteht zuerst die Essenz".[1130]

Diese Essenz bildet gewissermaßen die materielle Grundlage für die Lebensfunktionen eines menschlichen Organismus. Sie wird durch die „nachgeburtliche" (*houtian* 後天) Essenz ergänzt, die hingegen den Gesetzmäßigkeiten von Zeit und Raum unterliegt, weswegen sie in ihrer individuellen Existenz auch zeitlich begrenzt ist. Während die *vorweltliche Essenz die Voraussetzung für die Entstehung eines Menschen bildet, ist die nachweltliche Essenz für die Erhaltung des Lebens* notwendig. Letztere wird vornehmlich aus der Nahrung und Flüssigkeit gewonnen, welche, nachdem sie von den Hohlorganen assimiliert worden ist, in den Speicherorganen als Essenz gespeichert wird:[1131]

> „Die fünf *Zang*- Organe regieren und speichern die Essenz."[1132]

Innerhalb des menschlichen Individuums sind vorgeburtliche und nachgeburtliche Essenz jedoch untrennbar miteinander verknüpft.[1133] Denn die Essenz der Niere speist sich ebenso aus der Essenz, die in den fünf *Zang*-Organen gespeichert wird:

> „Die Niere regiert das Wasser, sie erhält die Essenz von den fünf Speicher- und sechs Hohlorganen und speichert sie. Wenn die fünf Speicherorgane in Fülle sind, dann kann man überlaufen (d.h. Nachkommen zeugen)."[1134]

Insofern liegt in der Essenz, deren ursprüngliche Bedeutung auch der „Same" ist, in Gestalt der Samenflüssigkeit des Mannes bzw. des Menstruationsblutes der Frau, die Fähigkeit zur Fortpflanzung begründet. Schließlich bildet die Essenz, wie es bereits im *Zhuangzi* und *Huainanzi* angeklungen war, die Grundlage für die Tätigkeit des menschlichen Geistes:

> „Wenn die Essenz-Energie sich erschöpft, so verringert sich die Nährschicht und die Abwehrenergie wird nach außen getrieben, sodann verlässt der Geist [den Körper] und die Krankheit kann nicht geheilt werden."[1135]

[1129] *Lingshu* 30.
[1130] *Lingshu* 10.
[1131] HDYD, Bd.2, S.1118.
[1132] *Lingshu* 8.
[1133] HDYD, Bd 2, S.1118.
[1134] *Suwen* 1.
[1135] *Suwen* 14.

Was für den Menschen als Ganzes postuliert wird – im Sinne der kosmisch wie individuell wirksamen Aspekte von Essenz, Lebenskraft und Geist – eine Verbindung aus Himmel und Erde darzustellen, wird mit den fünf *Zang*-Organen schließlich spezifiziert. Denn sie repräsentieren in ihrer *gestalthaften Form die fünf Wandlungsphasen der Erde*, während die *fünf seelischen Aspekte eine gestaltlose Manifestation* der *wuxing* des Himmels darstellen.
Insofern gilt es im folgenden primär die Verbindung zwischen den körperlichen und seelischen Funktionen herauszuarbeiten. Dabei werden die körperlichen oder allgemeinen energetischen Funktionen der einzelnen Speicherorgane nur insoweit vorgestellt, als sie für das Verständnis der einzelnen seelischen Aspekte relevant sind.[1136]

IV.2.3 Die seelische Manifestation des Speicherorgans Niere

Die wesentliche Funktion der Niere (*shen* 腎), welche mit dem Hohlorgan Blase gepaart ist und der Wandlungsphase Wasser angehört, ist es, die Essenz *(jing)* zu speichern.

> „Die Niere herrscht über das Versteck [für das wahre *yin* und des wahre *yang*], sie ist die Wurzel für das Einkapseln und Speichern [aller *Zang*-Organe], sie ist der Aufenthaltsort der Essenz. Sie zeigt sich äußerlich im Haupthaar und manifestiert sich in den Knochen. Die Niere ist das große *yin* (*taiyin*) im *yin* und korrespondiert mit dem *qi* des Winters."[1137]

Das Schriftzeichen *zhe* 蟄, welches hier mit „Versteck" wiedergegeben wurde, bezeichnet ursprünglich den Winterschlaf der Tiere, die sich in Höhlen oder anderen Orten verstecken, um dort auf die rückkehrende *Yang*-Energie des Frühlings zu warten.[1138] Die Niere entspricht der Wandlungsphase Wasser und der Jahreszeit des Winters, welche wiederum dem *yin* zuzuordnen ist. Im Sinne der Wandlungsphase Wasser entspricht der Niere die Phase der „aktuellen Struktivität", in der *yin* seine höchste Verdichtung und Fixierung erreicht.[1139] Im *Huangdi Neijing* erfahren *yin* und *yang* eine weitere Differenzierung in Gestalt des „kleinen" und „großen *yin*" (*shaoyin* 少陰 und *taiyin*太陰) wie des „kleinen" und „großen *yang*" (*shaoyang* 少陽 und *taiyang*太陽).[1140] Während „das Kleine" die potentielle und sich allmählich entfaltende Aktivität oder Struktivität beschreibt, ist „das Große" Ausdruck für die vollständige und aktuelle Manifestation von *yin* und *yang*. Die Niere und ihre Funktion das *jing* zu speichern, sind somit Ausdruck des großen *yin*, in welchem die Aktivität des *yang* zur Ruhe kommt und eingekapselt wird. Der Winterschlaf symbolisiert dabei die grundlegende Funktion der Niere: das Speichern in seiner aktuellsten Form.
Die Vorstellung, dass das Wasser die Grundlage allen Lebens bildet und den 10.000 Dingen Leben verleiht, gilt gleichermaßen für das kosmologische wie das medizinische

---

1136 Die körperlichen und energetischen Funktionen wurden bereits hinlänglich wissenschaftlich untersucht, vgl. Porkert 1991, S.88-138.

1137 *Suwen* 9.

1138 HDYD, Bd 2, S.1027.

1139 Porkert und Hempen 1985, S.5.

1140 Darüber hinaus findet im *Huangdi Neijing* noch eine Dreiteilung von *yin* und *yang*, in kleines *yin*, großes *yin* und weichendes *yin* (*jueyin* 厥陰) sowie kleines *yang*, großes *yang* und überstrahlendes *yang* (*yangming* 陽明) statt, die vor allem im Rahmen der Qualifizierung und Differenzierung der Leitbahnen und Schichten eine Rolle spielt, vgl. Porkert 1991, S.29-39.

Denken.[1141] Demzufolge stellt die Manifestation der Wandlungsphase Wasser in Gestalt der Essenz *(jing)*, speziell der oben erwähnten vorgeburtlichen Essenz, die Grundlage für das menschliche Leben dar:

> „Die Wurzel des Vorgeburtlichen liegt in der Niere, die Niere entspricht dem Wasser des Nordens, das Wasser ist der Ursprung für das Eins-Sein des Himmels. Die Wurzel des Nachgeburtlichen liegt in der Milz. Die Milz ist die Mutter der 10.000 Dinge."[1142]

Insofern wird die Essenz der Niere auch als Wurzel der angeborenen Konstitution eines Menschen begriffen, während die Wurzel der nachweltlichen Energie über die Assimilation der Nahrung in der Milz liegt.[1143]

Im Hinblick auf die anderen Speicherorgane befindet sich die Niere, ebenso wie das Wasser, an der tiefsten Position und bildet die körperliche wie funktionelle Grundlage für den gesamten menschlichen Organismus:[1144]:

> „Bevor es diesen Körper gegeben hat, existierten die beiden Nieren, daher bilden die Nieren den Ursprung für die Speicher- und Hohlorgane, sie sind die Wurzel der 12 Leitbahnen, sie sind die Wurzel des Atmens und der Ursprung des dreifachen Erwärmers. Sonach halten die Menschen die Nieren für den Beginn."[1145]

Nachdem das Speicherorgan Niere eigentlich aus zwei einzelnen Organen besteht, werden ihnen unterschiedliche Funktionen zugedacht:

> „Bei den [anderen] Speicherorganen gibt es immer nur eines, nur die Niere besitzt zwei, wie kommt das? Nun, die beiden Nieren sind nicht beides Nieren, die linke ist die Niere, die rechte ist die Pforte zum Schicksal. Die Pforte zum Schicksal beherbergt den gesamten Geist und alle Essenz, von dort entspringt die Ursprungsenergie, die Männer speichern dort ihre Essenz, bei den Frauen zweigt von dort der Uterus ab. Es ist jedoch bekannt, dass die Niere [in ihrem *qi*] eines ist."[1146]

Auch die Fähigkeit zur Fortpflanzung befindet sich in den Nieren und wird beim Mann wie der Frau mit der Pforte des Schicksals (*mingmen* 命門) in Verbindung gebracht. Die Bezeichnung „Pforte des Schicksal" deutet auf die konstitutionell bedingte Veranlagung eines Menschen sowie auf die, durch die Essenz vorgegebene Lebenslänge hin. Denn die Ursprungsenergie (*yuanqi* 元氣) eines Menschen geht aus der Essenz, welche prinzipiell als *yin* qualifiziert wird, hervor. Dabei wird die Essenz vermittels des *yang*, welches Ausdruck des dem *mingmen* innewohnenden Feuers ist, „verdampft". So ist in der Niere, welche prinzipiell der Wandlungsphase Wasser und damit dem großen *yin (taiyin)* angehört, zugleich das *yang* – in Gestalt des Feuers – verwurzelt, da sie den Ursprung des gesamten

[1141] Zur Bedeutung des Wassers vgl. Allan 1997. In dem jüngst entdeckten Text *Taiyi sheng shui* „Das große Eine bringt das Wasser hervor" wird das Wasser ebenfalls als Ursprung des Kosmos betrachtet, vgl. Pang Pu 2002, S.7-69.
[1142] *Yizong, bidu, shen wei xiantian ben lun*, (Ming-Zeit) in GJTS Bd.4, S.295.
[1143] HDYD, Bd 2, S.1025.
[1144] *Tushupian, yangshen fayan*, (Ming-Zeit) GJTS, Bd4, S.297.
[1145] *Yizong, bidu, shen wie xiantian ben lun*, (Ming-Zeit) in GJTS Bd.4, S.295.
[1146] *Nanjing 36, in* GJTS Bd.8, S.291.

menschlichen Lebens darstellt. Wie dieses Feuer genau vorzustellen ist – ob es materielle oder immaterieller Natur ist und in welcher Gestalt es gemeinsam mit dem Wasser in der Niere residieren kann –, wird in den späteren medizinischen Werken ebenso wie die tatsächliche Positionierung von *mingmen* immer wieder diskutiert.[1147] Festzuhalten ist, dass aus der Niere, obgleich sie primär der Wandlungsphase Wasser zugeordnet wird, jede Form von *yin* und *yang*, die im menschlichen Organismus wirksam sind, hervorgeht.

Die prinzipielle Verbindung zwischen der Essenz *(jing)* und der Lebenskraft *(qi)* wurde bereits von Guan Zi hervorgehoben. So wird die Essenz *(jing)*, im Sinne der materiellen Grundlage für die Lebensfunktionen eines menschlichen Organismus, in Lebenskraft *(qi)* umgewandelt. Insofern ist im *Huangdi Neijing* auch häufig vom *qi* der Niere (*shenqi* 腎氣) die Rede, welches für die Fortpflanzung, das Wachstum und die Entwicklung wie das Altern eines Organismus verantwortlich ist.[1148] Wenngleich das *qi* primär als *yang* und die Essenz primär als *yin* kategorisiert wird, erfolgt in der späteren medizinischen Literatur ebenso eine Einteilung der Essenz wie der Lebenskraft *(qi)* in *yin* und *yang*, allerdings meist im Hinblick auf eine pathologische Entgleisung von *yin* und *yang*.[1149]
Des weiteren bildet die Essenz die Grundlage für die geradläufige Energie *(zhengqi)* eines Menschen und ist somit für die Abwehrenergie des Organismus verantwortlich.[1150] Auch die meisten Körperflüssigkeiten, vornehmlich jedoch das Blut, werden aus der Essenz transformiert.

Schließlich besteht eine enge Verbindung von der Essenz in den Nieren zum Gehirn und dem Knochenmark, denn das Gehirn wird „als Meer des Knochenmarks"[1151] betrachtet:

> „Wenn ein Mensch zu entstehen beginnt, dann bildet sich zuerst die Essenz, wenn sich die Essenz gebildet hat, dann entstehen das Gehirn und das Knochenmark."[1152]

So werden Niere und Essenz zugleich mit der dichtesten Materie im Körper in Verbindung gebracht, da das „Knochenmark die Knochen anfüllt",[1153] und „die Niere über die Knochen herrscht."[1154]
Obgleich die Fähigkeit des Denkens, Bewusstseins und Fühlens in erster Linie im Herzen, und nicht wie im Abendland im Gehirn, verortet werden, spielen Kopf und Gehirn durchaus eine wichtige Rolle im Erkenntnisprozess.[1155] Denn am Kopf befinden sich die fünf Sinnesorgane (*wuguan* 五官) welche, in des Wortes ursprünglicher Bedeutung, als Beamte vorzustellen sind, die nicht nur Informationen von außen nach innen geben, sondern auch

---

1147 *Zhongyi zangxiangxue* 1997, S.637f. In der Ming-Zeit wird *mingmen* – nachdem es auch einem Akupunkturpunkt auf der *Dumai* (Lenker-Leitbahn) entspricht, welcher genau entlang der Wirbelsäule verläuft – genau zwischen den beiden organischen Nieren platziert, vgl. ibid.
1148 *Suwen* 1 und HDYD, Bd. 2, S.1029.
1149 *Suwen* 2 und HDYD, Bd. 2, S.1029.
1150 *Suwen* 4 und HDYD, Bd. 2, S.1118.
1151 *Lingshu* 33.
1152 *Lingshu* 47.
1153 *Suwen* 5.
1154 *Suwen* 23.
1155 Zur Rolle des Herzens als Sitz des Denkens im Vergleich zur abendländischen Vorstellung, die das Denken prinzipiell im Kopf bzw. Gehirn verortet, vgl. unten Kap.IV.3.

umgekehrt, von innen nach außen leiten.[1156] So manifestiert sich die Essenz der Niere schließlich auch in allen Sinnesorganen, weswegen die abnehmende Essenz im Alter zu schlechtem Seh- und Hörvermögen führt[1157].

Im Zuge des immer wieder kehrenden Vergleichs des menschlichen Organismus mit dem Staat werden die einzelnen Organe mit wichtigen politischen Positionen gleichgesetzt, um ihre spezifischen Charakteristika zu veranschaulichen.

> „Die Niere ist das Organ, welches die Stärke bewirkt und aus dem die Fähigkeiten hervorgehen."[1158]

Die Fähigkeiten eines Menschen wie die Stärke, mit welcher sowohl die körperliche wie die charakterliche Stärke gemeint sein kann,[1159] weisen, auch wenn sie primär Ausdruck der dem Menschen angeborenen Konstitution sind, eine enge Beziehung zum Herzen und zum Geist auf. Denn bereits die prinzipielle Verbindung zwischen Essenz und Geist, in welcher die Essenz gleichsam die Grundlage bildet, auf welcher der Geist tätig werden kann, liegt in der Niere selbst begründet:

> „Die Niere ist die Behausung für den Essenz-Geist *(jingshen)* und die Wurzel für das Lebensschicksal."[1160]

Wenngleich das Herz die eigentliche Behausung für den Geist *(shen)* darstellt, ist *shen* hinsichtlich der Entfaltung seiner Aktivitäten im menschlichen Organismus immer auf die Essenz in den Nieren angewiesen. Diese spezielle Verbindung von Herz und Nieren, welche sich auch im Kontrollzyklus der fünf Wandlungsphasen widerspiegelt (das Wasser kontrolliert das Feuer), spielt nicht nur im Hinblick auf die psychischen Erkrankungen eine entscheidende Rolle, sondern offenbart sich erst einmal in der geistigen Manifestation der Nieren selbst.

IV.2.3.1 Erinnerung und Wille : *Zhi* 志

> „Die Niere speichert die Essenz, die Essenz behaust den Willen."[1161]

Das Schriftzeichen *zhi* 志 bedeutet ursprünglich „das, worauf sich das Herz ausrichtet"[1162], so dass es gleichermaßen im Sinne von „Erinnerung" oder „Aufzeichnung" bzw. „Annalen" verwendet wird wie es „den Willen" und die „Intention" bezeichnet.[1163] Es hat, nicht zuletzt dadurch, dass es durch das Radikal Herz (*xin* 心) klassifiziert wird, einen unmittelbaren Bezug zum Herzen, indem es den psychischen Prozess der Bewusstseinsausrichtung beschreibt. Denn Erinnerung und Wille – beide Bedeutungen sind im medizinischen Kontext relevant – sind Ausdruck einer bewussten Festlegung, welche die

---

[1156] Zur Bedeutung der Sinne im Chinesischen vgl. Enzinger, 2006, insbesondere Kap. 1.3.1.4.
[1157] *Lingshu* 33.
[1158] *Suwen* 8.
[1159] HDYD, Bd 2. S.1035.
[1160] *Zhongzangjing, Junshenzang xushi hanre shengsi nishun maizheng zhifa*, (Han-Zeit), in GJTS Bd.4, S.282.
[1161] *Lingshu* 8.
[1162] ZZXYY Bd 3, S.1717f.
[1163] Ibid. Im Falle der Bedeutung „Aufzeichnung" oder „Erinnerung" wird es auch anstelle von *zhi* 誌 verwendet.

drei Zeitebenen Vergangenheit, Gegenwart und Zukunft miteinander verbindet. Die Erinnerung bezieht sich auf das Vergangene, doch wird bereits in der Gegenwart, bewusst oder unbewusst, festgelegt, *woran es sich später zu erinnern* gilt. Bereits Xun Zi hat die die Fähigkeit zu denken als wesentliche Voraussetzung für das Gedächtnis begriffen:

> „Nachdem ein Mensch geboren ist, entsteht Erkenntnis, mit der Erkenntnis entsteht das Gedächtnis *(zhi)*, *zhi* bedeutet hier 'speichern'."[1164]

Das Vermögen des Gedächtnisses die Erinnerungen „abzuspeichern", damit sie als solche zur Verfügung stehen, steht aus Sicht der Chinesischen Medizin in unmittelbarem Zusammenhang mit der Speicherung der Essenz in den Nieren. Aus diesem Grund haben junge Menschen, die über ausreichend Essenz verfügen, in der Regel ein wesentlich besseres Erinnerungsvermögen als alte Menschen, deren Essenz bereits geschwächt ist.[1165]

> „Wenn die Niere voller Ärger ist und dies nicht aufhört, so verletzt dies das Gedächtnis *(zhi)*, ist das Gedächtnis verletzt, so vergisst man gerne die zuvor ausgesprochenen Worte."[1166]

In Gestalt des „Willens" drückt *zhi* die Willenskraft eines Menschen aus, welche, wie Konfuzius bereits festgestellt hat, prinzipiell allen Menschen zueigen ist:

> „Eine Armee kann ihre Generäle verlieren, aber ein gewöhnlicher Mensch kann seinen Willen nicht verlieren."[1167]

Um ein moralisch korrektes Verhalten sicher zustellen, sollte sich der Wille dabei immer am *dao* selbst orientieren.[1168] Darüber hinaus ist es die Aufgabe des Willens, die Lebenskraft *qi* zu lenken:

> „Der Wille ist der General des *qi*, das *qi* füllt den Körper an. Der Wille kommt zuerst an, das *qi* folgt ihm. Deswegen sagt man 'Behalte deinen Willen bei und verletze dein *qi* nicht.'"[1169]

In der Bedeutung „Wille" wird das Schriftzeichen *zhi* sehr häufig in Zusammenhang oder sogar in Kombination mit dem Schriftzeichen *yi* 意 verwendet. Letzteres stellt die geistige Aktivität der Milz dar und reicht in seiner Bedeutung, wie unten noch auszuführen sein wird, von der „Vorstellung" über die „Absicht" bis hin zu den „Gedanken". Dabei haben Wille und Absicht wiederum eine enge Verbindung zum Herzen. Denn im achten Kapitel des *Lingshu,* welches sich am ausführlichsten mit den geistigen Aspekten und Emotionen der Funktionskreise befasst, wird das Herz als der Ort definiert, an dem jede Form von Bewusstsein, Denken und Fühlen stattfindet:

> „Daher wird das, was die Dinge trägt, als Herz bezeichnet, das, womit sich das Herz beschäftigt, als Absicht (*yi* 意) bezeichnet, das, was wodurch die Absicht bewahrt wird, wird als Wille (*zhi* 志) bezeichnet. Wenn der Wille

[1164] *Xunzi* 21.
[1165] HDYD, Bd2, S.1027.
[1166] *Lingshu* 8.
[1167] *Lunyu* 9.
[1168] *Lunyu* 4.
[1169] *Mengzi* 3, A2.

> besteht und sich [dabei] verändert, so bezeichnet man das als Gedanken, wenn die Gedanken weit streben, wird es als abwägendes Denken bezeichnet. Bezieht sich das abwägende Denken auf die äußeren Dinge bezeichnet man es als Wissen."[1170]

Der Wille (*zhi* 志) ergibt sich als konsequente Folge von *yi* 意, indem er die Absicht, bzw. Vorstellung fixiert.[1171] Wenn der Wille, obgleich er eigentlich festgelegt ist, jedoch noch andere Positionen oder Möglichkeiten reflektiert, so ist dies der Prozess des Denkens (*si* 思). Letzteres entwickelt sich, gerade wenn es auf die Zukunft gerichtet ist und verschiedene Schwierigkeiten oder Zweifel zu berücksichtigen sind, zum abwägenden Nachdenken (*lü* 慮), aus dem schließlich das Wissen hervorgeht (*zhi* 知).[1172] Bemerkenswert ist an dieser Stelle die Differenzierung der verschiedenen Stadien des Denkprozesses, die sich im Deutschen nicht so exakt wiedergeben lassen, zumal die entsprechenden Begriffe, angefangen bei *yi*, welches hier im Sinne von Vorstellung verwendet wird, über *si* (思) bis hin zu *lü* (慮) in der Regel alle im Sinne von „(nach)denken" übersetzt werden.[1173] Obgleich sich die beiden Begriffe *yi* „Absicht" und *zhi* „Wille" in der Bedeutung „Intention" äußerst nahe stehen, weisen sie, gerade wenn sie gemeinsam verwendet werden, einen bedeutenden Unterschied auf, wie ein Kommentator aus der Ming-Zeit zu dieser Textstelle bemerkt:

> „Verwendet man *zhi* und *yi* gemeinsam, so bedeutet dies, dass der Wille *(zhi)* ruhig ist und sich nicht bewegt, während die Absicht *(yi)* sich bewegt und nicht festgelegt ist."[1174]

Insofern ist der Wille *(zhi)*, ebenso wie die Essenz *(jing)*, welche ihm ein „zu Hause" (*she* 舍) gibt, festgelegt und wesentlich beständiger als die Vorstellung *(yi)*, welche von Natur aus deutlich beweglicher und flexibler ist. Während *yi* vornehmlich auf Geschehnisse von außen reagiert, wird *zhi* bereits vor einer Aktion auf ein bestimmtes Ziel hin festgelegt.[1175] Das bedeutet jedoch nicht nur, dass mit der jeweiligen Fülle und Stärke bzw. Schwäche der Essenz in der Niere Willensstärke, Ausdauer und Willensstabilität eines Menschen einhergehen. Vielmehr vermag der Wille ebenso die Essenz zu kontrollieren:

> „Durch den Willen werden Essenz und Geist reguliert, Hauch- und Körperseele bewahrt, durch sie kann man sich Wärme und Kälte anpassen, und sie harmonisieren Freude und Ärger....Wenn der Wille harmonisiert ist, ist der Essenz-Geist konzentriert, Hauch- und Körperseele zerstreuen sich nicht, Reue und Ärger kommen nicht auf, und die fünf Speicherorgane werden nicht von schrägläufigem *qi* angegriffen."[1176]

1170 *Lingshu* 8.

1171 Das Schriftzeichen *yi* darf hier jedoch gleichermaßen im Sinne von „Erinnerung" interpretiert werden, vgl. dazu den nachfolgenden Abschnitt.

1172 *Leijing, Zangxianglei*, 9 in: *Chuanshi zangshu yibu* 1995, Bd. 1, S.195.

1173 Diese verschiedenen Aspekte des Denkens werden im nachfolgenden Abschnitt im Zusammenhang mit den geistigen Aspekten der Milz noch ausführlich dargestellt.

1174 He Yumin 1995, S.34.

1175 Yang Xinhui 2000, S.146f.

1176 *Lingshu 47*.

Abgesehen davon, dass sogar die Temperaturregelung des Körpers dem Willen untersteht, vermag der Wille auch die anderen emotionalen und seelischen Manifestationen der Speicherorgane zu regulieren und sie vor dem Angriff pathogener Faktoren zu bewahren. Hier konkretisiert sich der prinzipielle Wirkmechanismus zwischen den seelischen Aspekten und dem Körper, von welchem im vorangegangenen Teil in Gestalt der Lebenskraft *(qi)* immer wieder die Rede war. Denn die Wirkung des Willens auf Geist, Hauch- und Körperseele kann nur über das Medium der Lebenskraft erfolgen.

Der Geist *(shen)* manifestiert sich in der Niere in Gestalt von *zhi*, welches gleichermaßen die *Erinnerungsfähigkeit*, sprich das Gedächtnis eines Menschen, wie seine *Willenskraft* bedeutet. Erinnerung und Willen sind Ausdruck einer Bewusstseinsausrichtung, die sich, genau wie die Essenz der Nieren selbst, zeitlich in zwei Richtungen erstreckt. Denn in der *Essenz der Nieren* ist gleichermaßen die *Vergangenheit, in Gestalt der Essenz der Eltern* und ihrer Vorfahren – also die *Erinnerung* – enthalten wie sie im Sinne der *grundlegenden Konstitution eines Menschen zugleich seine zukünftige Entwicklungsrichtung* – den Willen – vorgibt.

In dem daoistischen Meditationstext *Huangtingjing (Klassiker des gelben Hofes)* werden die fünf seelischen Aspekte auch in Form von Gottheiten, die sich in Tiergestalt manifestieren und die fünf *Zang*-Organe bewohnen, dargestellt. Letztere gilt es bei der Meditation zu visualisieren.[1177]

> „Der Geist der Niere [heißt] ‚mystisches Dunkel', sein gegebener Name ist ‚den Säugling ernähren'.[1178]...Die Erscheinung der Niere gleicht einem großen Hirsch mit zwei Köpfen, sie regiert und speichert den Willen. Ihre äußere Form gleicht runden Steinen."[1179]

Abbildung IV-9: Symbol der Nieren: Der doppelköpfige Hirsch[1180]

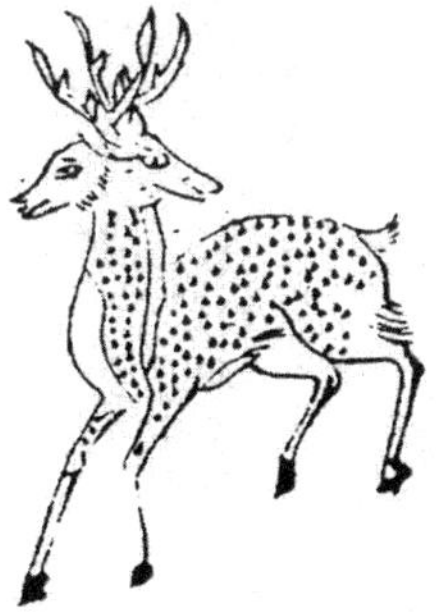

In einigen Darstellungen wird der Hirsch auch als schwarzer Hirsch abgebildet, wodurch die Beziehung zur Wandlungsphase Wasser hervorgehoben wird. Der Hirsch verkörpert, ganz im Sinne der angeborenen Konstitution, die Langlebigkeit eines Menschen[1181] und ist in der Lage, den heiligen Pilz der Unsterblichkeit zu finden.[1182] In der chinesischen Phytotherapie ist das Hirschgeweih ein traditionelles Mittel, um die Essenz der Nieren zu stärken. Der *Hirsch mit seinen zwei Köpfen* symbolisiert die *Zweiheit der Niere* zum einen in organischer Hinsicht, da sie als einziges Speicherorgan doppelt vorhanden ist, von welchen das eine als *yin* und das andere, im Sinne des *Mingmen*-Feuers als *yang*

1177 Der daoistische Meditationstext *Huangtingjing* (Klassiker des gelben Hofes) geht davon aus, dass die fünf *Zang*-Organe von den fünf Gottheiten (*wushen*) bewohnt werden, die, im Sinne einer Gesundheit erhaltenden Maßnahme, bei der Meditation visualisiert werden sollen. Vgl. Robinet 1993, S.57.

1178 *Huangtingjing* 8, in: *Daojia shisanjing*, 1995, S.657.

1179 *Sancai tuhui, shenshen,* (Ming-Zeit) in GJTS Bd.8 S.296.

1180 Despeux 1994, S.114.

1181 Eberhard 1987, S.132.

1182 Williams 1983, S.116.

qualifiziert wird. Zum anderen weisen die *beiden Köpfe*, welche in eine entgegen gesetzte Richtung blicken, auf die *auseinander strebende Zeitdimension* und Bewusstseinsrichtung hin. Denn die *Vergangenheit*, in Gestalt der vorgeburtlichen Essenz wie der Fähigkeit zur Erinnerung, trifft mit der *Zukunft*, welche sich im Willen und im zukünftigen Entwicklungspotential eines Individuums manifestiert, *in der gegenwärtigen Existenz* des Menschen zusammen.

IV.2.4 Die seelische Manifestation des Speicherorgans Milz

Die Milz bildet mit dem Hohlorgan Magen ein Paar und ist die Wurzel der nachgeburtlichen Lebensenergie eines Menschen:

> „Die Wurzel des Nachgeburtlichen liegt in der Milz. Die Milz ist die Mutter der 10.000 Dinge."[1183]

Nachdem die Milz der Wandlungsphase Erde angehört, aus der letztendlich alle Dinge hervorgehen, wird ihr die Farbe gelb zugeordnet und sie gilt als die „große Quelle der fünf Speicher- und sechs Hohlorgane." Die Erde befindet sich sowohl mit Blick auf die Anordnung der Jahreszeiten wie die Himmelsrichtungen in der Mitte der fünf Wandlungsphasen. Sie stellt im Sinne eines Ausgleichs zwischen den Polen den Übergang und die Vermischung zwischen den anderen Wandlungsphasen dar, weswegen sie, abgesehen von ihrer festen Position zwischen Feuer und Erde, prinzipiell zwischen allen anderen Wandlungsphasen verortet werden kann.[1185]

Abbildung IV-10: Die Erde als Mitte der fünf Wandlungsphasen[1184]

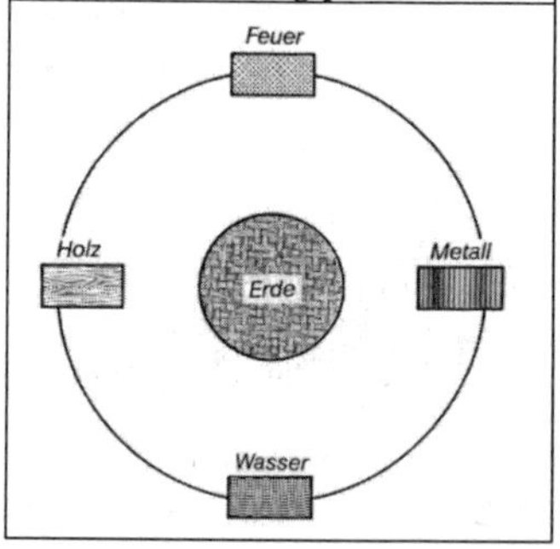

Aufgrund ihrer prinzipiell undifferenzierten Qualität vermag sie die anderen Wandlungsphasen zu integrieren, weswegen sie sich durch eine „extreme Struktionsbereitschaft" auszeichnet.[1186] Im *Huangdi Neijing* wird sie ferner weder als kleines (*shao*) noch als großes *yin* (*taiyin*), sondern als „äußerstes *yin*" (*zhiyin* 至陰) charakterisiert. Letzteres wird von den Kommentaren jedoch unterschiedlich interpretiert. Zum einen stellt es, entsprechend einer Aussage im *Huangdi Neijing*, das *yin* in seiner höchsten Aktualität dar. Denn sowohl das Organ Milz als auch seine Lokalisation, der Bauch, werden als *yin* begriffen, weswegen es „das äußerste *yin* inmitten des *yin*" ist.[1187] Zum anderen wird es, entsprechend seiner jahreszeitlichen Zuordnung, dem Spätsommer, als ankommendes *yin* – das Schriftzeichen *zhi* (至) hat auch die Bedeutung „ankommen" – qualifiziert, da es sein Potential genau zwischen Sommer und Herbst entfaltet, wenn sich das *yang* allmählich zurückzieht.[1188]

1183 *Yizong, bidu, shen wei xiantian ben lun*, (Ming-Zeit) in GJTS Bd.4, S.295.
1184 Porkert und Hempen 1985, S.7.
1185 Porkert und Hempen 1985, S.7.
1186 Porkert 1991, S.106.
1187 Suwen 4.
1188 HDYD, Bd.2, S.995.

Wie die Qualität der Erde in allen anderen Wandlungsphasen enthalten ist,[1189] verfügt auch die Milz prinzipiell über eine ausgleichende Qualität:

> „Die Milz ist ihrer Natur nach ausgleichend und neutralisierend, in ihrer Wirkkraft ist sie weich, ihre Funktion ist die Transformation."[1190]

Die Funktion der Transformation bezieht sich primär auf die Umwandlung und Assimilation von Nahrung und Flüssigkeiten, aus welcher die nachgeburtliche (*houtian*) Essenz gewonnen wird, die es auf den gesamten Körper zu verteilen gilt. Dabei ist die Milz, deren spezifische Körperöffnung der Mund ist, nicht von ihrem Partner, dem Magen zu trennen:

> „Milz und Magen gehören zur Erde, sie bilden das Meer von Wasser und Getreide."[1191]

Während es die Aufgabe des Magens ist, das Absteigen „des Trüben", also die trüben, dichten Bestandteile der Nahrung, zu kontrollieren, gilt es für die Milz, das „Klare nach oben zu bringen" (*shengqing* 升清).[1192] Dabei reflektieren Milz und Magen die natürliche Bewegungsrichtung des *qi* von Himmel und Erde.

> „Das Auf- und Absteigen des *qi* resutliert aus der Interaktion von Himmel und Erde. Der gelbe Kaiser fragte: ‚Darf ich nach dieser Interaktion fragen'? Qi Bo antwortete: ‚Wenn das Aufsteigen seinen Höhepunkt erreicht hat, steigt es ab, das Absteigen bezeichnet man als Himmel. Wenn das Absteigen seinen Höhepunkt erreicht hat, steigt es auf, das Aufsteigen bezeichnet man als Erde. Das *qi* des Himmels steigt nach unten und fliesst über die Erde; das *qi* der Erde steigt nach oben und durchdringt den Himmel. Aus diesem Grunde beeinflussen sich das Hohe [der Himmel] und das Niedrige [die Erde] gegenseitig und das Auf- und Absteigen bedingen einander, so dass die Veränderung vollbracht wird.'"[1193]

Die Funktion des Nach-Oben-Beförderns ist ihrem Wesen nach dem *yang* zuzuordnen, obgleich die Milz – ebenso wie die Erde – als Speicherorgan natürlich als *Yin*-Organ definiert wird. Hier zeigt sich abermals, dass sich die *effektive Wirksamkeit der beiden Pole yin und yang im Grunde aus ihrer gegenseitigen Immanenz* ergibt. Denn sobald einer der beiden Pole – wie die, ursprünglich dem Himmel und dem *yang* zugeordnete Dynamik des Aufsteigens – sein Extrem erreicht hat, schlägt er in sein Gegenteil um. So wird das Absteigen des *qi* zur charakteristischen Bewegung des Himmels, während umgekehrt das Aufsteigen des *qi* zur spezifischen Bewegung der Erde wird.

Diese Fähigkeit des Aufsteigens ist im Hinblick auf die physiologische Funktion der Milz unmittelbar mit der Transformation und dem Transport von Nahrung und Flüssigkeiten verbunden:

[1189] HDYD, Bd.2, S.998.

[1190] *Suwen* 67.

[1191] *Leijing*, in: HDYD, Bd.2, S.989.

[1192] HDYD, Bd.2, S.989.

[1193] *Suwen* 68.

> „Der Mensch erhält das *qi* aus der Nahrung, die Nahrung dringt in den Magen ein und wird dann an die Lunge weitergeleitet. Die fünf Speicher- und sechs Hohlorgane erhalten alle auf diesem Wege das *qi*."[1194]

Nachdem Milz und Magen alle anderen Organe sowie den gesamten Körper ernähren, wird die Milz auch als „Diener" (*shi* 使) der Organe und der Magen als „Marktplatz" (*shi* 市) bezeichnet, in welchem Flüssigkeiten und Nahrung kurzfristig gespeichert werden.[1195] Aus der Nahrung werden verschiedene Formen von *qi* und Essenz gewonnen, die dann über die Lunge, deren primäre Funktion die Weiterleitung des *qi* über die Leitbahnen und die Verteilung der Flüssigkeiten ist, zu den einzelnen Speicherorganen transportiert wird. Letztere leiten Essenz und *qi* schließlich zu den ihnen entsprechenden Körperschichten weiter.
Nur wenn die Milz in der Lage ist, das Klare nach oben zu bringen, können auch die neun Körperöffnungen (Augen, Ohren, Nase, Mund und die beiden Genitalöffnungen) und mit ihnen die Sinnesorgane ausreichend ernährt werden:

> „Das klare *yang* steigt nach oben zu den [Sinnes-Öffnungen]."[1196]

Aus der Fähigkeit der Milz, das Klare nach oben zu bringen und die Nahrung zu transformieren wird des Weiteren nicht nur das Blut (*xue* 血) gewonnen,[1197] sondern auch die vier Gliedmaßen sowie Fleisch und Muskeln ernährt, welche ebenfalls unter der Kontrolle der Milz stehen.[1198] Die nach oben gerichtete Wirkung des Milz-*Qi* hält schließlich alle Organe an ihrem Platz und das Blut in den Gefäßen.[1199]
Abgesehen von der Bereitstellung und Umwandlung von Nahrungsessenzen ist es Aufgabe der Milz, die Flüssigkeiten im Körper umzuwandeln und zu transportieren.[1200] Vermag die Milz dieser Funktion hingegen nicht ausreichend zu erfüllen, kommt es zur Ansammlung von pathologischer Feuchtigkeit, die sich, wenn sie länger besteht, in Schleim verwandeln kann.[1201] Insofern „verabscheut die Milz die Feuchtigkeit" während „der Magen die Trockenheit nicht mag", da er die Nahrung zur weiteren Verdauung durch die Milz erwärmt.[1202]

Nachdem das Auf- und Absteigen des *qi* von Himmel und Erde gleichsam die zentrale Achse für alle Verwandlungs- und Schaffensprozess im Kosmos bildet, werden das Auf- und Absteigen von Milz- und Magen-*Qi* in derselben Weise als Schlüssel für die Zirkulation und Transformation von *qi* im gesamten Organismus begriffen:[1203]

> „Gibt es kein Auf- und Absteigen, dann gibt es nichts, womit man hervorbringen, wachsen, transformieren, bewahren und speichern kann.

[1194] *Lingshu* 18.
[1195] *Suwen* 52.
[1196] *Suwen* 5.
[1197] *Lingshu* 30.
[1198] *Suwen* 5.
[1199] HDYD, Bd.2, S.990.
[1200] HDYD, Bd.2, S.994.
[1201] Bei der Ansammlung von Feuchtigkeit kommt es beispielsweise zu Ödemen, Aszites, Durchfall oder Kraftlosigkeit in den vier Gliedmaßen. Vgl. HDYD, Bd.2, S.994.
[1202] HDYD, Bd.2, S.992.
[1203] HDYD, Bd.2, S.996.

> Deswegen gibt es keine Körper, welche diese [Mechanismen] von Auf und Absteigen, Ein- und Austreten nicht hätten."[1204]

Während die im Oberkörper gelegenen Organe wie Lunge und Herz ihr *qi* nach unten sinken lassen – das Herz *qi* wärmt beispielsweise die Nieren –, ist es die Aufgabe von Niere und Leber das *qi* nach oben zu bringen, weswegen das Nieren-*Qi* das Feuer im Herzen kühlt und dieses vor „Überhitzung" bewahrt.[1205] Die Organe in der Mitte, Magen und Milz, bilden dabei den im Zentrum weilenden Angelpunkt, der die Aufstiegsbewegung von Niere und Leber auf der linken Seite (des Wandlungsphasenzykluses) und die Abstiegsbewegung von Herz und Lunge auf der rechten Seite nach sich zieht.

Sobald jedoch der Auf- und Abstiegsmechanismus von Magen und Milz beeinträchtigt ist, ergibt sich daraus zwangsläufig eine Erkrankung der anderen Organe:

> „Wenn das *qi* in der Mitte geschwächt ist, so ist das Auf und Absteigen behindert, das Wasser in den Nieren wird kalt und die Essenz erkrankt, das Feuer im Herzen schlägt nach oben und der Geist wird krank, das Holz der Leber stagniert auf der linken Seite, so dass das Blut erkrankt, und das Metall der Lunge auf der rechten Seite wird behindert, so dass das *qi* erkrankt."[1206]

Diese existentielle Rolle von Milz und Magen wie ihre Positionierung in der Mitte des Menschen ist gerade mit Blick auf den Therapieansatz von entscheidender Bedeutung. So hat sich eine Schulrichtung entwickelt, die beinahe alle Erkrankungen, auch wenn offensichtlich eine Fehlfunktion der anderen Organe im Vordergrund steht, auf Milz und Magen zurückführt und primär diese behandelt.[1207] Dies trifft insbesondere auf die Entstehung von psychischen und psychiatrischen Erkrankungen zu, zu deren charakteristischen Symptomen das *Huangdi Neijing* beispielsweise die Schlaflosigkeit zählt:

> „Wenn der Magen nicht reguliert ist, so schläft man nicht ruhig."[1208]

Mit der Regulierung (*he* 和) des Magens ist das korrekte Ab- und Aufsteigen von Milz- und Magen-*Qi* gemeint, denn nur wenn die Milz das Klare nach oben befördern kann, und der Magen die trüben Substanzen nach unten leitet, ist auch das seelische Wohlbefinden gesichert:

> „Die fünf Geschmäcker dringen über den Mund ein und werden im Magen gespeichert, die gespeicherten Geschmäcker ernähren die fünf *qi* [der *Zang*-Organe]. Ist das *qi* reguliert und transformiert, so ist es [voller] Vitalität, unter der gegenseitigen Hervorbringung der Körperflüssigkeiten und Säfte erblüht der Geist schließlich von selbst."[1209]

1204 *Suwen*, 68.
1205 HDYD, Bd.2, S.997.
1206 HDYD, Bd.2, S.997.
1207 Vgl. z.B. die Abhandlung über Milz und Magen (*Piweilun*) von Li Dongyuan aus dem Jahre 1249, in: *Chuanshi zangshu* 1995, Bd.3, S.4547-4587.
1208 *Suwen* 34.
1209 *Suwen* 9.

Ist diese Transport- und Umwandlungsfunktion von Magen und Milz hingegen gestört, so kann durch die Retention von Feuchtigkeit Schleim entstehen und Hitze nach sich ziehen, welche – dies wird im Kapitel IV.5.1 zu zeigen sein – speziell bei psychiatrischen Erkrankungen wie der Psychose und Schizophrenien eine entscheidende Rolle spielen.[1210]

IV.2.4.1 Erinnerung, Absicht und Denken: *Yi* 意

Die seelische Manifestation der Milz ist das Denken *(yi)*, welches bereits im vorangegangenen Abschnitt im Zusammenhang mit den Nieren und dem Willen angesprochen wurde:[1211]

> „Die Milz speichert die Nährenergie, die Nährenergie behaust das Denken."[1212]

Die Nährenergie (*ying* 營), welche dem *Yin*-Aspekt entspricht, zirkuliert innerhalb der Leitbahnen und Funktionskreise und stellt so eine neutrale Verbindung zwischen diesen her. Sie gibt ferner dem Denken*(yi)* ein Zuhause.[1213] Das Schriftzeichen *yi* 意, welches sich aus den Bestandteilen für *xin* 心 „Herz" und *yin* 音 „Laut, Ton" zusammensetzt, steht in enger Beziehung zu *zhi* (志), sowohl in der Bedeutung „Erinnerung" als auch „Willen". Im *Shuowen* -Wörterbuch wird es zunächst im Sinne von „schlussfolgern" verstanden, wenn es heißt:

> „Untersucht man die Worte, dann erkennt man die Bedeutung *(yi)*."[1214]

Die Verwendung von *yi* als Bezeichnung für die „Bedeutung", welche „den Sinn" des gesprochenen Wortes meint, hat Zhuang Zi bereits formuliert:

> „[Der Sinn] von Worten liegt in der Bedeutung, hat man die Bedeutung *(yi)* verstanden kann man die Worte vergessen."[1215]

Die Bedeutung und das Schlussfolgern sind beides Aspekte des Denkens selbst, als dessen Sitz bereits im *Ritenklassiker* (*Liji*) das Herz angegeben wird:

> „Will man sein Herz aufrecht machen, so soll man zuerst sein Denken *(yi)* aufrichtig machen."[1216]

Yi bezeichnet nicht nur, aber gerade im medizinischen Kontext, die unterschiedlichen Aspekte und Stadien, welche für den Prozess des Denkens relevant sind. So geht den konkreten Gedanken zunächst die Aufmerksamkeit voran:

[1210] HDYD, Bd.2, S.1001. Die Entstehung von Feuchtigkeit resultiert zunächst aus einer Schwäche des Milz-*qi*, welche schließlich die anderen Organe, und mit ihnen vor allem ihre seelischen Aspekte in Unruhe versetzen kann: „Die Milz speichert die Nährschicht, die Nährenergie behaust das Denken, wenn das *qi* der Milz leer ist, dann kann man seine vier Gliedmaßen nicht gebrauchen und die fünf *Zang*-Organe sind unruhig, wenn es [das *qi* der Milz] voll ist, dann ist der Bauch aufgedunsen und die Wasserwege sind nicht durchgängig." *Lingshu*, 8.

[1211] *Suwen* 78.

[1212] *Lingshu* 8.

[1213] Porkert 1991, S.146.

[1214] *Shuowenjiezi zhu* 1988, S.502.

[1215] *Zhuangzi* 26.13.

[1216] *Liji*, *Daxue*.

> „In dem Augenblick, wo ein Gedanke entsteht, richtet sich das Herz auf etwas aus, solange es noch nicht festgelegt ist, bezeichnet man es als ‚Aufmerksamkeit' *(yi)*."[1217]

Diese Aufmerksamkeit geht ebenfalls aus dem Herzen hervor, indem sie eine „Regung des Herzens" darstellt, die jedoch „noch keine Gestalt angenommen hat."[1218] Sie ist Ausdruck von Konzentration und einer bestimmten Ausrichtung die sich in der Bedeutung „Absicht, Intention" weiter konkretisiert:

> „Das was sich noch nicht bewegt hat, aber bewegen möchte, ist die Absicht *(yi)*"[1219]

In der Bedeutung „Absicht, Intention" ist *yi* dem „Willen" *(zhi)* freilich ähnlich, aber der Wille ist bereits auf ein bestimmtes Ziel hin fixiert, während es die Absicht im Herzen erst zu entwickeln gilt. Die Absicht zeigt sich jedoch nicht allein im Denken, sondern manifestiert sich, so der Konfuzianer Xun Zi, auch im moralischen Handeln eines Menschen:

> „Wenn die Absichten *(yi)* kultiviert sind, dann ist man über Reichtum und Stellung erhaben. Wenn das *dao* und die Rechtschaffenheit für wichtig gehalten werden, dann wird man Könige und Herzöge nicht für [so] wichtig halten."[1220]

Die Absicht nimmt mit dem Willen konkrete Gestalt an und ist zugleich ein dem Denken zugrunde liegender Prozess, der von der Fähigkeit sich zu erinnern nicht zu trennen ist:

> „Die Milz ist der Herrscher über die Erinnerung *(yi)* und das Denken *(si)*, *yi* erinnert vergangenes und das Denken *(si)* ist die umfassende Tätigkeit des Herzens"[1221]

Das Schriftzeichen *si* 思, dessen grundlegende Bedeutung „denken" bzw. „Gedanken" ist, gilt zugleich als innerer pathogener Faktor, wenn es ins „Grübeln" übersteigert wird.[1222] Die Fähigkeit der Erinnerung bildet dabei eine notwendige Voraussetzung für das Denken:

> „Daher wird das, was die Dinge trägt, als Herz bezeichnet, das, womit sich das Herz beschäftigt, wird als die Erinnerung *(yi)* bezeichnet, das, was das Erinnern *(yi)* bewahrt, wird als Wille *(zhi)* bezeichnet. Wenn der Wille besteht und sich [dabei] verändert, so bezeichnet man das als Gedanken, wenn die Gedanken weit streben, wird es als abwägendes (strategisches) Denken bezeichnet. Bezieht sich das abwägende Denken auf die äußeren Dinge, bezeichnet man es als Wissen."[1223]

1217 *Leijing, Zangxianglei*, 9 in: *Chuanshi zangshu yibu* 1995, Bd. 1, S.195.
1218 He Yumin 1995, S.34.
1219 *Zhuzi yulei* 1986, 5.
1220 *Xunzi*, 2.
1221 He Yuming 1995, S.34. Das Originalzitat stammt aus einem dem medizinischen Werk Song Zeit (1174) dem *Sanyin jibing zhengfanglun.*, in *Chuanshi zangshu*, Bd.5, S.7473-7633.
1222 Das Grübeln *(si)* ist eine von den sieben Emotionen *(qiqing)*, vgl. unten, Kap.4.2.
1223 *Lingshu* 8.

Dieses Zitat gehört nicht nur zu den wenigen Stellen, in welchem der Prozess des Denkens ausgeführt wird, sondern ist vor allem in Anbetracht der verschiedenen Bedeutungsebenen von *yi* außergewöhnlich aufschlussreich. Es wurde bereits im vorangegangenen Abschnitt bei der Darstellung des Willens angeführt, wo *yi* jedoch im Sinne von „Absicht" wiedergegeben wurde. Hier offenbart sich die Eigenart des chinesischen Denkens besonders deutlich, denn das Schriftzeichen *yi* ist Ausdruck beider Bedeutungen – „Absicht" und „Erinnerung" – zugleich.[1224] Die Differenzierung wird erst mit dem Wechsel der Perspektive notwendig, denn solange die Gedanken noch nicht fixiert sind, sind sie noch flexible Absicht. Als Gedanken manifestieren sie sich erst durch die Auswirkung des Willens, welcher sie auf ein konkretes Ziel hin festlegt. Dabei ist auch der vom Denken nicht zu trennende Vorgang des Erkennens bereits im Schriftzeichen *yi* selbst enthalten:

> „Die fünf Funktionskreise entsprechen alle jeweils einem Ton, diesen kann man unterscheidend erkennen *(yi)*."[1225]

Insofern sprechen die späteren medizinischen Klassiker auch davon, dass „die Milz das Denken und das Wissen speichert"[1226], wobei die verschiedenen Stadien und Aspekte des Denkens grundsätzlich immer mit dem Herzen als Ort des Geschehens verbunden sind, an dem sich diese Prozesse abspielen.

Die seelische Funktion der Milz reflektiert in ihrem Bedeutungsspektrum von Aufmerksamkeit, Absicht, Denken, Erkenntnis und Wissen die prinzipielle Energetik der Milz, wie sie sich in der kosmischen Manifestation der Wandlungsphase Erde manifestiert. Die Erde, welche als Mutter der 10.000 Wesen primär eine ausgleichende und neutrale Qualität besitzt, befindet sich in der Mitte der anderen Wandlungsphasen. So treffen im Denken nicht nur die Fähigkeiten aller anderen seelischen Aspekte, wie des Geistes, der Hauch- und Körperseele und des Willens, zusammen, sondern es gilt als wichtige Aufgabe des Denkens, zwischen diesen zu vermitteln. Gleichzeitig bildet das Denken gewissermaßen „die Nahrungsgrundlage", auf der die anderen seelischen Aspekte ihre Tätigkeiten erst zu entfalten vermögen. So wie es der Milz zukommt, die aufgenommene Nahrung zu verdauen, ist es Aufgabe des Denkens die, mittels der Wahrnehmung gewonnen Eindrücke im Herzen zu verarbeiten. Die Fähigkeit das Klare nach oben zu bringen zeigt sich unmittelbar in der Klarheit des Denkens, wenn es beispielsweise damit befasst ist, die Bedeutung *(yi)* von Worten zu verstehen. Eine weitere elementare Bedeutung der Milz ist ihre Transportfunktion, indem sie das *qi* und die Nahrungsessenzen zu allen anderen Organen weiterleitet. Die Dynamik des *Auf-und Absteigens von Milz- und Magen-Qi nimmt dabei eine Schlüsselposition* ein und manifestiert sich als *Dynamik des Denkens, welches sich zwischen „Erinnerung" und „Absicht" bewegt.* Denn das Denken verwandelt die auf der Basis der Erinnerung *(yi)* gewonnene und mittels der Aufmerksamkeit *(yi)* konzentrierte Absicht *(yi)* schließlich in Erkenntnis. Der Transformationsprozess selbst wird zwar im wesentlichen von der Milz ermöglicht, doch er findet im Herzen statt, welches für den Prozess von Wahrnehmen, Fühlen und Erkennen den Ort des Geschehens darstellt. Der entschei-

[1224] Auch die chinesischen Kommentatoren verwenden beiden Interpretationen gleichermaßen, vgl. HDYD Bd.2, S.1130 und S.1027.
[1225] *Suwen* 10.
[1226] *Nanjing* 24.

dende Einfluss, den das Denken kraft seiner zentralen Stellung auf die anderen seelischen Aspekte auszuüben vermag, kann jedoch, wenn das korrekte Auf- und Absteigen von Milz und Magen-*Qi* nicht gesichert ist, unmittelbar zu pathologischen Entgleisungen von Körper- und Hauchseele, Willen und Geist führen.

Im daoistischen Klassiker des gelben Hofes (*Huangting jing*), der die *Zang*-Organe als Ort der Verbindung zwischen Mensch und Kosmos sowie als Wohnort für die fünf Gottheiten auffasst,[1227] nimmt die Milz eine besondere Stellung ein. Denn der „gelbe Hof" ist aufgrund seiner gelben Farbe wie des Hofes als Ort, um den die anderen Gebäude angeordnet sind, Symbol für das Zentrum. Im makrokosmischen Sinne ist der *gelbe Hof der zentrale Ort*, an dem der Mensch mit Himmel und Erde zu kommunizieren vermag, im Hinblick auf den menschlichen Körper stellt die *Milz das Zentrum des Organismus dar.*[1228] In diesem Zentrum wohnt der Phönix, der ebenfalls als Symbol für die Mitte begriffen wird:

> „Der Geist der Milz [heißt] ‚stetige Anwesenheit', ihr gegebener Name , Halle der Hauchseele.'[1229]... Die geistige Erscheinung der Milz gleicht einem Phönix, in ihrer Form gleicht sie bedeckenden Flügeln, Ihre Farbe gleicht einem schlicht leuchtenden Gelb."[1230]

Der Phönix ist, neben dem Drachen, der Schildkröte und dem Einhorn, das zweite der vier heiligen Tiere und gilt als König aller gefiederten Tiere.[1232] Sein Auftreten gilt bereits bei Konfuzius als Zeichen für einen weisen und gerechten Herrscher.[1233] In den mythologischen Darstellungen wird er oftmals mit dem *Luan*-Vogel gleichgesetzt, beider Erscheinen gilt als Omen für eine gute Regierung und politischen Frieden.[1234] Nachdem sein Federkleid alle fünf Farben der Wandlungsphasen enthält, wird er, gerade in daoistischen Texten, mit der Wandlungsphase Erde und dem Zentrum assoziiert.[1235] Als Tier des Zentrums, welche die anderen fünf Wandlungsphasen in sich vereint, stellt er ferner eine Verkörperung der fünf konfuzianischen Tugenden (Tugend, Rite, Rechtschaffenheit, Menschlichkeit und Vertrauen) dar, die ihrerseits ebenfalls als Manifestation der *wuxing* betrachtet wurden.[1236]

Abbildung IV-11: Symbol der Milz: Der Phönix[1231]

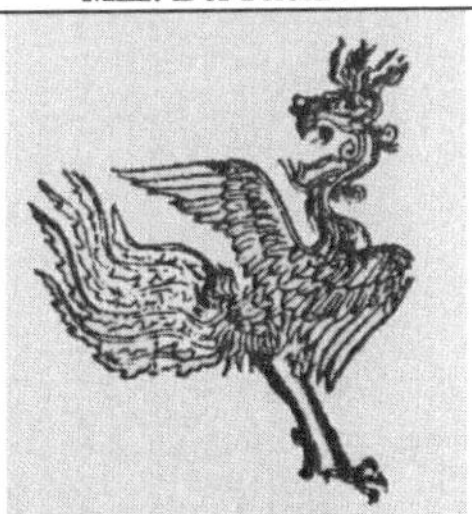

Nachdem das Binomen *fenghuang* 鳳凰 ursprünglich den männlichen und weiblichen Phönix bezeichnet, und der Phönix als Sinnbild für die Kaiserin häufig mit dem Kaiser in

1227 Robinet 1995, S.141.
1228 Robinet 1993, S.57.
1229 *Huangtingjing* 8, in: *Daojia shisanjing*, 1995, S.657.
1230 *Sancaitu, Pishen* (Ming-Zeit) in: GJTS Bd.4, S.194.
1231 Despeux 1994, S.113.
1232 ZWDCD 10/S.697 und Eberhard 1987, S.228.
1233 *Lunyu* 9 und 18.
1234 Strassberg 2002, S.102 und S.193.
1235 Despeux 1994, S.115.
1236 Strassberg 2002, S.193

Gestalt des Drachens kombiniert wurde, dient er auch als Sinnbild für die Vereinigung von *yin* und *yang*.[1237]
So ist der *Phönix* hier als *Symbol für die ausgleichende und harmonisierende Funktion von Milz und Denken* zu verstehen, der die Qualitäten der anderen Wandlungsphasen, nicht zuletzt im Sinne eines Ausgleichs zwischen den beiden Polen von *yin* und *yang*, in sich vereint. Als König aller gefiederten Tiere veranschaulichen seine außerordentlichen Flugkünste – die daoistische Gottheit Xiwang Mu (Königin Mutter des Westens) soll auf seinem Rücken zu den Paradiesen der Unsterblichen gereist sein[1238] – die Funktion der Milz das Klare nach oben zu bringen. Seine Fähigkeit besonders schön zu singen und zu tanzen reflektiert dabei die stimmliche Manifestation der Milz in Gestalt des Singens wie ihre Kontrolle über die vier Gliedmaßen.[1239]

Diese Schlüsselposition der Milz offenbart sich auf der seelischen Ebene in einem *differenzierten Denkprozess*, der die *Dynamik des Auf- und Absteigens von qi* in Gestalt von Erinnerung, Aufmerksamkeit, Erkennntis und Absicht reflektiert. Nachdem das *Denken ferner die Regulation des Organismus entscheidend mitbestimmt* – ein Standpunkt, der beispielsweise auch in der psychotherapeutischen Gesprächstherapie seitens der Schulmedizin vertreten wird –, ist eine Regulierung des (eigenen) Denkens, im Sinne einer Psychohygiene, wesentliche Voraussetzung zur Erhaltung von Gesundheit.[1240]

IV.2.5 Die seelische Manifestation der Speicherorgane Lunge und Leber

Die energetischen Funktionen von Lunge und Leber werden ebenso wie Körper- und Hauchseele in der medizinischen Literatur fast ausnahmslos komplementär aufgefasst, weswegen sie im folgenden auch gemeinsam dargestellt sind. Dabei gilt es zunächst die körperlichen Funktionen der Speicherorgane Lunge und Leber einander gegenüber zu stellen, bevor Hauch- und Körperseele selbst erörtert werden.

IV.2.5.1 Die Lunge

Das Speicherorgan Lunge ist durch die Wandlungsphase Metall und „das kleine yin" *(shaoyin)* qualifiziert, indem sie Ausdruck der potentiellen Struktivität des Herbstes ist.[1241] Der Herbst stellt den Übergang vom *yang* ins *yin* dar, weswegen er auch durch den klimatischen Faktor der Trockenheit charakterisiert ist, für den die Lunge besonders anfällig

---

[1237] ibid.

[1238] Strassberg 2002, S.193

[1239] In diesem Zusammenhang wird Phönix schließlich mit Dijiang, einer Gottheit aus dem *Shanhaijing* (*Klassiker der Flüsse und Meere*) assoziiert, welche zwar über sechs Beine und vier Flügel, jedoch nicht über einen Kopf verfügt. Diese Gottheit wird als Personifizierung des *hundun*, einem Zustand des ursprünglichen Chaos begriffen, aus welchem kraft der Trennung des Trüben vom Klaren, schließlich *yin* und *yang* wie die 10.000 Dinge hervorgegangen sind, so dass auch hier eine Parallele zur Wandlungsphase Erde, in ihrer Funktion als Mutter der 10.000 Dinge und ihrer undifferenzierten Qualität im Sinne von *yin* und *yang*, zu erkennen ist. Vgl. Strassberg 2002, S.112.

[1240] Dies zeigt sich gerade bei der konkreten Behandlung von psychischen Erkrankungen, wie sie gegenwärtig in China stattfinden. Denn im Rahmen einer psychotherapeutischen Lebensberatung werden die Patienten primär auf die Bedeutung des eigenen Denkens hingewiesen und wie dieses im Hinblick auf den Krankheitsprozess zu korrigieren ist. Vgl. dazu unten Kap. V.2.2.

[1241] Im *Suwen* wird die Lunge jedoch auch als „großes *yin* im *yang*" qualifiziert (vgl. *Suwen* 9), doch es ist davon auszugehen, dass es sich bei *taiyin* (großes *yin*) um eine Fehlschreibung für *shaoyin* handelt. vgl. HDYD Bd.2, S.1011.

ist.[1242] Sie wird aufgrund ihrer körperlichen Lage, die im Oberkörper und im Rücken angesiedelt ist, auch als *yin* im *yang* qualifiziert:

> „Der Rücken ist *yang*, das *yin* im *yang* ist die Lunge."[1243]

Sie dient als „Speicher des *qi*"[1244] und gleichzeitig kontrolliert sie die Verteilung des *qi* über den gesamten Körper:

> „Die Lunge ist die Wurzel des *qi* und der Wohnort für die Körperseele *(po)*. Sie zeigt sich äußerlich in den Körperhaaren und manifestiert sich in der Haut. Sie ist das kleine *yin* inmitten des *yang* und wird vom *qi* des Herbstes durchdrungen."[1245]

Die Lebenskraft *(qi)* eines Menschen ist im wesentlichen als Zusammenwirken von drei Aspekten zu begreifen: das vorgeburtliche Essenz-*Qi*, welches ein Mensch über die Essenz seiner Eltern verliehen bekommt, das nachgeburtliche *qi*, welches über Milz und Magen aus Nahrung und Flüssigkeiten gewonnen wird und schließlich das himmlische *qi*, welches über die Atmung aufgenommen wird.[1246] Dieses „gesamte *qi* gehört zur Lunge"[1247] und wird von ihr insofern kontrolliert, als es ihre Aufgabe ist, dieses über den gesamten Körper zu verteilen. Die Lunge transformiert das aus dem Nahrungs-*Qi* (*guqi* 穀氣) und aus der Atmung gewonnene, große *qi* (*daqi* 大氣) in das gesammelte *qi* (*zongqi* 宗氣). Letzteres wird im Brustkorb gespeichert und von der Lunge über den gesamten Körper nach oben und unten verteilt. Nachdem sich ihre Position über allen anderen Organen befindet, bildet sie auch „das Dach für fünf Speicher- und sechs Hohlorgane."[1248] In dieser Funktion reguliert sie die jeweilige Bewegungsrichtung des *qi* der anderen Organe, um das Auftreten von gegenläufigem und damit pathogenem *qi* zu verhindern.[1249] Darüber hinaus ist die *Lunge wesentlich an der Abwehrfunktion des Organismus* beteiligt, indem sie das Abwehr-*Qi* (*weiqi* 衛氣) unter Einwirkung des über die Atmung gewonnen *qi* über den gesamten Körper verteilt.[1250] So ist die Haut, in welcher sich die Lunge im Äußeren manifestiert, die erste und vorderste Verteidigungslinie gegen pathogene Faktoren wie Wind, Hitze oder Kälte, da die Wehrenergie nicht innerhalb der Leitbahnen, sondern direkt unterhalb der Haut zirkuliert. Die Wehrenergie wärmt dabei Muskeln und Oberfläche, und reguliert das Öffnen und Schließen der Hautporen, um das Eindringen pathogener Faktoren zu verhindern.[1251]

1242 *Tushupian*, (Ming-Zeit) in: GJTS Bd.4, S.248.
1243 *Suwen* 9.
1244 *Lingshu* 8 und *Suwen* 62.
1245 *Suwen* 9. Ich habe hier, wie von den chinesischen Kommentatoren vorgeschlagen, *taiyin* als Fehlschreibung für *shaoyin* angenommen, HDYD Bd. 2, S.1011.
1246 *Zhongyi zangxiangxue* 1997, S.481.
1247 *Suwen* 10.
1248 *Lingshu* 78.
1249 HDYD Bd. 2, S.1018.
1250 *Lingshu* 18. Über den Ort der Entstehung des *weiqi* sind die Kommentatoren zu dieser Stelle uneins, manche sprechen davon, dass es unter der Einwirkung des Lungen-*Qi* im oberen Erwärmer hergestellt wird, andere postulieren als Ort der Produktion den unteren Erwärmer, vgl. dazu die Kommentare zu Lingshu 18, in *Huangdi Neijing jijie* 2004, Bd.II, S.1585ff.
1251 *Lingshu* 47.

Nachdem „die Lunge die hundert Leitbahnen vereint“, transportiert sie die Essenz zur Haut und den Körperhaaren.[1252] Damit ist die Lunge ebenso für die Verteilung des *qi* in den Leitbahnen wie für Verteilung und Bewegung von Blut und Körperflüssigkeiten verantwortlich, so dass ihr zugleich eine ausgewogene Befeuchtung des gesamten Körpers obliegt.[1253]

Die Lunge kontrolliert ferner das gesamte rhythmische Geschehen des Organismus:

> „Die Lunge ist das Organ des Ministers, von ihm geht die Regulierung des Rhythmus aus.“[1254]

Primär ist mit dem Rhythmus freilich die Atmung gemeint, die den Menschen mit dem himmlischen *qi* (*tianqi* 天氣), womit die Luft gemeint ist, versorgt:

> „Das *qi* des Himmels durchdringt die Lunge.“[1255]

Nachdem die Lunge jedoch das gesamte *qi* eines Menschen zu regulieren vermag, geht die rhythmische Funktion weit über das Atmen hinaus. Der *Rhythmus* begründet nicht zuletzt die *funktionelle Individualität* eines Menschen, denn Rhythmus bedeutet immer eigener Rhythmus. So kann jede rhythmische Störung auch, oder besser gerade, in einem von Außen auferlegten Fremdrhythmus bestehen.
Bei der Atmung kontrolliert die Lunge, deren Körperöffnung die Nase darstellt, im Sinne des Ein- und Ausatmens, das „Ein und Austreten des *qi*“.[1256] Dabei entfernt sie einerseits unreines *qi* aus dem Körper und unterstützt gleichzeitig die Verteilung des klaren *yang* an die Sinnesöffnungen.[1257] Gelingt ihr dies nicht, so ist die Nase nicht durchgängig und sie kann ihrer Funktion als „Eintrittstor für das *qi*“[1258] wie ihrer Aufgabe die Gerüche zu unterscheiden nicht mehr nachkommen.[1259]

Im Sinne ihrer Qualifikation als Metall und des kleinen *yin* – die Bewegungsrichtung des *yin* ist immer nach unten gerichtet, während das *yang* nach oben steigt – ist es die prinzipielle Verantwortung der Lunge, das *qi* konstant nach unten zu senken,[1260] um die Flüssigkeiten im Körper zu verteilen und die Wasserwege zu regulieren:

> „Wenn die Flüssigkeiten in den Magen eindringen, so verteilen sie das Essenz-*Qi* und transportieren es weiter an die Milz. Das Milz-*Qi* verstreut die Essenzen und bringt sie nach oben zur Lunge, welche mit den

---

[1252] *Suwen* 21. Über die Bedeutung des Satzes „die Lunge vereint die hundert Leitbahnen“ (*fei zhao baimai* 肺朝 百脈) ist viel diskutiert worden. Es geht jedoch offensichtlich darum, dass die Lunge die „Ebbe“ und „Flutbewegung“ des *qi* in den Leitbahnen reguliert und somit auch Blut und Flüssigkeiten bewegt. Vgl. HDYD, Bd.2, S.1014.
[1253] HDYD Bd.2, S.1015.
[1254] *Suwen* 8.
[1255] *Suwen* 5.
[1256] *Suwen* 68.
[1257] *Suwen* 5.
[1258] *Lingshu* 28.
[1259] *Sun Simiao*, *Qianqinfang*, *Feizangbing mailun* in: GJTS Bd.4, S.241f.
[1260] Vgl. hierzu auch das Abbild der Hervorbringungsreihenfolge der fünf Wandlungsphasen. Oben, Kap.III.6.3.

> Wasserwegen in Verbindung steht und diese reguliert, sie leitet [die Essenzen] nach unten an die Blase weiter."[1261]

Infolge dieser Verbindung zu den Wasserwegen wird die Lunge auch als „obere Quelle des Wassers" charakterisiert:[1262] Kann die Lunge das *qi* nicht mehr nach unten absenken, so wird der Körper nicht mehr ausreichend mit Flüssigkeit versorgt. Wenn nicht mehr genügend Flüssigkeit über Niere und Blase ausgeschieden wird, kann es zu einer Flüssigkeitsretention kommen, die sich beispielsweise als Lungenödem manifestiert.[1263]

Die Lunge reguliert also gleichermaßen des gesamte rhythmische Geschehen, als dessen eindrucksvollste Manifestation freilich die Atmung gilt, wie sie als „Wurzel der Lebenskraft" die gleichmäßige Verteilung von *qi*, Blut und Körpersäften bewirkt, die wiederum untrennbar mit dem Abwehrmechanismus verbunden ist. Dabei lenkt sie das *qi*, entsprechend der Qualität der Wandlungsphase Metall, nach unten und befindet sich damit in komplementären Gegensatz zum Speicherorgan Leber, welches, im Rahmen des Kontrollzykluses, unter ihrem Einfluss steht.

IV.2.5.2 Die Leber

Denn die Leber ist Ausdruck „des kleinen *yang* (*shaoyang*) inmitten des *yin*", welches in Gestalt der Wandlungsphase Holz den Übergang vom *yin* ins *yang* und somit eine Manifestation von potentieller Aktivität darstellt.[1264] Das Holz entspricht der Jahreszeit des Frühlings, in dem die kosmische Energie von Himmel und Erde nach oben steigt und so die Pflanzen und Wesenheiten zur Entfaltung bringt. Dieses Charakteristikum manifestiert sich im Organ Leber als aufsteigendes *yang*, welches für die Prozesse des Hervorbringens, Wachstums und der Entwicklung von entscheidender Bedeutung ist.[1265] Während die Lunge dem Westen und damit der rechten Seite zugeordnet ist, „bringt die Leber auf der linken Seite hervor"[1266] und entspricht somit dem Osten und dem Sonnenaufgang:

> „Das Holz der Leber gedeiht im Osten und kontrolliert die Entwicklung und Hervorbringung, deswegen entsteht ihr *qi* auf der linken Seite."[1267]

So ist das Hervorbringen unmittelbar mit dem Aufsteigen verknüpft, ganz wie die Pflanzen im Frühling aus der Erde *nach oben* wachsen. In dieser aufsteigenden Funktion bildet die Leber den komplementären Gegensatz zur Lunge, welche, als Ausdruck für den

---

[1261] *Suwen* 21.
[1262] HDYD, Bd.2, S.1018.
[1263] Dabei ist es Aufgabe der Niere das, von der Lunge nach unten entsandte *qi* zu ergreifen, andernfalls kann es beispielsweise zu asthmatischen Beschwerden kommen. Dies zeigt sich auch anhand der Hervorbringungsreihenfolge der fünf Wandlungsphasen, in welchem die Lunge die Mutter der Niere darstellt. Vgl *Zhongyi zangxiangxue* 1997, S.662.
[1264] *Lingshu* 41. Im *Suwen* heißt es jedoch, dass das Holz „das kleine *yang* im *yang*" darstellt (vgl. *Suwen* 9). Dieser Widerspruch reflektiert jedoch nur eine unterschiedliche Perspektive. Während beim ersten Zitat aus dem *Lingshu* von der lokalen Position der Leber auf der Bauchseite des Menschen gesprochen wird, welche, wie es bereits bei der Lunge der Fall war, als *yin* qualifiziert ist, beschreibt die Äußerung „das kleine *yang* im *yang*" die zu entfaltende Aktivität des *yang* selbst. Vgl. auch HDYD, Bd. 2, S.968.
[1265] HDYD, Bd 2, S.968.
[1266] *Suwen* 52.
[1267] HDYD,Bd 2, S.969.

Herbst und die Wandlungsphase Metall wie das kleine *yin*, das *qi* primär nach unten senkt. Während *Milz und Magen* aufgrund ihrer zentralen Position wie ihrer neutralen Qualität (als Ausgleich zwischen *yin* und *yang*) eine *Schlüsselposition für das allgemeine Auf- und Absteigen des qi* im menschlichen Organismus haben, stellen *Leber und Lunge*, aufgrund ihrer definitiven Qualifikation im Sinne von *yin* und *yang*, eine *spezifische Ausformung dieses Mechanismus'* dar.
In ihrer aufsteigenden Funktion unterstützt die Leber, auf welche im Hervorbringungszyklus das Herz folgt, auch das Herz, in seiner Funktion das Feuer vollkommen zu entfalten. Ferner ist im Aufsteigen des Leber-*Yang* zugleich seine Pathologie begründet, da es dazu neigt, sich aus seiner Verankerung zu lösen und unkontrolliert nach oben zu schlagen. Hierdurch können einerseits Krankheiten wie Bluthochdruck oder Schlaganfall entstehen. Andererseits können dort gerade psychische Erkrankungen, die mit einem Übermaß an Herzfeuer (wie Psychosen oder Manien) einhergehen – welches, im Sinne der Hervorbringungsreihenfolge der Wandlungsphasen, aus einem überaktiven *yang* der Leber resultiert – ihren Anfang nehmen.

Ein weiterer Aspekt des Frühlings wie der nach oben gerichteten, hervorbringenden Qualität ist es, die Energien der anderen Wandlungsphasen in einen harmonischen Fluss zu bringen:

> „Die Wirkkraft des Holzes ist es im Kreis zu fließen, es ist [seine Wirkkraft] das *yang* auszustrecken und das *yin* zu verbreiten sowie die fünf Transformationen [der Wandlungsphasen] gleichmäßig zu verteilen. Das *qi* des Holzes ist aufrecht, seine Natur ist das Folgen und seine Manifestation liegt im Geraden und Gebogenen.“[1268]

Der Prozess des Hervorbringens kann nur gelingen, wenn sich das *qi* aller Wandlungsphasen in Gestalt eines Kreislaufes und eines harmonisch fließenden Flusses verströmt:

> „Das *qi* des Holzes ist vorstoßend und es geht direkt dorthin, wo es hingehen möchte. Wenn es nicht blockiert oder unterdrückt wird, wird die Bewegung in den Blutgefäßen reibungslos sein.“[1269]

Aus diesem Grund ist die Bewegung der Leber ebenso von vorstoßender und zielgerichteter Natur, wie sie nachgiebig und flexibel ist. Denn die Leber zeichnet sich sowohl durch eine gewisse Härte aus, die sich im Geraden (*zhi* 直), bzw. der Bewegung des Streckens manifestiert, wie sie über die Weichheit, dies meint das Gebogene bzw. die Dynamik des Beugens (*qu* 曲 wörtlich: Einrollen) verfügt. Beide Fähigkeiten sind Ausdruck des Frühlings und des jungen *yangs* – wenn die Wesen weich und nachgiebig, aber voller Kraft sind – und manifestieren sich körperlich in den Sehnen,[1270] welche den effektiven Einsatz von Armen und Beinen gewährleisten:.

1268 *Suwen* 70.
1269 *Xuezhenglun*, *Zangfu bingjilun* (Qing-Zeit) in: *Chuanshi zangshu yibu* 1995, Bd.3, S.5152.
1270 *Lingshu* 78.

> „Die Leber ist die Wurzel des harmonischen Verbreitens und der Wohnort der Hauchseele. Sie zeigt sich äußerlich in den Nägeln und manifestiert sich in den Sehnen, sie bringt das *qi* des Blutes hervor."[1271]

Insofern ist die Leber besonders anfällig für Stagnationen, welche eben diese harmonische Verteilung von *qi* und Blut behindern und oftmals durch die inneren pathogenen Faktoren in Gestalt der Emotionen hervorgerufen werden.[1272]
Um die Weichheit und Flexibilität der Leber zu nähren und aufrecht zu erhalten und um das oben steigende *yang* ausreichend zu verankern „speichert die Leber das Blut"[1273], weswegen man sie auch als „Meer des Blutes" bezeichnet.[1274] Neben der allgemein ernährenden Funktion des Blutes, welche nicht zuletzt für die Augen, welche die Körperöffnung der Leber darstellen,[1275] von Bedeutung sind, dient das Speichern auch dazu, das Blut in den Gefäßen zu halten. So wird einerseits ein unkontrolliertes Austreten desselben in Form von Blutungen verhindert.[1276] Andererseits dient die Speicherung des Blutes einer Regeneration desselben, welche vornehmlich nachts stattfindet, damit die Leber ihre primären Funktionen, zu welchen auch die Sehfähigkeit zählt, zufrieden stellend erfüllen kann:

> „Wenn ein Mensch schläft, kehrt das Blut in die Leber zurück, wenn die Leber das Blut erhält, kann man sehen, wenn die Füße das Blut erhalten, kann man laufen, wenn die Hände das Blut erhalten, kann man festhalten, wenn die Finger das Blut erhalten, kann man zugreifen."[1277]

Der Funktion des Speicherns ist – parallel zur Vorstellung von der Lunge, welche das *qi* nicht nur speichert, sondern auch gleichmäßig über den Körper verteilt – auch eine gewisse Dynamik inhärent. Denn die Leber ist dafür verantwortlich, in Zusammenarbeit mit dem Herzen, das Blut in harmonischer Bewegung zu halten, da es andernfalls nicht zu den verschiedenen Körperregionen gelangen kann.
In Anbetracht der nach oben gerichteten Wirkung des Holzes, welche sich auch in der oben bereits angedeuteten Geradlinigkeit äußert, wird die Leber als Organ des mutigen und strategisch handelnden Heerführers begriffen:

> „Die Leber ist das Organ des Heerführers. Aus ihr gehen Planen und strategisches Denken hervor."[1278]

Aufgabe eines guten Heerführers, der neben Mut und einem gesunden Anteil an Aggression auch über Führungsqualitäten verfügen sollte,[1279] ist es, sich bestimmte (krie-

---

[1271] *Suwen* 9. Über den Begriff *ba ji* 罷機, welcher hier im Sinne des „harmonischen Verbreitens" wiedergegeben wurde, ist viel diskutiert worden. In den Standard -Kommentaren wird er im Sinne der „vier Gliedmaßen interpretiert". Neuere Forschungen gehen jedoch davon aus, dass es sich hier um eine andere Bezeichnung für *fube* 敷和 das „harmonische Verbreiten", welche eine physiologische Grundfunktion der Leber darstellt, handelt. Vgl. HDYD, Bd.2, S.977-979.

[1272] *Zhongyi zangxiangxue* 1997, S.198 f. Zur Wirkung der Emotionen auf das *qi* vgl. unten Kap. IV.4.2.

[1273] *Lingshu* 8.

[1274] *Yixuerumen, Ganzangfu*, (Ming-Zeit), in GJTS Bd. 4, S.95.

[1275] *Lingshu* 17. „Das *qi* der Leber verkehrt mit den Augen, ist die Leber ausgeglichen, so können die Augen die fünf Farben unterscheiden", ibid.

[1276] HDYD Bd.2, S.974.

[1277] *Suwen* 10.

[1278] *Suwen* 8.

gerische) Situationen aus unterschiedlichen Perspektiven vorzustellen, um daraus einen strategisch sinnvollen Plan zu entwickeln. Das strategische Denken (*lü* 慮) wird, wie in den vorangegangenen Abschnitten über die Milz und Niere bereits ausgeführt wurde,[1280] als der Aspekt des Denkens aufgefasst, welcher sich auf ein entferntes Ziel hin ausrichtet.

So verhalten sich die Funktionen der Leber vollkommen komplementär zu denen der Lunge. Denn während sich, in Übereinstimmung mit der makrokosmischen Dynamik, die junge *Yang*-Energie *(shaoyang)* der Leber von unten nach oben und somit auch von innen nach außen bewegt, steigt das *qi* der Lunge, entsprechend dem jungen *yin* (*shaoyin*) von oben nach unten, bzw. von außen nach innen. Doch die empordringende Dynamik des *yang* wird mit Hilfe des Blutes, welches seinerseits als *yin* klassifiziert und von der Leber gespeichert wird, kompensiert, ebenso wie die absinkende Bewegung der Lunge durch das von ihr gespeicherte *qi,* welches seinerseits dem *yang* zugeordnet wird, ausgeglichen wird. Hier deutet sich bereits die in den neokonfuzianischen Texten der Song-Zeit ausformulierte, Vorstellung von der gegenseitigen Durchdringung von *yin* und *yang* an, wie sie sich im *Yin-Yang* -Symbol abbildet.
Diese Komplementarität gewinnt mit der Vorstellung von Hauch- und Körperseele schließlich eine weitere Dimension.

IV.2.5.3 Interdependenz von Hauch- und Körperseele: *Hun* 魂 und *Po* 魄

Wie im vorangehenden Teil bereits ausführlich dargestellt wurde, sind Hauch- und Körperseele Ausdruck der individuellen seelischen Manifestation des Menschen.

> „Die Leber speichert das Blut, das Blut behaust die Hauchseele *(hun)*... Die Lunge speichert das *qi*, das *qi* behaust die Körperseele *(po)*."[1281]

Während sowohl im *Huangdi Nejjing* wie in den philosophischen Klassikern vergleichsweise häufig vom Geist *(shen)* gesprochen wird, wird das Verhältnis von Körper- und Hauchseele deutlich seltener behandelt. Sie sind jedoch nicht als einzelne oder getrennte Entitäten zu begreifen. Sie gelten vielmehr, ganz im Sinne der eben vorgestellten Dynamik von Leber und Lunge, gleichfalls als dynamische Wirkkräfte, die sich gegenseitig ergänzen und in unmittelbarer Wechselwirkung mit dem Makrokosmos stehen. Sie werden primär als Ausdruck der polaren Wirkkräfte *yin* und *yang* begriffen:

> „Das, was dem Kommen und Gehen des Geistes *(shen)* folgt, wird Hauchseele *(hun)* genannt, das, was dem Ein- und Austreten der Essenz folgt, wird Körperseele *(po)* genannt."[1282]

Doch diese Kategorisierung in *yin* und *yang* erfolgt, wie das *Leijing* bemerkt, zunächst indirekt:

[1279] HDYD Bd.2, S.971.

[1280] „...wenn der Wille besteht und sich [dabei] verändert, so bezeichnet man das als Gedanken (*si*), wenn die Gedanken weit streben wird es als abwägendes (strategisches) Denken (*lü*) bezeichnet. Bezieht sich das abwägende Denken auf die äußeren Dinge bezeichnet man es als Wissen". Vgl. *Lingshu* 8.

[1281] *Lingshu* 8.

[1282] *Lingshu* 8,

> „Wenn man die Essenz dem Geist gegenüberstellt, dann ist der Geist *yang* und die Essenz *yin*. Wenn man die Körperseele der Hauchseele gegenüberstellt, so ist die Hauchseele *yang* und die Körperseele *yin*, deswegen folgt die Hauchseele in ihrem Kommen und Gehen dem Geist, während sich die Körperseele bei ihrem Ein- und Austreten an die Essenz heftet."[1283]

An dieser Stelle wird abermals die Relativität der Zuordnungen von *yin* und yang deutlich, denn was als *yin* oder *yang* zu klassifizieren ist, hängt immer von der Perspektive ab, so dass beispielsweise der Geist, obwohl er eigentlich jenseits der Kategorisierung von *yin* und *yang* liegt („der Geist ist das, was *yin* und *yang* nicht ermessen können",) [1284] in seinem Verhältnis zur Essenz trotzdem als *yang* begriffen wird.[1285]

Die Entstehung der psychischen Aspekte *shen*, *hun* und *po* ist, so wird im *Lingshu* dargelegt, unmittelbar an die Entstehung und Entwicklung des Körpers gebunden:

> „Wenn Blut und *qi* schon harmonisiert sind, wenn die Nähr- und Abwehrschicht schon miteinander in Verbindung getreten sind, wenn die fünf Speicherorgane fertig gestellt sind, wenn das *qi* des Geistes *(shen)* im Herzen beheimatet ist, wenn *Hun-* und *Po*-Seele vollendet sind, dann ist ein Mensch entstanden."[1286]

In Übereinstimmung mit der frühesten Erwähnung von *hun* und *po* im *Zuozhuan*, nach der zuerst die *Po*- und daraufhin die *Hun*-Seele entsteht,[1287] wird hier davon gesprochen, dass Köper- und Hauchseele sich nur auf der Grundlage der Körperfunktionen zu entwickeln vermögen. Dabei werden sie ebenso von der vorgeburtlichen Essenz der Eltern wie der nachgeburtlichen Energie und den daraus resultierenden Aktivitäten beeinflusst:.

> „Wenn *qi* und Körper gedeihen, dann gedeihen auch *hun* und *po*. Wenn *qi* und Körper verfallen, dann werden *hun* und *po* auch schwächer, *hun* folgt dem *qi* und verändert sich, *po* folgt dem Körper und transformiert sich."[1288]

Im Vergleich zur Hauchseele ist die *Po*-Seele noch unmittelbarer an den Körper gebunden, da sie der Essenz *(jing)* folgt, welche in Gestalt einer Verdichtung von schwerem und trüben *qi* die Materie, den Körper und schließlich auch die Knochen formt. Deswegen ist

> „...wenn der Körper kräftig ist, die Körperseele ebenfalls stark."[1289]

Po ist ferner Ausdruck aller *angeborenen psychischen Funktionen*, über welche ein menschliches Wesen bereits unmittelbar nach seiner Geburt verfügt:

> „Die Tatsache, dass, sobald ein Mensch geboren wird, Augen, Ohren und Herz erkennen können, er mit seiner Stimme weinen und schreien kann,

1283 Vgl. *Leijing, Zangxianglei*, 9 in: *Chuanshi zangshu yibu* 1995, Bd. 1, S.194.
1284 *Suwen* 66. Vgl. dazu auch das folgende Kapitel.
1285 So wird das *qi*, wenn es der Essenz gegenübergestellt wird als *yang* klassifiziert, doch kann es in anderem Zusammenhang selbst nochmals in *yin* und *yang* unterteilt werden.
1286 *Lingshu* 54.
1287 *Zuozhuan, Zhaogong*, 7,4, und Legge 1935, Vol. V, S.618 und oben Kapitel III.3.7.5
1288 *Leijing, Zangxianglei*, 14 in: *Chuanshi zangshu yibu* 1995, Bd. 1, S.201.
1289 Vgl. *Leijing, Zangxianglei*, 9 in: *Chuanshi zangshu yibu* 1995, Bd.1, S.194.f

> Hände und Füße sich bewegen können, das ist alles die geistige Wirkkraft der Körperseele."[1290]

Zur Körperseele gehören auch die instinktiven Reaktionen und Begehren wie Appetit und Durst oder das gesamte sensorische Empfinden.[1291] Die Wahrnehmungsfähigkeit der Sinnesorgane, so wird später ausgeführt, gilt als wesentliche Voraussetzung für das Erinnerungsvermögen eines Menschen:

> „Wenn die Körperseele in Fülle ist, dann sind Augen und Ohren klar und aufmerksam, man kann sich erinnern. Bei den alten Menschen sind die Augen trüb und die Ohren dumpf, so dass sie sich nicht erinnern können, dies zeigt das das Schwächerwerden der Körperseele an."[1292]

Dabei ist die Erinnerung, ebenso wie die anderen Funktionen der Körperseele, Ausdruck einer aufnehmenden und nach innen gerichteten Bewegung:

> „Sich erinnern zu können, gehört zur Speicherfunktion der Körperseele."[1293]

Der Begriff des „Erinnerns" (記憶 *jiyi*) ist hier unmittelbar mit der Vorstellung des Aufzeichnens (*ji* 記 wörtlich: „aufzeichnen) von Erinnerungen verbunden, welche es – ganz im Sinne des „Ver-Innerlichens" – im Inneren festzuhalten gilt. Die Erinnerung im Sinne des Speicherns ist wiederum Ausdruck des prinzipiellen Speicherfähigkeit des *yin*.[1294] Hat die Körperseele aufgrund von übermäßigen Emotionen Schaden erlitten,[1295] so kann die Erinnerungsfähigkeit so weit in Mitleidenschaft gezogen werden, dass man nicht einmal mehr Menschen wieder zu erkennen in der Lage ist:

> „Wenn die Lunge von grenzenloser Freude [angegriffen wird], so verletzt dies die Körperseele. Ist die Körperseele verletzt, so wird man verrückt. Der Verrückte kann Menschen nicht in seiner Erinnerung behalten."[1296]

So ist die Dynamik der Körperseele – ganz im Unterschied zur Hauchseele – vornehmlich auf den Körper und damit nach innen ausgerichtet, ebenso wie es die primäre Funktion der Lunge ist, das *qi* nach unten abzusenken:

> „Die Körperseele kontrolliert das Aufnehmen, die Hauchseele kontrolliert den Transport."[1297]

1290 Kommentar yum *Nanjing*, in: He Yumin 1995, S.33.
1291 He Yumin 1995, S.33.
1292 *Leijing, Zangxianglei*, 14 in: *Chuanshi zangshu yibu* 1995, Bd.1, S.201.
1293 *Zhuzi yulei* 1986, 87.
1294 Ibid.
1295 Zur Wirkung der Emotionen auf die Organe vgl. unten Kapitel IV.4.2. Zuviel Freude bewirkt ein Zerstreuen des *qi*, so dass die Zerstreuung eine Schwächung des Lungen-*Qi* und damit der Körperseele bewirkt.
1296 *Lingshu* 8. Die übermäßige Freude wird als pathogene Emotion eigentlich dem Herzen zugeordnet (vgl. hierzu unten Kap. IV.4.2), kann aber im Sinne des Überwindungszyklus der fünf Wandlungsphasen ebenso die Lunge angreifen. Dasselbe gilt für die Krankheit des „Verrücktseins" (*kuang* 狂, vgl. hierzu unten Kap. IV.5.3.3), welche primär eine Erkrankung des Herzens darstellt, aber hier ebenfalls auf die Lunge übergreift. Vgl. Kommentar zu *Lingshu* 8, in: *Huangdi Neijing jijie*, Bd. 2, S.1429.
1297 *Tushupian, Shenqi wei zangfu zhi zhu*, (Ming-Zeit) in GJTS Bd.4, S.62.

Bei der Hauchseele verhält es sich nun genau umgekehrt, sie ist, entsprechend der Dynamik des aufsteigenden Leber-*Yang*, nach oben und außen hin gerichtet:

> „Die Hauchseele kann die Funktionen nach außen bringen."[1298]

Zhuang Zi hatte die Hauchseele für die Kommunikationsfähigkeit – als Ausdruck eines eher ungesunden „nach außen gerichteten" menschlichen Treibens – verantwortlich gemacht, sei es in Gestalt des Sprechens oder in Gestalt des Träumens, wenn „die *Hun*-Seelen im Schlaf miteinander verkehren."[1299] Parallel hierzu wird im *Huangdi Neijing* das übermäßige Sprechen als Dysfunktion des Leber-*Qi* begriffen.[1300]
Die Hauchseele zeichnet sich daher, im Unterschied zur Körperseele, durch ein hohes Maß an Beweglichkeit aus, indem sie dem Geist *(shen)* und dem *qi* folgt. Insofern wird das Ein- und Ausatmen des *qi*, welches eigentlich eine Funktion der Lunge ist, auch mit der Hauchseele in Verbindung gebracht, denn sie ist an das *qi* gebunden.[1301] Wie bereits das Schriftzeichen *hun* 魂 (Zusammensetzung aus Wolke *yun* 云 und Dämon *gui* 鬼)[1302] erkennen lässt, ist sie ferner von leichter und flüchtiger Natur, weswegen sie „die Veränderung zu bewirken" vermag.[1303]:

> „Die Hauchseele bewirkt die Sprache, solch verwirrte Zustände wie das Träumen im Schlaf oder wenn man phantastische Erscheinungen hat, während man ungebunden umherwandelt, dies sind alles Zustände [der Hauchseele]. Der Geist wird im Herzen gespeichert, ist das Herz ruhig, so ist der Geist klar. Die Hauchseele folgt dem Geist, wenn daher der Geist durcheinander ist, so ist die Hauchseele zerstreut."[1304]

Das „freie Umherwandeln" ist nicht nur Ausdruck für die prinzipielle Beweglichkeit der Hauchseele, sondern es zeigt an, dass sie sich vom Körper zu entfernen vermag, entweder während des Träumens oder in solchen Zuständen wie der Trance, Hypnose oder Meditation, wenn man „phantastische Erscheinungen" zu sehen bekommt. Darin manifesitert sich auch ihre prinzipiell nach außen gerichtete Dynamik:
Gleichzeitig verantwortet die Hauchseele jedoch alle allmählich erlernten psychischen Fähigkeiten:

> „Wenn die aktive Tätigkeit des Geistes *(jingshen)* und die natürliche Erkenntnis allmählich ins Bewusstsein gelangen, so ist dies eine [Manifestation der] Hauchseele."[1305]

Das bedeutet, die Hauchseele umfasst sowohl die *bewusst gesteuerten Prozesse* (*zhijue* 知覺), wie das Sprechen oder das Erkennen, als auch *außergewöhnliche Bewusstseinszustände*, die unmittelbar mit *dem Unbewussten in Verbindung* stehen.[1306]

1298 *Zhuzi yulei* 1986, 87.
1299 *Zhuangzi* 2/2.
1300 *Suwen* 23.
1301 *Tushupian, Shenqi wei zangfu zhi zhu*, (Ming-Zeit) in GJTS Bd.4, S.62. Hiervon war bereits im neokonfuzianischen Kontext die Rede, vgl. oben Kap.III.9.
1302 Vgl. oben die etymologische Herleitung der Schriftzeichen *hun* und *po*, Kapitel III.4.1.4.
1303 Vgl. *Yijing, Xici shang* 5 und oben Kap.III.6.7.
1304 Vgl. *Leijing, Zangxianglei*, 9 in: *Chuanshi zangshu yibu* 1995, Bd.1, S.194.f
1305 *Leijing, Zangxianglei*, 14 in: *Chuanshi zangshu yibu*, 1995, Bd.1, S.201.
1306 Das Sprechen ist jedoch gleichzeitig eng an die Funktion des Herzen gekoppelt, vgl. dazu das folgende Kapitel

Exkurs zum Unbewussten

Im Abendland lassen sich die Wurzeln des „Unbewussten" bereits bei Platon und seiner Ananmnesis-Lehre entdecken, wenngleich als eigentlicher „Vater der Philosophie des Unbewussten" Plotin angesehen wird.[1307] Denn Plotin betrachtet das höchste Ziel der „Vereinigung mit dem Einen" nicht als einen durch das Bewusstsein zu erlangenden Zustand. Es handelt sich vielmehr um eine Form der Ekstase, die sich gerade vermöge des Unbewussten vollständig zu entfalten vermag. Im Laufe der philosophiehistorischen Entwicklung wird die Bedeutung des Unbewussten mit Descartes und seiner Auffassung vom denkenden Bewusstsein, welches im Mittelpunkt jeder Selbst- und Welterkenntnis steht, zunächst weitgehend verdrängt.[1308] Leibniz, der mit seiner Auffassung von der Seele als Monade eine substantielle Vorstellung von der Seele wiederherzustellen versucht, betrachtet das Denken als einen Prozess, für den die „unmerklichen Perzeptionen" von essentieller Bedeutung sind.[1309] Diese Auffassung des Unbewussten wird sogar von Kant begrüßt, obgleich sie sich vom Bewusstsein lediglich durch einen Grad an Intensität, nicht jedoch durch eine vom Bewusstsein qualitativ vollkommen unterschiedliche Bestimmung auszeichnet.

Mit Schopenhauer wird dem Unbewussten schließlich eine vollkommen neue Stellung eingeräumt, die das gesamte Denken des 19.Jhs und insbesondere die Vorstellungen von Freud entscheidend beeinflusst haben. Für Schopenhauer ist bewusstes Denken und Erleben letztlich nur ein sekundäres Phänomen, welches aus dem Unbewussten hervorgeht:

> „Bewusstlosigkeit ist der ursprüngliche und natürliche Zustand aller Dinge, mithin auch die Basis, aus welcher, ein einzelnen Arten der Wesen, das Bewusstsein, als die höchste Efflorescens derselben hervorgeht."[1310]

Im Zuge der Gründung der Psychologie als Wissenschaft hat sich Freud am umfassendsten mit der Frage nach dem Unbewussten, vor allem im Hinblick auf seine psychopathologische Bedeutung, auseinandergesetzt. Das Unbewusste wird dabei als psychischer Mechanismus der Abwehr und Verdrängung aufgefasst, der es erlaubt, gesellschaftliche oder moralisch abträgliche Wünsche oder Begehren zu befriedigen, ohne sie in das bewusste Erleben integrieren zu müssen.[1311] Das Unbewusste ist dabei ebenso in allen gesellschaftlichen Bereichen wie Kunst, Ethik oder Religion wirksam wie es sich im individuellen Sexualleben, den Träumen, bestimmten Fehlleistungen oder Witzen äußern kann.[1312] Die therapeutische Methode der Psychoanalyse dient schließlich

---

zur Sonderstellung des Herzens.

1307 HWP Bd.11, S.124.

1308 HWP Bd.11, S.125.

1309 HWP Bd.11, S.126.

1310 HWP Bd.11, S.129, und Schopenhauer: Die Welt als Wille und Vorstellung, II, 1,15.

1311 HWP Bd. 11, S.130.

1312 Städtler 1998, S.1134

> dazu, die unbewussten, verdrängten Inhalte, welche oftmals Ursache für psychische oder auch somatische Erkrankungen sind, ins Bewusstsein zurückzuholen.[1313] Mit C.G. Jung wird aus dem Unbewussten das „kollektive Unbewusste", welches, in Gestalt der Archetypen, die gesamte Erbmasse der Menschheitsentwicklung umfasst und im Individuum wiedergeboren wird.[1314] Während sich in der zweiten Hälfte des 20.Jahrhunderts die Philosophie vor allem um einen hermeneutischen Ansatz bemüht, in dem es eine neue Verbindung zwischen der Sprache und dem Unbewussten zu finden gilt, steht in der Psychologie vor allem die Frage nach der Wirkung des Unbewussten, in Gestalt von unbewusstem Willen, Denken und Wahrnehmung auf die Ausführung bewusster Denk- und Willenshandlungen im Mittelpunkt.[1315] Dabei spielt auch die Schwelle zwischen Unbewusstem und Bewussten eine wesentliche Rolle. Die kognitive Psychologie geht inzwischen davon aus, dass bewusste Erkenntnis einen hierarchisch gegliederten Prozess darstellt, der sich aus verschiedenen bewussten und unbewussten Teilprozessen – beispielsweise in Gestalt von unbewusster Informationsverarbeitung oder unbewusst wirksamen emotionalen Aspekten – zusammensetzt und der meist bei der unbewussten Wahrnehmungen beginnt.[1316] Wesentliche Fragen sind hierbei, in welcher Beziehung die unbewussten Prozesse zum bewussten Erleben stehen und inwieweit entweder der Behandler oder der Patient selbst auf diese direkt, ohne Umweg über das Bewusstsein, einwirken können.[1317]

Diese bereits in der frühen Philosophiegeschichte des Abendlandes beginnende Differenzierung von Bewusstem und Unbewusstem ist dem chinesischen Denken zwar nicht vollkommen fremd – hier ist vor allem an den Einfluss buddhistischer Vorstellungen zu denken –, doch nimmt sie gerade im Rahmen der seelischen Funktionen von Geist, Hauch- und Körperseele keine konkrete Gestalt an. Vielmehr wird eben in Anbetracht des Wirkvermögens der Hauchseele deutlich, dass sich der *Bereich des Bewussten* – im Sinne von Sprache, Lernen und allmählich wachsender Erkenntnis – *qualitativ nicht vom Bereich des Unbewussten* mit den Träumen, phantastischen Visionen oder Trancezuständen *unterscheidet.* Beide sind vielmehr Ausdruck desselben Prozesses, welcher aus der Dynamik der Hauchseele resultiert. Im *Aspekt der „Vision"* treffen sich schließlich die *bewusste Fähigkeit der Hun-Seele zu Voraussicht und Planung mit der meditativen oder phantastischen Vision des Traums, die halbbewusst oder gänzlich unbewusst* von statten gehen.
Die nach oben und außen gerichtete Bewegung der Hauchseele kann jedoch gleichzeitig Ursache für eventuelle pathologische Veränderungen sein:

> „Wenn die Leber von Traurigkeit und Melancholie getroffen wird, dann verletzt diese die Hauchseele. Ist die Hauchseele verletzt, dann ist man verrückt und verwegen, die Essenz wird nicht [gespeichert], wird sie nicht

---

1313 Freud 1992, S.262-274.
1314 Jung und von Franz 1991, S.32-29 und 67-83.
1315 Städtler 1998, S.1134.
1316 Städtler 1998, S.1134.
1317 Grawe 1998, S.177.

> gespeichert, dann kann man sich nicht wie ein normaler Mensch verhalten."[1318]

Denn wenn sich die Essenz der Leber, in Gestalt des Blutes, infolge von übersteigerten Emotionen erschöpft, so wird die Hauchseele nicht mehr verankert und steigt nach oben, was letztlich zu Tollheit, gepaart mit extremer Kühnheit, führen kann. Interessant ist hier, dass sowohl zur Charakterisierung der pathologischen Entgleisung der Hauch- wie der Körperseele der Begriff *kuang* (狂) „verrückt" verwendet wird. Während er im Falle der Körperseele auf die mangelnde Erinnerungsfunktion hinweist, dient er bei der Hauchseele als Ausdruck manischen Verhaltens.[1319]

Dies in Verbindung mit der Tatsache, dass die Leber von der Trauer, die primär der Lunge zugeordnet wird, befallen wird,[1320] offenbart umso deutlicher die extrem enge Verbindung von *hun* und *po*. Denn beide stellen letzten Endes nur eine unterschiedliche Manifestation des Geistes *(shen)* selbst dar:

> „Die Bedeutungen des Geistes sind zweierlei: teilt man ihn sprachlich auf, so bildet der *Yang*- Anteil des Geistes die Hauchseele, der *Yin*-Anteil die Körperseele, und bis hin zu den Kategorien von Absicht, Willen und Denken ist alles Geist. Fasst man es sprachlich zusammen, so ist der Geist im Herzen gespeichert und alle Emotionen unterstehen der Kontrolle des Herzens, dies ist der vollständige Geist meiner Person."[1321]

Deswegen lässt sich die Wirksamkeit von Hauch- und Körperseele auch erst vor dem Hintergrund ihrer gegenseitigen Durchdringung verstehen, wobei der Körperseele ebenso ein *Yang*-Aspekt innewohnt wie die Hauchseele einen *Yin*-Aspekt aufweist.[1322] Diese wechselseitige Durchdringung lässt sich an den Zuständen von Schlafen und Wachen besonders deutlich erkennen.[1323] Denn im Traum können beispielsweise Handlungen stattfinden, ohne dass der Körper eine entsprechende Reaktion zeigen muss, oder es geschehen Veränderungen, die sich im Wachzustand als irreal erweisen. Dies entspricht dem Zusammenspiel von Ruhe, welche von der Körperseele ausgeht, und Bewegung, welche von der Hauchseele bewirkt wird. Diese Manifestationen der Hauch- und Körperseele gleichen dem Verhältnis von Leben und Tod. Denn

> „wenn man sein Herz in einen Zustand der großen Leere und absoluten Ruhe wie Klarheit versetzen kann, dann erkennt man die Verbindung von Traum und Wachsein, von Leben und Tod, man weiß, dass es eine gegenseitige Durchdringung der beiden geben muss".[1324]

1318 *Lingshu* 8.

1319 Zur Erkrankung des „Verrücktseins" vgl. unten Kap. IV.5.3.3.

1320 Im Sinne des fünf Wandlungsphasenzyklus überwältigt die Lunge und ihre Emotion der Trauer hier die Leber, welcher primär der Arger zugeordnet wird. Vgl. dazu auch unten Kap.IV.4.2 und 4.3.

1321 *Leijing, Zangxianglei* 14, in: *Chuanshi zangshu yibu* 1995, Bd. 1, S.201.

1322 Linck 2001 a), S.68.

1323 Im *Leijing* wird sogar eine weitere Unterteilung vorgenommen, wenn der Geist das *yang* im *yang*, die Hauchseele das *yang* im *yin*, die Essenz das *yin* im *yin* und die Körperseele das *yang* im *yin* darstellt. *Leijing, Zangxianglei*, 9 in: *Chuanshi zangshu yibu* 1995, Bd.1, S.194.f

1324 *Leijing, Zangxianglei*, 9 in: *Chuanshi zangshu yibu* 1995, Bd.1, S.194.f

Insofern wird die Relation von *hun* und *po* nicht nur im medizinischen und philosophischen Kontext, sondern auch in der daoistischen Alchemie oftmals direkt mit der Dynamik von *yin* und *yang* gleichgesetzt, da Leben immer nur aus dem Zusammenwirken dieser beiden Pole hervorgehen kann:

> „Im Leben wird die Hauchseele von der Körperseele getragen und die Körperseele wird von der Hauchseele gezügelt. Im Tod zerstreut sich die Hauchseele und kehrt zum Himmel zurück, die Körperseele sinkt nach unten und kehrt zur Erde zurück."[1325]

IV.2.5.4 Hauch- und Körperseele – *Hun* 魂 und *Po* 魄 – in der medizinisch-daoistischen Tradition

An dieser Stelle wird der Tod eines Menschen als Trennung von *yin* und *yang*, in Gestalt von Körper- und Hauchseele, aufgefasst. Gerade im Rahmen der daoistisch geprägten Volksreligion war man der Überzeugung, dass die Hauchseele relativ unmittelbar nach dem Tod zum Himmel aufsteigt, während die Körperseele beim Leichnam verweilt. Denn nachdem die Körperseele am Körper bzw. den Knochen haftet, kann sie sich nach dem Tode eines Menschen erst mit dem allmählichen Zerfall des Körpers auch selbst auflösen. Insofern ging man davon aus, dass dieser Seelenanteil auch in der Lage ist zu spuken oder Unheil zu stiften, vor allem dann, wenn ein Mensch zu früh oder unrechtmäßig ums Leben gekommen war.[1326]

Eine weitere Wechselwirkung zwischen *hun* und *po* zeigt sich in der Aussage, dass die Hauchseele von der Körperseele vermöge ihrer engen Bindung an den Körper getragen wird. Gleichzeitig ist es jedoch Aufgabe der Hauchseele, die Körperseele zu kontrollieren, da sie, aufgrund ihrer Abhängigkeit vom Körper, letzterem auch Schaden zufügen kann. Dazu bemerkt das *alchemistische Buch vom inneren Wesen und von der Lebensenergie* (*Xingming guizhi*) aus der Ming-Zeit folgendes:

> „[So] bewegen die Weisen durch die *Hun*-Seelen die *Po*-Seelen. Die gewöhnlichen Menschen halten mit Hilfe der *Po*-Seelen die *Hun*-Seelen fest.[1327]

Im Laufe der Entwicklung des religiös geprägten Daoismus haben sich die Vorstellungen von *hun* und *po*, möglicherweise durch den buddhistischen Einfluss der Höllengeister, insofern erweitert, als dass aus der Zweisamkeit eine Vielgestaltigkeit geworden ist, durch welche die ihnen entgegen gesetzten Bestrebungen stärker hervorgehoben werden. So werden aus jeweils einer Körper- und Hauchseele drei *Hun*- und sieben *Po*-Seelen.[1328]

1325 *Leijing, Zangxianglei*, 14 in: *Chuanshi zangshu yibu* 1995, Bd.1, S.201. Auch der Vergleich mit der Kerze kommt immer wieder vor: „Die Hauchseele ist der Lichtschein der Körperseele, die Körperseele ist die Wurzel der Hauchseele.", vgl. ibid.

1326 Schipper 1993, S.36f.

1327 Darga 1999, S.147.

1328 Vgl. Linck 2001 b), S.91-93.

Die ursprüngliche Bedeutung der Zahlen drei und sieben wird in diesem Zusammenhang nicht näher erläutert, aber wahrscheinlich resultiert sie aus der Zuordnung der Wandlungsphasen zur Anordnung der Zahlen eins bis neun im *Luoshu* 洛書 (*Schrift vom Fluss Luo*). Letzteres präsentiert ein Abbild des Kosmos in Form von Zahlen, dem sowohl die acht Trigramme des *Yijing* wie die fünf Wandlungsphasen zugeordnet werden, wobei dem Holz die Zahl drei und dem Metall die Zahl sieben entspricht.[1330] Während die drei primär Ausdruck der Einheit von Himmel, Erde und Mensch ist, wird die Zahl sieben, trotz ihres ungeraden Charakters, gerade in der Medizin, mit dem *yin* verbunden.[1331] Hinzu kommt, dass die Körperseele primär für die Wahrnehmung verantwortlich ist und somit einen *unmittelbaren Bezug zu den sieben Öffnungen der Sinnesorgane* aufweist.[1332] Schließlich steht die Zahl sieben auch in unmittelbarer Beziehung zum Geist *(shen)* selbst, wie die Gleichsetzung von *shen* und dem Sternbild großer Wagen *(beidou)* mit seinen sieben Sternen gezeigt hat.[1333]

Abbildung IV-12: Die drei *Hun*-Seelen in Beamtengestalt[1329]

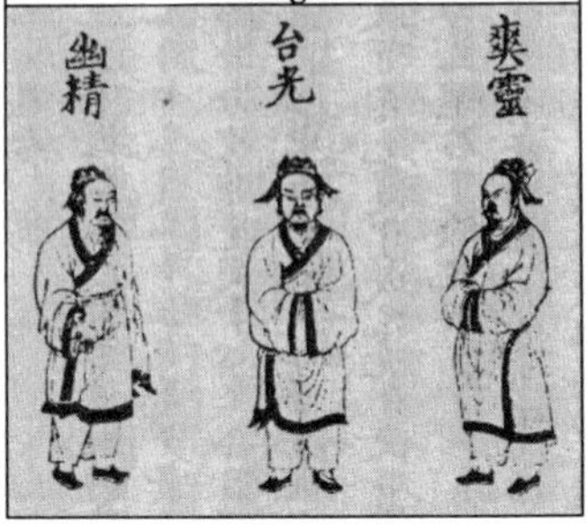

Die drei *Hun*-Seelen, welche hier als Beamten vorgestellt sind, haben unterschiedliche Bezeichnungen und Funktionen:

> „Ein menschlicher Leib ist im Besitz von drei *Hun*-Seelen. Die erste heißt ‚Glanz des Fötus', sie stellt das *qi* der großen Klarheit und die Harmonie des *yang* dar. Die zweite heißt ‚klare Geisteskraft', sie stellt die Veränderung des *yin* dar. Die dritte heißt ‚dunkle Essenz', sie stellt das Vermischte der Lebenskraft des *yin (yinqi)* dar."[1334]

Die erste *Hun*-Seele, deren Name „Glanz des Fötus" ist, wird dem Himmel zugeordnet und strebt nach Reinheit und Langlebigkeit für den Menschen. Dabei ist es zugleich ihre Aufgabe, unreine und wirre Gedanken zu unterbinden.[1335] Verweilt sie dauerhaft im Körper des Menschen, so manifestiert sich das *dao* auf vollständige Art und Weise. Die zweite *Hun*-Seele gehört zu den fünf Wandlungsphasen. Sie ist bestrebt, Pläne zu schmieden und mit den 10.000 Dingen in Kontakt zu treten. Aus diesem Grund möchte sie auch eine Verbindung zu den verschiedenen Gottheiten aufnehmen, die ihr dabei behilflich sein sollen, ihre Wünsche zu verwirklichen. So resultiert aus der „klaren Geisteskraft" nicht nur das religiöse Bedürfnis des Menschen, sondern der Hang zu Planung und Kommunikation kann – wie es bereits Zhuang Zi formuliert hatte – den Menschen zugleich in glückliche

1329 Aus: *Taishang chu sanshi jiuzhong baoshengjing* 1, in: *Daozang* 870.
1330 Vgl. Abbild Wilhelm 1999, S.287.
1331 *Suwen* 1.
1332 Zur Bedeutung der Zahl sieben in Verbindung mit den Sinnesöffnungen, vgl. Enzinger 2006, Kap. 1.3.2.
1333 Vgl. oben Kap.III.6.5. und Enzinger Kap.1.3.4.3.
1334 *Yunji qiqian*, 54, in: *Daozang 1026/54* und im *Daojiao dacidian* 1995, S.80. Beim *Yunji qiqian* („sieben Bambustäfelchen im wolkigen Kästchen"), das circa 1028 von Zhang Junhe zusammengestellt wurde, handelt es sich um eine daoistische Enzyklopädie des daoistischen Kanons. Dort erfolgt im 54. Kapitel eine detaillierte Darstellung der Aufgaben und Funktionen der einzelnen *Hun-* und *Po*-Seelen. Außerdem werden verschiedenen Mediations- und Visualiesierungsübungen vorgestellt,um die sieben *Po*-Seelen unter die Kontrolle der drei *Hun*-Seelen zu bringen, vgl. ibid. Kap.54.
1335 *Yunji qiqian*, 54.1, in: *Daozang* 道藏*1026/54*.

oder unglückliche, traurige oder schädliche Angelegenheiten verwickeln.[1336] Die dritte *Hun*-Seele, „die Essenz des Dunklen", gehört zur Erde und sie lässt den Menschen nach Vergnügen, Behaglichkeit und Luxus streben, mit all den möglichen Konsequenzen, wie dem Verlust von Essenz *(jing)* oder einer verkürzten Lebensspanne.[1337] So ist im *Yunji qiqian* auch die Rede davon, dass die erste *Hun*-Seele das Schicksal eines Menschen regiert, die zweite über seine soziale und finanzielle Stellung und die dritte über Unheil und Verfall herrscht.[1338] Mit der Aufspaltung der einen in die drei Hauchseelen und deren hierarchischer Strukturierung werden offenbar die verschiedenartigen Aspekte der *Hun*-Seele, wie sie uns bereits im *Zhuangzi*, *Huainanzi* oder dem *Huangdi Neijing* begegnet sind, im Hinblick auf das daoistische Streben nach Langlebigkeit und Unsterblichkeit systematisiert.
In dem oben zitierten alchemistischen Werk *Xingming guizhi* werden die drei *Hun*-Seelen schließlich den sieben *Po*-Seelen – in Menschengestalt und durch einen Fluss voneinander getrennt – einander gegenübergestellt:

Abbildung IV-13: Die drei *Hun*- und sieben *Po*-Seelen im *Xingming guizhi*[1339]

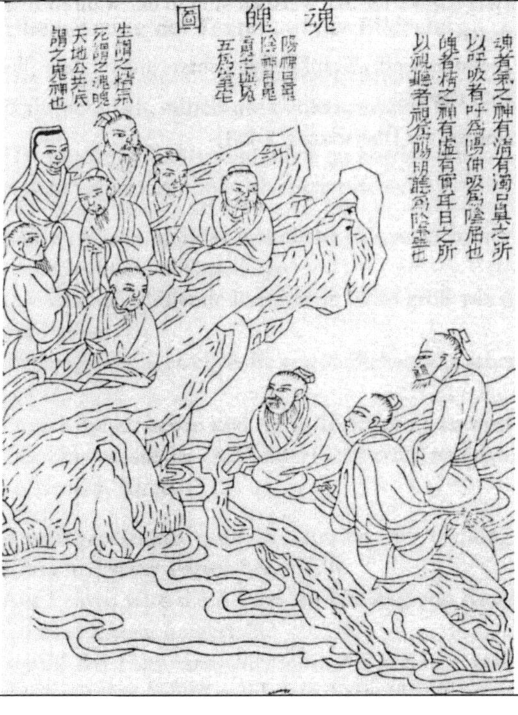

Nachdem die Hauchseelen frei umherwandern können, steigen sie während des Schlafes sogar manchmal zum Himmel auf, um über die (guten und schlechten) Taten eines Menschen

[1336] Ibid.
[1337] Ibid.
[1338] *Yunji qiian* 54.3.
[1339] Darga 1999, S.146.

Bericht zu erstatten. Dabei ist es zugleich ihre Verantwortung, die Körperseelen zu kontrollieren, die, gerade weil sie so eng an den an den menschlichen Leib gebunden sind, nach einer Befreiung von diesem streben und dem Menschen nach dem Leben trachten.[1340] So kennt die daoistische Alchemie auch bestimmte Rituale, welche, werden sie zu bestimmten Mondphasen – Vollmond, abnehmender Halbmond, Neumond und zunehmender Halbmond – ausgeführt, die Körperseelen unter Kontrolle bringen können.[1341] Deswegen werden die sieben *Po*-Seelen auch als „trübe Dämonen" begriffen, die sich als verborgene pathogene Faktoren oder als schädliche Begierden, wie Gier nach materiellem Wohlstand, Völlerei und Wollust manifestieren und somit eine aktive Zerstörung des Menschen herbeizuführen vermögen.[1342] Ihre Bezeichnungen – Hundekadaver, verborgener Pfeil, Profitschlucker, stinkende Lunge, Vogelpenis, fliegendes Gift und Drecks[kerl][1343] – sowie die Abbildungen, welche der Darstellung der drei Hauchseelen in Beamtengestalt diametral entgegengesetzt sind,[1344] sprechen für sich:

Abbildung IV-14: Darstellung der sieben *Po*-Seelen[1345]

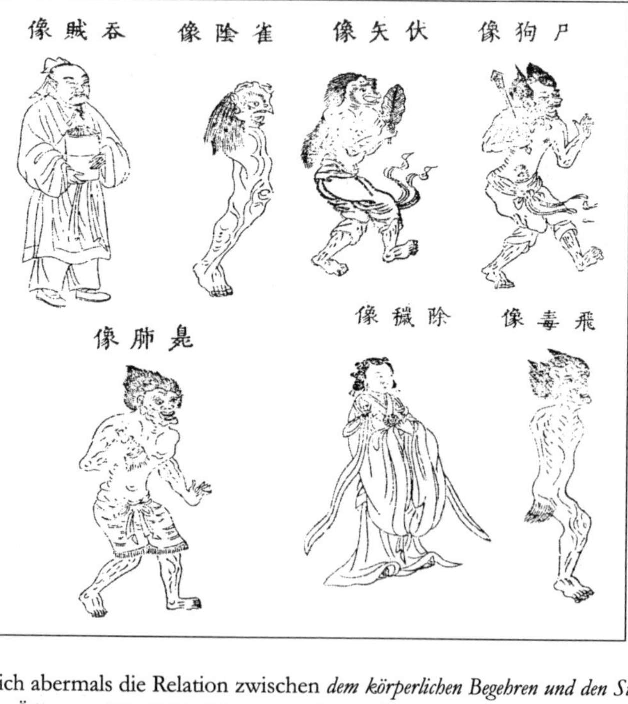

Hier zeigt sich abermals die Relation zwischen *dem körperlichen Begehren und den Sinnesorganen mit den sieben Öffnungen.* Die Zahl sieben verweist an dieser Stelle nochmals auf den Geist,

1340 Schipper 1993, S.36.
1341 *Yunji qiqian* 54.7, in: *Daozang 1026/54.*
1342 *Yunji qiqian* 54.7, in: *Daozang* 道藏 *1026/54.*
1343 *Daojiaocidian* 1995, S.29.
1344 Vgl. oben.
1345 Despeux 1994, S.128.

indem sie die Gefahr aufzeigt, welche *von den sieben Sinnesöffnungen und ihren Begehren auf den Geist (shen)* ausgeht. In medizinischer Hinsicht sind diese sieben dämonischen Kräfte Ausdruck des jedem Menschen innewohnenden Selbstzerstörungs- oder (angeborenen) Krankheitspotentials, wie es sich nicht zuletzt auch im *Suchtverhalten eines Menschen* manifestieren kann.[1346] Um so wichtiger ist es, dass die Hauchseelen die Kontrolle über die Körperseelen behalten und sich von diesen nicht überwältigen lassen. Das bedeutet, die offensichtlich abwertende Darstellung der *Po*-Seelen lässt zunächst einen Antagonismus zwischen diesen beiden Kräften spürbar werden.[1347]
Doch prinzipiell, und dies wird auch im *Xingming guizhi* betont, sind beide Aspekte, *hun* und *po* gleichermaßen am Tod beteiligt, indem sie eben die Wirkkräfte darstellen, die ebenso für das individuelle Entstehen wie für das Vergehen eines Menschen verantwortlich sind.[1348] Deswegen gilt es schließlich auch im Rahmen der alchemistischen Suche nach dem Elixier der Unsterblichkeit Körper- und Hauchseele gleichermaßen zu kultivieren:

> „Wenn es der daoistische Adept versteht seine Hauchseele, aber nicht versteht seine Körperseele zu läutern, so wird er mit seinem Tod zu einem Dämonen-Unsterblichen.[1349] Versteht er es, seine Körperseele zu läutern, aber nicht seine Hauchseele, so verweilt beim Leichnam ein Zuviel an Lebenskraft *(qi)*."[1350]

Selbst wenn die unmittelbare Gefahr, welche von der Körperseele auf ein individuelles Menschenleben ausgeht, auf den ersten Blick bedrohlicher zu sein scheint, lässt sich diese nur durch die *gleichzeitige Kultivierung beider Aspekte* (*hun* und *po*) überwinden.

Denn im Zusammenwirken von Essenz *(jing)* und Lebenskraft *(qi)* sind die individuelle Aufspaltung der polaren Kräfte ebenso wie deren Trennung bereits enthalten und der Tod wird zum notwendigen Teil des Lebensprozesses selbst:

> „Im Hinblick auf das Hervorbringen spricht man von Essenz *(jing)* und Lebenskraft *(qi)*, im Hinblick auf das Sterben spricht man von Körper- und Hauchseele, im Hinblick auf die Gesamtheit des Universums spricht man von Dämonen *(gui)* und Geistern *(shen)*."[1351]

So dienen *hun* und *po* als Bezeichnung für die polaren geistigen Wirkkräfte im individuellen Leben, während *gui* und *shen* diese Wirkkräfte auf der makrokosmischen Ebene darstellen. In Anbetracht der Bewegungsrichtung von *hun* und *po* lässt sich die, durch die Körperseele initiierte Dynamik, welche der von außen nach innen gerichtete Bewe-

---

[1346] Die sieben *Po*-Seelen könnten auch Ausdruck von „verborgenen pathogenen Faktoren" (*fuxie* 伏邪) sein, die beispielsweise nach einer durchgemachten Erkrankung unerkannt im Körper zurückbleiben und weitere schwere Erkrankungen auslösen können.
[1347] Wenn die grundsätzliche Polarität von *hun* und *po* hier mehr einem antagonistischen Verhältnis gleicht, mag dies ebenso Ausdruck politischer Verhältnisse wie ein Hinweis auf den Einfluss der buddhistischen Höllenvorstellungen sein, vgl. Linck 2001 a), S.63.
[1348] Linck 2001 a), S.68.
[1349] *Guixian* 鬼仙. Letztere sind im Rahmen der unterschiedlichen Abstufung von Unsterblichen aufgrund ihrer mangelnden Fähigkeiten auf der untersten Ebene angesiedelt und gehören eigentlich nicht mehr zu den Unsterblichen (*xian*), als vielmehr zu den Dämonen (*gui*). Vgl. *Daojiaocidian* 1995, S.735.
[1350] Aus: *Huangtingjing jiangyi („Erläuterungen zum Klassiker des gelben Hofes")*, in: *Xianxue xiangshu* 1999, S.217.
[1351] *Xingming guizhi* 1989, S.19.

gungsrichtung der Lunge entspricht, treffend mit dem Begriff der „Engung“ und die Dynamik der Hauchseele – in Übereinstimmung mit der emporstrebenden Bewegung der Leber – mit dem Begriff der „Weitung“ charakterisieren. Denn die Körperseele geht in den Körper und damit in die Enge hinein, während die Hauchseele aus diesem heraus, in die Weite tritt.[1352] *Hun* ist dabei auch Ausdruck der ursprünglichen Bedeutung von *shen*, im Sinne des „sich Ausstreckens“, während *po* für die sich „zusammenziehende“ bzw. „zurückziehende Lebenskraft“, im Sinne der ursprünglichen Bedeutung von *gui*, steht.

Schließlich werden sowohl im bereits erwähnten *Klassiker des gelben Hofes* (*Huangtingjing*) wie in vielen daoistischen Werken Lunge und Körperseele durch den weiße Tiger symbolisiert:

> „Der Geist der Lunge [heißt] ‚weiße Pracht', sein gegebener Name ist ‚Vollendung durch Leere.`'[1353]... Die Erscheinung des Geistes der Lunge ist ein Tiger, sie regiert und speichert die Körperseele. In ihrer äußeren Form gleicht sie aufgehängten Klangschalen.“[1354]

Abbildung IV-15: Symbol der Lunge: Der weiße Tiger[1355]

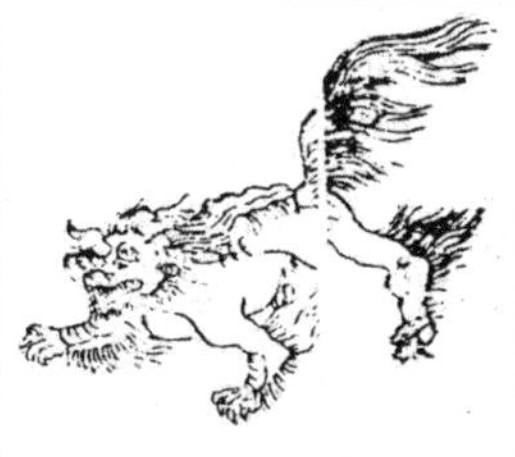

Der weiße Tiger entspricht mit seiner weißen Farbe, welche auch als Farbe der Trauer gilt, der Wandlungsphase Metall. Er gilt als König der Bergtiere und ist gleichermaßen Symbol für die Tapferkeit wie für die Bedrohung, weswegen er häufig zur besseren Abschreckung der Gegner auf den Schild der Soldaten gemalt wurde. In medizinischer Hinsicht symbolisiert der Tiger somit auch die Abwehr-Energie (*weiqi*) eines Menschen, welche von der Lunge verteilt wird. Seine Fähigkeit, Furcht einzuflössen, lässt ihn sogar Dämonen vertreiben.[1356] Im Hinblick auf sein Gegenstück, den grünen Drachen, welcher über den Osten und die Wandlungsphase Holz regiert, kontrolliert er den Westen und das *yin,* so dass er prinzipiell über die absinkende Energie und den Tod herrscht.

Die Leber, welcher wie der Wandlungsphase Holz die Farbe blaugrün *(qing)* zugeordnet ist, wird durch den blaugrünen Drachen symbolisiert:

[1352] Die Begriffe „Engung“ und „Weitung“ stammen aus der Phänomenologie von Schmitz, vgl. Linck 2001 a), S.54-56.

[1353] *Huangtingjing* 8, in: *Daojia shisanjing*, 1995, S.657.

[1354] *Sancai tuhui, feishen*, (Ming-Zeit) in : GJTS Bd.4, S.248.

[1355] Despeux 1994, S.113.

[1356] Eberhard 1987, S.282 und Williams 1983, S.398-400.

Abbildung IV-16: Symbol der Leber: Der Drache[1357]

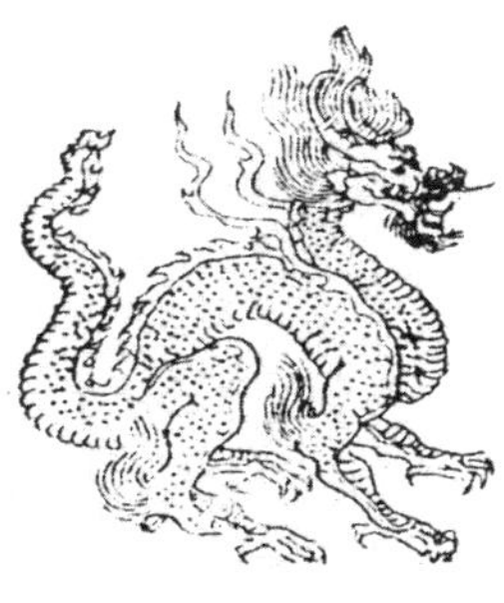

„Der Geist der Leber [heißt] ‚Rauch des Drachen', sein Beiname ist ‚Klarheit, die im Inneren verborgen ist.' [1358] ...Die geistige Erscheinung der Leber gleicht dem grünen Drachen. In ihrer Form gleicht sie einem aufgehängten Flaschenkürbis, ihr [anatomisches] Aussehen gleicht einem verzweigten Stamm."[1359]

Der Drache gehört zu den symbolträchtigsten Tieren in der chinesischen Mythologie und Kosmologie, seit der Han-Zeit wird er als Symbol für den Herrscher verwendet. Er gilt bereits im *Buch der Wandlungen* (*Yijing*) als Sinnbild des reinen *yang* und er ist, als erstes der 360 Schuppentiere, das einzige Tier, welches im Winter im Wasser verweilt und im Sommer zum Himmel aufzusteigen vermag.[1360] So entspricht seine Dynamik dem aufsteigenden *yang* und der Hauchseele, wenn er zum Himmel fliegt und dort auf den Wolken (*yun* 云) reitet, die wiederum Bestandteil des Schriftzeichens *hun* selbst sind.

Ferner bezeichnet der blaugrüne Drache am Sternenhimmel den östlichen Palast, während der weiße Tiger Ausdruck für den westlichen Palast ist. Die 28 Mondhäuser wurden entlang des Äquators entsprechend den vier Himmelsrichtungen in vier Paläste unterteilt, die jeweils sieben Sternbilder umfassen.[1361] So symbolisieren der blaugrüne Drache und der weiße Tiger auch am Himmel eine polare Dynamik, wie sie den Himmelsrichtungen und den jeweiligen Wandlungsphasen entspricht.

In der Symbolsprache der inneren Alchemie bilden Drache und Tiger, im Sinne von *yin* und *yang*, ein *komplementäres Gegensatzpaar, welches immer Ausdruck des gesamten Universums* ist.[1362]

Im alchemistischen Prozess werden Tiger und Drache jedoch nicht nur mit den Wandlungsphasen Holz und Metall, sondern auch mit den Trigrammen *kan* und *li* gleichgesetzt.[1363] Letztere stehen symbolisch für die Wandlungsphasen Wasser (*yin*) und Feuer (*yang*), deren perfekten Austausch – im Sinne der Herstellung des Unsterblichkeitselixiers – es zu erreichen gilt.[1364] Die Komplementarität von Drache und Tiger geht dabei soweit, dass *alle Prozesse auf allen Stufen ihr Gegenteil immer schon in sich tragen*, es kommt zu einem „hierogamischen Austausch der Attribute":[1365]

1357 Despeux 1994, S.113.

1358 *Huangtingjing* 8, in: *Daojia shisanjing*, 1995, S.657.

1359 *Daojiaocidian* 1995, S.564.

1360 Vgl. *Yijing*, Hexagramm 1, *qian* „das Schöpferische", Wilhelm 1999, S.25-30.

1361 Yoke 1966, S.94f. und Needham 1981, S.101.

1362 Robinet 1995, S.330.

1363 *Daojiaocidian* 1995, S.363.

1364 *Lüzu quanshu*, Bd.5, 30/10.

1365 Robinet 1995, S.337. Ausdruck dieses hierogamischen Austausches ist auch die Auffassung des *Xingming guizhi*, dass die *Hun*-Seele sich tagsüber in der Leber aufhalten, so dass man sehen kann, während die *Po*-Seelen nachts in der Leber weilen, so dass man träumt. Insofern wird das Träumen in einem pathologischen Sinne als Beherrschung der *Hun*-Seelen durch die *Po*-Seelen interpretiert. Nur wenn der Schlaf fest und traumlos ist, kontrollieren die Hauchseelen die Körperseelen. Vgl. Darga 1999, S.147.

> „Drache und Tiger bekämpfen sich, drehen sich, vereinigen, kreuzen sich, reagieren aufeinander, tauschen sich aus und verwandeln sich ineinander, erlangen sich gegenseitig, besiegen und bändigen einander."[1366]

Der Geist, der sich in seiner kosmologischen Dimension noch „jenseits von *yin* und *yang*" befindet und im Herzen beheimatet ist, vermag die Polarität der Gegensätze schließlich zu transzendieren.

IV.3. Die Sonderstellung des Herzens

> „Das Herz ist die Wurzel allen Lebens, es ist die Veränderung des Geistes. Es erblüht im Gesicht, und manifestiert sich in den Blutgefäßen. Es ist das große *yang* (*taiyang*) inmitten des *yang*, es kommuniziert mit dem *qi* des Sommers."[1367]

Obgleich das Herz (*xin* 心) als Symbol für die Mitte ursprünglich mit der Erde in Verbindung gebracht worden war,[1368] wird es im medizinischen Kontext eindeutig der Wandlungsphase Feuer zugeordnet. Somit entspricht es dem Sommer und der vollkommen entfalteten Aktivität des *yang (taiyang)*. Das Feuer in Gestalt des extremen *yang* gilt dabei als immateriellste der Wandlungsphasen und in ihm liegt – worauf auch eine weitere Bedeutung des Begriffs *taiyang* in der Bedeutung „Sonne" hinweist – der Ursprung für die Hervorbringung und Ernährung der 10000 Dinge begründet:

> „Das Feuer ist das *qi* des *yang*. Wenn der Himmel dieses Feuer nicht hätte, könnte er die 10000 Dinge nicht hervorbringen und ernähren, wenn der Mensch dieses Feuer nicht hätte, könnte er die Wurzel des Lebens nicht hervorbringen und nähren."[1369]

Noch ausgeprägter als dies beim jungen *yang* der Wandlungsphase Holz der Fall ist, richtet sich die Dynamik des Feuers nach oben, so dass der menschliche Körper bis in die äußersten Poren der Haut von diesem Feuer gewärmt werden kann.[1370] Nachdem das Herz selbst dem Feuer zugeordnet ist, ist es jedoch besonders anfällig für den pathogenen Faktor Hitze, welcher bei vielen Erkrankungen des Herzens, vornehmlich den psychischen, eine wesentliche Rolle spielt. Das Feuer wird über die körperliche Manifestation des Herzens, die Gefäße *(mai)* bzw. Pulse – das Schriftzeichen *mai* 脈 kann je nach Kontext „Gefäß", „Puls" oder „Leitbahn" bedeuten – transportiert. Insofern ist das Herz auch für die Regulation der Pulse verantwortlich. Es zeigt sich ferner im Gesicht des Menschen, welches als äußerliche Darstellung des Herzens gilt, indem es von diesem eine gesunde Hautfarbe erhält. Ein allzu gerötetes Gesicht weist jedoch auf allzu viel Hitze im Herzen, eines der häufigsten pathologischen Muster des Herzens, hin.

1366 Robinet 1995, S.338.
1367 *Suwen* 9.
1368 Vgl. Kap.III.3.5.2 der vorliegenden Arbeit.
1369 Tian Helu 1993, S.3.
1370 Aus diesem Grund wird dem Herzen auch die Körperflüssigkeit „Schweiß" (*han* 汗) zugeordnet, vgl. *Suwen* 23.

Vermöge der wärmenden und bewegenden Kraft des Feuers „kontrolliert das Herz die Blutgefäße (*xuemai* 血脈) des Körpers“[1371], das bedeutet, es ist einerseits für die Bewegung des Blutes und der Säfte in den Blutgefäßen wie die Geschwindigkeit des Herzschlages verantwortlich. Ist das Herz-*Qi* zu schwach, so zieht dies eine Verlangsamung des Herzschlags und eine Stagnation des Blutes in den Gefäßen nach sich. Andererseits kommt ihm auch die Ernährung des Blutes zu, nachdem das über die Transformationskraft der Milz gewonnene Blut in den Blutgefäßen verfeinert wird und vom Herzen seine rote Farbe erhält.[1372] Schließlich ist das Herz der Ort, an dem sich die Gefäße vereinigen, weswegen das gesamte Blut auch zum Herzen transportiert wird.[1373]

Als Sinnesöffnung des Herzens wird zunächst die Zunge angegeben, deren primäre Funktionen die Unterscheidung der fünf Geschmacksrichtungen und das Sprechen sind:

> „Das Herz unterscheidet falsch und richtig, die Zunge spricht die Angelegenheiten aus, daher kontrolliert [das Herz] die Zunge.“[1374]

Während die konkreten Worte bzw. das Reden (*yan* 言) als stimmliche Manifestation der Leber gelten, dient die Zunge als körperliche Grundlage für das Vermögen der Sprache (*yu* 語) als solches. Mit der Sprache (*yu*) ist im Unterschied zu den Worten (*yan*) die kulturelle Errungenschaft der Kommunikation gemeint, denn erst die Sprache ermöglicht es, die Absichten des Herzens in (die richtigen) Worte zu fassen.[1375]

> „Das Zungenbein wird vom *qi* des Geistes bewegt, es kontrolliert die Bewegung der Zunge.“[1376]

Insofern ist es auch Aufgabe das Herzens, die Rede eines Menschen zu kontrollieren und seine Zunge im Zaum zu halten.[1377] Ferner manifestieren sich viele Erkrankungen des Herzens in der Zunge, so dass die Patienten in ihrer sprachlichen Äußerung oder ihrem Geschmacksempfinden beeinträchtigt sind.[1378]

IV.3.1 Die Öffnungen – *Qiao* 竅 – des Herzens

Schließlich vermag die Zunge – und dies reflektiert abermals die besondere Position des Herzens – im Rahmen der Zungendiagnose Auskunft über den Zustand aller anderen Organe zu erteilen. Nachdem der Zunge zwar die Sinnesfunktion des Geschmacks zukommt, sie jedoch per se keine „Öffnung“ darstellt, werden ihr als eigene Sinnesöffnung die Ohren zugeordnet, welche primär als Öffnung der Niere gelten.[1379] Dies weist einer-

---

1371 *Suwen* 44.
1372 HDYD, Bd.2, S.961.
1373 *Suwen* 10.
1374 Kommentar des Wangbing zu *Suwen* 5, in: HDYD Bd.2, S.964.
1375 HDYD, Bd.2, S.964. Die Sprache (*yu*) wird von den Worten (*yan*) dahingehend unterschieden, dass „die einfachen Worte als Worte bezeichnet werden. Diskutiert man hingegen über etwas Komplexes, so nennt man es Sprache“, vgl. ibid.
1376 *Lingshu* 69.
1377 Spätere medizinische Werken weisen jedoch darauf hin, dass auch die Lunge wie die Niere maßgeblich an der Funktion des Sprechens beteiligt sind, vgl. HDYD Bd.2, S.963.
1378 *Suwen* 17. So wird beispielsweise der Schlaganfall, der häufig Sprachprobleme nach sich ziehen kann, in der chinesischen Medizin oft mit dem Herzen in Verbindung gebracht.
1379 *Suwen* 25.

seits auf die essentielle Verbindung von Herz und Nieren hin, welche im Sinne einer vertikalen Verbindung zwischen Feuer und Wasser gewissermaßen die Lebensachse eines Menschen konstituieren, indem das Wasser der Niere zum Herzen aufsteigt, um es zu kühlen, während das Feuer des Herzens zur Niere absteigt, um es zu wärmen.[1380] Andererseits lassen sich die Ohren, ebenso wie die Augen, nicht nur mit einem einzelnen Organ in Verbindung bringen, sondern sie kommunizieren infolge des Verlaufs der 12 Leitbahnen ebenso mit allen anderen Organen.[1381] Sogar die Nase wird im *Klassiker der schwierigen Fragen* (*Nanjing*) der Kontrolle des Herzens unterstellt, indem „das Herz die Nase veranlasst die Gerüche zu unterscheiden."[1382] Das bedeutet, letztlich stehen *alle sieben Sinnesöffnungen in mittelbarer oder unmittelbarer Beziehung zum Herzen* und werden von diesem kontrolliert.

Schließlich wird sogar davon gesprochen, dass das Herz selbst über Öffnungen verfügt, wobei das entsprechende Schriftzeichen *qiao* 窍 sowohl eben *diese Herzensöffnungen wie die Sinnesöffnungen* bezeichnet.[1383] Diese Öffnungen erlauben es dem Geist *(shen)* in Kontakt mit der Außenwelt zu treten und sind wesentlich an der Erkenntnis- und Bewusstseinsfähigkeit eines Menschen beteiligt.[1384] In diesem Kontext liegt dem Bedeutungsfeld von (Sinnes)Öffnung *(qiao)* – welches ursprünglich ebenso im Sinne von „Hohlraum" bzw.„Öffnung" wie in der Bedeutung „eine Verbindung herstellen" verstanden worden ist –[1385] die Idee eines Verbindungskanales zugrunde, welcher ebenso Informationen bzw. *qi* von außen hereinlässt wie er Lebenskraft aus dem Inneren des Körpers nach Außen transportiert und damit etwas über dessen inneren Zustand erkennen lässt.[1386] Die Anzahl der Herzensöffnungen wird in vielen medizinischen und daoistischen Werken in unmittelbaren Zusammenhang mit der Weisheit eines Menschen gebracht:

> „Befinden sich in der Mitte [des Herzens] sieben Öffnungen, und drei Haare, so handelt es sich um das Herz eines äußerst weisen Menschen, die Öffnungen seines Herzens haben eine Verbindung zur [geistigen] Klarheit. Bei einem Menschen von mittlerem Wissen, hat das Herz fünf Öffnungen, die Öffnungen seines Herzens haben eine Verbindung zum Undifferenzierten *(wu)*. Bei einem Menschen von niedrigem Wissen hat das Herz keine Öffnungen, das Undifferenzierte und die Klarheit finden keinen Eingang."[1387]

Je mehr Öffnungen das Herz besitzt, um so besser ist es in der Lage, Verbindungen zum kosmischen Geist und dem Undifferenzierten herzustellen. Die sieben Öffnungen symbolisieren dabei die sieben Sterne des Sternbilds großer Wagen *(beidou)*, während die drei Haare mit den „drei Plattformen" (*santai* 三台) korrespondieren.[1388] Bei letzteren handelt

---

[1380] *Zhongyi zangxiangxue* 1997, S.127.
[1381] HDYD, Bd2, S.963.
[1382] *Nanjing* 40, in: GJTSJ Bd.4, S.1358.
[1383] *Zhongyidacidian* 1995, S.338.
[1384] Wenn diese Öffnungen blockiert sind, so kann es zu Geisteserkrankungen kommen, vgl. unten Kap. IV.5.3.2.
[1385] ZZXYY S.1219.
[1386] Vgl. dazu unten den Absatz „Shen in der Diagnose". Zum Konzept der Sinnesöffnung (*qiao*) vgl. Enzinger 2006, Kap. 1.3.2 und 1.3.4.2.
[1387] Hu Daojing et al. 1995, Bd.9, S.419.
[1388] Die Beschreibung des Herzens, in dessen Mitte sich die sieben Öffnungen und die drei Haare befinden, ist be-

es sich um die sechs Sterne des Sternbilds großer Bär, welche in ihrer paarweisen Anordnung drei Ebenen bzw. Stufen bilden und auch als himmlische Säulen bezeichnet werden.[1389] Diese hierarchisch gegliederten Ebenen repräsentieren unter anderem die drei Herrschaftsschichten – Kaiser, Fürsten und Gelehrte –, wobei sie gleichermaßen *yin* und *yang* harmonisieren wie sie die 10.000 Dinge regulieren.[1390] Insofern repräsentieren sie an dieser Stelle die, im kosmischen wie im menschlichen Bereich wirksame hierarchische Struktur, welche für eine ausgewogene Regierung – in Gestalt eines harmonischen Verhältnisses von *yin* und *yang* – notwendig ist.

Die Zahl sieben und ganz konkret *die sieben Öffnungen des Herzens*, die sich weder in ihrer Bedeutung noch in ihrer Funktion von den *sieben Sinnesöffnungen* trennen lassen und dem Geist als Tor zum *dao* bzw. dem Undifferenzierten *(wu)* dienen, sind in an dieser Stelle schließlich Ausdruck für die Herrschaft des Geistes *(shen)* selbst. Dieser Zusammenhang zwischen der *Regierungsfunktion von shen und der Zahl sieben* ist uns bereits im Rahmen der astrologischen Bedeutung von *shen* als Bezeichnung für das Sternbild „großer Wagen" *(beidou)* begegnet und weist auf das bezeichnendeste Merkmal einer gelungenen Herrschaft des Geistes hin:[1391] Sie geht *im Sinne einer weisen Herrschaft immer indirekt vor sich,* so wie das Sternbild großer Wagen am Himmel verweilt, während sich die anderen Gestirne um ihn drehen.

IV.3.2 Die Regierungsfunktion des Herzens

All die eben genannten Funktionen des Herzens sind demzufolge Ausdruck für seine Regierungsfunktion:

> „Das Herz ist der Herrscher über die anderen Speicher und Hohlorgane."[1392]

Die Vorstellung vom Herzen als herrschendem Organ wurde bereits von Xun Zi vertreten,[1393] der das Herz auch als den Ort des Denkens und der Unterscheidungsfähigkeit begriff. Die medizinische Auffassung stimmt vollkommen mit Xun Zi überein, wenn sie die herrschende Stellung des Herzens damit begründet, dass das Leuchten des Geistes *(shenming)* in Gestalt der geistigen Klarheit aus ihm hervorgeht:

---

reits im Klassiker der schwierigen Fragen (*Nanjing*/42) erwähnt. Lexikalisch werden die „drei Haare" auch mit den „drei Wurzelhaaren" (*san genmao* 三根毛) gleichgesetzt, was auf die Bedeutung „Grundlage" oder „Urprung" hinweist (ZWDCD 1/S.199). Die Identifizierung der „drei Haare" mit den *santai* „drei Ebenen" wird im Kommentar zum Kapitel *Speicherorgan Herz* (*xinzang*) im Mingzeitlichen *Yixuerumen* vorgenommen /vgl. GJTS Bd.4, S.1349. Dort wird die Abstufung der Öffnungen und mit ihr der Weisheit sogar noch ausführlicher dargestellt:
„[Das Herz mit den sieben Öffnunen und drei Haaren] ist das eines außerordentlich weisen und klugen Menschen. [Ein Mensch von]mittlerem Wissen verfügt über fünf Öffnungen und drei Haare, einer von niedrigem Wissen über drei Öffnungen und ein Haar, die gewöhnlichen Menschen haben zwei Öffnungen und kein Haar, die Dummen haben eine Öffnung, und die äußerst Dummen nur eine kleine Öffnung. Wenn es keine Öffnung gibt, so hat der Geist keine Tür, zu der er ein- und ausgehen kann." Vgl. ibid.

1389 Yoke 1966, S.80f. Es existieren mehrere Zuordnungen zu den drei Plattformen, so symbolisieren sie beispielsweise die Sitze der drei Herzöge, welche für die Verbreitung der Tugenden sowie die Ausführung von Befehlen und Instruktionen zuständig sind, vgl. ibid. S.80 und ZWDCD 1/S.203.

1390 Yoke 1966, S.80 und *Zizhi tongjian, Hanji*, Kap.43.

1391 Vgl. oben Kap.III.6.5 und Enzinger 2006, Kap. 1.3.4.3.

1392 *Lingshu* 36.

1393 Vgl. oben Kap.III.3.5.3

> „Das Herz ist das Organ des Fürsten, die geistige Klarheit *(shenming)* tritt daraus hervor."[1394]

Dabei dient das Herz nicht nur, wie im Zusammenhang mit der Milz und der Fähigkeit des Denkens *(yi)* bereits deutlich wurde, als Ort des Denkens, sondern es reguliert und kontrolliert ebenso alle anderen seelischen wie emotionalen Aspekte:

> „Die Kategorien Hauch- und Körperseele, der Wille, die Absicht und das Nachdenken. Sie sind alle der Geist *(shen)*. Fasst man dies zusammen, so ist der Geist im Herzen gespeichert, und alles was zu den Gefühlsregungen und Emotionen gehört, wird vom Herzen kontrolliert."[1395]

Bereits Menzius hatte die vier Gefühlsregungen in Gestalt der „vier Keime" *(siduan)* im Herzen verortet, aus welchen sich bei entsprechender Pflege die vier konfuzianischen Tugenden entwickeln.[1396] Im medizinischen Kontext werden die sieben Emotionen (*qiqing* 七情), welche als innere pathogene Faktoren wirksam sein können, prinzipiell den einzelnen Organen zugeordnet,[1397] doch ist es auch hier Aufgabe des Herzens, diese in ihrer Aktivität zu regulieren. Andernfalls wird *primär immer das Herz von ihren schädlichen Auswirkungen* betroffen, die *Reaktion der anderen Organe auf die jeweiligen Emotionen ist immer nur eine Resonanz auf das Geschehen im Herzen:*

> „Sorge und Trauer führen dazu, dass das Herz bewegt wird, ist das Herz bewegt, dann resonieren die fünf Speicher- und sechs Hohlorgane"[1398]

Hierzu führt ein Kommentar aus der Qing-Zeit (1644-1911) aus:

> „Wenn daher Trauer das Herz bewegt, so reagiert die Lunge. Wenn Nachdenken das Herz bewegt, so reagiert die Milz, wenn Ärger das Herz bewegt, so reagiert die Leber, wenn Furcht das Herz bewegt, so reagiert die Niere. Das bedeutet, das wodurch die fünf Gefühlsregungen gelenkt werden, ist allein das Herz."[1399]

So manifestiert sich die vollkommen entfaltete Aktivität des *yang (taiyang)*, abgesehen von seiner ernährenden und erwärmenden Funktion, primär in der Regierungsfunktion des Herzens, indem es über die körperlichen, seelischen und emotionalen Aspekte aller anderen Organe herrscht.

Gerade die Tatsache, dass *Denken, Fühlen und Bewusstsein prinzipiell im Herzen und nicht im Gehirn beheimatet* sind, weist, im Unterschied zum Abendland, einmal mehr auf die existentielle *Verbindung von Körper und Geist.* Obgleich Aristoteles prinzipiell von der Allgegenwart der Psyche im Körper gesprochen hat und das Gehirn zunächst als den Ort begreift, welcher die Leidenschaften des Herzens kühlt, wird spätestens seit der Ventrikellehre des Mediziners C.Galenos (130-200) die Seele und mit ihr die Fähigkeit des Denkens und Erkennens auch im philosophischen Kontext prinzipiell im Gehirn positioniert.[1400] Sobald

---

1394 *Suwen* 8.
1395 *Leijing*, in : HDYD, Bd2, S.960.
1396 Vgl. oben III.3.5.
1397 Vgl. dazu das folgende Kapitel.
1398 *Lingshu* 29.
1399 *Yimen falü, xinzhi*, (Qing-Zeit) in GJTS: Bd.4, S.140.
1400 Vgl. *Das Gehirn und sein Geist* 2000, S.32. Dort wird dargelegt, dass die Vorstellung vom Gehirn und einer ihr im-

der Kopf, welcher sich an oberster und damit auch entferntester Stelle vom Körper befindet, als Sitz des Denkens betrachtet wird, fällt eine Trennung sowohl zwischen Vernunft und Gefühl als auch zwischen Körper und Geist wesentlich leichter als wenn dieses im Zentrum des Leibes, dem Herzen, angesiedelt ist.

Obgleich Kopf und Gehirn im *Huangdi Neijing* wie in der Chinesischen Medizin allgemein eine wichtige Rolle gespielt haben, konnten sie dem *Herzen, als zentrales Erkenntnis und Empfindungsorgan*, diese Position nicht streitig machen.[1401] Die Bedeutung von Kopf und Gehirn liegt zum einen darin begründet, dass sie den Zusammenkunftsort aller *Yang*-Leitbahnen bilden und somit eine Verbindung zum Himmel herstellen.[1402] Zum anderen sind sie unmittelbar mit dem Knochenmark und den Sinnesorganen verknüpft:

> „Das Gehirn ist das Meer des Knochenmarks... Wenn das Meer des Knochenmarks im Überfluss vorhanden ist, bewegt man sich leicht, verfügt über viel Kraft und übertrifft sein eigenes Maß. Ist es nicht ausreichend, dann dreht sich das Gehirn, und im Ohr gibt es Geräusche, man hat schwache Beine und fühlt sich schwindelig, die Augen sehen nichts, man ist schlaff und schläfrig."[1403]

Insofern zeigt sich die Bestimmung des Knochenmarks vorwiegend in der körperlichen Vitalität eines Menschen. Nachdem die Sinnesorgane im Kopf verortet sind, ist das Gehirn zwar am Erkenntnisprozess beteiligt – „der Kopf ist der Palast der Klarheit"[1404] –, jedoch nicht in selbstbestimmter Weise. Auch Li Shizhen (1518-1539), von dem das Gehirn erstmals als „Palast des ursprünglichen Geistes" bezeichnet worden war,[1405] hat damit primär die Funktion der Sinnesorgane gemeint, da er Denken und Erkenntnis ebenfalls im Herzen beheimatet sah.[1406] Die komplexen Vorgänge von Bewusstsein, Fühlen und Denken können nur mit Hilfe des Geistes *(shen)* stattfinden, welcher im Herzen verwurzelt ist.

IV.3.3 Das besondere Vermögen des Geistes

Gerade weil der Geist eine so herausragende Stellung unter den jeweiligen Manifestationen der Organe einnimmt, kann der Begriff *shen* im *Huangdi Neijing* – und dies gilt

---

manenten Seele oder Bewusstsein in der Regel vom jeweiligen Stand der Technik inspiriert worden ist. Angefangen von dem Bild des Heizungssystem der römischen Bäder zu Galenos Zeiten über die elektronischen Schaltkreise bis zur Vorstellung vom Gehirn als Computer, vgl. ibid. S.47f.

1401 Vgl. hierzu die ausführliche Diskussion in HNYD Bd.2, S.1083-1087. Die Vorstellung vom Gehirn als zentrales Steuerungs- und Erkenntnisorgan breitet sich erst mit Eindringen des abendländischen Denkens in der chinesischen Medizin aus. Vgl. hierzu Messner 2000, S.195-211.

1402 *Suwen* 7.

1403 *Lingshu* 33.

1404 *Suwen* 17.

1405 HNYD Bd.2, S.1085.

1406 Vgl. Ibid. Die Verbindung zwischen dem Gehirn als Meer des Knochenmarks und der Niere auf der einen Seite und dem Herzen, dessen Geist untrennbar mit der Nieren Essenz *(jing)* Essenz verknüpft ist, auf der anderen Seite wird nicht zuletzt durch eine der außerordentlichen Leitbahnen – die *Dumai*-Leitbahn – hergestellt. Sie läuft entlang der Wirbelsäule über die Mitte des Schädels bis hin zur Mitte der Oberlippe (vgl. Hempen 1995, S.232) und stellt über seine inneren Kanäle eine direkte eine Verbindung zwischen den Nieren, dem Herzen und dem Gehirn her. Insofern wird diese Leitbahn auch häufig zur Behandlung von psychischen Erkrankungen und bei Störungen des Geistes eingesetzt, wo die Wahrnehmungs-, Erkenntnis- und Bewusstseinsfähigkeit pathologisch verändert ist. Vgl. Deadman und Al-Khafaji 1994.

auch für viele spätere medizinische Texte –, je nach Kontext, entweder unterschiedliche Bedeutungen aufweisen oder an einer Stelle gleichzeitig mehrere Bedeutungen implizieren:[1407]

> „Wenn sich die beiden Essenzen miteinander vereinen, bezeichnet man das als Geist *(shen)*."[1408]

Hier wird nochmals die untrennbare Verbindung von kosmischem und individuell wirksamen Geist, wie sie oben in Kapitel IV.2.1 bereits vorgestellt wurde, offensichtlich. Denn mit den beiden Essenzen sind sowohl die Essenzen von Himmel und Erde gemeint, welche gleichsam als Vater und Mutter jedes Leben hervorbringen, wie die Essenzen der leiblichen Eltern. Dabei bilden die beiden Essenzen eine unbedingte Voraussetzung für das Entstehen und wirksam Werden des Geistes, auch dies gilt gleichermaßen für den kosmischen wie den individuellen Geist. Im Hinblick auf die individuelle Existenz ist die vorgeburtliche Essenz, in Gestalt der Essenz von Vater und Mutter, Voraussetzung für seine Entstehung, während die nachgeburtliche Essenz, welche über die Atmung und die Ernährung gewonnen wird, eine notwendige Bedingung für seine Weiterentwicklung darstellt:

> „Die fünf Geschmäcker dringen in den Mund ein und werden im Magen [kurzfristig] gelagert, die Geschmäcker [selbst] werden gespeichert, um die fünf *qi* [der Speicherorgane] zu ernähren. Wenn das *qi* harmonisiert ist, beginnt das Hervorbringen, und unter der Einwirkung der Körperflüssigkeiten erblüht der Geist [schließlich] von selbst."[1409]

An anderer Stelle wird sogar davon gesprochen, dass

> „der Geist das Essenz-*Qi* von Wasser und Nahrung ist".[1410]

Shen als Initiator von Transformation und Bewegung

Die grundlegende Fähigkeit des Geistes, und dies gilt sowohl in makrokosmischer wie in mikrokosmischer Hinsicht, ist sein *Vermögen zur Transformation und Bewegung*, und in eben dieser Fähigkeit lässt er sich prinzipiell nicht in die Kategorien von *yin* und *yang* einteilen:

> „Die Bewegung der fünf [Wandlungsphasen] sowie *yin* und *yang* sind das *dao* von Himmel und Erde, sie sind die Richtschnur für die 10.000 Wesen und sie sind Vater und Mutter der Veränderung und Transformation, sie sind der Anfang und das Ende von Leben und Tod, sie sind das Amtsgebäude für die Tätigkeiten des Geistes. Das Hervorbringen der Dinge wird als Transformation bezeichnet, das Extrem der Dinge wird als Veränderung bezeichnet, das was *yin* und *yang* nicht ermessen können, wird als

---

[1407] Chinesischen Untersuchungen zufolge lassen sich mindestens zehn verschiedene Bedeutungen und Funktionen von *shen* feststellen, vgl. HDYD Bd.2, S.1129.

[1408] *Lingshu* 8.

[1409] *Suwen* 9.

[1410] *Lingshu* 32.

Geist *(shen)* bezeichnet. Wenn der Geist in seiner Manifestation keine Richtung kennt, bezeichnet man das als vortrefflich."[1411]

So dienen die Bewegungen von *yin* und *yang* wie der fünf Wandlungsphasen dem Geist als „Amtsgebäude", und im nachfolgenden Text, der oben bereits vorgestellt wurde,[1412] wird sogar davon gesprochen, dass sich der Geist selbst in Gestalt der fünf Wandlungsphasen manifestiert. Letztere weisen am Himmel und auf der Erde zwar unterschiedliche Erscheinungsformen auf, doch sind sie jeweils über die spezielle Qualität der einzelnen Wandlungsphase miteinander verbunden:

> „Deshalb manifestiert sich [der Geist] am Himmel als *qi* und auf der Erde nimmt er Gestalt an. Die Gestalt und das *qi* beeinflussen einander und daraus entstehen in Transformation die zehntausend Dinge."[1413]

Insofern dient der Geist als bewegende und transformierende Kraft, welche die Entstehung der zehntausend Wesen auslöst, doch dieser „Schöpfungsprozess" kann nur mit Hilfe eines Korrelates, sei es das unsichtbare, aber durchaus wahrnehmbare *qi* des Himmels oder die Gestaltungsvermögen der Erde, gelingen.

Im *Huangdi Neijing* wird zwischen den Wesenheiten, deren Wachstums- und Transformationsprozess im Äußeren begründet liegt, und denen, bei welchen er im Inneren verwurzelt ist, unterschieden. Während erstere, wie beispielsweise Bäume oder Pflanzen, primär vermöge der klimatischen Einflüsse und der vier Jahreszeiten gedeihen, hängt der Prozess des Lebens und Wachstums beim Menschen primär von „der treibenden Kraft des Geistes" *(shenji)* ab, die es inmitten des Körpers – dem Herzen – zu verwurzeln gilt:

> „In der Mitte zu wurzeln bezeichnet man als treibende Kraft des Geistes *(shenji)*, ist der Geist gegangen, dann hört auch treibende Kraft auf."[1414]

Das Schriftzeichen *ji* 機, welches auch im Sinne von „Maschine" oder „Mechanismus" zu verstehen ist, bezeichnet ursprünglich „den Auslöser einer Armbrust" . Es stellt eine kleine und leicht zu übersehende, aber äußerst wirkungsvolle Ursache dar,[1415] insofern wird es hier für die „treibende Kraft" oder den „Beweggrund", der jede Art von Handlung oder Bewegung initiiert, verwendet. *Shenji*, die „treibende Kraft des Geistes" unterstreicht den Aspekt der *wirkungsvollen, aber kaum wahrzunehmenden Ursache*, die in ihrer individualisierten Form primär Ausdruck der Wandlungsphase Feuer und der vollkommen entfalteten Aktivität des *yang* ist. Sie erhält den Menschen am Leben und bewirkt das gesunde Funktionieren eines Organismus. Doch kann die treibende Kraft des Geistes durch körperliche wie seelische Überanstrengung unmittelbar zum Stillstand gebracht werden:

> „Wenn das Ein- und Austreten [des *qi*] vergeudet wird, dann erlischt die Transformation der geistigen Bewegkraft *(shenji)*."[1416]

1411 *Suwen* 66.
1412 Vgl. Kap. IV.2.1.
1413 *Suwen* 66.
1414 *Suwen* 70.
1415 ZZXYY S.758.
1416 *Suwen* 68.

Dank seiner Beweglichkeit und Flexibilität ist der Geist *(shen)* auch nicht auf sein eigentliches Zuhause, das Herz festgelegt, sondern er kann sich im gesamten Körper frei bewegen, so dass er *überall im Körper wirksam* zu sein vermag. Er manifestiert sich ebenso in Gestalt der geistig-seelischen Manifestationen der anderen Speicherorgane wie er im Gehirn, den Leitbahnen, den Augen, der Sprache, der Haltung und den Bewegung eines Menschen gegenwärtig ist.[1417]

Die symbolische Zuordnung des (zinnober)roten Vogels (*zhu qiao* 朱雀) zum Herzen offenbart eine weitere Ebene der *Transformationsfähigkeit und Beweglichkeit* des Geistes:

> „Der Name des *shen* ist ‚Ursprung des Zinnoberfeldes', sein gegebener Name ist 'das Geistige bewahren'. Die Erscheinungsform des Herzens gleicht dem roten Vogel, es reguliert und speichert den Geist. Seine Form gleicht Lotosblüten, die nach unten hängen, seine Farbe gleicht schlicht glänzendem karmesinrot."[1418]

Abbildung IV-17: Symbol des Herzens: Der rote Vogel[1419]

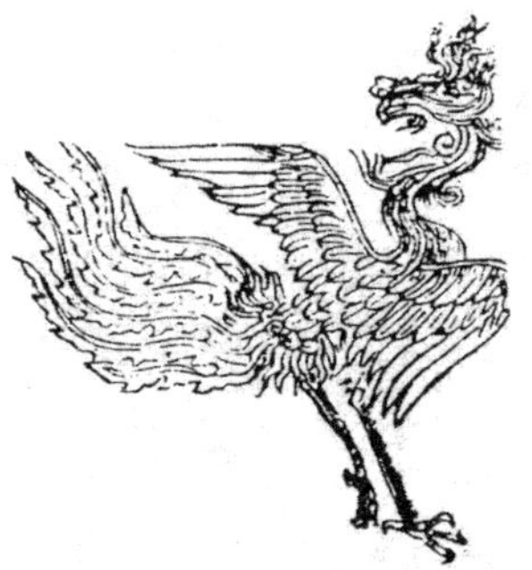

Die Bezeichnung *danyuan* 丹元 „Ursprung des Zinnoberfeldes" stammt aus der Tradition des *Qigong* bzw. den Übungen zur Lebenspflege, wo der Körper prinzipiell in drei energetische Bereiche, die so genannten „Zinnoberfelder" (*dantian* 丹田), unterteilt ist.[1420] *Danyuan* stellt das mittlere dieser Zinnoberfelder dar, welches in Brusthöhe lokalisiert wird, und ist insofern auch als andere Bezeichnung für den „Geist im Herzen" selbst verwendet worden.[1421] Der rote Vogel dient am Sternenhimmel zunächst als Bezeichnung für den südlichen Palast innerhalb der 28 Mondhäuser, während der blaugrüne Drache und der weiße Tiger Ausdruck für den östlichen und westlichen Palast sind.[1422] Im *Klassiker der gelben Halle (Huangtingjing)* wird der rote Vogel als Gottheit des Herzens visualisiert. Die Zuordnung des roten Vogels zum Herzen lässt sich ebenso auf die Farbe rot – als Ausdruck der Wandlungsphase Feuer – wie die Fähigkeit des Vogels zu fliegen zurückführen. Denn das Fliegen veranschaulicht die nach oben gerichtete Dynamik des Feuers und des Geistes am deutlichsten. Insofern gilt es den Geist, gerade weil er prinzipiell die Tendenz besitzt, zum Himmel aufzusteigen und den Körper zu verlassen, fest im Herzen zu verankern.

Ferner wird der rote Vogel in der äußeren Alchemie (*waidan* 外丹), die mittels der Herstellung eines Elixiers Unsterblichkeit zu erlangen sucht, mit dem *taiji* (太極) – dem äußersten Anfang – verglichen, aus dem *yin* und *yang* hervorgehen. Im Rahmen der, in der Alchemie üblichen Zuordnung zu den Hexagrammen des *Yijing* wird er seinem Wesen

[1417] HDYD Bd.2, S.1131.
[1418] *Sancai tuhui, xinshen* (Ming-Zeit) in: GJTS Bd.4, S.137.
[1419] Despeux 1994, S.113.
[1420] Zur Bedeutung der Zinnoberfelder vgl. Kubny 2002, S.197f.
[1421] Vgl. *Zhongyi dacidian* 1995, S.297.
[1422] Der schwarze Krieger (*xuanwu* 玄武), welcher im vorliegenden Kontext noch nicht von Bedeutung war, steht schließlich für den Norden. Vgl. dazu das Abbild bei Darga 1999, S.161.

nach zunächst als reines *yin* – in Gestalt des nur aus *Yin*-Linien bestehenden Hexagramms *kun* 坤, welches die Erde symbolisiert – geschildert. Doch vermag er sich kraft der Wirkung des Feuers zum reinen *yang* und dem Hexagramm *qian* 乾 – Symbol des Himmels – zu wandeln und somit das Ziel des alchemistischen Prozesses – das Unsterblichkeitselixier selbst – herzustellen.[1423] Schließlich ist der Begriff *zhuqiao* eine andere Bezeichnung für *zhusha* 朱沙 den „Zinnober" bzw. den „Zinnobersand",[1424] welcher sowohl in der äußeren wie in der inneren Alchemie (*neidan* 內丹) als wichtigster Bestandteil zur Herstellung des Elixiers begriffen wurde.[1425] Abgesehen davon, dass Zinnober in Gold verwandelt werden konnte, liegt die Besonderheit des Zinnobers vornehmlich darin begründet, dass er die Wandlungsphasen Wasser und Feuer miteinander zu verbinden vermag. Denn erhitzt man Zinnober, so entsteht aus ihm flüssiges Quecksilber,[1426] sublimiert man hingegen seine Bestandteile – Quecksilber und Schwefel – lässt sich daraus wiederum Zinnober gewinnen.[1427]

Diese für den Geist so charakteristische Dynamik und Transformationsfähigkeit zeigt sich im menschlichen Organismus auf vielen unterschiedlichen Ebenen, die der Übersichtlichkeit wegen in Gestalt der wichtigsten somatopsychischen und psychosomatischen Funktionen dargestellt werden.

Die somatopsychischen Funktionen des Geistes

Die Beweglichkeit des Geistes ist, ganz im Sinne der vollkommen entfaltetern Dynamik des großen *yang (taiyang)*, ein Ausdruck für die Lebenskraft des *yang* (*yangqi* 陽氣) im menschlichen Organismus:

> „Wenn Kälte eingedrungen ist, so ist man in seinen Bewegungen nicht wendig, während des Wachseins und Ausruhens befindet man sich immer in Alarmbereitschaft, [denn] das geistige *qi* schwebt an der Oberfläche."[1428]

Diese Symptomatik ist Hinweis darauf, dass das *yangqi* nicht im Körper verwurzelt ist, sondern an der Oberfläche treibt. Wenn hingegen

> „ein Mensch über zu viel *yang* verfügt, so bewegt sich sein Geist leicht".[1429]

Infolge der Aktivität des *yang* reagiert der Geist unmittelbar auf Einwirkungen von außen, so bestimmt er auch die Reaktion auf eine Akupunkturbehandlung:

[1423] *Daojiao dacidian* 1995, S.461.

[1424] Ibid.

[1425] Während sich die äußere Alchemie (*waidan* 外丹) mit der Umwandlung von Mineralien und der Herstellung eines Unsterblichkeitselixiers beschäftigte sowie – genau wie im Abendland – Gold auf künstlichem Wege herzustellen suchte, verzichtete die innere Alchemie (*neidan* 內丹) weitestgehend auf den Einsatz von Mineralien. Obgleich letztere häufig auf die Sprache und Begriffe der äußeren Alchemie zurückgreift und somit auch immer wieder vom Zinnober die Rede ist, sucht sie Gesundheit oder Unsterblichkeit primär mittels komplexer meditativer Techniken und körpereigener Energien zu erreichen. Vgl. *Daojiaocidian* 1995, S.277.

[1426] Needham 1976, vol.5/III, S.3. Zur Bedeutung des Zinnobers im allgmeinen wie in de Alchemie im Besonderen vgl. Homeier 2003.

[1427] Needham 1999, vol.5/xiii, S.146.

[1428] *Suwen* 3.

[1429] *Lingshu* 67.

> „...sobald sich der Geist verändert, hört man [mit dieser Methode des Nadelns auf]."[1430]

Das bedeutet, der Geist reagiert im Inneren unmittelbar auf die Manipulation des Behandlers im Äußeren. Wenn letzterer beispielsweise das *qi* nach oben lenkt, so reagiert der Geist und sendet das *qi* nach oben. Doch wenn trotz korrekter Diagnose und Behandlung seitens des Therapeuten keine Reaktion des Patienten zu erkennen ist, dann ist das „geistige *qi* (*shenqi* 神氣) bereits gegangen" und jedes weitere, noch so bemühte Eingreifen ist vollkommen vergeblich.[1431]

Insofern manifestiert sich das geistige *qi* auch als eben das *qi*, welches in den Leitbahnen fließt und das es bei der Akupunktur zu beeinflussen gilt:

> „Das, was man als die Gelenke bezeichnet, ist der Ort an, dem das geistige *qi* (das *qi* der Leitbahnen) frei fließend ein- und austritt, [die Gelenke] sind nicht [einfach nur] Haut, Muskeln, Sehnen oder Knochen."[1432]

Die 365 Gelenke werden hier nicht primär als anatomischen Gegebenheiten – wie Haut, Muskeln oder Sehnen und Knochen – verstanden. Sie sind vielmehr der Ort, an welchem das geistige *qi* in Gestalt des Leitbahn-*Qi* „frei fließend" ein und austritt, so dass es den eigenen Geist zu konzentrieren und die Wahrnehmung des *shenqi* an den Gelenken zu schulen gilt, will man erfolgreich akupunktieren.[1433]

Schmerzen im Körper entstehen prinzipiell infolge einer Blockade des *qi* in den Leitbahnen. Der Geist kann, kraft seiner Fähigkeit das *yang* zu mobilisieren und Hitze zu erzeugen, diese Blockade des *qi* – zumindest kurzfristig - auflösen:

> „Wenn jemand Schmerzen hat, dann kehrt der *shen* [zum Herzen] zurück, wenn der *shen* zurückkehrt, dann entsteht Hitze. Mit der Hitze löst sich der Schmerz."[1434]

Dank seines Vermögens überall im Körper wirksam zu sein, bezeichnet *shen* schließlich auch die geradläufige Lebenskraft eines Menschen (*zhengqi* 正氣):

> „Der Geist und der Gast, das ist das Zusammentreffen von Geradläufigem und Schrägläufigem. Der Geist ist das geradläufige *qi*, der Gast ist das schrägläufige *qi*."[1435]

Nachdem der Geist ferner im Herzen beheimatet ist, wird *shen* auch im Sinne der Lebenskraft des Herzens (*xinqi* 心氣) verwendet:

> „Wenn der Geist [d.h.das Herz-*Qi*] im Übermaß vorhanden ist, dann lacht man ohne Ende; ist es zuwenig, dann ist man traurig."[1436]

1430 *Suwen* 16.
1431 *Leijing, Lunzhilei*, in: HDYD, Bd.2, S.1128.
1432 *Lingshu* 1.
1433 Vgl. auch den Kommentar zu *Lingshu 1* in: *Huangdi Neijing jijie* Bd. 2, S.1312.
1434 *Lingshu* 27. Das schriftzeichen *ke* 客, welches hier mit „Gast" wiedergegeben wurde, bezeichnet auch den „Fremden".
1435 *Lingshu* 3.

Schließlich bezeichnet der Geist auch das *qi* des Blutes,[1437] wodurch die enge Beziehung zwischen Blut (*xue* 血) und *shen* betont wird. Denn zum einen

> „speichert das Herz die Gefäße, und die Gefäße behausen den Geist".[1438]

Zum anderen wird das Blut in den Gefäßen unter der Leitung des Herzens transportiert und es dient ihm zugleich als Vehikel, um überall im Körper präsent sein zu können. Dabei wird der Geist primär über das Blut ernährt:

> „Das *qi* des Blutes ist der Geist des Menschen, man muss es unbedingt ernähren."[1439]

Die psychosomatischen Funktionen des Geistes

Darüber hinaus ist der Geist Ausdruck aller psychischen Aktivitäten eines Menschen im Sinne von Bewusstsein, Denken, Fühlen, Erkenntnis, Urteilsfähigkeit sowie Geschicklichkeit und Flexibilität. Dies wird in dem bereits mehrfach zitierten Kapitel *Den Geist verwurzeln* (*benshen*) des *Lingshu* zum Ausdruck gebracht:[1440]

> „Daher wird das, was die Dinge trägt, als Herz bezeichnet, das, womit sich das Herz beschäftigt, wird als die Erinnerung *(yi)* bezeichnet, das, was die Erinnerung *(yi)* bewahrt, wird als Wille *(zhi)* bezeichnet. Wenn der Wille besteht und sich [dabei] verändert, so bezeichnet man das als Gedanken, wenn die Gedanken weit streben, wird es als abwägendes (strategisches) Denken bezeichnet. Bezieht sich das abwägende Denken auf die äußeren Dinge, bezeichnet man es als Wissen. Daher nährt der Wissende das Leben und folgt notwendigerweise den vier Jahreszeiten und passt sich an Kälte und Hitze an, er harmonisiert Freude und Ärger und verweilt friedlich an einem Ort. Er lebt im Rhythmus von *yin* und *yang* und reguliert das Harte und Weiche. Wenn dies so ist, wird die schrägläufige Energie nicht eindringen und er wird lange leben."[1441]

Diese Fähigkeit des Geistes, ein langes Leben in Gesundheit zu bewirken, gelingt vornehmlich aufgrund der Kontrolle, welche er über die anderen geistig-seelischen Manifestationen auszuüben vermag. Wie es in den daoistischen Texten mehrfach zum Ausdruck gebracht wurde, lässt die grundlegende, Einheit stiftende Funktion des Geistes – welche Ausdruck seiner kosmischen Dimension ist und die er mit dem *dao* teilt – den Herrscher immer indirekt, mittels des *wuwei* regieren:

> „Das Herz ist das Organ des Fürsten, die geistige Klarheit *(shenming)* tritt daraus hervor, dies bezeichnet den ursprünglichen Geist meiner Person. Wie sollten jedoch darüber hinaus die fünf geistigen Manifestationen, wie

---

1436 *Suwen* 62.
1437 *Suwen* 26.
1438 *Lingshu* 8.
1439 *Suwen* 26.
1440 *Lingshu* 8.
1441 *Lingshu* 8.

> Körper und Hauchseele, Denken und Wille, nicht ursprünglich aus dem Einheit stiftenden Herzen transformiert und von ihm gelenkt sein?"[1442]

Vermöge seiner Einheit stiftenden Wirkkraft befindet sich der Geist nicht nur „jenseits von *yin* und *yang*", sondern diese, alle Polaritäten überschreitende Position verleiht ihm zugleich die Fähigkeit zur „geistigen Klarheit" *(shenming)*. Im religiösen Kontext wurde „das Leuchten des Geistes", wie bereits dargelegt, ursprünglich als eine Form der göttlichen Einsicht begriffen, die die Kommunikation zwischen göttlicher und menschlicher Welt ausdrückt. Zhuang Zis Deutung der geistigen Klarheit reflektiert an dieser Stelle unmittelbar die medizinische Auffassung, wenn er *shenming* als eine Form der Erkenntnis versteht, die sich in unmittelbarer Nähe zum *dao* selbst befindet, indem sie die *Grenzen der alltäglichen Wahrnehmung überschreitet und einen umfassenden Blick auf die Realität* erlaubt, der („jenseits von *yin* und *yang*") alle Standpunkte enthält.[1443]
Ein anderer Ausdruck für die Einheit stiftende Wirkung ist die Konzentration des Geistes:

> „Man sammelt den Geist im Herzen, um das Vergangene und die Gegenwart zu kennen."[1444]

Diese Sammlung des Geistes ist jedoch nicht nur in erkenntnistheoretischer Hinsicht von Bedeutung, sondern sie ist, wie am Beispiel des „geistigen *qi*" *(shenqi)* oben bereits angedeutet, auch unbedingte Voraussetzung für die Ausübung der Akupunktur:

> „Die Wahrheit beim Nadeln ist, man muss zuerst den Geist konzentrieren."[1445]

Schließlich sind die Herrschaftsfunktion des Geistes und *shenming* – „das Leuchten des Geistes" bzw. „die geistige Klarheit" – untrennbar miteinander verknüpft. Denn nur wenn der Geist klar ist, vermag er über den Körper zu regieren und dessen Lebenslänge bestimmen, genauso wie ein Herrscher über sein Land regiert und für seine Untertanen verantwortlich ist:

> „Das Herz ist das Organ des Fürsten, die geistige Klarheit *(shenming)* tritt daraus hervor... Ist der Herrscher klar *(ming)*, dann sind seine Untertanen friedlich. Wenn man so das Leben nährt, dann hat man ein langes Leben und die verstorbenen Generationen sind nicht in Gefahr. So vergrößert man den Ruhm für den Kosmos. Ist der Herrscher hingegen nicht klar *(ming)*, dann sind die 12 Organe in Gefahr, so dass die Wege verstopft und nicht durchgängig sind und der Körper großen Schaden erleidet. Wenn man damit das Leben nährt, so ist das ein Unglück."[1446]

Zu den „Untertanen" des Geistes gehören schließlich auch die emotionalen Äußerungen und Rektionen eines Menschen in Gestalt der sieben Emotionen. Dabei sind die Emo-

---

[1442] HDYD Bd.2, S.1130.
[1443] Vgl. oben Kap.III.4.2.6.
[1444] *Lingshu* 49.
[1445] *Suwen* 25. An anderer Stelle heißt es auch: „Man muss seinen Geist auf eines [konzentrieren], und den Willen in die Nadeln legen", vgl. *Lingshu* 9.
[1446] *Suwen* 8.

tionen primär Manifestationen der Speicherorgane, welche aus einer Transformation der Lebenskraft *(qi)* hervorgegangen sind:

> „Der Mensch hat fünf Speicherorgane, welche die fünf *qi* transformieren, daraus entstehen Freude, Ärger, Trauer, Sorge und Furcht."[1447]

Doch durch eben diese Emotionen kann der Geist in seiner Regierungsfunktion maßgeblich beeinträchtigt werden:

> „So verletzen Furcht und Schrecken, Nachdenken und Planen den Geist. Ist der Geist verletzt, dann schweifen Furcht und Schrecken unaufhörlich aus. Wenn Kummer und Sorgen in die Mitte eingedrungen sind, [kann] die extreme Erschöpfung zu einem Verlust des Lebens führen. Durch ein [Übermaß] an Lust und Freude zerstreut sich der Geist und wird nicht bewahrt. [Ein Übermaß] an Sorge und Trauer blockieren die Lebenskraft, so dass sie nicht fließt, ein [Übermaß an] Ärger verwirrt die Gefühle, so dass keine Kontrolle mehr herrscht. [Ein Übermaß an] Furcht und Schrecken bewirken, dass der Geist zügellos wird, zurückschreckt und nicht bewahrt werden kann. Ist das Herzt voll furchtsamer und betrübter Gedanken, dann verletzt dies den Geist, ist der Geist verletzt, dann führt dies zu Furcht und einem Verlust des Selbst. Das Muskelgewebe wird zerstört und das Fleisch wird abgestreift, die Haare sind in einem elenden Zustand und die Farben sterben einen frühzeitigen Tod, der Tod kommt im Winter."[1448]

Nachdem eine Verletzung des Geistes solch schwerwiegende Folgen wie den Verlust des Lebens nach sich ziehen kann, stellt sich die Frage, mit welchen diagnostischen Methoden der Geist und seine Verfassung zu erkennen sind.

Shen in der Diagnose

Der Geist gilt seinerseits als wesentliches diagnostisches Kriterium, welches an aller erster Stelle etwas über den *Zustand des gesamten Organismus* aussagt. Denn *shen* dient, abgesehen von den anderen, eben vorgestellten Bedeutungen, zugleich als Bezeichnung für die äußere Erscheinung eines Menschen, insofern sie dessen Gesundheitszustand erkennen läßt. Wenn Essenz und Lebenskraft der inneren Speicherorgane in Fülle sind und ihre Funktionen ungestört ablaufen, dann ist dies ein Ausdruck für die Präsenz des Geistes. Sie äußerst sich in einer Klarheit von Bewusstsein und Denken, einem Glanz in den Augen, einer gut durchbluteten Gesichtsfarbe, einer flüssigen Sprache und einer aufrechten Haltung.[1449] Primär offenbaren sich die Präsenz und Wirksamkeit des Geistes wie seine individuell-seelische Manifestationen von Hauch- und Körperseele jedoch in den Augen:

> „Das Essenz-*Qi* der fünf Speicher- und sechs Hohlorgane ergießt sich nach oben in die Augen und lässt die Augen klar sein. Der Speicher des klaren Sehens ist das Auge [selbst], die Essenz der Knochen bildet die Pu-

---

1447 *Suwen* 5.
1448 *Lingshu* 8. Der Winter ist im Rahmen der Wandlungsphasenenergetik die Zeit, in der das Feuer stirbt, denn im Überwindlungszyklus wird das Feuer vom Wasser überwunden.
1449 HDYD Bd.2, S.1130.

pille, die Essenz der Sehnen bildet das Schwarze im Auge, die Essenz der Blutes bilden die Netzleitbahnen des Auges, die Essenz der Lunge bildet das Weiße im Auge, und die Essenz von Fleisch und Muskeln bildet das Augenlid.... Die Augen sind die Essenz der fünf Speicher- und sechs Hohlorgane, sie sind der Ort, an dem Nähr- und Abwehr-*Qi* sowie Hauch- und Körperseele regelmäßig verweilen, sie werden vom *qi* des Geistes ernährt..... Die Augen sind die Gesandten des Herzens und das Herz ist die Behausung des Geistes."[1450]

Die Augen, welche von den Essenzen der Hohlorgane und Speicherorgane ernährt werden, dienen dem Geist gleichsam als materielles Korrelat, über die er sich selbst sichtbar zu machen vermag. Insofern ist der Geist unmittelbarer Ausdruck des Zustandes der Essenz, von welcher er in seinem gesamten Wirkungsspektrum letztlich nicht zu trennen ist. Ferner stehen die Augen, wie alle anderen Sinnesorgane auch, im Dienste des Herzens, wenn sie den Kontakt zur Außenwelt herstellen.

Doch auch der Gesichtsausdruck vermag Aufschluss über den Zustand des Geistes zu geben:

„Verliert der Geist seine Position, so ist der Gesichtsausdruck nicht rund."[1451]

Nachdem der Geist zwar im gesamten Körper wirksam, aber letztlich immer nur indirekt zu erkennen ist, bleibt seine Erfassung mittels diagnostischer Methoden auch für den geübten Behandler eine Herausforderung. Im 26. Kapitel des *Suwen* geht es um die Anwendung der Akupunktur in Übereinstimmung mit den natürlichen Gesetzmäßigkeiten und dem himmlischen Geschehen. Ganz am Ende des Kapitels fragt der gelbe Kaiser seinen Minister nach der Bedeutung des Geistes *(shen)* bei der Diagnose in Abgrenzung zum Körper:

„'Sie haben so viel über den Geist und den Körper gesprochen, was bedeutet denn nun *xing*, der Körper, und was *shen*, die geistige Kraft? Ich möchte alles darüber wissen!'

Qi Bo antwortete: ‚Lasst mich zuerst über den Körper sprechen. Der Körper ist die äußerliche Erscheinung [des Menschen]. Die Augen nehmen nur ungenau wahr, [das Verborgene kann man nicht erkennen], deshalb fragt man den Patienten nach dem Ort des Schmerzes. Geht man [bei der Diagnose] von den Leitbahnen aus, dann [sollte eigentlich] alles [ganz deutlich] vor einem liegen. Erreicht man dies[es diagnostische Ziel] bei der Palpitation [der Leitbahnen] nicht, dann hat man das Wesentliche der Erkrankung nicht erkannt. Das bezeichnet man als [diagnostische Untersuchung des] Körper[s].'

Der Gelbe Kaiser fragte: ‚Und was wird nun als *shen* bezeichnet?' Qi Bo erwiderte: ‚Lasst uns nun über den Geist sprechen. Der Geist ist im Inneren begründet. Wenn die Ohren keine störende Geräusche hören und die Augen klar sind, wenn das Herz offen und die Gefühlsregungen wach sind, dann wird es einem ganz von selbst plötzlich klar, der Mund kann es

---

1450 *Lingshu* 80.

1451 *Suwen* 72, ist eigentlich verloren, teilweise jedoch rekonstruiert, vgl. HDYD Bd.2, S.1130.

> nicht mit Worten aussprechen. [So wie] wenn viele Menschen hinsehen, aber nur man selbst kann erkennen, [dass] das, was eben noch ganz verschwommen war, auf einmal hell und klar ist, so wie wenn der Wind die Wolken vertreibt. Das nennt man [die diagnostische Erfassung des] Geist[es].“[1452].

Während der Körper primär durch Befragung und Abtasten der Leitbahnen diagnostiziert werden kann – was bereits eine gründliche Ausbildung erfordert –, ist der Geist nur mittels höchster Konzentration zu erfassen, die unbedingte Ruhe, eine klare Wahrnehmungsfähigkeit sowie eine seelische und emotionale Offenheit voraussetzt. Hinzu kommt, dass der Geist mit Blick auf seine kosmische Dimension auch nicht mittels der oben erwähnten, acht Leitkriterien – die wiederum Ausdruck der verschiedenen Polaritäten sind – diagnostiziert werden kann, da er sich „jenseits von *yin* und *yang*“ befindet. Während die meisten anderen Menschen den Geist nur „verschwommen“ wahrnehmen, offenbart er sich dem geübten Arzt durch Klarheit und Helligkeit, welche dem Hervortreten der Sonne gleicht, sobald der Wind die Wolken vertrieben hat. Dieser Vergleich mag als Hinweis auf die kosmische Dimension des Geistes zu verstehen sein, die sich einerseits in der Helligkeit, wie sie in der ursprünglichen Bedeutung von *shen* als „Blitz“ zum Ausdruck kommt, zeigt. Andererseits offenbart sie sich eben darin, dass der Geist immer nur indirekt – sei es über eine Behandlung des Herzens oder der anderen Organe mit Akupunktur oder Kräutern, oder vermittels einer Regulation der Emotionen – zu behandeln oder zu beeinflussen ist.

Schließlich repräsentiert die diffizile diagnostische Erfassung des Geistes zugleich seine extreme Verletzlichkeit, da er von allen körperlichen und seelischen Aspekten am anfälligsten für schädliche Einflüsse ist. Wenn die Chinesische Medizin in ihrer Gesamtheit als präventive Medizin charakterisiert werden kann, so gilt dies um so mehr für den Geist. Denn er sollte – vermöge einer rechten Lebensführung und verschiedenen psychohygienischen Maßnahmen – an erster Stelle vor Verletzungen geschützt werden.

Der angemessene Umgang mit dem Geist

Bereits in den daoistischen Klassikern, insbesondere bei Zhuang Zi, zeichnet sich der Weise dadurch aus, dass er den Bewegungen des Himmels und den Gesetzmäßigkeiten des *dao* folgt, ohne dabei seine Hauchseele *(hun)* und seinen Geist *(shen)* zu ermüden:

> „Wenn er schläft, träumt er nicht, wenn er wach ist macht er sich keine Sorgen. Sein Geist ist rein und seine Hauchseele erschöpft sich nicht. Leer und undifferenziert, unerschütterlich und friedlich, darin stimmt er mit der Wirkkraft des Himmels überein.“[1453]

Der Ausdruck *xuwu tiantan* (虛無恬談), der hier mit „leer und undifferenziert, unerschütterlich und friedlich“ wiedergegeben wurde, beschreibt die substantiellen Eigenschaften des *dao* und seiner Wirkkraft:

[1452] *Suwen* 26.

[1453] *Zhuangzi* 15/1.

„Unerschütterlichkeit und Ruhe, Stille und Schweigen, Leere und Undifferenziertes sowie das Nicht-Handeln (*wuwei*), dies ist die Harmonie von Himmel und Erde und die Substanz vom *dao* und seiner Wirkkraft. Deswegen ruht der Weise in ihnen."[1454]

Das *Huangdi Neijing* gebraucht denselben Ausdruck *xuwu tiantan*, wenn es die Methode der Weisen in der Vergangenheit beschreibt, die es noch verstanden, ihr Leben und ihren Geist zu bewahren:

„Wenn man unerschütterlich und friedlich, leer und undifferenziert ist, dann folgt das wahre *qi* und der Essenz-Geist wird im Inneren bewahrt, wie könnte da eine Krankheit kommen?"[1455]

Ein Kommentar erklärt die oben genannten Eigenschaften:

„Unerschütterlichkeit bedeutet, dass man im Inneren nichts hat, das man hegt, friedlich zu sein bedeutet, dass man im Äußeren nichts hat, dem man folgt, leer und undifferenziert bedeutet, dass, wenn die Leere ihr Extrem erreicht hat, man ruhig und großherzig ist. [Wenn man sich so verhält, dann] erreicht man das ‚von selbst so Sein' (*ziran*)."[1456]

Erst wenn ein Mensch unabhängig vom Streben nach Äußerlichkeiten, wie Ruhm oder Geld, ist und zugleich auch im Inneren nicht von Wünschen oder Begierden getrieben wird, gelingt es ihm seinen Geist zu bewahren und in Gesundheit ein hohes Alter zu erreichen. Die Tatsache, dass die Leere, das Undifferenzierte, die Unerschütterlichkeit und das Nicht-Handeln alle als Charakteristika des *dao* begriffen werden, offenbart abermals die Nähe des Geistes zu diesem überall wirksamen und allem immanenten Wirkprinzip. Gelingt es dem Geist jedoch nicht, sich an seine überindividuelle kosmische Herkunft „zu erinnern" und sich mit der Leere und dem Undifferenzierten zu verbinden, so führt dies zur Zerstreuung und konsequenterweise zur Auflösung seiner individuellen Existenz. Denn je mehr er sich in die differenzierte Welt der Erscheinungen und in die damit verbundenen Begehren und Emotionen hineinbegibt, um so stärker wird er aus dem menschlichen Körper entwurzelt. Diese Zerstreeung des Geistes spiegelt sich nicht zuletzt in den Bestrebungen der Hauch- und Körperseele wieder, wenn sich Körperseele gleichsam in den Körper hineinbegibt, während die Hauchseele in ihrer „Kommunikationsfreudigkeit" nach oben und aus dem Körper hinaus strebt.

Nachdem ein Leben ganz im Rhythmus der Natur, fernab jeder Gesellschaft und jeder Form des beruflichen Engagements, jedoch nur den wenigsten Menschen möglich ist – diese können freilich, so das *Huangdi Neijing*, zu den „wahren Menschen" *(zhenren)* werden, die als Unsterbliche zwischen Himmel und Erde wandeln[1457] – gilt es im alltäglichen Le-

[1454] *Zhuangzi* 15/1.

[1455] *Suwen* 1.

[1456] HDYD Bd.2, S.1478. Der Begriff *ziran* 自然 wird gerade bei den Daoisten auch häufig für die „Natur" verwendet, welche aus sich selbst heraus so ist, wie sie ist, und dabei vor allem durch ihre Spontenaität gekennzeichnet ist. Sie steht im Gegensatz zu der, den meisten Menschen zueigenen Parteilichkeit und den daraus resultierenden Urteilen. Vgl. Zhang Dainian 2002, S.162.

[1457] *Suwen* 1. Dieses Kapitel beschäftigt sich vornehmlich mit den Vorbildern aus alter Zeit, welche sich eine psychische wie physische Unversehrtheit bewahren konnten, da sie in vollkommener Übereinstimmung mit den Gesetzmäßigkeiten des *dao* gelebt haben.

ben zumindest eine gelassene und fröhliche Gemütshaltung zu bewahren. So dienen die Unerschütterlichkeit und die Freude – letztere stellt die Gefühlsregung des Herzens dar und vermag dieses, in Maßen genossen, auch zu ernähren – als Grundpfeiler für die Bewahrung von Körper und Geist und sollten Grundldage für jede weitere Behandlung darstellen:

> „Im Äußeren ermüdeten [die Weisen] ihren Körper nicht in den Angelegenheiten, im Inneren gaben sie sich nicht der Sorge des übertriebenen Nachdenkens hin, sie betrachteten Unerschütterlichkeit und Freude als ihre Aufgabe und hielten, das was sie selbst erreicht hatten, für einen Verdienst. Sie erschöpften weder ihren Körper noch zerstreuten sie ihren Geist, so dass sie 100 Jahre alt werden konnten."[1458]

Als weiterer wesentlicher Aspekt wird hier *die Zufriedenheit* genannt („sie hielten das, was sie selbst erreicht hatten für einen Verdienst"), welche ebenso aus einer bescheidenen Anspruchshaltung (sich selbst und anderen gegenüber) wie aus einer *Beschränkung von Wünschen und Begierden* resultiert. Bereits Lao Zi betrachtete es als wesentliche Voraussetzung für eine am *dao* orientierte Regierung, die Wünsche (*yu*) des Volkes weitgehend einzuschränken.[1459]

Das Schriftzeichen *yu* 欲 hat ein relativ großes Bedeutungsspektrum, angefangen von den „(körperlichen) Bedürfnissen" über „die Wünsche", „das Begehren" bis hin zu den „Begierden", so dass die jeweilige Bedeutung immer kontextabhängig betrachtet werden muss. Auch wenn die Bedürfnisse bzw. Wünsche, gerade im vorliegenden Zusammenhang, eher einen schädlichen oder störenden Charakter besitzen, gelten sie prinzipiell als natürlicher und wesentlicher Bestandteil der menschlichen Natur.[1460]

Auch das *Huangdi Nejing* sieht in der Beschränkung der Wünsche ein wirksames Mittel, um das eigene Herz zur Ruhe zu bringen:

> „Wenn die Gefühlsregungen im Zaum gehalten und die Wünsche (*yu*) wenige sind, ist das Herz friedlich und erschrickt [selbst bei entsprechenden Anlässen] nicht."[1461]

Freilich bewirken nicht nur die Wünsche selbst, sondern vor allem das Bestreben sie zu erfüllen, eine Zerstreuung von Körper und Geist. Die Aufforderung, sie zu zügeln, mag in Anbetracht unserer gegenwärtigen Konsum orientierten Gesellschaft, in der keine Anstrengung gescheut wird, immer wieder neue Wünsche zu produzieren, beinahe zynisch wirken. Doch gerade bei den präventiven Methoden der Chinesischen Medizin, die primär das Entstehen von Krankheiten verhindern wollen, ist eine Mäßigung von Wünschen und Emotionen unerlässlich:

> „Wenn man seine Wünsche verringert, ernährt man das Leben... Wünschen darf man nicht freien Lauf lassen; lässt man ihnen freien Lauf, so erzeugen sie Unheil. Die Freude darf man nicht bis ins Extrem führen,

[1458] *Suwen* 1.
[1459] Vgl. *Daodejing* Kap. 3 und 19.
[1460] Vgl. dazu auch das nachfolgende Kapitel.
[1461] *Suwen* 1.

> extreme Freude bringt Schwäche hervor; dies darf man als Wissen um die Pflege des Lebens bezeichnen."[1462]

Obgleich die Freude an sich einen ausgeglichenen Gemütszustand hervorruft, hat sie, im Übermaß genossen, ebenso wie alle anderen Emotionen unbedingt eine schädliche Wirkung.[1463] Hinzu kommt, dass durch Emotionen verursachte Erkrankungen, die den Geist verletzen, weitaus schwieriger zu behandeln sind als körperliche Erkrankungen:

> „Der Mensch hat die Bedürfnisse *(yu)*[1464] von Augen, Ohren, Mund und Nase sowie die Erschöpfung durch das Umhergehen, Stehen, Sitzen und Liegen, doch obgleich dadurch Verletzungen entstehen, kann man sie behandeln. Wenn sich jedoch die fünf Gemütsregungen ausbreiten und lodern wie Feuer, wenn sich die sieben Emotionen ausbreiten und man sie nicht aus seiner Brust befreien kann, so ist dies eine Erkrankung des Denkens und des Geistes. Wer sich nicht selbst am Himmel erfreut und sein Schicksal erkennt, produziert Niederlagen und befördert den Stumpfsinn. Lässt man dies außer Betracht, so kann man [solche Erkrankungen] nicht behandeln."[1465]

Die Begierden finden primär über die Sinnesorgane Eingang ins Herz, weswegen der Geist nicht zuletzt die Aufgabe hat, die Sinnesöffnungen rechtzeitig zu verschließen, um das Herz und sich selbst nicht in Gefahr zu bringen. Die durch Emotionen hervorgerufenen Erkrankungen – bei welchen Herz und Geist in ihrer leitenden Funktion betroffen sind und die in der Schulmedizin oftmals mit psychotherapeutischen Methoden behandelt werden – sind aus Sicht der Chinesischen Medizin in der Regel am schwierigsten zu behandeln. Insofern spielen psychohygienische Maßnahmen, zu welchen auch Meditation, *Qigong* oder *Taiji* gehören, eine bedeutende Rolle bei der Kultivierung und Verankerung des Geistes. Gleichzeitig entsprechen sie der kosmischen Dimension des Geistes in doppelter Hisicht: Sie beeinflussen den Geist niemals direkt, sondern beispielsweise über das *qi*, denn jedes *direkte Eingreifen ist immer ein Eingreifen auf der Ebene von Polaritäten* und verletzt den Geist in seiner regulierenden und leitenden Funktion. Darüberhinaus sind die Methoden der Lebenspflege unabhängig von der äußeren Einwirkung eines Behandlers, nur der Einzelne selbst vermag den eigenen Geist an seine kosmische Herkunft zu erinnern.

Die hierarchische Verschränkung von Körper und Geist

Die herrschende Stellung von Herz und Geist wie ihre – im Vergleich zu den anderen Organen und ihren seelischen Manifestationen – deutlich ausgeprägte Verletzlichkeit offenbart eine weitere Dimension der untrennbaren Verbindung von Körper und Geist. Während der Geist von der vorgeburtlichen Essenz (von Himmel und Erde wie die von Mutter und Vater) hervorgebracht und von der nachgeburtlichen Essenz in Gestalt der

---

[1462] HDYD Bd.2, S.1479.
[1463] Vgl. dazu das folgende Kapitel.
[1464] Hier sind eher die körperlichen Grundbedürfnisse eines Menschen gemeint, welche, da sie primär der Lebenserhaltung dienen, als natürlich zu betrachten sind, auch wenn sie – entweder durch Nicht-Achtung oder durch übermäßige Erfüllung – Krankheiten verursachen können.
[1465] HDYD, Bd.2, S.1479.

Nahrung wie der eingeatmeten Luft ernährt wird, ist der Körper in seiner Existenz ebenso auf die regierende Fähigkeit des Geistes angewiesen wie er die Bewegungs- und Transformationsfähigkeit im Sinne des „geistigen Beweggrundes" (*shenji*) benötigt. So werden körperliche und geistig-seelische Funktionen wie Erkrankungen in der Chinesischen Medizin durchaus differenziert, aber sie sind, ebenso wie Hauch- und Körperseele oder *yin* und *yang*, als Polaritäten und nicht als Dualitäten zu begreifen, da ihnen keine eigenständige, ontologisch wirksame Existenz zukommt. Doch trotz dieser gegenseitigen Verschränkung ist durchaus ein hierarchisches Verhältnis dieser beiden Pole zu erkennen, was sich allein dadurch ergibt, dass sich der Himmel „oben" und die Erde „unten" befindet, und der Geist ebenso wie das *yang* eine hierarchisch höhere Stellung einnimmt als der Körper und das *yin*:

> „Im Hinblick auf den Mechanismus des Hervorbringens und der Transformation existiert das *yang* vor dem *yin*. Das *yang* bewegt und das *yin* erhält."[1466]

Hinzu kommt, dass *die kosmische Dimension des Menschen im Geist am deutlichsten zum Ausdruck* kommt. Obgleich der gesamte menschliche Organismus mit seinen Speicherorganen und ihren Entsprechungen letztlich eine Manifestation des Makrokosmos in Gestalt von *yin* und *yang* wie der fünf Wandlungsphasen darstellt, vermag nur der Geist eine unmittelbare Verbindung zum Kosmos herzustellen. Er ist nämlich der Aspekt des menschlichen Organismus, welcher sich *in seiner Potentialität „jenseits von yin und yang befindet" und somit der Polarität primär nicht unterliegt.* Aus diesem Grund ist seine *Anbindung an die Leere (xu) und das Undifferenzierte (wu)*, wo die Dinge noch keine Gestalt angenommen haben und noch keine Unterscheidungen getroffen sind, von solch ungeheurer Bedeutung und sollte eigentlich die Voraussetzung für jede Form der Behandlung in der Chinesischen Medizin darstellen. Erst in seiner *aktualisierten Form wird er in Polarität zum Körper als yang im yang* qualifiziert. Die daraus resultierende Dynamik macht ihn zur stärksten Transformationskraft und zum Lebensimpuls, der den Körper ihn Bewegung versetzt und ihn neues Leben hervorbringen lässt.

Insofern ist jedes Entstehen von Leben der vorgeburtlichen Ordnung unterworfen, in der das *yang* und der Geist gleichsam den Impuls für die Hervorbringung setzen, während es unter dem Einfluss der nachgeburtlichen Ordnung, das meint das *yin* und den Körper, Gestalt annimmt und zu seiner Vollendung gelangt:

> „In der vorgeburtlichen Ordnung wird der Körper mittels des *qi* transformiert, und das *yang* bringt das *yin* hervor. In der nachgeburtlichen Ordnung wird das *qi* mittels des Körpers transformiert, und das *yin* bringt das *yang* hervor. Die Essenz entspricht dem Körper, die Essenz ist das Wasser. Der Geist entspricht dem *qi*, das *qi* ist das Feuer.... Der Geist transformiert sich aus dem *qi*, und das *qi* wurzelt im Himmel, so dass mein Körper aus dem *qi* des reinen *yang* hervorgegangen ist. Der Körper entsteht aus der Essenz, und die Essenz wird vom *qi* hervorgebracht, so dass sich mein Körper durch das *qi* des reinen *yin* vollendet hat."[1467]

[1466] Zhang Jiebin 1997, *Leijing, dayulun*, S.683.
[1467] Zhang Jiebin 1997, *Leijing, dayulun*, S.683

Die Verbindung von Körper und Geist stellt die Lebenskraft *(qi)* her. Deswegen sind, wie im vorangegangenen Teil der vorliegenden Arbeit mehrfach dargestellt, Essenz *(jing)*, Geist *(shen)* und Lebenskraft*(qi)*, welche auch als die „drei Schätze" *(sanbao)* eines Menschen bezeichnet werden, existentiell miteinander verknüpft:

> „Die Lebenskraft ist der Ahn des Geistes, die Essenz ist das Kind der Lebenskraft. Die Lebenskraft ist die Grundlage von Essenz und Geist, das ist wirklich großartig! Man sammelt die Lebenskraft an, um die Essenz zu vervollkommnen, man sammelt die Essenz an, um den Geist vollständig zu machen."[1468]

Dabei ist die Vervollkommnung des Geistes genauso von der sorgfältigen Pflege des Körpers abhängig wie sie die Anbindung des Geistes an sein eigenes Potential erfordert, ein Potential, das jenseits von *yin* und *yang* liegt und im Leeren und Undifferenzierten wurzelt. Doch nur die Ruhe vermag den Geist im Herzen zu verankern, weswegen es in erster Linie die Aktivität der Emotionen zu regulieren gilt.

IV.4. Die emotionalen Aspekte der einzelnen Speicherorgane: *Qiqing* 七情

Die sieben Emotionen (*qiqing* 七情) werden in der Chinesischen Medizin als innere pathogene Faktoren definiert, die, obgleich sie zunächst ein natürliches Produkt der einzelnen Speicherorgane darstellen, durchaus schwerwiegende Erkrankungen auslösen können. Ihr Verhältnis zur Natur des Menschen wie die Möglichkeiten, sie durch die (moralische) Erziehung eines Menschen beeinflussen zu können, ist gerade in den philosophischen Texten immer wieder diskutiert worden.[1469] Bevor ich jedoch die philosophischen Vorstellungen von *qing* im chinesischen Denken skizziere, gilt es in aller Kürze die abendländische Konnotationen, welche mit den Begriffen „Gefühl" und „Emotion" verbunden sind, vorzustellen, nicht zuletzt in Anbetracht der Frage, inwieweit „Gefühl" oder „Emotion" eine treffende Übersetzung für *qing* darstellt

Exkurs: „Das Gefühl" in der abendländischen Betrachtung

Betrachtet man das abendländische Konzept der Gefühle in ihrem geistesgeschichtlichen Zusammenhang, so ist es bemerkenswert, dass, ganz im Unterschied zum Leib-Seele-Diskurs, zunächst keine systematische Betrachtung zu erkennen ist. Denn in der Philosophie der Antike und des Mittelalters spielen die Gefühle innerhalb der Diskussion um das Verhältnis von Leib und Seele eine untergeordnete Rolle, auch existiert noch kein eigener Name für das Gefühl. Vielmehr dienen der griechische Begriff *pathos* bzw. das lateinische *passio* gleichermaßen als Bezeichnung für die Gemütszustände von Lust und Unlust wie sie die Gemütsbewegungen Liebe, Hass, Freude, Furcht etc. bedeuten kön-

[1468] *Piweilun, xingnei jian* in: HNYD Bd2, S.1135.

[1469] Zur Bedeutung der Emotionen im vorbuddhistischen chinesischen Denken vgl. Hansen in: *Emotions in Asian Thought. A Dialog in Comparative Philosophy* 1995, S.181-213.

nen. Aristoteles betrachtet das Gefühl als Ergebnis leiblicher Prozesse, indem er die Fähigkeit zur Wahrnehmung als Voraussetzung für solche Gemütsbewegungen wie Lust, Schmerz oder Begierde begreift.[1470] Auch in der Neuzeit wird der Begriff „Gefühl“ zunächst relativ unsystematisch verwendet, denn hierunter werden sowohl die eben genannten Gemütszustände, die Leidenschaften und schließlich auch die Sinnesempfindungen verstanden, unter welchen manchmal auch der Tastsinn spezifiziert wird.[1471] Im Zeitalter der Aufklärung geht es vornehmlich um das antagonistische Verhältnis von Denken und Fühlen bzw. von Kopf und Herz. Dabei wurde das Gefühl erstmals als eigenes Organ betrachtet, welches dem Menschen zur Auseinandersetzung mit seiner Umwelt dient.[1472] Der deutsche Begriff „Gefühl“ findet sich in den deutschen Wörterbüchern erst seit Ende des 17.Jhs, wobei seit dem 18.Jh. eine Unterscheidung zwischen dem „moralischen“ und dem „ästhetischen“ Gefühl getroffen wird, welches sich als Gefühl für das Schöne und das Vollkommene definiert. Kant betont vor allem die Subjektivität des Gefühls, wenn es sich als Lust am Schönen, also dem Gefallen, oder als Unlust am Hässlichen, dem Missfallen, äußert. Doch begreift er die Gefühle als empirische Erkenntnisquelle, wobei er das Gefühl von der Empfindung trennt, indem er letztere, in Gestalt einer Sinneswahrnehmung, als objektive Vorstellung der Sinne begreift. Goethe sieht im Gefühl schließlich die entscheidende Synthese aus Welt und Geist.[1473] Doch die philosophische und ästhetische Bedeutung des Gefühls verliert mit Nietzsche, der das Gefühl als physiologisch wirksames, narkotisches Mittel definiert, schließlich ihren Stellenwert.

Mit der Gründung der Psychologie als Wissenschaft wird das Gefühl von Tetens, der sich als Vertreter der empirischen Psychologie versteht, neben dem Willen und dem Denken als eines der drei grundlegenden Seelenvermögen definiert.[1474] Dabei tritt das Gefühl, im Sinne der Empfindung, erstmals als gleichwertiges und nicht mehr als untergeordnetes Prinzip neben das Denken. Wundt legte ein neues Beschreibungssystem für die Gefühle vor, in welchem er die bereits bekannten Gegensatzpaare Lust-Unlust, um die Paare Spannung-Lösung sowie Erregung-Beruhigung erweiterte. Diese Vorstellung fand gerade aufgrund ihres komplementären Charakters in China großen Anklang.[1475] Erst mit dem Ende des 19. Jh.s werden die Gefühle – angefangen bei den Forschungen Darwins über den Ausdruck von Emotionen in den verschiedenen Kulturen über die Untersuchungen Freuds zu den pathologisch-emotionalen Störungen bis hin zur Analyse von William James – als eigenständiges Phänomen wissenschaftlich diskutiert.[1476]

1470 *De Anima* 414 b.
1471 HWP Bd.3, S.82.
1472 HWP Bd.3, S.86.
1473 HWP Bd.3, S.91.
1474 HWP Bd.3, S.83.
1475 Yang Xinhui 2000, S.161f.
1476 Zur historischen Entwicklung der Erforschung von Emotionen im 19. und 20.Jh vgl. Damasio 2000, S.52-57.

Im gegenwärtigen Sprachgebrauch der Psychologie wird der Begriff Gefühl meist durch den terminus technicus „Emotion" ersetzt.[1477] Der bereits von Aristoteles diskutierte leib-seelische Zusammenhang von Gefühlen zeigt sich auch in gegenwärtigen Theorien, wenn die Gefühle als eine Art Rückmeldung peripherer physiologischer Prozesse auf bestimmte Auslöser verstanden oder wenn zentrale physiologische Prozesse als physisches Korrelat von Gefühlserlebnissen begriffen werden.[1478] Gerade letztere weisen interessante Parallelen zur chinesischen Auffassung der Wirksamkeit von Gefühlen auf. Damasio betrachtet die traditionelle Auffassung, dass Gefühle unabhängig vom vernünftigen Denken seien, als den grundlegenden „Irrtum von Descartes" und räumt den Emotionen im Rahmen der kognitiven Prozesse eine vollkommen neue Stellung ein.[1479] Dabei definiert die gegenwärtige Medizin und Psychologie Emotionen vorläufig

> „als Abfolge von aufeinander bezogenen, synchronisierten Veränderungen in den fünf Subsystemen Ausdruck, Körpermuskulatur, Physiologie, Erleben und Sprache, die durch Bewertung eines externen oder internen Reizes als bedeutsam für die zentralen Bedürfnisse und Ziel des Organismus ausgelöst wird".[1480]

Insofern haben Emotionen primär eine regulatorische Funktion, die dem physischen und psychischen Gleichgewicht des menschlichen Organismus dient. So lassen sich die sechs primären oder universellen Emotionen – Freude, Trauer, Furcht, Ärger, Überraschung und Ekel – von den eher sozial bedingten, sekundären Emotionen wie Verlegenheit, Eifersucht, Schuld oder Stolz etc. unterscheiden.[1481] Ihre Entstehung wird im Gehirn verortet, „in einem relativ eng begrenzten Gebiet von subcorticalen Regionen, die in der Tiefe des Hirnstammes beginnen und in immer höhere Gehirnbereiche aufsteigen."[1482] Das bedeutet, Emotionen werden im wesentlichen als Ergebnis neuronaler und subcorticaler Prozesse begriffen, auch wenn immer noch zu diskutieren ist, welche Rolle das Bewusstsein und Unbewusstes bei ihrer Entstehung spielen und inwieweit Emotionen sozial-gesellschaftlich determiniert sind.[1483] Demzufolge gelten nach schulmedizinischer Auffassung, ganz im Gegensatz zur Chinesischen Medizin, Emotionen nicht als Krankheitsursache, ihre Beeinträchtigung ist vielmehr Ausdruck einer Erkrankung, welcher wiederum eine andere Ursache zugrunde liegt.

[1477] Damasio differenziert beispielsweise das Gefühl von der Emotion, indem er das „Gefühl" für die private mentale Erfahrung reserviert und die „Emotion" als Ausdruck der öffentlich erkennbaren Reaktionen begreift. Vgl. Damasio 2000, S.57.

[1478] HWP Bd.3, S.95.

[1479] Damasio 1999.

[1480] Uexküll 1997, S.254. Aus diesem Grund gilt es bei der Erfassung von Emotionen die subjektive Empfindungsebene, die Ausdrucksebene, die physiologische wie die Verhaltensebene – ungeachtet ihrer jeweiligen Wertigkeit – alle gleichermaßen zu berücksichtigen, vgl. Städtler 1998, S.229.

[1481] Damasio 2000, S.67f.

[1482] Damasio 2000, S.68.

[1483] Städtler 1998, S.229f.

IV.4.1 Der philosophische Kontext von *Qing* 情 im chinesischen Denken

Als ursprüngliche Bedeutung für das Schriftzeichen *qing* 情, welches sich aus den beiden Bestandteilen für *xin* 心 „Herz" und *qing* 青 „blaugrün" zusammensetzt, wird folgende lexikalische Bedeutung angegeben:

> „*Qing* ist das, was aus der ursprünglichen Natur des Menschen entsteht."[1484]

Die Anzahl der Gefühle, werden je nach Kontext, (zwischen vier und zehn) unterschiedlich definiert,[1485] im Klassiker der Riten *(Liji)* werden die sieben Gefühle *(qiqing)*, von welchen auch im medizinischen Kontext die Rede ist, erstmals genannt:

> „Die sieben Gefühle, Freude, Ärger, Trauer, Furcht, Liebe, Hass, Begehren, man kann sie ohne sie erlernt zu haben."[1486]

Abgesehen davon, dass die ersten vier Emotionen (Freude, Ärger, Trauer und Furcht) wörtlich mit vier der sechs, eben genannten primären Emotionen übereinstimmen, werden die Gefühle auch im chinesischen Denken zunächst in unmittelbaren Zusammenhang mit der leiblichen Natur eines Menschen gebracht, denn „man kann sie, ohne sie [bewusst] erlernt zu haben." Insofern ist die Übersetzung von *qing* im Sinne von „Emotion" als terminus technicus oder in einem allgemeineren Sinne als „Gefühl" bzw. „Gefühlsregung" unbedingt zutreffend.

Dabei lassen sich alle Gefühle prinzipiell auf zwei grundlegende, in Polarität zueinander stehende Gemütszustände zurückführen:

> „Die Freude entsteht aus dem Mögen, der Ärger entsteht aus der Ablehnung.... die Dinge zu mögen, das macht froh, den Dingen abgeneigt zu sein, das macht traurig."[1487]

Alle anderen Gefühle lassen sich aus den beiden Extremen Zuneigung und Abneigung ableiten.
Vor dem Hintergrund des Diskurses zwischen Menzius und Xun Zi darüber, ob die Natur eines Menschen gut oder schlecht sei,[1488] vertritt Xun Zi die Auffassung, dass die Gefühle, das grundlegende Wesen der Natur (*xing* 性) selbst seien:

> „Die Natur ist das, was dem Himmel folgt, die Gefühle sind die Substanz der Natur."[1489]

Zhuang Zi scheint eben diese Vorstellung, dass die Gefühle ein wesentlicher Bestandteil der menschlichen Natur sind, anzuzweifeln:

[1484] ZZXYY S.504.

[1485] Das *Zhongyong* nennt die vier Gefühle Freude, Ärger, Sorge und Trauer, im *Lüshi chunqiu* kommt die Furcht hinzu und Xun Zi spricht von den sechs Gefühlen, Liebe, Hass, Freude, Ärger, Traurigkeit und Vergnügen. Bei den zehn Gefühlen treten noch Hoffnung und Furcht hinzu. Vgl. Yang Xinhui 2000, S.160.

[1486] *Liji, Liyun*, in: ZZXYY S.504.

[1487] *Zuozhuan, Zhaogong*, 41/53.

[1488] Vgl. oben Kap.III.3.5.

[1489] *Xunzi*, 22.

> „Hui Zi fragte den Zhuang Zi: 'Haben die Menschen also keine Gefühle?' Zhuang Zi sagte: 'So ist es'. Hui Zi erwiderte: 'Ein Mensch zu sein und dabei keine Gefühle zu haben, wie kann man ihn als Menschen bezeichnen?' Zhuang Zi antwortete: 'Das *dao* gab dem Menschen seine Erscheinung und der Himmel gab ihm seine Gestalt, wie könnte man ihn da nicht als Menschen bezeichnen?' Hui Zi fragte: 'Aber sobald man ihn als Menschen bezeichnet, wie kann er da keine Gefühle haben?' Zhuang Zi erwiderte: 'Das ist es nicht, was ich als keine Gefühle haben bezeichnet habe, es bedeutet vielmehr, dass ein Mensch nicht mit Zuneigung und Ablehnung im Inneren sein Selbst verletzt, er sollte regelmäßig der Natur folgen und dem Leben nichts hinzufügen.'"[1490]

Zhuang Zi bestreitet hier jedoch nicht die Tatsache, dass die Gefühlsregung an sich ein wesentlicher Bestandteil des Menschseins ist, sondern er bezieht sich auf die Auswirkung von Gefühlen, welche, im Sinne der Unterscheidung zwischen richtig *(shi)* und falsch *(fei)*, das Gefühl von Zuneigung und Ablehnung hervorruft und somit zu einer parteilichen Stellungnahme führt, die dem Menschen letzten Endes nur selbst schadet.[1491] Das bedeutet, die durch Emotionen hervorgerufenen Verhaltens- und Denkweisen laufen dem natürlichen Fluss des *dao* zuwider, sofern sie dem Leben etwas hinzufügen, welches ihm ursprünglich gar nicht zueigen ist. Nachdem Emotionen auf diesem Wege zu Handlungen führen oder sie anleiten, sind sie bereits selbst Ausdruck einer prädisponierten Haltung.[1492] An dieser Stelle offenbart sich eine weitere Dimension des Schriftzeichens *qing*. Denn abgesehen von der Bedeutung „Gefühlsregung" oder Emotion" dient es der Beschreibung der Realität, da es auch als Bezeichnung für die „Umstände" oder „Bedingungen" sowie die „Situation" und „Tatsache" verwendet wird. So beinhaltet *qing* anscheinend zwei, auf den ersten Blick gegensätzlich erscheinende Bedeutungen: die subjektive Gefühlsregung auf der einen und die objektiven Tatsachen oder Umstände auf der anderen Seite. Doch hier zeigt sich einmal mehr, dass eine prinzipielle Trennung zwischen objektiver Welt und subjektivem Individuum dem chinesischen Denken nicht gerecht wird. Denn Gefühle sind kein rein affektives und subjektives Geschehen, sie sind vielmehr affektiver Ausdruck einer Reaktion, welche auf bestimmte Tatsachen oder Umstände erfolgt.[1493] Emotionen stellen also im besten Fall eine von Natur aus gegebene, differenzierte Antwort auf die jeweiligen Anstöße aus der Umwelt dar. Insofern sind Emotionen in der chinesischen Vorstellung auch als Intentionen zu verstehen, da sie im Sinne einer Reaktion auf ein bestimmtes Ereignis oder das Verhalten anderer Menschen ein bestimmtes Ziel verfolgen. Schließlich umfasst auch die Bedeutung „das, was essentiell ist" – welche ebenfalls zum Bedeutungsspektrum von *qing* gehört und gerade bei der Definition von Bezeichnungen eine prominente Rolle spielt – gleichermaßen die von Natur aus gegebenen „essentiellen Gefühle" wie sie die „essentiellen" wesensmäßigen Eigenschaften von Dingen oder Umständen bezeichnet, die sie zu eben dem machen, was sie sind.[1494] Insofern ist *qing*

1490 *Zhuangzi* 5/6.

1491 Hier zeigt sich eine interessante Parallele zu der Auffassung von Robert Solomon, der Emotionen primär als Ausdruck „normativer Beurteilungen" begreift, die weniger physiologisch bedingt, als rational und zweckorientiert sind, vgl. Bockover 1995, S.163f.

1492 Hansen 1995, S.198.

1493 Vgl. Hansen 1995, S.199f.

1494 Graham 2001, S.97-100.

auch Ausdruck einer spürbaren Atmosphäre, wie sie aus einer gemeinsamen Situation hervorgeht.[1495]
In Anbetracht der Frage, ob Emotionen, ebenso wie die Natur, somit gut oder schlecht, schädlich oder natürlich sind, bezieht Zhuang Zi eindeutig Stellung, als sie zwar – im Sinne einer spontanen Reaktion auf die Realität – durchaus natürlich sind, allerdings nur solange sie nicht zu einseitigem Verhalten und Handeln führen. Damit sind Emotionen differenzierte affektive Antworten eines Individuums auf unterschiedliche Anstöße aus der Umwelt, die jedoch, ebenso wie das Handeln, immer eine bestimmte Intention besitzen. Insofern können sie sich prinzipiell einer bewussten oder rationalen Kontrolle auch nicht entziehen, da sie immer auf einen bestimmten Inhalt bezogen sind, der über das subjektive Erleben des Einzelnen hinausgeht.[1496]

Dies zeigt sich umso deutlicher, betrachtet man die Vorstellung von *yu* (欲), den „Begierden", welche bei der Diskussion um das Verhältnis von Emotionen und Natur von Xun Zi ins Spiel gebracht werden:

> „Die Begierden (*yu*) sind eine Reaktion auf die Gefühlsregungen. Wenn man das Begehrte sucht und es für erhältlich erachtet, dann kann man die [entsprechende] Gefühlsregung auf keinen Fall vermeiden."[1497]

Die Begierden entstehen als Reaktion auf das Gefühl und sie können – gerade weil es bei den Begierden hauptsächlich um ihre Erfüllung geht – ihrerseits wiederum Gefühle hervorrufen.[1498] So führt das, was man begehrt, aber nicht bekommt, zu Ärger und, falls man es bekommt, bewirkt es das Gefühl der Freude.[1499] Aus diesem Grund betrachtet Lao Zi die Problematik schädliche Begierden abzuwenden nicht im Rahmen einer Dichotomie zwischen Verstand und Gefühl, sondern als Ausdruck eines Antagonismus zwischen Natur und Zivilisation:

> „Wenn man die Hochstehenden nicht befördert, dann gibt man dem Volk keinen Anlass zum Streit. Wenn man schwer zu erreichende Güter nicht teuer macht, dann gibt man dem Volk keinen Anlass zu Räubern zu werden. Wenn man das, was begehrt (*yu*) werden könnte, nicht zur Schau stellt, dann gibt man dem Volk keinen Anlass in Unordnung zu geraten."[1500]

Begierden werden, ebenso wie die Gefühle, primär durch das soziale Umfeld hervorgerufen, so dass für Lao Zi das „größte Unglück darin liegt, dass man begehren kann".[1501]

[1495] Linck 2001a), S.121.
[1496] Bockover hat in ihrer kritischen Betrachtung der Auffassung von „emotions" im Abendland und im Konfuzianismus hervorgehoben, dass es sich bei Emotionen nicht ausschließlich um subjektiv gefühlte Erfahrungen handelt, sondern dass sie insofern „objektiv" seien, als sie einen Inhalt besitzen und somit falsifizierbar sind. Vgl. Bockover 1995, S.166f.
[1497] *Xunzi* 22.
[1498] Mo Di geht ebenfalls davon aus, dass „Gefühle zu Begierden führen", vgl.*Mozi* 33/90/62. Auch das *Lüshi chunqiu* vertritt diese Auffassung und definiert die vier Begierden in Gestalt von langem Leben, Sicherheit, Ruhm und Wohlbehagen, welche ebenso wie die vier Abneigungen – vorzeitiger Tod, Gefahr, Schande und Leiden – für alle Menschen gleichermaßen zutreffen. Vgl.Yang Xinhui 2000, S.158.
[1499] Yang Xinhui 2000, S.157.
[1500] *Daodejing* 3.
[1501] *Daodejing* 46.

Insofern wird die Fähigkeit, keine Wünsche zu haben, als Vermögen betrachtet, sich der Unterscheidung von falsch und richtig wie der Zu- und Abneigung zu enthalten. Eben dies erzeugt eine Nähe zum Undifferenzierten *(wu)* und dem *dao* selbst:

> „Ist man ausdauernd darin, keine Begierden zu haben, dann kann man das Geheimnis [der Dinge] sehen, ist man ausdauernd darin, Begierden zu haben, so sieht man die Grenzen [der Dinge].“[1502]

Im Neokonfuzianismus werden, in Anlehnung an Xun Zi und die Frage nach der prinzipiell guten oder schlechten Natur des Menschen, Nutzen und Schaden von Emotionen wie ihr Verhältnis zur Natur *(xing)* schließlich nochmals spezifiziert:[1503]

> „Gefühlsregungen sind Wellen des Herzens. Das Verhältnis von Natur und Gefühlsregungen entspricht dem zwischen Wasser und Welle. Ist es ruhig, so ist es das Wasser, ist es bewegt, so ist es die Welle.“[1504]

Hier zeigt sich, dass Gefühle vornehmlich Ausdruck von Bewegung sind, so werden die Gefühlsregungen auch als „bewegter Ort der Natur“ begriffen:[1505].

> „Die Tatsache, dass die Natur so etwas wie Ärger und Freude hat, ist dies ebenso wie beim Wasser, welches (einmal) Wellen hat und einmal keine Wellen hat? Genauso ist es. Tiefgründig und ruhig zu sein, so wie ein Spiegel, dies ist die Natur des Wassers.“[1506]

Zhu Xi setzt schließlich das Herz, die Natur, die Gefühle und die Begierden zueinander in Beziehung:

> „Das Wasser (an sich) entspricht dem Herzen, das ruhige Wasser der Natur, das bewegte Wasser den Gefühlen und das überfließende Wasser den Begierden.“[1507]

Insofern gehen die Gefühlsregungen, welche im Herzen beheimatet sind, direkt aus der menschlichen Natur hervor. *Sie unterscheiden sich von den Begierden lediglich durch die Intensität ihrer Bewegung,* das bedeutet, die subjektiven Begierden sind eine stärkere Reaktion auf die Anstöße der objektiven Realität. Im Unterschied zu dem griechischen Wort *„pathos“* wird *qing* vor dem 9. Jh. in der Regel allerdings noch nicht im Sinne von „Leidenschaft“ verwendet, diese Bedeutung wird erst mit Ausbreitung der buddhistischen Lehre und dem Einfluss indo-europäischen Denkens in das Konzept von *qing* integriert.[1508]

1502 *Daodejing* 1.

1503 In der neokonfuzianischen Diskussion um die Frage, ob die Natur eines Menschen gut, aber seine Gefühle schlecht sein könnten, setzt Wang Anshi (1021-1086), ein Reformer der Song-Zeit, die Gefühlsregungen, solange sie „im Herzen bewahrt“ werden, mit dem Begriff „Natur“ (*xing* 性) gleich. Erst wenn sie im Sinne von „Gefühlsäußerungen“ im Außen sichtbar werden, definiert er sie als *qing*. Insofern stellt die Natur das Wesen (*ti* 體) des Gefühls dar und das Gefühl ist die Funktion (*yong* 用) der Natur. Vgl. Yang Xinhui 2000, S.157.

1504 Yang Xinhui 2000, S.158.

1505 Dieser Ausspruch stammt von den beiden Cheng-Brüdern in der Song-Zeit, vgl. Yang Xinhui 2000, S.158.

1506 Yang Xinhui 2000, S.158.

1507 Yang Xinhui 2000, S.166.

1508 Hansen, 1995 S.183.

IV.4.2 Die sieben Emotionen – *Qiqing* 七情 – und ihre pathologischen Auswirkungen

In der Medizin werden die von Natur aus gegebenen Gefühlsregungen von den pathologisch wirksamen Emotionen begrifflich getrennt. Denn das Schriftzeichen *zhi* 志, welches bisher in der Bedeutung „Erinnerung" und „Wille" aufgetreten ist, dient gleichzeitig zur Bezeichnung der „fünf grundlegenden Gefühlsregungen" Freude, Trauer, Denken bzw. Grübeln, Furcht und Ärger. Letztere unterscheiden sich von den sieben Emotionen *(qiqing)* eben dadurch, dass sie prinzipiell als *physiologisch* aufgefasst werden,[1509] während von den sieben Emotionen meist im pathologischen Sinne die Rede ist. Vor dem Hintergrund der Einbindung des Menschen in den natürlichen Ablauf der vier Jahreszeiten gilt es, die Gefühlsregungen *(zhi)* in den wechselnden Rhythmus von *yin* und *yang* einzubinden. So sollten sie im Winter im Inneren des Menschen „versteckt werden"[1510] und nicht nach außen treten, während man sie im Frühling, ebenso wie die 10.000 Dinge, „sich allmählich entfalten lassen sollte."[1511] Im Sommer, wenn das *yang* und mit ihm die Dynamik ihren Höhepunkt erreicht, gilt es aufzupassen, dass aus den Gefühlsregungen „kein Ärger hervorgeht"[1512], während sie im Herbst „zur Ruhe gebracht" werden sollten.[1513] Wenn im folgenden von Emotionen die Rede ist, sind damit die *qing* in ihrer pathologischen Funktion gemeint, während die Gefühlsregung immer in der Bedeutung von *zhi* verwendet wird.

Im *Huangdi Neijing* wird die Entstehung der Emotionen präzisiert, die auch hier der ursprünglichen Natur des Menschen entspringen:

> „Der Mensch hat fünf Funktionskreise, welche in Transformation die fünf [Arten von] *qi* hervorbringen, so dass schließlich Lust, Ärger, Trauer Sorge und Furcht entstehen."[1514]

Die fünf Gefühlsregungen *(zhi)* entstehen also in den einzelnen Funktionskreisen selbst und können diese, im Sinne der pathogen wirkenden Emotionen *(qing)*, wiederum verletzen. Nachdem sie durch das *qi* hervorgebracht worden sind, gelten sie selbst ebenfalls als Ausdruck von Bewegung, jedoch einer differenzierten Form von Bewegung. Denn angesichts der Zuordnung zu den einzelnen Speicherorganen und Wandlungsphasen sind die Gefühlsregungen und Emotionen freilich auch deren Energetik unterworfen:

> „[Die Leber] äußerst sich in der stimmlichen Manifestation als Schreien, in seiner spezifischen Verhaltensweise als das Ergreifen..., in seiner physiologischen Gefühlsregung als Ärger. Ärger verletzt die Leber, Trauer besiegt den Ärger...
> [Das Herz] äußerst sich in seiner stimmlichen Manifestation als Lachen, in seiner spezifischen Verhaltensweise als Trauer..., in der physiologischen Gefühlsregung als Freude. Freude verletzt das Herz, Furcht besiegt die

1509 *Suwen* 5.
1510 *Suwen* 2.
1511 *Suwen* 2.
1512 *Suwen* 2.
1513 *Suwen* 2.
1514 *Suwen* 5.

> Freude...
> [Die Milz] äußert sich in der stimmlichen Manifestation als Singen, in ihrer spezifischen Verhaltensweise als Erbrechen..., in ihrer physiologischen Gefühlsregung als Nachdenken. Das Nachdenken verletzt die Milz, Ärger besiegt das Nachdenken...
> [Die Lunge] äußert sich in ihrer stimmlichen Manifestation als Weinen, in ihrer spezifischen Verhaltensweise als Husten..., in ihrer physiologischen Gefühlsregung als Trauer. Trauer verletzt die Lunge, Freude besiegt die Trauer...
> [Die Niere] äußert sich in ihrer stimmlichen Manifestation als Stöhnen, in ihrer spezifischen Verhaltensweise als Scheuheit..., in ihrer physiologischen Gefühlsregung als Furcht. Furcht verletzt die Niere, Nachdenken besiegt die Furcht."[1515]

Das bedeutet, entsprechend den unterschiedlichen Beeinflussungsmöglichkeiten der Funktionskreise untereinander (hervorbringen, überwältigen etc.) balancieren sich die Gefühlsregungen im physiologischen Sinne gegenseitig aus. So stellt sich die Frage, auf welchem Wege es den Emotionen schließlich gelingt, Krankheiten hervorzurufen.
Das 39.Kapitel des *Suwen,* die *Abhandlung über das Entstehen von Schmerzen (Jutonglun)*, handelt primär von den verschiedenen Arten von Schmerzen, wie sie infolge der, von außen eindringenden Kälte entstehen. Ebenso wie die Kälte vermögen auch die sieben Emotionen ein Ungleichgewicht des *qi* hervorzurufen, woraus sich die unterschiedlichsten Krankheiten entwickeln können:

> „Der Gelbe Kaiser sprach: 'Gut, ich weiß, dass die hundert Krankheiten durch das *qi* entstehen. Ärger lässt das *qi* nach oben steigen, Freude lässt das *qi* entspannt sein, Trauer zerstreut das *qi* und Angst lässt das *qi* nach unten sinken. Kälte bewirkt, dass sich das *qi* zusammenzieht, Glut [hingegen] lässt das *qi* nach außen strömen. Der Schreck bringt das *qi* durcheinander, und Erschöpfung verbraucht das *qi*, Nachdenken verknotet das *qi*. Diese neun Arten von *qi* sind alle unterschiedlich, wie entstehen daraus die Krankheiten?'
> Qi Bo antwortete ihm: 'Ärger bewirkt, dass das *qi* rückläufig wird, dies kann bis zum Erbrechen von Blut und Durchfall gehen, daher steigt das *qi* nach oben.
> Die Freude bewirkt, dass das *qi* ausgeglichen und der Wille weitreichend ist, so fließen das Nähr und Abwehr-*Qi* ungehindert, und das *qi* ist entspannt.
> Die Trauer versetzt die Herzgefäße in Anspannung,[1516] die Lungenlappen heben sich und der obere Erwärmer ist nicht mehr durchgängig, [so] verteilen sich Nähr- und Abwehr-*Qi* nicht und heißes *qi* befindet sich in der Mitte,[1517] deswegen zerstreut sich das *qi*.[1518]
> Die Furcht bewirkt, dass sich die Essenz *(jing)* zurückzieht; sobald sie sich

[1515] *Suwen* 5.
[1516] Dies geschieht durch die enge Beziehung von Herz- und Lungen-*Qi* und dadurch, dass die Herzgefäße mit der Lunge verbunden sind. Vgl. *Suwen* 26.
[1517] Wenn *yingqi* und *weiqi* nicht zirkulieren, sondern stagnieren, so entsteht daraus Hitze, vgl. Kommentar zu *Suwen* 39, in GJTS Bd1, S.366.
[1518] Hier ist speziell das *daqi* 大氣 „große *qi*" des oberen Erwärmers gemeint, vgl. ibid. S.366.

zurückgezogen hat, wird der obere Erwärmer blockiert;[1519] ist er blockiert, so kehrt das *qi* [nach unten] zurück; ist das *qi* nach unten zurückgekehrt, so ist der untere Erwärmer aufgedunsen, deswegen kann das *qi* nicht zirkulieren.
Die Kälte bewirkt, dass der Zwischenraum zwischen Haut und Fleisch blockiert ist und das *qi* nicht zirkulieren kann, daher zieht sich das *qi* zusammen. Glut bewirkt, dass der Zwischenraum zwischen Haut und Muskeln geöffnet ist und das Nähr- und Abwehr-*Qi* durchgängig sind,[1520] man schwitzt und hat großen Durchfall, deswegen strömt das *qi* nach außen ab.
Der Schreck führt dazu, dass das Herz *(xin)* nichts mehr hat, worauf es sich stützen kann und der Geist *(shen)* keinen Platz mehr hat, wohin er zurückkehren könnte, die Gedanken haben nichts, woran sie sich festmachen können, daher gerät das *qi* in Unordnung.
Die Erschöpfung führt zu einer keuchenden Atmung und zu Schweißaustritt, [das *qi*] ist innen und außen, in beiden Fällen, überfordert,[1521] daher wird das *qi* verbraucht.
Beim Nachdenken hat das Herz etwas, worin es ruht und der Geist *(shen)* hat einen Platz, zu dem er zurückkehrt, [doch] das geradläufige *qi (zhengqi)* verweilt und bewegt sich nicht, daher verknotet sich das *qi*."[1522]

Der physiologische wie pathologische Effekt von Emotionen manifestiert sich demzufolge, ebenso wie bei den klimatischen Faktoren, vermöge seiner Wirkung auf die Lebenskraft *(qi)*. Die Parallelität zwischen den äußeren klimatischen Faktoren und den Emotionen lässt die Auffassung von den Emotionen nur allzu deutlich werden. Denn sie gelten *ebenso wie Hitze oder Kälte als überindividuell wirksame Faktoren.* Sie sind in der Natur jedes Menschen angelegt und werden von der Lebenskraft der fünf Speicherorgane, im Sinne einer differenzierten Antwort auf die äußeren Lebensumstände, hervorgebracht. Insofern sind auch *nicht primär Ausdruck eines individuellen seelischen Erlebens* – wenngleich sie individuell freilich sehr unterschiedlich wahrgenommen werden können –, sondern sie sind vielmehr *eine Art kosmische Wirkkraft, an der alle Menschen gleichermaßen teilhaben.* Aus diesem Grund wird auch in der Behandlung weniger nach der individuellen Ursache, beispielsweise in Gestalt eines Traumas, für krankmachende Emotionen geforscht, als dass man – ähnlich wie bei den klimatischen Faktoren – einen *angemessenen Umgang mit ihnen* zu finden sucht.[1523]

Als Ausdruck einer bestimmten Intention haben sie schließlich eine unterschiedliche Wirkung auf die Dynamik des *qi*, so dass Ärger, ganz im Sinne der Dynamik des jungen *yang* in der Leber, die Lebenskraft nach oben steigen lässt, während Furcht das *qi* nach unten senkt.

Die wichtigsten energetischen Auswirkungen der Emotionen sind in der folgenden Tabelle zusammengefasst.

1519 Das *qi* der Essenz (*jingqi* 精氣) sollte normalerweise von der Niere nach oben zur Lunge aufsteigen. Ist dies jedoch nicht der Fall, wird der obere Erwärmer blockiert, so dass das Auf und Absteigen des *qi* zwischen Lunge und Niere nicht mehr gewährleistet ist. Vgl. ibid. S.367

1520 Dies bedeutet, dass sich die Poren der Haut nicht mehr schließen können.

1521 Innen bezieht sich hier auf die Atmung, welche, wenn sie überfordert ist, zu Keuchen führt. Außen bezieht sich auf die Poren der Haut sowie das bei Erschöpfung entstehende Schwitzen. Vgl. ibid. S.367.

1522 *Suwen* 39.

1523 Vgl. hierzu auch die Fallbeispiele in Kap. V.2.2

Emotion	Organ	Wirkung auf das *qi*	Wirkung auf das Organ	Weitere Wirkungen
Ärger *nu* 怒	Leber	Lässt *qi* nach oben steigen	Lässt Leber-*Yang* nach oben steigen	Bringt die *Hun*-Seele aus ihrer Verankerung
Freude *xi* 喜	Herz	Entspannt *qi*	Zerstreut Herz-*Qi* und den Geist	Führt zu Hitze im Herzen
Grübeln *si* 思	Milz	Verknotet das *qi*	Entstehung von Schleim, beeinträchtigt Verdauungsfunktion	Bewirkt Vergesslichkeit
Sorge *you* 懮	Milz und Lunge	Nicht näher angegeben, aber wohl Zerstreuung des *qi*, ähnlich wie die Trauer	Schädigt *Po*-Seele, beeinträchtigt Atmung	Schädigt rhythmische Energieverteilung der Lunge
Trauer *bei* 悲	Lunge	Zerstreut *qi*	Schädigt Atmung und Rhytmusverteilung der Lunge	Wirkt mittelbar auf das Herz, bewirkt Teilnahmslosigkeit
Furcht *kong* 恐	Niere	Lässt *qi* nach unten sinken	Führt zu Verzagtheit und Entschlusslosigkeit	Wirkt mittelbar auf das Herz und bewirkt allgemeine Ängstlichkeit
Schreck, Schock *jing* 驚	Primär Herz, aber auch alle anderen Organe	Bringt das *qi* durcheinander	Zerstreut Herz-*Qi*	Wirre Reden, zusammenhanglose, widersprüchliche Handlungen

Insofern vermag die, dem entsprechenden Funktionskreis zugeordnete Emotion jedoch nicht allein seelisch-emotionale Erkrankungen zu bewirken, sondern ebenso körperliche Auswirkungen nach sich zu ziehen:

> „Ist das Herzt voll furchtsamer und betrübter Gedanken, dann verletzt dies den Geist, ist der Geist verletzt, dann führt dies zu Furcht und einem Verlust des Selbst. Das Muskelgewebe wird zerstört und das Fleisch wird abgestreift, die Haare werden schütter, und die Farben sterben einen frühzeitigen Tod, der Tod kommt im Winter.[1524]
> Ist die Milz voller Sorge und wird nicht befreit, so verletzt dies das Denken, ist das Denken verletzt, so führt dies zu Zusammenballung [von *qi]* und Verwirrung, man kann die 4 Extremitäten nicht anheben, die Haare werden schütter und die Farben sterben einen frühen Tod, der Tod kommt im Frühling.
> Wenn [in der Leber] Sorge und Kummer die Mitte verletzen, dann verletzt dies die Hauchseele, ist sie verletzt, dann führt dies dazu, dass man verrückt wird und die Essenz nicht [bewahrt werden] kann, kann die Essenz nicht [bewahrt werden], so kann man sich nicht mehr wie ein normaler

[1524] *Lingshu* 8. Der Winter ist im Rahmen der Wandlungsphasenenergetik die Zeit, in der das Feuer stirbt, denn im Überwindlungszyklus wird das Feuer vom Wasser überwunden. Die Überwindungsreihenfolge ist auch den folgenden Beispielen zugrunde gelegt.

Mensch verhalten, das *yin* zieht sich zurück und die Sehnen und Muskeln verkürzen sich und die Rippen können nicht mehr angehoben werden, das Haar wird schütter, und die Farben sterben einen frühen Tod, der Tod kommt im Herbst.
Wenn in der Lunge Freude und Lust grenzenlos sind, dann verletzt dies die Körperseele. Ist die Körperseele verletzt, dann ist man verrückt, bei einem Verrückten werden die Absichten *(yi)* nicht bewahrt, seine Haut schält sich ab, das Haar wird schütter, und die Farben sterben einen frühen Tod, der Tod kommt im Sommer.
Ist die Niere voll von Ärger,[1525] und dies hört nicht auf, so verletzt dies die Erinnerung *(zhi)*. Ist die Erinnerung verletzt, so vergisst man gerne die zuvor ausgesprochenen Worte. Man kann die Wirbelsäule nicht willentlich beugen oder strecken, das Haar wird schütter, und die Farben sterben einen frühen Tod, der Tod kommt im Spätsommer."[1526]

Hier offenbart sich nicht nur, wie mannigfaltig die Auswirkungen der Emotionen sein können, sondern es zeigt sich, dass die Zuordnung der einzelnen Emotionen zu den *Zang*-Organen keineswegs rigide ist. Es gilt vielmehr die ihnen innewohnende Dynamik und deren Auswirkungen auf die einzelnen Speicherorgane zu berücksichtigen. Insofern schadet übermäßige Freude nicht nur dem Herzen, sondern vermag – im Sinne eines Übergriffs auf die Lunge, welche sich obendrein in direkter Nachbarschaft zum Herzen befindet – das *qi* der Lunge zu zerstreuen. Ebenso wie der Ärger nicht nur die Leber, sondern auch ihre „Mutter" – die Nieren – verletzen kann. In jedem Fall spielt das Modell der fünf Wandlungsphasen mit seinen unterschiedlichen Sequenzen eine entscheidende Rolle bei der Diagnose und Behandlung von Emotionen.[1527]
Doch ungeachtet der spezifischen Zuordnung einzelner Emotion zu den Speicherorganen werden, wie bereits mehrfach ausgeführt, prinzipiell alle Emotionen vom Herzen reguliert. Deswegen vermag jede Emotion, gerade wenn sie über einen längeren Zeitraum hinweg besteht, dem Herzen und der regulierenden Funktion des Geistes Schaden zuzufügen:

„So verletzen Furcht und Schrecken, Nachdenken und Planen den Geist. Ist der Geist verletzt, dann schweifen Furcht und Schrecken unaufhörlich aus. Wenn Kummer und Sorgen in die Mitte eingedrungen sind, [kann] extreme Erschöpfung zu einem Verlust des Lebens führen. Durch ein [Übermaß] an Lust und Freude zerstreut sich der Geist und wird nicht bewahrt. [Ein Übermaß] an Sorge und Trauer blockieren die Lebenskraft, so dass sie nicht fließt, ein [Übermaß an] Ärger verwirrt die Gefühle, so dass keine Kontrolle mehr herrscht. Ein [Übermaß] an Furcht und

---

1525 Hier geht es um eine umgekehrte Hervorbringunsreihenfolge, in der die Fülle der Leber die Niere angreift. Vgl. *Huangdi Neijing jijie* 2004, S.1429.
1526 *Lingshu* 8.
1527 Dies wird im *Suwen* nochmals explizit ausgeführt: „Wenn die Freude groß ist (ist das Herz-*Qi* erschöpft) und dann überlagert das Nieren-*Qi*, beim Ärger überlagert das Leber-*Qi*, bei der Melancholie überlagert Lungen-*Qi*. Bei der Furcht wird das Milz-*Qi* überlagert, bei der Traurigkeit wird das Herz-*Qi* überlagert, dies ist die Lehre. Deswegen gibt es fünf Erkrankungen, und fünf mal fünf Veränderungen. Und diese Veränderung bezeichnet man als Fortpflanzen und Überlagern." *Suwen* 19.

> Schrecken bewirken, dass der Geist zügellos wird, zurückschreckt und nicht bewahrt werden kann."[1528]

Die spezifische Wirkung der Emotionen auf die einzelnen Organe entsteht erst als entsprechende Reaktion (*ying* 應) auf die Bewegung im Herzen:

> „Das Herz ist der Herrscher über die Palast und Hohlorgane, es regiert Hauch- und Körperseele und bestimmt das Denken wie die Gefühlsregungen. Wenn daher Trauer das Herz bewegt, dann reagiert die Lunge, wenn Grübeln das Herz bewegt, dann reagiert die Milz, wenn Ärger das Herz bewegt, dann reagiert die Leber und wenn Furcht das Herz bewegt dann reagiert die Niere. Das bedeutet, das wodurch die fünf Gefühlsregungen gelenkt werden, ist allein das Herz."[1529]

Schließlich können alle Emotionen, je nach ihrem Ausmaß, der Konstitution des Patienten wie ihrer Dauer, früher oder später, zur Entstehung von pathogener Hitze im Herzen führen. Nachdem das Herz selbst Ausdruck des großen *yang (taiyang)* in Gestalt des Feuers ist, ist es für pathogene Hitze äußerst anfällig. Die unmittelbare Gefahr, welche vom Feuer ausgeht, besteht darin, dass sie den Geist aus seiner Verankerung löst und ihn aus „seiner Wohnstatt" treibt. Insofern sind viele psychische Erkrankungen, wie im folgenden Kapitel zu zeigen sein wird, Ergebnis von pathogener Hitze.
Ferner haben der Schreck, welcher gerade im medizinischen Kontext auch als „Schock" zu verstehen ist, sowie die Furcht einen unmittelbaren Zugang zu allen Organen. Ein Schock kann den Geist so unmittelbar aus seiner Verankerung lösen, dass er seine Regulationsfunktion nicht mehr wahrnehmen kann, und das *qi* aller anderen Organe durcheinander gerät. Dies meint, der Schock kann jede Art von irregulärer Dynamik des *qi* hervorrufen. Die Furcht kann hingegen die Essenz der einzelnen Speicherorgane verletzen:

> „Ist man voller Furcht und wird davon nicht befreit, so verletzt dies die Essenz, ist die Essenz verletzt, dann schmerzen die Knochen und sind kraftlos und gelähmt; die Essenz fließt häufig von selbst nach unten. Aus diesem Grunde dürfen die fünf Speicherfunktionskreise, welche die Essenz kontrollieren und speichern, nicht verletzt werden. Werden sie verletzt, so verlieren sie ihren Schutz und das *yin* wird entleert, ist das *yin* entleert, gibt es keine Lebenskraft, ohne Lebenskraft wird man sterben."[1530]

Nachdem es zu den Aufgaben der Niere gehört, nicht nur die eigene Essenz zu bewahren, sondern auch die der anderen Organe, kann ein Übermaß an Furcht den Verlust von Essenz und somit Lebenskraft herbeiführen. In dem Text *Die Furcht gehört zu den vier Speicherorganen (Kong shu sizang)* aus der Ming-Zeit wird sogar davon ausgegangen, dass die Furcht von den vier Speicherorganen Niere, Leber, Magen und Herz selbst hervorgebracht werden kann:

> „In den Klassikern heißt es: ‚[Das Wasser] bewirkt im Hinblick auf die Speicherorgane die Niere, im Hinblick auf die Gefühlsregungen die Furcht'. Es heißt weiter: 'Wenn das Essenz-*Qi* an der Niere haftet, dann

1528 *Lingshu* 8.
1529 *Leijing*, in: HNYD 2, S.1055.
1530 *Lingshu* 8.

entsteht Furcht. So ist die Furcht die Gefühlsregung der Niere. Auch wenn im folgenden die anderen Speicherorgane angeführt werden, geht doch alles von den Nieren aus.[1531] Die Leber speichert das Blut, wenn das Blut nicht ausreicht, dann entsteht Furcht. Die Leber ist der Sohn der Niere, ist das Wasser stark, dann ist die Gallenblase kräftig,[1532] ist das Wasser schwach, dann ist das Blut leer und dies bewirkt Furcht.
Der Magen [vermag auch] Furcht zu bewirken. Der Magen gehört zur Erde, und die Niere gehört zum Wasser. Wenn die Erde schrägläufig das Wasser verletzt, dann macht dies Furcht.
Sind im Herzen furchtsame und betrübte Gedanken, so wird der Geist verletzt, ist der Geist verletzt, dann fürchtet man sich und verliert sich selbst. Das Herz speichert den Geist, ist der Geist verletzt, dann ist das Herz furchtsam, deswegen fürchtet man sich und verliert sich selbst. Dies ist deswegen so, weil das Feuer verletzt ist und das Wasser fürchtet.
Gemäß den klassischen Schriften gibt es die Zuteilung von der Furcht zu den vier Funktionskreisen Niere, Leber, Herz, Magen. Die Beziehung von Leber und Gallenblase zur Niere ist, dass sie dieselbe Quelle haben. Die Beziehung vom Magen zur Niere ist, das zu verspotten, was man nicht bändigt. Die Beziehung vom Herzen zur Niere ist, sich vor dem zu fürchten, was es zu bändigen gilt. Daher gehört die Furcht als einzelne Manifestation zur grundlegenden Gefühlsregung der Niere, aber sie kann sich auf die anderen Funktionskreise ausweiten. Bei der Behandlung [gilt es] dementsprechend zu differenzieren."[1533]

Es bleibt festzuhalten, dass die Emotionen – im Sinne der *qiqing* – als innere pathogene Faktoren sowohl psychische wie physische Erkrankungen auslösen können. Die physiologischen Gefühlsregungen *(zhi)*, die prinzipiell eine differenzierte Antwort auf Anstöße von außen darstellen, können ihrerseits jedoch durch andere Faktoren beeinflusst werden und ein emotionales Ungleichgewicht hervorrufen. Zu diesen Faktoren gehören ebenso die privaten und gesellschaftlich-sozialen Lebensumstände eines Menschen wie die klimatischen Faktoren und körperliche Funktionsstörungen oder Erkrankungen.[1534]

IV.4.3 Der therapeutische Einsatz von Emotionen

Für die Entwicklung von seelisch-emotionalen Erkrankungen bedeutet dies, dass sie gleichermaßen infolge einer Leere oder Fülle von *qi*, Blut oder Essenz wie als Ausdruck eines emotionalen Ungleichgewichtes selbst auftreten können. Will man *ein emotionales Ungleichgewicht regulieren* – und dies trifft gleichermaßen auf ein Übermaß wie auf einen Mangel an Emotionen bzw. die Unfähigkeit diese zu äußern zu –, so *unterscheidet sich eine derartige Behandlung prinzipiell nicht von der Behandlung jeder anderen Erkrankung.* Denn nachdem die Emotionen mit einer veränderten Dynamik des *qi* einhergehen, lassen sie sich prinzipiell über das *qi* – sowohl das in den Leitbahnen befindliche wie das der Speicher- und

---

1531 Hiermit ist gemeint, dass die Nieren die „Wurzel des Lebens" darstellen.

1532 Die Gallenblase stellt die Außenseite der Leber dar, sie ist das mit der Leber gepaarte Hohlorgan. Wenn die Gallenblase groß und kräftig ist, so gilt jemand als besonders mutig. Der umgangssprachliche Ausdruck *dan xiao* 膽小 „die Gallenblase ist klein" bedeutet „feige".

1533 *Yizong bidu* (Ming-Zeit), *Kong shu si zang*, in GJTS 7, S.2359ff.

1534 HNYD Bd.2, S.1241.

Hohlorgane – beeinflussen. Sie werden demzufolge nach denselben Gesetzmäßigkeiten mit Akupunktur oder Phytotherapie behandelt wie beispielsweise ein grippaler Infekt. Doch darüber hinaus können durch Emotionen hervorgerufene Erkrankungen, gerade wenn das emotionale Ungleichgewicht nach wie vor besteht, auch durch einen Ausgleich zwischen den Emotionen selbst kuriert werden, wobei man wieder die Zyklen der Wandlungsphasen zugrunde legt:

> „Mit der Trauer kontrolliert man den Ärger. Mit Worten, die Enttäuschung und Bitternis [hervorrufen], belebt man die Trauer. Mit der Freude reguliert man die Trauer, mit scherzenden, verschwenderischen, vertrauten und spielerischen Worten belebt man die Freude. Mit der Furcht kontrolliert man die Freude, mit Worten, die Schrecken [auslösen] und [über] Tod und Vergehen [sprechen] breitet man die Furcht aus. Mit dem Ärger kontrolliert man das Grübeln. Mit schmutzigen, beschämenden, betrügerischen und täuschenden Worten wühlt man den Ärger auf. Mit dem Nachdenken reguliert man die Furcht, mit Worten, die jenes überlegen und dieses vergessen, reißt man das Nachdenken an sich."[1535]

Abbildung IV-18: Die Wandlungsphasen mit ihren Entsprechungen

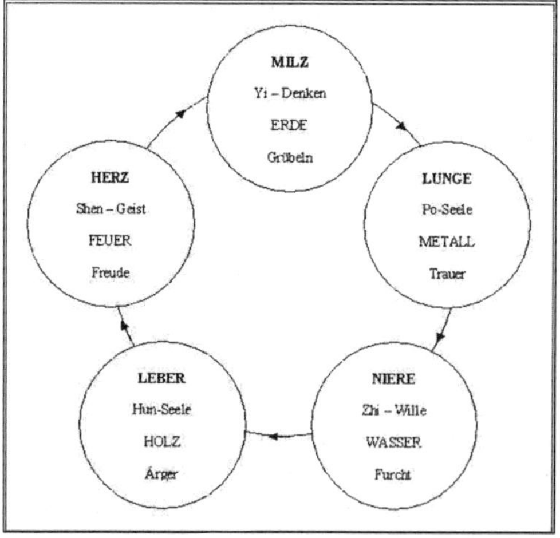

Hier ist deutlich zu erkennen, dass die pathogene Eigenschaft von Emotionen nicht allein in ihrem Übermaß, sondern auch in ihrer Unterdrückung besteht. Denn wenn Gefühle, die sich primär als angemessene Reaktion auf innere oder äußere Einflüsse verstehen, unterdrückt werden, beeinträchtigen sie den harmonischen Fluss der Leber-Energie und führen zu einer Stagnation von *qi* und Blut sowie gegebenenfalls zu Hitze im Herzen.

Die oben geschilderte Form der *„chinesischen Psychotherapie"* sucht durch ein gezieltes Hervorrufen von Emotionen emotional-seelische Erkrankungen zu behandeln. In einer umfassenden Monographie über Kräuterrezepturen aus der Ming-Zeit wird am Ende des Werkes ein eigenes Kapitel mit Fallbeispielen angeführt, welches sich ausschließlich mit der Therapie durch Emotionen befasst.[1536]

1535 HDYD, Bd.2, S.1480. Zhu Danxi spricht auch von der Überwindung und Befreiung der Gefühle: „Ärger verletzt die Leber, mit Trauer überwindet man ihn und mit Furcht befreit man ihn. Die Freude verletzt das Herz, mit Furcht überwindet man sie, mit Ärger befreit man sie. Die Trauer verletzt die Lunge, mit Freude überwindet man sie, mit Nachdenken befreit man sie. Das Grübeln verletzt die Milz, mit Ärger überwindet man es, mit Freude befreit man es. Die Furcht verletzt die Niere, mit Nachdenken überwindet man sie, mit Trauer befreit man sie." *Zhongyi yangshengxue*, 2002, S.156.

1536 In: GJTS Bd.7, S.2368-2373.

Diese Form der Therapie wurde vor allem dann angewendet, wenn es sich um eine exzessive Manifestation von Emotionen handelte, die mit Phytotherapeutika oder Nadeln nicht zu kurieren war.[1537]

> „Ein Mann erkrankte infolge eines Übermaßes an Lust und Freude. [Der Arzt] Herr Zhuang fühlte seinen Puls und sagte zu ihm mit versagender Stimme und sich verstellend: 'Ich gehe Medizin holen.' Nachdem der Arzt einige Tagen später immer noch nicht zurückgekehrt war, weinte der Patient vor lauter Angst und sagte zu seinem besten Freund: 'Ich habe nicht mehr lange [zu leben]'. Arzt Zhuang wusste, dass er den Patienten damit heilen konnte. Fragte man ihn nach dem Prinzip, so zitierte er das *Suwen*: 'Furcht bändigt die Freude'."[1538]

Eine andere, weit verbreitete Methode besteht darin, Depressionen, die durch Grübeln hervorgerufen sind und einer Schwäche der Milz zur Folge haben, durch die Provokation von Ärger zu kurieren:

> „Eine junge Frau und ihre Mutter liebten sich sehr, doch gleich nach der Heirat der jungen Frau verstarb die Mutter. Die junge Frau grübelte daraufhin unaufhörlich [über den Tod ihrer Mutter] nach. Sie hatte überhaupt keinen Lebensgeist *(jingshen)* mehr, schlief den ganzen Tag und nahm keine Nahrung mehr zu sich. Sie sprach auf keine Medizin an. Ihr Ehemann rief Han Shiliang, einen berühmten Arzt herbei. Er sagte: 'Sie hat diese Krankheit durch das Grübeln bekommen. Mit Medizin ist dies nicht leicht zu behandeln. Man muss sie mit einer Kunst behandeln.' Daraufhin rief er eine Schamanin herbei, der man ein Geheimnis anvertraute. Eines Tages sagte der Ehemann zu seiner Frau: 'Während Du den ganzen Tag an deine Mutter denkst, weißt du gar nicht, ob Sie, unter der Erde, auch an dich denkt. Ich muss eine Geschäftsreise unternehmen, vielleicht solltest du eine Schamanin bitten, für dich wahrzusagen.' Die junge Frau war sehr erfreut und lud die Schamanin ein.
>
> Nachdem sie Rauchopfer dargebracht und Gebete gesprochen hatten, ließ sich der Geist der Mutter [in der Schamanin] nieder. Und als sie zu sprechen begann, hörte sie sich an wie ihre Mutter, als sie noch am Leben war. Die Tochter brach daraufhin in Tränen aus. Doch ihre Mutter schrie sie an: 'Hör auf zu weinen! Dein Schicksal hat meines übertroffen, ich bin früher gestorben[als du], mein Tod ist deine Schuld! Jetzt möchte ich dir das heimzahlen, deine Krankheit, die dich in Unlust ersticken lässt, ist in Wirklichkeit mein Werk. Im Leben waren wir beide Mutter und Tochter, mit dem Tod bin ich deine Feindin geworden'. Als sie fertig war mit Sprechen, änderte sich der Gesichtsausdruck der Tochter in großen Ärger, schimpfend sagte sie zu ihrer Mutter: 'Wegen meiner Mutter bin ich krank geworden, aber meine Mutter wendet sich gegen mich, um mich zu verletzen, warum sollte es mich froh machen an sie zu denken?' Von

1537 Sivin 1995 b), S.6.

1538 *Yi'an,* GJTS Bd.7, S.2369.

> diesem Moment an war die Krankheit geheilt. Dies ist auch eine Behandlung mit Emotionen."[1539]

Nachdem ein emotionales Ungleichgewicht, gerade bei psychischen Erkrankungen, ebenso Ursache wie Auswirkung einer Erkrankung sein kann, wird die unablässige Regulierung und Kontrolle der eigenen Emotionen, ganz im Sinne einer Psychohygiene, als bester Schutz gegen derartige Krankheiten begriffen. Denn letztlich sind es die Emotionen, welche dem Geist größten Schaden zufügen können:[1540]

> „Wenn die Begierden unermesslich sind und die Sorgen nicht aufhören, lassen Essenz und Lebenskraft nach, die Nährschicht erschöpft sich und die Abwehrschicht wird vertrieben, so dass der Geist geht und die Krankheit nicht zu heilen ist."[1541]

Sobald der Geist aus seiner Behausung, dem Herzen, geflohen ist und seiner Kontrollfunktion nicht mehr nachkommen kann, ist eine Behandlung nicht mehr möglich, da auch sie der regulierenden Funktion des Geistes bedarf. Denn gerade bei den psychischen Erkrankungen ist, neben den Speicherorganen Leber, Milz und Magen, immer das Herz betroffen, welches, wie bereits dargestellt, äußerst anfällig für pathogene Hitze ist, da diese den Geist am leichtesten aus seiner Behausung vertreibt. Im Rahmen der Prinzipien zur Lebenspflege (*yangsheng* 養生) wird dem Herzen deshalb besondere Aufmerksamkeit geschenkt:

> „Es gibt sechs große Methoden, um das Herz zu nähren: Das Herz weiten, das Herz aufrichten, das Herz ausgleichen, das Herz befrieden, das Herz zur Ruhe bringen und das Herz stabilisieren. Ist das Herz weit, so kann man die 10.000 Dinge erfassen, ist das Herz aufrecht, so kann man seine Absichten und Gedanken wahrhaftig machen, ist das Herz ausgeglichen, so kann man Harmonie erreichen, ist das Herz friedlich, so kann man Kummer und Sorgen verringern, ist das Herz ruhig, so kann man sich von Verwicklungen des Schicksals trennen, ist das Herz stabilisiert, so kann man sich äußeren Bindungen entziehen und sich mit der großen Transformation vereinigen."[1542]

Dabei gilt es, seine persönlichen Wünsche und egoistisches Verhalten weitgehend zu minimieren sowie die wichtigsten sechs Verletzungen zu vermeiden. Letztere bestehen in dem Begehren nach Ruhm und Profit, dem Begehren nach Sexualität, Reichtum und reichhaltigen Speisen, sowie in unrealistischen Phantasien und der Eifersucht.[1543] Denn letztere sind ebenso wie die Emotionen selbst immer Ausdruck von Polaritäten, die den Geist in seiner Einheit stiftenden Wirkung und seiner vermittels des *wuwei* ausgeübten Regierungsfunktion massiv stören.

[1539] *Yi'an* GJTS 7, S.2372

[1540] In China spielen die Emotionen gerade bei der Behandlung und Prävention von Krebserkrankungen eine wichtige Rolle, da man davon ausgeht, dass diese eine wesentliche Ursache bei der Entstehung von Krebs darstellen. Vgl. dazu Sun Binyan, 1991.

[1541] *Suwen* 5.

[1542] *Zhongyi yangshengxue* 2002, S.150.

[1543] *Zhongguo yangsheng xue* 2002, S.132.

Selbstverständlich ist bei psychischen oder psychiatrischen Erkrankungen, gerade wenn sie bereits chronifiziert sind, nie allein das Herz betroffen. Vielmehr sind, nicht zuletzt in Anbetracht der Ätiologie derartiger Erkrankungen, immer mehrere Speicher- und Hohlorgane beteiligt. Insofern hat die folgende Darstellung der wichtigsten, im Herzen wirksamen Krankheitsmechanismen rein exemplarischen Charakter, mit dem Ziel, den pathologischen Prozess psychischer Erkrankungen am konkreten Beispiel aufzuzeigen.

IV.5. Krankheitsursachen und Krankheitsmechanismen psychischer Erkrankungen

Bevor ich näher auf die Krankheitsmuster des Herzens eingehe, gilt es zunächst das Entstehen und die Wirkung der beiden pathogenen Faktoren Schleim und Feuer aufzuzeigen, die gerade bei den psychischen und psychiatrischen Erkrankungen eine wichtige Rolle spielen.

IV.5.1 Der pathogene Faktor Schleim: *Tan* 痰

Obgleich der Schleim weder zu den äußeren noch zu den inneren pathogenen Faktoren zählt, kann er durch beide Formen ausgelöst werden, er spielt bei vielen Erkrankungen, nicht zuletzt bei den psychischen, eine wesentliche Rolle. Als ursprüngliche Bedeutung von *tan* (痰) wird angegeben:

> „[Es ist] eine krankhafte Flüssigkeit. [Dabei handelt es sich um] eine Art von klebriger Flüssigkeit, die bei bestimmten Erkrankungen austritt."[1544]

Im *Huangdi Neijing* selbst tritt das Schriftzeichen *tan* noch nicht auf, demgemäß wird auch die, für psychische Erkrankungen bzw. das Herz relevante Diagnose „Schleim verstopft die Öffnungen des Herzens" noch nicht genannt. Doch sowohl die Pathophysiologie der Entstehung von Schleim sowie die entsprechenden Krankheiten, wie Depressionen oder Epilepsie, finden mehrfach Darstellung.[1545]

Innerhalb der Chinesischen Medizin werden verschiedene Arten von Schleim unterschieden.[1546] Der äußere Schleim *waitan* ist der Schleim, welcher nach außen hin sichtbar erscheint – also Schleim, der aus den Lungen oder Nase kommt oder ausgespuckt bzw. erbrochen werden kann. Dieser wird auch oft als substantieller Schleim bezeichnet. Daneben gibt es auch den „inneren Schleim" (*neitan* 内痰), der nicht sichtbar nach außen tritt, aber trotzdem materielle Veränderungen bewirken kann.[1547] Letzterer ist gerade in Anbetracht der Erkrankungen des Herzens von Bedeutung.

1544 ZZXYY S.1077.

1545 Zur Pathophysiologie der Entstehung von Schleim in Gestalt von „dünnem Mucus" (*yin* 飲) vgl. *Suwen* 71, zu den entsprechenden Erkrankungen vgl. *Suwen* 48, *Lingshu* 21 und 22.

1546 Prinzipiell wird zwischen dem dickflüssigeren Schleim *(tan)* und dem dünnflüssigeren Mucus *yin* 飲 unterschieden, vgl. *Zhongguo dabaike quanshu*, 1992, S.445f. Eine ausführliche Darstellung zur Entstehung der verschiedenen Arten von Schleim sowie den jeweiligen Krankheitsbildern findet sich bei Clavey 1995.

1547 Er wird manchmal auch als formloser oder insubstantieller Schleim bezeichnet. Von verschiedenen Medizinern wurden unterschiedliche Stufen des *neitan* differenziert. Vgl.*Zhongguo dabaike quanshu*, 1992, S.445f und Clavey 1995, S.269-299.

Die Entstehung von Schleim basiert auf einem gestörten Flüssigkeitshaushalt des Körpers. Die wichtigsten Ursachen hierfür sind entweder eine Beeinträchtigung oder Erschöpfung der Säfte, die in schweren Fällen zu einem *Yin*-Mangel führen kann. Oder es handelt es sich um eine Retention von pathogenen Flüssigkeiten, die auf einer gestörten Transformation, Verteilung oder Ausscheidung der Flüssigkeiten beruhen. Sobald sich die Wasser-Retention verklumpt und in ihrer Substanz verdickt, wird sie zu Schleim. Hier spielt vor allem die Milz eine wichtige Rolle, wenn sie ihre Aufgabe, Nahrung und Flüssigkeiten zu transformieren, nicht ausreichend wahrnehmen kann.[1548] Neben der Milz kann ferner die Lunge an der Entstehung von Schleim beteiligt sein, wenn ihre Funktion, das *qi* im Körper zu verteilen und die Wasserwege zu regulieren, eingeschränkt ist. Schließlich hat auch die Leber eine wichtige Funktion bei der Entstehung von Schleim, wenn das Leber-*Qi*, infolge einer Stagnation, den harmonischen *Qi*-Fluss im Körper nicht zu gewährleisten vermag.[1549] Dabei gilt es zu beachten, dass der Schleim immer dem *Qi*-Fluss folgt und somit jede Stelle im Körper erreichen kann.

IV.5.2 Der pathogene Faktor Feuer: *Huo* 火

Das ursprüngliche Schriftzeichen für *huo* 火 „Feuer" ist ein Piktograph, der die Flammen des Feuers abbildet. Seine ursprüngliche Bedeutung ist „verbrennen." Damit offenbart sich die wichtigste Eigenschaft des Feuers, welches, da es selbst keine körperliche Form bzw. Substanz hat, sich anderer Substanz bedienen muss, um sie umzuwandeln. Eben dies ist für seine Funktion innerhalb der Chinesischen Medizin von entscheidender Bedeutung.

Feuer kann prinzipiell aus allen anderen äußeren pathogenen Faktoren hervorgehen. Dabei werden Wind, Hitze und das Feuer selbst als *Yang*-pathogene Faktoren bezeichnet und sie verletzen, wenn sie länger bestehen bleiben, das *yin*. Kälte, Trockenheit und Feuchtigkeit werden hingegen als *Yin*-pathogene Faktoren bezeichnet, sie verletzen beim ersten Kontakt zunächst das *yang*. Doch sobald dieses geschwächt ist, vermag das *yin* bzw. das Wasser der Nieren nicht mehr zum Herzen aufzusteigen, so dass sich das Feuer im Herzen übermäßig ausbreiten kann.

Eine andere Ursache für das Entstehen von Feuer ist das Vorhandensein von vorgeburtlichem (*xiantian zhi huo* 先天之火) Feuer. Das bedeutet, das Feuer dringt via der Essenz der Eltern bereits vor der Geburt in den Fötus ein. Sind die Eltern bei der Empfängnis bereits alt, schwach, extrem erschöpft oder haben eine schwere Krankheit hinter sich, so werden die Essenz und das Blut des Fötus nicht ausreichend ernährt und es kann Feuer

---

[1548] Wasser (*shui* 水) wird in der chinesischen Medizin streng von den *jin* (津)und *ye* (液) Körperflüssigkeiten unterschieden. Bei Wasser handelt es sich immer um einen pathogenen Faktor. Es kann aus einer Mutation von *jin* und *ye* Flüssigkeiten – beispielweise nach dem Kontakt mit einem pathogenen Faktor resultieren, oder es entsteht aus Flüssigkeiten die – innerhalb des Transformationsprozesses – nicht richtig ausgeschieden wurden. Die Retention von Wasser wird dann – je nach seiner Beschaffenheit – in verschiedenen Kategorien unterteilt. Ist es dünn, leicht und klar und seine Lokalisation fixiert, handelt es sich um mucus *yin*. Ist es es so wie klares Wasser, das sich sammelt und subcutan unter der Haut verteilt handelt es sich um Ödeme (*shuizhong* 水腫), vgl. *Zhongguo dabaike quanshu*, 1992, S.435f. und Clavey 1995, S.123-127.

[1549] Ferner spielen auch die Nieren – vor allem das Nieren-*Yang* und die *Qi*-Transformation der Blase eine wichtige Rolle, ebenso wie der dreifache Erwärmer, welcher das Ursprungs-*qi (yuanqi)* über den gesamten Körper verteilen soll. Vgl. Clavey 1995, S.3-10 und *Zhongguo dabaike quanshu*, 1992, S.436.

entstehen. Auch Unregelmäßigkeiten oder Krankheiten während der Schwangerschaft, wie ein zu ausgeprägtes Sexualleben, tragen dazu bei.[1550]

Wie oben bereits ausführlich dargestellt, kann jede im Übermaß vorhandene Emotion zu Feuer im Herzen führen. Dabei wird entweder das *yin* der Speicherorgane unmittelbar geschwächt, so dass daraus leere Hitze entsteht, oder die Emotionen bewirken eine Stagnation von *qi*, die, wenn sie länger bestehen bleibt, ebenfalls zu Hitze führt. Denn wenn der *Yang*-Aspekt des *qi* sich nicht seiner Natur gemäß bewegen kann, sondern durch Stagnation gebunden ist, verwandelt er sich zwangsläufig in Hitze.[1551]

Des weiteren mag Hitze ebenso ein Ergebnis von übermäßiger körperlicher oder seelischer Anstrengung sein wie sie durch unverhältnismäßig langes Ausruhen zustande kommen kann:

> „Überanstrengt man sich, so wird das *qi* verbraucht,... überanstrengt man sich, so keucht man beim Atmen und Schweiß tritt aus, Innen und Außen sind beide erschöpft, daher wird das *qi* erschöpft....Ist das *qi* verletzt, so entsteht Stagnation, aus der Stagnation entsteht Feuer."[1552]

Zur körperlichen Überanstrengung gehören nicht zuletzt sexuelle Exzesse, welche die Essenz und das *yin* der Niere schwächen.

Geht man, im Gegenteil, keiner geregelten körperlichen Tätigkeit nach, macht keinen Sport und bewegt sich zu wenig, so fließen *qi* und Blut nicht mehr richtig und die Funktion von Magen und Milz wird geschwächt. Denn „langes Ausruhen verletzt das *qi*".[1553] An anderer Stelle wird übermäßiges Ausruhen auch direkt mit dem Speicherorgan Milz in Verbindung gebracht:

> „Die Krankheit des Übermäßigen Ausruhens ist eine Krankheit der Milz."[1554]

Sobald das *qi* der Milz stagniert, verliert sie ihre Fähigkeit zur Transformation von Wasser und Nahrung, so dass aus einer Ansammlung von Flüssigkeiten schließlich Schleim und Hitze entstehen kann.

Schließlich vermag auch jede Form von unregelmäßiger Diätetik Feuer zu erzeugen. Denn sobald jemand hungert, fehlt die Nahrung und somit die Quelle zur Produktion von *qi* und Blut. Sobald das Blut, welches seinerseits das Herz ernährt, nicht ausreichend versorgt ist, kann sich Herzfeuer entwickeln. Außerdem sind bei einer Unterernährung die funktionalen Aktivitäten des *qi* nicht gewährleistet, so dass es abermals zu einer Stagnation von *qi* und Blut kommen kann, was wiederum Hitze erzeugt.[1555] Übermäßiges Essen hingegen blockiert Magen und Darm, wodurch das Magen-*Qi* stagniert und Hitze produziert. Ferner kann jede *einseitige Ernährung*, in Gestalt der Bevorzugung von einer bestimmten Geschmacksrichtung, gleichfalls zur Entwicklung von Hitze führen.[1556] Auch die toxische Belastung von Lebensmitteln, übermäßiger Alkoholgenuss oder die Gabe einer unpas-

---

1550 *Yiguan, lunhuo* (Ming-Zeit) GTJS Bd.6, S.419.

1551 *Jingyue quanshu, lun wuzhi zhi huo* (Ming-Zeit, GTJS Bd.6S.425-427.

1552 *Piweilun, yinshi laoquanmen,* in *Chuanshi zangshu, yibu,* 1995, Bd.3, S.4595.

1553 *Suwen* Kap. 23.

1554 Tian Helu 1993, S.83.

1555 Tian Helu 1993, S.84.

1556 *Suwen* Kap.74.

senden Kräuterrezeptur bringen Hitze hervor.[1557] Schließlich vermag sogar regelmäßiger Genuss von kalten Getränken Hitze zu erzeugen, indem die *Yang*-Energien von Milz und Magen soweit geschwächt werden, dass sich daraus ein leeres *Yin* -Feuer entwickelt.[1558]

Aus der Tatsache, dass sich die beiden pathogenen Faktoren Schleim und Feuer gegenseitig hervorzubringen vermögen, resultiert nicht zuletzt die Vehemenz verschiedener psychiatrischer Erkrankungen. Dabei kann der Schleim, wenn er unabhängig vom Transformationsprozess der Flüssigkeiten zustande kommt, entweder durch von außen eingedrungenes Feuer oder durch inneres (durch Emotionen oder *Yin*-Leere hervorgebrachtes) Feuer entstehen. Denn Feuer benötigt immer Materie, um sich zu verbreiten, so dass *yin* und/oder die Säfte zu Schleim verköchelt werden. Gleichzeitig führt eine Stagnation von Schleim zu einer Stagnation von *qi* und Blut, wodurch wiederum Feuer hervorgebracht werden kann. Das bedeutet, bei allen Erkrankungen, die mit innerer Hitze einhergehen, entwickelt sich sehr leicht Schleim und jede lang andauernde Stagnation von *qi*, Blut oder Schleim vermag wiederum Feuer zu produzieren. Dieser Teufelskreis zeigt sich – gerade in Anbetracht der psychischen Erkrankungen – am Zusammenspiel von Herz, Milz und Magen, die in der Hervorbringungsreihenfolge der fünf Wandlungsphasen aufeinander folgen:

> „Die Entstehung von Schleim-Feuer resultiert daraus, dass in der Milz-Leitbahn das Blut zu wenig, aber das Feuer im Magen zu viel ist, so dass aus der Verköchelung der Säfte Schleim entsteht."[1559]

Sobald sich das Feuer im Herzen ausbreitet und auf Milz und Magen übergreift, verdickt es die Säfte von Milz und Magen zu Schleim. Indes können durch falsche oder einseitige Ernährung im Magen Schleim und Hitze entstehen, welche wiederum auf das Herz übergreifen. So bleibt festzuhalten, dass *Feuer letztlich aus allen anderen pathogenen Faktoren hervorgehen kann* und seine *Auswirkungen auf das Herz*, welches selbst der Wandlungsphase Feuer angehört, besonders *gravierend* sind.

IV.5.3 Die wichtigsten Krankheitsmuster des Herzens

Obgleich die Formulierung der Diagnose in Form der so genannten „Syndrommuster" sich in dieser Form erst in den letzten 40 Jahren entwickelt hat, wurde die Diagnose im Sinne der oben genannten acht Leitkriterien, wie beispielsweise einer Leere oder Fülle von *qi*, *yin* und *yang*, Essenz und Blut oder Hitze und Kälte etc., bereits in den klassischen Werken dargestellt, allerdings noch vergleichsweise unsystematisch.[1560] Diese Systematisierung, bei welcher man sich nicht des Eindrucks einer gewissen Mechanisierung erwehren kann, ist nicht zuletzt das Ergebnis des großen Einflusses, welchen die Schulmedizin in China inzwischen erreicht hat. Denn in Anbetracht des nun erhobenen Vorwurfs, dass die Chinesischen Medizin weder in der Theorie noch in der praktischen Ausübung eine „wissenschaftlich fundierte Medizin" sei, ist eine derartige Standardisierung durchaus als

[1557] Tian Helu 1993, S.85f.
[1558] Tian Helu 1993, S.85.
[1559] Vgl. Tian Helu 1993, S.24.
[1560] HNYD Bd.2, S.1260f.

Versuch zu verstehen, wissenschaftlichen Kriterien gerecht zu werden. Doch gilt es eine solche Entwicklung durchaus kritisch zu betrachten, denn anlässlich der Systematisierung hat die Chinesischen Medizin nicht nur einiges von ihrer individuellen Flexibilität eingebüßt, sondern es wurden auch viele Traditionslinien, die nicht in dieses Schema passen, einfach abgeschnitten. Obgleich diese Überlegungen weit über den Rahmen der vorliegenden Arbeit hinausgehen,[1561] mag es aufschlussreich sein, dass die größte Kritik an der Syndromdiagnose eben von solchen Ländern, wie beispielsweise Amerika oder Deutschland, ausgeht, welche wiederum die schulmedizinische Entwicklung entscheidend geprägt haben.

Im Rahmen dieser Systematisierung wurden sehr viele in der Schulmedizin definierte Krankheitsbilder, wie beispielsweise Migräne, Osteoarthritis oder Depressionen, in die chinesische Syndromdiagnose „übersetzt" und der jeweiligen schulmedizinischen Erkrankung eine entsprechende chinesische Diagnose zur Seite gestellt. Hier gilt es zu beachten, dass jede Erkrankung im schulmedizinischen Sinne Ausdruck unterschiedlicher chinesischer Syndrome sein kann. So wird beispielsweise die schulmedizinische Diagnose Migräne in der Chinesischen Medizin als Leber-Blut-Leere, aufsteigendes Leber-*Yang* oder von außen eingedrungene Kälte verstanden. Umgekehrt beinhaltet jede chinesische Syndromdiagnose immer mehrere, äußerst unterschiedliche Erkrankungen, so kann sich aufsteigendes Leber-*Yang* gleichermaßen in Bluthochdruck, Migräne oder Sehstörungen manifestieren. Wenngleich auch hier eine kritische Betrachtung – beispielsweise inwieweit eine solche Übertragung aus wissenschaftlicher Sicht hinreichend exakt und aus Sicht der Chinesischen Medizin tatsächlich sinnvoll ist – ihre Berechtigung hat, folge ich dieser Systematisierung bei der Darstellung der Krankheitsmuster und den Fallvorstellungen. Zum einen ist schulmedizinisches Wissen und Können in China inzwischen soweit verbreitet – zwischen 80% und 90% aller Krankenhäuser praktizieren Schulmedizin, die verbleibenden 10% bis 20% wenden Chinesische Medizin an –, dass man prinzipiell von einer mehr oder weniger korrekten schulmedizinischen Diagnosestellung ausgehen kann. Zum anderen reflektiert die Entwicklung, schulmedizinisch definierte Erkrankungen im Sinne der Chinesischen Medizin in Syndrome zusammenzufassen, eine Entwicklung der Chinesischen Medizin selbst, die nicht einfach ignoriert werden darf. Hinzu kommt, dass diese Form der Diagnose in den letzten 40 Jahren eine differenzierte Weiterentwicklung erfahren hat und der Prozess gegenwärtig auch noch nicht abgeschlossen ist. Nicht zuletzt liegt die Syndromdiagnostik den klinischen Fallvorstellungen zugrunde, welche die praktischen Auswirkungen der vorangegangenen theoretischen Überlegungen repräsentieren.

Bei den Erkrankungen des Herzens werden prinzipiell neun Syndrome unterschieden:[1562]

1. Leere des Herz-*Qi*
2. Leere des Herz-Blutes
3. Leere des Herz-*Yin*
4. Leere des Herz-*Yang*
5. Herz Feuer schlägt nach oben

[1561] Vgl. hierzu die differenzierte Darstellung von Heiner Frühauf 1999.

[1562] Bei der Darstellung der Syndrome beziehe ich mich hauptsächlich auf das Werk *Zhongyi zangxinag xue* 1997 „Die Lehre von den Erscheinungen der Speicherorgane in der chinesischen Medizin".

6. Stagnation in den Herzgefäßen
7. Schleim verstopft die Öffnungen des Herzens
8. Schleim Feuer attackiert das Herz,
9. Wasser und *qi* beleidigen das Herz[1563]

Die ersten vier Diagnosen stellen Leere-Muster des Herzens dar, bei den letzten fünf handelt es sich hingegen um Fülle-Muster. Erstere zeichnen sich in der Regel durch einen weniger heftigen Krankheitsverlauf oder weniger fulminante Symptome aus. So kann ein Herz-*Qi* Mangel entweder aus einer lang andauernden und schweren Erkrankung, aus übermäßigem Nachdenken oder einem drastischen Mangel des Milz-*Qi* resultieren und wird sich beispielsweise in Kraftlosigkeit bei Anstrengung, Atemlosigkeit, spontanen Schweißen oder leichten Palpitationen sowie allgemeiner Ängstlichkeit äußern. Weitere, diagnostisch relevante Kriterien sind ein blasses Gesicht, eine blasse Zunge mit weißem Belag sowie schwache und feine Pulse.[1564] Im Gegensatz dazu geht die Diagnose „Stagnation in den Herzgefäßen" mit schweren Palpitationen, starkem Druck auf der Brust und Thoraxschmerzen, Körperschwere und ausgeprägter Müdigkeit einher. Ursache hierfür können das Eindringen von äußerer Kälte, eine schwere Stagnation von *qi* und Blut, welche durch Emotionen hervorgerufen worden ist, oder ein chronischer *Yang*-Mangel sein. Die Zunge weist den Symptomen entsprechend blaue Punkte oder blaue Stellen auf, die Pulse sind saitenförmig und arythmisch.[1565]
Wenngleich prinzipiell alle Syndrome sowohl körperliche wie psychische Symptome ausdrücken, gibt es durchaus bestimmte Krankheitsmuster, die eher mit psychischen Symptomen oder Erkrankungen einhergehen und umgekehrt. Insofern werde ich im folgenden exemplarisch drei der Fülle-Muster vorstellen, die gerade im Bereich der psychischen Erkrankungen und mit Blick auf die klinischen Falldarstellungen von Bedeutung sind.

IV.5.3.1 Hitze im Herzen schlägt nach oben

Die Diagnose *xinhuo shangyan* (心火上炎) „Hitze im Herzen schlägt nach oben"[1566] weist auf eine volle Hitze im Herzen hin. Nachdem das Herz selbst Sitz des königlichen Feuers (*junhuo*) ist, kann bereits seine eigene Überaktivität zur Diagnose „Hitze im Herzen" (*xinre*) führen.
Der Begriff *xinhuo* existiert in dieser Form im *Huangdi Neijing* noch nicht, dort ist die Rede von „Hitze im Herzen" (*xinre* 心熱.) Der Begriff „Herzfeuer" (*xinhuo* 心火) findet erst in der erst in der Yuan-Zeit (1280-1367) Verwendung, dort heißt es in einem Kommentar zum *Suwen*:

> „Wenn das Herz-Feuer sich ausbreitet, so ist das Wasser der Niere schwach, man verliert seinen Willen und benimmt sich wie ein Irrer."[1567]

[1563] HNYD Bd.2, S.1261.
[1564] *Zhongyi zangxiangxue* 1997, S.132.
[1565] *Zhongyi zangxiangxue* 1997, S.133f.
[1566] Diese Diagnosestellung wird auch als *xinhuo kangsheng* 心火抗勝 „Herzfeuer greift an" bezeichnet.
[1567] *Zhongyi zangxiangxue* 1997, S.127.

Nachdem das Herzfeuer nach oben schlägt und nicht mehr zu den Nieren gleitet werden kann, haben Herz und Niere ihre Verbindung verloren, da die Nieren ihrer Kontrollfunktion nicht mehr nachkommen konnten. Aus diesem Grund verliert der Patient auch seine Willensfähigkeit.

Für diese Diagnose kommen prinzipiell folgende Krankheitsursachen in Betracht:

a) Äußere Hitze ist von außen eingedrungen und hat sich innen in Feuer umgewandelt. Hitze ist ein *Yang*-pathogener Faktor und das Herz ist, im Sinne der Wandlungsphase Feuer, das große *yang* im *yang*. Das bedeutet, wenn von außen Hitze eindringt – wie es beispielsweise bei fieberhaften Erkrankungen der Fall sein kann – und sich innen mit einem gleichartigen *qi* verbindet, entsteht sehr leicht Hitze im Herzen:

> „Das Herz gehört zum inneren Feuer, wenn es von außen Hitze als Gast empfängt, so verbindet sich dieser Gast mit dem Feuer des Herzens, so dass innen und außen Hitze entstehen."[1568]

b) Die Überaktivität von Emotionen oder eine durch Emotionen verursachte Stagnation erzeugen Hitze. Dabei können alle Emotionen, je nach individueller Konstitution und Lebenssituation sowie Ausmaß und Verweildauer der jeweiligen Emotion, zu Hitze im Herzen führen. Wie oben ausführlich dargestellt, wird das Herz am leichtesten durch Emotionen gestört.

c) Schließlich kann die Hitze auch durch diätetische Fehler entstanden sein, wie unregelmäßiges, übermäßiges oder einseitiges Essen oder übermäßigen Genuss von Alkohol.

Die Diagnose *xinhuo shangyan* (心火上炎)„Feuer im Herzen schlägt nach oben" tritt ebenso bei körperlichen wie bei psychischen Erkrankungen auf. Angefangen von Hämaturie, über Geschwüre und Aphten im Mund, Ruhelosigkeit, Schlaflosigkeit bis hin zu Erkrankungen des psychotischen Formenkreises mit manischem bzw. verrücktem Verhalten:

> „Alle Erkrankungen, die mit Verrücktsein und Übertretungen zu tun haben, gehören zum Feuer."[1569]

Bewirkt das Feuer eine übermäßige Aktivität des *yang*, so verlieren *yin* und *yang* in Gestalt von Herz und Niere die Verbindung:

> „Wenn die Erkrankung des großen *yang* sehr ausgeprägt ist, dann entsteht die Krankheit des Verrücktseins. Das *yang* strebt immer weiter nach oben, und das *yin* sinkt nach unten. Unten herrscht Leere und oben herrscht Fülle, deswegen ist es die Erkrankung des Verrücktseins."[1570]

Insofern stehen bei der Diagnose solche Symptome wie extremer Unruhe – die Patienten können nicht ruhig sitzen oder liegen –, Schlaflosigkeit, manisches Verhalten mit wirren

[1568] *Xiaoer bingyuan fanglun*, Kap. 3, in: *Zhongyi zangxiangxue* 1997, S.127.
[1569] *Suwen* 74.
[1570] *Suwen* 49.

Reden, Aphten im Mund oder auf der Zunge, sowie großer Durst mit Verlangem nach kühlen Getränken im Vordergrund. Sie zeigen an, dass der Geist nicht mehr im Herzen verankert ist und seiner Kontrollfunktion nur noch in (mehr oder weniger) eingeschränktem Maße nachkommen kann. Oftmals ist der Urin rot gefärbt und es besteht Brennen beim Wasserlassen, die Zunge ist deutlich rot mit einem dünnen gelben Belag und die Pulse sind signifikant schnell.
Die Behandlungsstrategie zielt schließlich darauf ab, die Hitze aus dem Herzen zu leiten und den Geist wieder zu verankern.

IV.5.3.2 Schleim verstopft die Öffnungen des Herzens

Die Erkrankung „Schleim verstopft die Öffnungen des Herzens“ (*tan mi xinqiao* 痰 迷 心 窍) entsteht aus einer Stagnation des *qi*, welche zu einer Zusammenballung von Schleim führt. Nachdem sich Schleim und eine *Qi*-Stagnation gegenseitig verstärken, kann der Schleim die Öffnungen *(qiao)* des Herzens verstopfen, so dass der Geist die Kontrolle verliert. Wie oben bereits dargestellt wurde, bezeichnet das Schriftzeichen *qiao* 窍 sowohl die Öffnungen des Herzens selbst, über welche das Herz nicht zuletzt seine Verbindung zu den anderen Organen unterhält, wie die Sinnesöffnungen. Abgesehen davon, dass Augen, Ohren und die Nase im Sinne der Körperöffnungen direkt der Kontrolle des Herzens unterstehen, bilden die Sinnesöffnungen zugleich das Ein- und Ausgangstor für den Geist.[1571]

Bei dieser Diagnose spielen insbesondere folgende Krankheitsursachen eine bedeutende Rolle:

a) Eine *Qi*-Stagnation bindet Schleim. Emotionen wie lang andauernde Traurigkeit, Grübeln oder unterdrückte Wut bewirken, dass das Leber-*Qi* nicht frei fließen kann und es zu einer Leber-*Qi*-Stagnation kommt. Letztere wird übrigens gerade in den hoch industrialisierten Gesellschaften für viele Erkrankungen, vornehmlich jedoch Depressionen, verantwortlich gemacht. Infolge dieser Stagnation werden die Wasserwege nicht mehr reguliert und es kommt zu einer Akkumulation von Feuchtigkeit, die in der Bildung von Schleim mündet. Sobald der Schleim nach oben steigt, verstopft er die Öffnungen des Herzens.

> „Wenn die sieben Gefühle unterdrückt sind, entsteht daraus in der Folge Schleim, er verstopft die Poren des Herzens.“[1572]

b) Schwäche des Milz-*Qi*. Übermäßiges Nachdenken kann Herz und Milz erschöpfen. Sobald die Milz ihre Fähigkeit zur Transformation verloren hat und das Auf- und Absteigen des *qi* nicht mehr gewährleistet ist, werden auch Klares und Trübes nicht mehr getrennt. Wenn sich das trübe *yin* verdichtet, so entsteht daraus Schleim, die Öffnungen des Herzens werden blockiert und der *shen* kann seine Kontrollfunktion nicht mehr ausüben.

1571 Vgl. oben Kap. IV.3.1.
1572 *Zhengzhi yaojue*, *Diankuang* (Ming-Zeit) in: GJTS Bd 7. S.1740.

Auch diese Diagnose manifestiert sich bei unterschiedlichen Erkrankungen. Sehr häufig findet man sie bei plötzlich auftretender Bewusstlosigkeit. Symptomatisch dafür ist eine gewisse Bewusstseinstrübung, die soweit gehen kann, dass Freunde und Verwandte nicht wieder erkannt werden. Eine weitere Erkrankung ist die Epilepsie, welche sich, so die chinesischen Texte, darin äußert, dass die Patienten

> „plötzlich zu Boden fallen und durch menschliche Anstrengung nicht mehr wachzurütteln sind".[1573]

Dies wird begleitet von einem Schleim-Geräusch im Hals und dem Austreten von weißem Schleim aus dem Mund. Sobald die Patienten wieder bei Bewusstsein sind, unterscheiden sie sich nicht mehr von gesunden Menschen.
Als Ursache für die Epilepsie sieht das *Huangdi Neijing* eine Störung der vorgeburtlichen Essenz:

> „Die Krankheit bezeichnet eine Krankheit im Mutterleib (Fötus-Erkrankung). In dem Augenblick, wo der Fötus die Krankheit im Mutterleib bekommt, ist die Mutter sehr erschrocken, das *qi* steigt nach oben und nicht mehr nach unten, Essenz und *qi* stagnieren gleichzeitig, deswegen entwickelt das Kind diese Krankheit."[1574]

Für die Diagnose wichtige Symptome sind Depressionen oder Apathie, sowie ein „unnormales Benehmen" der Patienten, indem sie beispielsweise „vor sich hinmurmeln und ziellos Gedichte aufsagen". Im Unterschied zu den „verrückten Patienten", bei welchen das Vorhandensein pathogener Hitze ein hervorstechendes Merkmal ist, sind die Patienten mit dieser Diagnose relativ behäbig, in der Regel

> „verhalten sie sich ruhig und machen keinen Ärger".[1575]

Vermehrter Schleim im Hals sowie ein weißer, klebriger Zungenbelag und ein schlüpfriger und/oder saitenförmiger Puls gelten als weitere, wichtige diagnostische Kriterien.
Ziel der Die Behandlungsstrategie ist es, das *qi* der Leber wieder in einen harmonischen Fluss zu bringen, den Schleim umzuwandeln und die Sinnesöffnungen freizumachen.

IV.5.3.3 Schleim-Feuer attackiert das Herz

Diese Diagnose (*tanhuo raoxin* 痰火擾心) weist, entsprechend der Verbindung von Schleim und Feuer, in der Regel auf eine vehemente und schwerwiegende Erkrankung hin. Haben sich Schleim und Feuer einmal verbunden, können sie sich gegenseitig immer wieder hervorbringen, steigen dabei nach oben und reißen den Geist aus seiner Verankerung.

Als Krankheitsursachen kommen folgende Mechanismen in Betracht:
a) Eine Übersteigerung der sieben Emotionen *(qiqing)* führt zu einer Stagnation, woraus sich Feuer entwickelt. Nachdem sich Feuer und Schleim miteinander verbunden haben,

[1573] He Yumin 1995, S.124.
[1574] *Suwen,* 47.
[1575] *Zangxiangxue* 1997, S.130.

steigen sie nach oben, greifen das Herz an und blockieren die Öffnungen des Herzens, was dazu führt, dass der *shen* die Kontrolle verliert.

b) Wenn starker Ärger die Leber verletzt hat, steigt die daraus resultierende Hitze der Leber zum Herzen auf und induziert dort ebenfalls Hitze. Gleichzeitig kommt die Leber ihrer Funktion der harmonischen Verteilung von *qi* nicht mehr nach, das *qi* wird rückläufig und stagniert, so dass sich das Feuer im Herzen verstärkt und dort die Säfte zu Schleim verdickt.

c) Schließlich kann auch eine von außen induzierte Hitze-Erkrankung tief ins Innere vordringen und die Säfte zu Schleim verkochen, so dass auch hier das Herz von Schleim und Hitze angegriffen wird und der Geist seine Kontrollfunktion verliert.

Generell gehören zu dieser Diagnose chronische Schlaflosigkeit, Schlaganfall-Erkrankungen, Palpitationen sowie schwere Infektionskrankheiten mit hohem Fieber, Bewusstlosigkeit und Konvulsionen.

Die in der chinesischen Literatur am weitaus häufigsten genannten Erkrankungen sind jedoch psychiatrischer Natur und werden meist unter dem Begriff *diankuang* 癲狂, der in der Medizin heute allgemein im Sinne von „Manie und Rückzug" übersetzt wird, zusammengefasst.[1576]

Ursprünge und Erscheinungsformen der *Diankuang* 癲狂 – Erkrankung

In Anbetracht des schulmedizinischen Einflusses wurde und wird die Vorstellung von *diankuang* häufig mit der „manischen Depression" gleichgesetzt. Doch obgleich diese Erkrankung, welche in der Schulmedizin inzwischen weitergehend differenziert wurde,[1577] in der Vorstellung von *diankuang* durchaus enthalten ist, wäre eine Einschränkung darauf deutlich zu kurz gegriffen.[1578]

Der Begriff *Diankuang* umschreibt letztendlich unterschiedliche Krankheitszustände. Das Schriftzeichen *dian* 癲 wird im *Shuowen* Wörterbuch zunächst einfach als „Krankheit" definiert.[1579] In seiner ursprünglichen Schreibweise, welche den Bestandteil *ye* 頁 entbehrt, wurde es zunächst folgendermaßen verstanden:

> „Die Weisen transformieren sich und steigen zum Himmel auf."[1580]

Der innere Teil des Schriftzeichens *dian* 顛, welcher auch als Schreibvariante für *dian* 癲 verwendet wird, ist neben seiner ursprünglichen Bedeutung „Scheitel" auch ein Begriff für „auf den Kopf stellen" oder „umfallen".[1581] Insofern bezeichnet *dian* 癲, gerade wenn es in Kombination mit dem Schriftzeichen *xian* 癇 auftritt, die eben vorgestellte Erkrankung „Epilepsie", welche sich maßgeblich durch plötzliches Hinfallen, Ohnmacht und

---

[1576] Wiseman und Feng 2002, S.386f.

[1577] Vgl. *Psychiatrie und Psychotherapie* 2000, S.1149-1177.

[1578] Eine sehr ausführliche Darstellung zur begrifflichen Differenzierung der Erkrankungen des Irreseins (in Gestalt von *dian*, *kuang*, *xian* und *feng*) wie ihrer Entwicklung in medizinhistorischer Hisicht findet sich bei Messner 2000, isnbesondere S.84-195.

[1579] ZZXYY S.1089.

[1580] ZZXYY S.1089.

[1581] ZZXYY S.2067.

Krämpfe auszeichnet. In Verbindung mit dem dem Begriff *kuang* hat es jedoch abermals eine unterschiedliche Bedeutung.

Das Schriftzeichen *kuang* 狂, welches ursprünglich den „verrückt gewordenen Hund" bezeichnet und auch die Bedeutung „Bäume und Gräser, die wild durcheinander aus dem Boden schießen" hat, wird sowohl im medizinischen wie im philosophischen Kontext primär im Sinne von „irre (verrückt) sein" bzw. „Irrer" verwendet.[1582]
Neben seiner offensichtlichen Bedeutung war der „Verrückte" im Abendland wie in China jedoch gleichfalls Ausdruck für den Weisen, der sich hinter der Maske des Irreseins nur versteckt. Dabei ist die Frage, was als „verrückt" gilt, freilich nicht losgelöst von der jeweiligen kulturellen Normalität und Identität zu beantworten.[1583] Nachdem das Irresein jedoch in den meisten Kulturen entweder mit psychischer Krankheit oder gar mit göttlicher Gnade verbunden war, durfte der Verrückte – beispielsweise in Gestalt des abendländischen „Narren" – auch die Tabus einer Gesellschaft brechen, ohne deswegen eine Bestrafung zu riskieren.
Im *Zhuangzi* ist *kuang* auf den ersten Blick ein verrückter Nichtsnutz, hinter dem sich freilich ein daoistischer Weiser verbirgt:

> „Der Wolkenfürst wandelte nach Osten. Als er am Ende des Luftwirbels vorüber war, traf er auf Urnebel. Urnebel hatte die Arme um die Knie geschlungen und hüpfte wie ein Vogel umher ohne innezuhalten. Wolkenfürst erblickte ihn. Betroffen hielt er inne, stellte sich ehrfürchtig auf die Seite und sprach: Wer seid Ihr, Alter? Was tut ihr, Alter? Urnebel hüpfte weiter und sprach zu Wolkenfürst: ‚Umherschweifen.' Wolkenfürst sprach: ‚Ich möchte eine Frage an euch richten.' Urnebel blickte auf, sah Wolkenfürst an und sprach: ‚Puh'. Wolkenfürst erwiderte: ‚Das *qi* des Himmels ist nicht harmonisch, das *qi* der Erde ist gedrückt, die sechs himmlischen *qi* [das Klima] sind nicht reguliert, die Jahreszeiten sind nicht im Rhythmus. Ich möchte die Essenz der sechs *qi* in Einklang bringen, um allen Lebewesen Nahrung zu spenden, was ist zu tun?' Urnebel schlang die Arme um die Knie, hüpfte wie ein Vogel, wackelte mit dem Kopf und sprach: ‚Ich weiß nicht, ich weiß nicht.' Und Wolkenfürst konnte nicht mehr fragen.
> Drei Jahre waren vergangen. Wolkenfürst wandelte abermals nach Osten. Als er am Gebiet seines Wohnungssitzes vorüber war, traf er abermals auf Urnebel. Er war hocherfreut, eilte ihm entgegen und sprach: ‚Hast Du mich vergessen, oh Himmlischer'? Zweimal verneigte er sich, berührte mit dem Haupt die Erde und wünschte vom Urnebel etwas zu erfahren.Urnebel sprach: ‚Ich schweife umher, bin mit mir selbst zufrieden und weiß nicht, was ich suche. Ich bin wild und verrückt (*kuang*) und weiß nicht, wohin ich gehe. Ich tue nichts anderes als Umherschweifen und beim Betrachten halte ich nach nichts Ausschau, was sollte ich da noch [mehr] wissen können?'"[1584]

1582 ZZXYY S.955.
1583 Vgl. dazu auch das Kapitel zur transkulturellen Psychiatrie V.2.1.
1584 *Zhuangzi* 11/4.

Im weiteren Verlauf des Gespräches lässt sich Urnebel schließlich doch zu einer Antwort hinreissen, indem er Wolkenfürst rät, ganz im daoistischen Sinne, all seine Absichten zu vergessen, die Praxis des *wuwei* auszuüben und sich die Dinge von selbst regulieren zu lassen. So nimmt die Weisheit an dieser Stelle gerade im verrückten Verhalten von Urnebel konkrete Gestalt an. Die Gemeinsamkeiten zwischen dem Weisen und dem Verrückten – die ebenso für den medizinischen Kontext gelten – erläutert der bereits mehrfach zitierte Text *Huainanzi*:

> „Der Verrückte hat keine Sorgen, der Weise hat ebenfalls keine Sorgen. Der Weise hat keine Sorgen, weil er dadurch mit der Wirkkraft *(de)* übereinstimmt. Der Verrückte hat keine Sorgen, weil er den Unterschied zwischen Glück und Unglück nicht kennt, so greift er weder in harmonische Situationen willentlich ein (*wuwei*) noch dort, wo ein Hindernis ist. [Der Weise und der Verrückte] stimmen in ihrer Ausübung des *wuwei* überein, sie unterscheiden sich jedoch darin, warum sie dies tun."[1585]

Der Verrückte stimmt mit dem Verhalten eines daoistischen Weisen darin überein, dass er die Gesetzmäßigkeiten des *dao* – auch hier wieder am Beispiel des *wuwei* gezeigt – zu realisieren vermag. Der Unterschied zwischen den beiden liegt in der Ursache für ihr Verhalten begründet. Während das *wuwei* des Weisen eine bewusste Erkenntnis reflektiert, weiss der Verrückte nicht, warum er so handelt und kann sein Verhalten insofern auch nicht bewusst steuern. Nachdem der Begriff *kuang* zugleich die pathologischen Stadien und Übergänge von Exaltiertheit über Fanatismus bis hin zur schwersten Geisteskrankheit umfasst, offenbaren sich im *Verrückten* nicht zuletzt die extremen *Berührungspunkte* von *Krankheit und Gesundheit* im weitesten Sinne.

Während die *Gemeinsamkeit zwischen der medizinischen und philosophischen Betrachtung des Verrückten in der jeweiligen Darstellung ihres Verhaltens* besteht, liegen die *Unterschiede in der Bewertung bzw. Kategorisierung* desselben. So wird *kuang* im medizinischen Kontext primär mit dem pathologischen „Verrücktsein" in Verbindung gebracht und in Kombination mit *dian* meist *als Oberbegriff für das Irresein (diankuang) an sich* verwendet. Im *Huangdi Neijing* existiert ein eigenes Kapitel über *dian* und *kuang*, welches beide Zustände zu differenzieren sucht:

> „Wenn die *Dian*-Erkrankung beginnt, so empfindet man zunächst keine Freude mehr. Der Kopf ist schwer und tut weh. Die Augen blicken starr und sind rot. Wenn die Erkrankung schwer ist, so dann empfindet man Druck auf der Brust und ist ruhelos.... Wenn die *Kuang*-Erkrankung entsteht, so ist man zunächst traurig und vergisst gerne, man wird leicht ärgerlich und fürchtet sich auch leicht... Wenn die *Kuang*-Krankheit ausbricht, schläft man wenig und ist nicht hungrig, hält sich selbst für äußerst weise und klug, lobt sich selbst und beschimpft gerne [Andere], man ruht sich weder tags noch nachts aus..."[1586]

1585 *Huainanzi 21/2*, in: *Huainanzi jiaoshi*, Bd. 2, S.2129.

1586 *Lingshu* 22.

Während die Krankheit des Verrücktseins (*kuang*), sobald sie ausgebrochen ist, eindeutig durch manisches Verhalten charakterisiert wird, zeichnet sich die *Dian*-Erkrankung eher durch eine gewisse Schwere und vor allem das Phänomen der Stagnation aus. *Im Huangdi Neijing* wird letztere jedoch nicht ausschließlich auf eine psychische Symptomatik beschränkt, sondern sie kann ebenso in den Sehnen auftreten, wo sie zu Steifheit in den Muskeln und allgemeiner Müdigkeit führt, oder in den Kochen, wo sie Schmerzen und Starre derselben hervorzurufen vermag.[1587]

In einem anderen Kapitel des *Huangdi Neijing* wird der Zustand des Verrücktseins, im Sinne der oben genannten Krankheitsursachen, zunächst mit Hitze in der Magen-Leitbahn, (welche im Sinne von *yangming* als „überstrahlendes *yang*" definiert ist), die auf das Herz übergreift, assoziiert:

> „Der Kaiser fragt: 'Wenn die Krankheit im *yangming* sehr ausgeprägt ist, dann wirft der Patient die Kleider von sich und läuft herum, er klettert nach oben und singt, oder er isst für einige Tage nichts. Er klettert Mauern hinauf und besteigt Häuser, die Plätze, die er bestiegen hat, sind noch nicht alles, was seinen Fähigkeiten entspricht, wie kommt das?' Qi Bo antwortet: 'Die vier Gliedmaßen sind die Wurzel des *yang*. Ist das *yang* in Fülle, so sind auch die vier Gliedmaßen in Fülle, sind sie in Fülle, dann kann er hohe Berge besteigen. Weil die Hitze seinen Körper erfüllt, reißt er sich die Kleider vom Leib und läuft herum.' Der Kaiser fragt: 'Dass er Lügen erzählt und Leute beschimpft, nicht auf familiäre oder soziale Beziehungen Rücksicht nimmt und dabei singt, wie kommt das? 'Qi Bo antwortet: Wenn das *yang* in Fülle ist, lässt es die Menschen Lügen erzählen und Beschimpfungen aussprechen, ohne Rücksicht auf die familiären Bindungen, und er möchte nicht essen. Weil er nicht essen möchte, will er herumlaufen.'"[1588]

Hier wird explizit nur auf die Hitze, in Gestalt des überschießenden *yang*, Bezug genommen, welche vom Magen ausgeht und offensichtlich auf das Herz übergegriffen hat, die Bildung von Schleim wird noch nicht ausdrücklich angesprochen. Das extreme Bewegungsbedürfnis wie das Verlangen, auf hohe Plätze zu steigen, sind ebenso Manifestation einer Überaktivität des *yang* wie die Tatsache, dass die Patienten die Unwahrheit oder Beschimpfungen aussprechen.

Im *Nanjing* wird erstmals eine eindeutige Unterscheidung zwischen den beiden Zuständen von *kuang* und *dian* getroffen:

> „Das doppelte *yang* ist die *Kuang*-Erkrankung, das doppelte *yin* ist die *Dian*-Erkrankung. Erschöpft sich das *yang*, so sieht man Geister, erschöpft sich das *yin*, so sind die Augen geschlossen."[1589]
>
> „Die Erkrankungen *kuang* und *dian*, wie unterscheidet man sie? Wenn die *Kuang*-Krankheit beginnt, so schläft der Patient wenig und isst nicht, er hält sich selbst für einen weisen und klugen Menschen. Er schätzt sich selbst für einen Menschen von hoher Position ein, er lügt, lacht, liebt es zu sin-

---

[1587] *Lingshu* 22.

[1588] *Suwen* 30.

[1589] *Nanjing* 20.

> gen und fröhlich zu sein, er läuft irre umher, ohne sich auszuruhen. Wenn die *Dian*-Erkrankung ausbricht, ist der Patient nicht fröhlich, er fällt zu Boden und hat einen starren Blick, seine Pulse sind an allen drei Positionen voll.“[1590]

Hier werden *kuang* und *dian* in Gestalt von *yin* und *yang* differenziert und zueinander in Beziehung gesetzt, indem eine übermäßige Aktivität des *yang* ebenso zu seinem eigenen Zusammenbruch wie zu einer Schwäche des *yin* führt. Die Charakterisierung von *dian* als doppelte *Yin*-Erkrankung deutet bereits an, dass bei dieser Erkrankung primär *yin* – in Gestalt von Feuchtigkeit oder Schleim – im Vordergrund steht. Sobald sich diese Zustände tatsächlich abwechseln, kann man von *diankuang* freilich auch im Sinne von „manischer Depression“ sprechen.

An anderer Stelle werden die Unterschiede zwischen *dian* und *kuang*, im Sinne der oben angedeuteten Differenzierung, weiter ausgeführt:

> „Betrachtet man die *Dian-Erkrankung*, wie sie sich in ihren Anfängen manifestiert, so gibt es Manche, die sind sehr schweigsam und geben keinen Ton von sich, Andere sprechen – ganz im Gegenteil – sehr viel und dabei langsam, wieder Andere singen oder weinen, wieder Andere seufzen oder lachen. Manche sitzen in einem Wassergraben und schlafen dort, sie essen ihre eigenen Exkremente, oder sie sind völlig nackt und unbekleidet, oder sie wandern Tag und Nacht umher, oder sie schimpfen ohne jedes Maß, oder sie [halten sich für] fliegende Insekten oder Geister, ihre Hände zucken und die Augen sind erregt; diese Art von *Diankuang*-Patienten behandelt man heute kombiniert mit Kräutern und Akupunktur....
> Wenn [hingegen] die *Kuang*-Erkrankung ausbricht, möchte man umherlaufen, oder hält sich selbst für einen hoch stehenden klugen Menschen oder Weisen. Hier muss man in jedem Fall das Feuer in Angriff nehmen, dann erreicht man beständige Genesung! Wenn die Patienten traurig sind, weinen und seufzen, dann ist dieses Übel nicht die *Kuang*-Erkrankung, dieses gilt es entsprechend der Richtung, aus welcher die schrägläufige Energie kommt, zu behandeln. Wenn die schrägläufige Energie in das *yang* eingedrungen ist, so entsteht daraus die *Kuang*-Erkrankung, ist die schrägläufige Energie [hingegen] in das *yin* eingedrungen, so entstehen daraus Schmerzen und Aphasie.“[1591]

Wenngleich sich beide Erkrankungen durch ein verrücktes Verhalten und eine psychotische Symptomatik auszeichnen, ist die *Kuang*-Erkrankung, nicht zuletzt wegen ihrer Zuordnung zum *yang*, von deutlich explosiverem Charakter als dies bei der *Dian*-Erkrankung, welche hier ebemfalls als *diankuang* bezeichnet wird, der Fall ist. Geht man davon aus, dass beide Krankheiten aus einer Verbindung von Schleim und Feuer resultieren, so überwiegen bei *kuang* das Feuer und die Hitze, während bei *dian* der Schleim im Vordergrund steht.

[1590] *Nanjing*, 59.
[1591] *Qianjinfang, Diankuangzhengzhi* (Tang-Zeit), in: GJTS Bd.7, S.1734.

Bemerkenswert ist, dass erst ab der Yuan-Zeit (1280-1367) die Verbindung von Schleim und Hitze, welche in den anderen Texten immer schon implizit enthalten war, explizit ausformuliert wird:

> „Das Feuer der fünf Gefühlsregungen entsteht aus den sieben Emotionen, wenn es sich ausbreitet, bildet sich Schleim, so dass es zu der Erscheinung der *Diankuang*-Erkrankung kommt."[1592]

In der Ming-Zeit wird schließlich erstmals eine exakte Unterscheidung zwischen den Krankheiten *dian* und *kuang* getroffen:

> „Bei der *Kuang*-Erkrankung ist man verrückt und aggressiv, man entblößt den Körper und stößt Beschimpfungen aus und nimmt keine Rücksicht auf Verwandte und Bekannte. Ist [die Krankheit] ausgeprägt, dann ergreift man ein Messer und tötet Menschen, man überwindet Mauern und klettert auf Häuser, fliegend rast man umher, man fragt nicht nach Wasser oder Festland, man ist häufig ärgerlich und schläft nicht, die Augen sind starr und man schreit, manchmal singt man auch laut oder bricht in großes Gelächter aus, fälschlicherweise hält man sich für hoch stehend und weise.
>
> Bei der *Dian*-Erkrankung, stammeln [die Patienten], als wären sie betrunken, sie sind traurig oder weinen, sie lachen oder singen, die Sätze haben einen Anfang, aber kein Ende, sie [können[Schmutz und Sauberkeit nicht unterscheiden, sie schauen einmal nach links und einmal nach rechts und scheinen dabei Geister zu sehen. Zeitweise sind sie auch von normaler Natur und richtig klar, [zeitweise] sie sind selbst [wieder] sehr beschämt und niedergeschlagen, [manchmal] entblößen sie sich [auch] für einen kurzen Moment."[1593]

Insofern handelt es sich bei beiden Erkrankungen um eine Verbindung aus Schleim und Hitze, nur die Gewichtung ist jeweils unterschiedlich. Als Auslöser für *dian* und *kuang* wie für die Verbindung von Schleim und Hitze werden, neben den äußeren pathogenen Faktoren und einer Fülle des *yang*,[1594] primär die Emotionen betrachtet:

> „Die *Diankuang*-Erkrankung wird durch die sieben Emotionen hervorgebracht, und in der Folge entsteht Schleim, der die Öffnungen des Herzens blockiert."[1595]

Dabei lässt sich sogar noch eine spezifischere Zuordnung treffen, indem *dian* mit der Emotion des Herzens, in Gestalt von übermäßiger Freude, in Verbindung gebracht wird, während *kuang* der Leber und dem übermäßigem Ärger zuzuordnen ist:

> „Viel Freude bewirkt *dian*, viel Ärger bewirkt *kuang*. Denn die Freude ist die Gefühlsregung des Herzens, herrscht daher viel Freude, so entsteht *dian*. Der Ärger ist die Gefühlsregung der Leber, wenn das Feuer in Fülle

---

1592 *Danxi xinfa, Huotao* (Yuan-Zeit), in: GJTS Bd.7, S.1739.

1593 *Yibian, quansi*, in: HNYD Bd.2, S.1718.

1594 *Shishi milu, Kuangbing zhifa* (Qing-Zeit), in GJTS Bd7, S.1753. Im *Lingshu* (Kap.22) wird ferner von der durch Schreck hervorgerufenen *Kuang*-Erkrankung gesprochen. Sie wird durch einen *Yang*- und *Qi*-Mangel ausgelöst, und der Schreck hat dazu geführt hat, dass der Geist seine Behausung verlassen musste.

1595 *Zhengzhi yaojue, Diankuang* (Ming-Zeit), GJTS Bd.7, S.1740.

> ist, dann kann das Metall das Holz nicht mehr kontrollieren, so dass die Leber sich in Fülle befindet und viel Ärger entsteht, woraus die *Kuang*-Erkrankung resultiert."[1596]

Festzuhalten bleibt, dass *Schleim und Hitze sowie die daraus resultierende Stagnation* – die allzu gerne aus den sieben pathogenen Emotionen hervorgehen – *nicht nur die wichtigsten Merkmale für die Diankuang-Erkrankung darstellen*, sondern zugleich als elementare *Ursache für psychische bzw. psychiatrische Erkrankungen* betrachtet werden dürfen.

Diagnostisch wichtige Anzeichen und Symptome der Diagnose „Schleim Feuer attackiert das Herz"

Aus diesem Grund tritt gerade die Diagnose „Schleim-Hitze attackiert das Herz" im schulmedizinischen Sinne auch sehr häufig bei Erkrankungen des psychotischen Formenkreises auf. Ein plötzliches Auftreten der Symptome, starke innere Unruhe und Rastlosigkeit, Unruhegefühl im Herzen mit Palpitationen, Ängstlichkeit und Schlaflosigkeit gelten dabei als charakteristische klinische Symptome. Hinzu kommt, dass die Patienten nur wenig Schlaf oder Nahrung benötigen, über viel körperliche Kraft verfügen, so dass sie auch Dinge zerstören oder Menschen verletzten können und über wahnhafte Vorstellungen berichten:

> „Wenn bei jemandem die Krankheit des Verrücktseins ausbricht und er beispielsweise Gestalten von Geistern sieht, dann ist das geradläufige *qi* leer und wird vom schrägläufigen *qi* überwältigt."[1597]
> „Wenn ein Verrückter spricht, so tut er das mit weit geöffneten Augen. Spricht er mit Menschen, so spricht er über Dinge, die noch nie jemand gesehen hat, das sind die Worte eines Verrückten."[1598]

Ferner ist das Gesicht, vor allem der mittlere Teil des Gesichts, häufig rot und die Patienten klagen über einen trockenen Mund, bitteren Mundgeschmack und Verstopfung. In schweren Fällen kann der Arzt den wirren Reden und wüsten Beschimpfungen des Patienten nicht entgehen. Die Zunge ist tiefrot mit einem (dicken) gelben, klebrigen Belag, während die Pulse in der Regel saitenförmig, schlüpfrig und schnell sind.
Die Behandlungsstrategie ist in jedem Fall, Feuer und Schleim auszuleiten, die Öffnungen des Herzens vom Schleim zu befreien und das Leber-Feuer abzusenken. Dabei gilt es, die Behausung des *shen*, das Herz, von Feuer und Schleim zu säubern und den Geist mit möglichst schweren phytoterapeutischen Substanzen, wieder im Herzen zu verankern.[1599]

Diese drei Syndrommuster des Herzens wie die darin wirksamen Krankheitsmechanismen mögen genügen, um einen Einblick in die Art und Weise der Diagnose und Therapie von psychischen und psychiatrischen Erkrankungen zu gewinnen. Wesentlich hierbei ist, dass eine bestimmte psychische Symptomatik meist nicht von einer entsprechenden körper-

---

[1596] *Hejian liushu*, *Kuangyue* (Jin-Zeit), in GJTS Bd.7, S.1736.
[1597] *Shishi milu*, *Dianbing zhifa*, (Qing-Zeit) in GJTS Bd.7, S.1750.
[1598] *Dongdan shishu*,, (Yuan-Zeit) in: GJTS Bd.7, S.1738.
[1599] Dazu gehören häufig Steine, Eisenspaäne oder der Zinnober. Zu den relevanten Einzelkräutern und Rezepturen bei der *Diankuang* –Erkrankung vgl. GJTS Bd.7, S.1758.

lichen Symptomatik zu trennen ist, welche wiederum für die Diagnosefindung von entscheidender Bedeutung ist. Ferner spielen die Emotionen bei psychischen wie bei körperlichen Erkrankungen eine herausragende Rolle. Sie gelten nicht umsonst als „innere pathogene Faktoren“, welchen ein Mensch im Vergleich zu den äußeren, klimatischen Faktoren, letztlich permanent ausgesetzt ist. Während man klimatische Faktoren gerade innerhalb der hoch industrialisierten und zivilisierten Gesellschaften, zumindest bis zu einem gewissen Grade, vermeiden kann, vermag man der emotionalen Auseinandersetzung mit seiner Umwelt kaum zu entgehen. Emotionen können letztlich alle zu *Hitze im Herzen* führen, welche sich als *größte Bedrohung für die Herrschaftsfunktion des Geistes* und seiner *seelischen Manifestationen in Gestalt des Willens und Denkens sowie der Hauch- und Körperseele* erwiesen hat. Diesen Ansatz gilt es nun im letzten Kapitel anahnd der klinischen Falldarstellungen der schulmedizinischen Herangehensweise gegenüber zu stellen.

V. Seele und Geist: Eine klinische Begegnung

Abbildung V-1: Lokalisierung des Psychischen in den Organen: Die fünf Tiere als Symbole der Speicherorgane[1600]

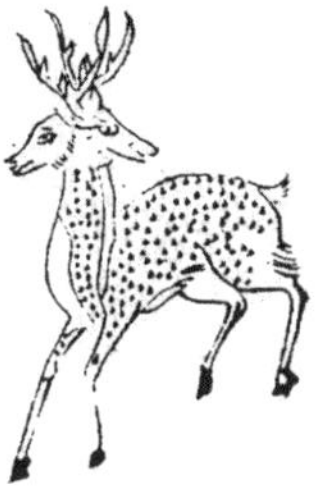

Der doppelköpfige Hirsch: Symbol der Nieren

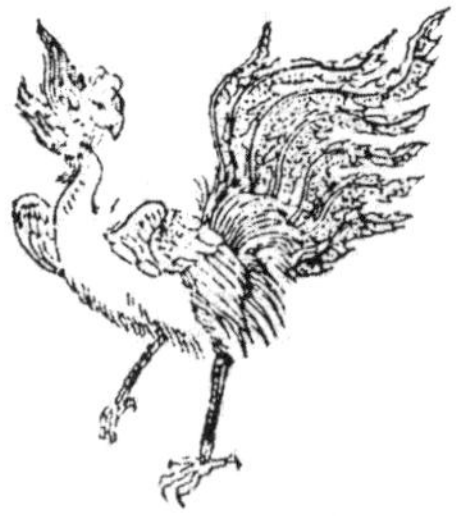

Der Phoenix: Symbol der Milz

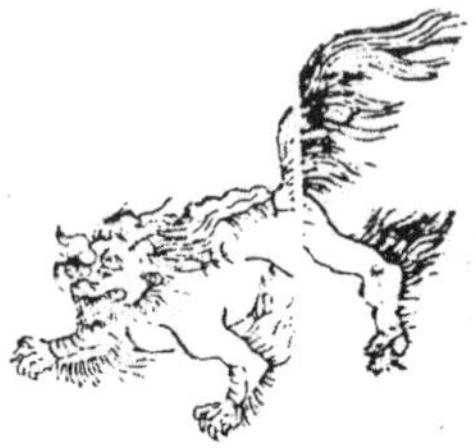

Der Tiger: Symbol der Lunge

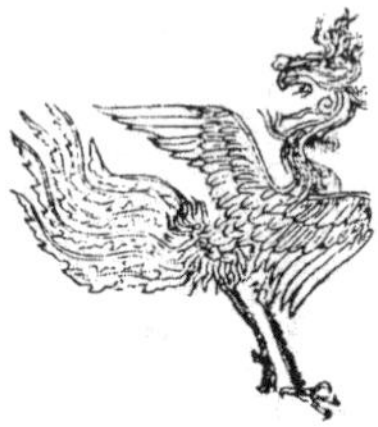

Der rote Vogel: Symbol des Herzens

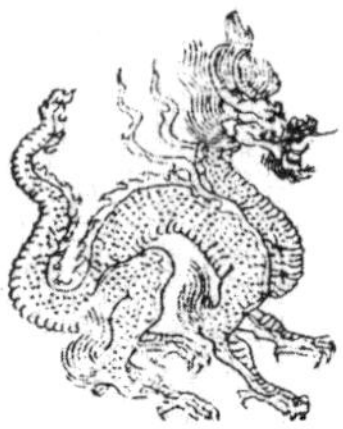

Der Drache: Symbol der Leber

Abbildung V-2: Lokalisierung des Psychischen im Kopf: Phrenologische Darstellung.[1601]

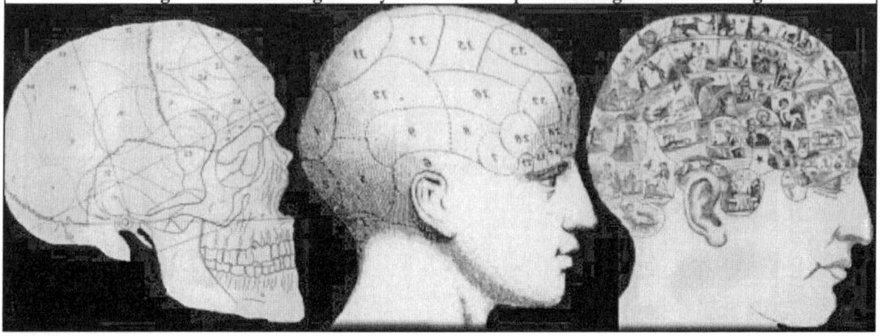

[1600] Despeux 1994, S.113-114

[1601] Aus: „The History of Phrenology on the Web", http://pages.britishlibrary.net/phrenology/ (Letzter Zugriff am 26. 01.2006).

Diese Art der Begegnung versteht sich als konkrete Begegnung, sie soll als anschauliche Manifestation der in den vorangegangenen Kapiteln geschilderten theoretischen Überlegungen dienen. Doch nachdem sich die konkrete Behandlung psychischer Erkrankungen in der Schulmedizin nicht an einer definierten Methode orientiert, sondern – ganz im Gegenteil – sehr unterschiedliche Ausprägungen annehmen kann, gilt es zunächst einen Blick auf die Methodenvielfalt zu werfen, wie sie im Rahmen der schulmedizinisch orientierten Psychiatrie in Diagnose und Therapie gegenwärtig praktiziert wird. Diese Vielfalt hat sich, wie oben bereits gezeigt, nicht unabhängig von der Diskussion um das Verhältnis von Leib und Seele in der Philosophie konstituiert.

V.1. Die Pluralität von Methoden und Therapien in der Psychiatrie als Auswirkung des cartesianischen Leib-Seele Dualismus

Begreift man den gegenwärtigen Pluralismus an Methoden in der Psychiatrie – sowohl im Hinblick auf die Diagnose wie auch die Therapie – nicht zuletzt als Auswirkung des philosophischen Leib-Seele Diskurses, so impliziert dies eine Beeinflussung der Psychiatrie, die wie die Medizin prinzipiell zu den Naturwissenschaften gehört, durch die Philosophie als Geisteswissenschaft. Das generelle Verhältnis der Philosophie zu allen anderen Einzelwissenschaften ist vielerorts kontrovers diskutiert worden. Angefangen bei der Vorstellung, dass die Philosophie als Mutter der Wissenschaften zugleich die Grundwissenschaft per se darstellt,[1602] über die Auslegung des Positivismus, der sie als anachronistisches Relikt aus der Vorgeschichte der Wissenschaften begreift,[1603] bis zur Auffassung Gadamers, der davon ausgeht, dass *Einzelwissenschaft Philosophie ist, bzw. philosophiert, ohne es zu wissen und zu wollen.*[1604] Die Auswirkungen philosophischen Denkens auf die Medizin – dies sollte nicht zuletzt die vorliegende Arbeit gezeigt haben – nimmt gerade in Gestalt der philosophischen Diskussion um das ontologische und kausale Verhältnis von Leib und Seele ganz konkret Gestalt an. Denn obgleich die (philosophische) Frage nach dem Verhältnis von Leib und Seele in der Psychiatrie gegenwärtig weder Gegenstand der täglichen klinischen Arbeit ist noch einen eigenen Forschungsschwerpunkt darstellt, ist sie allem therapeutischen Handeln implizit, selbst wenn dies der bewussten Aufmerksamkeit entgeht.[1605] Denn die klinische Arbeit, die das Verhältnis von Arzt und Patient freilich miteinschließt, beruht, wie eingangs bereits erwähnt, immer auf „unbemerkt vollzogenen Vorentscheidungen", die in der Regel vom Behandler jedoch nicht (mehr) reflektiert werden.[1606]

Ferner gilt es als Allgemeinplatz, dass die cartesianische ontologische Trennung von Leib und Seele die gedankliche Voraussetzung für die Existenz der Psychologie als eigen-

[1602] Als solche hat sie sich in der aristotelischen Kategorienlehre dargestellt, vgl. HWP Bd.7, S.599-601.

[1603] Comte, der als Begründer des Positivismus gilt und dessen Ziel in einer Rationalisierung aller gesellschaftlichen Verhältnisse sowie in einer Enzyklopädie der Naturwissenschaften bestand, geht davon aus, dass Metaphysik und Theologie Theorien von minderer Erklärungskraft darstellen. Metaphysische Fragen seien letztlich vollkommen sinnlos, da sie nichts anderes als unlösbare Scheinprobleme darstellen. Vgl. HWP Bd7, S.1119.

[1604] Gadamer 1976.

[1605] Blankenburg 1990, S.207.

[1606] Ibid.

ständige Wissenschaft bildet,[1607]die sich seit Mitte des 19.Jhs sogar als Naturwissenschaft begreift.[1608] Damit wird die Psyche methodologisch den allgemein gültigen, naturwissenschaftlichen Gesetzmäßigkeiten unterworfen: hier sind Beobachtung, Induktion empirischer Gesetze sowie eine Erklärung mittels der Rückführung auf einfache Elemente oder Kräfte zu nennen. Neben der methodischen Parallelisierung wird die Psyche jedoch auch inhaltlich der naturwissenschaftlichen Medizin untergeordnet. Mit der Etablierung der Psychiatrie als eigener Teildisziplin beginnt zunächst eine Auseinandersetzung zwischen den „Psychikern" und den „Somatikern", wobei letztere, ebenso wie Descartes, einen psychophysischen Dualismus vertreten.[1609] Das Gleiche gilt für den Ursprung neuropsychiatrischer Konzepte wie der neueren Psychiatrie, die mit objektivierenden Verfahren arbeitet, auch sie haben ihren Ursprung in der philosophischen Position Descartes, wenn sie das Seelische auf Gehirnprozesse reduzieren.[1610] Schließlich steht auch Jaspers in der Tradition der philosophischen Reflexion über das Leib-Seele Verhältnis, wenn er den oben genannten Streit zwischen Psychikern und Somatikern neu entfacht, indem er im Rahmen seiner Psychopathologie die Erkenntnis des „Irreseins" auf der einen Seite dem kausal-analytischen Denken der Naturwissenschaft und auf der anderen Seite dem Verstehen der Geisteswissenschaften zugeführt sehen will.[1611] So hat sich im Laufe der letzten Jahrzehnte ein breites Spektrum an Methoden entwickelt, die – mehr oder weniger bewusst – verschiedene Auffassungen des Leib-Seele Verhältnisses zu Grunde legen, weswegen der Psychiater auch als „Methodenchamäleon" gilt.[1612] Nachdem es an dieser Stelle jedoch primär um die schulmedizinische Psychiatrie geht, können wichtige „alternative" Ansätze – wie beispielsweise die Anthroposophie, auch wenn sie an dieser Stelle freilich ebenfalls von großem Interesse wären – nicht berücksichtigt werden.

Im Hinblick auf das Leib-Seele Verhältnis lassen sich drei grundlegende Positionen voneinander unterscheiden: die *biologische*, die *psychische* und die *biopsychosoziale* Position.[1613] Während erstere prinzipiell von einer somatischen Bedingtheit des Seelenlebens ausgeht, betrachtet das psychische Modell seelische Prozesse als nicht auf Gehirnprozesse reduzierbar. Vielmehr lassen sich Störungen mithilfe der Konzepte aus den Verhaltenswissenschaften untersuchen und verstehen. Im biopsychosozialen Modell, als dessen Vorläufer das psychosomatische Modell gilt, entsteht Krankheit immer aus einem Zusammenspiel von seelischen und körperlichen Faktoren. Innerhalb dieser drei grundlegenden Positionen hat sich eine Vielzahl von methodischen Ansätzen entwickelt, die hier freilich nicht umfassend dargestellt werden können. Doch im Hinblick auf das, den psychiatrischen Methoden zugrunde liegende Leib-Seele Verhältnis seien die wichtigsten Positionen im folgenden kurz dargestellt.

1607 HWP Bd7, S.1602.
1608 HWP Bd.7, S.1616.
1609 HWP Bd. 7, S.1617.
1610 Blankenburg 1979, S 830.
1611 HWP BD7, S.1571.
1612 Blankenburg 1979, S.833.
1613 *Psychiatrie und Psychotherapie* 2000, S.34.

V.1.1 Der biologische Ansatz

Der *biologische Forschungsansatz*, welcher durch die Entdeckung der psychotropen Wirkung von verschiedenen Substanzen seinen Aufschwung nahm[1614] und heute im Rahmen der Psychopharmakotherapie bei vielen psychischen und psychiatrischen Erkrankungen Anwendung findet, geht prinzipiell von einer somatischen Grundlage und Beeinflussbarkeit psychischer Krankheiten aus. In einer radikal reduktionistischen Ausformung dieser Position, werden seelische Prozesse „als durch materielle Prozesse hinreichend erklärbar angesehen.“ [1615] Dabei werden seelische Vorgänge auf physiologische Prozesse zurückgeführt, die sich ihrerseits, im Rahmen der neurophysiologischen Forschung, aus physikalisch-chemischen Prozessen ableiten lassen. Insofern entfalten die meisten Psychopharmaka, die inzwischen bei der Mehrzahl von psychischen und psychiatrischen Erkrankungen therapeutisch eingesetzt werden können, ihre Wirkung an den zentralen Neurotransmittern des Gehirns.[1616] Neben dem Einsatz von Psychopharmaka gehören jedoch auch Elektrokrampftherapie, Schlafentzugstherapie oder die Lichttherapie zu den biologischen Therapieverfahren.[1617] Dabei hat die empirische Forschung und klinische Behandlung vieler Patienten die somatische Beeinflussbarkeit psychischer Krankheiten durchaus bestätigt. Im Hinblick auf die biologische Funktionsdiagnostik sind neben der Untersuchung neurobiochemischer Abweichungen gerade die bildgebenden Verfahren der Hirnfunktion und Hirnmorphologie sowie molekularbiologische Analysen zu nennen.[1618]

Eine weniger radikale Ausformung dieser biologischen Position führt die seelischen Prozesse zwar auf die neurophysiologische Prozesse zurück, gesteht aber ersteren eine eigene Bedeutung im Sinne eines seelischen Erlebens zu, die sich *nicht von selbst aus den physikalisch-chemischen Prozessen* erklären.

V.1.2 Der psychische Ansatz

Die entgegengesetzte Auffassung betrachtet das Seelische indessen als das Einzige, was uns *„unmittelbar gegeben“* ist, die somatische Grundlage in Gestalt des Gehirns und seiner Prozesse sind letztlich Ausdruck dieses seelischen Erlebens, sie „konstituieren sich in ihm“.[1619] Dieser Ansatz gehört zu den anthropologischen Methoden und wird vor allem in der Transzendentalphänomenologie vertreten. Letztere hat ihren Ursprung bei der durch Jaspers begründeten *phänomenologischen Forschungsrichtung*, welche auf eine *vorurteilslose Beschreibung psychischer Pathologie* ausgerichtet ist. Denn sie zielt auf eine

> „anschauliche Vergegenwärtigung der Erlebnisse eines Kranken im Vollzug eines empathisch-imaginativ vermittelten Sich-hinein-Versetzens in dessen Seelenleben“.[1620]

1614 *Psychiatrie und Psychotherapie* 2000, S.22.
1615 Blankenburg 1990, S.214.
1616 *Psychiatrie und Psychotherapie* 2000, S.51ff.
1617 *Psychiatrie und Psychotherapie* 2000, S.588.
1618 *Psychiatrie und Psychotherapie* 2000, S 43.
1619 Blankenburg 1990, S.214.
1620 *Psychiatrie und Psychotherapie* 2000, S.262.

Die Phänomenologie hat einen bedeutenden Einfluss auf die Psychiatrie ausgeübt,[1621] besonders in der Interpretation Husserls. In Anlehnung an die „cogitationes" von Descartes geht Husserl von der Korrelation jedes Gedanken (*cogito*) mit dem zu Denkenden (*cogitatum*) aus. So konstituiert sich die gesamte Welt allein dadurch, dass ich sie denke, erfahre, wahrnehme, mich seiner erinnere usw.. Das Bewusstsein ist dabei intentional auf etwas gerichtet und somit sinnstiftend, wobei die Intentionalität des Bewusstseins zugleich seine Leistung darstellt.[1622] Der bestehende Subjekt-Objekt Gegensatz wird aufgehoben, damit sich das Bewusstsein letztlich auf sich selbst richten kann, im Sinne eines Bewusstseins von der Welt, „so gewinne ich das reine Ego mit dem reinen Strom meiner *cogitationes*".[1623] Für die Psychiatrie ist hier vor allem die Möglichkeit der Erfassung einer vorgegenständlichen Erfahrung – die nicht unmittelbar auf ein Objekt ausgerichtet ist – von Belang, woraus folgt, dass die Frage nach Subjektivität oder Objektivität nicht unmittelbar gestellt werden muss. Die Frage wie sich Selbst und Welt konstituieren, ist für die Erfassung pathologischer Prozesse schließlich insofern von Bedeutung, als auf der einen Seite *bewusste und unbewusste Prozesse* und auf der anderen Seite das Verhältnis zwischen *subjektiver und intersubjektiver Konstitution* untersucht werden können.[1624] Als Therapie ist hier vor allem die psychodynamische Psychotherapie zu nennen, die sich auf der Grundlage der Psychoanalyse entwickelt hat.[1625] In der transzendentalen Phänomenologie geht es schließlich darum, zu untersuchen, welche Ermöglichungsgründe und Aufbauweisen zu dem psychotisch abgewandeten Verhalten eines Subjekts führen.[1626]

V.1.3 Das biopsychosoziale Modell

Im Rahmen der *Identitätslehre*, die ihren Ursprung bei Spinoza hat, geht man davon aus, dass *Gehirnprozesse und seelische Zustände zwei verschiedene Seiten ein und desselben Lebensprozesses* darstellen. Um diese beiden Seiten zu reflektieren, werden sie sowohl mittels psychologisch *deskriptiver Methoden der Phänomenologie* als auch im Rahmen *der Neurophysiologie* beschrieben und erforscht. Allerdings ist es bislang nicht möglich, die eine Sprache in die andere zu übersetzen. Im Hinblick auf das kausale Verhältnis von seelischen und körperlichen Prozessen bleibt überdies offen, was wodurch bedingt ist, also ob die Seele durch den Körper bedingt ist oder umgekehrt.[1627]
In einer weitere Differenzierung dieses Ansatzes werden *seelische Vorgänge und Gehirnprozesse* ebenfalls als *verschiedenen Seiten eines einheitlichen psychophysischen Lebensprozesses* betrachtet. Jedoch werden die Beschreibungsarten dieser beiden Seiten nicht lediglich in Gestalt von zwei verschiedenen Sprachen aufgefasst, sie gehören vielmehr *zwei unterschiedlichen Bezugssystemen an,* die sich *kategorial und ontologisch grundsätzlich voneinander unterscheiden.*[1628] Dabei sind sie – und dies erinnert an die chinesische Auffassung des Verhältnisses von Körper

[1621] Die Bezeichnung „Phänomenologie" wurde von Husserl anstelle des von ihm bis dahin verwendeten Begriffs „deskriptive Psychologie" eingeführt. HWP Bd.7, S.490.
[1622] HWP Bd.7, S.491.
[1623] HWP Bd.7, S.491.
[1624] Blankenburg 1979, S.842.
[1625] *Psychiatrie und Psychotherapie* 2000, S.617.
[1626] *Psychiatrie und Psychotherapie* 2000, S.263.
[1627] Blankenburg 1990, S.215.
[1628] Blankenburg 1990, S.217.

(xing) und Geist *(shen)* – als *einander komplementär und sich gegenseitig ergänzend* zu begreifen, ohne dass *sie sich aufeinander zurückführen* lassen.[1629] Diese Position gehört zum *biopsychosozialen Modell*, welches gegenwärtig das geläufigste Modell bei der Diagnose und Behandlung psychischer und psychiatrischer Erkrankungen darstellt. Dieses Modell reflektiert letztlich die Einheit von körperlichen und seelischen Prozessen, wie sie sich in der alltäglichen klinischen Arbeit nur allzu oft beobachten lässt. Es basiert auf systemtheoretischen Grundlagen, die postulieren, dass der Einzelne, im Sinne eines lebenden Systems, immer offen ist und sich im Austausch mit seiner Umgebung befindet. Insofern ist er mit der Gesamtheit verbunden und seine Veränderung bewirkt immer auch eine Veränderung der Gesamtheit. Ferner werden alle lebenden Systeme als selbst regulierend und im Austausch mit ihrer Umwelt auch als selbst erhaltend begriffen. Das bedeutet jedes lebende System ist ein *dynamisch organisiertes System mit mehreren verschiedenen Ebenen.*[1630] Demzufolge können bei der Entstehung und Entwicklung von Krankheiten gleichermaßen soziale, individuelle und biologische Faktoren wirksam sein. Jeder somatischen Erkrankung geht ein die Gesundheit beeinträchtigendes, emotionales oder soziales Ereignis voraus, ebenso wie keine psychische Erkrankung ohne somatische Symptome vorkommt.[1631] Diese Vorstellung weist offensichtliche Parallelen zur Chinesischen Medizin auf, die es im Rahmen der Falldarstellungen näher zu betrachten gilt.
So postuliert das biopsychosoziale Modell auf der einen Seite einen *ontologischen Seinszusammenhang zwischen Leib und Seele.* Der *Kausalzusammenhang* auf der anderen Seite bleibt jedoch *ungeklärt*, das bedeutet die Frage, was wird als „bedingend" und was wird als „bedingt" angesehen, kann in diesem Modell (noch) nicht beantwortet werden.[1632] Nicht zuletzt deswegen ist die philosophische Frage nach dem Verhältnis von Leib und Seele alles andere als obsolet, sie ist auch kein „Scheinproblem", vielmehr muss sie

> „mangels der Erforschung der eigentlichen Leibschicht vorerst noch weiterhin als ungelöst betrachtet werden".[1633]

Hier könnte die Chinesische Medizin, insbesondere ihr Konzept von der Lebenskraft *(qi)*, welches die wechselseitige Verbindung zwischen Körper und Geist herstellt, einen wesentlichen Beitrag leisten.

Im Rahmen des biopsychosozialen Modells kommen gleichermaßen biologische Therapieverfahren, zu welchen die Psychopharmakotherapie und die nicht pharmakologischen Verfahren (Elektrokrampftherapie, Schlafentzug, Lichttherapie und Transkranielle Magnetstimulation)[1634] gehören, wie eine kaum mehr zu überblickende *Vielzahl an psychotherapeutischer Maßnahmen* zur Anwendung.[1635]

[1629] Blankenburg 1990, S.217.
[1630] *Psychiatrie und Psychotherapie* 2000„ S.172f.
[1631] *Psychiatrie und Psychotherapie* 2000, S.35.
[1632] Blankenburg 1990, S.211.
[1633] Blankenburg 1979, S.846.
[1634] *Psychiatrie und Psychotherapie* 2000, S.558-603.
[1635] Hierzu gehören die kogntiv-behavioralen, die psychodynamischen, die humanistisch-existentiellen sowie die sozial-interpersonelle Verfahren. Die derzeit am häufigsten angewandten Therapien sind die psychodynamische und die systemische Psychotherapie, die kognitive Verhaltenstherapie und die Milieutherapie, die Arbeitstherapie sowie die Kunst- und Maltherapie. Für einen Überblick über diese Methoden vgl. *Psychiatrie und Psychotherapie* 2000, S.495-841.

Die Problematik, welche sich angesichts der Vielzahl psychotherapeutischer Methoden innerhalb des biopsychsozialen Modells stellt, zeigt sich in mehrfacher Hinsicht. Denn es umfasst ontologisch und kategorisch unterschiedliche Ebenen, doch sobald man sich beispielsweise auf eine einzelne Therapieform – die ihrerseits Ausdruck eines (mehr oder weniger) definierten Leib-Seele-Verhältnis ist – festlegt, reflektiert dies nicht zwangläufig die oben geschilderte Einheitlichkeit des psychophysischen Lebensprozesses selbst. Hinzu kommt, dass es mangels eines theoretischen Überbaus letztlich dem einzelnen Behandler überlassen bleibt, welche Therapien bei welcher Erkrankung am sinnvollsten und effektivsten einzusetzen sind.[1636] Dies mag im Einzelfall durchaus erfolgreich sein, aber es entbehrt einer theoretischen Systematik. Schließlich ist, nicht zuletzt aufgrund des fehlenden Kausalzusammenhangs zwischen Seelischem und Leiblichem, bei vielen psychotherapeutischen Methoden zwar *offensichtlich, dass sie wirken, aber nicht wie sie wirken.* Insofern benötigt die Vielfalt der psychotherapeutischen Methoden, welche „einen Grad erreicht[hat], an dem sie dysfunktional geworden ist", definitiv „neue theoretische Ansätze, um das erreichte Differenzierungsniveau produktiv nutzen zu können."[1637]

Die konkrete Gegenüberstellung der Behandlungsmethoden schulmedizinsicher Psychiatrie und Chinesischer Medizin anhand der folgenden Falldarstellungen soll, freilich nur exemplarisch, Aufschluss darüber geben, wo und wie sich die unterschiedlichen theoretischen Konzepte in der konkreten Anwendung unterscheiden.

V.2. Die klinische Betrachtung von Psychosen und Depressionen in der Schulmedizin und der Chinesischen Medizin

Um die Unterschiede im subjektiven Erleben und der ärztlichen Betrachtung psychischer Erkrankungen zwischen China und dem Abendland exemplarisch zu veranschaulichen, wurden die beiden Krankheitsbilder Schizophrenie und Depressionen ausgewählt. Bei beiden Erkrankungen handelt es sich um Erscheinungen, die beinahe weltweit anzutreffen sind und beide Erkrankungen werden in China sowohl mit Methoden der Schulmedizin wie mit Chinesischer Medizin behandelt. Während die Schizophrenie, wie im Kapitel über die Krankheitsmuster bereits ausgeführt wurde, im Rahmen der *Diankuang*-Erkrankung bereits über einen Zeitraum von 2000 Jahren dokumentiert wird, sind Depressionen, so wie sie gegenwärtig schulmedizinisch definiert werden, eine Erkrankung der modernen Gesellschaft. Dessen ungeachtet stellen sie in China – früher allerdings unter einer anderen Bezeichnung – ebenso wie im Abendland, ebenfalls ein altbekanntes Phänomen dar. Die Prävalenz von Depressionen hat, so der WHO-Bericht aus dem Jahre 2001, derart zugenommen, dass es bereits jetzt die vierthäufigste Erkrankung weltweit darstellt und bis

---

[1636] Vgl. hierzu Grawe 1997, der eine in der wissenschaftlichen Psychologie fundierte Psychotherapie zu etablieren sucht, in dem er ein theoretisches Modell aufstellt, welches über die Therapieansätze der einzelnen Therapien deutlich hinausgeht.

[1637] Grawe 1997, S.719f. Derartige Integrationsversuche zeigen sich beispielsweise im „transtheoretischen Phasenmodell", welches die bestehenden Methoden von einem bislang unbeanspruchten Gesichtspunkt aus in neuer Weise zu ordnen sucht. Das „Generic model of psychotherapy" ist hingegen bestrebt, alle Fakten, die über die einzelnen Therapien und deren Wirkungen existieren, zu integrieren. Die Psychologische Therapie von Grawe geht über diese Ansätze insofern hinaus, als dass er primär von der empirischen Psychologie ausgeht. Vgl. Grawe ibid.

zum Jahre 2020 sogar die zweithäufigste Erkrankung nach den Herz-Kreislauf Erkrankungen sein wird.[1638] Diese Zunahme gilt für Deutschland[1639] ebenso wie für China, welches in den letzten zehn Jahren einem starken gesellschaftspolitischen Wandel unterworfen war und immer noch ist.

Auf eine theoretische Darstellung der beiden Krankheitsbilder im schulmedizinischen Sinne wird an dieser Stelle verzichtet, da sie vielerorts bereits ausführlich diskutiert und beschrieben worden sind.[1640] Hier seien lediglich die wichtigsten Symptome dieser beiden Krankheiten angeführt. Als wichtigstes Charakteristikum einer depressiven Episode gilt die depressive Verstimmung, die mit dem Verlust von Interesse oder Freude einhergeht. Abgesehen von körperlichen Symptomen wie Appetitlosigkeit oder Schlafstörungen, sind Wertlosigkeit, Schuld, Konzentrationsstörungen und Suizidgedanken klinisch am häufigsten zu beobachten.[1641] Bei der Schizophrenie gelten psychopathologische Querschnittsbilder mit Wahn, Halluzinationen, Ich- Störungen und Affektstörungen sowie formalen Denkstörungen und psychomotorischen Störungen als charakteristische Symptome. Die Erkrankung verlangt ferner eine Mindesterkrankungsdauer, um als solche diagnostiziert werden zu können.[1642]

Im Hinblick auf die Falldarstellungen aus China stellt sich die Frage, ob die Diagnosen Schizophrenie und Depressionen den Kriterien einer schulmedizinischen Diagnose entsprechen und inwieweit sie mit unserer Klassifizierung im Sinne der ICD10 Einteilung übereinstimmen. Zum einen ist, wie bereits erwähnt, schulmedizinisches Wissen und Können in China inzwischen so weit verbreitet, dass man prinzipiell von einer korrekten schulmedizinischen Diagnosestellung ausgehen kann. Zum anderen wurden die Patienten zwar in einem Krankenhaus, welches primär mit TCM-Methoden arbeitet, behandelt,[1643] die schulmedizinische Diagnose wurde jedoch von einer westlichen psychiatrischen Klinik, welche regelmäßig mit dieser TCM-Klinik zusammenarbeitet, verifiziert. Eine Zuordnung zu den ICD10 Einteilungen erfolgt allerdings in der Regel nur im Sinne der übergeordneten Kategorien. Die Patientin mit Schizophrenie wurde daher in die Kategorie F20 eingeordnet und die Patientin mit Depressionen als F 32 klassifiziert.

Bevor ich zu den Falldarstellung selbst komme, gilt es kurz die kulturellen Besonderheiten dieser Erkrankungen in China, wie sie auch im Rahmen der transkulturellen Psychiatrie untersucht werden, zu skizzieren.

V.2.1 Transkulturelle Unterschiede in der Psychiatrie

Gerade bei den psychischen und psychiatrischen Erkrankungen, die primär das seelische Erleben und Leiden eines Menschen reflektieren, spielt die Frage, in welchem Ausmaß

1638 Vgl. Pressemitteilung des WHO Europabüros vom 4.10.2001.

1639 Eine internationale WHO-Studie gibt eine durchschnittliche Depressionsprävalenz von 10,4 % an, wobei lediglich 54 % der Depressionen von den Primärärzten als solche diagnostiziert wurde. Vgl. *Psychiatrie und Psychologie* 2000, S.1105.

1640 Vgl. hierzu beispielsweise *Psychiatrie und Psychologie* 2000, zur Schizophrenie S.997-1069 und zu Depressionen S.1104-1149.

1641 *Psychiatrie und Psychotherapie* 2000, S.1104.

1642 *Psychiatrie und Psychotherapie* 2000, S.997.

1643 Zur Klinik und der dortigen Arbeitsweise vgl. unten Kap. V.2.2.

diese durch das kulturelle und soziale Umfeld geprägt sind, eine entscheidende Rolle. Die transkulturelle Psychiatrie hat es sich zur Aufgabe gemacht,

> „herauszufinden, ob psychische Krankheiten in verschiedenen Kulturen unterschiedliche Erscheinungsbilder aufweisen und spezielle Krankheitsbilder überwiegend oder ausschließlich in bestimmten Kulturen vorkommen".[1644]

Fragt man nach der unterschiedlichen kulturellen Ausprägung psychiatrischer Erkrankungen in China und dem Abendland, so musste man sich über einen langen Zeitraum auf Hong Kong und Taiwan konzentrieren, da die Forschungsmöglichkeiten und relevanten Informationen in der Volksrepublik aus politischen Gründen äußerst eingeschränkt waren. Dies hat sich erst in den letzten Jahren grundlegend verändert.[1645] Prinzipiell haben verschiedene transkulturelle Untersuchungen jedoch gezeigt, dass bei vielen psychischen Erkrankungen, im Unterschied zu unserer eigenen Kultur, Somatisierungsstörungen im Vordergrund stehen. Laut einer Studie aus dem Jahre 1975, welche an der Universitätsklinik in Taipei durchgeführt wurde, klagten 70% aller psychiatrischen Patienten über körperliche Beschwerden, wobei Schwindel, ein allgemeines Schwächegefühl und chronische Schmerzen im Vordergrund standen.

In China werden diese Symptome auch häufig unter der Diagnose „Neurasthenie" zusammengefasst – eine Diagnose, die ursprünglich aus dem Westen übernommen wurde, hierzulande jedoch nur noch von untergeordneter Bedeutung ist und die oft nur als anderer Ausdruck für das Krankheitsbild der Depression verwendet wird.[1646] Eine diesbezügliche Studie konnte nachweisen, dass von 100 Neurasthenie-Fällen 87% den DSM IIIR Kriterien für die Depression entsprechen. Hier gilt es zu beachten, dass die Diagnose Neurasthenie sehr gut in das Konzept der Chinesischen Medizin passt, im Sinne einer Schwäche von Blut, *qi* oder *yin*, welche die Kontrollfunktion des Geistes *(shen)* einschränkt. Als Erklärung für diese Erscheinung wurden seitens der transkulturellen Psychiatrie inzwischen die verschiedensten Hypothesen aufgestellt, von der Vermutung, dass die Chinesen es nicht gewohnt seien bzw. es gesellschaftlich nicht akzeptiert ist, über das eigene Seelenleben zu sprechen, über die somatopsychische Orientierung der Chinesischen Medizin bis hin zur Überlegung, dass die chinesische Sprache hierfür nicht geeignet sei.[1647] Hier ist jedoch anzumerken, dass die Erkrankung Depression den meisten Patienten (zumindest inzwischen) durchaus bekannt ist. Denn dieses Krankheitsbild hat gerade in den letzten fünf Jahren und speziell in den Städten beträchtlich zugenommen. Meine persönliche Erfahrung aus der psychosomatischen Ambulanz in der TCM-Klinik Tianjin ist ferner, dass die meisten Patienten sehr wohl in der Lage und willens sind, über ihre Gefühle zu sprechen, doch scheint dies keine unmittelbaren Auswirkungen auf die Prävalenz von Somatisierungsstörungen zu haben.

In Anbetracht des fehlenden Leib-Seele Dualismus wie der oben geschilderten Verbindung von Körper und Geist, welche über die Lebenskraft *(qi)* hergestellt wird, mag es

[1644] *Psychiatrie und Psychotherapie* 2000, S.272.

[1645] *Normal and Abnormal Behaviour in Chinese Culture* 1981, S.237-240. A. Kleinman hat sich ausführlich mit den transkulturellen Unterschieden zwischen Taiwan und den USA im Rahmen der Psychiatrie und psychiatrischen Anthropologie beschäftigt. Vgl. derselbe 1980.

[1646] *The Handbook of Chinese Psychology* 1996, S.413.

[1647] *The Handbook of Chinese Psychology* 1996, S.414.

allerdings sein, dass die Chinesen sensibler für körperliche Veränderungen sind, weil sie letztlich als Ausdruck eines gestörten *Qi*-Flusses empfunden werden. Bemerkenswert ist in diesem Zusammenhang ferner, dass das Chinesische nicht nur unterschiedliche Bezeichnungen für eine qualitativ differenzierte Beschreibung von Schmerzzuständen kennt, sondern diese in der Diagnostik auch entsprechend ihrem lokalen Auftreten spezifiziert werden.[1648] Eine ausgeprägte Wahrnehmung des Körpers birgt freilich die Gefahr, „hypochondrisch" in den eigenen Körper hineinzuhorchen – die Hypochondrie ist in China tatsächlich relativ häufig anzutreffen –, was im Rahmen der transkulturellen Psychiatrie wiederum als depressive Symptomatik aufgefasst wird.[1649]

Bei den Somatisierungungsstörungen stehen insbesondere allgemeine Müdigkeit und Schwäche, Appetitverlust sowie Druckgefühle auf der Brust im Vordergrund, die im schulmedizinischen Sinne als vegetative Störungen bewertet werden. Bemerkenswert ist ferner, dass Chinesen im Rahmen von Depressionen wesentlich weniger über Schuldgefühle berichten,[1650] auch hier wird kontrovers über die Ursachen diskutiert. Meines Erachtens wäre hier zu überlegen, inwieweit das Konzept von Schuld Ausdruck unseres christlich geprägten Weltbildes ist.[1651]

Während über die kulturellen Unterschiede bei Angststörungen derzeit nur relativ wenige Untersuchungen zu China vorliegen,[1652] wurde bei der Schizophrenie, deren Prävalenz über mehrere Jahre unverändert geblieben ist, festgestellt, dass Sinnestäuschungen und paranoide Symptome ebenso wie die Somatisierungsstörungen relativ häufig vorkommen.[1653] Im Hinblick auf die Wahninhalte gilt es ebenfalls den sozio-kulturellen Kontext Chinas zu berücksichtigen, der allerdings in den letzten 40 Jahren, infolge politischer und gesellschaftlicher Veränderungen selbst einem spürbaren Wandel unterworfen war. Prinzipiell tritt der Verfolgungswahn in China relativ häufig auf, was ebenso mit der Gesellschaftsstruktur wie der hohen Bevölkerungsdichte, gerade in den Städten, zusammenhängen mag.[1654] Die Chronifizierungsrate der Schizophrenie ist in China, Taiwan und Hong Kong jedoch wesentlich geringer als in den westlichen Industrieländern, und die Prognose für eine Remission demzufolge deutlich besser. Dies stimmt mit einer Untersuchung der WHO überein, in welcher verschiedene Gruppen Schizophrener aus den Entwicklungsländern mit den westlichen Industriestaaten verglichen wurden, wobei die Industriestaaten eine deutlich höhere Chronifizierungsrate aufwiesen. Als Ursachen hierfür werden der Schutz und die soziale Absicherung durch die Großfamilie wie eine engere soziale und emotionale Bindung des Einzelnen an die Gesellschaft vermutet.[1655]

Ein signifikantes kulturspezifisches Syndrom Chinas stellt die *Koro*-Erkrankung dar, welche sowohl im Westen wie in China selbst eingehend erforscht worden ist.[1656] Der

---

1648 Porkert 1993, S.206-208.
1649 *Psychiatrie und Psychotherapie* 2000, S.278.
1650 *The Handbook of Chinese Psychology* 1996, S.416.
1651 Zum Thema Schuld und Scham im chinesischen Denken vgl. Eberhard 1997.
1652 *The Handbook of Chinese Psychology* 1996, S-419.
1653 *The Handbook of Chinese Psychology* 1996, S.420 f.
1654 *Psychiatrie und Psychotherapie* 2000, S.277.
1655 *Psychiatrie und Psychotherapie* 2000, S.274. Insofern wäre mit der zunehmenden Industrialisierung Chinas von einer zunehmenden Chronifizierungsrate auszugehen.
1656 *Zhongyi shenjing jingshen bingxue* 2000, S.218-222.

Begriff *koro* kommt aus dem Malaysischen, auf Chinesisch wird sie als *Suoyang*-Erkrankung (縮陽) bezeichnet, was wörtlich übersetzt „schrumpfendes *yang*" bedeutet. Sie äußerst sich als anfallsartiges Angstsyndrom, bei welchem Männer das Gefühl haben, dass der Penis immer kleiner wird und im Inneren des Körpers verschwindet, während die Frauen, bei welchen diese Krankheit wesentlich seltener auftritt und als *suoyin* (縮陰) „schwindendes *yin*" bezeichnet wird, über ein Einsinken der Brustwarzen und der Vulva berichten.[1657] Bei dem Anfall selbst treten Todesängste sowie sekundäre Somatisierungsstörungen an den Geschlechtsorganen auf, dabei soll das Verschwinden des Penis, welches gleichbedeutend mit dem Tod ist, mittels Festhalten oder Festbinden desselben verhindert werden. Das Krankheitsbild klingt meist nach einigen Stunden oder Tagen wieder ab, kann sich aber bis zu einmal täglich wiederholen.[1658] In der südchinesischen Provinz Guangdong wird seit langem über ein regionales epidemisches Auftreten berichtet. Laut psychiatrischen Untersuchungen sind vor allem einfach strukturierte Männer betroffen, die sich ihrer männlichen Identität nicht sicher sind und sexuelle Entwicklungsstörungen aufweisen, die sich in Impotenz oder häufigem Masturbieren äußern können. Familiengeschichtlich ist eine „fehlende oder schwache Ausprägung des Vaterbildes" festzustellen.[1659] Diagnostisch wird *suoyang* schließlich unter „andere neurotische Störungen" (ICD-10 F48.8) eingeordnet, wobei es von Panikattacken und demonstrativen hysterischen Bildern abzugrenzen ist.[1660]

In der Chinesischen Medizin wird der Begriff *suoyin* (縮陰) erstmals im *Suwen* erwähnt, wo es um die *Jue*-Erkrankung, der Leber-Leitbahn geht:

> „[Diese Erkrankung] bewirkt, dass man im Unterbauch Schwellungen und Schmerzen hat sowie ein Völle und Spannungsgefühl im Oberbauch. Die Wasserwege sind nicht durchgängig und man begehrt, sich im Liegen zusammenzurollen, die Genitalien schrumpfen *(yinsuo)* und an der Innenseite der Schenkel entsteht Hitze."[1661]

Die Schrumpfung der Genitalien, welche traditionell unter dem Begriff *yin* zusammengefasst wurden, wird mit der „Umkehr-Erkrankung" (*jue* 厥) in Verbindung gebracht, welche einen pathologischen Fluss des *qi* bezeichnet, wobei sich das *qi* genau in die entgegen gesetzte Richtung bewegt, in die es sich bewegen sollte. An anderer Stelle wird sogar explizit davon gesprochen, dass es zu einem eingezogenen *(suo)* Skrotum kommen kann, sobald die *Jue*-Erkrankung in die Leber-Leitbahn, welche die Genitalien energetisch versorgt, eingedrungen ist.[1662]

Insofern wird das Schrumpfen bzw. Einziehen des Penis oder der Genitalien primär nicht als psychische, sondern als körperliche Erkrankung aufgefasst, die aus einer, der natürlichen Flussrichtung des *qi* entgegen gesetzten Bewegung resultiert. Die Ursachen für diese umgekehrte *Qi*-Dynamik sind vielfältig, so werden beispielsweise das Eindringen von Kälte, eine Schwäche des *yang* oder eine Stagnation der Leber-Energie innerhalb der Le-

[1657] *Psychiatrie und Psychotherapie* 2000, S.274.
[1658] *Zhongyi shenjing jingshen bingxue* 2000, S.219.
[1659] *Psychiatrie und Psychotherapie* 2000, S.274.
[1660] *Psychiatrie und Psychotherapie* 2000, S.274.
[1661] *Suwen* 45.
[1662] *Suwen* 31.

ber-Leitbahn angegeben, welche wiederum durch ein emotionales Ungleichgewicht ausgelöst worden sein kann. Dies stimmt mit der Beobachtung überein, dass männliche Genitalien bei Kälte oder in Angst besetzten Situationen durchaus zu schrumpfen vermögen. In einem modernen chinesischen Lehrbuch über psychische Erkrankungen werden neun verschiedene Krankheitsmuster für *suoyang* angegeben.[1663] Primär wird freilich genau die oben geschilderte psychische Symptomatik dargestellt, doch werden bei den einzelnen Diagnosen zugleich immer unterschiedliche körperliche Symptome angegeben. Diese reichen von den tatsächlich eingesunkenen und berührungsempfindlichen Genitalien über Schmerzen oder Auftreibungen des Unterbauches, Rücken und Kopfschmerzen bis hin zu Samenverlust und körperlicher Erschöpfung.[1664] Die Behandlung erfolgt, wie allgemein üblich, mit Akupunktur und Phytotherapie.

Dieses Beispiel chrakterisiert die kulturellen Unterschiede im subjektiven Erleben sowie der medizinischen Beurteilung psychischer Erkrankungenäußerst treffend. Denn die deutlich häufiger auftretenden Somatisierungsstörungen bei psychischen Erkrankungen auf der einen Seite wie die Suche nach körperlichen Symptomen seitens der Chinesischen Medizin auf der anderen Seite lässt sich vor dem Hintergrund der unaufhörlichen gegenseitigen Beeinflussung seelisch-emotionaler und körperlicher Prozesse über die Lebenskraft *(qi)* eindeutig erfassen. Sobald ich – und dies geschieht kraft der kulturellen Prägung meistens sogar unbewusst – mein eigenes Dasein nicht als Ausdruck eines Leib-Seele Dualismus begreife, sondern das Seelische ebenso als Manifestation des Körperlichen verstehe wie das Körperliche der Kontrolle des Geistes untersteht, werde ich meinen Körper auch auf intensivere oder subtilere Weise wahrnehmen. Das bedeutet zugleich, dass sich das körperliche Empfinden eines Gesunden durch „eine besondere Form der Inaktivität" auszeichnet.[1665]
Die folgenden Falldarstellungen werden dieses spezifische Erleben und Betrachten psychischer Erkrankungen am konkreten Beispiel demonstrieren.

V.2.2 Fallvorstellungen aus China

Während eines Chinaaufenthaltes im Februar 2004 hatte ich die Gelegenheit, alle im folgenden vorgestellten Patienten persönlich kennen zulernen sowie ihre Krankenakten einzusehen. Diese Falldarstellungen stammen aus dem ersten Lehrkrankenhaus für TCM in Tianjin. Es handelt sich um eine der ältesten TCM-Kliniken in China, die vor 40 Jahren als Lehrkrankenhaus und Universitätsklinik gegründet worden ist. Inzwischen verfügt die Klinik über circa 1800 Betten und behandelt 5000-6000 ambulante Patienten täglich. Dort sind, in Anlehnung an die schulmedizinische Einteilung in Fachgebiete, alle wichtigen medizinischen Bereiche, angefangen bei der Neurologie – welche mit der Behandlung von Schlaganfall-Erkrankungen einen Schwerpunkt der Klinik bildet – über Dermatologie, Gynäkologie, Innere Medizin, HNO bis hin zur Orthopädie vertreten. Bei der Diagnose werden sowohl schulmedizinische Methoden wie traditionell chinesische Methoden herangezogen, die Behandlung erfolgt größtenteils mit Chinesischer Medizin, aber, falls

[1663] *Zhongyi shenjing jingshen bingxue* 2000, S.218 f.
[1664] *Zhongyi shenjing jingshen bingxue* 2000, S.219f.
[1665] Blankenburg 1982, S.16.

notwendig werden ebenso schulmedizinische Pharmazeutika eingesetzt.[1666] Vor sechs Jahren wurde eine eigene ambulante Abteilung für psychosomatische Erkrankungen – der chinesische Begriff *xinlike* (心理科) bedeutet wörtlich „Abteilung der Herzstruktur" – gegründet, nachdem die entsprechenden Patienten bis zu diesem Zeitpunkt, so wie in der Chinesischen Medizin traditionell üblich, im Rahmen der Inneren Medizin behandelt worden sind. Doch die rapide zunehmende Anzahl von Patienten mit psychischen und psychiatrischen Erkrankungen erforderte eine eigene Abteilung, zu der vor drei Jahren noch eine eigene, offene psychiatrische Station hinzukam.

V.2.2.1 Vorgehensweise in einer chinesischen Station für Psychiatrie und Psychosomatik

Bei der Diagnose werden neben den Methoden der Chinesischen Medizin auch schulmedizinische Verfahren, wie die entsprechenden Befragungen oder Fragebögen (SCL 90 und HRSD Hamilton Bewertungsskala) herangezogen.[1667] Hinzu kommt, dass eine enge Zusammenarbeit mit einer schulmedizinischen psychiatrischen Klinik besteht, welche eine entsprechende schulmedizinische Diagnose häufig vorformuliert oder verifiziert. Abgesehen von der Diagnose gemäß den übergeordneten Kategorien des ICD10 Katalogs wird eine differenzierte ICD10 Zuordnung jedoch in den meisten Fällen nicht vorgenommen. Bei stationären Patienten wird ferner routinemäßig das Blutbild und der Blutdruck kontrolliert, ein EKG, EEG sowie eine Computertomographie gemacht. Ferner wird eine Sonographie des gesamten Bauchraums und der Nieren vorgenommen. Bei der Behandlung wird schwerpunktmäßig mit chinesischer Phytotherapie, Akupunktur, Moxibustion sowie Elektroakupunktur gearbeitet.

Die chinesischen Phytotherapeutika werden in der Regel alle vier Tage neu rezeptiert und den aktuellen Gegebenheiten angepasst. Ich habe jeweils die wichtigsten Kräuter aus den einzelnen Kategorien angeführt, die während des gesamten Krankenhausaufenthaltes gegeben wurden. Bei schwerwiegenden Krankheitsbildern wird die chinesische Therapie mit westlichen Psychopharmaka kombiniert, was bei stationären Patienten sogar fast ausnahmslos der Fall ist. Mögliche Wechselwirkungen zwischen schulmedizinischen Medikamenten und chinesischer Phytotherapie werden in den letzten Jahren zunehmend erforscht, zu diesem Zweck werden während eines Klinikaufenthaltes diesbezüglich auch regelmäßig Blutuntersuchungen vorgenommen. Eine der wichtigsten Gründe für den Einsatz von Psychopharmaka ist das Bestreben, möglichst rasch eine Verbesserung der jeweiligen Erkrankung zu erreichen. Denn gerade bei den psychischen Erkrankungen ist immer die lenkende Funktion des Geistes selbst beeinträchtigt, und je länger eine solche besteht, umso schwieriger ist sie aus Sicht der Chinesischen Medizin zu behandeln. Beispielsweise wird Schlaflosigkeit, sofern sie länger als eine Woche andauert, bereits als schwerwiegendes Symptom eingestuft, da sie die Verankerung des Geistes im Herzen maßgeblich beeinträchtigt.

[1666] Die meisten der Ärzte verfügen über eine Ausbildung in Chinesischer Medizin, welche freilich auch Grundlagen wie Anatomie oder Physiologie umfasst. Ein kleiner Teil der Ärzte ist ausschließlich in Schulmedizin ausgebildet, um eine schulmedizinische Therapie oder spezifische Diagnosemöglichkeiten wie z.B. die Kernspinntomographie zu gewährleisten.

[1667] Du Yuanhao 2003, S.15.

Der Einsatz von Psychopharmaka oder anderen schulmedizinischen Pharmazeutika reflektiert die Integrationsfähigkeit der Chinesischen Medizin, welche (jede Form von) Arznei primär unter dem Aspekt der unmittelbaren Beeinflussung der Lebenskraft *(qi)* des Patienten betrachtet. Das bedeutet, der gleichzeitige Einsatz von chinesischen und westlichen Therapiemethoden wird nicht als Widerspruch empfunden, sondern geschieht primär unter dem Blickwinkel der gegenseitigen und effektiven Ergänzung.
Psychotherapeutische Methoden finden hingegen keine Anwendung. Als Ursache hierfür ist primär der hohe personelle Einsatz zu nennen, der bei den gegenwärtigen Patientenzahlen von chinesischer Seite augenblicklich nicht zu leisten ist. Hinzu kommt, wie unten noch zu zeigen sein wird, dass der Einsatz psychotherapeutischer Methoden, die das psychische Geschehen relativ unmittelbar zu beeinflussen suchen, mit der Chinesischen Medizin, welche psychische Erkrankungen primär indirekt, über den Körper zu behandeln sucht, nicht widerspruchslos zu vereinbaren sind. Stattdessen werden den Patienten regelmäßig Ratschläge zur richtigen Lebensführung erteilt.[1668]
Bei den im folgenden vorzustellenden Patientinnen handelt es sich in beiden Fällen um stationäre Patientinnen, die kurz vor ihrer Entlassung standen. Die Aufenthaltsdauer beträgt im Durchschnitt 39 Tage, dies ist der Zeitraum, für den die meisten chinesischen Versicherungen aufkommen. Ferner sind immer 3-5 Patient(inn)en in einem Zimmer untergebracht, so dass für den einzelnen Patienten so gut wie keine Privatsphäre besteht.
In der Patientenakte werden, ebenso wie bei uns, Anamnese, aktuelle Problematik, Befunde sowie der Krankheitsverlauf dokumentiert. Darüber hinaus wird bei der chinesischen Diagnose auch der Krankheitsmechanismus nochmals ausführlich dargestellt ebenso wie die Therapieprinzipien.
Bei der Darstellung der Fälle habe ich mich am offiziellen Fallbuch der WHO zu den ICD 10 Kapiteln V(F) orientiert.[1669]

V.2.2.2 Fall 1: Schizophrenie

Frau F. ist eine 58 Jahre alte Chinesin, die der nationalen Minderheit der Hui angehört.

Aktuelle Problematik. Frau F. litt seit sechs Jahren an Diabetes und suchte 20 Tage vor ihrer Einlieferung in die Klinik einen Arzt auf, da ihre beiden Beine stark angeschwollen waren. Nachdem ihr mitgeteilt wurde, dass ihre Diabetes Erkrankung fortgeschritten und ihre Nieren in Mitleidenschaft waren, begann sie sich große Sorgen um ihren Gesundheitszustand zu machen, sie hatte das Gefühl, bald sterben zu müssen und ihren Körper überhaupt nicht mehr kontrollieren zu können. Hinzu kam, dass sie Stimmen hörte, die ihr Befehle erteilten und mit welchen sie sich in Selbstgesprächen unterhielt. Sie beschimpfte unaufhörlich ihren Ehemann, der nach einem Schlaganfall seit 20 Jahren selbst pflegebedürftig war, und bewarf ihn mit Geschirr. Außerdem war sie ihm wie anderen Personen gegenüber äußerst misstrauisch, weil sie befürchtete, dass sie ihr etwas antun könnten. Nachdem sie nachts nicht schlafen konnte, lief sie fast die ganze Nacht durch

[1668] Zur Problematik der Anwendung – sowohl seitens der Patienten als auch der Behandler – psychotherapeutischer Methoden in der chinesischen Psychiatrie vgl. *The Handbook of Chinese Psychology* 1996, S.441-456.
[1669] *Die vielen Gesichter des psychischen Leids*, 2000.

die Strassen und konnte teilweise nicht mehr alleine nach Hause zurück finden. In diesem Zustand wurde sie schließlich von entfernten Verwandten in die Klinik gebracht.

Vorgeschichte. Die Diagnose Schizophrenie wurde bei Frau F. vor 20 Jahren gestellt, nachdem ihre bereits erwachsene Tochter gestorben war. Bei ihren Eltern oder anderen Verwandten ist kein Fall mit dieser Diagnose bekannt. Nach dem Tod ihrer Tochter war sie zunächst äußerst traurig und bedrückt, was jedoch allmählich einer instabilen Gemütslage wich, indem sie abwechselnd in Lachen oder Tränen ausbrach. Sie begann damals Stimmen zu hören, meist die Stimme ihrer Tochter, die sich mit ihr unterhielt oder ihr sagte, was sie zu tun habe. Sie selbst kann sich an den Inhalt wie die Selbstgespräche jedoch nur ungenau erinnern. Sie hatte ferner extreme Wutanfälle, bei welchen sie ihren Mann beschimpfte, schlug und mit Geschirr nach ihm warf. Auch erkannte sie zu dieser Zeit Freunde oder Bekannte nicht mehr wieder. Anderen Menschen gegenüber war sie äußerst misstrauisch, immer in Angst, sie könnten ihr etwas antun. Ferner litt sie unter Schlaflosigkeit und konnte es in der Wohnung nicht mehr aushalten, weswegen sie tagelang durch die Strassen lief. Sie wurde daraufhin in eine westliche Psychiatrie eingeliefert, wo die Diagnose Schizophrenie gestellt wurde. Die verordneten Psychopharmaka nahm sie jedoch nur zu Beginn regelmäßig ein und ließ sie dann, wohl auch aus Kostengründen, wieder weg. Nach dem ersten Ausbruch stabilisierte sich ihre psychische Situation einigermaßen, sie war jedoch nicht fähig, einer geregelten Arbeit nachzugehen. Der zweite Ausbruch erfolgte vor zehn Jahren mit Beginn des Klimakteriums und denselben Symptomen. Auch hier erfolgte ein stationärer Aufenthalt, der die psychische Situation wieder stabilisierte, doch die Medikamente wurden abermals nicht regelmäßig eingenommen.
Außer Diabetes bestehen keine weiteren Erkrankungen.

Befunde. Bei Einlieferung war die Patientin zu Zeit, Ort und zur ihrer eigenen Person orientiert, sie ließ sich bereitwillig untersuchen, aber es bestand keine Krankheitseinsicht. Die schulmedizinische körperliche Untersuchung ergab, abgesehen von einer leichten Einschränkung der Nierenfunktion infolge des Diabetes keinen Befund, auch EEG, Computertomographie und eine Schilddrüsenuntersuchung waren ohne Befund.
Bei der diagnostischen Befragung im Rahmen der Chinesischen Medizin berichtete die Patientin über eine große Unruhe im Herzen, einen trockenen Mund, großen Durst sowie ein immer wiederkehrendes äußerst lästiges Druckgefühl auf der Brust. Ferner bestanden Übelkeit und Aufstoßen sowie das Gefühl, den eigenen Körper nicht kontrollieren zu können. Sie berichtete auch über extreme Schlaflosigkeit, Schwindel und Verstopfung. Die Nahrungsaufnahme hingegen war unproblematisch, der Urin war gering und dunkelgelb. Während des Gesprächs bekam die Patientin einen Wutanfall, wünschte nach Hause zu gehen und warf die Gegenstände auf dem Tisch des Arztes zu Boden.

Die Pulse waren bei der Aufnahme schnell und saitenförmig, die Zunge tiefrot mit einem dicken gelben Belag.

Die westliche Diagnose lautet Schizophrenie und bei der chinesischen Diagnose waren in der Patientenakte zunächst zwei unterschiedliche Diagnosen angegeben. Die erste lautete

„Leere des Gallenblasen- und Herz-*Qi*" und wurde im Sinne des Krankheitsmechanismus dahingehend ausgeführt, dass der Schock *(jing)* über den Tod der Tochter zunächst den Geist aus seiner Verankerung gerissen und die Flussrichtung des *qi* im ganzen Körper durcheinander gebracht hatte. Daraus entwickelte sich zunächst eine Schwäche des *qi* von Gallenblase und Herz. Charakteristische Symptomatik für diese Diagnose sind Ängstlichkeit, Paranoia, niedergedrückte Stimmungslage, Schlaflosigkeit, sowie eine Unfähigkeit das eigene Leben planend zu gestalten.[1670] Diese Symptome entsprachen dem ursprünglichen Beginn der Erkrankung vor 20 Jahren. Die zweite Diagnose war laut Krankenblatt „Schleim-Feuer attackiert das Herz". Die Verbindung der beiden Diagnose besteht darin, dass sich aus der Schwäche des Gallenblasen- und Herz-*Qi* – nicht zuletzt weil sie aus Sicht der Chinesischen Medizin unbehandelt blieb – eine Stagnation von *qi* und Blut entwickelte, welche unter Einwirkung der übermäßigen Emotionen, wie besonders der extremen Wutanfälle, Hitze in der Leber hervorbrachte und die Säfte im Herzen zu Schleim verköchelte. Hierdurch wurde der Geist aus seiner Verankerung gerissen und es kam zu den oben genannten Symptomen von Schlaflosigkeit, Wutanfällen Stimmen hören etc., wie sie der traditionellen *Kuang*-Erkrankung entsprechen. Das Therapieprinzip bestand darin, Hitze und Schleim aus dem Herzen auszuleiten, Leber-Feuer abzusenken und den Geist wieder im Herzen zu verankern.

Verlauf. Der Patientin wurde entsprechend der zweiten Diagnose („Schleim-Feuer attackiert das Herz") mit Akupunktur, Elektroakupunktur, Phytotherapie sowie Psychopharmaka behandelt. Die Akupunktur wurde hauptsächlich eingesetzt, um den Geist wieder im Herzen zu verankern und die Schlaflosigkeit zu behandeln. Bei der chinesischen Phytotherapie wurde nicht auf eine traditionelle Standardrezeptur zurückgegriffen, sondern eine experimentelle Rezeptur verordnet. Letztere wurde alle 4 Tage neu zusammengestellt und beinhaltete hauptsächlich Schleim umwandelnde Kräuter (z.B. Pericarpoium Citri, Bulbus Fritellariae, Rhizoma Pinelliae, Rhma. Acori Graminei, Bambusae conretion silicea), Hitze ausleitende (z.B. Fructus Gardenaie, Rhma. Coptidis, Rx. Scutellria, Rx.salvia), geistesbesänftigende (z.B.Frustra ferri, Magnetitum, Mastodii fossilium Ossis, Conchae Ostreae) sowie Blut und Leber-*Qi* bewegende Kräuter (z.B.Semen Persicae, Rhma Cyperi, Frucuts Citrii aurantii, Tuber Curcumae). Die Tagesdosis belief sich in der Regel auf 300 Gramm. An Psychopharmaka wurden zunächst 2x75 mg Chlorpromazin, welches bei Entlassung auf 1x50 reduziert wurde, gegeben, sowie Perphenazin 2x2 mg und Chlonazepam 2 mg abends.

Zu Beginn der Behandlung hatte die Patientin keinerlei Krankheitseinsicht, sie wollte die Klinik unbedingt wieder verlassen und beschimpfte ihre drei Zimmergenossinnen unaufhörlich. Die chinesischen Kräuter, welche als Dekokt verabreicht wurden, wollte sie ebenfalls nicht trinken, sie übergoss mehrfach Ärzte und Pflegepersonal mit den Kräutern und schleuderte das Dekokt gegen die Zimmerdecke. Nach circa einer Woche besserte sich die psychische Symptomatik allmählich, ebenso wie die Schlaflosigkeit. Kurz vor der Entlassung bestand seitens der Patientin vollkommene Krankheitseinsicht, sie verspürte laut eigenen Angaben weder Wutanfälle noch habe sie ein enormes Bewegungsbedürfnis. Sie

[1670] Vgl. zu dieser Diagnose Flaws und Lake 2001, S.130.

schlafe wieder sehr gut, auch höre sie die Stimme ihrer Tochter nicht mehr. Ferner freue sie sich sehr, nach Hause gehen zu dürfen. Die Therapie sollte nach der Entlassung weiter ambulant fortgesetzt werden.

V.2.2.3 Fall 2: Depression

Frau C. ist eine 49 jährige Chinesin.

Aktuelle Problematik. Seit ihrer Pensionierung im September 2003 litt die Patientin unter zunehmender Schlaflosigkeit. Anfänglich hatte sie noch ein paar Stunden geschlafen, in den letzten Wochen jedoch überhaupt nicht mehr. In den letzten Monaten sei sie sehr gereizt und unruhig gewesen, konnte jedoch weder ihrer Unruhe noch ihrer Aggression Ausdruck verleihen. Sie hatte zunächst das Gefühl an einer Herzerkrankung zu leiden, da sie einen starken Druck auf der Brust verspürte und leicht atemlos wurde. Hinzu kam eine große Angst vor anderen Menschen und Lärm, weswegen sie ihre Wohnung nicht mehr verlassen wollte. Ihre Konzentrationsfähigkeit war soweit eingeschränkt, dass sie weder lesen noch fernsehen konnte. Kurz vor ihrer Einlieferung in die Klinik durch ihre Tochter und ihren Mann wollte sie auch nicht mehr leben.

Vorgeschichte. Frau C. hatte eine derartige Symptomatik niemals vorher in ihrem Leben und auch in der Familie waren sonst keine Depressionen bekannt. Abgesehen von den Klimakteriumsbeschwerden mit starken Hitzewallungen tags und nachts, hatte Frau C. in ihrer Vergangenheit keine relevanten körperlichen Erkrankungen. Bis zu ihrer Pensionierung war sie als Sekretärin berufstätig gewesen und hatte den Haushalt versorgt. Sie beschrieb sich selbst als Frau die „die Dinge gut anpacken kann“ und bis zu ihrer Erkrankung im September habe sie immer gute familiäre und soziale Beziehungen gehabt, erst seitdem wäre das Verhältnis zu Mann und Tochter belastet.

Befunde. Bei der Einlieferung war die Patientin zu Zeit, Ort und zur ihrer eigenen Person orientiert, sie ließ sich bereitwillig untersuchen, und es bestand Krankheitseinsicht. Die schulmedizinische körperliche Untersuchung ergab keinen Befund, auch EEG, Computertomographie und eine Schilddrüsenuntersuchung waren ohne Befund.
Bei der diagnostischen Befragung im Rahmen der Chinesischen Medizin berichtete die Patientin über eine große Unruhe im Herzen, starken Druck auf der Brust sowie dem Gefühl, dass Herz und Gehirn nicht gut durchblutet seien. Die Verdauung wechselte zwischen Verstopfung und Durchfall und der Appetit war schlecht. In den letzten Wochen hatte Frau C. überhaupt nicht mehr geschlafen, so dass sie sich tagsüber zerschlagen fühlte. Die Periode hatte vor zwei Jahren aufgehört, seitdem litt sie unter extremen Hitzewallungen tags wie nachts, unabhängig von körperlicher Anstrengung. Sie fühlte sich zugleich unruhig, aggressiv und antriebslos, hatte jedoch keine ungewöhnlichen Wahrnehmungen.
Ihre Pulse waren fein und saitenförmig, die Zunge war nach vorne hin spitz, leicht gerötet mit einem dünnen weißen Zungenbelag.
Die westliche Diagnose lautete schwere Depressionen. Die chinesische Diagnose lautete „Leber-*Qi* Stagnation, die sich in Feuer transformiert (*qiyu huahuo* 氣郁化火)“. Die neue

Lebenssituation konnte von Frau C. emotional nicht bewältigt werden, so dass das emotionale Ungleichgewicht zu einer Stagnation des Leber-*Qi* geführt hatte, welche sich durch Gereiztheit, Niedergeschlagenheit sowie Druck auf der Brust und Atemlosigkeit bemerkbar gemacht hatte. Nachdem sich jede Stagnation, welche zu lange besteht, in Hitze wandeln kann, hatte die Hitze in der Leber auf das Herz übergegriffen (im Sinne der Hervorbringungsreihenfolge der Wandlungsphasen) und den Geist aus seiner Behausung getrieben. Letzteres manifestierte sich in Form von Schlaflosigkeit, Angstzuständen und mangelnder Konzentrationsfähigkeit. Das Ziel der Therapie bestand in der Ausleitung der Hitze aus Herz und Leber, der Besänftigung des Geistes sowie einer Harmonisierung des *Qi*-Flusses in der Leber.

Verlauf. Die Patientin wurde entsprechend mit Akupunktur, Elektroakupunktur und Phytotherapie sowie Psychopharmaka behandelt. Akupunktur wurde hauptsächlich eingesetzt, um das Leber-*Qi* zu bewegen, den Geist zu besänftigen und die Schlaflosigkeit zu behandeln. Bei der chinesischen Phytotherapie wurde ebenfalls nicht auf eine traditionelle Standardrezeptur zurückgegriffen, sondern eine experimentelle Rezeptur verordnet. Letztere wurde alle 4 Tage neu zusammengestellt und beinhaltete hauptsächlich Leber-*Qi* regulierende Kräuter (z.B.Rx. Bupleurum, Rx.Paeonia albae, Fructus Citrii aurantii, Cortex Albizziae, Pericarpium Aurantii), geistesbesänftigende Kräuter (z.B.Magnetitum, Mastodii fossilium Ossis, Conchae Ostreae,) Hitze ausleitende und *yin* tonisierende Kräuter (z.B.Fructus Gardeniae, Radix rehmannaie viride, Bulbus Lilii, Radix Ophiopogonis). Die Tagesdosis belief sich in der Regel auf 300 Gramm. Als Psychopharmaka wurden ihr Amitryptilin 3x50 mag verordnet, welches kurz vor der Entlassung auf 2x40 mg gesenkt wurde sowie Lorazepam 1,5 mg abends. Letzteres sollte nach Entlassung abgesetzt werden. Bereits nach 4-5 Tagen verspürte die Patientin eine deutliche Verbesserung der Symptomatik, nach zwei Wochen konnte wie wieder sehr gut schlafen und auch die Hitzewallungen waren weniger geworden. Kurz vor ihrer Entlassung fühlte sich die Patientin wieder gesund, der Druck auf der Brust, Unruhe und Antriebslosigkeit waren verschwunden, sie war jedoch besorgt, ob sie auf die anderen Menschen „normal" wirke. Ärztlicherseits wurde ihr geraten, sich Hobbys zu suchen, da sie mit ihrer Hausarbeit nicht ausgelastet wäre sowie einen festen Tagesablauf für sich zu entwerfen. Die Therapie sollte nach der Entlassung ambulant fortgesetzt werden.

V.2.3 Fallvorstellungen aus dem offiziellen Fallbuch der WHO

Die folgenden Falldarstellungen wurden direkt aus dem offiziellen Handbuch der WHO zur ICD-10, Kapitel V (F) entnommen, da sie nicht nur repräsentativ für die gegenwärtige schulmedizinische Diagnostik von psychiatrischen und psychischen Erkrankungen sind, sondern es ausdrückliches Anliegen dieser Darstellung ist, dass „psychische Störungen auf der ganzen Welt 'diagnostizierbare Krankheiten' sind".[1671]

[1671] *Die vielen Gesichter des psychischen Leids*, 2000, S.xi.

V.2.3.1 Fall 1: Paranoide Schizophrenie episodisch mit stabilem Residuum (F20.02)1672

Herr Becker ist Deutscher. Er ist 45 Jahre alt, geschieden und seit acht Jahren arbeitslos.

Aktuelle Problematik. Nachdem Herr Becker in der Praxis seines Arztes zwei Türen eingeschlagen hatte, wurde er wegen seiner Aggressivität und Wahnideen als Notfall in das Psychiatrische Krankenhaus eingewiesen. Am Tag seiner Aufnahme war Herr Becker zu seinem Psychiater wegen einer Änderung seiner Medikation gekommen. Weil er gebeten wurde, noch ein paar Minuten im Wartezimmer zu bleiben, ärgerte er sich sehr. Er trat heftig gegen die Tür des Behandlungszimmers und stieß damit ein Loch in die Holzfüllung. Dann ging er auf die Toilette, wo er auch wieder eine Tür zertrümmerte. Als der Psychiater ihn zu beruhigen suchte, griff Herr Becker ihn an und versuchte, ihn zu treten. Doch dann beruhigte er sich wieder, bis der Krankenwagen kam, um ihn ohne weitere Gewalttätigkeiten ins Krankenhaus zu bringen. In der Zwischenzeit hatte er dem Psychiater erzählt, dass seine letzte Beziehung nach nur einer Woche zerbrochen sei, weil sein Vater ihn dadurch impotent zu machen versuchte, dass er ihm Sedativa ins Essen mischte und Sojabohnen in seinen Penis schob, während er schlief. Obwohl er seinen Vater in Wirklichkeit seit seiner Kindheit nicht mehr gesehen hatte, kam es ihm so vor, als hätte sein Vater im Monat vorher seine Gedanken lesen und sein Denken lenken können. Es war auch sein Vater, der ihm die Impulse eingegeben hatte, die Türen durch sein Dagegentreten zu öffnen.

Vorgeschichte. Herr Becker war das zweite von elf Kindern einer Familie. Seit er drei Jahre alt war, wurde er von einer Tante mütterlicherseits aufgezogen, weil sein Vater wegen Diebstahls im Gefängnis saß. Von dieser Zeit an hatte er mit seinen Eltern oder Geschwistern keinen Kontakt mehr. In der Schule schaffte er die elfte Klasse, blieb aber zweimal in der zwölften Klasse sitzen. Er hatte ein Reihe von Arbeitstellen – meist nur kurzfristig – und in den letzten acht Jahren war er arbeitslos. Von kurzen Zeiträumen abgesehen, hatte er immer im Haus seiner Tante gelebt.

Herr Becker war schüchtern und zog sich zurück, war unsicher und etwas misstrauisch. Beziehungen zu anderen waren problematisch, und er war in der Teenagerzeit nie mit Mädchen ausgegangen. Seine erste Sexualbeziehung hatte er mit 27 Jahren, als er drei Tage lang mit einer Frau zusammenlebte. Er brach die Beziehung ab, weil er das Gefühl hatte, die Frau mache ihn impotent. Später hatte er eine kurze Beziehung zu einer Frau, die von einem anderen Mann schwanger war. Mit dreißig Jahren heiratete er eine Frau von den Philippinen. Die Ehe dauerte vier Jahre, und sie hatten eine Tochter. Doch Herr Becker glaubte nicht, dass sie sein Kind war, weil er während der ganzen Ehe impotent gewesen war.

Bei seinen Eltern und Geschwistern gab es keine Vorgeschichte psychischer Erkrankungen, doch ein Onkel väterlicherseits war eine Zeit lang in einem Psychiatrischen Kran-

[1672] *Die vielen Gesichter des psychischen Leids*, 2000,S.78-79.

kenhaus gewesen. Herr Becker war vor dem errechneten Termin geboren, weil seine Mutter heftig gestürzt war, als die Schwangerschaft schon fortgeschritten war.

In seiner Kindheit hatte er mehrere Krankheiten und Unfälle gehabt, u.a. eine Hepatitis, Gehirnerschütterung und kleinere Knochenbrüche. In der Adoleszenz erlitt er unbeabsichtigterweise eine Schusswunde in den Unterleib und wurde deshalb mehrmals wegen Unterleibsschmerzen operiert. Die Genitalien waren zwar nicht betroffen, doch später zeigte Herr Becker die Tendenz, all seine Beziehungsprobleme und sexuellen Schwierigkeiten diesem Unfall zuzuschreiben.

Vom Alter von 29 Jahren an war er mehrmals stationär im Psychiatrischen Krankenhaus behandelt worden wegen psychotischer Episoden mit Verfolgungsideen und bizarren somatischen Wahngedanken, Gefühlen von Gedankeneingebung und Gedankenentzugs und der Vorstellung, dass sein eigener Wille durch den seines Vaters ersetzt worden sei. Er wurde auf eine antipsychotische Langzeitmedikation gesetzt und hatte Remissionen, während derer er misstrauisch, zurückgezogen und passiv blieb mit eingeschränkter emotionaler Schwingungsfähigkeit.

Befunde. Bei der Untersuchung war Herrn Beckers Kleidung nachlässig und schmutzig. Er erschien ängstlich und angespannt und vermied den Blickkontakt mit dem Untersucher. Er war reizbar und hielt Informationen möglichst zurück. Von Zeit zu Zeit war seine Sprache unzusammenhängend und wies plötzliche Gedankenabbrüche auf. Er schien nicht zu halluzinieren und verneinte, Stimmen zu hören. Er war bei klarem Bewusstsein und wohl orientiert zu Zeit, Ort und Person. Sein Erinnerungsvermögen lag in der Norm, seine Aufmerksamkeitsspanne und sein Konzentrationsvermögen waren durchschnittlich.

V.2.3.2 Fall 2: Mittelgradige Depressive Episode mit somatischem Syndrom (F 32.11)[1673]

Herr Simalung ist ein 24-jähriger, unverheirateter indonesischer Lehrer, der in Jakarta lebt.

Aktuelle Problematik. Her Simalung kam, weil es ihm schwer fiel zu denken und sich zu konzentrieren und wegen Gedächtnisstörungen in die Psychiatrische Poliklinik. Er klagte auch darüber, dass er nicht schlafen könne.

Die Symptome hatten vor acht Monaten begonnen, als Herr Simalung zuerst nur unter Einschlafstörungen litt. In den drei Monaten, bevor er in die Poliklinik kam, war er jeden Abend noch zwei Stunden wach, bevor er einschlafen konnte. Am frühen Morgen wachte er schon ungefähr um vier Uhr auf und konnte nicht wieder einschlafen. Er lag dann wach und brütete über allen möglichen Gedanken. Außerdem kam es ihm so vor, al ob „irgendetwas gebrochen war“ mitten in seinem Gehirn, da er zu viel gedacht hatte. Als er

[1673] *Die vielen Gesichter des psychischen Leids* 2000, S.168-170.

ins Krankenhaus kam, war Herr Simalung davon überzeugt, dass seine Gehirnzellen nicht mehr arbeiteten. Daher kam auch, dass er nicht denken und sich an nichts mehr erinnern konnte. Seine Schwierigkeiten waren nach und nach so groß geworden, dass er sich nicht mehr daran erinnern konnte, was er wenige Minuten zuvor in der Zeitung gelesen hatte. Wenn er in der Schule Unterricht gab, wusste er nicht mehr, worüber er in der Stunde davor geredet hatte. Trotzdem zwang er sich dazu, seine Arbeit durchzuhalten. Er berichtete auch, dass er nicht in der Lage war, sich Erlebnisse ins Gedächtnis zu rufen, die ihm erst vor kurzem zugestoßen waren. Zum Beispiel hatte er während der Ferien seine Eltern und Geschwister in Yogyakarta besucht, aber er hatte jetzt keine Erinnerung mehr an diesen Besuch. Er wusste nicht einmal mehr, wie die Stadt Yogyakarta aussah, obwohl er dort als Kind gelebt hatte. Sein Zustand wurde immer erbärmlicher, und er sah keine Hoffnung mehr, dass sich dieses wieder ändern könnte. Er fühlte sich freudlos und müde und berichtete, dass sein Appetit in den letzten drei Monaten schlecht gewesen sei, so dass er ungefähr 4 Kilo Gewicht verloren hatte.

Vorgeschichte. Herr Simalung kam in der Nähe von Yogyakarta auf Java zur Welt und wuchs dort in einer Bauernfamilie auf. Seine Mutter war jetzt 50 Jahre alt und gesund, sie arbeitete noch schwer auf dem kleinen Bauernhof der Familie. Sein Vater starb im Alter von 47 Jahren an Typhus. Herr Simalung war viertes von sieben Geschwistern. Er hatte drei Schwestern und drei Brüder. Seine Geburt und seine Entwicklung in der Kindheit und Jugendzeit waren ohne Besonderheiten. Die häusliche Atmosphäre in seiner Kindheit war angenehm, und beschreib seine Familie als warmherzig und liebevoll. Er war ein guter Schüler und bekam entsprechende Noten, immer bei den Besten der Klasse. Nach Beendigung der Höheren Schule zog er nach Jakarta, der Hauptstadt des Landes. Dort fand er eine Beschäftigung als Lehrer an einer Elementarschule im Ostteil der Stadt. Er lebte in seinem eigenen Appartement und hatte eine Freundin, eine 22jährige Krankenschwester, die in derselben Stadt lebte. Sie kannten sich schon seit drei Jahren und planten, im kommenden Jahr zu heiraten.

Auf die Frage nach seiner Persönlichkeit meinte Herr Simalung, dass er früher immer jemand gewesen sei, der gerne Spaß hatte. Er sei unkompliziert und gesellig gewesen, hatte viele Freunde und interessierte sich für Sport. Er hatte in seiner Anamnese keine besonderen körperlichen oder psychiatrischen Erkrankungen. Auch in seiner Familienanamnese waren keine psychischen Störungen bekannt.

Befunde. Her Simalung war sauber gekleidet, er trug Bluejeans und ein gemustertes Sweatshirt. Sein dunkler Gesicht war ängstlich und zeigte nur wenig Mimik. Während der Untersuchung war er höflich und machte gut mit, indem er auf die Fragen treffende Antworten zu geben suchte. Jedoch war er äußerst unruhig und fingerte während des ganzen Interviews mit einer Zeitung herum, die er in den Händen hielt. In seinen Gedanken schien er vollständig mit seinen Minderwertigkeitsgefühlen und seiner hoffnungslosen Situation beschäftigt zu sein. Abnorme Wahrnehmungen hatte er nicht. Der Gedanke, dass sein Gehirn zerbrochen sei, schien zunächst geradezu wahnhaften Charakter zu tragen, aber er schien doch wohl in der Lage, eine beruhigende Richtigstellung anzunehmen. Auch seine Stimmung war depressiv. Er erwähnte, dass er zwar seit wenigen Tagen Suizidgedanken gehabt habe, bestand aber darauf, dass er keineswegs einen Suizid plane.

Die körperliche Untersuchung zeigte keine Auffälligkeiten. Die Routine-Blutuntersuchungen, einschließlich der Schilddrüsen-Funktion, hielten sich im Rahmen des Normalen. Auch ein EEG zeigte einen normalen Verlauf.

Verlauf. Wegen seiner Suizidgedanken wurde Herr Simalung stationär aufgenommen. Seine Freundin, die ihn täglich besuchte, war hierüber besonders erleichtert, denn sie musste sich eingestehen, dass sie sich über seinen Zustand sehr viele Gedanken gemacht hatte. In der Klinik erhielt der Patient Antidepressiva (250 mg Amitryptilin-Hydrochlorid am Tag). Nach einer Woche wurde sein Schlaf langsam wieder besser und er bekam auch wieder Appetit. Nach einer weiteren Woche war seine Stimmung auch wieder besser. Er gab an, dass seine Konzentration und sein Denken sich wesentlich gebessert hätten. Drei Wochen nach seiner Aufnahme ins Krankenhaus konnte Herr Simalung wieder entlassen werden, und nach weiteren sieben Tagen war er wieder in der Lage, seine Arbeit aufzunehmen. Er besuchte die Poliklinik weiterhin alle zwei Wochen und nahm dann täglich 125 mg Amitryptilin-Hydrochlorid.

V.2.4 Diskussion der Fälle

Auf eine detaillierte nosologische Klassifizierung und die vielfältigen Erscheinungsformen von Psychosen des schizophrenenen Formenkreises und Depressionen bzw. affektiven Erkrankungen soll an dieser Stelle, wie bereits gesagt, nicht näher eingegangen werden, da sie andernorts bereits ausführlich dargestellt worden sind.[1674] Mögliche Ursachen und Krankheitsmechanismen für die Schizophrenie, wie sie in der Chinesischen Medizin aufgefasst werden, wurden bereits im Kapitel 5.3.3 unter der *Diankuang*-Erkrankung ausführlich dargestellt. Hier mag es genügen, nochmals auf die inneren pathogenen Faktoren, im Sinne der sieben Emotionen, wie mögliche vorgeburtliche Ursachen, hinzuweisen.

In der schulmedizinisch orientierten Psychiatrie wird im Rahmen einer „vulnerablen Persönlichkeitsstruktur" von einer multifaktorellen Äitiopathogenese ausgegangen.[1675] Bei dieser können die einzelnen Ursachen, wie beispielsweise genetische Faktoren, psychosoziale Einflüsse in Gestalt von Familie und Arbeit sowie psychosoziale Stressoren, im Einzelfall von unterschiedlicher Bedeutung sein. Prinzipiell – dies reflektiert sich in der standardmäßigen Behandlung der Schizophrenie mit Psychopharmaka – wird jedoch eine Störung des Hirnstoffwechsels postuliert. Die erfolgreiche Behandlung mit Neuroleptika lässt vermuten, dass der Dopaminhaushalt des Gehirns hier eine entscheidende Rolle spielt,[1676] doch in Anbetracht der Komplexität des Neurotransmitterhaushaltes ist davon auszugehen, dass mehrere Botenstoffe am Krankheitsgeschehen der Schizophrenie beteiligt sind. Eindeutige Forschungsergebnisse stehen hier jedoch noch aus. Ähnliches gilt

1674 Zur Depression vlg. *Psychiatrie und Psychotherapie* 2000, S.1104-1148 und zur Schizophrenie vgl. ibid. S.997-1095.
1675 *Psychiatrie und Psychotherapie* 2000, S.998-1000.
1676 *Psychiatrie und Psychotherapie* 2000, S.1034-1040.

für die Frage nach den psychosozialen Faktoren. Auch hier lassen sich keine eindeutigen Zuordnungen treffen. Auffallend ist jedoch, dass schizophrene Patienten bereits vor ihrer ersten Erkrankung eine „deutlich niederere soziale Position erreichen, als aufgrund ihrer primären Intelligenz und ihres familiären Umfelds zu erwarten ist."[1677]

Bei den nicht pharmakologischen Methoden zur Behandlung der Schizophrenie stehen prinzipiell soziotherapeutische Maßnahmen im Vordergrund. Letztere sollen eine soziale Ausgliederung des Patienten verhindern und ihm zu einer Annäherung an seine gewohnten Lebensweisen verhelfen, hier spielen vor allem Milieugestaltung, Tagesstrukturierung und die Beschäftigungs- bzw. Arbeitstherapie eine wichtige Rolle.[1678] Der Einsatz psychoanalytischer und psychodynamischer Therapien gehört jedoch nicht zur Standardtherapie, denn es ist umstritten, inwieweit Schizophrene die durch Psychoanalyse hervorgerufenen Einsichten verarbeiten können, oder ob diese nicht sogar zu einer Verschlechterung des Krankheitsbildes beitragen können.[1679]

Die beiden vorgestellten Patienten mit Schizophrenie weisen die im Rahmen der ICD 10 Zuordnung als bedeutsam vorgestellten Symptome auf,[1680] wie beispielsweise seitens der chinesischen Patientin das Gedankenlautwerden im Rahmen der Selbstgespräche und der Unterhaltung mit ihrer verstorbenen Tochter sowie dialogische Stimmen, über die beide Patienten berichteten. Nachdem bei der chinesischen Patientin sowohl die Halluzinationen, in Gestalt der Stimme ihrer Tochter, welche ihr immer wieder Befehle erteilte, sowie das Gefühl, den eigenen Körper nicht mehr kontrollieren zu können vorherrschen, könnte man auch hier eine paranoide Schizophrenie vermuten. Allerdings ist infolge des unterschiedlichen kulturellen Kontextes zu vermuten, dass Gespräche mit Verstorbenen nicht in dem Maße normabweichenden Charakter tragen, wie dies bei uns üblicherweise der Fall ist.

Sowohl im Hinblick auf die ärztliche diagnostische Erfassung als auch auf die Schilderung der subjektiven Symptomatik seitens der Patienten, fällt die, bereits im Rahmen der Transkulturellen Psychiatrie geschilderte, *Somatisierung der chinesischen Patientin ins Auge.* Dabei sind die *körperlichen Symptome* – angefangen bei dem Gefühl den eigenen Körper nicht mehr kontrollieren zu können über das Gefühl von „Unruhe im Herzen" und dem Druckgefühl auf der Brust, der Übelkeit und dem Aufstoßen bis hin zum trockenen Mund, Schlaflosigkeit, Schwindel und Verstopfung – ebenso wie die Puls- und Zungendiagnose *entscheidend für die chinesische Diagnosestellung.* Zudem wird eine Besserung dieser körperlichen Symptome als signifikantes Anzeichen für die Richtigkeit der Therapie verstanden.

Bei dem deutschen Patienten spielen, abgesehen von den erwähnten bizarren somatischen Wahngedanken, die körperlichen Symptome sowohl bei der Diagnosestellung wie bei der

[1677] *Psychiatrie und Psychotherapie* 2000, S.1009.

[1678] *Psychiatrie und Psychotherapie* 2000,S.1056-1058.

[1679] *Psychiatrie und Psychotherapie* 2000,S.1059.

[1680] Bei den diagnostischen Kriterien im Rahmen der ICD 10 Zuordnung werden die Symptome der Schizophrenie in diagnostisch bedeutsame Symptome – wie beispielsweise Gedankenlautwerden, Gedankeneingebung, Kontrollwahn, Beeinflussungswahn oder kommentierende bzw. dialogische Stimmen sowie anhaltender, kulturell unangemessener bizarrer Wahn – von den Symptomen der zweiten Kategorie, die im wesentlichen halluzinatorische Erlebnisse, formale Denkstörungen und negative Symptome umfassen unterschieden. Zur Diagnosestellung müssen mindestens ein Symptom aus der ersten Kategorie und zwei Symptome aus der zweiten Kategorie gleichzeitig vorhanden sein, vgl. *Psychiatrie und Psychotherapie* 2000,S.1026f.

empfundenen Symptomatik lediglich eine untergeordnete Rolle. Während die *emotionalen Äußerungen* in Gestalt der *Wutausbrüche und des Misstrauens in beiden Fällen als bedeutsam erachtet werden,* wird die seelische Symptomatik wiederum unterschiedlich wahrgenommen und beschrieben. Abgesehen von den Selbstgesprächen, den Stimmen, speziell der ihrer Tochter, und den Konzentrationsstörungen werden bei der chinesischen Patientin *keine weiteren psychischen Symptome* ausgeführt.
Die *seelische Leidensgeschichte des Patienten* wird hingegen bei dem deutschen Patienten, und hier offenbaren sich die Kriterien, nach welchen die schulmedizinische Diagnose vorgeht, *wesentlich ausführlicher* dargestellt. Angefangen bei seinen persönlichen und sexuellen Beziehungen und seiner Ehe über Gedankeneingebung und Gedankenentzug, bis hin zu der Vorstellung, sein eigener Wille sei durch den des Vaters ersetzt worden, wurden die, für die paranoide Schizophrenie so charakteristischen Wahnideen deutlich herausgearbeitet.
Wenngleich bei dem deutschen Patienten der Verlauf der Erkrankung nicht explizit angegeben wurde, lässt sich an der Vorgeschichte erkennen, dass er prinzipiell mit Antipsychotika behandelt worden ist. Dies reflektiert die schulmedizinische Auffassung, nach der die Erkrankung prinzipiell in einem gestörten Hirnstoffwechsel gründet. Die chinesische Patientin wurde hingegen kombiniert mit westlichen Psychopharmaka, in Gestalt von Neuroleptika und Sedativa, sowie mit chinesischer Phythotherapie und Akupunktur behandelt. Die einzelnen Kräuter und Akupunkturpunkte wurden entsprechend der Diagnose „Schleim Feuer attackiert das Herz“ *individuell rezeptiert.* Phythotherapie und Akupunktur setzen beide an der Beeinflussung der Lebenskraft an, jedoch auf unterschiedlichen Ebenen. Denn während die Phytotherapie eher auf der rein somatischen Ebene der *Zangfu*-Organe wirkt, richtet sich die Akupunktur auf die Lebensenergie in den Leitbahnen. Der Einsatz von Psychotherapeutika dient, wie bereits gesagt, der Chinesischen Medizin als Erweiterung ihres eigenen Ansatzes, welcher prinzipiell eine unablässige Wechselwirkung somatischer und psychischer Prozesse postuliert.

Die Ausprägung der körperlichen Symptome und die Somatisierungsstörungen lassen sich auch am Vergleich der beiden Patienten mit Depressionen erkennen, die beide erstmals unter dieser Erkrankung litten und sich, vor ihrer Erkrankung, beide prinzipiell als lebensfrohe Menschen empfanden. Während die chinesische Patientin ihre eigene Erkrankung zunächst als „Herzerkrankung“ wahrgenommen hatte und am meisten unter der Schlaflosigkeit litt, suchte der Lehrer seinen Arzt primär wegen der Konzentrations- und Gedächtnisstörungen auf. Ähnlich wie bei der Schizophreniepatientin stehen bei der chinesischen Rentnerin neben der Schlaflosigkeit zunächst körperliche Symptome wie Unruhe im Herzen, Druck auf der Brust, das Gefühl mangelnder Durchblutung von Herz und Gehirn sowie die wechselnde Verdauung mit schlechtem Appetit im Vordergrund. Hinzu traten Angstgefühle, welche von der Patientin als solche auch wahrgenommen wurden sowie die Konzentrationsstörungen. Die Tatsache, dass sie ebenso wie der indonesische Lehrer Suizidgedanken hatte, führten schließlich zu ihrer stationären Aufnahme. Als Ursache für die Depressionen wird eine Stagnation des Leber-*Qi* angeführt, welche durch Emotionen ausgelöst wurde, und die wiederum eine Reaktion auf die neue Lebenssituation der Patientin darstellen. Freilich werden im Rahmen der Chinesischen Medizin äußerst unterschiedliche Krankheitsmuster für die schulmedizinische Erkrankung

„Depressionen" angegeben und auch dort werden verschiedene, diese Krankheit begünstigende Faktoren postuliert, angefangen bei der körperlichen Konstitution über die familiäre und gesellschaftliche Umgebung bis hin zur Ernährung. Doch als wesentliche Ursache wird, wie bei den meisten anderen psychischen Erkrankungen auch, ein *emotionales Ungleichgewicht*, in Gestalt von übersteigerten oder unterdrückten Emotionen, welche die Dynamik der Lebenskraft *(qi)* beeinflussen, zu Grunde gelegt.

Obgleich die *Emotionen*, gerade im Hinblick auf das charakteristische Symptom der Freudlosigkeit, in der *schulmedizinischen Betrachtung* ebenfalls eine Rolle spielen, so gelten sie *eher als Symptom, denn als Ursache dieser Erkrankung*. Der indonesische Lehrer litt subjektiv am meisten unter den Schlafstörungen sowie der mangelnden Konzentration und Gedächtnisleistung, die ihm das Gefühl gaben, dass „sein Gehirn zerbrochen sei". Bei der schulmedizinischen diagnostischen Befragung wurden neben den oben genannten Symptomen noch Freudlosigkeit, Konzentrationsverlust, Hoffnungslosigkeit und geringes Selbstwertgefühl sowie hypochondrische Gedanken herausgearbeitet, die alle als charakteristische Symptome für eine Depression gelten.[1681] Die Schlafstörungen, Freudlosigkeit, sowie der Appetit- und Gewichtsverlust führten ferner zu dem Zusatz „somatisches Syndrom".[1682]

Während die chinesische Patientin, gemäß ihrer Diagnose „Leber-*Qi* Stagnation, die sich in Feuer transformiert", wieder mit einer individuellen Zusammenstellung von chinesischen Phytotherapeutika und Akupunktur sowie dem Einsatz von Antidepressiva behandelt wurde, ist der indonesische Lehrer ausschließlich psychopharmkologisch mit Amytriptylin versorgt worden.

Zwar geht die schulmedizinische Psychiatrie, ähnlich wie bei der Schizophrenie, auch bei Depressionen von einer komplexen Ätiopathogenese aus, bei der ebenso traumatische Erfahrungen, genetische Prädisposition, aktuelle psychosoziale Belastungen, im Sinne von kritischen Lebensereignissen, sowie Persönlichkeitsfaktoren, in Gestalt der Neigung zur Introversion oder Angst, eine wesentliche Rolle spielen können.[1683] Doch gilt es inzwischen als gesichert, dass auch hier Veränderungen im Neurotransmitterhaushalt des Gehirns vorliegen, so dass in der Standardtherapie bei mittelschweren und schweren Depressionen regelmäßig Antidepressiva eingesetzt werden.[1684] Der indonesische Lehrer wurde ausschließlich mit Psychopharmaka behandelt, die psychotherapeutischen Methoden gehören jedoch, in Gestalt der tiefenpsychologisch-psychoanalytischen Therapie, der Verhaltenstherapie und kognitiven (Verhaltens)-Therapie, der Interpersonellen Psychotherapie sowie der Paar- und Familientherapie zu den empirisch überprüften und standardmäßig eingesetzten Methoden bei Depressionen.[1685]

[1681] Zu den charakteristischen Symptomen nach der ICD10 Einteilung gehören Freudlosigkeit, Interessenverlust, erhöhte Ermüdbarkeit, Verminderung des Antriebs, psychomotorische Hemmung oder Agitiertheit, verminderte Konzentration und vermindertes Selbstwertgefühl, Schuldgefühle, negativ-pessimistische Zukunftsperspektiven, suizidale Gedanken bzw. Handlungen, Schlafstörungen mangelnder Appetit und Gewichtsverlust sowie Libidoverlust. Bei einer leichten Depression sind mindestens vier Symptome, bei einer mittelschweren fünf bis sechs und bei einer schweren mehr als sieben Symptome zu diagnostizieren. Vgl. *Psychiatrie und Psychotherapie* S.1116-1118.

[1682] *Die vielen Gesichter psychischen Leids* 2000, S.170.

[1683] *Psychiatrie und Psychotherapie* 2000, S.1104-1106 und 1110-1114.

[1684] Die 28 verschiedenen antidepressiven Präparate unterschieden sich primär in ihren Wirkstoffen und Wirkmechanismen, vgl. dazu *Psychiatrie und Psychotherapie* 2000, S.1123f.

[1685] *Psychiatrie und Psychotherapie* 2000, S.1135.

Für die Auswahl der einzusetzenden Methoden existiert, wie oben bereits gezeigt, kein übergreifendes theoretisches Modell, doch besteht *das Ziel aller Methoden letztlich in einer direkten Beeinflussung des psychischen Geschehens,* sei es in Gestalt einer Revision kognitiver Schemata, dem Bewusstwerden unbewusster Konflikte oder Ängste, oder in Gestalt der Veränderung aktueller Verhaltensmuster. Die Chinesische Medizin geht hingegen davon aus, dass seelisches Erleben und *psychische Erkrankungen in der Regel nur indirekt zu beeinflussen sind.* Denn der Geist *(shen)* und seine seelischen Aspekte, in Gestalt der Hauch- und Körperseele (*hun* und *po*) sowie Denken *(yi)* und Willen *(zhi)* gelten prinzipiell als Manifestationen der fünf Speicherorgane und damit der Lebenskraft *(qi)*, insofern gilt es sie auch über das *qi* zu beeinflussen. Denn eine *direkte Beeinflussung geschieht immer auf der Ebene von Polaritäten*, wie sie unter anderem durch den *Yin*- und *Yang*-Charakter von Phytotherapeutika oder Akupunkturpunkten reflektiert werden. Doch der Geist, der sich *in seiner Potentialität „jenseits von yin und yang befindet" und somit Ausdruck der Wirkkraft des dao ist und* würde durch eine direkte Behandlung, in seiner grundlegenden Funktion Einheit zu stiften und den gesamten Organismus zu regulieren, offenkundig behindert. Im Sinne des *wuwei* (Nicht-Eingreifens) sind die oben angesprochenen, *psychohygienischen Maßnahmen, welche nur vom Patienten selbst ausgeführt werden können,* gerade in der Prophylaxe am besten geeignet, um das Herz von störenden Emotionen und Gedanken zu entleeren und den Geist wieder im Herzen zu verankern. Denn die Anbindung des Geistes an seine eigenen Potentiale kann nur von jedem einzelnen Menschen selbst vorgenommen werden, nicht zuletzt darin zeigt sich die Eigenverantwortung jedes Menschen für sich selbst.

An der differenzierten Wahrnehmung und Einordnung der körperlichen Symptome wie der daraus resultierenden, individuell zusammengesetzten Rezeptur von Akupunkturpunkten und Phytotherapeutika offenbart sich schließlich ein weiterer wesentlicher Unterschied zwischen dem Ansatz der Chinesischen Medizin und der schulmedizinischer Psychiatrie. Die *Unterschiedlichkeit einzelner Individuen wird im Abendland primär auf die individuell unterschiedliche Psyche* bzw. das *individuell unterschiedliche seelische Erleben eines Menschen* zurückgeführt, wie es sowohl in der differenzierten Beschreibung der psychischen Symptomatik als auch in der Methodenvielfalt psychotherapeutischer Maßnahmen selbst zum Ausdruck kommt. Die *Körper in ihrer Struktur und in ihren Funktion werden, im Sinne der „Homogenität des Substrats", hingegen prinzipiell als sehr ähnlich* begriffen, weswegen, beispielsweise bei den schizophrenen Patienten meist derselbe Wirkstoff in Gestalt eines Neuroleptikums eingesetzt wird.

In der Chinesischen Medizin verhält es sich nun genau umgekehrt. Hier versteht sich das Individuum und sein *individuelles seelisches Erleben primär als Ausdruck einer unterschiedlichen Leiblichkeit in Gestalt einer individuell unterschiedlich zusammengesetzten Lebenskraft (qi).* Insofern ist weder die Wahrnehmung des eigenen seelischen Erlebens seitens der Patienten noch die differenzierte diagnostische Erfassung der psychischen Symptomatik in der Chinesischen Medizin besonders ausgeprägt. Dies zeigt sich nicht zuletzt in der pharmakologischen Beschreibung der einzelnen Arzneimittel. Denn selbst wenn es sich vornehmlich um psychisch wirksame Phytotherapeutika handelt, so ist deren Wirksamkeit hinsichtlich ihres spezifischen Einflusses auf die Lebenskraft *(qi)* äußerst differenziert dargestellt, die Ausführungen zur psychischen Symptomatik, bei welcher sie eingesetzt werden, sind hingegen von sehr allgemeiner Natur.

VI. Resümee: Das Leuchten des Geistes und die Erkenntnis der Seele

Abbildung VI-1: Ursprüngliche Darstellung des Geistes (*Shen* 神)[1686]

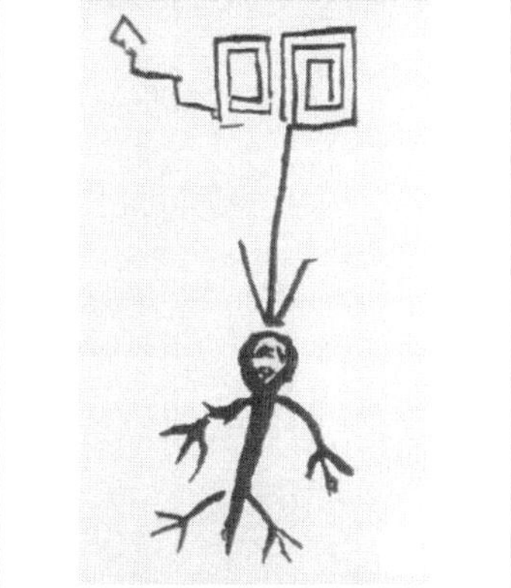

„Po fragte Hun: 'Wie bewirkt das *dao* die Körper?' [Hun] antwortete: 'Mit Hilfe des Differenzierten *(you)* bewirkt es die Körper.' Po fragte: 'Gibt es im Undifferenzierten *(wu)* [bereits] das, was eine Form hat?' Hun antwortete: 'Ja, das Undifferenzierte verfügt darüber.' Po fragte: 'Kann ich [mehr über das Differenzierte im Undifferenzierten] erfahren?' Hun antwortete: 'Es trifft sich, dass ich gerade etwas darüber weiß. Will man es betrachten, so hat es keine Form, will man es hören, so hat es keine Stimme, man bezeichnet es als das Tiefe und Dunkle. Das Tiefe und Dunkle aber ähnelt [nur] dem *dao*, es ist nicht das *dao* selbst.' Po antwortete: 'Ich weiß schon! Es bedeutet nach innen zu blicken und zu sich selbst zurückkehren.' Hun antwortete: 'Immer dann, wenn man das *dao* erreicht hat, nimmt es keine Gestalt an, um sichtbar zu sein. Auch kann man keinen Namen finden, um es zu benennen. Wenn du jetzt schon eine Gestalt und einen Namen dafür hast, wie kann es dann [wirklich] das *dao* sein?' Po sprach: 'Wenn du noch gar keine Form hast, wie kannst du dann Worte haben?' [Hun antwortete:] 'Ich bin im Begriff zu meinen Ahnen [dem Formlosen] zurückzukehren.' Po blickt sich nach Hun um, doch der war plötzlich nicht mehr zu sehen. Und als er sich seiner eigenen Existenz zuwenden wollte, war auch diese mit dem Formlosen verschmolzen."[1687]

Dieses fiktive Gespräch zwischen *hun* und *po*, welches uns bereits bei *Huainanzi* begegnet ist, mag als Ausgangspunkt für die abschließenden Überlegungen dienen. Dem chinesischen Zitat sei zunächst eines aus Platos *Phaidon* zur Seite gestellt:

[1686] *Das alte China* 1995, S.207.

[1687] *Huainanzi* 16, und *Huainanzi jiaoshi*, Bd2, S.1627-1629.

Abbildung VI-2: Diskussion von Dante und Beatrice über Sitz und Erkenntnis der Seele nach Platons *Timeios*[1688]

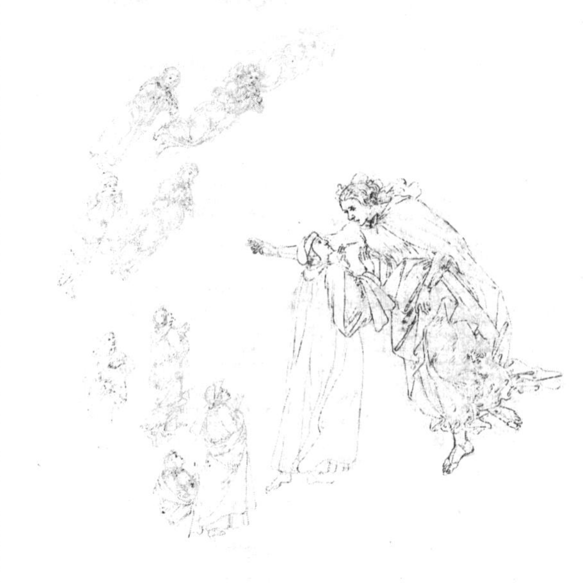

> „Und was den Tod nie annimmt, wie nennen wir das? – Unsterblich, sagte er. – Und die Seele nimmt doch den Tod nie an? – Nein. – Unsterblich also ist die Seele? – Unsterblich. – Wohl, sprach er. Wollen wir also sagen, dies sei erwiesen, oder wie dünkt dich? – Und zwar ganz vollständig, o Sokrates.[1689]...Tritt also der Tod den Menschen an, so stirbt, wie es scheint, das Sterbliche an ihm, das Unsterbliche aber und das Unvergängliche zieht wohlbehalten ab, dem Tode aus dem Wege. – Das leuchtet ein. – Ganz sicher also, o Kebes, ist die Seele unsterblich und unvergänglich, und in Wahrheit werden unsere Seelen sein in der Unterwelt."[1690]

Im chinesischen Denken wird das Verhältnis von Seelischem und Leiblichem generell als Polarität von Geist *(shen)* und Körper *(xing)* verhandelt, Hauch- und Körperseele (*hun* und *po*) werden dabei als individuelle Manifestation von Geist und Körper aufgefasst. In Anbetracht der eingangs gestellten Frage, *ob* bzw. *inwieweit das Seelische unabhängig und getrennt vom Körper zu existieren vermag*, steht die Auffassung aus dem *Huainanzi* exemplarisch für die in der Geistesgeschichte und Medizin gleichermaßen vertretene Überzeugung, dass *weder Geist noch Seele jemals isoliert vom Körper* zu existieren vermögen. Dies bedeutet jedoch nicht, dass sie miteinander identisch sind. Vielmehr haben die philosophischen wie die medizinischen Ausführungen gezeigt, dass es sich um eine „Einheit bei Differenz"[1691] handelt,

1688 *Sandro Botticelli* 2000, S.225.
1689 *Phaidon* 105e.
1690 *Phaidon* 107a.
1691 Linck 2001 a), S.223.

in welcher seelisches und leibliches Erleben differenziert erfasst wird und demzufolge auch in differenzierter Art und Weise medizinisch zu behandeln ist.
Platon verleiht hingegen dem für das abendländische Denken charakteristischen Leib-Seele Dualismus erstmals eine diskursive Grundlage. Doch seine Auffassung wird schon bald von Aristoteles, der „die Seele als erste Wirklichkeit des natürlichen mit Organen ausgestatteten Körpers“[1692] begreift, scharf kritisiert. Aristoteles steht, nicht zuletzt infolge seines medizinischen Interesses, mit der Idee des *Hylemorphismus* dem chinesischen Denken von allen vorgestellten Denkern am nächsten, wenn er Seele und Leib als untrennbare Einheit begreift, die sich aus Form (*eidos*) und Materie (*hyle*) zusammensetzt. Dabei zeigt er – und hier trifft er sich direkt mit der chinesischen Auffassung von Körper *(xing)* und Geist *(shen)* –, dass Seele und Leib trotz ihrer Einheit nicht miteinander identisch sind. Auch die aristotelische Vorstellung, dass die Seele in ihrem Wirken zwar auf den Körper angewiesen ist, aber erst ihre *Allgegenwart im Körper* diesem seine Konstituierung und Handlungsfähigkeit ermöglicht, steht der chinesischen Auffassung sehr nahe. Die aristotelische Psyche lässt sich weder aus dem Körper ableiten, noch auf ihn reduzieren, weswegen sie auch nicht *als oder ohne Körper*, sondern *am Körper* operiert. Mit Platon und Aristoteles wird gewissermaßen das Feld abgesteckt, in dem sich die vielen unterschiedlichen Positionen, welche im Laufe der geistesgeschichtlichen Entwicklung des Abendlandes eingenommen worden sind, bewegen. Diese für das abendländische Denken so repräsentative Vielfalt an Auffassungen manifestiert sich nicht zuletzt in dem Methodenpluralismus, den wir in der theoretischen Forschung und klinischen Anwendung der Psychiatrie angetroffen haben.

Die unsterbliche Seele – der unsterbliche Mensch

Die Frage nach der unabhängigen Existenz der Seele bzw. des Geistes ist nicht von der Frage nach deren Unsterblichkeit zu trennen. Nachdem die Idee einer *unsterblichen Seele*, zumindest in der Ausprägung eines *unsterblichen Teils* der Seele, in Gestalt des *nous* („Denken“ oder „Vernunft“) sogar bei Aristoteles gleichsam durch die Hintertür wieder eingetreten ist, bleibt sie ein zentrales Anliegen des philosophischen Diskurses im Abendland. Die *Frage nach der Unsterblichkeit der Seele* wird gerade dort zu einer Frage nach der *eigentlichen Substanz der Seele*, wo zumindest für die aktuelle Existenz eines Menschen kein eindeutiger Leib-Seele Dualismus vertreten, aber die Unsterblichkeit der Seele oder eines ihrer Teile postuliert wird. So geht Thomas von Aquin – einerseits in Anlehnung an Aristoteles und andererseits infolge des christlichen Einflusses – davon aus, dass die Seele eine Wesensform des Leibes darstellt. Zugleich besteht sie aus einer besonderen Substanz, die selbst weder Form noch Materie, sondern ihrem Wesen nach subsistierend und damit unvergänglich ist. Während bei Thomas die *Unveränderlichkeit der Substanz* die Unsterblichkeit der Seele begründet, ist es im chinesischen Denken gerade die *Transformationsfähigkeit des Geistes*, welche den *gesamten Menschen zur Unsterblichkeit* führt. Nachdem Geist und Körper eine untrennbare Einheit bilden, wird nie von der Unsterblichkeit des Geistes *(shen)* oder einer seiner seelischen Aspekte, in Gestalt der Hauch- oder Körperseele, gesprochen; vielmehr ist *Unsterblichkeit immer nur mit dem Körper zu erreichen.*

[1692] *De Anima* 412b.

Im Abendland ist mit dem cartesischen Dualismus sowie der Trennung von Religion und Naturwissenschaften die Unsterblichkeit der Seele schließlich der alleinigen Autorität der Kirche unterstellt worden und nicht mehr Thema des philosophischen Diskurses. Sofern in Reaktion auf Descartes eine rein materialistische Position vertreten und die Seele ontologisch auf den Körper reduziert wird, ist von einer unsterblichen Seele ebenfalls nicht mehr die Rede.

Während die Unsterblichkeit der Seele im Abendland, soweit sie vertreten wurde, gleichsam als deren „natürliche Veranlagung" aufgefasst wurde, galt es in China sich diese mittels *meditativer und körperlicher Übungen* im jetzigen Leben zu *erarbeiten.* Andernfalls sind Körper und Seele gleichermaßen der Zerstreuung ausgesetzt und gehen beide wieder ins Undifferenzierte *(wu)* ein. Freilich war die Sorge um die Seele und ihr Wohlergehen im gegenwärtigen Leben auch im Abendland ein zentrales Thema, da sie maßgeblich über das Schicksal der Seele nach dem Tode bestimmte. Doch während der Psyche oder zumindest einem ihrer Teile, dem *nous,* die *Unsterblichkeit immer schon immanent* ist, verfügt der *Geist (shen)* im chinesischen Denken zunächst nur *potentiell über die Fähigkeit* den Menschen – als Einheit von Körper und Geist – *unsterblich zu machen.*
Wesentliche Voraussetzung hierfür ist, dass sich im chinesischen Denken Leben und Tod als die beiden Pole eines *Lebensprozesses* konstituieren, der sich vom Undifferenzierten *(wu)* zum Differenzierten *(you)* und wieder zurück bewegt. Im Unterschied zum Abendland, wo *Leben und Tod* primär in Gestalt von *Zuständen* erfasst werden, sind sie im chinesischen Diskurs, *ebenso wie Körper und Geist selbst, Ausdruck eines Prozesses.* Der Körper ist in seiner individuellen Form dabei Ausdruck des Differenzierten *(you)*, während der Geist *(shen)* eine potentielle Verbindung zum Undifferenzierten *(wu)* besitzt. Erst die Anbindung an das Undifferenzierte oder das *dao* selbst, erlaubt dem Menschen die vollkommene Entfaltung seiner Potentiale.

Individuelle und kosmische Dimension von Psyche und Geist
Insofern steht im chinesischen Denken weniger eine ontologische Wesensbestimmung des Geistes *(shen)* als vielmehr die Bestimmung seiner Funktionen im Zentrum der Überlegungen. Hier hat sich die *Transformationsfähigkeit* des Geistes, die sich sowohl im Makrokosmos wie im individuellen Menschsein offenbart, als wesentliches Charakteristikum erwiesen. Denn im kosmischen Sinne ist *shen* Ausdruck *höchster Dynamik,* der in seiner *Potentialität* dadurch charakterisiert wird, dass er sich „*jenseits von yin und yang befindet*", das bedeutet, er transzendiert die Polarität von *yin* und *yang* und initiiert den unaufhörlichen Wandel aller Gegensätze. In seiner potentiellen Form ist *shen* demzufolge *als eine im gesamten Kosmos wirksame und Einheit stiftende* Kraft zu denken, welche Mensch und Kosmos miteinander verbindet. Dies zeigt sich angefangen bei der Vorstellung von *shen* als Blitzgottheit über die verschiedenen Naturgottheiten oder Ahnengottheiten bis hin zum Prinzip der transformierenden Kraft selbst.
In ihrer *Aktualität* hingegen, sprich in der individuellen Ausformung des Menschen, wird der Geist *(shen)* als äußerstes *yang* (*yang* im *yang*) klassifiziert, so dass er ebenso wie das *yang* die Bewegung und Lebendigkeit eines Menschen initiiert. Genau hier berühren sich die Vorstellungen von Psyche und *shen*, denn auch in der abendländischen Seelenvorstellung

stellt sich Psyche – ausgehend von ihrer ursprünglichen Bedeutung des „Lebensodems" bei Homer – als eben die Kraft dar, welche prinzipiell die belebten von den unbelebten Dingen unterscheidet und die, im Sinne eines „unbewegten Bewegers", als Verursacher der Bewegung gilt. Doch im Unterschied zur kosmischen Dimension des Geistes *(shen)* in China ist die Psyche im Abendland bereits seit den Vorsokratikern *Ausdruck einer individuellen Dimension*, die freilich in der Lage ist überindividuelle Seinsformen – sei es in Gestalt der platonischen Ideen oder in Gestalt des christlichen Gottes – zu erkennen. Insofern wird die *Individualität eines Menschen* in der abendländischen Tradition primär auf die *Individualität der Psyche selbst* zurückgeführt, während das *Individuum im chinesischen Denken* vielmehr Ausdruck der *aktuellen Verbindung von Körper und Geist* darstellt, wie sie sich in Gestalt der wechselseitigen Polarität von *hun* und *po* manifestiert.

Rangordnung zwischen Geistigem und Leiblichem: oben und unten versus innen und außen

Im Hinblick auf die zweite, eingangs gestellte Frage, *welche Rangordnung zwischen Leiblichem und Seelischem* angenommen wird und inwieweit sich diese gegenseitig zu beeinflussen vermögen, lässt sich eindeutig feststellen, dass im abendländischen wie im chinesischen Denken von einer *hierarchischen Anordnung* ausgegangen wird, in welcher es die prinzipielle Aufgabe der Psyche bzw. des Geistes *(shen)* ist, über den Körper zu herrschen. Beide Traditionen halten „das Geistige" prinzipiell für wertvoller als „das Materielle" und sehen in *der Psyche bzw. im Geist das ordnende Prinzip des Leibes.* Doch in der Frage, warum dies so ist und vor allem *wie diese leitende Funktion von Geist und Psyche ausgeübt* wird, zeigen sich signifikante Unterschiede.

Sowohl im medizinischen wie im philosophischen Denken Chinas wird der *Geist* prinzipiell im Herzen und damit *in der Mitte des Menschen* verortet. Die leitende Funktion des Geistes strahlt also vom Herzen *(xin)*, welches eine andere Bezeichnung für „die Mitte" (*zhong*) ist, auf den gesamten Menschen aus. Dabei wird die Mitte, ganz im Sinne der Wandlungsphase Erde, nicht nur als Ausgleich aller Polaritäten begriffen, sondern sie ist zugleich der Ort des Undifferenzierten *(wu)*, zu welchem letztlich alles zurückkehrt, ebenso wie alles ursprünglich aus ihm hervorgegangen ist. Das bedeutet, der Geist herrscht *prinzipiell von innen, der zentralen Position des Herzens, nach außen*, bis in die äußerste Peripherie in Gestalt von Händen und Füßen. Im medizinischen Kontext präzisiert sich diese Vorstellung, wenn die *Gefäße bzw. Leitbahnen* (*mai*) als *Weg* betrachtet werden, auf welchem diese Herrschaft ausgeübt wird. Gerade weil sich Herz und Geist *(shen)* in der Mitte des Menschen befinden, sind sie für jede Art von Einfluss oder Störung äußerst anfällig. Insofern gilt es das Herz, in seiner Funktion als Behausung des Geistes, vor allen negativen Einflüssen – sei es in Gestalt äußerer pathogener Faktoren oder sei es in Gestalt übermäßiger Emotionen und Denktätigkeit – zu bewahren.

Auch wenn sich die philosophische Tradition des Abendlandes hier weniger einheitlich zu erkennen gibt – Aristoteles spricht prinzipiell von der *Allgegenwart der Psyche im Körper* und begreift das Gehirn zunächst als Ort, an dem die Leidenschaften des Herzens gekühlt werden – wird als Sitz der Psyche in der Regel der Kopf oder das Gehirn angegeben. Platon verortet, im Rahmen der Dreiteilung der Seelenteile, zunächst nur den höchsten Teil, das *logistikon* bzw. den *nous* direkt im Kopf. Doch die Vorstellung von der Seele als „befiedertes Gespann" weist auf das charakteristische Bestreben der Seele, sich vom Körper zu lösen und nach oben, zur Welt der Ideen, zu fliegen. Spätestens mit der Ventrikellehre des Mediziners C. Galenos (130-200) wird die Seele und mit ihr die *Fähigkeit des Denkens und Erkennens auch im philosophischen Kontext prinzipiell im Gehirn* positioniert. Dies gilt umso mehr für die gegenwärtige medizinische Betrachtung, in der das Gehirn allgemein als Sitz des Bewusstseins und der Erkenntnis aufgefasst wird. Das bedeutet, die *prinzipiell nach oben gerichtete Dynamik der Psyche* sowie ihre *Verortung an der höchsten Stelle* im Menschen impliziert, dass die *Seele sich über den Körper erhebt* und ihn *von oben nach unten regiert.* Insofern zeichnet sich auch die charakteristischste Tätigkeit der Psyche, das Denken und Erkennen, gerade dadurch aus, dass sie eben nicht im Zentrum des Leibes, sondern an dessen höchster Stelle – im Kopf – stattfindet. Hier mag ein wesentlicher Grund für die traditionelle Trennung von Gefühl und Verstand im Abendland begründet liegen, die sich erst in Rahmen gegenwärtiger psychiatrischer und neurophysiologischer Forschung aufgelöst hat. Hingegen ist das Verhältnis von Körper und Geist im chinesischen Denken durch die *Relation von Innen und Außen, in Gestalt einer horizontalen kontinuierlichen Dynamik* gekennzeichnet. Dem steht eine vertikal wirksame Anordnung von oben nach unten im Abendland gegenüber, welche ausdrücklich die Distanz zwischen Leib und Seele ins Zentrum der Betrachtung rückt.

Suche nach Wahrheit und Suche nach Weisheit

Schließlich steht die Frage nach der Anordnung von Leiblichem und Seelischem auch mit der Frage nach dem Erkenntnisvermögen eines Menschen in Zusammenhang. Denn die vertikale Anordnung im Sinne der von oben nach unten gerichteten Direktionalität hebt prinzipiell den *Zustandscharakter von Leib und Seele* hervor. Im chinesischen Denken zeigt sich das Verhältnis von Körper und Geist hingegen als prozesshaftes Geschehen, in welchem sich der Einfluss des Geistes *(shen)* von innen nach außen über den gesamten Körper *(xing)* erstreckt. Während infolgedessen die *Erkenntnisfähigkeit der Seele* und ihr Vermögen zu denken von den meisten Philosophen *im Abendland als deren wichtigste Fähigkeit* wahrgenommen wird, nimmt die *Fähigkeit des Denkens*, im Vergleich zu den anderen individuellen seelischen Aspekten in Gestalt von Hauch- und Körperseele (*hun* und *po*) sowie dem Willen *(zhi)*, der *chinesischen Auffassung zufolge keine herausragende Position* ein. Vielmehr wird deutlich, dass der Mensch *in seinem Denken und Erkennen immer durch seinen Leib disponiert* ist und nur vermittels dieser Disposition einen begreifenden Zugang zur Welt erhält. Hier werden die von Jullien postulierten Unterschiede im Sinne der *chinesischen Suche nach Weisheit und der abendländischen Suche nach Wahrheit* am offensichtlichsten. Denn nur wenn man das Herz von Emotionen und Gedanken zu entleeren vermag, gelingt dem Geist die Anbindung an das Undifferenzierte *(wu)*, aus welchem er letztlich sein Potential schöpft. Die gleichsam antiintellektuelle Haltung Zhuang Zis, der Denken und Diskutieren letztlich als Ausdruck parteiischer Stellungnahme begreift, macht deutlich, dass es sich bei der Erkenntnis, welche freilich eine *Erkenntnis des dao* ist, weniger um ein *intellektuelles Verstehen als um eine Teilhabe am dao selbst handelt.* Dieser Prozess übersteigt die Wahrnehmung, die bewusste Erkenntnis oder das intellektuelle Wissen. Es geht vielmehr darum, das *dao* vermöge des Geistes *(shen)* zu realisieren: Mit dem *Leuchten des Geistes (shenming) einen Standpunkt zu gewinnen, der jede Polarität überschreitet.*

Im Abendland werden Wesen und Aufgabe der Psyche hingegen im Rahmen einer an der *Vernunft orientierten Erkenntnistheorie,* welche die spezifischen Gegebenheiten wie die Beziehung zwischen Objekt und Subjekt zu definieren sucht, bestimmt. Seit Heraklit ist die Vorstellung von Psyche mit dem Kernbegriff des *Logos* im Sinne des „Wissens und Wissen-Wollens" verbunden.[1693] Nachdem Platon im Rahmen seiner hierarchisch geordneten Dreiteilung der Seele dem Verstand *(nous)* und dem Denken, die höchste Stellung einräumt hatte, wird die Geschichte der Psyche zur Geschichte des *nous*, indem die durch *Denken gewonnene Erkenntnis als wichtigste Wesensbestimmung der Psyche* selbst gilt. Die Welt wird dabei prinzipiell als intelligibel betrachtet, wobei Erkenntnis *die Erkenntnis von etwas und nicht Teilhabe an etwas* ist, auch eine distinkte *Unterscheidung von Subjekt und Objekt* voraussetzt. Das bedeutet, das Wesen bzw. die Funktion von *shen* und Psyche werden zwar beide im Rahmen einer Erkenntnistheorie definiert, doch die *Frage nach der Erkenntnis ist im chinesischen Kontext lediglich als einer von mehreren, für die Funktionsbestimmung des Geistes relevanten Aspekten* aufzufassen. Während sich Erkenntnis im chinesischen Denken vor allem durch eine Überwindung der Spaltung von Subjekt und Objekt auszeichnet, indem man eine Teilhabe am zu erkennenden Objekt sucht, konstituiert sich Erkenntnis im philosophischen und medizinischen Diskurs des Abendlandes auf dem Wege einer möglichst genauen Definition und Bestimmung von Subjekt und Objekt sowie ihrer vielfältigen Beziehungen.

Die gegenseitige Beeinflussung von Leiblichem und Seelischen

Im Hinblick auf die dritte eingangs gestellte Frage, welcher Art die Verbindung zwischen Leiblichem und Seelischem ist, gilt es zunächst festzuhalten, dass der prinzipiellen Dreiteilung der Psyche im Abendland, die Aristoteles nicht als konkrete, sondern als eine in der Psyche vorhandene Möglichkeit definiert, eine fünffache Auffächerung des Geistes *(shen)* im chinesischen Denken gegenüber steht. Die kosmische Dimension des Geistes konkretisiert sich im menschlichen Individuum in Gestalt der Hauch- und Körperseele (*hun* und *po*), dem Denken *(yi)*, dem Willen *(zhi)* und der leitenden Funktion des Geistes selbst. Diese Manifestationen des Geistes sind jedoch weder ideeller noch abstrakter Natur, sie sind im medizinischen Kontext vielmehr unmittelbar an die Existenz der *fünf Speicherorgane* gebunden. Im Unterschied zur abendländischen Dreiteilung der Seele, welche bei allen Denkern in Form einer hierarchischen Abstufung vom existentiell niedrigeren zum höheren gedacht war, sind Hauch -und Körperseele (*hun* und *po*) sowie Willen *(zhi)* und Denken *(yi)* im chinesischen Diskurs alle gleichgestellt, sie unterstehen lediglich der leitenden Funktion des Geistes. Hier steht Aristoteles dem chinesischen Denken am nächsten, wenn er in Anbetracht der Frage nach der Art der Verbindung von Leib und Seele wie ihrer gegenseitigen Beeinflussung deren Einheit für die aktuelle menschliche Existenz ausdrücklich postuliert. Dies wird sogar in seiner Vorstellung von den Funktionen der Ernährungs- und Wahrnehmungsseele selbst offenkundig. Doch auch Vertreter einer dualistischen Leib-Seele Auffassung negieren – trotz der unterschiedlichen ontologischen Seinszugehörigkeit von Leib und Seele – eine gegenseitige Beeinflussung derselben keineswegs. So hat beispielsweise Platon nicht nur eine Wirkung der herrschenden Psyche auf den Leib festgestellt, sondern fand diese umgekehrt auch den

[1693] Gadamer 1999, Bd.4, S.165.

Einflüssen des Leibes, seinen Begierden oder Schmerzen ausgesetzt. Freilich bleibt die *ungelöste Frage des gesamten abendländischen Leib-Seele Diskurses die Frage nach dem Medium der gegenseitigen Beeinflussung von Leib und Seele.* Während als Ort dieser Verbindung, abgesehen von Aristoteles, bis in die Gegenwart in der Regel das Gehirn angegeben wird, ist die *Frage nach der Art der Verbindung und dem „wie" offen* geblieben. Dieses ungelöste Problem hat sich bis zur heutigen Zeit fortgesetzt, in Gestalt der neurophysiologischen Forschungen, die immer noch auf der Suche nach dem Medium der Verbindung zwischen körperlichen und mentalen Prozessen sind. Hier zeigt sich, dass das philosophische Leib-Seele-Problem aktueller denn je ist und „mangels der Erforschung der eigentlichen Leib-Schicht vorerst noch weiterhin als ungelöst betrachtet werden muss".[1694]

Eben dieses Problem, und dies darf als einer der *wesentlichsten Unterschiede zwischen abendländischem und chinesischem Denken* betrachtet werden, stellt sich im chinesischen Denken erst gar nicht. Denn die *Vorstellung von der Lebenskraft (qi)*, welche nicht nur Körper und Geist, sondern auch den Einzelnen mit dem gesamten Kosmos verbindet, lässt die Frage nach dem Medium der gegenseitigen Beeinflussung von Leiblichem und Seelischem überflüssig werden. Körper *(xing)* und Geist *(shen)* werden ebenso wie Körper- und Hauchseele (*hun* und *po*), die ihrerseits eine individuelle Manifestation von *yin* und *yang* darstellen, als Polaritäten innerhalb eines kontinuierlichen Lebensprozesses begriffen, der unaufhörlich zwischen dem Differenzierten *(you)* und dem Undifferenzierten *(wu)* hin- und herpendelt. Genau *dieser Lebensprozess, der in Gestalt der Lebenskraft (qi) den gesamten Kosmos durchzieht, verhindert eine ontologische Trennung zwischen Geist und Körper* und begreift sie stattdessen als untrennbar miteinander verbundene Pole. Dabei stehen die körperlichen Prozesse vermittels der Lebenskraft *(qi)* ebenso unter dem Einfluss geistig-seelischer und emotionaler Prozesse wie es umgekehrt der Fall ist. In der medizinischen Vorstellung werden die fünf seelischen Aspekte als Ausdruck der *fünf Speicherorgane* betrachtet, welche, nicht zuletzt weil sie selbst als Manifestationen der im Kosmos wirksamen fünf Wandlungsphasen zu begreifen sind, eine entscheidende *Schnittstelle zwischen Mensch und Kosmos* darstellen. Ebenso wie die Speicherorgane als individueller Ausdruck der fünf Wandlungsphasen gelten und daher in ihrer Lebenskraft *(qi)* mit diesen übereinstimmen, unterscheiden sich die den einzelnen Speicherorganen zugeordneten körperlichen und seelischen Prozesse *ausschließlich in ihren Funktionen, aber nicht in der jeweils für das einzelne Speicherorgan spezifischen Dynamik der Lebenskraft (qi).* Aus diesem Grund setzt jede Behandlung – bei körperlichen ebenso wie bei psychischen Erkrankungen – im Rahmen der Chinesischen Medizin immer an einer differenzierten Beeinflussung der Lebenskraft selbst an, da sie von der dichtesten Materie bis hin zur unsichtbaren Dynamik der Gedanken alles umfasst. Somit erübrigt sich auch die Frage, an welchem Ort die Verbindung von Körper und Geist im Individuum zu lokalisieren ist, denn der Geist *(shen)* ist ausgehend vom Herzen letztlich *allgegenwärtig im Körper vorhanden, und damit an jeder Stelle mit dem Körper* verbunden. Dies erinnert an die aristotelische Vorstellung, die das Herz als Eingreifpunkt begreift, von dem aus die Seele ihre Herrschaft über den Leib ausübt. In Anbetracht dieser Allgegenwart des Geistes im Körper erklärt sich auf der einen Seite die untrennbare Verbindung von körperlicher und seelischer Symptomatik sowie die Ausprägung von Somatisierungsstörungen bei psychischen Erkrankungen in der Chinesischen Medizin. Denn die klinischen Fallbeispiele

[1694] Blankenburg 1979, S.846.

haben gezeigt, dass sowohl beim Behandler wie beim Patienten die körperliche Symptomatik im Vordergrund steht, die psychischen Beschwerden und vor allem deren Hintergründe hingegen nur mittelbar angesprochen werden. Auf der anderen Seite können der Geist *(shen)* und seine seelischen Aspekte, gerade weil ihnen keine eigenständige ontologische Existenz zukommt und sie immer in ein körperliches Geschehen eingebunden sind, *von außen auch niemals direkt beeinflusst werden*, sondern *immer nur indirekt*, beispielsweise mittels Akupunktur oder Phythotherapie, etwa mit dem Ziel, Schleim oder Feuer aus dem Herzen zu leiten. Hinzu kommt, dass eine *direkte Beeinflussung immer auf der Ebene von Polaritäten* geschieht, die den Geist in seiner Einheit stiftenden und regulierenden Wirkung mehr behindern als unterstützen würde.
Dies darf als wesentlicher Unterschied zum schulmedizinischen Vorgehen begriffen werden, welches, ebenso mittels der biologischen, über den Körper wirkenden Verfahren, wie *mit den psychotherapeutischen Behandlungsmethoden durchaus einen direkten Einfluss auf die psychische Gesundheit* zu nehmen sucht.
Dem Stellenwert psychotherapeutischer Verfahren entspricht im Chinesischen am ehesten die Bedeutung der *psychohygienischen Maßnahmen,* welche nur vom Patienten selbst ausgeführt werden können. Anders als die psychotherapeutischen Behandlungsmethoden sind auch sie letztlich *Ausdruck einer indirekten Beeinflussung des Geistes*, wenn das Herz von störenden Gedanken und Emotionen geleert wird, um den Geist wieder im Herzen zu verankern und ihn an das Undifferenzierte *(wu)* anzubinden.

An dieser Stelle ist freilich einzuwenden, dass der Beweis für die Existenz einer solchen Lebenskraft in einem naturwissenschaftlichen Sinne bis zum gegenwärtigen Zeitpunkt noch aussteht. Alelrdings kann die Beschreibung der Wirksamkeit und Dynamik dieser Lebenskraft *(qi)*, wie sie in den medizinischen Klassikern ausführlich erfolgt ist, einen wesentlichen Beitrag zur Erforschung der Leib-Schicht leisten.

Eingebunden sein – Ungebunden sein

Diese alles verbindende Qualität der Lebenskraft impliziert, dass der Mensch als Individuum unwiderruflich in einen größeren Kontext eingebunden ist, der sich ebenso in Gestalt der ihn umgebenden Natur wie der gesellschaftlich-sozialen Einflüsse zeigt. Diese Wechselwirkungen zwischen Makrokosmos und Mikrokosmos, die sich im leiblich-seelischen Erleben des Einzelnen widerspiegeln, lassen *das Individuum sich seiner eigenen Bedingtheit gewahr werden.* Aus chinesisch medizinischer Perspektive ist der Einzelne ebenso von den ihn umgebenden klimatischen Faktoren abhängig wie von den überindividuell wirksamen Emotionen, welche wiederum als reaktive Prozesse auf äußere oder innere Erlebnisse verstanden werden. *Selbst der Geist (shen)*, welcher im Kosmos wie im Individuum eine herrschende Stellung einnimmt, ist, gerade weil er sich überall und inmitten von allem befindet, von seiner Umwelt immer abhängig und (allzu leicht) beeinflussbar. *Die unausweichliche Einbindung des Einzelnen in einen, ihn letztlich bestimmenden Lebensprozess läßt die Idee der Freiheit gar nicht erst entstehen.* Mit Freiheit ist hier freilich zunächst die individuelle Freiheit eines Menschen gemeint, doch diese lässt sich nicht von der kollektiven Freiheit „das prinzipiell Andere“ zu denken trennen. Dies führt zwangläufig zur Frage nach der politischen Freiheit, die sich in China demzufolge auch nur sehr bedingt entwickeln konnte.

Die *abendländische Vorstellung von der Psyche ist hingegen Ausdruck eben dieser Idee von Freiheit.* Denn trotz ihrer immer wieder postulierten Verbindung mit dem Körper, handelt es sich – im Vergleich zum chinesischen Denken – gewissermaßen um eine „lockere Verbindung". Abgesehen von Plato, der den Körper als „Gefängnis" der Seele begreift und somit immer schon eine Befreiung der Seele aus diesem anstrebt, betrachteten es die meisten Philosophen als Aufgabe oder gar (moralische) Verantwortung der Psyche, sich von den Einflüssen des Körpers zu distanzieren oder sich gar über diese hinwegzusetzen. Die Idee der Freiheit ist jedoch zweifelsohne auch der grundlegenden Wesensbestimmung der Psyche selbst implizit, im Sinne eines diskursiven Erkenntnisvermögens sowie der damit einhergehenden Trennung zwischen Objekt und Subjekt. Das diskursive Denken, welches im Abendland letztlich aus der Polis hervorgegangen ist, kann und will sich der Herausforderung „das Andere zu denken" und damit, im Sinne Zhuang Zis, eine parteiliche Stellungnahme zu ergreifen, nicht entziehen. Das chinesische Denken – und dies hat die grundlegende Übereinstimmung innerhalb der einzelnen medizinischen und philosophischen Auffassungen vom Geist *(shen)* und seinem Verhältnis zum Körper *(xing)* gezeigt – zeichnet sich vielmehr durch die *Variation eines Grundgedankens aus*, der sich einem *eindeutig definierten, zwingenden Sinn zu entziehen* sucht. Das *abendländische diskursive Denken* bezieht in seinen unterschiedlichen Stellungnahmen hingegen *eindeutig Position.* Die dadurch erwirkte *Abgrenzung von anderen Positionen erlaubt eine Freiheit*, die sich schließlich auch die Möglichkeit des (politischen) Widerstands eröffnet.

Aus diesem Grunde ist es primär die *Psyche, welche die Individualität und Unverwechselbarkeit* des Menschen im Abendland begründet. Im chinesischen Denken gründet die Individualität hingegen im Zusammenwirken aller leiblichen und seelischen Vorgänge. Bereits in der Shang-Zeit wurde der Tod als Prozess begriffen, bei dem die Auflösung der individuellen Persönlichkeit eines Menschen unmittelbar an die körperliche Auflösung des Fleisches gebunden war. Insofern ist *der Geist (shen)* allein – ganz im Gegensatz zur Psyche – sowohl aufgrund seiner Verbindung zum Kosmos wie der ihn bestimmenden Transformationsfähigkeit *eben nicht der unverwechselbare oder unveränderliche Kern eines Menschen.* Vielmehr konstituiert sich das Individuum kraft der *Wandlungsfähigkeit des Geistes*, der sowohl die Anpassung des Menschen an die ständig wechselnden Bedingungen der Umwelt bewirkt wie er die von *innen nach außen gerichtete,* sich in konzentrischen Kreisen erweiternde Verknüpfung mit der Außenwelt herstellt. Hier spiegelt sich die für das chinesische Denken so bezeichnende *Blickrichtung nach außen* wider.

Während der Blick in das Innere eines Menschen im Leib-Seele Diskurs des Abendlandes immer der Blick auf die Psyche ist, welche die Individualität und den Wesenskern eines Menschen ausmacht, so weist der Blick auf den Geist oder das Seelische im chinesischen Denken immer über das Individuum hinaus. Genau hierin liegt auch das Potential des chinesischen Denkens für unser eigenes Verständnis im Rahmen der theoretischen

Betrachtung der Psyche und deren klinischer Behandlung. Gleichzeitig vermag der Umweg über China uns zu den eigenen Wurzeln zurückführen, denn

„im Fremden das Eigene zu erkennen, in ihm heimisch zu werden, ist die Grundbewegung des Geistes, dessen Sein nur Rückkehr zu sich selber aus dem Anderssein ist".

VII. Zeittafel: Chinesische Geschichte

Zeit	Epoche	Philosophie- und Medizingeschichte
21.-16.Jhd.v.Chr.	Xia-Dynastie (legendär)	
16.Jhd.-1066 v.Chr.	Shang-Dynastie	Orakelknochen und Bronzeinschriften
1066-771 v.Chr.	Westliche Zhou-Dynastie	Bronzeinschriften Beginnende Entstehung des *Shijing* (Buch der Lieder) Beginnende Entstehung des *Shujing* (Buch der Urkunden) Beginnende Entstehung der *Yijing* (Buch der Wandlungen)
771-256 v.Chr.	Östliche Zhou-Dynastie, 771-481 v.Chr. Frühlings- und Herbstperiode (Chunqiu) 403-221 v.Chr. Zeit der Streitenden Reiche (Zhanguo)	551-479 Konfuzius ca. 470-380 Mozi 4. Jh. Entstehung des *Laozi* 4.-2.Jhd. Entstehung des *Zhuangzi* ca. 338 Tod des Shang Yang ca. 289 Tod des Meng Zi (Menzius) 3. Jh. Gongsun Long, Zou Yan, Xun Zi, Han Fei Zi, Lü Buwei Beginnende Entstehung des *Guanzi*
221-208 v.Chr.	Qin-Dynastie	
207 v.Chr. –220 n.Chr.	Han-Dynastie (unterbrochen durch Interregnum des Wang Mang 9-23 n.Chr.)	Abfassung des *Huangdi Neijing* Abfassung des *Nanjing* Entstehung des *Shanhaijng* 140 v.Chr. Machtantritt des Kaisers Wu, „Sieg des Konfuzianismus" ca. 179-104 v.Chr. Dong Zhongshu 2.Jhd. v.Chr. Entstehung des *Huainanzi* 27-100(?)n.Chr. Wang Chong Hua Tuo (110-207); Wang Shuhe (180-270) und das *Maijing*
220-280	Zeit der Drei Reiche (Sanguo)	3.Jhd. Wang Bi und He Yan
280-589	Wei-Jin Zeit	Ge Hong (281-341) Buddhistische Übersetzungen von Kumarajiva
581-617	Sui-Dynastie	
618-906	Tang-Dynastie	Blüte des Buddhismus Sun Simiao (581-682)
907-959	Zeit der Fünf Dynastien (Wudai)	
960-1280	Song-Dynastie	11. Jh. Die fünf Meister des Neokonfuzianismus Zhou Dunyi, Shao Yong, Zhang Zai, Chang Hao und Chang Yi 1130-1200 Zhu Xi Li Dongyuan (1180-1252) und das *Piweilun*
1280-1367	Yuan-Dynastie	
1368-1643	Ming-Dynastie	Zhang Jiebin (1563-1640) und das *Leijing*; Wang Kentang (1549-1613); Li Shizhen (1518-1593) und das *Bencaogangmu*
1644-1911	Qing-Dynastie	Ye Tianshi und das *Wenrilun;* Wang Qingren (1768-1831)

VIII. Bibliographie

Abbildung VI-1: Vivitur ingenio, catera mortis erunt –
Man lebt fort durch den Geist, alles übrige ist des Todes.[1695]

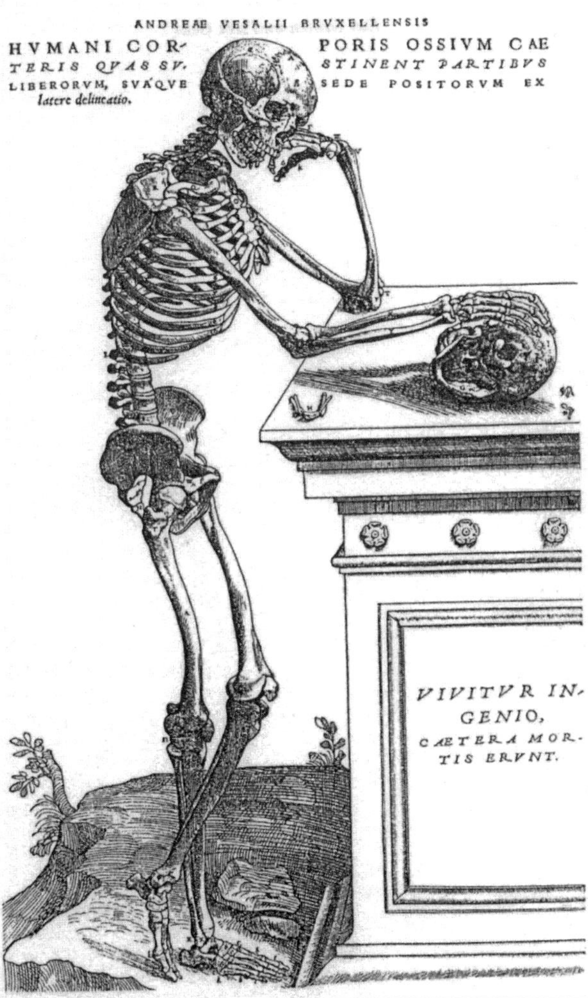

1695 *Das Gehirn und sein Geist* 2000, innere Umschlagseite.

Allan, Sarah
1991 *The Shape of the Turtle: Myth, Art and Cosmos in Early China.* Albany, NY: State University of New York Press.
1997 *The way of water and sprouts of virtue.* Albany, NY: State University of New York Press.

Ames, Roger T. and Hall, David L.
1998 *Thinking from the Han. Self, Truth and Transcendence in Chinese and Western Culture.* Albany, NY: State University of New York Press.
2001 *Focusing the Familiar. A Translation and Philosophical Interpretation of the Zhongyong.* Honolulu: University of Hawai'I Press.
2003 *Daodejing. "Making this Life Significant".* New York: Ballantine Books.

Antonovsky, Aaron
1997 *Salutogenese. Zur Entmystifizierung der Gesundheit.* Tübingen: dgvt Verlag

Apuleius
o.A. *Amor und Psyche.* Übertragen von August Rode. Manesse Bibliothek der Weltliteratur. Zürich: Manesse Verlag.

Aquin, Thomas von
1986 *Fünf Fragen über die intellektuelle Erkenntnis.* Übersetzt und erklärt von Eugen Rolfes. Hamburg: Felix Meiner Verlag.
1986 *Von der Wahrheit.* Ausgewählt, übersetzt und herausgegeben von Albert Zimmermann. Hamburg: Felix Meiner Verlag.
1942-1960 *Summa contra gentiles.* Sechs Bände. Deutsche Übersetzung von Helmut Fashel. Zürich.

Aristoteles
1981 *Politik.* Übersetzt und herausgegeben von Olof Gigon. München: Deutscher Taschenbuch Verlag
1994 *Über die Seele.* Übersetzt von Willy Theiler. Berlin: Akademie Verlag
1995 *Über die Seele.* Griechisch-Deutsch. Herausgegeben und übersetzt von Horst Seidl. Hamburg: Felix Meiner Verlag.

Aristoteles. Werke in Deutscher Übersetzung. Deutsche Aristoteles-Gesamtausgabe. 20 Bände.
1983-2004 Begründet von Ernst Grumach und herausgegeben von Hellmut Flashar. Berlin: Akademie-Verlag

Assmann, Jan
1999 *Das kulturelle Gedächtnis. Schrift, Erinnerung und politische Identität in frühen Hochkulturen.* München: C.H. Beck Verlag

Bai Xinghua and Baron, RB
2001 *Acupuncture – Visible Holism.* Oxford, Boston: Butterworth Heinemann

Baopuzi neipian jiaoshi 抱朴子内篇校释.
1985 Herausgegeben von Wang Ming 亡明. 2 Bände. Beijing: Zhonghua shuju.

Basic Writings of Mo Tzu, Hsün Tzu and Han Fei Tzu.
1967 Translated by Burton Watson. New York and London: Columbia University Press

Bauer, Joachim
2002 *Das Gedächtnis des Körpers. Wie Beziehungen und Lebensstile unsere Gene steuern.* Frankfurt am Main: Eichborn Verlag.

Bauer, Wolfgang
1971 *China und die Hoffnung auf Glück.* München: Carl Hanser Verlag.
1990 *Das Anlitz Chinas.* München, Wien: Carl Hanser Verlag.
2001 *Geschichte der chinesischen Philosophie.* Herausgegeben von Hans van Ess. München: Beck Verlag.

Beierwaltes, Werner
2001 *Das wahre Selbst. Studien zu Plotins Begriff des Geistes und des Einen.* Frankfurt am Main: Vittorio Klostermann.

Bewusstsein. Beiträge aus der Gegenwartsphilosophie.
2001 Herausgegeben von Thomas Metzinger. Paderborn: mentis Verlag

Bieri
1993 *Analytische Philosophie des Geistes.* Bodenheim: Neue wissenschaftliche Bibliothek.

Birell, Anne
2002 *Chinesische Mythen.* Stuttgart: Reclam Verlag.

Black, Alison Harley
1989 *Man and Nature in the Philosophical Thought of Wang Fu-chich.* Seattle: University of Washington Press.

Blankenburg, Wolfgang
1979 Psychiatrie und Philosophie, in: *Psychiatrie der Gegenwart*, Bd. I/2. Berlin, Heidelberg, New York: Springer
1982 Körper und Leib in der Psychiatrie, in: *Schweizer Archiv für Neurologie, Neurochirurgie und Psychiatrie.* Band 131 (1982), Heft 1, S.13-39.
1990 Zum Leib-Seele-Problem in der Psychiatrie, in: *Aspekte des Leib-Seele-Problems.* Würzburg: Königshausen und Neumann.

Bleibtreu-Ehrenberg, Gisela
2000 Der Leib als Widersacher der Seele. Ursprünge dualistischer Seinskonzepte im Abendland. In: *Die Seele. Ihre Geschichte im Abendland.* Herausgegeben von Gerd Jüttemann, Michael Sonntag und Christoph Wulf. Weinheim: Psychologie Verlags Union.

Blofeld, John
1998 *Der Taoismus oder Die Suche nach Unsterblichkeit.* Diederichs Gelbe Reihe Nr. 61. München: Diederichs Verlag

Bockover, Mary I.
1995 The Concept of Emotion Revisited. A Critical Synthesis of Western and Confucian Thought. In: *Emotions in Asian Thought. A Dialogue in Comparative Philosophy.* Edited by J. Marks and R. Ames. Albany, NY: State University of New York Press.

Böhmer, Otto A.
2003 *Sternstunden der Philosophie. Von Platon bis Heidegger.* München: Beck Verlag.

Bokenkamp, Stephen R.
1999 *Early Daoist Scriptures.* Berkeley: University of California Press.

Bremmer, Jan N.
1983 *The early greek concept of the soul.* Princeton: Princeton University Press.

Büntrup, Godehard
1996 *Das Leib-Seele Problem.* Stuttgart: Kohlhammer Verlag.

Busche, Hubertus
2001 *Die Seele als System. Aristoteles' Wissenschaft von der Psyche.* Hamburg: Felix Meiner Verlag.

C. G. Jung und der östliche Weg
1999 Herausgegeben von J.J. Clarke. Zürich, Düsseldorf: Walter Verlag.

Cambridge History of Ancient China. From the Origins of Civilization to 221.B.C.
1999 Edited by Michael Loewe and Edward L. Shaughnessy. Cambridge: Cambridge University Press

Cambridge History of China. Volume 1: The Ch 'in and Hand Empires.221 B.C –A.D. 220
1987 General editors: Denis Twitchett and John K.Fairbank. Reprint Taipei: Caves Books, Ltd.

Campany, Robert Ford
2002 *To Live as Long as Heaven and Earch.* Berkeley, CA: University of California Press.

Capelle, Wilhelm
1968 *Die Vorsokratiker.* Stuttgart: Alfred Kröner Verlag.

Carus, Carl Gustav
o.A. *Über Lebensmagnetismus und über die magischen Wirkungen überhaupt.* Neu herausgegeben und eingeleitet von Konrad Dietzfelbinger nach der unveränderten Ausgabe von Benno Schwabe & Co (Basel 1925). Andechs: Dingfelder Verlag.

Chan, Wing-Tsit
1973 *A Source Book in Chinese Philosophy.* Princeton, NJ: Princeton University Press
1986 *Neo-Confucian Terms Explained (The Pei-his tzu-i).* New York: Columbia University Press.

Chen Guying 陳鼓應 (Herausgeber)
1999 *Daojia wenhua yanjiu* 道家文化研究. Beijing: Shenghuo dushu xinzhi sanlian shudian.

Chuang-tse. Die Welt
1996 Chinesisch und deutsch herausgegeben von Karl Albert und Hua Xue. Dettelbach: Verlag Dr. Josef H. Röll.

Chuang Tzu
1980 Translated by Herbert A. Giles. London: Unwin Paperbacks.

Chuci 楚 辭. 2 Bände.
1988 Herausgegeben von: Wang Yi 王 逸 und Wang Xiyuan 王 熙 元 Taibei: Jinfeng chuban youyan gongsi

Chu Hsi and Lü Tsu-ch´ien
1967 *Reflections on Things at Hand. The Neo-Confucian Anthology.* Translated, with Notes, by Wing-Tsit Chan. New York: Columbia University Press.

Chuanshi zangshu. Zi ku. Yi bu 传世藏书.字库. 医部.
1995 Herausgegeben von He Qinghu 何清湖. 6 Bände.

Clavey, Steven
1995 *Fluid Physiology and Pathology in Traditional Chinese Medicine.* Melbourne, Edinburgh, London, Madrid, New York, Tokyo: Churchill Livingstone

Daojiao da cidian 道教 大辞典
1995 Herausgegeben von: Min Zhiting 闵智亭, Li Yangzheng 李养正 et al. Bejing: Huaxia chubanshe

Daoism Handbook
2000 Edited by Livia Kohn. Leiden, Boston, Köln: Brill.

Damasio, Antonio R.
1999 *Descartes' Irrtum. Fühlen, Denken und das menschliche Gehirn.* Müchen: dtv.
2000 *Ich fühle, also bin ich. Die Entschlüsselung des Bewusstseins.* München: List Verlag.

Danxi xinfa 丹 溪 心法, in: *Chuanshi zangshu. Zi ku. Yi bu* 传世藏书.字库. 医部, Bd.5 S.7879-8043
1995 Herausgegeben von He Qinghu 何清湖. 6 Bände.

Daozang 道藏, 1476 Bde. Shanghai: Shangwu yinshuguan.
1923 Reprint 1962

Darga, Martina

1999 *Das alchemistische Buch von innerem Wesen und Lebensenergie. Xingmingguizhi.* München: Eugen Diederichs Verlag

2001 a) *Taoismus.* Diederichs Kompakt. Kreuzlingen, München: Heinrich Hugendubel Verlag.

2001 b) *Konfuzius.* Diederichs Kompakt. Kreuzlingen, München: Heinrich Hugendubel Verlag.

2003 *Laotse.* Diederichs Kompakt. Kreuzlingen, München: Heinrich Hugendubel Verlag.

Das Alte China. Menschen und Götter im Reich der Mitte. 5000v.Chr.-220n.Chr.

1995 Katalog zur Ausstellung in der Kunsthalle der Hypo-Kulturstiftung München 02.12.1995 bis 03.03.1996. Konzeption und Redaktion: Roger Goepper. München: Hirmer Verlag.

Das Gehirn und sein Geist.

2000. Im Auftrag der Akademie der Wissenschaften zu Göttingen herausgegeben von Norbert Elsner und Gerd Lüter. Göttingen: Wallstein Verlag

Das Große Lernen (Daxue)

2003 Herausgegeben und mit einem Nachwort von Ralf Moritz. Stuttgart: Reclam.

Dean, Kenneth

1998 *Lord of the Three in One. The Spread of a Cult in Southeast China.* Princeton, NJ: Princeton University Press

Deadman, Peter und Al-Khafaji Mazin

1994 "The Treatment of Psych-Emotional disturbance by Acupuncture with particular reference to the Dumai", in: *Journal of Chinese Medicine*, 46. Herausgegeben von Peter Deadman. Sussex.

Descartes, Rene

1984 *Die Leidenschaften der Seele.* Französisch-Deutsch. Herausgegeben und übersetzt von Klaus Hammacher. Hamburg: Felix Meiner Verlag.

2001 *Meditationen über die Erste Philosophie.* Lateinisch-Deutsch. Herausgegeben und übersetzt von Klaus Hammacher. Hamburg: Felix Meiner Verlag.

2001 *Mediationes de Prima Philosophie – Meditationen über die Erste Philosophie.* Lateinisch-Deutsch. Übersetzt und herausgegeben von Gerhart Schmidt. Stuttgart: Reclam Verlag

Despeux, Catherine

1994 *Taoïsme et Corps Humain. Le Xiuzhen Tu.* Paris : Guy Trédaniel Éditeur.

Dialogue and Deconstruction: the Gadamer-Derrida encounter.

1989 Herausgegeben von Diane P. Mitchelfelder and Richard E.Palmer. New York: SUNY Series.

Die Idee der Reinkarnation in Ost und West

1996 Herausgegeben von Perry Schmidt-Leukel. In Zusammenarbeit mit der Gesellschaft für Europäisch-Asiatische Kulturbeziehungen e.v. (GEAK). München: Eugen Diederichs Verlag.

Die Philosophie des Thomas von Aquin.
1977 Herausgegeben von Eugen Rolfes. Hamburg: Felix Meiner Verlag.

Die Seele. Ihre Geschichte im Abendland.
2000 Herausgegeben von Gerd Jüttemann, Michael Sonntag, Christoph Wulf. Weinheim: Psychologie Verlags Union.

Die vielen Gesichter des psychischen Leids. Das offizielle Fallbuch der WHO zur ICD-10 Kapitel V (F): Falldarstellungen von Erwachsenen.
2000 In deutscher Sprache herausgegeben von Horst Dilling. Übersetzt von Karin Dilling. Bern, Göttingen, Toronto, Seattle: Verlag Hans Huber.

Die Vorsokratiker I. Milesier, Phytagoreer, Xenophanes, Heraklit, Parmenides.
1999 Griechisch-Deutsch. Auswahl der Fragmente, Übersetzung und Erläuterungen von Jaap Mansfeld. Stuttgart: Reclam.

Dodds, Eric Robertson
1991 *Die Griechen und das Irrationale.* Darmstadt: Wissenschaftliche Buchgesellschaft.

Dschuang Dsi. Das wahre Buch vom südlichen Blütenland.
2002 Aus dem Chinesischen übertragen und erläutert von Richard Wilhelm. Diederichs Gelbe Reihe Nr. 172. Kreuzlingen, München: Heinrich Hugendubel Verlag (Diederichs)

dtv-Atlas Philosophie
2002 Herausgegeben von Peter Kunzmann, Franz-Peter Burkard, Franz Wiedmann. München: Deutscher Taschenbuch Verlag.

Du, Yuanhao 杜元灏
2003 *Zhenci zhiliao yuzheng de linzhuang he jichu yanjiu* 针刺治疗郁证的临床和基础研究床和基础研究 Tianjin: Tianjin zhongyi xueyuan diyi fushu yiyuan

Early China / Ancient Greece: Thinking through Comparisons
2002 Edited by Steven Shankman and Stephen W. Durrant. Albany, NY: State University of New York Press.

Early Chinese Texts. A Bibiliographica Guide. Early China Special Monograph Series No2.
1993 Edited by Michael Loewe. University of California, Berkeley: The Society for the Study of Early China and the Institute of East Asian Studies.

Eberhard, Wolfram
1967 *Guilt and sin in traditional China.*Berkeley and Los Angeles: Univeristy of California Press.
1987 *Lexikon chinesischer Symbole. Die Bildsprache der Chinesen.* Köln: Eugen Diederichs Verlag.

Ebrey, Patricia Buckley
2003 *Cambridge Illustrated History: China.* Cambridge: Cambridge University Press.

Van der Eijk, Philip

Aristotle's Psycho-physiological Account of the Soul-Body Relationship, in: *Psyche and Soma. Physicians and Metaphysicians on the mind-body problem from antiquity to enligtment.* 2000.

Ellenberger, Henry F.

1996 *Die Entdeckung des Unbewussten. Geschichte und Entwicklung der dynamischen Psychiatrie von den Anfängen bis zu Janet Freud, Adler und Jung.* Bern: Verlag Hans Huber. Veröffentlicht als Diogenes Taschenbuch

Emotions in Asian Thought. A dialog in Comparative Philosophy

1995 Edited by Joel Marks and Roger T. Ames. Albany, NY: State University of New York Press

Enzinger, Irmgard

2002 Bedeutungen des Begriffes „Herz". Das Körper Denken im *Mengzi* und *Zhuangzi*, in: *Monumenta Serica* 50(2002), S. 95-170.

2006 *Ausdruck und Eindruck. Zum chinesischen Vertändnis der Sinne.* Wiesbaden: Harrassowitz.

Essays on Skepticism, Relativism and Ethics in the Zhuangzi

1996 Edited by Paul Kjellberg and Philip J. Ivanhoe. Albany, NY: State University of New York Press.

Faust, Volker

1995 *Medikament und Psyche. Band 1: Neuroleptika – Antidepressiva – Beruhigungsmittel – Lithiumsalze. Sonderdruck: Lithium (Kapitel 4).* Stuttgart: Wissenschaftliche Verlagsgesellschaft mbH

Figal, Günter

2003 *Martin Heidegger zur Einführung.* Hamburg: Junius Verlag.

Fischer-Schreiber, Ingrid

1996 *The Shambala Dictionary of Taoism.* Boston: Shambala.

Flasch, Kurt

1994 *Augustin. Einführung in sein Denken.* Stuttgart: Reclam.

1999 *Geschichte der Philosophie in Text und Darstellung: Mittelalter.* Stuttgart: Reclam

Flaws, Bob and Lake, James

2001 *Chinese Medical Psychiatry. A Textbook and Clinical Manual.* Boulder, CO: Blue Poppy Press

Franz, Marie-Louise von

1992 *Time. Rhythm and Repose.* O.A.: Thames and Hudson.

Frede, Dorothea

1999 *Platons Phaidon.* Darmstadt: Wissenschaftliche Buchgesellschaft.

Freud, Sigmund

1992 *Vorlesungen zur Einführung in die Psychoanalyse.* Frankfurt am Main: Fischer Verlag

Frühauf, Heiner
1999 Chinese Medicine in Crisis. Science, Politics and the Making of TCM, in: *Journal of Chinese Medicine,* No. 61 (October 1999).

Fung Yulan
1952 *A History of Chinese Philosophie Vo. 1 and 2.* Reprint from 1973, two volumes in one. Princeton, NJ: Princeton University Press.

Gadamer, Hans-Georg
1976 „Über das Philosophische in den Wissenschaften und die Wissenschaftlichkeit
1993 der Philosophie", in: *Vernunft im Zeitalter der Wissenschaft.* Frankfurt/M: Suhrkamp.
Über die Verborgenheit der Gesundheit. Stuttgart: Reclam.
1996 *Der Anfang der Philosophie.* Stuttgart: Reclam.
1999 a) *Der Anfang des Wissens.* Stuttgart: Reclam.
1999 b) *Gesammelte Werke. Bände 1-10.* UTB 2115. Tübingen: J.C.B. Mohr (Paul Siebeck)
2001 *Wege zu Plato.* Stuttgart: Reclam.

Gao Heng 高亨
1987 *Zhouyi gujin jingzhu* 周易古今 經注. Beijing Zhonghua shuju

Gardner, Daniel K.
1996 Zhu Xi on Spirit Beings, in: *Religions of China in Practice.* Herausgegeben von Donald S. Lopez, Jr.. Princeton: Princeton University Press.
2003 *Zhu Xi's Reading of the Annalects. Canon, Commentary, and the Classical Tradition.* New York: Columbia University Press.

Geheimnis der Goldenen Blüte. Das Buch von Bewusstsein und Leben.
1996 Aus den Chinesischen übersetzt und erläutert von Richard Wilhelm. Mit einem Kommentar von C.G. Jung. München: Eugen Diederichs Verlag.

Gernet, Jacques
1987 *Die chinesische Welt.* Frankfurt am Main: Insel Verlag.

Geschichte der Philosophie.
1998 Ausgewählt von Mathias Bertram. Digitale Bibliothek Band 3. Berlin: Directmedia Publishing Company.

Geschichte der Philosophie von der Antike bis Heute.
2000 Herausgegeben von Chrisoph Delius, Matthias Gatzemeier, Deniz Sertcan und Kathleen Wünscher. Köln: Könemann.

Geulen, Dieter
2000 Das Gesellschaftliche in der Seele. In: *Die Seele. Ihre Geschichte im Abendland.* Herausgegeben von Gerd Jüttemann, Michael Sonntag und Christoph Wulf. Weinheim: Psychologie Verlags Union.

Giradot, N. J.
1988 *Myth and Meaning in Early Taoism.* Berkeley: University of California Press

Goller, Hans
2003 *Das Rätsel von Körper und Geist. Eine philosophische Deutung.* Darmstadt: Primus Verlag.

Graham, A.C.
1978 *The later Mohist Logic, Ethic and Science.* Hong Kong: Chinese University Press; London: School of Oriental and African Studies.
2001 *The Disputers of the Tao. Philosophical Argument in Ancient China.* Chicago, La Salle: Open Court

Granet, Marcel
1985 a) *Das chinesische Denken. Inhalt – Form – Charakter.* Frankfurt am Main: Suhrkamp.
1985 b) *Die chinesische Zivilisation. Familie – Gesellschaft – Herrschaft. Von den Anfängen bis zur Kaiserzeit.* Frankfurt am Main: Suhrkamp.

Grawe, Klaus
1998 *Psychologische Therapie.* Göttingen: Hogrefe Verlag.

Guardini, Romano
1963 *Der Tod des Sokrates. Eine Interpretation der platonischen Schriften Eutyphron, Apologie, Kriton und Phaidon.* München: Rowohlt Verlag.

Gujin tushu jicheng. Yibu quanlu. 古今圖書集成.醫部全錄.
1995 Herausgegeben von Chen Menglei 陳夢雷 et al. Beijing: Renmin weisheng chubanshe.

Guo Weifeng 国伟峰
2001 *Shenjing shuairuo zhongyi zhiliao* 神经衰弱中医治疗. Nanjing: Jiangsu kexue jishu chubanshe.

Handbook of Chinese Psychology
1996 Edited by Michael Harris Bond. Hong Kong: Oxford University Press

Hammer, Leon
1990 *Dragon rises and red bird flies. Psychology and Chinese Medicine.* New York: Station Hill Press
2000 *Psychologie und Chinesische Medizin.* Sulzberg: Joy Verlag.

Hansen, Chad
1995 Qing (Emotions) 情 in Pre-Buddhist Chinese Thought. In: *Emotions in Asian Thought. A Dialogue in Comparative Philosophy.* Edited by J. Marks and R. Ames. Albany, NY: State University of New York Press.

Hanyu dazidian 漢語大字典
1986 Herausgegeben von Xu, Zhongshu 徐仲舒 et al., 8 Bände. Sichuan und Hubei: Sichuan cishu chubanshe und Hubei cishu chubanshe.

Harper, Donald
1998 *Early Chinese Medical Literature.The Mawangdui Medical Manuscripts.* London and New York: Kegan Paul Interantional

Hasted, Heiner
1989 *Das Leib-Seele Problem. Zwischen Naturwissenschaft des Geistes und kultureller Eindimensionalität.* Frankfurt: Suhrkamp.

He Xingliang 何兴亮
1995 *Zhongguo ziranshen yu ziran chongbai* 中国自然神与自然崇拜. Shanghai: o.A.

He Yumin 何裕民
1995 *Zhongguo chuantong jingshen binglixue* 中国传统精神病理学. Shanghai:Shanhai kexue puji chubanshe.

Heidegger, Martin
1980 *Holzwege.* Frankfurt am Main: Vittorio Klostermann

Heise, Thomas
1996 *Chinas Medizin bei uns. Einführendes Lehrbuch zur traditionellen Chinesischen Medizin.* Berlin: VWB – Verlag für Wissenschaft und Bildung

Hempen, Carl-Hermann
1995 *Dtv-Atlas zur Akupunktur. Tafeln und Texte.* München: Deutscher Taschenbuch Verlag.

Hertzer, Dominique
1996 *Das Mawangdui-Yijing. Text und Deutung.* Diederichs Gelbe Reihe Nr. 122. München: Diederichs Verlag.
1996 *Das alte und das neue Yijing. Die Wandlungen des Buchs der Wandlungen.* Diederichs Gelbe Reihe Nr. 126. München: Diederichs Verlag.

Hinterhuber, Hartmann
2001 *Die Seele. Natur- und Kulturgeschichte von Psyche, Geist und Bewusstsein.* Wien: Springer.

Hippokrates
1996 *Der Eid des Arztes.* Übersetzt und herausgegeben von Kurt Steinmann. Frankfurt am Main und Leipzig: Insel Verlag.

Hippokrates – Ausgewählte Schriften
1994 Aus dem Griechischen übersetzt und herausgegeben von Hans Diller. Stuttgart: Reclam.

Historisches Wörterbuch der Philosophie
1971- Bände 1-11. Herausgegeben von Joachim Ritter. Darmstadt: Wissenschaftliche Buchgesellschaft.

History of Chinese Daoism. Volume 1.
2000 Translated by David C. Yu. Lanham: University Press of America.

Hörisch, Jochen
2000 Die romantische Seele. In: *Die Seele. Ihre Geschichte im Abendland.* Herausgegeben von Gerd Jüttemann, Michael Sonntag und Christoph Wulf. Weinheim: Psychologie Verlags Union.

Homann, Rolf
1971 *Die wichtigsten Körpergottheiten im Huang-t´ing ching.* Göppingen: Verlag Alfred Kümmerle

Homer
1977 *Die Odyssee.* Deutsch von Wolfgang Schadewaldt. Hamburg: Rowohlt Verlag.
1979 *Ilias.* Neue Übertragung von Wolfgang Schadewaldt. Frankfurt am Main: Insel Verlag

Hu Daojing et al. 胡道靜
1995 *Daozang yaoji xuankan* 道藏要籍選刊, 10 Bde. Shanghai: Shanghai guji chubanshe.

Huainanzi jiaoshi 淮南子校釋.
1997 Herausgegeben von Zhang Shuangdi 張雙棣. 2 Bände. Beijing: Beijing daxue chubanshe.

Huang Yuedong 黄跃东
1999 *Jingsheng jibing zhongyi jianchuang zhiliao* 精神集病中医监床治疗. Shanghai: Shanghai kexue chubanshe.

Huangdi neijing cidian 黄帝内经词典.
1995 Herausgegeben von Guo Aichun 郭霭春. Tianjin: Tianjin kexue jishu chubanshe.

Huangdi neijing suwen jiaozhu yuyi 黄帝内竞素问校助语译.
1999 Herausgegeben von Guo Aichun 郭霭春. Tianjin: Tianjin kexue jishu chubanshe.

Huangdi neijing yanjiu dacheng 黄帝内经研究大成.
1997 Herausgegeben von Wang Hongtu 王宏图. 3 Bände. Beijing: Beijing chubanshe.

Hunt, Morton
1994 *The Story of Psychology.* New York: Anchor Books by Doubleday

Hsu, Elisabeth
1999 *The Transmission of Chinese Medicine.* Cambridge: Cambridge University Press.
2001 *Innovation in Chinese Medicine.* Needham Research Institute Studies No. 3. Cambridge: Cambridge University Press

Ivanhoe, Philip J.
2002 *Ethics in the Confucian Tradition.* Indianapolis: Hackett Publishing Company, Inc.

Jarrett, Lonny S.
2000 *Nourishing Destiny. The Inner Tradition of Chinese Medicine.* Stockbridge, MA: Spirit Path Press

*Jiaguwen jianming cidian. Buci fenlei duben.*甲骨文簡明詞典.卜辭分類讀本.
1996 Herausgegeben von Zhao Cheng 趙誠. Beijing : Zhonghua shuju.

Jiaguwen zidian 甲骨文字典.
1990 Herausgegeben von Xu Zhongshu 徐中舒. Chengdu: Sichuan cishu chubanshe.

Jinwen changyong zidian 金文常用字典:
1987 Herausgegeben von Chen Chusheng 陳初生. Xi'an: Shaanxi renminchubanshe.

Jinwen gulin bu 金文詁林補.
1982 Herausgegeben von Zhou Fagao 周發高. 8 Bände. Taiwan: Zhongyang yanjiuyuan lishi yanjiusuo

Jinwen da zidian 金文大字典.
1995 Herausgegeben von Dai Jiaxiang 戴家祥. 3 Bände. Shanghai: Xuelin chubanshe.

Jullien, Francois
1999 *Über das Fade – ein Elogie. Zu Denken und Ästhetik in China.* Berlin: Merve Verlag.
1999 *The Propensity of Things. Toward a History of Efficiacy in China.* New York: Zone Books.
2000 *Umweg und Zugang. Strategien des Sinns in China und Griechenland.* Wien: Passagen Verlag.
2001 *Der Weise hängt an keiner Idee. Das Andere der Philosophie.* München: Fink Verlag.
2002 *Der Umweg über China. Ein Ortswechsel des Denkens.* Berlin: Merve Verlag.
2003 *Vom Wesen des Nackten.* München: Sequenzia Verlag.

Jung, C.G.
1990 *Synchronizität, Akausalität und Okkultismus.* München: dtv

Jung, C.G. und von Franz, Marie Louise et.al.
1991 *Der Mensch und seine Symbole.* Freiburg: Walter-Verlag.

Jüttemann, Gerd
2000 Systemimmanenz als Ursache der Dauerkrise „wissenschaftlicher" Psychologie. In: *Die Seele.Ihre Geschichte im Abendland.* Herausgegeben von Gerd Jüttemann, Michael Sonntag und Christoph Wulf. Weinheim: Psychologie Verlags Union.

Kang Zhongqian 康中乾
2003 *You wu zhi bian. Weijin xuuanxue benti sixiang zai jiedu.* 有無之辯. 魏晉玄學本體思想再解讀. Bejing: Beijing renmin chubanshe.

Kangxi zidian 康熙字典
1990 Herausgegeben von Ling Shaowen 零紹雯. 2 Bände. Taibei: Qiye shuju.

Karlgren, Bernhard

1950 *The Book of Odes.* Stockholm: Museum of Far Eastern Antiquity.

Keightley, David N.

1984 *Spirituality in China: The Neolithic Origins.* (Unveröffentlichtes Manuskript)

1985 *Dead but not Gone: The Role of Mortuary Practices in the Formation of Neolithic and Early Bronze Age Chinese Culture, ca. 8000 to 1000 B.C.* Prepared for the Conference on "Ritual and the Social Significance of Death in Chinese Socieaty", The Sun Space Ranch Conference Center, Oracle, Arizona, 2 to 7 January 1985. (Unveröffentlichtes Manuskript)

1988 "Shang Divination and Metaphysics", in: *Philosophy East and West* (38.4), October 1988, S.367-397.

1997 *Death and the Birth of Civilizations: Ancestors, Art, and Culture in Early China and Early Greece.* (Unveröffentlichtes Manuskript)

2000 *The Ancestral Landscape. Time, Space, and Community in Late Shang China (ca. 1200-1045 B.C.).* Berkeley, CA: University of California, Institute of East Asian Studies.

Kenny, Anthony

Ohne Angabe *Thomas von Aquin.* Freiburg, Basel, Wien: Herder.

Kersting, Wolfgang

2000 Noli foras ire, In te ipsum redi. Augustinus über die Seele. In: *Die Seele. Ihre Geschichte im Abendland.* Herausgegeben von Gerd Jüttemann, Michael Sonntag und Christoph Wulf. Weinheim: Psychologie Verlags Union.

Kleinman, Arthur

1980 *Patients and Healers in the Context of Culture. An Exploration of the Borderland between Antthropology, Medicine, and Psychiatry.* Berkeley, Los Angeles, London: University of California Press.

Kluge, F.

1960 *Etymologisches Wörterbuch der deutschen Sprache.* Berlin: Walter de Gruyter

Knoblock, John

1988 *Xunzi. A Translation and Study of the Complete Works. Volume 1. Books 1-6.* Stanford, CA: Stanford University Press.

1990 *Xunzi. A Translation and Study of the Complete Works. Volume 2. Books 7-16.* Stanford, CA: Stanford University Press.

1994 *Xunzi. A Translation and Study of the Complete Works. Volume 2. Books 17-32.* Stanford, CA: Stanford University Press.

Kohn, Livia

1992 *Early Chinese Mysticism. Philosophy and Soteriology in the Taoist Tradition.* Princeton, NJ: Princeton University Press.

1993 *The Taoist Experience. An Anthology.* Albany, NY: State University of New York Press.

Kohn, Livia and Roth, Harold D.

2002 *Daoist Identity. History, Lineage, and Ritual.* Honolulu: University of Hawai'i Press.

Kohn, Livia and Sakade, Yoshinobu
1989 *Taoist Meditation and Longevity Techniques.* Michigan: Center for Chinese Studies, The University of Michigan.

Konfuzius
1983 *Gespräche.* Übersetzt und herausgegeben von Ralf Moritz. Frankfurt am Main: Röderberg Verlag.

Kuang Diaoyuan 匡调原
1997 *Zhongyi binglixue de zhexue sikao* 中医病理学的哲学思考. Shanghai: Shanghai kexue puji chubanshe.

Kubny, Manfred
2000 a) *Traditionelle Chinesische Astrologie. Bazi Suanming- „Die Schickslalsberechnung nach den acht Zeichen".* Heidelberg: Kehrer Verlag.
2000 b) *Traditioneller Chinesischer Mondkalender. Das chinesische Mondjahr und das westliche Sonnenjahr von 1910von 1910-2020.* Heidelberg: Kehrer Verlag.
2002 *Qi – Lebenskraftkonzepte in China. Definition, Theorien und Grundlagen.* Heidelberg: Karl F. Haug Verlag.

Kungfutse
1982 *Gespräche.* Aus dem Chinesischen übertragen und herausgegeben von Richard Wilhelm. Köln: Diederichs Verlag.

Kuriyama, Shigehisa
1999 *The Expressiveness of the Body – and the Divergence of Greek and Chinese Medicine.* New York: Zone Books.

Lafargue, Michael
1992 *The Tao of the Tao Te Ching. A Translation and Commentary.* Albany, NY: The State University of New York Press.

Laotse
1982 *Tao te king.* Übersetzt von und mit Kommentar von Richard Wilhelm. Köln: Eugen Diederichs Verlag.

Laozi jiaoshi 老子校釋.
1987 Ausgewählt und herausgegeben von Zhu Qianzhi. 朱 謙 之 Beijing: Zhonghua Shuju.

Laozi jiaoyi 老子校釋.
1987 Herausgegeben von Zhu Qianzhi 朱謙之. Beijing: Zhonghua shuju.

Larre, Claude and Rochat de la Vallée, Elisabeth
1995 *Rooted in Spirit. The Heart of Chinese Medicine.* Barrytown, New York: Station Hill Press.
2002 *Die Bewegungen des Herzens. Psychologie der Chinesen.* München: Verlag Müller und Steinicke.

Larre, Claude, Schatz, Jean and Rochat de la Valleé, Elisabeth
1986 *Survey of Traditional Chinese Medicine.* Institut Ricci, Paris and Traditional Acupuncture Institute, Columbia, Maryland.

Lauenstein, Diether
1976 *Die vier Denkmodelle des Abendlandes.* Stuttgart: Urachhaus

Legge, James
1935 *The Chinese Classics. Vol III: The Shoo King.* Oxford University Press. Reprinted 1985 by Southern Materials Center, Taipei, Republic of China.
1935 *The Chinese Classics. Vol IV: The She King or The Book of Poetry.* Oxford University Press. Reprinted 1985 by Southern Materials Center, Taipei, Taiwan.
1935 *The Chinese Classics. Vol V: The Ch'un Ts'ew with The Tso Chuen.* Oxford University Press. Reprinted 1985 by Southern Materials Center, Taipei, Taiwan.

Lehmann, Peter
1996 *Schöne neue Psychiatrie. Band 1. Wie Chemie und Strom auf Geist und Psyche wirken.* Berlin: Peter Lehmann Antipsychiatrieverlag

Leijing 類 經*, in: Chuanshi zangshu. Zi ku. Yi bu* 传世藏书.字库. 医部, Bd.1 S.161-697.
1995 Herausgegeben von He Qinghu 何清湖. 6 Bände.

Li Gi. Das Buch der Riten, Sitten und Bräuche.
1997 Aus dem Chinesischen übersetzt und herausgegeben von Richard Wilhelm. Diederichs Gelbe Reihe Nr. 31. München: Eugen Diederichs Verlag.

Li Runhai 李潤海
1985 *Zhongguo yiyao shihua* 中國醫藥史話. Taibei: Wenming shuju.

Liä Dsi. Das wahre Buch vom quellenden Urgrund.
1981 Aus dem Chinesischen übertragen von Richard Wilhelm. Diederichs Gelbe Reihe Nr. 28. München: Eugen Diederichs Verlag.

Linck, Gudula
2001 a) *Leib und Körper. Zum Selbstverständnis im vormodernen China.* Frankfurt am Main, Berlin, Bern, Bruxelles, New York, Oxford, Wien: Peter Lang Verlag.
2001 b) *Yin und Yang. Die Suche nach Ganzheit im chinesischen Denken.* München: Beck Verlag.

Ling Shu or The Spiritual Pivot.
1993 Übersetzt von Wu, Jing-Nuan.Washington, DC: The Taoist Center.

Lingshujing 靈書 經*, in: Chuanshi zangshu. Zi ku. Yi bu* 传世藏书.字库. 医部, Bd.1 S.79-140.
1995 Herausgegeben von He Qinghu 何清湖. 6 Bände.

Loewe, Michael
1994 *Chinese Ideas of Life and Death. Faith, Myth and Reason in the Han Period (202 BC – AD 220).* Taipei: SMC Publishing Inc.

Lu Shi 魯 實
1978 *Jiajie suyuan* 假借遡原. Taibei: Taiwan guoxue shuju.

Luck, Georg
1990 *Magie und andere Geheimlehren in der Antike.* Stuttgart: Kröner Verlag

Lun-heng
1962 Translated from the Chinese and annotated by Alfred Forke. 2 Bde. New York: Paragon Book Gallery

Major, John S.
1993 *Heaven and Earth in Early Han Thought. Chapters Three, Four, and Five of the Huainanzi.* Albany, NY: State University of New York Press.

Marshall, S. J.
2001 *The Mandate of Heaven. Hidden History in the I Ching.* New York: Columbia University Press.

Maspero, Henri
1981 *Taoism and Chinese Religion.* Amherst: The University of Massachusetts Press. Nachdruck von: Southern Materials Center, Taipei, Republic of China.

Matthews, Gareth
2000 Internalist Reasoning in Augustine for Mind-Body Dualism, in: *Psyche and Soma. Physicians and Metaphysicians on the mind-body problem from antiquity to enligtment.* 2000.

Mensching, Günther
2000 Vernunft und Selbstbehauptung. Zum Begriff der Seele in der europäischen Aufklärung. In: *Die Seele. Ihre Geschichte im Abendland.* Herausgegeben von Gerd Jüttemann, Michael Sonntag und Christoph Wulf. Weinheim: Psychologie Verlags Union.

Messner, Angelika C.
2000 *Medizinische Diskurse zum Irresein in China (1600-1930).* Stuttgart: Franz Steiner Verlag. (Münchener Ostasiatische Studien, Band 78).

Mong Dsi. Die Lehrgespräche des Meisters Meng K'o
1982 Aus dem Chinesischen übertragen und erläutert von Richard Wilhelm. Köln: Diederichs Verlag.

Mo Ti: Von der Liebe des Himmels zu den Menschen.
1992 Aus dem Chinesischen übersetzt und herausgegeben von Helwig Schmidt-Glintzer. München: Diederichs

Nanjing 難經*, in: Chuanshi zangshu. Zi ku. Yi bu* 传世藏书.字库. 医部, Bd.1 S.141-160.
1995 Herausgegeben von He Qinghu 何清湖. 6 Bände.

Needham, Joseph
1956 *Science and Civilisation in China. Volume 2: History of Scientific Thought.* Cambridge: Cambridge University Press.
1959 *Science and Civilisation in China. Volume 3: Mathematics and the Sciences of the Heavens and the Earth.* Cambridge: Cambridge University Press.
1976 *Science and Civiisation in China. Volume 5. Chemistry and Chemical Technology. Part III: Spagyrical Discovery and Invention: Historical Survey, from Cinnabar Elixiers to Synthetic Insulin.* Cambridge:Cambridge University Press.
1981 *Science in Traditional China: A comparative perspective.* Hong Kong: The Chinese University Press
1999 *Science and Civiisation in China. Volume 5. Chemistry and Chemical Technology. Part XIII: Mining.* Cambridge:Cambridge University Press.

Neo-Confucian Terms Explained (The Pei-his tzu-I) by Ch´en Ch´un (1159-1223).
1986 Translated, edited and with an Introduction by Chan Wing-tsit. New York: Columbia Unviersity Press.

Neurowissenschaften und Philosophie
2001 Herausgegeben von Michael Pauen und Gerhard Roth. München: Wilhelm Fink Verlag.

New Sources of Early Chinese History. An Introduction to the Reading of Inscriptions and Manuscripts.
1997 Edited by Edward L. Shaughnessy. Berkely, CA: The Society for the Study of Early China and The Institute of East Asian Studies, University of California, Berkely

Nisbett, Richard E.
2003 *The Geography of Thought. How Asians and Westerners Think Differently…and Why.* New York, London, Toronto, Sydney, Singapore: The Free Press.

Normal and Abnomal Behaviour in Chinese Culture.
1981 Edited by Arthur Kleinman and Tsung-Yi Lin. Dordrecht, Holland: D.Reidel Publishing Company.

Nyanatiloka
1987 *Buddhist Dictionary.* Fourth Edition, Singapore: Singapore Buddhist Meditation Centre

Ommerborn, Wolfgang
1996 *Die Einheit der Welt. Die Qi Theorie des Neokonfuzianers Zhang Zai (1020-1077).* Bochum: Bochumer Studien zur Philosophie, Band 23.

Opitz, Peter J.
1967 *Lao-Tzu: Die Ordnungsspekulation im Tao-te-ching.* München: Paul List Verlag.
2000 *Der Weg des Himmels: Zum Geist und zur Gestalt des politischen Denkens im klassischen China.* München: Wilhelm Fink.

Ots, Thomas
1990 *Medizin und Heilung in China. Annäherungen an die traditionelle Chinesische Medizin.* Berlin: Dietrich Reimer Verlag.

Pan Shu 潘菽 und Gao Juefu 高觉敷
1983 *Zhongguo gudai xinlixue sixiang yanjiu* 中国古代心理学思想研究. Nanchang: Jiangxi renminchubanshe.

Pang Pu 龎 樸
2002 *Gumu xinzhi. Chutu sixiang wenwu yu wenxian yanjiu congshu.* 古墓新知出土思想文物與文獻暫九叢書. Bd.10. Taibei: Taiwan guji chuban youyangongsi.

Peerenboom, R.P.
1993 *Law and Morality in Ancient China. The Silk Manuscripts of Huang-Lao.* Albany, NY: State University of New York Press.

Pfister, Rudolf
2003 *Der Beste Weg unter dem Himmel. Sexuelle Körpertechniken aus den alten China. Zwei Bambustexte aus Mawangdui.* Zürich: Museum Rietberg.

Philosophie von Platon bis Nietzsche
1998 Ausgewählt und eingeleitet von Frank-Peter Hansen. Digitale Bibliothek Band 2. Berlin: Directmedia Publishing Company.

Philosophische Psychologie
2003 Herausgegeben von Ulrich Lorenz. Freiburg, München: Karl Alber Verlag.

Platon
1980 *Apologie und Kriton.* Übertragen, eingeleitet und herausgegeben von Kurt Hildebrandt. Stuttgart: Reclam Verlag
1980 *Der Staat.* Eingeleitet, übersetzt und erklärt von Karl Vretska. Stuttgart: Reclam Verlag
1980 *Gorgias.* In der bearbeiteten schleiermacherschen Übersetzung neu herausgegeben und eingeleitet von Kurt Hildebrandt. Stuttgart: Reclam Verlag
1982 *Nomoi.* In der Übersetzung von Friedrich Schleiermacher mit der Stephanus-Numerierung herausgegeben von Walter F. Otto †, Ernesto Grassl und Gert Plamböck. Hamburg: Rowohlt Taschenbuch Verlag.
1983 *Phaidon, Politeia.* In der Übersetzung von Friedrich Schleiermacher mit der Stephanus-Numerierung herausgegeben von Walter F. Otto †, Ernesto Grassl und Gert Plamböck. Hamburg: Rowohlt Taschenbuch Verlag.
1984 *Phaidros, Parmenides, Theaitetos, Sophistes.* In der Übersetzung von Friedrich Schleiermacher mit der Stephanus-Numerierung herausgegeben von Walter F. Otto †, Ernesto Grassl und Gert Plamböck. Hamburg: Rowohlt Taschenbuch Verlag.
1985 *Apologie, Kriton, Protagoras, Hippis II, Charmides, Laches, Ion, Euthyphron, Gorgias, Briefe.* In der Übersetzung von Friedrich Schleiermacher mit der Stephanus-Numerierung herausgegeben von Walter F. Otto †, Ernesto Grassl und Gert Plamböck. Hamburg: Rowohlt Taschenbuch Verlag.
1985 *Politikos, Philebos, Timaios, Kritias.* In der Übersetzung von Friedrich Schleiermacher mit der Stephanus-Numerierung herausgegeben von Walter F. Otto †, Ernesto Grassl und Gert Plamböck. Hamburg: Rowohlt Taschenbuch Verlag.
1986 *Menom, Hippias I, Euthydemos, Menexenos, Kratylos, Lysis, Symposion.* In der Übersetzung von Friedrich Schleiermacher mit der Stephanus-Numerierung herausgegeben von Walter F. Otto †, Ernesto Grassl und Gert Plamböck. Hamburg: Rowohlt Taschenbuch Verlag.

Platon
1995 Ausgewählt und vorgestellt von Rafael Ferber. München: Diederichs Verlag

Platsch, Klaus Dieter
2000 *Psychosomatik in der Chinesischen Medizin. Wenn Geist Essenz durchdringt.* München, Jena: Urban & Fischer

Plotin
1986 *Das Schöne – Das Gute – Entstehung und Ordnung der Dinge.* Griechisch-Deutsch. Herausgegeben von Richard Harder. Hamburg: Felix Meiner Verlag.
1990 *Geist – Ideen – Freiheit.* Griechisch-Deutsch. Griechischer Lesetext und Übersetzung von Richard Harder. Hamburg: Felix Meiner Verlag.

Plotin: Ausgewählte Schriften
1986 Herausgegeben von Walter Marg. Stuttgart: Reclam Verlag

Popper, Karl R. und Eccles, John C.
2000 *Das Ich und sein Gehirn.* München: Piper Verlag.

Pöppel, Ernst
2000 *Grenzen des Bewusstseins. Wie kommen wir zur Zeit und wie entsteht Wirklichkeit?* Frankfurt am Main und Leipzig: Insel Verlag.

Porkert, Manfred
1978 *Klinische Chinesische Pharmakologie.* Heidelberg: Verlag für Medizin Dr. Ewald Fischer.
1984 *Klassische Chinesische Rezeptur.* Zug: Acta Medicinae Sinensis
1991 *Die Theoretischen Grundlagen der Chinesischen Medizin.* Basel: Chinese Medicine Publications.
1993 *Neues Lehrbuch der chinesischen Diagnostik.* Dinkelscherben: Phainon Verlag.

Porkert, Manfred und Hempen, Carl-Hermann
1985 *Systematische Akupunktur.* München, Wien, Baltimore: Urban und Schwarzenberg.

Prechtl, Peter
2000 *Descartes zur Einführung.* Hamburg: Junius.

Pschyrembel Klinisches Wörterbuch.
1990 Bearbeitet von der Wörterbuchredaktion des Verlages unter der Leitung von Christoph Zink. 256. Auflage. Berlin, New York: Walter de Gruyter.

Psyche and Soma. Physicians and Metaphysicians on the mind-body problem from antiquity to enligtment.
2000 Herausgegeben von John P. Wright und Paul Potter. Oxford: Clarendon Press.

Psyche und Kunst. Katalog zur Ausstellung anlässlich des XI. Weltkongresses für Pychiatrie in Hamburg 1999
1999 Herausgegeben von Hans-Otto Thomashoff und Dieter Naber. Stuttgart: Schattauer.

Psychiatrie und Psychotherapie
2000 Herausgegeben von H.-J. Möller, G. Laux und H.-P. Kapfhammer. Berlin, Heidelberg, New York: Springer Verlag.

Puett, Michael J.
2002 *To become a God. Cosmology, Sacrifice, and Self-Divinization in Early China.* Published by the Harvard University Asia Center for the Harvard-Yenching Institute. Cambridge, MA and London, England: Harvard University Press.

Quan Guangzhen 全廣鎮
1989 *Liangzhou jinwen tongjiazi yanjiu* 兩周金文通假字研究. Taipei: Taiwan Xuesheng shuju.

Rappe, Guido
1994 *Archaische Leiberfahrungen.* Berlin: Akademie Verlag

Raps, Stefan
1999 *Gibt es das Leib-Seele Problem wirklich?* Marburg: Tectum Verlag

Reiter, Florian
2002 *Religionen in China.* München: Beck Verlag.

Religions of China in Practice.
1996 Edited by Donald S. Lopez, Jr. Princeton, NJ: Princeton University Press

Ricket, W. Allyn
1998 *Guanzi. Political, Economic and Philosophical Essays from Early China. A Study and Translation. Volume II.* Princeton, NJ: Princeton University Press

Robinet, Isabelle
1993 *Taoist Meditation. The Mao-Shan Tradition of Great Purity.* Albany, NY: State University of New York Press.
1995 *Geschichte des Taoismus.* Diederichs Gelbe Reihe Nr. 118. München: Diederichs Verlag.

Rohde, Erwin
1991 *Seelencult und Unsterblichkeitsglaube der Griechen.* Zwei Bände in einem Band.Darmstadt: Wissenschaftliche Buchgesellschaft.

Rolfes, Eugen
1986 *Thomas von Aquin: Fünf Fragen über die intellektuelle Erkenntnis.* Übersetzt und erklärt von Eugen Rolfes. Hamburg: Felix Meiner Verlag.

Ronan, Colin A.
1978 *The Shorter Science and Civilisation in China Volume: 1. An abridgement of Joseph Needham's original text.* Cambridge, Cambridge University Press. Reprinted 1982 by Caves Books, Taipei, Taiwan.
1981 *The Shorter Science and Civilisation in China Volume 2. An abridgement of Joseph Needham's original text.* Cambridge, Cambridge University Press. Reprinted 1982 by Caves Books, Taipei, Taiwan.

Roth, Harold D.
1999 *Original Tao. Inward Training (Nei-yeh) and the Foundations of Taoist Mysticism.* New York: Columbia University Press.

Rüsche, Franz

1930 „Blut, Leben und Seele. Ihr Verhältnis nach Auffassung der griechischen und hellenistischen Antike, der Bibel und der alten Alexandrinischen Theologen". In: *Studien zu Geschichte und Kultur des Altertums,* Fünfter Ergänzungsband. Paderborn: Verlag Ferdinand Schöningh.

Sandro Botticelli. Der Bilderzyklus zu Dantes Göttlicher Komödie.

2000 Autoren des Appendis Kataloges: Carmen C.Bambach et.al.Royal Academy of Arts..

Saussy, Haun

2001 *Great Walls of Discourse and Other Adventures in Cultural China.* Cambridge, MA and London: Harvard University Press

Scherer, Georg

1993 *Philospohie des Mittelalters.* Stuttgart, Weimar: J.B. Metzler Verlag.

Schipper, Kristofer

1993 *The Taoist Body.* Berkeley, CA: University of California Press.

Schipperges, Heinrich

1999 *Krankheit und Kranksein im Spiegel der Geschichte.* Heidelberg: Schriften der Mathematisch-naturwissenschaftlichen Klasse der Heidelberger Akademie der Wissenschaften.

Schmidt, Kurt

1953 *Leer ist die Welt. Buddhistische Studien.* Konstanz: Christiani Verlag.

Schmidt-Glintzer, Helwig

1990 *Geschichte der Chinesischen Literatur.* Darmstadt: Wissenschaftliche Buchgesellschaft.

1992 Mo Ti: Von der Liebe des Himmels zu den Menschen. München: Diederichs.

Schneider, Christian

2000 Zwischen Philosophie und Wissenschaft. Anmerkungen zum historischen Stellenwert der Psychoanalyse. In: *Die Seele. Ihre Geschichte im Abendland.* Herausgegeben von Gerd Jüttemann, Michael Sonntag und Christoph Wulf. Weinheim: Psychologie Verlags Union.

Schnyer, Rosa N. and Allen, John J B

2001 *Acupuncture in the Treatment of Depression. A manual for Practice and Research.* London: Churchill Livingstone.

Schnyer, Rosa N. und Flaws, Bob

1998 *Curing Depression Naturally with Chinese Medicine.* Boulder, CO: Blue Poppy Press.

Schuhmann, Hans Wolfgang

1995 *Buddhismus: Stifter, Schulen und Systeme.* Diederichs Gelbe Reihe Nr. 99. München: Eugen Diederichs Verlag.

2000 *Handbuch Buddhismus. Die Zentralen Lehren: Ursprung und Gegenwart. Kreuzlingen,* München: Heinrich Hugendubel Verlag (Diederichs).

Schopenhauer, Arthur
1987 *Die Welt als Wille und Vorstellung.* 2 Bände. Stuttgart: Reclam (Bd. 2761 und 2762).

Schwarz, Benjamin I.
1985 *The World of Thought in Ancient China.* Cambridge, MA und London: The Belknap Press of Harvard University Press

Shanhaijing jiaozhu 山海經校注
1982 Herausgegeben von Yuan Ke 袁 珂.Taibei 1982: Qihai yinzhi youyan gongsi.

Sein, das verstanden werden kann, ist Sprache. Hommage an Hans-Georg Gadamer
2001 edition suhrkamp 2183. Frankfurt am Main: Suhrkamp Verlag.

Self as Body in Asian Theory and Practice
1993 Edited by Thomas P. Kasulis with Roger T. Ames and Wimal Dissanayake. Albany, NY: State University of New York Press

Selg, Peter
2003 *Mysterium Cordis: Von der Mysterienstätte des Menschenherzens. Studien zu einer sakramentalen Physiologie des Herzorganes.* Dornach: Verlag am Goetheanum.

Sellman, James D.
2002 *Timing and Rulership in Master Lü's Spring and Autumn Annals (Lüshi chunqui).* Albany, NY: State University of New York Press.

Shanhaijing 山 海經., in: *Sibu congkan chubian suoben* 四部叢刊初編縮本.
1967 Herausgegeben und kommentiert von Guo Pu 郭璞 (Jin-Zeit). Taipei:Taiwan shanghsu yinshuguan.

Shchutskii, Iulian K
1985 *Researches on the I Ching.* London and Henley: Routledge and Kegan Paul Ltd.

Shi Yuguang 史宇广 und Dan Shujian 单书健
1997 *Dian kuang xian zhuanji* 癫狂痫专辑. In: *Dangdai mingyi jianzheng jinghua* 当代名医监证精华. Beijing: Zhongyi guji chubanshe.

Shisanjing zhushu 十三經注疏.
1987 Herausgegeben von Ruan Yuan 阮元. 2 Bände. Beijing: Zhonghua shuju.

Shuowen jiezi zhu 說文解字注.
1988 Herausgegeben von Duan Yucai 段玉裁. Shanghai: Shanghai guji chubanshe.

Shiji 史記
1950 Von Si Maqian 司馬遷.10 Bände. Beijing : Zhonghua shuju

Singer, Wolfgang
2002 *Der Beobachter im Gehirn. Essays zur Hirnforschung.* Frankfurt am Main: Suhrkamp Verlag.

Sishu duben 四書讀本.
1985 Herausgegeben von Xie Bingying 謝冰瑩 et al. Taibei: Sanming shuju.

Sivin, Nathan
1987 *Traditional Medicine in Contemporary China.* Third Printing 1997. Ann Arbor: Center for Chinese Studies at the University of Michigan.

Sivin, Nathan
a) 1995 State, Cosmos, and Body in the Last Three Centuries B.C., in: *Harvard Journal of Asiatic Studies* 55.1 (1995), S. 5-37.
b) 1995 *Medicine, Philosophy and Religion in Ancient China*: Researches and Reflections. (Collected Studies Series 512). Aldershot, Hampshire [u.a.]: Variorum
1997 *Traditional Medicine in Contemporary China. Science, Medicine and Technology in East Asia Vol 2.* Ann Arbor: The University of Michigan Press.

Sivin, Nathan and Lloyd, Geoffrey
2002 *The way and the word. Science and Medicine in Early China and Greece.* New Haven and London: Yale University Press.

Slingerland, Edward
2003 *Effortless Action. Wu-Wei as Conceptual Metaphor and Spiritual Ideal in Early China.* New York: Oxford University Press

Smith, Richard J.
1991 *Fortune-Tellers and Philosophers. Divination in Traditional Chinese Society.* Taipei: SMC Publishing Inc.

Sonntag, Michael
2000 Die Seele und das Wissen vom Lebenden. Zur Entstehung der Biologie im 19. Jahrhundert. In: *Die Seele. Ihre Geschichte im Abendland.* Herausgegeben von Gerd Jüttemann, Michael Sonntag und Christoph Wulf. Weinheim: Psychologie Verlags Union.

Städtler, Thomas
1998 *Lexikon der Psychologie.* Stuttgart: Alfred Kröner Verlag.

Stein, Stephan
1999 *Zwischen Heil und Heilung. Zur frühen Tradition des Yangsheng in China.* Uelzen: Medizinisch Literarische Verlagsgesellschaft mbH

Steininger, Hans
1953 *Hauch- und Körperseele und der Dämon bei Kuan Yin-Tze.* Leipzig: Otto Harrassowitz Verlag.

Sterckx, Roel
2002 *The Animal and the Daemon in Early China.* Albany, NY: State University of New York Press.

Störig, Hans Joachim
1981 *Kleine Weltgeschichte der Philosophie. Zwölfte Auflage.* Stuttgart, Berlin, Köln, Mainz: W. Kohlhammer Verlag.

Strassberg, Richard E.
2002 *A Chinese Bestiary. Strange Creatures from the Shan Hai Jing – Guideways through Mountains and Seas.* Berkley, CA: University of California Press

Streffer, Johann Michael
1971 *Das Kapitel 86 (76) des Hou Han shu.* Göppingen: Verlag Alfred Kümmerle

Strickmann, Michel
2002 *Chinese Magical Medicine.* Stanford, CA: Stanford University Press

Sturma, Dieter
2000 Logik der Subjektivität und Natur der Vernunft. Die Seelenkonzeptionen der klassischen deutschen Philosophie. In: *Die Seele. Ihre Geschichte im Abendland.* Herausgegeben von Gerd Jüttemann, Michael Sonntag und Christoph Wulf. Weinheim: Psychologie Verlags Union.

Suwen 素問*, in: Chuanshi zangshu. Zi ku. Yi bu* 传世藏书.字库. 医部, Bd.1 S.1-78.
1995 Herausgegeben von He Qinghu 何清湖. 6 Bände.

Sun, Binyan
1991 *Cancer Treatment and Prevention.* San Mateo, C.A.: Offete Enterprises.

Taishang chu sanshi jiuchong baosheng jing 太上除三尸九蟲保生經*. In: Daozang* 道藏 *870.*
1962 *Daozang* 道藏, 1476 Bde. Shanghai: Shangwu yinshuguan. Reprint 1962

Tan Kaiqing 谭开清
1998 *Qiqing bing bianzhi* 七情病辨治. Beijing: Zhongguo yiyao keji chubanshe.

Theiler, Willy,
1994 *Aristoteles: Über die Seele.* Übersetzt von Willy Theiler. Berlin: Akademie Verlag

The I Ching: Text and Annotated Translation
1995 Modern Chinese translation by Liu Dajun and Lin Zhongjun. English translation by Fu Youde. Revision by Fran Lauran. Shandong, VR China: Shandong Friendship Publishing House.

The Psychology of the Chinese People
1990 Edited by Michael Harris Bond. Oxford: Oxford University Press.

The Yellow Emperor's Classic of Medicine
1995 Translated by Maoshing Ni, Ph.D. Boston and London: Shambala Press.

Tian Helu 天何禄
1993 *Zhongyi neishanghuo bingxue* 中医内伤火病学. Shanxi: Shanxi kexue jishu chubanshe.

Treatment of the Heart and Brain Diseases with Traditional Chinese Medicine
1998 Written by Shao Nianfang, Translated by Liu Bing. Shandong: Shandong Science and Technology Press.

Uexküll, Thure von
1997 *Psychosomatische Medizin.* Herausgegeben von Rolf H. Adler, Jörg Michael Herrmann, Karl Köhle, Othmar W. Schonecke, Thure von Uexküll, Wolfgang Wesiack. Studienausgabe der 5. neu bearbeiteten und erweiterten Auflage. München, Wien, Baltimore: Urban & Schwarzenberg

Unger, Ulrich
2000 *Grundbegriffe der altchinesischen Philosophie. Ein Wörterbuch für die klassische Periode.* Darmstadt: Wissenschaftliche Buchgesellschaft

Unschuld, Paul U.
2003 *Was ist Medizin? Westliche und östliche Wege der Heilkunst.* München: Beck Verlag.
1980 *Medizin in China. Eine Ideengeschichte.* München: Beck Verlag.
1997 *Medizin im alten China.* München: Beck Verlag.

Van Ess, Hans
2003 *Der Konfuzianismus.* München: C.H. Beck

Voigt, Uwe
2002 *Das Geist Seele-Trilemma.* Alexander von Aphrodisias – Averroes – Thomas von Aquin. Aus: Sic et Non. Forum for Philosophy and Culture. htttp://www.uni-bamberg.de/~ba2pl1/crew/voigt/publ.htm (Letzter Zugriff am 26. Januar 2006)

Vorländer, Karl
1981 *Philosophie des Altertums. Geschichte der Philosophie I. Mit Quellentexten.* Reinbeck bei Hamburg: Rowohlt Verlag

Voss, Stephen
2000 Descartes: Heart and Soul, in: *Psyche and Soma. Physicians and Metaphysicians on the mind-body problem from antiquity to enligtment.* 2000.

Wallacker, Benjamin E.
1962 *The Huai-Nan-Tzu, Book Eleven: Behavior, Culture and the Cosmos.* New Haven: American Oriental Society.

Wandering at Ease in the Zhuangzi.
1998 Edited by Roger T. Ames. Albany, NY: State University of New York Press.

Wang Bi jixiaoshi 王弼集消釋.
Herausgegeben von Lou Yulie 樓宇烈. 2 Bände. Beijing: Zhonghua shuju.

Wang Miqu 王米渠
1986 *Zhongyi xinli zhiliao* 中医心理治疗. Chongqing: Chongqing chubanshe.
1988 *Zhongguo gudai yixue xinlixue* 中国古代医学心理学. Guiyang: Guizhou renmin chubanshe.

Ware, James R.
1966 *Alchemy, Medicine, Religion in the China of A.D. 320: The Nei P'ein of Ko Hung (Pao-p'u tzu).* Cambridge, MA: The M.I.T. Press

Wege der Götter und Menschen.
1998 Begleitbuch zur gleichnamigen Ausstellung. Herausgegeben von Claudius Müller. Berlin: Museum für Völkerkunde – Staatliche Museen Preussischer Kulturbesitz

Weier, Winfried
1995 *Das Phänomen Geist. Auseinandersetzung mit Psychoanalyse, Logistik und Verhaltensforschung.* Darmstadt: Wissenschaftliche Buchgesellschaft

Wilhelm, Richard
1999 *I Ging. Text und Materialien.* München: Heinrich Hugendubel Verlag (Diederichs).
1979 *Frühling und Herbst des Lü Bu Wei.* München: Diederichs

Williams, C.A.S
1983 *Outlines of Chinese Symbolism and Art Motives.* Taipei: Donghuang.

Windelband, Wilhelm
1912 *Lehrbuch der Geschichte der Philosophie.* Tübingen: Mohr.

Wiseman, Nigel and Ye, Feng
2000 *A Practical Dictionary of Chinese Medicine.* Second Edition. Beijing: Renminweisheng chubanshe.

Xianxue xiangshu 仙学详述.
2002 Herausgegeben von Tian Chengyang 田诚阳. Zhonghua daojiao xiulian zhushu xilie zhi yi. Beijing: Congjiao wenhua chubanshe.

Xin 心.
1993 Herausgegeben von Zhang Liwen. Bejing: Zhongguo renmindaxue.

Xin yi Laozi duben 新譯老子讀本.
1985 Herausgegeben von Yu Peilin 余培林. Taibei: Sanmin shuju.

Xingming guizhi quan ji 性命 圭 旨
1989 Beijing:Baiyunguan fanyin.

Xu Guangze 徐光泽.
1994 *Zhongguo daojia yangsheng zhi dao* 中国道家养生之道. Shijiazhuang: Hebei kexue jishu chubanshe.

Yan Guocai 燕国财
1983 *Han Wei Liuchao xinli sixiang yanjiu* 汉魏六朝心理思想研究. Changsha: Hunan renmin chubanshe.

Yang Qiaotian 杨俏田 et al.
2000 *Zhongguo xin shen jibing zhiliaoxue* 中国心身疾病治疗学. Taiyuan: Shanxi kexue jishu chubanshe.

Yang Xinhui 杨鑫辉
2000 *Zhongguo xinlixue sixiangshi* 中国心理学思想史. Nanchang: Jiangxi jiaoyu chubanshe.

Yoke, Ho Peng
1966 *The Astronomical Chapters of the Chin Shu.* Paris, The Hague: Mouton & Co.
2000 *Li, Qi and Shu. An introduction to Science and Civilization in China.* Mineola, NY: Dover Publications.

Yuasa, Yasuo
1993 *The Body, Self-Cultivation, and Ki-Energy.* Albany, NY: State University of New York Press.

Yü, Yingshi
1987 "Oh Soul come back!" A Study in the Changing Conceptions of the Soul and Afterlife in Pre-Buddhist China, in: *Harvard Journal of Asiatic Studies* 47 (1987), S.365-396.

Zhang Bingquan 張秉權
1988 *Jiaguwen yu jiaguxue* 甲骨文與甲骨學. Taibei: Guoli bianyiguan.

Zhang Bohua 长博华
1996 *Zhongyi xinlixue* 中医心理学. Beijing: Kexue chubanshe.

Zhang, Dainian
2002 *Key Concepts in Chinese Philosophy.* Translated and edited by Edmund Ryden. New Haven and London: Yale University Press and Beijing: Foreign Languages Press

Zhang, Dongshu
1994 Seelentrauma: Die Psychoanalyse in der modernen chinesischen Literatur (1919-1949). Bern: Peter Lang.

Zhang Jiebin 章介 宾
1997 *Leijing. Ming Qing Zhongyi mingzhu congkan* 类经.明清中医名著丛刊. Beijing: Zhongguo zhongyiyao chubanshe.

Zhengzhong xingyinyi zonghe da zidian 正中形音義綜合大字典.
1980 Herausgegeben von Gao Shufan 高書藩. Taibei: Zhengzhong shuju.

*Zhongguo dabaike quanshu. Zhongguo chuantong yixe.*中国大百科全书. 中国传统医学.
1992 Herausgegeben von Zhongguo da baike quanshu bianzuanbu 中国大百科全书编纂部. Beijing, Shanghai: Zhongguo da baike quanshu chubanshe.

Zhongguo yixue dacheng 中国医学大成
1992 Herausgegeben von Qiu Peiran 裘沛然. 50 Bände. Shanghai: Shanghai kexue jishu chubanshe.

Zhongguo zhexue dacidian 中国哲学大辞典
1994 Herausgegeben von Fang Keli 方克立. Bejing: Zhongguo shehui kexue chubanshe.

Zhongwen da cidian 中文大辭典. *The Encyclopedic Dictionary of the Chinese Language.*
1985 Herausgegeben von *Zhongwen da cidian bianzuan weiyuanhui* 中文大辭典編纂委員會. 10 Bände. Taibei: Zhongguo wenhua daxue chubanbu.

Zhongyi dacidian 中医大辞典.
1995 Herausgegeben von Zhongguo zhongyi yuanjiuyuan 中国中医研究院 und Guangzhou zhongyi xueyuan 广州中医学院. Beijing: Renmin weisheng chubanshe.

Zhongyi yangshengxue 中医养生学
2002 Herausgegeben von Zhang Xuezi 張 学 梓, Qian Qiuhai 钱秋海, Zheng Cuie 郑翠娥. Bejing: Zhongguo yiyao keji chubanshe.

Zhongyi zangxiang xue 中医藏象学
1997 Herausgegeben von Wang Qi 王 琦. Bejing: Renmin weisheng chubanshe.

Zhouyi yinde 周易引得. *A Concordance to Yi Ching.*
1966 Harvard-Yenching Index Series No. 10. Vol. 1. Taiwan Authorized Reprint. Ch'eng-wen Publishing Company.

Zhu Kangmei 朱抗美 et al.
1997 *Baishi zhi baibing* 百石治白病. Shanghai: Shanghai zhongyiyao daxue chubanshe.

Zhuangzi duben 莊子讀本.
1985 Herausgegeben von Huang Jinhong 黄錦鋐. Taibei: Sanmin shuju.

Zhuangzi jinzhu jinyi 莊子今註今譯.
1985 Herausgegeben von Chen Guying 陳故應. 2 Bände. Taibei: Shangwu yinshuguan.

Zhuangzi jishi 莊子集釋.
2001 Herausgegeben von Guo Qingfan 國慶藩. In: *Sibu kanyao. Zi bu.*四部刊要. 子部.Taibei: Dingyuan wenhua shiye youxiangongsi.

Zhuzi jicheng 諸子集成. 8 Bände.
1986 Herausgegeben von Guoxue zhengli she. Beijing: Zhonghua shuju.

Zhuzi yulei 朱子語類
1986 Herausgegeben von Li Jingde 黎靖德. 8 Bände. Beijing: Zhonghua shuju.

Zintzen, Clemens
2000 Bemerkungen zur neuplatonischen Seelenlehre. In: *Die Seele. Ihre Geschichte im Abendland.* Herausgegeben von Gerd Jüttemann, Michael Sonntag und Christoph Wulf. Weinheim: Psychologie Verlags Union.

Zoglauer, Thomas
Geist und Gehirn. UTB für Wissenschaft: Uni-Taschenbuch 2066. Göttingen: Vandenhoeck & Ruprecht.

Zou Xuexi 邹学熹 und Zou Chengyong 邹成永
1988 *Zhongguo yiyixue* 中国医易学. Chengdu: Sichuan kexue jishu chubanshe.

Verwendete Textdatenbanken für die klassischen chinesischen Texte

http://libnt.npm.gov.tw/s25/index.htm

http://sangle.web.wesleyan.edu/etext/song-qing/z1-6.html

http://venus.unive.it/dsao/pregadio/index.html

http://venus.unive.it/pregadio/ikei.html

ftp://xuanmiao.zinbun.kyoto-u.ac.jp/archives/text/zi/ikei.lzh

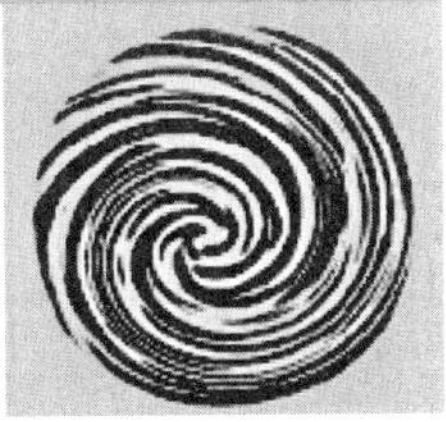

Reihe Psychosoziale Aspekte in der Medizin

Hrsg.: PD Dr. Jochen Jordan und Prof. Dr. Hans-Ulrich Deppe

Psychosomatik

Frank Petrak
Diagnostik psychosozialer Belastungen bei chronisch-entzündlichen Darmerkrankungen
Testkonstruktion und Evaluation eines Fragebogens zur Messung der psychosozialen Belastungen bei chronisch-entzündlichen Darmerkrankungen (FBCED)
ISBN 3-88864-314-7 · 2000 · 161 Seiten · 17,50 €

Christoph Herrmann-Lingen
Angst und Depression bei internistischen Patienten
Prävalenz und klinische Relevanz
ISBN 3-88864-318-X · 2001 · 215 Seiten · 19,50 €

Christine Carl
Gewollt kinderlose Frauen und Männer
Psychologische Einflußfaktoren und Verlaufstypologien des generativen Verhaltens
ISBN 3-88864-331-7 · 2002 · 226 Seiten · 16 €

Gerd Ziegeler, Hannes Friedrich
Multiple Sklerose – das einzig Sichere an ihr ist ihre Unzuverlässigkeit!
Eine Langzeitstudie über Formen der psychosozialen Bewältigung einer chronischen Krankheit
ISBN 3-88864-349-X · 2002 · 338 Seiten · 22 €

Gerald Ullrich und Gratiana Steinkamp (Hrsg.)
Mukoviszidose und Pseudomonas aeruginosa: Infektionsangst und Maßnahmen zur Infektionsvermeidung
Unter Mitarbeit von: Susanne Wiedau-Görs, Hans-Jürgen Bartig, Wolfgang Schulz, Joachim Freihorst
ISBN 3-88864-333-3 · 2002 · 130 Seiten · 17 €

Johannes Kruse
Der Arzt, der Patient und die diagnostische Schlussbildung
ISBN 3-88864-365-1 · 2003 · 229 Seiten · 18 €

Hedwig Rosa Griesehop
Leben mit Multipler Sklerose
Lebensgestaltung aus biographischer Sicht
ISBN 3-88864-371-6 · 2003 · 255 Seiten · 18 €

Kurt Fritzsche
Psychotherapie im Akutkrankenhaus
Bedarf und Realisierung psychotherapeutischer Interventionen im Rahmen eines psychosomatischen Liaisondienstes
ISBN 3-88864-395-3 · 2005 · 160 Seiten · 14 €

Public Health – Gesundheitspolitik

Werner Maschewsky
Umweltgerechtigkeit,Public Health und soziale Stadt
ISBN 3-88864-330-9 · 2001 · 240 Seiten · 18 €

Horst Heinemann (Hrsg.)
Stadtentwicklung und Gesundheit
ISBN 3-888864-257-4 · 1998 · 280 Seiten 20 €

Verein demokratischer Ärztinnen und Ärzte (vdää)
und Verein Demokratischer Pharmazeutinnen und Pharmazeuten (VDPP)
Perspektive Gesundheit
Thesen und Vorschläge zur aktuellen Gesundheitspolitik
ISBN 3-88864-251-5 · 1998 · 70 Seiten · 8,50 €

Aad Doorduijn, Ingrid Geiger, Horst Heinemann
Gesundheitsförderung – vom alltäglichen Umgang mit der Utopie

Das Arbeitsbuch zum Handbuch
ISBN 3-88864-094-6 · 108 Seiten · 1996 · 16 €

Das Handbuch zum Arbeitsbuch
ISBN 3-88864-087-3 · 170 Seiten · 1995 · 16 €

Dr. Helga Exner-Freisfeld
Soziale Absicherung chronisch Kranker insbesondere bei Patienten mit HIV und AIDS
Sozialmedizinische und -rechtliche Grundlagen der Versorgung
ISBN 3-88864-388-0 · 2004 · 432 Seiten · 24,80 €

GloriaDohm
Sind Arbeitgeber „eigenverantwortlich“?
Die Finanzierung der gesetzlichen Krankenversicherung als ethisches Problem des Gesundheitswesens
ISBN 3-88864-397-X · 2005 · 330 Seiten · 22,80 €

Hans-Ulrich Deppe
Zur sozialen Anatomie des Gesundheitssystems
Neoliberalismus und Gesundheitspolitik in Deutschland
3. aktualisierte Auflage
ISBN: 3-88864-401-1 · 2005 · 232 Seiten · 19,80 €

Benita v. Eberstein
Gesundheitssystem und Gesundheit in Deutschland
Eine soziologische Analyse
ISBN 3-88864-406-2 · 2005 · 222 Seiten · 17,80 €